中国科学院教材建设专家委员会规划教材
全国高等医药院校规划教材

案例版™

供临床、预防、基础、口腔、麻醉、影像、药学、检验、护理、法医等专业使用

中 医 学

第 3 版

主　　编　　范　恒

副 主 编　　石月萍　　冯志成　　刘更生

编　　委　　（以姓氏笔画为序）

石月萍　辽宁医学院　　　　　张诗军　中山大学
冯志成　海南医学院　　　　　张春燕　同济大学
刘更生　山东中医药大学　　　张秋云　首都医科大学
孙万森　西安交通大学　　　　范　恒　华中科技大学
李一明　深圳大学　　　　　　金晓滢　浙江大学
宋恩峰　武汉大学　　　　　　郭梅珍　黄河科技学院
张志敏　广州医科大学　　　　唐　庆　华中科技大学
张明敏　华中科技大学

学术秘书　　唐　庆（兼）

科学出版社

北 京

内 容 简 介

本书为全国高等医学院校规划教材,该教材注重理论与实践相结合,强调基础学科与临床学科的联系与结合,强化理论向临床的过渡,在教材编写形式上能够注重临床思辨能力培养,以临床典型案例作为切入点,侧重基本技能的训练和培养,提高学生独立思考能力。本书内容全面、重点突出、体例新颖、实用性强,涵盖了中医基础理论、中医诊断学、中药学、方剂学、中医内科学、中医妇科学、中医外科学、中医儿科学等学科内容,以中医基础理论为核心,结合中医望、闻、问、切四诊独特诊疗方法,针对病因病机进行临床辨证,让学生形成以中医脏腑为中心的整体观念,更好地运用中医理论和中医模式进行辨证论治,更好地培养临床应用型人才。本书可供全国高等医学院校临床、预防、基础、口腔、麻醉、影像、药学、检验、护理、法医等专业学生使用。

图书在版编目(CIP)数据

中医学:案例版/范恒主编.—3版.—北京:科学出版社,2015.8
中国科学院教材建设专家委员会规划教材·全国高等医药院校规划教材
ISBN 978-7-03-045411-9

Ⅰ.①中… Ⅱ.①范… Ⅲ.①中医学-医药院校-教材 Ⅳ.①R2

中国版本图书馆 CIP 数据核字(2015)第 188970 号

责任编辑:朱　华／责任校对:蒋　萍
责任印制:赵　博／封面设计:范壁合

科 学 出 版 社 出版

北京东黄城根北街 16 号
邮政编码:100717
http://www.sciencep.com

新科印刷有限公司 印刷
科学出版社发行　各地新华书店经销

*

2007 年 1 月第　一　版　　开本:850×1168 1/16
2015 年 8 月第　三　版　　印张:25
2018 年 1 月第十三次印刷　　字数:827 000

定价:59.80 元
(如有印装质量问题,我社负责调换)

前　　言

为了适应新世纪我国高等医学院校教育发展的需要,深化课程体系与教学方法改革,提高高等医学教育教学质量,借鉴国外 PBL(problem-based learning) 教学模式,强调基础学科与临床学科的联系和结合,强化理论向临床实践的过渡。**在不改变现有教学体制的情况下**,融案例于教材中,将真实、典型的案例与课堂理论教学相结合。这些真实的案例,均来源于临床实际工作,是理论知识的载体和引领者,案例描述后,根据案例情况提出相关的问题,启发学生思维;并结合理论知识对案例进行相应的分析和总结,丰富教学内容,提高学生的学习效率和课堂教学效果,培养学生临床辨证思维的能力。同时,本书作为教材必须具有本学科教学大纲规定的全部理论知识内容。在科学出版社的组织下,我们吸取《中医学》案例版第 2 版教材的经验和成果,组织编写《中医学》案例版第 3 版教材。

本教材以中医基础理论为核心,结合中医望、闻、问、切四诊的独特诊疗方法,针对病因、病机进行临床辨证,让学生形成以中医脏腑为中心的整体观念,并将这一观念运用到临床诊治疾病过程中去,使学生在认识疾病中能够更好地运用中医理论及中医思维模式进行辨证施治,从而提高自身的临床诊疗水平及实践能力,更好地培养临床应用型人才。

本教材主要用于全国高等医学院校临床医学专业兼顾预防、基础、口腔、麻醉、影像、药学等专业中医学课程教学使用,作为主体教材或配套教材,也可用于实践教学中的辅导与考试,还可用于临床医生提高临床中医及中西医结合诊疗水平,并能作为医师资格考试和中西医结合研究生入学考试的复习辅导用书。

在教材编写形式上重视临床思辨能力培养,以临床典型案例作为切入点,选择临床常见、中医治疗有优势的典型案例 240 余种。本教材适用对象为西医院校学生,故充分考虑到西医院校学生与中医院校学生知识结构的区别,精心设计教材内容,注重中西医的相互联系及融会贯通,使学生临床诊治疾病的思维更加开阔,知识结构更加严谨。通过病案式教学使学生在临床中能初步掌握中医基础理论的核心、中医药处方用药特色、临床证候辨别要点等。侧重基本技能的训练和培养,启发学生独立思考,提高学生应用中医学及中西医结合医学的知识水平和处理临床实际问题的能力。

本教材涵盖了中医基础理论、中医诊断学、中药学、方剂学、中医内科学、中医妇科学、中医外科学、中医儿科学等学科内容,我们在编写中尽量做到条理清晰、框架合理,内容全面,便于教学,且注重理论与实践相结合。选取病案的原则是西医常见而中医药治疗具有一定的特色和优势的病案,使教学内容适应中西医结合及临床实践的需要。

在本教材的编写中,得到了华中科技大学同济医学院、辽宁医学院、海南医学院、山东中医药大学、中山大学、广州医科大学、浙江大学医学院、同济大学医学院、武汉大学医学院、西安交通大学医学院、深圳大学医学院、首都医科大学中医学院、黄河医学院等领导和专家教授的大力支持,谨在此表示谢意。

在教材的编写中,由于水平有限,书中缺点和错误在所难免,敬请各院校师生和广大读者提出宝贵意见,以便进一步修改、完善。

《中医学》案例版编委会

2015 年 6 月

目　　录

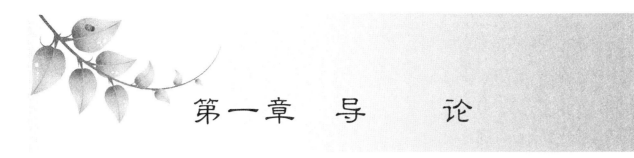

第一章　导　论

中医学,是由中华民族创造的医学,具有数千年的应用传统,是以中国传统的社会历史文化为背景的,以传统的医学理论和实践为主体的,研究人体生命活动中健康与疾病转化规律及其预防、诊断、治疗、康复和保健的一门综合性学科。它受到古代的唯物论和辩证法思想特别是阴阳五行学说的深刻影响,以整体观念为主导思想,以脏腑经络的生理和病理为基础,以辨证论治为诊疗特点的医学理论体系。中医学植根于中国古代文化土壤之中,蕴含着中国优秀传统文化的丰富内涵,是中华文明史中的一颗璀璨明珠,是我国优秀传统文化的一个重要组成部分,是中华民族在长期的生活与生产实践中,逐渐积累不断发展而形成的。中医学以其博大精深的思想内涵、独特而完整的理论体系、丰富的实践经验、显著的临床疗效,不仅为中华民族的繁衍昌盛作出了巨大贡献,而且,在科学技术突飞猛进的今天,仍有效地指导着临床医疗实践,并在世界医学的发展中也发挥着重要的作用。

第一节　中医学的形成与发展

中医学不仅历史悠久,而且今古相续,一脉相承。回顾中医学的起源与发展历程,了解中医学发展的轨迹与规律,有助于加深对中医学的认识与理解。

一、中医学的起源

关于中医的起源,现在还没有直接的依据能够证明其起源于何时以及是如何起源的。但中医的历史,与中华文明一样悠久,则是毫无疑问的。在有文字记载之前,除了出土文物外,历史传说、人类学、社会学等研究也能够帮助我们了解一定的医学知识积累的状况。

根据远古时代的传说,我国经历了五个漫长的历史时期,分别是有巢氏时代、燧人时代、伏羲时代、神农时代和黄帝时代。其中伏羲、神农和黄帝既是中华文明的始祖,也是医药的创始人。传说中,伏羲制九针、神农尝百草、黄帝论医药,表明中医学的起源与中华文明的起源是同步的。

从远古到春秋(公元前476年)时期,出现早期的医药卫生实践。人类在生产劳动和生活实践中,在坚持不懈地与威胁健康和生命的创伤、疾病作斗争的过程中,不断地摸索能医治创伤、疾病的药物和方法,从偶然的发现到有意识的寻找,从点滴的经验到共同经验,从感性认知到理性实践,逐渐产生了原始的医药卫生知识。早期医药知识的积累,为后世中医理论的形成,奠定了实践基础。

1. 对疾病与病因的认识　甲骨文是我国目前发现的最早的文字,在殷墟出土的16万片甲骨中,有300多片与疾病有关,包括内、外、妇、儿等20多种疾病(如图1-1所示商周甲骨文拓片)。到了春秋时期,对疾病的认识有了进一步发展。据研究,《山海经》中记载的病名有38种,大都按疾病特点予以固定的名称,如瘿、痔、痈、癣等。在病因方面,《周礼》《礼记》等均载有季节气候对发病的影响。《左传》在记述秦国名医医和给晋平公诊病时,提出了"阴、阳、风、雨、晦、明"六气致病说,是最早的病因理论。

齿　　　龋(象牙齿生虫之形)

图1-1　商周甲骨文拓片

2. 药物知识的积累　《史记·补三皇本纪》有"神农……始尝百草,始有医药"的记述,《淮南子·修务训》则记载:"神农……尝百草之滋味,水泉之甘苦,令民知所避就。当此之时,一日而遇七十毒。"这是关于药物起源的传说。到了春秋时期,有关药物的记载逐渐增多。如《诗经》载有后世入药的植物80余种,《山海经》不仅将药物数量扩大到120多种,而且对药物的功效进行了分类,包括有毒药、解毒药、补益药、醒神药、杀虫药等。值得提出的是,夏代已经发明了人工酿酒方法,酒的出现有力地促进了医药的发展。酒不仅能够疏通血脉,而且是很好的溶剂,可制作药酒以防病治病。在远古时期,我们的祖先采摘植物果实、掘取根茎或出猎来获取食物。人们在漫长的生活实践中,经过无数次的口尝身受,逐步认识到哪些植物可以食用,哪些植物可以用来治疗疾病,从而逐步积累了一些植物药的知识,有了原始的食物疗法和药物疗法。进入氏族公社以后,随着多种石制工具和弓箭的发明,人们能够通过捕鱼、狩猎来获取较多的肉类、鱼类、蚌壳类食物。与此同时,也发现了一些动物的肝胆、壳甲、骨骼等具有一定的治疗作用,于是,又逐步积累了动物药的知识。随着矿物业的发展和对矿物性能的了解,矿物药也相继出现了。这些都说明了药物的发现是和人类长期的生产劳动、生活实践分不开的。而陶器的发明和应用,又为多种药物组成复方并煎熬成汤液创造了条件,古书中记载"伊尹始创汤液",这样,人们可以根据不同的病情,选择多种药物配制成复方煎服。这种将药物灵活组合的治病方式,既能适合不同疾病、不同个体的需要,而且能够在提升单味药疗效的同时降低毒副作用,故至今仍是中医治病的重要手段。

3. 原始医疗工具的应用 新石器时代,人们已掌握了磨制技术。随着种类繁多的石器的制造,出现了我国最早的原始医疗工具—砭石。砭石有剑形、刀形、针形、锥形、三棱形等,可用于切割痈疡、放血排脓、按摩、热熨等。后世的刀、针就是在此基础上发展而成的(如图1-2所示砭石骨针)。

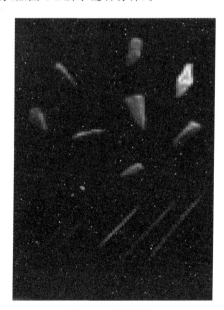

图1-2 砭石骨针

4. 外治方法的发明 早期人类在逃避敌害、与野兽搏斗和部落战争中,常有外伤发生。对于受伤部位自然地会用手抚摸和按压,或用树皮、泥土、捣烂的草茎或树叶涂敷伤口。久而久之逐步发现了外用药,有了外治法,形成了早期的按摩术和止血术。火的发明和应用,为原始的热熨法创造了条件。因火而发生的烧伤、烫伤,意外地减轻或消除了某些原有的病痛,于是,经验的积累,产生了灸法。

总之,中医学起源经历了漫长而又复杂的过程。

疾病的危害、人类固有的自我保护、消除病痛的本能给予医学的产生以最初的动力,但人一开始就是在思维支配下活动的,他们能够把同疾病作斗争的经验积累起来,传递给后代,与动物单纯求生的本能有着本质的区别。生产劳动和广泛的生活实践深化着人们的认识,深化着人们与疾病作斗争的经验,提供了医用器具和丰富的药物知识,使人们得以更深入地认识疾病,更好地积累医学经验。可以说,古人同疾病作斗争的需求和有意识的积累、传播医学知识,是中医学起源的真正源头。中医学起源的历史,也就是人类的文明史。随着医药知识的逐步积累,我国古代医者开始研究医学理论。他们从人体的组织结构、功能活动,联系到自然界和当时流行的哲学思想,从而产生了我国医学理论的萌芽。在人体方面,已有精神、气血、经脉、四肢、五脏、九窍等概念,从外在形态、内脏器官到生理现象都有长足的认识。春秋时期,作为古代哲学思想的精气学说,阴阳五行常说等开始引入对医学问题的解释,成为中医学理论的重要思想基础。上述成就,为中医学理论体系的形成奠定了基础。

二、中医学理论体系的形成

春秋后期(公元前476年)至三国(公元265年)时期,中医学理论体系的初步形成和奠基阶段。这一时期,随着我国进入封建社会,社会生产力的发展,促进了经济、科技、文化的发展。在医学领域,人们从简单的医疗活动逐步深化到对人体的外在形态、内脏器官、生理现象以及疾病原因的理性认识,长时间积累的大量医药知识得以整理总结,为中医学理论体系的形成提供了素材。而精、气、阴阳、五行学说等广泛用于揭示自然界事物现象变化规律的古代哲学思想的确立,又为中医学理论体系的形成奠定了自然观、方法论的基础。

西汉以前,我国曾出现过一大批医药学专著,据《汉书·艺文志》记载,当时尚存的医学文献为数很可观:"凡方技三十六家,八百六十八卷",可分为医经和医方两大类。20世纪70～80年代,在长沙马王堆汉墓及湖北江陵张家山考古发掘中,出土了大量的医书及简帛医书,如《足臂十一灸经》、《阴阳十一灸经》、《脉法》、《五十二病方》、《养生方》、《胎产方》、《杂疗方》、《杂禁方》、《导引图》、《天下至道谈》等,都是秦汉以前(战国时期)问世,后世已经失传的医书,部分地反映了这一时期医学水平。战国至秦汉时期,是我国封建制度建立、巩固和发展的重要时期。在此期间,先是战国"诸子峰起,百家争鸣";之后秦始皇统一中国,实行车同轨、书同文;至汉代,国力日强,经济发展,科技进步,文化繁荣。在思想方面,精气学说、阴阳五行学说广泛地应用于不同领域。这一社会文化背景，极大促进了医学发展的步伐，《黄帝内经》《难经》《神农本草经》和《伤寒杂病论》等医学典籍的相继问世，标志着中医学理论体系的初步形成。与此同时，还出现了扁鹊、淳于意（仓公）、张仲景、华佗等著名医家。其中扁鹊是被《史记》列入传记的第一位医家，是医与巫分离的标志性人物，称为"方者宗"。汉代华佗创立了"麻沸散"，是世界上第一个进行剖腹手术使用麻醉剂的人，比欧洲人早 1700 年。

1.《黄帝内经》 简称《内经》。《汉书·艺文志·方技略》已著录，大约成书于战国至秦汉时期，分为《素问》《灵枢》两部分，各 9 卷，合计 18 卷；每卷 9 篇，合计 162 篇，是我国现存最早的较为系统阐述中医理论体系的专著，是许多医家进行搜集、整理、综合而成的第一部医学经典著作，标志着中医学由单纯积累经验的阶段，发展到系统的理论总结阶段，它为中医学的发展提供理论指导和依据，代表了当时我国医学理论的最高成就，是中医学的重要典籍。《内经》内容十分丰富，它对人与自然的关系，人的生理、病理、疾病的诊断、治疗及预防等方面，进行了全面系统的阐述。书中借助古代哲学思想，遵循"天人合一"的系统整体观，用精、气、神、阴阳、五行等学说对人体脏腑、经络、病因、病机、诊法、治则、辨证、针灸、摄生等问题进行阐发，并构建了脏象、气血津液、经络、病因病机等基本理论，奠定了中医学的理论基础。至今中医学许多带有根本性的医学观点和理论原则，仍以该书为依据。《内经》在阐述医理的同时，还对当时代表文化进步的古代哲学思想，如精气、阴阳、五行、天人关系、形神关系等，进行了深入的探讨，并用医学科学的成果丰富和发展了古代哲学思想。千百年来，它始终有效地指导着我国传统医学的临床实践，不仅在国内为历代医学家所重视，而且对世界医学的发展亦有重要影响。

2.《难经》 原名《黄帝八十一难经》，共计 3 卷（亦有 5 卷本），旧题战国秦越人（扁鹊）所作，约成书于西汉后期。全书以问答解疑的形式论述了脏腑、经络、脉学、腧穴、针法、三焦、命门等 81 个问题，以基础理论为主，还分析了一些病症，补充和完善了《内经》理论。尤其是在脉学方面，将《内经》上、中、下三部九候的全身诊脉法简化为寸口诊脉法，将《内经》上、中、下三部九候的全身诊脉法简化，为后世医家所遵循。该书对经络、命门、三焦的论述，则在《内经》的基础上有所发展，是继《内经》之后的又一部中医经典著作。

3.《神农本草经》 简称《本草》或《本经》，共 3 卷（亦有作 4 卷），约成书于西汉后期至东汉时期，由许多医药学家不断搜集各种药物学资料加工整理而成，托名神农，是我国现存最早的药物学专著。书中

收载药物 365 种，其中植物药 252 种，动物药 67 种，矿物药 46 种。根据药物性能功效的不同，分为上、中、下三品，这是中国药物学中最早、最原始的药物分类方法。书中概括论述了药物的四性（寒、热、温、凉）、五味（酸、苦、甘、辛、咸），提出了单行、相须、相使、相畏、相恶、相反、相杀的"七情和合"等药物配伍理论，为组方提供了重要依据，从而奠定了后世中药学理论体系的基础。

4.《伤寒杂病论》 为东汉末年伟大医家张机（字仲景，明朝开始称之为医圣）所著，他"勤求古训，博采众方"，发展了《内经》《难经》《汤液经》等书的理论，同时结合当时人们同疾病作斗争的丰富经验及自身医疗实践而撰成我国第一部临床医学专著。原书伤寒部经西晋代太医令王叔和收集、整理、编次成册，名为《伤寒论》，分 10 卷 397 条，主要论述治疗外感热性病的，以六经辨证为纲，对伤寒各阶段的辨脉审证大法和立方用药的规律，作了全面的论述，共载方剂 113 首；原书杂病和妇科部分经北宋医官林亿等人整理、采集、编纂，书名为《金匮要略方论》，后世通称为《金匮要略》，共 25 篇，398 条，以整体观为指导思想，以脏腑经络学说为基本论点，认为疾病的发生都是整体功能失调，脏腑经络发生病理变化的反应，并据此提出了病症结合的辨证方法，确立了内伤杂病的辨证论治的规律和原则，对辨治杂病具有重要意义。共记载疾病 50 余种，方剂 262 首。总之，《伤寒杂病论》一书理、法、方、药齐备，确立了中医学辨证论治的理论体系，为后世中医临床医学的发展奠定了坚实的基础。书中所载方药至今仍在临床上广泛运用。

三、中医学理论体系的完善与发展

1. 晋朝（公元 265 年）至五代（公元 960 年）时期
中医学理论体系的完善和全面发展。随着科学的发展和社会的进步，中医药学理论和医疗技术也不断发展和提高，特别是大量的医疗实践的积累，医学专科的发展，众多医药文献、著作的问世，使中医学自汉代以后进入了不断完善、丰富和全面发展的阶段。

魏晋南北朝隋唐时期，中医学理论体系充实、融合和临床学科发展阶段。魏两晋南北朝时期，中国社会处于动乱割据状态，学术思想领域较为纷杂，在这样的文化氛围中，中医学的发展受到一定影响，但在脉学、针灸学、药物方剂、伤科、养生保健等方面仍取得一定成绩。

晋太医令王叔和撰成我国现存最早的脉学专著——《脉经》，首次对脉诊进行了全面总结。《脉经》的问世，标志着中医脉学的成熟。晋葛洪著《肘后救卒方》，将临床急救、多见、简要实用部分，摘要编成该

书,书中突出之点,是对某些传染病的认识达到很高水平。南朝齐梁陶弘景著《本草经集注》,是继《神农本草经》以后,又一次对药物学整理提高,药物品种增加一倍(700 种),并且开了按药物功用进行分类的先河。南朝齐梁全元起、隋唐杨善上和王冰等医家开始注疏诠释《内经》,王叔和编次整理《伤寒杂病论》,这对后世大规模研究《内经》和《伤寒论》等古典医籍产生较大的影响。由于隋唐一段时期内,国家重归统一,政治稳定、经济发展、文化繁荣,为中医学的全面发展创造了良好条件。伴随着学术起步,大型综合性医书、方剂及本草著作相继问世,政府设立太医署等中医管理和教育机构,隋代巢元方总结公元 7 世纪以前我国的病因、病机症候学成就,撰写《诸病源候论》,是我国现存的第一部病原症候学专著,对后世病因症候学的发展影响很大。

临床各科在分化中逐渐发展成熟。对脚气病、消渴、精神病、黄疸、绦虫病、麻风病、天花、狂犬病等诸多内科疾病的认识已达到很高的水平,外科治疗方法多样化,妇产科、儿科、骨伤科、急救专著《经效产宝》、《颅囟经》、《仙授理伤续断秘方》、《肘后救卒方》相继问世。晋唐时期是针灸理论体系的形成时期,魏晋皇甫谧撰写的《针灸甲乙经》是我国现存第一部针灸专著。唐代有了我国第一部由国家颁发的药典——《新修本草》(简称《唐本草》),这也是世界上第一部由国家颁发的药典,比《纽纶堡药典》早 883 年。唐代医学家孙思邈的《备急千金要方》、《千金翼方》两部巨著,所载医论、医方系统地反映了唐初以前的医学成就,它发展了脏腑辨证理论,提出三方证治,代表了盛唐时期的医学发展水平,具有较高的学术价值。唐代王焘的《外台秘要》内容包括内、外、骨、妇产、小儿、传染病、皮肤、五官等科的证治的综合性医籍。这些著作的出现,说明了当时临床医学的发展在逐步走向专科化。另外,随着对外交往,我国中医学曾传到日本、朝鲜、东南亚各国,国外的药材和医学著作也传入我国,丰富了中国医药学,表明临床医疗达到新的水平。此外,医事制度、医学教育、临床各科的分工设置及其发展日趋完善。

2. 宋朝(公元 960 年)**至金元**(1368 年)**时期** 学术争鸣、理论突破、派系丛生,医学各科的突出成就与金元医家的创新。宋金元时期是中医学承前启后的重要时期,是中医理论深入探索的重要阶段。一大批著名医学家涌现,各具特色的医学流派和具有独创见解的医学理论应运而生,基础理论和临床实践的发展和创新,对中医学的发展兴盛起到了积极的推动作用。

北宋政府较为重视医疗事业和医药学术,曾多次组织人员编纂《太平圣惠方》、《圣济总录》、《太平惠民

和剂局方》等大型方书和《嘉祐本草》、《本草图经》等本草书。政府曾设立校正医书局对宋以前医籍进行校正,以广流传。政府还命人铸造针灸铜人,撰修《铜人腧穴针灸图经》以供教学传习之用。随着医学各科学术的发展及印刷术的广泛应用,医籍的种类和数量大幅度增加,且不断刊行传播。解剖学、病因学、诊断学、运气学说以及《伤寒论》等基础医学研究不断深化,临床各科、卫生学、养生学、法医学、军事医学等都向更深更广的领域开拓。

宋代陈无择提出的"三因学说",将复杂的疾病按病源分为外感六淫,内伤七情及不内外因三大类,其所著《三因极一病证方论》对后世病因学的发展影响极为深远;宋神宗时我国已发明人痘接种术,开创了免疫学的先河;气味学说、归经学说、升降浮沉学说的创立使中药药性理论得到新的发展;《太平惠民和剂局方》收录了当时医家和民间习用的有效中药方剂,共载方 788 首,是一部由官方颁定的流传甚广、影响颇大的方书;宋慈所著《洗冤录》的问世,标志着法医学的成熟。该书曾被译成朝、日、英、德、法、荷等多国文字,流传于国际间,是我国历史上现存第一部有系统的司法检验专著,也是世界上较早的法医学专书。

金元时期是北方少数民族与汉文化大融合的时期,交通继续发展,医学研究的领域更加广阔,这一时期的经验积累更为丰富,为医学学派的产生创造了客观条件。金元医家在继承总结前人经验的基础上,结合自己的临床实践,敢于疑古,标新立异,争创新说,产生了最具盛名的"金元四大家"。刘完素(河间)倡导火热论,在深入研究《黄帝内经》病机学说和运气学说的基础上,结合自己的临床经验,认为百病多因于火,故治疗中主寒凉清热,而善用寒凉药物,后人称为"寒凉派",其学术思想和临床经验对温病学说的形成具有深刻的影响;张从正(子和)力主攻邪,认为疾病的形成多由邪气使然,主张"邪去则正安",善用汗、吐、下三法,被誉为"攻下派";李杲(东垣)提出"内伤脾胃,百病由生",主张治疗当以补脾胃为先,善用温补脾胃治法,后世推崇为"补土派";朱震亨(丹溪)倡导"相火论",认为"阳常有余,阴常不足",治病主张滋阴降火,善用养阴药,被后世称为"滋阴派"。此外,张元素、王好古、罗天益等医家在学术上也有较大贡献,他们一同将金元时期的医学学术推向了一个新的高潮。各种学术流派的出现,从不同角度丰富和发展了中医学理论体系,充实了临床辨证论治的内容。学术的争鸣,有力地推动了中医学的发展。

3. 明朝(公元 1368 年)**至清鸦片战争**(1840 年)**时期** 医药学在实践和理论上的新发展。明清时期,综合集成和深化发展阶段。明清时期中医学理论体系已臻于成熟,临床各科诊治水平明显提高,中医全

书、类书、丛书及各科著作大量涌现。明代,中医药学的发展出现了革新趋势。该时期瘟疫流行,促使医家研究防治办法。明末医家吴又可提出传染病病因创见性观点,指出"戾气"是特殊的致病因素,其传染途径多从口、鼻而入。"戾气说"是传染病病因学上的卓越创见,它对后世温病学说的形成产生了重要影响。至清代,以叶天士、吴鞠通为代表的温病学家,对外感温热病进行了深入探讨,经过大量的临床实践,创立了卫气营血辨证和三焦辨证学说,与张仲景的伤寒六经辨证相辅相成,成为外感热病辨证施治的两大体系,对温病学说的建立与发展,对多种急性发热性疾病、传染性疾病的诊治,具有很大的指导意义。

明代李时珍《本草纲目》一书的问世,成为中药学高度发展的标志。该书总结了16世纪以前我国药物学研究的成就,提出了先进的药物分类法,系统论述了中药学知识。该书不仅是一部中药学著作,书中涉及的内容极为广泛,举凡生物、化学、天文、地理、地质、采矿以至于历史等方面,都具有一定的成就,是一部具有世界性影响的博物学著作。这部巨著在科学史上具有崇高的地位,被译成多国文字流传国外,成为中华民族优秀文化的重要组成部分。此外,以薛己、张介宾等为代表的温补学派的形成,为中医藏象理论增添了新的内容,尤其是命门学说的产生,对中医学理论、临床各科以及养生防病等至今仍有重要指导意义。

清代前、中期,是中医学体系相对完善,医学趋于普及和升华的时期。温病学派的学术思想经过长期孕育,继明代的传承,到清代形成了独具特色的体系。以温病四大家学术思想为代表,自叶桂创温病病机学说和卫气营血辨证论治思想后,薛生白深入论述了湿热病的病因、病机、病证、治法,弥补了叶氏的不足;吴鞠通创三焦分治辨证纲领,从深度和广度上进一步发展了叶氏学说;王孟英集前贤温病学说之大成,对暑、湿、火三气辨证尤有阐发,把传染病、流行病的理论从认识到治疗推向了一个新阶段。清代中医学发展的另一个特点是医学知识进一步普及,各科医著层出不穷,医学普及读物遍及城乡。王清任躬身于人体解剖,著《医林改错》,改正了古医籍中在人体解剖方面的某些错误,并发展了瘀血理论,创立了活血化瘀诸方,对中医气血理论的发展做出了一定贡献。

自宋以来,临床各科临床经验,还被以大量医案著作记录下来,明清时期较著名的医案著作有《名医类案》《续名医类案》《临证指南医案》《古今医案按》等。

4. 清鸦片战争(1840 年)**至新中国成立前**(1949 年)　近百年的中国医学,在坎坷中发展。近现代时期,随着中国社会的变革和西方文化、科技的大量传入,中西文化出现了大碰撞。西方医学传入我国,对中医学产生了较大的影响。中西医两种医学体系的长期争论,中西医汇通和中医学理论科学化思潮的形成,产生了以唐宗海、朱沛文、恽铁樵、张锡纯等医家为代表的具有近代科学思想的中西医汇通派。该学派认为中西医各有所长,主张汲取西医之长以发展中医。张锡纯所著《医学衷中参西录》是中西医汇通的代表作,强调从理论到临床都应衷中参西,开创了中西医并用于临床的先河。与此同时,众多的医家则继续从事收集和整理前人学术经验的文献研究工作,20世纪 30 年代曹炳章主编的《中国医学大成》,即是一部集魏晋至明清 128 种中医药学著作汇编而成的宏大的医学丛书。

民国时期,国民党政府试图以立法形式废除中医,中医学面临着生存危机。然而,中医学自身不容忽视的医疗价值以及大批仁人志士的奋力抗争,中医学得以顽强生存下来。民间中医教育大力发展,学术团体大量涌现,使中医学得以进步。

四、中医学发展与展望

新中国成立(1949 年)后至今,中医学有了长足的发展,孕育着新的腾飞。中华人民共和国成立后,政府相继成立了管理中医药的行政机构,党和政府制定和颁布了一系列发展中医的政策和措施,中医药事业有了长足的发展。强调"中医不能丢"、"中西并重"、"发展现代医药和传统医药"、"实现中医学现代化"正式载入宪法,为中医药学的发展提供了法律保证。如今中医教育、医疗、科研机构已形成规模。与中医药学相关的本科教育,自 70 年代后期开始的中医研究生教育,以及跟师带徒教育,中医函授自学考试教育,中西医结合教育等逐步发展、完善。多种形式的中医教育,不仅满足了中医药事业的发展对各种人才的需要,使中医药人员专业素质显著提高;同时,使他们掌握了现代科学研究技术,具备国际交流的能力,又为新世纪中医药的发展奠定了人才基础。中医古籍的大规模校勘整理出版、中医药学术团体的建立和相关的学术期刊的发行,有力地促进了中医药学术的研究和交流。随着科学技术的发展,注重运用传统方法和现代科学方法开展中医药基础、临床研究;运用哲学、系统论、控制论、信息论、现代实证科学等多学科方法研究中医学,在经络、脏象、证候实质研究方面以及对四诊客观化、药性理论、中药复方配伍的探索等方面,已取得了令人瞩目的成果。突出中医优势,保持中医特色,倡导中西医结合,创立中西医学辨病辨证相结合、宏观辨证与微观辨证相结合的新思路,促使了临床各科不断发展,诊治水平得到了进一步提高。在难治性疾病、慢性病、老年病、身心疾病的防治上,中医药发挥着越来越重要的作用。近几年来,中医药在防治重大疾病上又取得了新的突破,尤其在 SARS、禽流感、艾滋病等传染病的防治上显示出一定的优势,所取得的阶段性成果,在世界范围内受到了广泛的关注。特别是,中医治疗骨折、急腹症、针刺麻醉、青蒿素治疗疟疾、砒霜治疗白血病等取得较大成绩;在中医理论上,对阴阳学说、脏象学说、经络学说、活血化瘀等进行了基础性探讨,取得了可喜成绩。

随着我国改革开放政策的实施以及经济全球化、科学技术一体化进程的加快,中医药作为传统医学以其安全、便捷、疗效卓越等独特的优势,得到许多国家,尤其是发达国家包括日本、韩国、东南亚、法国、美国、加拿大等国家(地区)的关注和认同,以致在世界范围内出现了"中医热"、"针灸热"、"中药热"。目前,中医药已传播到 130 个国家和地区,从业人员达到几十万人,至少有 40 个国家开设了中医针灸学校。美国有中草药专营公司 400 余家,每年有 100 多万人接受中医针灸疗法,中医学被作为"补充和替代医学(简称CAM)",已在慢性病、重大疾病的治疗上得到了肯定。2003 年,WHO 制定了新的全球传统医学战略规划,充分体现了其对中医药的关注和支持。现在,有多个国家已开始对中医药进行立法,承认其合法地位。

目前,中医药事业的发展出现了前所未有的良好势头。医学模式的转变,疾病谱的变化,医源性、药源性疾病以及老龄性疾病的增多,预防保健意识的增强,国际社会对天然药物需求日益扩大,经济的全球化和文化的多元化,为中医药发展提供了广阔而美好的发展空间。具有几千年历史的传统中医药与现代科学技术相互渗透、互补融汇,逐步实现中医药现代化和国际化已是大势所趋。在当今世界经济竞争日趋激烈、科学发展突飞猛进的形势下,中医药的继承、发展和创新比任何时候都更为紧迫和重要。为此,我国政府从构建和谐社会、推动经济社会协调发展、加快自主创新的战略高度,确定了进一步加强科技创新,全面推进中医药现代化发展的战略方针。2006年年初,由国务院发布的《国家中长期科学和技术发展规划纲要(2006~2020)》中,"中医药传承与创新发展"被作为人口与健康领域的优先主题列入其中。这无疑为中医药事业的发展起到了积极的推进作用。

当前中医药正面临着三大新机遇:其一,对中医药发展的需求日益迫切。大量现代研究表明,中医药在防治肿瘤、肝炎等复杂性疾病以及亚健康状态的调节等方面有着独特优势。同时,由于中医药的低成本、适用性广,人们对新剂型的中医药的需求愈显迫切。其二,对中医药的科学研究越来越深入。近年来,不仅中国,欧美许多发达国家也加强了对包括中医药在内的传统医药的研究。系统科学、信息科学以

及生物技术、基因工程、纳米科技等新学科、新理论和新技术的发展,也为中医药的深入研究提供了有力支撑。其三,中医药发展的国际环境有了较大变化。2003 年,WHO 制定了新的全球传统医学战略规划。全球目前已有 70 多个国家制订了草药法规。世界草药市场逐年扩大,销售额正以每年 10%～20% 的速度递增。

但是我们要看到,中医药的发展也面临着严峻的挑战。学科的现代科学基础薄弱;学术理论尚未实现突破性发展;中医的基本概念内涵尚欠标准化、统一化;个体化的整体治疗、多种方法的综合干预,虽是中医临床诊治的主要策略,但现有的评价方法和统计学方法尚不能满足中医研究的要求;现代的诊断设备为数众多,但能有助于中医证候诊断的却甚少。诸多问题的存在制约着中医学的发展。

为了应对新的机遇和挑战,我国政府已明确了推进中医药现代化发展的总体思路。即以中医药理论传承和发展为基础,通过技术创新与多学科融合,丰富和发展中医药理论,构建适合中医药特点的研究方法体系,提高临床疗效,促进中医药产业的可持续发展。要使这一"思路"得以贯彻落实,就必须完成四大基本任务。一是"继承",即加强对中医药理论和经验的继承,深入挖掘中医药的宝贵知识财富。二是"发展",即努力推动技术进步,提高中医医疗服务能力和中药产业技术水平。三是"创新",即推动传统医学和现代医学协同发展,促进医学科学体系创新。四是"国际化",即加强国际交流与合作,加快中医药国际化进程。

现代生命科学研究表明,中医学科许多内容都包含着现代科学前沿的研究内容,中医学在面向现代和未来的基础科学以及高科技领域里,正在与现代医学、生物信息学、细胞分子学、蛋白质组学、基因组学等现代科学前沿有机衔接,这将有助于建立与中医药学科科学性和先进性相适应的医学体系。遵循中医药自身发展的规律,正确处理继承与创新、传统与现代化的关系,充分认识中医学的科学价值,以提高中医学术水平和防治疾病能力为核心,保持中医学的特色优势,实现中医学传统理论和技术的科学革命与技术创新,实现现代化,必将使古老的中医学焕发青春,大放异彩,走向世界,必将为维护和增强全人类的健康作出新的贡献。

第二节　中医学理论的基本特点

一、整体观念

▶▶▶（一）整体观念的含义

整体是指统一性、完整性和相互联系性。中医学

理论认为人体是一个以五脏为中心的有机的整体,人与自然界密切相关,人体受社会、生存环境影响,这种机体自身整体性及其与内外环境统一性的认识,称为整体观念。

▶（二）整体观念的主要内容

1. 人是一个有机的整体

形体结构上　人体由若干脏腑、组织器官所组成。这些脏腑器官在结构上是相互关联,不可分割的。人体以五脏为中心,通过经络系统,把六腑、五体、五官、九窍、四肢百骸等全身组织器官有机地联系起来,并通过精、气、血、津液等的作用,构成一个表里相联、上下沟通、密切联系、协调共济、井然有序的统一整体。每一个脏腑器官都是有机整体的一个组成部分。

生理功能上　一方面各脏腑发挥着自身的功能,另一方面脏腑功能之间又有着相辅相成的协同作用和相反相成的制约作用。精、气、血、津液、神等是脏腑机能活动的基础,又依赖于脏腑功能活动而产生。形体结构和生命基本物质的统一,形神的统一,都反映了机能与形体的整体性。

病理变化上　脏腑之间相互影响,任何局部的病变都可能引起全身的反应,整体功能的失调也可反映于局部。某一脏腑通过表里、五行生克、气血津液影响其他脏腑的功能。

诊断治疗上　当对疾病进行分析判断时,把局部病理变化与整体病理反应有机地统一起来。由于各脏腑、组织、器官在生理、病理上存在着相互联系和影响,在诊断疾病时,就可以通过五官、形体、色脉等外在的变化来了解和判断内脏病变,从而做出正确的诊断,并从脏腑之间、脏腑与组织之间的关系入手,着眼于调节整体功能的失调,采取综合治疗,而不仅限于局部病变的处理。

2. 人与自然界的统一性
人类生活在自然界中,自然界提供了人类赖以生存的必要条件。自然界的变化,必然直接或间接影响着人体的生理活动,所以人体内的生理活动与自然环境之间存在着既对立又统一的整体关系。这就是中医学"人与天地相应"的观点。

季节气候对人体的影响　四季气候的更替变化使人表现出规律性的生理适应过程。《灵枢·五癃津液别》说:"天暑衣厚则腠理开,故汗出……天寒则腠理闭,气湿不行,水下留于膀胱,则为溺与气。"说明人体随春夏秋冬气候的交变而出现相应的变化。

昼夜晨昏对人体的影响　昼夜晨昏的变化,会使人体的机能发生相应的变化。《素问·生气通天论》说:"故阳气者,一日而主外,平旦人气生,日中而阳气

隆,日西而阳气已虚,气门乃闭。"说明人体内的阳气随着昼夜的变化呈现规律性的波动,人体阴阳会随着自然界阴阳的变化产生适应性的自我调节。

地方区域环境对人体的影响　不同的地域水土,不同的居住环境对人体会产生相应的影响。如南方的气候温热,多潮湿,故人体的腠理较疏松,体质较薄弱;北方的气候寒冷,多干燥,故人体的腠理较致密,体格偏壮实。一旦易地而居,环境突然改变,初期多会感到不适甚至患病,经过一段时间,通过机体本身的自我调节,才能逐渐地适应环境的变更。

人类适应自然环境的能力是有限的。一旦外界的变化过于剧烈,或个体本身适应及调节能力偏弱,不能对自然环境的变化作出适应性调节,就会发为某种疾病。因此,因时、因地、因人制宜,成为中医治疗学上的重要原则。

3. 人与社会环境的统一性
人体的生命活动,不仅受到自然环境变化的影响,而且也必然受到社会环境的影响。社会环境不同,可造成个人的身心机能与体质的差异。一般来说,良好的社会环境、有力的社会支持及融洽的人际关系,可使人精神振奋,勇于进取,有利于身心健康;而不利的社会环境,可使人精神压抑,或紧张、恐惧,从而影响身心健康。政治、经济、文化、宗教、法律、婚姻、人际关系等社会因素,会影响人体的各种生理、心理活动,甚至引发病理变化。人体必须进行自我调节,与之相适应,才能维持生命活动的稳定、有序、平衡和协调,这就是人与社会环境的统一性。

需要说明的是,中医学整体观念源自于中国传统文化的整体论。整体论不仅强调事物的完整性和统一性,而且认为事物和世界的本原是一个整体,各个部分都是由一个源头衍化而来的,而不是各部分的相加。

案例 1-1

许福生,春月腹痛泄泻,小水短涩,余门人以五苓散利水止泄,尿愈闭,腹愈痛,痛泄不耐,呼吸将危,急请余诊。门人问曰:分利而尿愈闭者,曷故?答曰:所谓木敛病耳。《内经》有云,生郁于下,病名木敛。盖木者,肝也;敛者,束也。肝喜疏放,春月木气当升,今木气抑郁敛束,再被渗利沉降之药,致令生气愈不得舒,是有秋冬而无春夏,安望其能疏放乎?用六君子汤加防风、升麻、桑叶,数剂逐其条达而愈。(谢星焕.谢映庐医案.上海:上海科学技术出版社,1962:98)

【按语】　中医理论认为,肝在五行属木,与春之气相应,其性喜条达而恶抑郁。本案病发春季肝气当升之时,腹痛泄泻,小便短少,是由于肝气

被郁所致，故用通利小便以止泄，正与肝的特性相反，所以愈利而愈闭，愈利而愈痛。谢映庐从时令着眼，在益气健脾的基础上，加入防风、升麻、桑叶升散之品，顺肝条达，收到明显效果。由此案可以看出，中医诊治疾病是将人置于天地时空中考虑问题的，并非只注意"病"。

二、辨证论治

辨证论治，是中医认识疾病和治疗疾病的基本原则，是中医学对疾病的一种特殊的研究和处理方法，也是中医学的基本特点之一。中医学将"人"置于自然、社会整体的核心，既注重人的群体共性，又注意区分个体差异。在对待健康与疾病的问题上，始终注意区别整体状态下的具体的"人"，形成了中医学"辨证论治"的个体化诊疗特点。

疾病的发生，往往是在致病因素作用下，机体内外环境、各系统之间相互关系发生紊乱而产生的综合反应，常常通过症状、体征等现象表现出来，而辨证就是从现象识别致病因素、分析机体内环境以及系统之间所发生的变化、认识疾病的本质的方法。

所谓"辨"，即审辨、甄别的意思。所谓"证"，即"证候"、"证据"之意，它是机体在疾病发展过程中某一阶段的病理概括，它反映了疾病某一阶段的病因、病位、性质以及邪正关系和发展趋势，它揭示了疾病的本质。在中医学中，"证"与"症"、"征"、"病"有着质的区别。"症"，是指症状，即病人主观感觉上的不适，如头痛、腹痛等。同一症状由于病因的不同，病理机制常大相径庭，疾病的性质也可以完全不同。"征"是指体征，是疾病发生时机体表现出来的异常征象。而中医学中的"病"，常指在病史和临床表现上具有一定的共同特征，不因个体、环境或病因的差异而改变的一组临床表现的概括，如感冒、哮喘等。一种病在不同的病理阶段，可以有不同的证候；不同的疾病在病程中也可以出现相同的证候。由此可见，"证"比"症"和"体征"有更多的内涵，比"病"更具体、更贴切。

所谓"辨证"，则是从整体观念出发，将望、闻、问、切四诊所收集的病史、症状和体征等资料，依据中医理论，进行综合分析，辨清疾病的病因、病位、性质以及正邪之间的关系等，从而概括、判断为某种性质的证。由此可见，辨证的过程就是对疾病作出正确的全面的分析、推理、判断、诊断的过程。

论治是根据辨证的结果，确定相应的治疗原则和方法。辨证是确定治疗方法的前提和依据，论治是治疗疾病的手段和方法，又是对辨证结果正确与否的检验，两者密切相关，不可分割。

针对疾病过程中不同情况，随机应变，抓住主要矛盾，因时、因地、因人制宜，选择最佳治疗方案，这就是辨证论治的实质与精髓。

辨证论治是对中医诊疗疾病的概括，也是理、法、方、药在临床上的具体运用。根据疾病的表现，在辨证论治的过程中又有"同病异治"和"异病同治"的区别。所谓同病异治，是指同一种疾病，由于发病时间、地区及患者的体质不同，或疾病处于不同的发展阶段，则所表现的证候不同，治法也不一样。如麻疹一病，初期麻疹未透，宜发表透疹；中期肺热明显，宜清肺泻热；后期余热未尽，阴津损伤，宜养阴清热。异病同治，是指不同疾病，在其发展过程中，由于出现了相同的证候，因而可以采取相同的治法。如久泻脱肛、胃虚下垂、子宫脱垂等，由于均可表现为中气下陷证，故都可以用升举中气的方法进行治疗。中医强调辨证论治，必须辨证地看待病和证的关系，既要看到一种病可包括几种不同的证，又看到不同的病在其发展过程中可表现出同一种证。因此，在治疗上可采用"同病异治"或"异病同治"的方法来处理。中医治病主要不是着眼于病的异同，而是着眼于病机的区别。相同的病机，其基本治法也就相同；不同的病机，其治法就不相同，即所谓"证同治亦同""证异治亦异"，实质上是由于"证"的概念中含有病机的缘故。这种针对疾病发展过程中不同性质的"证"用不同的治疗方法去解决的法则，就是辨证论治的实质与精髓。所以，在临证过程中，要针对疾病过程中不同情况，随机应变，抓住主要矛盾——"证"的不同，因时、因地、因人制宜，选择恰当的治疗方案，取得较好的临床疗效。

案例 1-2

吴涵斋先生，为江越门先生门人，以编修告假在籍，留予寓店中一载，恨相见之晚也。先生一日腹中大痛而喜按，自汗出，肢冷至肘，浑似虚状。众议欲投温补，予曰：脉虽弦细，而右关沉滑，此食填太阴，温之固当，若以汗厥为虚而用补，是逆之也。与槟榔、枳实、厚朴、炒山楂、炮姜、砂仁，一服良已。乃任步崑兄，前病愈，月余复病，与先生略同，更加呕吐痰食，切其脉沉细而无力，与以参术补剂，亦一服而瘳。故症同诊异，攻补殊施，不然刻舟求剑，鲜有不误者矣。（盛增秀.赤崖医案.北京：人民卫生出版社，2014：52）

【按语】 本案两位患者，病状相似，但治疗并不相同。吴涵斋腹痛，因食物阻滞太阴所致，兼有汗出、肢体凉等，虽然年迈，却属于实证，故用消食导滞之法而愈。其侄吴步崑，因病后体虚而腹痛，且呕吐痰食，年虽轻，却为虚证，故以温补而愈。两者区别，医家主要通过脉象加以判断，前者右关沉滑，后者沉细无力。可见中医治病贵在辨别，因人制宜。最后医家汪廷元（字瓒禾，号赤厓）说："故症同诊异，攻补殊施，不然刻舟求剑，鲜有不误者矣。"

表 1-1　中、西两种医学比较表

	中医学	西医学
基本特征	"哲学—医学"模式	"科学—医学"模式
整体观	元整体：人由天地之气生（道—天—地……人）	合整体：人由部分构成（人—器官……分子—基因）
人体观	具有自然、社会、思维属性	生物学客体
形神观	形神合一，注重心理与意识的统一	只注意到心理
疾病观	强调人病之"失调"	强调病人之"病灶"
治疗观	因人论治—注重"病之人"	据病而治—注重"人之病"
研究重点	侧重人体与自然关系的把握	侧重人体内部结构、层次的分析

第三节　中医学与西医学比较

中医学与西医学都是先人在劳动创造中不断积累经验的基础上发展而来的预防和治疗疾病的科学体系，两者在医学知识最初的起源、发展过程中的医巫合一与分流、指导医学理论的哲学基础、医学伦理原则及对服务对象的平等尊重等许多方面具有相同或相似之处。医学作为人类生存的一个重要组成部分，其发展与人类的历史是同步的。自从有了人类，便开始有医学知识的积累。从世界医学的角度看，原始社会末期，由于生产力水平的提高，人类开始进入文明史时代。古埃及、古巴比伦、古印度、古希腊及古代中国被认为是人类文明的 5 个主要发源地。他们不仅创造了各自的文明，而且孕育了各自的医学，即古埃及医学、古巴比伦医学、古印度医学、古希腊医学、古罗马医学以及古代中国医学。这一时期的医学，尽管研究对象是同一的，医学的基本性质和基本任务是相同的，但其社会和文化基础则各有特色，使孕育中的医学从这时起就有各自的风格。后来，以古希腊医学为主，逐步发展为今天的西方医学；中国医学自其理论体系形成后，则一直保持其原有的理论传统，是世界上唯一经历了数千年发展而延续至今的传统医学。中医学与西医学是当代中国最主要的两大学术流派。

一、中西医学医学模式与认识论的比较

中医学理论体系从总体上说是建立在中国古代哲学基础上的，是中国古代医学知识与哲学相结合的产物，所以中医学具有"哲学-医学"特征。西医学从总体上说是建立在现代自然科学基础上的，是医学与自然科学相结合的产物，具有"科学-医学"特征。由于两种医学体系的基本特征不同，加上形成两种医学的地域、经济、文化背景等差异，所以两种医学之间也存在各种差异（表 1-1）。

对人的整体性的认识，虽然两种医学模式均有所体现，但对整体的理解有较大差异。中医学的整体观来自中国传统的"元整体观"，认为人体是宇宙分化的产物，而且人体本身具有不可分解性。在这一思想指导下，中医学始终坚持和强调整体观，不对整体进行分解和还原。西医学的整体观来自西方传统的"合整体观"，认为人的"整体"是由各种元素或部分组成。应该说，西医学的机械论和生物医学模式均受此影响，而"生物-心理-社会医学模式"并未摆脱其影响。由于对整体的不同理解，所以在研究方法和内容上，中医学把重点放在了对人与自然关系的总体把握上，注重人的自然、社会和心理属性；而西医学则把重点放在对人体内部结构和层次的分析上，把人视为生物客体进行研究。

在形神观方面，中医学注重人的心理与意识的统一。意识是人与动物区别的基本标志之一，对人体生理、病理及治疗的影响更为深刻。中医学不仅从理论上提出了形神合一、心神、七情等概念，而且在实践中加以运用。西医学虽然在生物医学模式的基础上补充了"心理"，但关于心理问题的研究与应用则相对独立，未能与医学形成有机的整体。

在疾病观和治疗观方面，中医学更为注重疾病状态下的"人"，而西医学重点关注人的"病灶"。所以中医治疗讲究辨证论治，因人制宜，从调整的角度恢复人的健康；西医学治疗注重清除病灶，因病论治。

此外，西医学"生物-心理-社会医学模式"虽已注意到社会因素，但对自然环境尚未纳入。但是，自然环境对人的影响比社会环境为基本，更为深远。就影响人类健康的社会因素来看，许多是由于社会生活违反了自然规律，许多作用是通过自然过程发生的。因此，把社会环境与自然环境统一起来，强调人与整个环境的协调，才更为全面。

总之,中医学模式比"生物-心理-社会医学模式",更为全面地反映了人的基本特性,符合以人为本的基本观念。尽管它在许多方面还显得朴素和笼统,尤其是对人体内部的客观实在没有做出符合自身理论和逻辑的研究和分析,但从整体而言,还是比较完备的。

中医学是基于中华民族文化传统而形成的以维护生命健康为目的的医学。数千年来,历代医家运用中医学理论知识为中华民族的繁衍昌盛及人类健康做出了巨大贡献,已是无争的事实。除此以外,中医学知识与中国文化的其他方面相互交融,组成了丰富灿烂的中国传统文化。由于中医学对生命的认知运用的是中国传统文化独有的世界观和方法论,这正是中医学区别于其他医学的关键所在,也是中医学能够长期保持其生命力的原因所在。《庄子·养生主》说:"指穷于为薪,火传也,不知其尽也。"中国的传统必然由中华民族来延续,这是历史赋予每一代人的责任。中医知识可以在世界范围内传播,但学术传承的根本任务必须由我们自己来完成。因此,我们对中医学应该有一个基本的态度,那就是——尊重!尊重中医,是对民族的尊重,是对历史的尊重,是对生命的尊重!

二、中西医学基本属性与特征的比较

中西医学是在东方与西方不同的地域、相异的文化背景下发生和发展起来的,二者在认知方法、理论体系、诊疗体系的基本属性和特征方面具有很大的差异。

1. 归纳与分析　中医学和西医学起源于不同的文化土壤,所采用的认知方法也就显著不同。中医采用的认知方法是司外揣内、归纳演绎,在阴阳五行理论指导下,对所观察到的人体生理与病理现象在横向的比类取象之后判定其本质。西医采取的认知方法则是深入的纵向分析,直接探讨生理与病理现象的原因和机制。

2. 宏观与微观　中医的整体观念决定了其认识人体生理与病理现象的宏观性,着眼于从宏观上把握病理现象的性质及其变化,任何发生在局部的病理现象,也被看作是整体的病理反应在局部的表现。西医则偏重于从微观入手,以还原论为指导,对医学现象不断深入细致地剖析,以把握其实质。

3. 抽象与具体　由于中医学司外揣内、演绎推理的认知方法,再加上阴阳五行等哲学概念和范畴融入其理论体系,使得中医学理论和相关术语富有抽象性,与西医概念和术语直观、直接、具体的描述形成鲜明的对照。

4. 功能与结构　演绎推理的认知方法,使得源于观察结构的中医脏腑概念逐渐功能化。无论是人

体五脏六腑的生理现象还是病理变化,中医强调的是脏腑的功能是否正常、气血的运行是否调和、阴阳是否平衡,反映中医病理本质的"证"也可以看作是机体所处特定状况下的一种"功能态";而西医的理论则可以说是建立在结构的基础之上,依赖于肉眼观察所见或借助仪器设备的观察与检测,即使论及功能也是以结构为基础的功能,并且使结构与功能相统一。

5. 辨证与辨病　如前所述,中医辨证就是分析病变的原因、了解病变的机制、弄清病变的部位、判断机体的正气与病邪的盛衰关系,最后辨明为某种性质的"证",因此中医的辨证过程就是中医的诊断过程;辨证是中医治疗的基础和前提,而"证"就是中医治疗的靶标。西医的诊断单元则是疾病,诊断与鉴别诊断都是以疾病为基础,因为西医疾病诊断的确立反映了病变的基本性质,在很大程度上决定了治疗方法和措施,预示了病变的发展趋势和预后。因此,西医病名的认定极为重要,而中医的疾病名称多来自某一症状或体征,对治疗不具决定性的作用。因此可以说,中医的诊断是辨证,西医的诊断则是辨病。如将二者结合起来进行诊断,则能更全面地反映出疾病的性质,将大大有利于提高疗效。

三、中西医学的优势与互补

1. 中医学的优势　虽然现代生命科学和医药科学取得了巨大进步,可是人类面临的健康问题依然严峻,现代医学显然不能解决所有的疾病与健康问题。随着社会的发展和生活方式的变化,传统医药学的光芒在新的时期更加灿烂。究其原因,乃传统医药学有其天才的理论和丰富的实践,在医学模式转化和疾病谱改变的今天大有可为,显示出不可替代不可或缺的优越性。

(1)医哲交融的整体观念:中医学诞生于中国古代的自然哲学之中,在起源上与自然哲学联为一体,在思维方法上一开始就以整体观念统领学科,使中医药学理论体系自始至终都是在整体观念下发展延伸。这种闪光的思想,正是中医学最为显著的优势;这与对现代自然科学的发展产生深刻影响的横断学科如系统论、控制论、信息论等思维方法,在一定程度上可谓异曲同工。

(2)安全有效的自然疗法:中医药疗法丰富多彩,包括中草药、针灸、推拿、按摩、火罐、刮痧等,治疗药具都源于自然,手法操作则更能体现医者与患者间的交流。中医药疗法主要的特点首先是安全,合理应用一般无明显的毒副作用;其次为有效,源于自然的疗法虽历经时代的变迁,皆因其经过反复的实践检验,疗效可靠而得以流传至今;最后,应看到中医药疗

法的简便和廉价,从卫生经济学角度考量,中医药疗法具有显著的优势;这对当前全球范围内医疗费用的不断高涨,政府、社会及家庭已经不堪重负的局面,也许有一定的借鉴和提示作用。

(3)个体化的治疗方案:贯穿于全部中医学的辨证施治的治疗精神,因人、因时、因地制宜的治疗原则,决定了中医学具有追求个体化治疗的特征;中医治疗的艺术性,也为体现个体化治疗提供了新的佐证。个体化的治疗不仅是追求完美医疗效果的需要,更是治疗措施人性化的体现,这正是现代医学甚为推崇并努力追求的医疗发展方向。

(4)治病与养生相结合:中医"未病先防,既病防变"的"治未病"思想和养生保健的思想,充分体现了中医学预防与治疗相统一的特点,这与现代医学重视和强调"预防为主"的观点不谋而合。然而,中医学在长期的发展过程中对养生保健积累了比西医更为丰富的知识和经验,如食疗、药浴、针灸和推拿等,不仅对健康和亚健康状态有多姿多彩的方法进行维护和调理,即便是在疾病的治疗过程中也极为重视调护机体正气,促进康复,完整地体现了治病与养生的有机结合。

2. 中西医学的互补性

(1)西医辨病与中医辨证相结合:新中国成立以来,中西医结合领域的一项重大进步就是将西医辨病与中医辨证结合起来进行诊治,这两种从不同角度、不同层面认识疾病本质和治疗规律的诊治方法具有明显的互补性,使医生在制定诊疗计划时能整体与局部兼顾、宏观和微观并调,治疗措施更具针对性和选择性。

(2)西医善于祛病,中医长于调理:建立在微观的病原学和病理学等具体概念基础之上的西医药在治疗很多疾病方面有显著的优势,如对实质性肿瘤的治疗,手术、放疗、化疗被称为西医治疗恶性肿瘤的三大法宝,在祛除肿瘤病灶、减轻肿瘤负荷方面常能迅速取效;然而,恶性肿瘤不是局部性疾病,而是全身性疾病,仅施行针对局部的治疗不足以使肿瘤患者得以康复;此外,随着治疗观念由"治病"到"治病人"的转化,医学的目标更强调集中在病人的整体状况,使病人延年益寿、享受生活;而中医药在提高机体抵抗力和改善生活质量的调理方面则有显著优势。中西医学二者的结合,在肿瘤防治领域堪称取长补短,正发挥着越来越重要的作用。

(3)急则西治为主,缓则中调见长:中医治疗历来强调标本缓急,急则治标、缓则治本。不可否认中医药在治疗急性危重疾病方面积累了丰富的经验,还显示出中医治疗急症的特色;但综合来看,西医治疗急症更具快速取效、针对性强等特点,常可力挽狂澜。中医的突出长处在于其平衡阴阳、调畅气血的作用,实现其调理、调和、调养等功效,这对于慢性病多环节的病机非常对应,在治疗方面具有显著的优势。

(4)单靶点取效与多因素协调:一般来说,西药的成分与结构清楚,作用机制明确,常对患病机体的某单一靶点有显著的干预作用;而中药处方中结构不明的众多化学成分,则是通过多环节、多靶点的协调而起作用。

(5)科技文明与返璞归真:在科学技术高速发展的今天,人类在空间领域能够上天入地,在人体内可以移植器官;高科技带来了全新的社会生活方式,高科技促进了医学的全面进步,在征服危害人类健康的重大疾病方面取得了巨大的进展。但是,科技进步的现代文明并不排斥传统文明,现代与传统,在人类社会都极为重要,谁也离不开谁。就医学而言,一方面借助高科技人类不断创造新的医学奇迹,另一方面现代社会的高度发展又派生出许多新的健康问题,而在探求解决新问题的时候又认识到传统医学的可贵。当前,一股回归自然的绿色和平思潮正在席卷全球,人类已经认识到科技进步与返璞归真的相辅相成,进而非常实在地把握发展的方向。

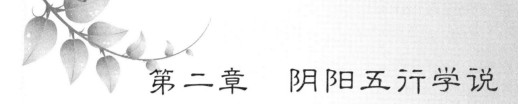

第二章　阴阳五行学说

阴阳五行是阴阳学说和五行学说的合称。这两种学说均属于古代的哲学范畴,是古人用以认识和解释物质世界发生、发展、变化规律的世界观和方法论,它具有朴素的唯物论和自发的辩证法思想。

我国古代医学家在长期医疗实践中,将阴阳五行学说运用于医学领域,借以说明人体的生理功能和病理变化,并用以指导临床的诊断、治疗、预防、养生,使其成为中医学理论体系的一个重要组成部分,它对中医理论体系的形成和发展有着深远的影响。

第一节　阴阳学说

阴阳学说是我国古代的哲学理论,是以朴素的唯物主义自然观对事物进行分类的法则和说理工具,是运用阴阳对立统一关系来研究、解释物质世界一切事物和现象相互对立、相互依存及其消长变化规律的学说。阴阳学说认为,世界是物质性的整体,是在阴阳二气的作用下不断孳生、发展变化的,是阴阳二气对立统一运动的结果。《素问·阴阳应象大论》说"阴阳者,天地之道也,万物之纲纪,变化之父母,生杀之本始,神明之府也。"所谓"道"即是指"道理"、"规律"。这是说阴阳的对立统一运动规律是自然界一切事物运动变化固有的规律,是自然界一切事物发生、发展、变化及消亡的根本原因。

一、阴阳的基本含义

▶▶（一）阴阳的基本概念

阴阳最初的涵义是很朴素的,是指日光的向背,即向日者为阳,背日者为阴。《说文解字》中说:"阴,暗也。水之南,山之北。"又说"阳,高明也。"指出阴即幽暗处,为阳光照不到的地方;阳即明亮处,为朝向阳光的地方。可见,古人对阴阳的最初理解仅仅在于对阳光多少的直观认识(阴阳的象形文字如图 2-1 所示)。

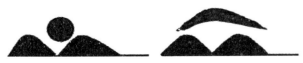

图 2-1　阴阳的象形文字

随着认识的深化,人们依据自然界中存在的诸如天地、日月、昼夜、寒热、明暗、生死、男女等事物和现象的两极变化,将阴阳的含义扩展为一个对立的概念。古代哲学家们又逐渐地认识到自然界的万物都存在两个相对立的方面,它们的相互作用促进着事物的发展变化。因此,阴和阳就变成了哲学范畴的一对概念,用以解释自然界两种相互联系而又相互对立和相互消长的物质势力。如气候的寒暖,时间的昼夜,方位的上下、左右等。至此,阴阳已经不是专门代表个别具体的事物或现象,而是对自然界相关事物或现象对立双方属性的概括。《类经》说:"阴阳者,一分为二也。"便是古人对"阴阳"认识的精辟论述。所谓阴阳,是对自然界相互关联的某些事物和现象对立双方属性的概括,它既可以代表两个相互对立的事物,也可以代表同一事物内部所存在的相互对立的两个方面。

▶▶（二）阴阳的基本特征

阴阳的基本特征,是确定事物或现象阴阳属性的依据。要正确地说明事物或现象的阴阳属性,必须首先明了阴阳的基本特征,除了"向日"、"背日"这一初始阴阳特性的含义之外,古人通过长期的观察,认为水与火这一对立事物的特性最能代表和说明阴和阳的基本特征。如水性寒凉、下行、湿润和阴暗,代表了属于阴的事物和现象;火性温热、升腾、燥烈和光亮,代表了属于阳的事物和现象。《素问·阴阳应象大论》指出:"水火者,阴阳之征兆也",这是说阴阳虽无形而不可见,但只要观察和知道了水与火的不同特性,就可以理解阴阳这一抽象的概念了。例如:就气温而言,温热为阳,寒冷为阴;就昼夜而言,白昼为阳,黑夜为阴;就方位而言,上部为阳,下部为阴;就动静而言,运动为阳,相对静止为阴;就生命状态而言,具有推动、温煦、亢奋等作用及相应特性的为阳,具有凝聚、滋润、抑制等作用及相应特性的为阴。所以《灵枢·阴阳系日月》中说:"阴阳者,有名而无形"。

古人依据阴阳各自所代表的特征,来认识、把握自然界的诸多事物和现象,并将其归类为阴和阳两大类。一般来说,将温热的、明亮的、活动的、功能的、兴奋的、外向的、上升的、亢奋的等,归属于"阳";将寒凉的、晦暗的、静止的、物质的、抑制的、内向的、下降的、 衰退的等,归属于"阴"(表2-1)。

表 2-1　阴阳属性归类表

属性	事物			现象				运动状态				
阳	天	日	火	春夏	昼	温热	明亮	功能	活动	向外	兴奋	亢奋
阴	地	月	水	秋冬	夜	寒凉	晦暗	物质	静止	向内	抑制	衰退

导读 2-1

阴阳的起源要从最古老的文字著作去考证。中国最古老的文献是六经,《诗》、《书》、《礼》、《乐》、《易》、《春秋》。《礼》、《乐》一佚亡,《春秋》是史书,文字非常简单,《春秋》里一个阴字或一个阳字也没有,《春秋》没有考证阴阳的价值。《书》就是《尚书》,《尚书》里的阴阳多见于《禹贡》篇。《禹贡》篇的成文年代有争议,历代都有学者认为是后世所补。《禹贡》里阳的意义是山之南,阴的意义是山之北。《尚书》里阴阳主要作用地形方位。六经之中阴阳出现最多的文献是《诗经》。《诗经》里阳字出现 16 处,阴字出现 10 处,且阴阳的意义富有变化。《诗经》里并有阴阳连在一起出现,这是阴阳并提的最古老的文字记载。《诗经》是中国最古老的诗歌汇编。《诗经》是口头文学,从阴阳一再出现于《诗经》看,阴阳最初活跃于语言中,人们不分贵贱阴阳脱口而出。多数诗篇描述的是日常的生产和生活,可以推断阴阳是在生产和生活中自然形成的,阴阳是日常观念。阴阳是全民族的创造,阴阳不是哲学家坐在书斋里苦思冥想后提出来的,那时候也没有哲学家,阴阳堪称民族观念。(杨学鹏.解构传统医学.北京:军事医学科学出版社,2008)

【思考题】　阴阳起源于什么?

【参考答案】　阴阳是在生活中自然形成的。留意分析身边的阴阳现象。

（三）阴阳的特性

1. 阴阳的普遍性　阴阳是对物质世界中两种相关事物或现象以及同一事物内部对立双方属性的概括,不是指某一特定的事物和现象。宇宙间一切事物的发生、发展和变化,都是阴和阳的对立统一的结果。因此,一切事物和现象的分类归纳据其各自属性均可用阴阳加以统一,这体现了阴阳的普遍性。正如《素问·阴阳离合论》所说:"阴阳者,数之可十,推之可百,数之可千,推之可万,万之大,不可胜数,然其要一也。"

2. 阴阳的相关性　阴阳代表的是相互关联而又相互对立的两个事物或现象,而不是无关的任意的两者。水对于火而言属阴,昼对于夜而言属阳,但水与白昼并不存在阴阳的关系。也就是说,用阴阳分析事物或现象,应该是在同一范畴内,一个统一体中讨论。如天为阳,地为阴,是以天地而言的;男为阳,女为阴,是以性别而言的;上为阳,下为阴,是以方位而言的。如《素问·金匮真言论》指出:"言人之阴阳,则外为阳,内为阴。言人身之阴阳,则背为阳,腹为阴。言人身之脏腑中阴阳,则脏者为阴,腑者为阳,肝、心、脾、肺、肾五脏皆为阴,胆、胃、大肠、小肠、膀胱、三焦六腑皆为阳。"

3. 阴阳的相对性　事物或现象相互对立的两个方面的属性,取决于两者之间在其范围、位置、趋势等方面的比较的结果。当比较的对象、范围、时间改变时,比较的结果也会随之发生改变。因此,事物的属性不是绝对的,而是可变、相对的。即原被认为属阴的,它可转属为阳;原本属阳的,又可转属为阴。阴阳的这种相对性主要表现在三个方面:

一是比较的对象改变,其阴阳属性可发生变化。季节中的秋季与夏季相比,其气偏凉而属阴;如与冬季相比较,则其气偏温又属阳。

二是阴阳之中可再分阴阳。事物或现象的属性,随着划分的范围或条件的变更,各自可以再分阴阳,永无止境,以至无穷。这就是哲学上"一分为二"的观点。白昼上午为阳中之阳,下午为阳中之阴;黑夜的前半夜为阴中之阴,后半夜为阴中之阳。如五脏藏精气属阴,六腑传化物属阳;五脏之中,心肺在膈上属阳,肝、脾、肾在膈下属阴;每脏之中又可再分阴阳,如心阴、心阳,肾阴、肾阳等。这就是中医学中所说的"阴中有阳、阳中有阴"、"阴中有阳,阳中有阴"、"阴阳之中再分阴阳"的观点。中医划分阴阳这种无限可分性的观点,它体现了中医学早已孕育着朴素的自发的辩证法思想,对客观事物或现象的分析早就进入到灵活、细致的程度。

三是阴阳在一定的条件下,可以向着自己相反的方向转化。如春夏属阳,秋冬属阴。寒冷之气发展到一定的程度会向温热的夏季转化;反之,炎热之气达到一定的程度也会向寒冷的冬季转化。又如人体的气化过程中,物质和功能而言,物质属阴,功能属阳。二者在生理条件下,物质可以转化为功能,而功能活动正常又可促进物质的新陈代谢。

阴阳理论认为宇宙的本性是两性—阴阳。生物界有雌雄两性,其中任何一方的任何组织和细胞都渗透着从祖系中继承下来的两性。如果没有两性而只有单性,生物界中就不可能有吸引、排斥和中和作用,就不可能有新陈代谢,更不可能有繁殖和演化。从生物的染色体数目来看,人有46条染色体,狗有78条,老虎有38条,果蝇有8条,火蜥蜴有24条。尽管他(它)们的染色体数目不同,但都是双数,其中一半来源于母亲,一半来源于父亲。也就是说,一半来源于阴,一半来源于阳。无机界中是否也存在两性呢?我们先分析一下磁性,现代科学的发展已揭示出磁性是物质的一种普遍属性,磁场在宇宙中到处存在。从宏观方面看,近至地球有地球磁场,远至其他天体和宇宙空间都有磁场。从微观方面看,任何物质都有由原子和分子组成的,分子和原子具有磁性,原子核、电子、质子和中子以及其他基本粒子都具有磁性,有磁性,就会表现出相反的两级。我们熟悉的磁石就表现出 N 极和 S极,当把一块磁石在任意部位分成两部分时,每一部分又各自表现出 N 极和 S 极,当分成更小的部分时,每一小部分仍表现出 N 极和 S 极。这说明,无机物无论在宏观和微观上也存在两性。(张顺合. 阴阳定乾坤:揭开自然不变不离的面纱. 北京:世界知识出版社,2011)

【思考题】 阴阳的普遍性及相对性涵义?

【参考答案】 阴阳无处不在;阴阳无限可分。

二、阴阳学说的主要内容

阴阳学说的核心即是阐述阴阳之间的相互关系,并通过这些关系来认识自然界各种事物发生、发展、变化的规律。阴阳之间的关系主要有以下四个方面:

(一) 阴阳的对立制约

阴阳对立制约是指自然界的一切相关事物和现象,都存在着相互斗争和制约的两个方面,它包括两层含义。其一,是说阴阳属性都是对立的,相互排斥的。如上与下、动与静、升与降、出与入、昼与夜、明与暗,以及寒与热、水与火等,这是自然界普遍存在的阴阳对立的特性。其二,是说相互对立的事物或现象的双方,存在着相互制约的特性,即对立的双方具有相互抑制,相互约束的关系。如四季的变化中,由夏至秋,阴气渐盛,抑制了阳气,气候就由热变凉;由冬至春,阳气渐盛,抑制了阴气,气候便由寒转暖。如此,自然界中的阴阳二气不断地互相制约、互相排斥,便形成了年复一年的四季变化。同样,阴阳的对立、制约在人体的生理、病理过程中也是广泛存在的。如生理机能的亢奋(阳)与抑制(阴),二者相互制约,方能维持人体机能的动态平衡。又如致病因素(邪气)与抗病能力(正气)相互对抗、相互制约,正弱则邪进,正盛则邪退,邪正之间始终体现着对立制约的关系。

因此,一旦阴阳之间这种对立制约的关系失调,事物的平衡状态就会遭到破坏,在人体就会发生疾病。中医学也常利用阴阳的这种对立制约规律来指导疾病的治疗,如用寒凉的药物治疗热证,用温热的药物治疗寒证,使阴阳趋于动态平衡,疾病得以痊愈。

正是由于阴阳之间的这种既对立又制约的复杂关系,构成了阴阳对立统一的矛盾运动,推动着事物的不断发展和变化。

(二) 阴阳的互根互用

阴阳的互根互用是指相互对立的事物或现象之间,始终存在着相互依存和相互为用的关系,它有三层含义:其一,是指相互依存,即阴或阳任何一方不能脱离对方而独立存在。阴不可无阳,阳不可无阴。阴阳双方都是以对方的存在为自己存在的前提,二者相互依赖。上属阳,下属阴,没有上,也就无所谓下,没有下,也无所谓上;左为阳,右为阴,没有左,就无所谓右,没有右,也就无所谓左。其二,是指相互蕴藏,任何一方都包含着相对立的另一方。天属阳,地属阴。清轻之地气升腾形成天,即阳中蕴含着阴;重浊之气下降形成地,即阴中蕴含着阳。其三,相互资生,即阴阳在相互依存的基础上,彼此相互滋生、相互资助、相互为用。如人体内气与血同为构成人体的基本物质,气属阳,血属阴。气能生血、行血,使血不断得到化生和得以正常运行;血能载气、养气,气得血的濡养而能充分发挥正常的生理功能。所以,《医贯砭·阴阳论》曰"阴阳又各互为其根,阳根于阴,阴根于阳;无阳则阴无以生,无阴则阳无以化。"《素问·阴阳应象大论》曰"阴在内,阳之守也;阳在外,阴之使也。"是从阴阳的互根互用理论,高度概括了机体内物质与功能之间的相互依存关系。一旦由于某些原因,阴阳之间的这种依存关系遭到破坏,就会导致"孤阴不生,独阳不长",机体的生生不息之机也将受到极大的影响,甚至"阴阳离决,精气乃绝"(《素问·生气通天论》)而死亡。

(三) 阴阳的消长平衡

消,即减弱、消耗;长,即增强、增加。阴阳的消长平衡是指相关事物或现象矛盾对立的双方,始终存在于减弱或增强的运动变化之中,并维持着相对的平衡。阴阳的消长平衡,符合于事物的运动是绝对的,静止是相对的;消长是绝对的,平衡是相对的规律。

阴阳学说认为,相互对立、相互依存的阴阳双方不是处于不变的、静止的状态,而是处在一定的限度内的"阳消阴长"或"阴消阳长"的运动变化之中。阴阳消与长均为量的变化。由于阴阳之间一方面不断地消长,一方面又不断达到新的平衡,所以事物在总体上仍旧处于相对的稳定状态。

阴阳消长的基本形式有两类:一类是阳消阴长或阴消阳长;另一类是阴阳俱消或阴阳俱长。以四时气候变化而言,从冬至春及夏,气候从寒冷逐渐转暖变热,即是"阴消阳长"的过程;由夏至秋及冬,气候由炎热逐渐转凉变寒,即是"阳消阴长"的过程。就人体的生理功能而言,各种功能活动(阳)的产生,必然要消耗一定的营养物质(阴),这就是"阳长阴消"的过程;各种营养物质(阴)的化生,必然要消耗一定的能量(阳),这就是"阴长阳消"的过程。无论是寒暑季节的变更,还是人体物质与功能的变化,阴阳双方的消长是在一定范围内的量的变化,没有质的改变,阴阳的消长仍处于相对的平衡,没有突破阴阳协调的界限。阴阳的俱长或俱消,其形式有阳随阴长或阴随阳长;阳随阴消或阴随阳消。如人体由幼年期到青壮年期,由于处于生长发育阶段,随着体内精气阴阳等物质的日渐充足,脏腑机能也不断地增强盛;同样,脏腑机能的强盛,也促进了精气阴阳等物质的充盛,这就是阴阳俱长的过程。而从壮年期到老年期,由于体内精气阴阳等物质的逐步减少,脏腑机能也随之衰退;反之,脏腑机能的衰退,也影响着精气阴阳等物质的化生,这就是阴阳俱消的过程。临床上常见的气虚导致血虚、血虚引起气虚,阳损及阴,阴损及阳等,都属于阴阳俱消的理论在病理上的反映。常用的补气生血、补血养气,以及阴中求阳、阳中求阴等治法,则是阴阳俱长理论在治疗上的具体应用。

▶（四）阴阳的相互转化

阴阳的相互转化是指事物或现象对立的双方,在一定条件下向其各自相反方向转化,即阴可以转化为阳,阳也可以转化为阴。它主要是指事物或现象的阴阳属性的改变,是一个质变的过程。

阴阳之所以能够转化,一方面是由于阴阳存在着互根互用的内在联系,双方倚伏着向对立面转化的因素。另一方面,阴阳消长是阴阳转化的基础。在阴阳的消长过程中,事物由"化"至"极",即发展到一定的程度,超越了阴阳正常消长变化的限度(阈值),因而事物朝着相反的方面转化。所以《素问·阴阳应象大论》中说:"重阳必阴,重阴必阳","寒极生热,热极生寒"。这里的"重"和"极"指的是事物发展到了极限、顶点,原先表现以阴(或阳)为主的事物就有可能转化为以阳(或阴)为主;在寒"极"的时候,便有可能向热转化;热到"极"的时候,也有可能向寒转化。如昼夜的变化中,子夜(23时至1时)为阴极,阴极则阳生;午时(11时至13时)为阳极,阳极则阴生。总之,阴阳的消长和转化是事物发展变化过程中密不可分的两个阶段,阴阳消长是阴阳转化的前提,阴阳转化是阴阳消长的结果。

阴阳的相互转化,既可以表现为渐变形式,又可以表现为突变形式。如四季中的寒暑交替,昼夜中的阴阳转化均属于逐渐演变的形式;如急性热病过程中,高热至极可以突然出现虚脱,四肢冰凉,由阳证急剧转化为阴证则为突变的形式。但不管哪种转化形式,都是一个由量变到质变的发展过程。

导读 2-3

当你向任意高峰和低谷行动时,只要达到至高点和至低点再前进必然是反方向。到了地球的南极点任何方向都是北。反之到了北极点任何方向又都属南……因万物皆阴阳,故"物极必反"是渗透到任意时空、任意现象的普遍规律。如:寒极生热,热极生寒;乱极生治,治极生乱;勇极生怯,怯极生勇;强极生弱,弱极生强;善极生恶,恶极生善;乐极生悲,悲极生乐;苦极生甜,甜极生苦;动极生静,静极生动;斗极生和,和极生斗;分极生合,合极生分;智极生愚,愚极生智……（摘自纪由春的博客：http://blog.ifeng.com/9886434.html)

【思考题】　在生活中思考和观察阴阳的相互转化现象。

【参考答案】　物极必反即重阴必阳,重阳必阴。自然界此现象比比皆是。

三、阴阳学说在中医学中的应用

阴阳学说促进了中医学理论体系基本框架的形成,渗透于中医学的各个方面,指导着历代医学家的理论思维和诊疗实践。

▶（一）说明人体的组织结构

《素问·宝命全形论》说"人生有形,不离阴阳"。这是说人体的一切组织结构,可按阴阳属性特征来划分。如就人体躯干来说,膈上为阳,膈下为阴;体表为阳,体内为阴;背部为阳,腹部为阴。就四肢而言,四肢外侧为阳,内侧为阴。内脏之中,六腑为阳,五脏为阴;五脏之中,心、肺位居胸中为阳,肝、脾、肾位居腹部为阴。如果具体到某一脏,又有阴阳之分,如心有心阴、心阳;肾有肾阴、肾阳等。若从经络系统循行部位来说,则循行于人体四肢外侧及背部者多属阳(如手足三阳经,仅足阳明例外),循行于人体四肢内侧及腹部者则多属阴(如手足三阴经)。当然,人体各部位、各组织结构、各脏腑阴阳的属性不是绝对的,而是相对的,常常会因条件的改变而变化。如心肺在膈上属阳,心为阳中之阳脏,肺为阳中之阴脏(表 2-2)。

表 2-2 人体组织结构的阴阳属性表

属性	人体部位				组织结构			
阳	表	上	背	四肢外侧	皮毛	六腑	手足三阳经	气
阴	里	下	腹	四肢内侧	筋骨	五脏	手足三阴经	血

人体组织结构中对立的双方,彼此间也存在着不可割舍的联系,因而使人成为一个有机的整体。

(二)说明人体的生理功能

人体的正常生命活动是阴阳双方保持着对立统一的协调关系的结果。

就功能与物质而言,物质属阴,功能属阳,二者体现着相反相成、对立互根、消长平衡的关系。物质是功能的基础,没有物质的摄入就没有生理功能;而另一方面生理活动既消耗物质和能量,又有助于物质的摄入、化生和能量的贮藏。

就脏腑功能活动而言,如脾为脏属阴,主运化,胃为腑属阳,主受纳;脾主升清,胃主降浊;脾喜燥恶湿,胃喜润恶燥。脾胃运纳协调,升降相因,燥湿相济,阴阳相合,共同完成食物的消化吸收和水谷精微的布散功能。

就人体整体而言,阴阳相互调节,使机体具有内环境的稳定性和对外环境的适应性,从而维持着人体正常的生理功能和健康。一旦阴阳不能相互为用而分离,人体就要发生疾病,甚至死亡。所以《素问·生气通天论》说:"阴平阳秘,精神乃治;阴阳离绝,精气乃绝"。

(三)说明人体的病理变化

人体内阴阳之间的消长平衡是维持正常生命活动的基本条件。疾病的产生是由各种原因造成机体阴阳的偏盛或偏衰的结果,可以说阴阳失调是疾病产生的基础。常见的阴阳失调有四种形式:

1. 阴阳偏胜 包括阴偏胜和阳偏胜,指阴或阳的一方超过了正常水平,表现过于亢盛的病理状态。根据阴阳动态平衡的原理,一方太盛必然导致另一方的损耗。《素问·阴阳应象大论》指出"阴盛则阳病,阳盛则阴病。阳胜则热,阴胜则寒。"

(1)阳盛则热:阳胜(盛),即致病因素为阳邪亢盛。"热",指阳邪致病的病变性质。阳盛则热,指阳邪亢盛所形成的疾病性质是热证。由于阳邪亢盛,阳长则阴消,故阳盛必然要导致体内阴液的耗伤,所以说"阳盛则阴病"。

(2)阴盛则寒:阴胜(盛),即致病因素为阴邪偏盛。"寒",指阴邪致病的病变性质。阴盛则寒,指阴邪偏盛所形成的疾病性质是寒证。由于阴邪偏盛,阴长则阳消,故阴盛必然要导致体内阳气的耗伤,所以说"阴盛则阳病"。

案例 2-1

余于丙夏,因诊视时邪染恙,寒热,脉浮大。服栀豉葱白汤,胸背汗,三日后热甚,渴烦少寐,舌苔黄变黑。服犀角、羚羊角、竹叶、芦根、藕、蔗诸汁,热稍平。逾夕,复壮热谵语神昏,服至宝丹(分半),鲜菖蒲根汁下,神稍清。又用前各汁,加洋参、鲜生地、象贝、龟板、青蒿、连翘、滑石,清营滋液,专驱痰热,兼泻三焦,舌黑颇淡,但汗出微凉,汗收仍热,脉数气粗,烦扰竟夕。又服至宝丹(分半),神未定,直视气促。再服前丹(二分半)昏睡。进洋参汤,汗出热退,但舌心干,用石膏煎清胃,加梨、藕汁,稍津润。逾日,目赤,舌再灰黑,神再烦扰。改服牛黄清心丸(二分),橘红汤下,得寐。专服洋参、藕、蔗汁、麦冬、橘红汤,寐熟,热轻。再啜洋参汤,汗出凉解。越五宿,欲大便,以蜜煎导,当夜感寒复热,舌苔如粉,吐痰欲呕,此为复感。用半夏曲、杏仁、茯苓、紫苏、薄荷、佩兰叶加姜。热未退,口燥脉数,烦扰不寐。再服牛黄清心丸(五分)、犀角磨汁冲服。逾日大汗如雨,乃凉,然已兼旬外矣。(清·林佩琴《类证治裁·卷之一》)

【思考题】

1. 本病证属什么证(阴证、阳证、寒证、热证)?

2. 从阴阳的偏盛偏衰分析病证产生的机制。

【参考答案】

1. 本病证属阳证、热证。夏季为火热之气主令。患者由于感受火热之邪,使机体出现阴阳失衡。火热为阳邪,阳邪偏盛所形成的疾病性质是热证。

2. 患者临床表现：初为寒热，脉浮大，三日后热甚，渴烦少寐，舌苔黄变黑，药后复壮热谵语神昏，屡用清热滋液药物治疗，终大汗如雨，乃凉。分析：其热甚、渴烦少寐，舌苔黄变黑，壮热、谵语神昏皆为阳热太盛之证，所用药物如犀角、羚羊角、竹叶、芦根、藕、蔗、至宝丹、洋参、鲜生地、象贝、龟板、青蒿、连翘、滑石、石膏煎等皆为清热养阴之药，热证用清热之药，病证得愈，表明病证确为阳盛之证。请仔细品读病程的一波三折，治疗的层层递进，中医古案神韵自在其中。

2. 阴阳偏衰 包括阴偏衰和阳偏衰，指阴或阳的某一方低于正常水平的病理状态。根据阴阳动态平衡的原理，一方不足必然导致另一方的相对亢盛。《素问·调经论》指出"阳虚则外寒，阴虚则内热。"

（1）阳虚则寒：阳虚，即人体的阳气不足。"寒"，指阳气不足导致的病变性质。阳虚则寒，是指人体阳气不足所产生的疾病，其性质为（虚）寒证。因为阳气不足，阳虚不足以制阴，故阴相对偏盛而出现（虚）寒证。

（2）阴虚则热：阴虚，即人体的阴液不足。"热"，指阴液不足导致的病变性质。阴虚则热，是指人体阴液不足所产生的疾病，其性质为（虚）热证。因为阴液不足，阴虚不足以制阳，故阳相对偏盛而出现（虚）热证。

案例 2-2

嫠（lí）妇龚氏，年六旬许。先富而后贫，饥饱不时，寒温无度，以是营卫失和，脾胃大损，腹鸣水泻，阳虚畏寒，甚至哕呃。以无力医治，驯至肌肤削萎，神疲身倦，扶杖而行，自知难久，见人辄悲泣。其从姊某见而悯之，愿支付医药费，挽余为之诊。切脉细弱无力，泻久则脾胃虚损，畏寒则阳气衰微，呃而声细，气息不续，肾气亦虚，舌胖白润，小便清长，大便溏薄，此为脾肾两亏阴阳俱衰之大证。幸其能食知味，脾胃生化未绝，尚有一线生机，唯须持久温补，方易见效。方处大剂理中汤兼吞肾气丸，日服一剂，暂以半月为期。再诊，脉细略有神，呃泻虽稍减，而大肉已脱，枯瘠可畏，服药虽为首要，尤须血肉有情之物配合营养，否则羸弱如此，岂易言功。又幸其近房从侄某愿迎至其家供应饘饆。嗣后改用保元汤冲服龟鹿二仙胶，早晚兼吞紫河车丸，峻补脾肾，服食两月，呃泻全止，肌肉渐丰，历时三月而全愈。夫以年老虚羸如此，一旦得药食之养，情志之适，

遂尔迅起而复，从知适情养志为医药中之先决条件也。《治验回忆录·寒呃》）

【思考题】

1. 本病证前后阶段各属什么证？
2. 从阴阳的偏盛偏衰分析前后阶段病证有何不同？

【参考答案】

1. 本病证前阶段为阳虚证，后阶段为阴阳两虚证。
2. 根据阴阳的偏盛偏衰理论，该病证前阶段是由于先富后贫，饥饱不时，寒温无度，以至营卫失和，导致脾胃大损，出现腹鸣水泻，阳虚畏寒，甚至哕呃，此为脾阳虚证。后阶段由于无力医治，出现肌肤削萎，神疲身倦，扶杖而行，是为阴阳两虚证，如作者所言之"切脉细弱无力，泻久则脾胃虚损，畏寒则阳气衰微，呃而声细，气息不续，肾气亦虚，舌胖白润，小便清长，大便溏薄，此为脾肾两亏阴阳俱衰之大证"。所用理中汤乃为经典治疗脾阳虚之方剂，肾气丸为经典治疗阴阳两虚之方剂。方证合拍，而病见愈，后以经典血肉有情之方剂保元汤、龟鹿二仙胶、紫河车丸及配合营养而病渐愈。

3. 阴阳互损 是阴阳互根互用关系的失调。阴阳任何一方虚损到一定的程度，都会导致另一方的不足，包括"阳损及阴"，"阴损及阳"两方面。阳损及阴，是指当阳虚到了一定程度时，不能化生阴液，进一步出现阴液亏虚的现象；阴损及阳，是指当阴虚到了一定程度时，不能滋养阳气，进一步导致阳气亦虚的现象。不论是"阴损及阳"，还是"阳损及阴"，最终都可导致"阴阳俱损"、"阴阳两虚"，这也是临床上慢性病常见的病理发展过程。

案例 2-3

患儿，女，4 岁。病由吐泻而起，先失治理，后又治不适宜，延至一月而吐泻始已，无何尿多而渴，家人不以为意，儿致形销骨立，不能起行，奄奄床第，又复多日，始来延治。按脉细微，指纹隐约不见，神志清明，睛光亦好，唇淡白，舌润无苔，语微神疲，口渴尿多，饮后即尿，尿后即饮，不可数计，肢冷恒喜被温，尿清长，无油脂，食可稀粥半盂，大便好。是病由于阴虚阳衰，不能蒸化津液，以故尿多渴饮；又因病久气虚，故神疲肢冷，已属阴阳两虚之极。差幸能食便好，脾胃机能健运，元气几微尚存，此为本病有转机之重大

环节。此时滋阴扶阳均极重要,如阳回阴生,火能化水,津液四布,病则自已。因选用金匮肾气丸,借以蒸发肾水,升降阴阳。张景岳有云:"阳气不化,则水精不布,水不得火,则有升无降,所以直入膀胱而饮一溲二,以故源泉不滋天壤枯涸者,是皆真阳不足,火亏于下之证也。"读此,可知阴阳气化之理,尤能深一层明确肾气丸之功用。其方附子、肉桂温阳,熟地、山药滋阴,丹皮清虚热,山萸涩精气,茯苓健脾升化,泽泻补肾清利,用以治小儿脾泻而成之阴亏阳微之门渴尿多证,殊符合王冰"益火之源,以消阴翳"之旨。将丸改作汤服,同时用蚕茧五钱,洋参钱半,山药一两,蒸作茶饮。服药四剂,渴尿减半,至七剂则诸证悉已,后以五味异功散加补骨脂、益智、巴戟、枸杞等温补脾肾,调养一月而瘳。(《治验回忆录·小儿口渴尿多》)

【思考题】

1. 本病证属什么证?

2. 从阴阳的偏盛偏衰分析本病证?

【参考答案】

1. 本病证属阴阳两虚证。

2. 患者阴不足则见口渴、形销骨立,阳不足则见唇淡白、舌润无苔、语微神疲、尿多、饮后即尿、尿后即饮、肢冷恒喜被温、尿清长,故为阴阳两虚证。如作者所言"是病由于阴虚阳衰,不能蒸化津液,以故尿多渴饮;又因病久气虚,故神疲肢冷,已属阴阳两虚之极。"治疗上选用经典阴阳双补方剂金匮肾气丸,如作者所言"此时滋阴扶阳均极重要,如阳回阴生,火能化水,津液四布,病则自已。因选用金匮肾气丸,借以蒸发肾水,升降阴阳。"药后,"七剂则诸证悉已",足见作者辨证精准,分析透彻,用药妥当,疗效卓著。

4. 阴阳转化 临床上,某些急性热病,由于热毒极重,大量耗伤机体元气,在持续高热的情况下,可以突然地出现体温下降、面色苍白、四肢厥冷,脉微欲绝等阳气暴脱的危象。对于这种病理变化,根据阴阳相互转化的理论来认识,被认为是疾病在"热毒极重,大量耗伤机体元气"这一特定的条件下,由阳证转为了阴证。类似的病理情况,《内经》有"重寒则热,重热则寒","重阴必阳,重阳必阴"的论述。因此,疾病状态下的阴阳转化,即是指原先性质属于阳的病证,在一定条件下转化为阴证;或原先性质属于阴的病证,在一定条件下转化为阳证。

案例 2-4

燕之表兄,遗其名,商于湖北。在楚得痢疾,芩连芍药之类,不啻数十服,痢少止,而困惫已甚。束装归里,至来春犹时时下血,四月燕偕来求余治。见其面白如石灰,气息增喘,坐移时而后语,一语数绝。睹此情形,殊增观望。哀之切。乃诊之,六脉微弱之极,而时有数象。问其病由,乃曰:此虽痢症,而沉绵经年,尚作痢治,医中无此理也。君气质本虚,加以寒凉大伤脾胃,阴阳将绝,此时下红,非痢疾,乃脾气不能统摄,非大滋补不可。乃命服地黄汤,加归、芍、肉桂四服后,精神颇健,饮食少进。再来求诊,脉稍起,又告曰:此本宜服圣愈汤,养荣丸之类,所以先服地黄汤者,阴分尚有小热,今血热既清,可峻补矣。乃进以大剂圣愈汤命十服后,接服人参养荣丸,其人谨遵之。一月后,衣冠酒肉而谢,精神顿作,议论风生矣。(王堉.醉花窗医案.太原:山西科学技术出版社,2011)

【思考题】

1. 本病证前后阶段各属什么证?

2. 试用阴阳转化的理论分析证的变化机制。

【参考答案】

1. 本病证前阶段属阳证、(实)热证,后阶段属阴证、(虚)寒证。

2. 患者得痢疾,以黄芩、黄连、芍药之类寒凉药清热药治疗,痢少止,表明其痢疾确为热痢,阳热之证也。但却甚为困惫,又表明寒药伤其阳气,证由阳热转为阴寒,即由阳证转化为阴证。第二年春天仍时时便血,并有一派虚寒之象:面白如石灰,气息增喘,坐移时而后语,一语数绝,脉微弱之极,而时有数象。作者分析"乃气质本虚,加以寒凉大伤脾胃,阴阳将绝,此时下红,非痢疾,乃脾气不能统摄,非大滋补不可",其脉微弱中见数象,乃"阴分尚有小热",故治疗先以经典滋阴方剂地黄汤加归、芍、肉桂清之,再以经典温补方剂圣愈汤、人参养荣丸大剂温补。一月后,患者"衣冠酒肉而谢,精神顿作,议论风生"。

▶▶**(四)用于指导疾病的诊断和治疗**

中医对疾病的诊断方法包括诊法和判断。诊法是通过望、闻、问、切四诊了解疾病所具有的症状、体征等临床信息。判断则是通过辨证来确定疾病的性质。若善于运用阴阳归纳种种征象,就有助于对病理状态的总体属性作出判断,就能执简驭繁,抓住病变的关键。故《素问·阴阳应象大论》说:"善诊者,察色按脉,先别阴阳"。辨证中,八纲辨证是各种辨证的纲领,而阴阳又是八纲辨证中的总纲,即表证、热证、实证都属于阳证;里证、寒证、虚证都属阴证。又如在分析症状、体征时,色泽、声息、脉象、舌象等都可借助阴阳进行属性归类。语声高亢洪亮、言多而躁动等为阳,大多属于实证、热证;语声低微无力,少言而沉静等为阴,大多属于虚证、寒证。呼吸有力,声高气粗者,大多属于阳证;呼吸微弱,动则气喘者,大多属于阴证。

在临床上,只有分清阴阳,抓住疾病的本质,才能有效地指导临床辨证。

由于疾病发生的根本原因是阴阳失调,因此调理阴阳,补其不足,泻其有余,恢复阴阳的相对平衡,就是中医治疗疾病的基本原则。故《素问》说:"谨察阴阳所在而调之,以平为期。"

阴阳学说在疾病治疗中的应用,包括了以下几方面:

1. 确定治疗原则

(1)阴阳偏盛则损其有余:即"实则泻之"。阴或阳的一方偏胜、亢奋,尚未损及对方时,病理变化的关键是邪气盛,此为实证,治疗时要损其有余。如阳邪亢盛所致的实热证,宜用寒凉药物清泻其热,此即"热者寒之"之意。阴盛所致的实寒证,宜用辛热的药物温散寒寒,此即"寒者热之"之法。

(2)阴阳偏衰则补其不足:即"虚则补之"。阴或阳的一方偏衰或阴阳俱损时,病理关键是正气虚,此即虚证,治疗时当补其不足。针对阴或阳的虚损,分别采用滋阴或温阳方法。阴阳两虚则用阴阳并补法治疗。如补气、养血,气血双补等即属此类治法。对于阴虚或阳虚两种不同的病变,唐代医家王冰提出了"壮水之主,以制阳光""益火之源,以消阴翳"的治疗原则,即:当阴虚不能制阳而导致阳亢盛,表现为虚热证时,一般不宜用寒凉药直折其热,须采用滋阴壮水之法,以抑制阳亢热盛。当阳虚不能制阴而导致阴盛,表现为虚寒证时,不宜用辛温发散药来散阴寒,须用扶阳益火之法,来消退阴盛。《内经》称这种治疗的原则为"阳病治阴""阴病治阳"。对于阴阳偏衰,明代医家张景岳根据阴阳互根的原理,提出了阴中求阳、阳中求阴的治疗方法,他说:"善补阳者,必于阴中求阳,则阳得阴助而生化无穷;善补阴者,必于阳中求阴,则阴得阳升而泉源不竭。"这也是"阴病治阳、阳病治阴"治疗原则的具体运用。

上述治疗原则,都只是调补阴阳的总原则,具体应用还需具体情况具体对待。如果是邪盛与正虚同时存在,则应补泻兼施。

案例 2-5

一武弁李姓,在宣化作警。伤寒五六日矣。镇无医,抵郡召予。予诊视之:脉洪大而长,大便不通,身热无汗,此阳明证也,须下。病家曰:病者年逾七十,恐不可下。予曰:热邪毒气并留于阳明,况阳明经络多血少气,不问老壮,当下,不尔,别请医占。主病者曰:审可下,一听所治。予以大承气汤。半日,殊未知。诊其病,察其证,宛然在。予曰:药曾尽否?主者曰:恐气弱不禁,但服其半耳。予曰:再作一服,亲视饮之。不半时间,索溺器,先下燥粪十数枚,次溏泄一行,秽不可近,未离已中汗矣,渍然周身。一时顷,汗止身凉,诸苦遂除。次日予自镇归,病人索补剂,予曰:服大承气汤得差,不宜服补剂,补则热仍复,自此但食粥,旬日可也。故予治此疾,终身止大承气,一服而愈,未有若此之捷。(《伤寒九十论·证六》)

【思考题】

1. 本病证属什么证?应用何治则?

2. 试用阴阳偏盛的理论分析证的变化机制。

【参考答案】

1. 本病证属阳盛之实热证。需用"阴阳偏盛则损其有余"治则治疗。

2. 患者临床表现为:脉洪大而长,大便不通,身热无汗。此皆为阳热实证。"热者寒之","实者泻之",大承气汤由大黄、厚朴、枳实、芒硝组成,大黄、芒硝苦寒以治热,攻下以泻实,加厚朴、枳实行气以泻下,初病家未敢尽服其药,后作者再作一服,并亲视饮之,汗止身凉,诸苦遂除,方证相合,虽患者年高而不惧。

2. 归纳药物性味　药物的四气、五味,以及升降浮沉等一般性能,都具有阴阳的不同属性。

"四气"是指药物的寒、热、温、凉四性,一般来说,寒、凉属阴,温、热属阳。凉寒的药物,多能减轻或消除阳热的亢盛,可以治疗阳热证,如银花、知母、石膏等。而温热的药物,多能减轻或消除阴寒的偏盛,可用来治疗阴寒证,如附子、肉桂、干姜等。五味是指药物有酸、苦、甘、辛、咸五种不同的味道,酸味收敛,苦味泻下,咸味润下,属阴;辛味发散,甘味补益,属阳。不同的滋味,不同的阴阳属性,治疗的作用上就有差异。根据药物在人体内作用的趋向性的不同,药物又有升降浮沉之性。升浮药多有上行向外升散作用,故属阳;沉降药多有下行重镇敛降的作用,故属阴。临床用药时,必须注意病证阴阳与药物阴阳之关系,正确运用药物的阴阳性能,以改善或调节病理上失调的阴阳关系。由此可见,在归纳药物的性味功能上,阴阳亦具有重要的意义,可作为指导临床用药的依据。

总之,治疗疾病,需根据病证的阴阳偏盛偏衰情况,确定治疗原则,并结合药物性能的阴阳属性,选择药物,以纠正由疾病引起的阴阳失调状态,从而达到治愈疾病的目的。

> **导读 2-4**
>
> 生姜:味辛甘,肉性温、皮性寒。生发散,熟温中,多食损心气,发目疾、五痔、失血。凡患疮疖人食之,长恶肉。冬瓜:味甘淡性寒。经霜后食良。阳脏人食之肥,阴脏人食之瘦。(贾铭.饮食须知.济南:山东画报出版社,2007)
>
> **【思考题】** 生姜的阴阳属性?冬瓜的阴阳属性?
>
> **【参考答案】** 生姜味辛甘,肉性温,皮性寒。味辛属阳,一阳也;味甘属阳,二阳也;肉性温属阳,三阳也;皮性寒属阴,一阴也,三阳一阴,阳多阴少,故生姜阴阳属性为阳热之性。冬瓜味甘淡性寒,味甘淡为阳,性寒为阴,寒为凉之极,寒之阴与甘淡之阳相比,阴多阳少,故冬瓜属性为阴。

第二节　五 行 学 说

五行学说是通过木、火、土、金、水五类物质特性及其运动变化的规律,来阐释宇宙间一切事物的发生、发展、变化以及相互关系的一种学说,属于我国古代哲学的范畴。它认为物质世界是由木、火、土、金、水五种基本要素组成的,五要素之间,又存在相生、相克等相互促进、相互制约的关系,并通过这种关系,维系和推动着客观世界的生存和发展。中医学的五行学说,主要是运用五行属性进行归类,并以五行生克、乘侮等运动规律来阐释人体的生理功能、病理变化及其与外在环境的相互关系,从而指导临床诊断和治疗。因此,五行学说是中医学理论体系中的重要组成部分。

一、五行的基本含义

"五",是指木、火、土、金、水五种基本物质。"行",有两层涵义:一是指行列、次序;二是指运动变化。

"五行"是指:木、火、土、金、水五种物质及其运动和变化。

"五行学说"是指自然界一切事物都是由木、火、

土、金、水五种物质构成的,根据五行间的关系,以五种物质为基础,对自然界的事物、现象加以抽象、归纳、推演,用以说明物质之间的相互滋生、相互制约,不断运动变化,从而促进事物发生、发展规律的学说。

> **导读 2-5**
>
> 五行与气、阴阳不同,气、阴阳开始均为日常观念,而五行开始则见于正式的文告档案。这不是偶然的,远古的执政者偏爱五这个数字,制定职位等级制度,制定赏罚制度均以五为基数,并把人类的生活资料分为五类,称为五行。商代把五行列为治国大法的第一条。在远古,五行是统治者的工具,并非普及观念。春秋末期至战国时期,礼崩乐坏,思想空前活跃,五行分类方法得以传播、发展。五大于二,大于三,这是五的优越性,可以包容更广泛的内容。战国时期,经过思想家的努力,五行构成一个包罗时空、万物的框架,上升为宇宙观、历史观。(杨学鹏.解构传统医学.北京:军事医学科学出版社,2008)
>
> **【思考题】** 五行的起源。
>
> **【参考答案】** 五行是一种分类方法。

二、五行学说的主要内容

(一)五行的特性

五行的特性,是古人在长期的生活和生产实践中,对木、火、土、金、水五种物质直接观察和朴素认识的基础上进行抽象归纳而逐步形成的理性概念,是分析归类各种事物和现象五行属性的基本依据。《尚书·洪范》中最早记述了五行的特性,指出"水曰润下,火曰炎上,木曰曲直,金曰从革,土爱稼穑",这是对五行特性总的概括。现分述如下:

木的特性:"木曰曲直"。所谓"曲直",是指树干曲曲直直地向上、向外伸长舒展的生发姿态。因此,凡具有生长、升发、条达、舒畅等特性的事物或现象,均可归属于"木"。

火的特性:"火曰炎上"。所谓"炎上",是指火具有温热、升腾、向上的特征。因此,凡具有温热、升腾等特性的事物或现象,均可归属于"火"。

土的特性:"土爱稼穑"。"稼"指播种,"穑"指收获。所谓"稼穑",意为土地可供人们播种和收获农作物。"土为万物之母",万物土中生,万物土中灭,所以凡具有生化、承载、受纳特性的事物或现象,均可归属于"土"。

金的特性:"金曰从革"。"从",顺从;"革",变革。指金有刚柔相济之性,可随人意而进行变化。引申为

凡具有沉降、肃杀、收敛等特性的事物或现象,均可归属于"金"。

水的特性:"水曰润下"。所谓"润下",是指水具有滋润和向下的特性。凡具有寒凉、滋润、向下、静藏等特性或作用的事物和现象,均可归属于"水"。

五行的特性,虽源自于木、火、土、金、水五种物质,但实际上已超越了其本身的性质,而具有更广泛、更抽象的意义。

> **导读2-6**
>
> 我们经常看到五行与阴阳相提并论,其实,五行就是阴阳的不同状态。阳气处在生的状态就叫木,处在长的状态就叫火,处在收的状态就叫金,处在藏的状态就叫水,而生长收藏这个转换的过程就是土。(刘力红.思考中医.南宁:广西师范大学出版社,2003)
>
> **【思考题】** 如何从阴阳的不同状态理解五行的涵义?
>
> **【参考答案】** 宇宙由气构成,气分阴阳,而阴阳又有木、火、土、金、水五种状态。

(二) 事物属性的五行归类

五行学说以五行各自抽象的特性为依据,将自然界的各种事物和现象分别归属木、火、土、金、水五大系统之中,构成一个彼此有内在联系的统一整体。其归类的方法主要有两种:即直接的取象比类和间接的推演络绎。

1. 直接归类 也就是取象比类法或援物比类法。从事物的形象(包括事物的形态、性质、作用等)中取其能够反映本质的特征,然后与五行各自的抽象特性相比较,以确定其五行属性而进行归类。如某事物或现象的特征与木的特性相类似,则归属于木;类似于火,则归属于火。以季节为例,春季万物萌发,类似于木升发的特性,故归属于木;夏季炎热,类似于火炎上的特性,故归属于火;长夏植物繁茂,类似于长养的特性,故归属于土;秋季草木凋零,类似于金肃杀的特性,故归属于金;冬季严寒,类似于水寒凉的特性,故归属于水。再以五脏而言:肝之性喜舒展而主升,故归于木;心推动血液运行,温煦全身,故归于火;脾主运化,为机体提供着营养物质,故归于土;肺主宣肃而喜清降,故归于金;肾主水而司封藏,故归于水。

2. 间接推演 自然界中有许多事物和现象无法用直接归类的方法纳入五行之中。鉴于此,古人运用间接推断演绎的方法进行推演。所谓推演络绎法,即是根据已知的某些事物的五行属性,再推演与此相关的其他事物。例如:长夏属土,而长夏较潮湿,湿与长夏密切关联,所以,湿也随长夏而被纳入归土;秋季属金,秋季气候偏干燥,燥与秋季密切关联,所以燥也随秋而被纳入归金。再如人体脏腑,已知肝属木,而肝与胆相表里、主筋,其华在爪、开窍于目,于是间接推演络绎至胆、筋、爪、目亦随肝同属于木。心属火行,心与小肠相表里,主脉,其华在面、开窍于舌,于是间接推演络绎至小肠、脉、面、舌等也亦随心同属于火。根据上述归类方法,从而得出事物的五行属性归类表,参见表2-3。

表2-3　自然界与人体五行归类简表

自然界						五行	人体					
五味	五色	五方	五气	五季	五化		五脏	五腑	五官	五体	五志	五液
酸	青	东	风	春	生	木	肝	胆	目	筋	怒	泪
苦	赤	南	暑	夏	长	火	心	小肠	舌	脉	喜	汗
甘	黄	中	湿	长夏	化	土	脾	胃	口	肉	思	涎
辛	白	西	燥	秋	收	金	肺	大肠	鼻	皮毛	悲	涕
咸	黑	北	寒	冬	藏	水	肾	膀胱	耳	骨	恐	唾

从表中看,每一行所属各种事物或现象之间的关联,反映出其互相推移、变化发展以及人与自然相互感应等综合关系。这样的归类方法有其合理性,但也存在一定的局限性。万事皆分五类,一一配对,其所构成的相互联系,有的是属于本质性的,而有的只是现象上的,有的甚至是牵强或反驳的。依据五行属性进行归类,其着眼点不仅仅在于物质的本身,更重要的是事物的性质与功能。

中医学运用五行学说,根据人体组织器官、生理功能、病理现象的不同特点,将机体归类为以五脏为中心的五大系统。又根据天人相应的指导思想,将人体的生命活动与自然界的事物或现象相联系,形成人体内外环境相统一的结构系统,以此说明人体与外在环境之间的密切关系。

(三) 五行的生克乘侮

五行学说有两个核心内容,第一个核心是按属性将事物和现象分类,第二个核心则是五行的循环生克乘侮关系。它以五行的相生、相克等关系来探索和阐释事物之间互相联系、相互协调平衡的整体性和统一性。同时，又以五行的相乘、相侮关系来探索和阐释事物之间的协调失衡时的相互影响。

1. 五行相生 所谓"相生"，指五行中某一行事物对于另一行事物具有促进、助长和资生作用。五行相生的规律和次序是：木生火、火生土、土生金、金生水、水生木。五行之间依次资生，循环不息。

五行相生是自然界存在的正常现象，如一年之中，季节春、夏、长夏、秋、冬的更替；生物生、长、化、收、藏的变化，都体现着相生关系。在人体生理活动中同样也存在着这类现象。正是由于这种相生或促进作用，自然界才有繁茂的景象，生命过程才会生机旺盛。

在五行相生关系中，任何一行都具有"生我"和"我生"两方面的关系，生"我"者为"母"，"我生"者为"子"。因此，相生关系又叫母子关系。以木为例，水生木，即生"我"者为水，故水为木之"母"；木生火，即"我"生者为火，故火为木之"子"，以此类推。参见图2-1。

2. 五行相克 所谓"相克"，指五行中某一行事物对于另一行事物具有抑制、约束、削弱等作用。又称"相胜"。五行相克的规律和次序是：木克土、土克水、水克火、火克金、金克木。五行的相克关系也是循环无端，周而复始的。《素问·宝命全形论》指出："木得金而伐，火得水而灭，土得木而达，金得火而缺，水得土而绝。万物尽然，不可胜竭。"正是由于这类机制的存在，自然界才得以生机蓬勃，又不至于亢而为害。

在相克关系中，任何一行都具有"克我"和"我克"两方面的关系，《内经》称之为"所胜"和"所不胜"关系，即克"我"者为我"所不胜"，"我克"者为我"所胜"。仍以木为例，木克土，即"我"克者为土，故土为木之"所胜"；金克木，即克"我"者为金，故金为木之"所不胜"，以此类推（图2-2、图2-3）。

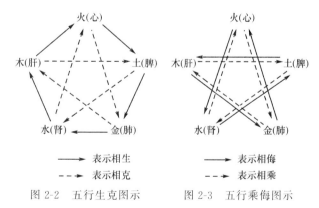

图 2-2　五行生克图示　　图 2-3　五行乘侮图示

五行的相生相克是密切关联又不可分割的两个方面。没有生，就没有事物的发生和成长；没有克，事物就会过度亢盛而失去协调和平衡。因此，克中寓生，制中有化，两者相反相成，才能保持事物间平衡协调和稳定有序的变化发展。这种调节机制，称为"五

行制化"。生中有制：以木为例，水生木，木生火，而水又能克火；制中有生：又以木为例，金克木，木克土，而土反过来又能生金，从而维持三者间的协调平衡关系。其他四行以此类推（图2-4）。一旦这种调控机制被破坏，在自然界就会表现为异常现象，在人体则会出现病理变化。

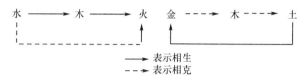

图 2-4　五行生克制化图示

3. 相乘 乘，即乘虚侵袭。相乘是指五行中的某一行对其所胜一行的过度克制。其次序同于相克，即木乘土、土乘水、水乘火、火乘金、金乘木。但两者本质上有区别，相克是正常情况下的制约关系，相乘则是相克的异常现象。引起相乘的原因有两个方面：其一，是五行相克中被克一方本身不足（不及），如土虚木乘；其二，是五行相克中克者一方过度亢盛（太过），如木旺乘土。五行相乘关系示意图参见图2-2。

4. 相侮 侮，即欺侮，有恃强凌弱之意。相侮是指五行中的某一行对其所不胜一行的反克。其次序与相克相反，即木侮金、金侮火、火侮水、水侮土、土侮木。引起相侮的原因也有两个方面：一是五行中的某一行本身过强（太过），使克它的一行相对为弱，弱者不能克强者，反而被强者所克制。如正常是金克木，但木过于强盛时，不仅不被金克制，而木反侮金；二是五行中的某一行本身（克方）过度虚弱（不及），被克方相对过强，弱者不仅不能克制强者，反而被强者所克制。如金本身不足，不能克木，而被木反侮。五行相侮关系示意图参见图2-2。

相乘、相侮都是五行在异常情况下的相克变化，即为事物发展变化的反常现象。相乘、相侮两者之间既有联系又有区别。联系在于，相乘、相侮可以同时发生，如木过强时，既可以乘土，又可以侮金。区别在于，相乘是按相克次序的过度（太过）克制，而相侮则是相克次序的反向克制。

导读 2-7

金赖土生，土多金埋；土赖火生，火多土焦；火赖木生，木多火炽；木赖水生，水多木漂；水赖金生，金多水浊；金能生水，水多金沉；水能生木，木多水缩；木能生火，火多木焚；火能生土，土多火晦；土能生金，金多土弱。金能克木，木坚金缺；木能克土，土重木折；土能克水，水多土流；水能克火，火炎水灼；火能克金，金多火熄。金衰遇

火,必见销熔;火弱逢水,必为熄灭;水弱逢土,必为淤塞;土衰逢木,必遭倾陷;木弱逢金,必为砍折。强金得水,方挫其锋;强水得木,方缓其势;强木得火,方泄其英;强火得土,方敛其焰;强土得金,方化其顽。(徐大升《渊海子平·论五行生克制化》)

【思考题】　如何理解五行生克制化?

【参考答案】　五行不可太过,亦不可不及。如"金赖土生,土多金埋",其意为土如果太盛,则土壅滞,土壅滞则埋金,金埋则不能行使制约木的功能;又如"土能生金,金多土弱",其意为如果金太盛,则生其之土相比就弱,等等,依次类推。表明五行生克乘侮是一个相互制约的循环系统。请仔细品味其中的辩证法思想。

案例 2-6

一女与母相爱,既嫁,母丧,女因思母成疾,精神短少,倦怠嗜卧,胸膈烦闷,日常恍恍,药不应。予视之曰:此病自思,非药可愈。彼俗酷信女巫,巫托降神言祸福,谓之卜童。因令其夫假托贿嘱之,托母言女与我前世有冤,汝故托生于我,一以害我,是以汝之生命克我,我死皆汝之故。今在阴司,欲报汝仇,汝病恍恍,实我所为,生则为母子,死则为寇仇。夫乃语其妇曰:汝病若此,我他往,可请巫妇卜之何如?妇诺之。遂请卜,一如夫所言。女闻大怒,诟曰:我因母病,母反害我,我何思之?遂不思,病果愈,此以怒胜思也。(续名医类案 卷十·郁症)

【思考题】　本案例为五行生克中何证?试用五行学说分析其机制。

【参考答案】　本案例为五行生克中"肝木克脾土"证。根据五行属性以及生克乘侮的理论分析,怒属肝,肝属木,思属脾,脾属土。正常情况下,木能克土,肝能制约脾,怒可制约思,即肝之疏泄可以疏达脾气,以防壅塞。该患者因思母成疾,思属脾,过思伤脾,致脾气壅滞,故见"精神短少,倦怠嗜卧,胸膈烦闷,日常恍恍",用五行治法,需要以肝木克制脾土,恢复脾气的运化功能,因为是由情志中的"思"致脾气壅滞的,故以情志中的肝之"怒"来制脾之"思",其法为以其母之恶言"今在阴司,欲报汝仇,汝病恍恍,实我所为,生则为母子,死则为寇仇"激怒此女,怒属肝,肝可制脾,怒可制思也,故"遂不思,病果愈"。此为五行在情志中的生克规律的具体运用。

三、五行学说在中医学中的应用

五行学说广泛渗透于中医学中,其应用涉及生理、病理、临床诊断、病机分析、治疗用药以及中药四气五味的分析等多个领域,归结起来主要体现在如下三个方面:一是利用五行来分析归纳脏腑等组织器官的属性和特性,并说明脏腑的生理功能。二是借助五行生克制化来分析和研究各脏腑系统、各生理功能之间的相互关系。三是运用五行之间乘侮来阐释病理情况下各脏腑系统之间的相互影响。因此,五行学说不仅可用于理论阐释,还可用于指导临床实践活动。

▶ **(一)说明五脏的生理特性和功能**

五行学说把脏腑分别归属于五行,并以五行来说明各脏的生理特性。如:肝之禀性喜条达、恶抑郁,具有疏泄功能,类似于木之枝叶条达、向上、向外、生长、舒展的特性,故肝属木。火性温热,具有蒸腾、炎上的气势;心"禀阳气",有温煦作用,故心属于火。土性敦厚,有生化万物的特性;脾能运化水谷,营养机体,化生气血,故脾属土。金有清肃、沉降之性;肺有清肃下降的特性,故肺属金。水性润下,有寒润、下行、闭藏的特性;肾有藏精、主水的功能,故肾属水。

五行学说将人体的脏腑组织结构分属于五行,同时又将自然界的五方、五时、五气、五味、五色等与人体的五脏、五腑、五体、五官联系起来,以说明人与自然之间的相互感应,体现了人天相应的整体观。

导读 2-8

五谷,即麦、黍、稷、稻、豆。东方麦,南方黍,中央稷,西方稻,北方豆…豆入北方,与肾的关系最密切,所以,豆又称肾谷。实际上我们看一颗大豆的外观,它就像一个缩小了的肾。因此,豆类及其制品,对于肾,对于与肾相关的骨和脑就有特殊的作用。比如现在很流行的一个保健食品叫大豆卵磷脂。服用卵磷脂除了调节血脂,改善心脑功能,增加记忆力外,对某些脱发还有很好的作用。而从中医的角度看,这些作用都与北方有关,都与肾有关。所以,研究食物不能光考虑现代的营养学,还要考虑到"方"的因素。五谷里面稻属西方,属肺谷,而肺主皮毛,所以,从美容的角度讲,吃大米恐怕要好一些。南方人的皮肤为什么比北方人细腻,这可能与南方人主食肺谷有关。(刘力红.思考中医.南宁:广西师范大学出版社,2003)

【思考题】　从案例中思考五行与五脏、五谷的关系

(二) 说明五脏的相互关系

五脏的五行归属,不仅阐明了五脏的功能特性,而且还应用五行生克制化的理论说明脏腑生理功能之间的内在联系,即,相互资生,又相互制约。

五脏相互资生的关系表现为:心生脾,心阳温煦可以助脾运化;脾生肺,脾运化精微上输于肺;肺生肾,肺气清肃下行有助于肾的纳气、主水;肾生肝,肾所藏之精能滋养肝之阴血;肝生心,肝藏血可以济心之阴血。

五脏相互制约关系表现为:心制约肺,心阳温煦可防止肺的清肃太过;肺制约肝,肺的肃降可防止肝的升发太过;肝制约脾,肝之疏泄可以疏达脾气,以防壅塞;脾制约肾,脾之健运可防止肾水的泛溢;肾制约心,肾水滋润上济可防心火之亢盛。

导读 2-9

东方生风,风生木,木生酸,酸生肝,肝生筋,筋生心,肝主目。其在天为玄,在人为道,在地为化。化生五味,道生智,玄生神,神在天为风,在地为木,在体为筋,在脏为肝,在色为苍,在音为角,在声为呼,在变动为握,在窍为目,在味为酸,在志为怒。怒伤肝,悲胜怒,风伤筋,燥胜风,酸伤筋,辛胜酸。南方生热,热生火,火生苦,苦生心,心生血,血生脾,心主舌。其在天为热,在地为火,在体为脉,在脏为心,在色为赤,在音为徵,在声为笑,在变动为忧,在窍为舌,在味为苦,在志为喜。喜伤心,恐胜喜,热伤气,寒胜热,苦伤气,咸胜苦。中央生湿,湿生土,土生甘,甘生脾,脾生肉,肉生肺脾主口。其在天为湿,在地为土,在体为肉,在脏为脾,在色为黄,在音为宫,在声为歌,在变动为哕,在窍为口,在味为甘,在志为思。思伤脾,怒胜思,湿伤肉,风胜湿,甘伤肉,酸胜甘。西方生燥,燥生金,金生辛,辛生肺,肺生皮毛,皮毛在肾,肺主鼻。其在天为燥,在地为金,在体为皮毛,在脏为肺,在色为白,在音为商,在声为哭,在变动为咳,在窍为鼻,在味为辛,在志为忧。忧伤肺,喜胜忧,热伤皮毛,寒胜热,辛伤皮毛,苦胜辛。北方生寒,寒生水,水生咸,咸生肾,肾生骨髓,髓生肝,肾主耳。其在天为寒,

在地为水,在体为骨,在脏为肾,在色为黑,在音为羽,在声为呻,在变动为栗,在窍为耳,在味为咸,在志为恐。恐伤肾,思胜恐,寒伤血,燥胜寒,咸伤血,甘胜咸。(《素问·阴阳应象大论》)

【思考题】 从案例中思考黄帝内经是如何运用五行学说,将天地、人体联系起来?

【参考答案】 五方,五色,五音,五体,五窍,五味,皆有五行之气,故俱可用五行联系起来。

(三) 说明脏腑间的病理传变

在病理情况下,脏腑之间会产生某些相互影响。这种相互影响,中医学中习惯称之为"传变"。如本脏病变可以传至他脏,他脏的病变也能至本脏。运用五行学说,可以分析、说明脏腑间生克制化关系异常而导致的疾病传变。一般可分为相生(亦称母子)关系的传变和相克(亦称乘侮)关系的传变。

1. 相生关系的传变 是指病变顺着或逆着五行相生次序的传变。主要有"母病及子"和"子病犯母"两种类型:

(1) 母病及子(顺传):指母脏的病变传变或累及到子脏。以肝与肾为例:肾属水为母,肝属木为子。若肾病及肝,即为母病及子。临床上常见的"水不涵木",就是由于机体肾水不足,不能滋养肝木,导致"肝肾精血不足"或"肝肾阴虚"的病证,这种病理传变就属母病及子的范围。

案例 2-7

褚氏,高年头晕,冬初因怒猝发,先怔忡而眩仆,汗多如洗,夜不能寐,左寸关脉浮大无伦。此胆气郁勃,煽动君火,虚阳化风,上冒巅顶所致。用丹皮、山栀(各钱半)、甘菊、白芍(俱炒)、各三钱)、钩藤、茯神(各三钱)、柏子仁、枣仁(生研。各八分)、桑叶(二钱)、浮小麦(二两)、南枣(四枚)二服悸眩平,汗止熟寐矣。随用熟地、路参、五味、茯神、麦冬、莲子、白芍,数服全愈。(清·林佩琴《类证治裁·卷之五》)

【思考题】 本病证为何病证?如何用五行生克制化分析?

【参考答案】 本病证初为肝阳上亢,继为心火旺盛化风。根据五行属性以及生克制化的理论分析,肝属木,心属火。木可以生火,肝木与心火属母子关系。生理状态下,肝能养心,但病理状态下心肝之间,可以发生疾病的传变。患者病初因怒猝发,肝气爆发,肝木生心火,煽动君火,致心悸怔忡,而虚阳化风,上冒巅顶又致眩晕。因此,该患者是由肝病传于心,导致心肝火旺,亦即肝母病及心子的病证。

（2）子病犯母（逆传）：又称"子盗母气"，即病变由子脏波及母脏。如肺属金，肾属水，肺为母脏，肾为子脏。肾病及肺，就是子病犯母。临床上常见到的肺肾阴虚，可由肾阴不足，再累及肺脏，而使肺阴亏虚，从而形成肺肾阴虚。

案例 2-8

薛己治大参李北泉，时吐痰涎，内热作渴，肢体倦怠，劳而足热，用清气化痰益甚。薛曰：此肾水泛而为痰，法当补肾。不信，更进滚痰丸一服，吐泻不止，饮食不入，头晕眼闭，始信薛言。用六君子汤数剂，胃气渐复，却用六味丸，月余，诸症悉愈。（江瓘《名医类案·卷三·咳嗽》）

【思考题】　本病证为五行生克中何病证？试用五行学说分析病证变化的机制。

【参考答案】　本病证为五行生克中"子病犯母"病证。根据五行属性以及生克制化的理论分析，肺属金，肾属水。金能生水，肺能生肾，肺与肾属母子关系。病理状态下，肺肾之间，可以发生疾病的传变。患者时吐痰涎，乃为肺虚所致，而肺虚由其子肾水之虚而水气上泛引致，其证据为"内热作渴，肢体倦怠，劳而足热"一派肾阴不足之象，故作者云此为"肾水泛而为痰，法当补肾"，患者不信，却服滚痰丸，致吐泻不止，饮食不入，头晕眼闭，如此始信作者，但由于胃气已伤，先用六君子汤复其胃气，再用六味地黄丸补肾阴虚月余而愈。此肾子病传肺母，子盗母气，治子而母安。

---

2. 相克关系的传变　是指病变顺着或逆着五行相克次序的传变，包括"相乘"与"相侮"（即反侮）两方面。

（1）相乘：指克制太过为病。可以是因为克的一方太过，也可因为被克一方不及而出现。如正常情况下，肝木克脾土，即肝疏泄可以疏达脾土，帮助脾的运化。但若肝的功能过强（太过），肝气横逆犯脾，就可出现"肝木乘脾土"的病证；也可以脾虚（不及）而被肝乘，导致脾运化不健而肝气疏泄失常，"土虚木乘"，出现肝脾不和的病证。

案例 2-9

聂镜章，呕吐拒食，时平时笃，已十载矣。今春丧子忧愁，病益日进，每食气阻格咽，翻涌而吐，甚至呕血数口，肌肉枯槁，众议劳伤噎食不治。余曰：非也。此人全因操劳性急，稍拂意必怒，怒则伤肝，所以目久欠明者，皆肝病也。至于

每食气阻，乃肝木克土之象，此属七情中病，当以七情之药治之。仿古四磨饮，以治气结，气结必血凝，以玄胡、郁金，破宿而生新。久病实亦虚，以归芍养肝而补血。合之成剂，气血交治，盖气病必及于血，血病必及于气，并嘱静养戒怒。竟以此方服至半月，告余曰：向者胸前觉有一块，今无之，何也？余曰：木舒而郁散耳。服至一月，食欲倍常，形体充盛，此则揆之以理，并因其人而药之之一验也。（谢星焕《得心集医案·卷四·冲逆门》）

【思考题】　本病证为五行生克中何病证？试用五行学说分析病证变化的机制。

【参考答案】　本病证为五行生克中"肝木侮脾土"病证。根据五行属性以及生克乘侮的理论分析，肝属木，脾属土。正常情况下，木能克土，肝能制约脾，即肝之疏泄可以疏达脾气，以防壅塞。五行学说认为，在相克关系中，被克一方本身不足，或克者一方亢盛，就可以出现过度相克。该患者常有呕吐拒食，时平时笃，且已十载，即患者平素肝郁脾虚，又因丧子忧愁，肝气更郁，肝木乘克脾土，故病益日进，每食气阻格咽，翻涌而吐，甚至呕血数口，肌肉枯槁。如作者之言，"每食气阻，乃肝木克土之象，此属七情中病"。

（2）相侮：又称反侮，意即反克为病。其原因可以是一方太盛，不被克己的一方所克，而反克克己的一方。也可以是一方太弱，无力克制对方，而反受被克一方的克制。如正常情况下，脾可制约肾，但在某些病理情况下，如脾虚（太虚）或肾水旺（太旺）反倒出现了肾水侮脾，表现为肾水犯脾（或称水多土流）的病证，这就属于反克的病理变化。

案例 2-10

江笔南次子，素食少。五月间，因多食杨梅，至六月，遍身面目浮肿，腹亦膨胀。用苍白二术土炒为君，木通、赤苓、泽泻为臣，半夏、陈皮、大腹皮、桑白皮、桔梗为佐，苏梗、厚朴、草果、姜皮为使，一日两服。另用紫苏、忍冬藤、萝卜种煎汤，一日浴一次。至四日，肿胀消十之八。乃用参苓白术散，以紫苏煎汤调，日服二次。小水黄，又加木通煎汤煎药，六剂后，去紫苏，加木瓜、滑石，最后加连翘、栀子，八剂全愈。（清·俞震《古今医案按·卷五肿胀》）

【思考题】　本病证属五行生克中的何证？请试用五行学说分析病证发生的机制。

【参考答案】　本病证属"水侮土证"，即肾侮

脾病证。根据五行属性以及生克乘侮的理论分析，脾属土，肾属水。正常情况下，脾土能克肾水，脾能制约肾。当一方太盛，不被克己的一方所克，而反克克己的一方，或一方太弱，无力克制对方，而反受被克一方的克制时，就会发生相侮的异常情况。该患者素有纳食少，表明脾土素虚，又多食杨梅，脾土进一步受损，表明脾土弱。一月之后出现遍身面目浮肿，此为水气泛滥，又见腹部膨胀，乃土虚不能克水，水反侮脾土之象。其治健脾以制水，内治外治结合，步步为营，精彩纷呈，请仔细品读。

应当指出，依据五行的相互关系以及循环图式，有助于指导和认识病理情况下五脏病变相互传变的规律。生克乘侮四种关系包罗了任何两脏之间所有逻辑上可能的组合，但五行学说这种基于理想构思的圆满性，在五脏病理传变的证型上并不是圆满的。在临床上，有时病证的传变规律并不完全遵循五行生克的次序进行。因此，不能机械地套用五行生克传变规律来认识病理，必须从临床实际情况出发，具体问题具体分析。

▶ **（四）指导疾病的诊断和治疗**

依据整体观念，当内在脏腑产生病变，其功能出现紊乱以及相互关系失调时，常会通过众多途径反映到体表的相应组织器官，表现出色泽、声音、形态、脉象诸方面的异常变化。因此，我们可以通过望、闻、问、切等方法观察到这些异常的变化，并根据五行学说归属及生克乘侮的变化规律，对病情作出分析和判断。如病人面色青灰，两胁疼痛，脉见弦象，可能与肝病有关；面见赤色，口中味苦，口舌生疮，脉象洪数，多为心火亢盛所致。

五行学说用于指导治疗，主要是依据五行的生克制化及乘侮的规律，采取相应的治疗措施，来调整脏腑间相互关系，达到控制疾病的传变，恢复正常的生克制化关系的目的。具体运用可体现在以下两方面。

1. 控制疾病的传变　病变过程中，一脏之病常可波及他脏而使疾病发生传变。因此，治疗时，根据五行传变的理论，除需对病变的脏治疗处理外，还必须调整各脏腑间的关系，以防疾病进一步传变。如肝气太盛，常容易侵犯脾土。所以治疗肝病的同时，宜早调护脾胃，防肝病传于脾；脾胃不弱则不易传变，肝病也就容易痊愈。《难经·七十七难》所说"见肝之病，则知肝当传之与脾，故先实其脾气"，即为此义。

2. 确定治则与治法　五行学说可帮助确定治疗原则和制定治疗方法。

（1）根据相生规律确定治疗原则及治法：包括

"虚则补其母"和"实则泻其子"。前者主要用于母子两脏虚弱之证，后者主要用于母子两脏俱实之证。

"虚则补其母"治则在临床上常用的治法有：

滋水涵木法：又称滋肾养肝法或滋补肝肾法。指通过滋肾阴以养肝阴的方法。多用于肾阴亏损而肝阴不足以及肝阳亢盛病证。

培土生金法：又称补脾养肺法。指通过培补脾气以助益肺气的方法。多用于脾胃虚弱，不能滋养于肺而脾虚肺弱的病证。

金水相生法：又称补肺滋肾法或滋养肺肾法。指通过肺肾同补以纠正肺肾阴虚的方法。多用于肺虚不能输布津液以滋肾；或肾阴不足，精气不能上滋于肺的病证。

"实则泻其子"治则在临床上常用的治法有：

肝旺泻心法：是指用清心火以泻肝火的方法。多用于肝火旺盛且心火上炎，心肝火旺的病证。

案例 2-11

《救急方》云：一儿初生无皮，俱是赤肉，乃因母自怀胎十月，楼居不得地气故也。取儿安泥地卧一宿，皮即长。又方用米粉干扑之，候生皮乃止。（清·沈源《奇症汇·卷之六·身》）

【思考题】

1. 肺与皮肤的关系？米粉与脾的关系？米粉与皮肤的关系？

2. 用五行生克理论分析本病证。

【参考答案】

1.《素问·五藏生成》云"肺之合皮也，其荣毛也"，即肺与皮毛相合，肺强则皮毛荣，皮毛荣则肺必强。脾在五行中属土，米粉甘淡之品，可入脾健脾，具有土性。米粉入脾，脾可生肺，肺合皮毛，故米粉可生皮肤。

2. 本病证乃一婴儿出生时没有皮肤，医者用五行生克理论为指导，取儿安泥地卧一宿，乃脾土生肺金，肺金合皮毛，故皮即长，又用米粉扑之，健脾生皮尔。

（2）根据相克规律确定治疗原则及治法：相乘和相侮都是相克的异常状态，其原因，不外乎一方面过强而表现为机能亢进；或另一方面偏弱而表现为机能不足。因此，纠正乘侮所致病证的治疗原则就是"抑强"、"扶弱"。所谓"抑强"，是指抑制功能过亢之脏；所谓"扶弱"，是指扶助虚弱之脏。通过调整，使双方恢复到正常的平衡状态。临床上常用的治法有：

抑木扶土法：又称疏肝健脾法、平肝和胃法或调理肝脾法。指通过疏肝健脾和胃来治疗肝气犯胃、肝旺脾虚的方法。适用于肝木乘土或土虚木乘之证。

佐金平木法：又称泻肝清肺法。指通过清肃肺气以抑制肝木，或抑制肝木以利肺气清肃的方法。多用于肝火偏盛，肺气清肃失常之证。

泻南补北法：南属火，北属水，又称泻火补水法或滋阴泻火法。指通过泻心火来滋肾水的治疗方法，适用于肾阴不足，心火偏亢之证。

培土制水法：又称温肾健脾法。指通过温运脾阳，或温肾健脾来治疗水湿停聚病证的一种方法。多用于治疗脾虚不运，水湿泛溢或肾阳虚衰，不能温煦脾阳，脾不制水，水湿不化的水肿病证。

总之，五行学说在治疗上的应用是比较广泛的，它不仅适用于药物治疗方面，也同样可以用来指导针灸的治疗以及精神情志病变的治疗。但需要注意的是，五行学说毕竟具有一定的机械性，临床上要根据实际情况，分析和把握疾病传变的规律，针对病情进行辨证论治。

案例 2-12

张鸡峰《备急良方》云：有人患牙齿日长，出口难食，名髓溢病。用白术煎汤漱服，即愈。（清·沈源《奇症汇·卷之三·口》）

【思考题】

1. 牙齿和骨的关系？骨与肾的关系？肾与脾的关系？白术与脾的关系？

2. 用五行生克理论分析本病证。

【参考答案】

1. 张景岳《类经》云："齿为骨之余"；《素问·阴阳应象大论》云："肾生骨髓"；肾与脾的关系及水与土得关系，即土克水；白术为健脾良药，具有土性。

2. 本病证乃一患者牙齿长出口外，医者用五行生克理论为指导，牙齿为骨之余，为肾所主，牙齿日长，即为肾无所制，白术健脾，脾土健克克制肾水，故白术煎汤漱服，即愈。

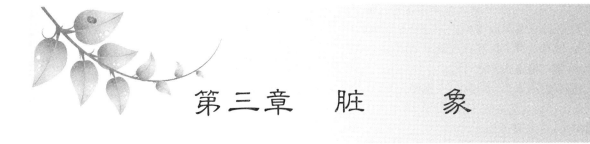

第三章 脏　　象

脏象，是指藏于体内的内脏及其表现于外的生理病理现象。张介宾在《类经》中说："象，形象也。藏（zang）居于内，形见（xian）于外，故曰藏象。"

脏象学说，是通过对人体生理、病理现象的观察，研究人体各个脏腑器官的生理功能、病理变化及其相互关系的学说。脏象学说通过观察外在征象来研究内部脏腑的活动规律，认识脏腑的实质，即《灵枢·本藏》所谓"视其外应，以知其内脏"。脏象学说，在中医学理论体系中占有极其重要的地位，对于阐明人体的生理和病理，指导临床实践具有普遍的指导意义。

脏象学说，以脏腑为基础。脏腑，是内脏的总称。按其形态结构和生理功能特点分为脏、腑、奇恒之腑三类。脏，即肝、心、脾、肺、肾，合称五脏；腑，即胆、胃、小肠、大肠、膀胱、三焦，合称六腑；奇恒之腑，即脑、髓、骨、脉、胆、女子胞（子宫）。

五脏多为实质性脏器，其生理特点是化生和贮藏精气；六腑多为空腔脏器，其生理特点是受盛和传化水谷。正如《素问·五藏别论》所云："所谓五藏者，藏精气而不泻也，故满而不能实。六腑者，传化物而不藏，故实而不能满也。"这里的"满"和"实"，主要是针对精气和水谷的各自特点而言。

"奇者异也，恒者常也。"奇恒之腑，是指不同于六腑的腑，它们形态中空，与腑相似，但内藏精气，功能类脏，故称奇恒之腑。

脏象学说的特点，是以五脏为中心的整体观。主要体现在以五脏为中心的人体自身的整体性及五脏与自然环境的统一性两个方面。

人体是一个极其复杂的有机整体，脏象学说以五脏为中心，通过经络系统"内属于脏腑，外络于肢节"，将六腑、五体、五官、九窍、四肢百骸等全身脏腑形体官窍联结成有机整体，构成五大功能系统。五脏是系统的核心，人体所有的组织器官都可以包括在这五个系统之中。五个功能系统之间，在形态结构上不可分割，在生理上相互协调，在病理上相互影响。

同时，人与自然环境保持着统一性。自然界的五时、五方、五气、五化等与人体五大功能系统密切联系，构成了人体内外环境相应的统一体。

脏象学说中脏腑的名称，虽与现代解剖学的脏器名称相同，但其内涵和外延不尽相同。脏象学说中，一个脏腑的功能，可能包括现代解剖学中几个脏器的功能；现代解剖学中一个脏器的功能，可能分散于脏象学说的几个脏腑的功能之中。脏象学说中的脏腑，不单纯是一个解剖学概念，更重要的是综合概括了人体某些系统中相关的生理和病理学现象。

第一节 五　　脏

五脏，是心、肝、脾、肺、肾的合称。五脏的生理功能，虽然各有专司，但心的生理功能起着主宰作用。五脏之间各种生理功能活动的相互依存、相互制约和相互协调平衡，主要是以阴阳五行学说的理论为基础来进行阐释的。

一、心

心居于胸腔，膈膜之上形似倒垂的未开莲蕊，有心包卫护于外。心在五行属火，为阳脏。心起着主宰生命活动的作用，故称之为"君主之官"、"生之本"、"五脏六腑之大主"。手少阴心经与手太阳小肠经经脉相互络属，故心与小肠相表里。

▶（一）心的主要生理功能

1. 主血脉 心主血脉，是指全身的血液均在脉管中运行，依赖于心脏的搏动而输送到全身，发挥其濡养的作用。《素问·五脏生成》说："诸血者，皆属于心"。心脏、脉和血液构成一个相对独立系统，这个系统的生理功能，都属于心所主，都有赖于心脏的正常搏动。因此，心脏的搏动是否正常，在"心主血脉"的功能中起着十分关键的作用。

心的正常搏动，主要依赖于心气。心气充沛，才能维持正常的心力、心率和心律，血液才能在脉内正常地运行，周流不息，营养全身，而见面色红润光泽、脉象和缓有力等外在的表现。血液的正常运行，也有赖于血液本身的充盈。如果血液衰少，血脉空虚，同样也能直接影响心的正常搏动和血液的正常运行。脉，即脉管，又称经脉，为血之府。脉是血液运行的通道，脉道的通利与否，营气和血液的功能健全与否，直接影响着血液的正常运行。所以，血液的正常运行，必须满足于心气充沛、血液充盈和脉道通利三个基本条件。其中任何一方面出现问题,都将影响心主血脉功能的正常发挥。

2. 主神志 心主神志,又称心主神明、心藏神。神有广义和狭义之分。广义的神,是指整个人体生命活动的外在表现。如面色、眼神、言语、应答、肢体活动姿态等,无不包含于神的范围。换句话说,凡是机体表现于外的"形征",都是机体生命活动的外在反映,也就是通常所说的"神气"。狭义的神,是指人的精神、意识、思维活动等。由于人的精神、意识和思维活动不仅仅是人体生理功能的重要组成部分,而且在一定条件下,又能影响整个人体各方面生理功能的协调平衡,所以《素问·灵兰秘典论》说:"心者,君主之官,神明出焉。"心主神志的生理功能正常,则精神振奋、神志清晰、思维敏捷、反应灵敏。如果心主神志的生理功能异常,可出现失眠、多梦、健忘、神志不宁,甚至谵狂;或可出现反应迟钝、精神委顿,甚则昏迷、不省人事等临床表现。

心藏神功能正常,人体各脏腑的功能则正常。若心主神志功能失常,神志错乱,人体各脏腑之间失去协调,功能紊乱,疾病因此而产生。故《灵枢·邪客》将心称为"五脏六腑之大主"。

心藏神的生理功能与心主血脉的生理功能密切相关。血液是神活动的物质基础,心神必须依赖心血的濡养,正如《灵枢·营卫生会》指出:"血者,神气也"。心主血脉功能正常,心神得到心血的濡养,则心主神志功能正常。相反,心血的运行亦依靠心神的调控,心主神志正常则心气推动血脉流畅。如果心血不足,心神失养,则见精神恍惚、心悸、失眠、多梦等心神失常之症;精神高度紧张或惊恐时,常见心跳加快,且兼有或面红或面色苍白等血行异常的临床表现。

▶ **(二) 心的生理特性**

心为阳脏:心以阳气为用。心的阳气能推动血液循环,维持人的生命活动,使之生机不息,故将心喻之为人身之"日"。心脏阳热之气,不仅维持了心本身的生理功能,而且对全身又有温养作用。

▶ **(三) 心的生理联系**

在体合脉、其华在面 脉是指血脉,心合脉,即是指全身的血脉都属于心,心脏不停的搏动,推动血液在脉中循行。华,是光彩之义。心其华在面,即是心的生理功能是否正常,可以显露于面部的色泽变化。由于头面部的血脉极为丰富,所以心气旺盛,血脉充盈,则面部红润有泽;心气不足,则可见面色㿠白、晦滞;心血亏虚则面色无华,心血瘀阻则面色青紫等。故《素问·五脏生成》也说:"心之合脉也,其荣色也。"

开窍于舌 是指舌为心之外候,又称舌为心之"苗"。舌的功能是主司味觉和表达语言,这些均有赖于心主血脉和心藏神的生理功能。心的功能正常,则舌体红活荣润,柔软灵活,味觉灵敏,语言流利。若心有病变,可以从舌上反映出来。如心火上炎则舌质鲜红,甚则生疮;若心血瘀阻,则舌质暗紫或有瘀斑;心藏神的功能异常,则舌强、语謇等。

在志为喜 是指心的生理功能和精神情志的"喜"有关。喜为心之志。喜是人对外界信息的良性反应,对心主血脉等生理功能有利。但喜乐过度则可使心神受伤,如《灵枢·本神》说:"喜乐者,神惮散而不藏。"精神亢奋可使人喜笑不休,精神委靡可使人易于悲哀。不仅喜能伤心,而且五志过极均能损伤心神。

在液为汗 是说汗液的多少也与心主血脉的功能有关。因为汗是津液通过阳气的蒸腾气化后,从玄府(汗孔)排出之液体。由于汗为津液所化生,血与津液又同出一源,而血又为心所主,故有"汗为心之液"之说,所以说心在液为汗。

▶ **(四) 心与夏气相通应**

心应夏气。从五行配属来看,心与夏季、南方、热、火、苦味、赤色等有着内在联系,共处于一个系统当中,故说心与夏季相通应。了解心的这一生理特性,有助于理解心的生理病理,特别是病理与季节气候的关系。

附:心包络

1. 形态部位 心包络,简称心包,是心脏外面的包膜,为心脏的外围组织,其上附有脉络,是通行气血的经络,合称心包络。

2. 生理功能 由于心包络是心的外围组织,故有保护心脏、代心受邪的作用。脏象学说认为,心为君主之官,邪不能犯,所以外邪侵袭于心时,首先侵犯心包络。其临床表现,主要是心藏神的功能异常,如在外感热病中,因温热之邪内陷,出现高热神昏、谵语妄言等心神受扰的病态,称之为"热入心包"。由痰浊引起的神志异常,表现为神昏模糊、意识障碍等心神昏乱的病态,称之为"痰浊蒙蔽心包"。

案例 3-1

过喜伤心案

先达李其性,归德府鹿邑人也,世为农家,癸卯获隽于乡,伊芳父以喜故,失声大笑。及春举进士,其笑弥甚。历十年,擢谏垣,遂成痼疾。初犹间发,后宵旦不能休。大谏甚忧之,从容与太医某相商,因得所授,命家人乃父云:大谏已殁。乃父恸绝几殒,如者十日,病渐瘳。佯而为邮语云:赵大夫治大谏,绝而复苏。李因不悲,而症永不作矣。盖医者,意也。喜则伤心,济以悲而乃和,技进乎道矣。(江瓘.名医类案(正续编).北京:中国中医药出版社,1996:650~651)

【按语】 喜为心之志,属火,是人对外界信息的良性反映。但喜乐过度则可使心神受伤,如《灵枢·本神》说:"喜乐者,神惮散而不藏。"精神充奋可使人喜笑不休。悲为肺之志,属金,悲充则侮喜。

二、肺

肺位于胸腔,左右各一。其位最高,故有"华盖"之称。以气道与外界相通,易受邪侵,又称为"娇脏"。肺在五行属金。手太阴肺经与手阳明大肠经经脉相互络属,故肺与大肠相表里。

▶ (一) 肺的生理功能

1. 肺主气、司呼吸 肺的主气功能包括主呼吸之气和主一身之气。

肺主呼吸之气 是指肺是体内外气体交换的场所,通过肺的呼吸运动,吸入自然界的清气,呼出体内的浊气,实现体内外气体的交换。通过肺不断地呼浊吸清,吐故纳新,促进气的生成,调节气的升降出入运动,从而保证了人体新陈代谢的正常进行。《素问·阴阳应象大论》说"天气通于肺"。

肺主一身之气 是指一身之气都归属于肺,由肺所主。《素问·五脏生成》说:"诸气者,皆属于肺"。肺主一身之气,体现在两个方面,一是参与人身之气的生成,尤其是宗气的生成;二是调节全身气机。宗气的生成是由肺吸入的自然界清气和脾胃运化的水谷之精气相结合而生成。因此,肺的呼吸功能健全与否直接影响着宗气的生成,也影响着全身之气的生成。其次,肺主一身之气,还体现于对全身的气机具有调节作用。肺的呼吸运动,即是气的升降出入运动。肺有节律的一呼一吸,对全身之气的升降出入运动起着重要的调节作用。

肺主呼吸之气和一身之气,实际上都隶属于肺的呼吸功能。肺的呼吸功能均匀和调,是气的生成和气机调畅的根本条件。

2. 肺主宣发肃降 宣发,即肺气向上向外布散的过程。肃降,即肺气向下向内布散的过程,可使呼吸道保持洁净、通畅。

肺主宣发的作用体现于三个方面:一是呼出体内浊气。二是将脾所转输的津液和水谷精微向上向外布散到全身,外达于皮毛,即《灵枢·决气》所说的"上焦开发,宣五谷味,熏肤、充身、泽毛,若雾露之溉,是为气"。三是宣发卫气,调节腠理开合,将代谢后的津液化为汗液,排出体外。因此,肺气失宣,则可出现呼气不利、胸闷、咳喘以及鼻塞、喷嚏和无汗等病理现象。

肺主肃降的生理作用,主要体现于三个方面:一是吸入自然界清气。二是将肺吸入的清气和由脾转输至肺的津液和水谷精微向下布散。三是肃清呼吸道内的异物,以保持呼吸道的洁净、通畅。因此,肺失于肃降,可出现呼吸短促或表浅、咳嗽咯痰、咯血等病理现象。

肺的宣发和肃降是相反相成的两个方面。生理情况下相互依存和相互制约,病理情况下则相互影响。没有正常的宣发,就不会有很好的肃降;反之亦然。若二者的功能失常,则出现"肺气失宣"或"肺失肃降"的病变,表现为咳、喘、胸闷气急等症状。《素问·至真要大论》说:"诸气膹郁,皆属于肺"。

3. 通调水道 通,即疏通;调,即调节;水道,是水液运行和排泄的道路。肺的通调水道功能,是指肺的宣发和肃降对体内水液的输布、运行和排泄起着疏通和调节的作用。肺主宣发,不但将津液和水谷精微宣发至全身,而且主司腠理的开合,调节汗液的排泄;肺气肃降,不但将吸入之清气下纳于肾,而且也将体内的水液不断地向下输送,成为尿液生成之源,经肾和膀胱的气化作用,生成尿液而排出体外。这就是肺在调节水液代谢中的作用,也就是肺通调水道的生理功能。所以有"肺主行水"和"肺为水之上源"之说。如果肺的通调水道功能减退,则可发生水液停聚而生痰、成饮,甚则水泛为肿等病变。

4. 朝百脉、主治节 朝,即聚会的意思。肺朝百脉,即是指全身的血液,都通过经脉而聚会于肺,通过肺的呼吸,进行气体交换,然后再输布到全身。全身的血和脉,均统属于心,心脏的搏动,是血液运行的基本动力。而血的运行,又依赖于气的推动,随着气的升降而运行至全身。由于肺主呼吸,调节着全身的气机,所以血液的运行,亦有赖于肺气的敷布和调节,即助心行血。

"治节",即治理和调节。肺主治节,出自《素问·灵兰秘典论》的"肺者,相傅之官,治节出焉"。肺的治节作用,主要体现于四个方面:一是肺主呼吸,调节着呼吸运动的节律;二是调节气机,随着肺的呼吸运动,治理和调节着全身之气的升降出入运动;三是助心行血,辅助心脏,推动和调节血液的运行;四是调节水液代谢,通过肺的宣发和肃降,治理和调节津液的输布、运行和排泄。因此,肺主治节,实际上是对肺的主要生理功能的高度概括。

▶ (二) 肺的生理特性

1. 肺为华盖 肺在体腔中位居最高,肺又主一身之表,为脏腑之外卫,具有保护诸脏、抵御外邪的作用;又因其主气,为一身之纲领,故称肺为华盖。肺为华盖是对肺在五脏中位居最高和保护脏腑、抵御外邪、统领一身之气作用的高度概括。

2. 肺为娇脏 娇是娇嫩之意。肺为清虚之体，不耐寒热，易于受邪；外合皮毛，开窍于鼻，与天气直接相通，六淫外邪侵犯人体，不论是从口鼻而入，还是侵犯皮毛，皆易于犯肺而致病；他脏之病变，亦常波及于肺，故称娇脏。

▶**（三）肺的生理联系**

在体合皮、其华在毛 皮毛，包括皮肤、汗腺、毫毛等组织，是一身之表，依赖于卫气和津液的温养和润泽，为抵御外邪侵袭的屏障。肺的生理功能正常，则皮肤致密，毫毛光泽，抵御外邪侵袭的能力亦较强；反之，肺气虚，宣发卫气和输精于皮毛的生理功能减弱，则卫表不固，抵御外邪侵袭的能力就低下，可出现多汗和易于感冒，或皮毛憔悴枯槁等现象。

开窍于鼻 肺开窍于鼻，是指肺和鼻是相通的，通过鼻部的某些表现可以了解肺的功能情况。鼻为肺窍，喉是肺呼吸之门户，鼻的嗅觉与喉的发音，都是肺气的作用。所以肺气和、呼吸利，则嗅觉灵敏、声音能彰。外邪袭肺，多从鼻喉而入；肺的病变，也多见鼻、喉的症候，如鼻塞、流涕、喷嚏、喉痒、音哑、失音等。

在志为忧 忧和悲的情志变化，虽略有不同，但其对人体生理活动的影响是大体相同的，因而忧和悲同属肺志。忧愁和悲伤，均属于非良性刺激的情绪反映，它对于人体的主要影响，是使气不断地消耗。由于肺主气，所以悲忧易于伤肺；反之，在肺气虚时，机体对外来非良性刺激的耐受性就下降，而易于产生悲忧的情绪变化。

在液为涕 涕是由鼻黏膜分泌的黏液，有润泽鼻窍的功能。鼻为肺窍，在正常情况下，鼻涕润泽鼻窍而不外流。若肺寒，则鼻流清涕；肺热，则涕黄浊；肺燥，则鼻干失润。

▶**（四）肺与秋气相应**

肺为清虚之体，性喜清润，与秋季气候清肃、空气明润相通应，故肺气在秋季最旺盛。肺气旺于秋，肺与秋季、西方、燥、金、白色、辛味等有内在的联系。秋季也多见肺的病变。秋金之时，燥气当令，肺为主气之脏，多气而少津，故燥邪极易伤肺之阴津，而出现干咳、皮肤和口鼻干燥等症状。

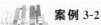
案例3-2
大承气汤治疗燥实咳嗽案

张某，男，3岁。主诉及病史：患儿受凉伤食，发热汗出，气逆咳嗽，病已7日。曾服疏表宣肺之剂多付，病有增无减，每日午后壮热尤甚，彻夜咳嗽不休，不能合目。诊查：小便黄少，大便秘结3日。舌苔微黄而燥，指纹色紫，脉滑数。辨证：此表邪不解，外感夹滞，入里化热而成阳明燥实之候。治法：当上病下取，釜底抽薪，急下存阴，以拯救津液。宜大承气汤急下之。处方：大黄6g，炒枳实6g，厚朴6g，芒硝6g，玄参3g，甘草3g。1剂，水煎，分3次服。上方服药1剂，当晚咳嗽大减，能食且入睡。翌晨得大便，下燥屎1次。午后咳嗽、高热亦平，竟1剂收功。（董建华．中国现代名中医医案精粹（第2集）·熊寥笙医案．北京：人民卫生出版社，2010:2）

【按语】《素问·咳论》"五脏六腑皆令人咳，非独肺也。"然其病变皆主于肺，以肺主气而声由此出，故咳嗽之病，无不及于肺。本案因外感夹滞合病咳嗽，为表里俱病之候，故只求之于表，则治之不效。肺与大肠相表里，肺已移热于大肠，热与积滞搏结，故治宜上病下取，釜底抽薪。大承气汤本不治咳，但因其病本在肠，故一下而壮热、咳逆、便秘悉解。

三、脾

脾位于中焦，在膈之下。脾在五行属土。足太阴脾经与足阳明胃经经脉相互络属，故脾与胃相表里。二者共同完成饮食物的消化吸收，同称为"后天之本"。

1. 脾的生理功能

（1）主运化：运，即转运、输送。化，即消化、吸收。所谓"脾主运化"，是指脾具有把水谷（饮食物）化为精微并输送至全身的生理功能。包括运化水谷和运化水液两个方面。

运化水谷 是指脾对水谷的消化吸收和转输精微物质的功能。饮食入胃，依赖脾的运化功能，将水谷化为精微，再经脾的转输，运送到全身以营养五脏六腑、四肢百骸。若脾的运化功能减退，则可出现食欲不振、腹胀便溏，乃至倦怠、消瘦等。

运化水液 是指脾对水液的吸收、转输和布散作用。脾将饮食物中的水液，清者吸收，散精于肺而布散全身；经肺的通调、肃降及肾的气化功能，其清者继续上升布散，浊者下降而为尿液排出体外。若脾运化水液的功能减退，则可产生水湿、痰饮等病理产物，出现水肿、泄泻等病症。因此，有"脾为生痰之源"之说。《素问·至真要大论》说："诸湿肿满，皆属于脾。"

脾的运化水谷和运化水液是一个过程的两个方面，不能够截然分开。所以在临床上当脾失健运时，两方面的症状均可以出现。

人出生后，饮食水谷是维持人体生命活动所需营养物质的主要来源，也是气血化生的物质基础。而水谷的运化由脾所主，故称"脾为后天之本"、"气血生化之源"。

(2) 主升清:脾的运化功能,是以升清为主。升,是指脾气的运动特点是以上升为主,故说"脾气主升"。清,是指水谷精微等营养物质。脾主升清,是指脾气将消化吸收的水谷精微等营养物质上输于心肺及头面五官,通过心肺的作用化生气血以营养全身。故说"脾以升为健"。若脾气不升反而下降,称为"脾气下陷"或"中气下陷"。临床主要表现为泄泻、脏器下垂等。

(3) 主统血:统,即统摄、控制。脾主统血,是指脾有统摄血液在经脉中运行,防止逸出脉外的作用。脾统血的主要机理,实际上是气的固摄作用在血液运行方面的体现。脾统血的功能与脾的运化功能密切相关,若脾的运化功能健旺,则气生有源,气的固摄作用强健,血液就不会逸出脉外;反之,脾的运化功能减退,气生无源,气的固摄功能减退,就容易导致出血。

案例 3-3

补中益气汤脾虚气陷尿血案

胡某,女,28 岁,已婚。出诊:1971 年 6 月 28 日。

主诉及病史:尿血症年久不愈。自 22 岁起,尿血时发时止,劳累后更易复发。曾经西医多次检查,未能确诊。经中医多次治疗,屡服八正散、小蓟饮子、五淋散等清热利湿消瘀之剂,未能收效。终年郁郁,苦恼不堪。凡劳累后则小腹坠胀而下血。诊查:切其脉大而虚,望其舌质淡,右侧有白苔,面色萎黄。辨证:此乃脾虚气陷之尿血症。治法:宜升举其气,温补其阳,使脾能健运,饮食精微得以四布而无下流之患,则不治血而血自止。东垣之补中益气汤,确是的对之方,因即书方予之,嘱可长期服用。处方:炙黄芪 10g,白术 10g,党参 10g,升麻 1.5g,柴胡 3g,归身 10g,陈皮 3g,炙草 4.5g,黄柏(盐炒)3g,10 剂。前后共治疗 4 个半月,服补中益气汤 10 余剂,补中益气丸 20 袋。自服药后,即有劳累亦从未尿血,唯有时小便滴沥,7 月 25 日经检查膀胱口轻度充血水肿,予仲景当归芍药散作汤服 10 余剂以调理巩固。(中国现代名中医医案精粹(第 2 集)·岳美中医案.北京:人民卫生出版社:279)

【按语】 脾主统血,具有统摄血液在经脉中运行,防止外逸的作用。此乃气的固摄作用在血液运行方面的体现。脾统血之功能与其运化功能密切相关,脾的运化功能减退,气生无源,气的固摄功能减退,就容易导致出血。本案尿血,脾气下陷乃主要病机,故方用补中益气汤主之。

2. 脾的生理特性

脾喜燥恶湿 脾为太阴湿土之脏,得阳始运,故脾喜燥恶湿,与胃喜润恶燥相对而言。脾能运化水湿,自身性湿,虚而不运时则最易生湿,而湿邪过盛又最易困脾,造成脾失健运,故脾恶湿而喜燥,且对湿邪有特殊的易感性。

3. 脾与肢体官窍的联系

在体合肉、主四肢 脾胃为气血生化之源,全身的肌肉,都需要脾胃运化的水谷精微来营养,才能使肌肉发达丰满,故说脾在体合肉。可见,人体肌肉的壮实与否,与脾的运化功能密切相关。脾的运化功能障碍,必致肌肉瘦削,软弱无力,甚至萎弱不用。四肢与躯干相对而言,是人体之末,故又称"四末"。人体的四肢,同样需要脾胃运化的水谷精微等营养,以维持其正常的生理活动。脾主运化和升清,因此,脾气健运,则四肢的营养充足,活动轻劲有力;若脾失健运,清阳不升,布散无力,则四肢的营养不足,而见倦怠无力,甚或萎弱不用。故又说脾主四肢。

开窍于口,其华在唇 开窍于口,系指饮食、口味等与脾运化功能密切相关。口味的正常与否,全赖于脾胃的运化功能,也即是脾的升清与胃的降浊是否正常。脾胃健运,则口味正常,食欲良好。若脾失健运,则可出现口淡无味、口甜、口腻等口味异常的感觉,从而影响食欲。

口唇的色泽 与气血是否充盈有关。由于脾为气血生化之源,所以口唇的色泽是否红润,不但是全身气血状况的反映,而且实际上也是脾胃运化水谷精微的功能状态的反映。

在志为思 思,即思考、思虑,是人体精神思维活动的一种形式。思虑过度,所思不遂,可导致气滞、气结,影响脾的运化和升清,而表现为不思饮食,脘腹胀闷,头晕目眩等症。

案例 3-4

思虑过度案

一富家妇人,伤思虑过甚,二年不寐,无药可疗。其夫求戴人治之。戴人曰:两手脉俱缓,此脾受之也。脾主思故也。乃与其夫以怒而激之。多取其财,饮酒数日,不处一法而去。其人大怒汗出,是夜困眠。如此者,八九日不寐,自是而食进,脉得其平。(张子和.儒门事亲.上海:第二军医大学出版社,2008:274~275)

【按语】 思为脾志,属土,思虑过度则伤脾。怒为肝志,属木。木克土,怒克思。

在液为涎 涎为口津,润泽口腔,帮助吞咽和消化。脾气健运,涎液化生适量,上行润口,而不溢于口外。若脾不生津,则见口干;脾不制水,则见涎液增多,口涎自出。

4. 脾与长夏相应　脾主长夏,脾气旺于长夏,脾脏的生理功能活动,与长夏的阴阳变化相互通应。此外,脾与中央方位、湿、土、黄色、甘味等有内在联系。脾为后天之本,气血生化之源,与土的化生万物相近,而土又应于长夏;另外,长夏湿气当令,与脾之湿相应,故脾与长夏相应。

四、肝

肝位于腹部,横膈之下,右胁之内。在五行属木,主动、主升。足厥阴肝经与足少阳胆经经脉相互络属,故肝与胆相表里,二者之间不仅有经络相互络属,而且肝与胆本身也直接相连。

1. 肝的生理功能

（1）主疏泄:疏,即疏通;泄,是畅达、发泄、升发。肝主疏泄,是指肝具有疏通、调节全身气机,使之保持通畅而不郁滞的功能。

气机,即气的升降出入运动。机体的脏腑、经络、器官等的活动,全赖于气的升降出入运动。由于肝的生理特点是主升、主动,这对于气机的疏通、畅达、升发,是一个重要的因素。因此,肝的疏泄功能是否正常,对于气的升降出入之间的平衡协调,起着调节作用。肝的疏泄功能正常,则气机调畅,气血调和,经络通利,脏腑、器官等的活动正常和调。如果肝的疏泄功能异常,则可出现两个方面的病理现象:一是肝的疏泄功能减退,即肝失疏泄,气机的疏通和畅达就会受到阻碍,从而形成气机不畅、气机郁结的病理变化,出现胸胁、两乳或少腹等某些局部胀痛不适等病理现象。二是肝的升发太过,而形成肝气上逆的病理变化,出现头目胀痛、面红目赤、烦躁易怒等病理表现;气升太过,则血随气逆,又可导致吐血、咯血等血从上溢的病理变化;甚则可以导致卒然昏仆、不省人事,称为气厥。

肝调畅气机的作用,具体表现在以下几个方面:

促进血和津液的运行　血液的运行和津液的代谢,有赖于气机的调畅。肝主疏泄功能正常,则气机调畅,血运通达,经脉通利,脏腑和调。若肝气郁结,则血行不畅,血液停积瘀滞而为瘀血,出现胸胁刺痛,甚至形成癥积、肿块,或出现女子经行不畅、经迟、痛经、闭经等。若肝气上逆,血随气逆,可见吐血、咯血,甚则卒然昏厥。肝的疏泄功能正常,可促进津液的运行,使之无聚湿生痰化饮之患。若肝失疏泄,气机郁结,则会导致津液运行障碍,形成水湿痰饮等病理产物,或出现水肿、痰核等病症。

促进脾胃运化　脾胃运化功能正常与否的关键因素是脾的升清与胃的降浊之间是否协调平衡,而肝的疏泄功能调节着气的升降出入,也就调节着脾升胃降。所以说,肝的疏泄功能正常,是保持脾胃升降协调的重要条件。当肝气郁结时,即可出现纳呆、腹胀、泄泻或呕逆、嗳气、脘腹胀痛等症。

调畅情志　情志活动属于心主神明的生理功能,但与肝的疏泄功能密切相关。因为正常的情志活动,主要依赖于气血的正常运行,而气血的正常运行又需要肝的疏泄功能的调节,进而调节情志活动。当肝的疏泄功能正常时,则气血和调,心情舒畅;肝的疏泄功能减退时,则肝气郁结,心情抑郁;肝的升泄太过,则易于急躁、发怒。

调节男女生殖功能　男子的排精、女子的月经来潮与排卵,与肝的疏泄功能密切相关。肝肾二脏之封藏与疏泄作用相互协调是男子精液正常贮藏与排泄的必要条件。肝的疏泄功能正常,气机调畅,则精液排泄通畅有度;若肝失疏泄,气机郁结,则表现为排精不畅;肝气亢逆,又可发生遗精、早泄。

女子的按时排卵也是肝之疏泄和肾之闭藏相互协调的结果。若肝失疏泄也会导致女子排卵异常,而导致不孕。气机调畅又是女子行经能否通畅有度的重要条件,因而亦受肝之疏泄功能的影响。若肝失疏泄,气机失调,则见月经周期紊乱、经行不畅、痛经、甚或闭经。临床治疗女子月经不调,多以疏肝为大法。由于肝的疏泄功能对女子的生殖机能尤为重要,故有"女子以肝为先天"之说。

（2）主藏血:肝藏血,是指肝脏具有贮藏血液、调节血量和防止出血的功能。肝的藏血功能,主要体现于肝内必须储存一定量的血液,以制约肝的阳气升腾,勿使过亢,维护肝的疏泄功能,使之冲和条达。肝藏血的功能具体表现在以下几个方面:一是涵养肝气。肝贮藏充足的血液,化生和涵养肝气,使之冲和畅达,发挥其正常的疏泄功能,防止疏泄太过而亢逆。二是调节血量。肝贮藏充足的血液,可根据生理需要调节人体各部分血量的分配。三是濡养肝及筋目。肝贮藏充足的血液,可濡养肝脏及其形体官窍,使其发挥正常的生理功能。所以《素问·五脏生成》说:"肝受血而能视,足受血而能步,掌受血而能握,指受血而能摄"。四为经血之源。肝贮藏充足的血液,是女子月经来潮的重要保证。肝藏血,与冲脉相通。冲为血海,任主胞胎,二脉与妇人的月经生殖密切相关,故肝的藏血量是否充足,直接影响到妇人的月经与生育。五是防止出血。肝主藏血,有防止血液溢出脉外的作用。肝藏血功能失职,易致各种出血,称为肝不藏血。

藏血是疏泄的物质基础,疏泄是藏血的功能表现。藏血使血能养肝,保证肝疏泄功能的正常;疏泄使气机调畅,血运正常,保证血能正常的归藏和调节。

2. 肝的生理特性

(1)肝喜条达而恶抑郁:条达,舒展、调畅、通达之意。抑郁,遏止、阻滞之意。肝属木,其气通于春,春木内孕生升之机,以春木升发之性而类肝,故称肝主升发,又称肝主升生之气。条达为木之本性,自然界中凡木之属,其生长之势喜舒展、顺畅、畅达,既不压抑又不阻遏而伸其自然之性。肝属木,木性条达,故肝亦喜条达而恶抑郁。

(2)肝为刚脏:肝为风木之脏,喜条达而恶抑郁,其气易逆易亢,其性刚强,故称肝为刚脏。肝之体阴赖肾之阴精以涵,方能充盈,故肝之自身阴常不足阳常易亢,刚柔不济,故肝气易亢易逆。肝气、肝阳常有余的病理特性,反映了肝脏本身具有刚强躁急的特性。

(3)肝体阴而用阳:所谓"体",是指肝的本体;所谓"用",是指肝脏的功能活动。肝为藏血之脏,血属阴,且其体居阴位,故肝体为阴;肝主疏泄,性喜条达,内寄相火,主升主动,故肝用为阳。故有"肝体阴而用阳"之说。

3. 肝的生理联系

在体合筋,其华在爪 筋即筋膜,附着于骨而聚于关节,是联结关节、肌肉的一种组织。筋膜有赖于肝血的滋养。肝的血液充盈,才能养筋,筋得其所养,才能运动灵活有力。若肝的气血衰少,筋膜失养,则表现为筋力不健,运动不利,易于疲劳,所以《素问·六节藏象论》称肝为"罢极之本"。此外,肝的阴血不足,筋失所养,还可出现手足振颤、肢体麻木、屈伸不利,甚则抽搐等症。

爪,即爪甲,为筋之延续。肝血的盛衰可影响爪甲的荣枯。肝血充足则爪甲坚韧明亮,红润光泽;肝血不足则爪甲薄软枯萎,粗糙脆裂。

开窍于目 肝的经脉上联目系,目的视力有赖于肝血的濡养,所以说"肝开窍于目"。当肝血不足、肝阴亏虚时,则视物不清、两目干涩、夜盲;肝经风热,则目赤痒痛;肝胆湿热,则两目发黄;肝风内动,则目斜上吊。

在志为怒 怒是人们在情绪激动时的一种情志变化,以肝血为物质基础,与肝主疏泄密切相关,故说肝在志为怒。怒,人皆有之,在一定限度内的情绪发泄,使肝之气机得以疏泄,对维持机体的生理平衡有重要意义。但大怒或郁怒不解,对于机体则是一种不良刺激。大怒暴怒,可导致肝气上逆,血随气升,发为头痛、头晕,甚或中风昏厥。郁怒则使肝气郁结,同时也可引起血和津液运行障碍,导致痰饮瘀血内生。

在液为泪 肝开窍于目,泪为目液,由肝精肝血所化,故肝在液为泪。若肝阴不足,则泪液分泌减

少,两目干涩、视物不清。

4. 肝与春气相通应 春季为一年之始,阳气始生,自然界生机勃发,一派欣欣向荣的景象。人体之肝主疏泄,恶抑郁而喜条达,为"阴中之少阳",故与春气相通应。因此春季养生,在精神、饮食、起居诸方面,都必须顺应春气的生发和肝气的畅达之性:保持情志舒畅,力戒暴怒忧郁,夜卧早起,免冠披发,松缓衣带,广庭信步,舒展形体。春季天气转暖而风气偏胜,人体之肝气应之而旺,故素体肝气偏旺、肝阳偏亢或脾胃虚弱之人在春季易发病,可见眩晕、烦躁易怒、中风昏厥,或情志抑郁、焦虑,或两胁肋部疼痛、胃脘痞闷、嗳气泛恶、腹痛腹泻等症状。

案例 3-5

龙胆泻肝汤治愈不射精案

熊某,男,31 岁。主诉及病史:婚后 5 年不育,爱人健康无病,据述数年来,每次性交均不能射精,但无阳痿现象。平素身体状况颇佳,发育良好。因不能射精,故无法取标本检查。诊查:脉来弦劲,舌质暗红,苔薄而黄。辨证:证属厥阴络闭,肝之疏泄失职,作强之官不利,此乃有余之证,而非不足之患也。治法:拟龙胆泻肝汤加减治之。处方:柴胡 12g,牛膝 18g,生草 6g,枳实 9g,生地 15g,木通 12g,降香 9g,赤苓 15g,泽泻 18g,白芍 9g,车前子 15g,归须 9g。

二诊:药尽 5 剂,症情平稳,仍不射精,并无自觉症状。再以前法,增以通窍活络之品。处方:柴胡 12g,白芍 9g,木通 12g,归须 12g,胆草 9g,牛膝 12g,赤苓 12g,泽泻 18g,生地 15g,车前子 15g,竹茹 12g,麝香(布包入煎)0.3g,5 剂。

三诊:服上方药 5 剂,前从肝肾并治兼以通窍活络之品,药后尚应,性交时已能射精。再守前法续服药 5 剂以巩固疗效。处方:柴胡 12g,胆草 9g,牛膝 18g,木通 12g,麝香(布包入煎)0.15g,黑山栀 9g,生草 6g,云苓 12g,生地 15g,泽泻 18g,车前子 15g,白芍 12g,枳实 9g。(董建华. 中国现代名中医医案精粹(第 2 集)·王建孚医案. 北京:人民卫生出版社,2010:79)

【按语】 肝肾二脏之封藏与疏泄作用相互协调是男子精液正常贮藏与排泄的必要条件。肝的疏泄功能正常,气机调畅,则精液排泄通畅有度;若肝失疏泄,气机郁结,则表现为排精不畅。本案系肝失疏泄之象,乙癸同源,致令肾之关门不利,但藏而不泄也。乃从疏泄肝肾之气着眼,遂选用龙胆泻肝汤,且重用车前、泽泻、木通等泄利之品。

五、肾

肾位于腰部,脊柱两旁,左右各一,故称"腰为肾之府"。在五行属水。足少阴肾经与足太阳膀胱经经脉相互络属,故肾与膀胱相表里。

1. 肾的生理功能

(1)藏精,主生长发育与生殖。肾藏精,是指肾对于精气的闭藏和防止其无故流失的功能。肾对于精气的闭藏,主要是为精气在体内能充分发挥其应有的生理效应创造良好的条件。《素问·六节脏象论》说:"肾者主蛰,封藏之本,精之处也"。

肾所藏的精气包括"先天之精"和"后天之精"。"先天之精"是禀受于父母的生殖之精,它是与生俱来的,是构成胚胎发育的原始物质。所以称"肾为先天之本"。"后天之精"来源于摄入的饮食物,通过脾胃运化功能而生成的水谷精气,以及脏腑生理活动中化生的精气通过代谢后的剩余部分,藏之于肾。所谓"肾……受五脏六腑之精而藏之"。

"先天之精"和"后天之精"来源虽异,但均归于肾,二者相互依存,相互为用。"先天之精"有赖于"后天之精"的不断培育和充养,才能充分发挥其生理效应;"后天之精"的化生,又依赖于"先天之精"的活力资助。二者相辅相成,紧密结合而组成肾中精气。

肾中精气的主要生理效应是促进机体的生长、发育和逐步具备生殖能力。《素问·上古天真论》说:"女子七岁,肾气盛,齿更发长;二七而天癸至,任脉通,太冲脉盛,月事以时下,故有子;三七,肾气平均,故真牙生而长极;四七,筋骨坚,发长极,身体盛壮;五七阳明脉衰,面始焦,发始堕;六七,三阳脉衰于上,面皆焦,发始白;七七,任脉虚,太冲脉衰少,天癸竭,地道不通,故形坏而无子也。丈夫八岁,肾气实,发长齿更;二八,肾气盛,天癸至,精气溢泻,阴阳和,故能有子;三八,肾气平均,筋骨劲强,故真牙生而长极;四八,筋骨隆盛,肌肉满壮;五八,肾气衰,发堕齿槁;六八,阳气衰竭于上,面焦,发鬓颁白;七八,肝气衰,筋不能动,天癸竭,精少,肾脏衰,形体皆极;八八,则齿发去"。

《素问·上古天真论》的这一段论述,明确地指出了机体生、长、壮、老、已的自然规律,与肾中精气的盛衰密切相关。人在出生以后,由于"先天之精"不断地得到"后天之精"的培育,肾中精气逐渐有所充盛,出现了幼年时期的齿更发长等生理现象,随着肾中精气的不断充盛,发展到一定阶段,产生了一种促进性腺发育成熟的物质,称作"天癸",于是男子就产生精子,女子就按期排卵、月经来潮,性腺的发育渐趋成熟,具备了生殖能力,人也进入了青春期。以后,随着肾中精气由充盛而逐渐趋向衰退,天癸亦随之而减少,甚至逐渐耗竭,性腺亦逐渐衰退,生殖能力亦随之而下降,以至消失,人就从中年而转入老年。其次,明确地指出以齿、骨、发的生长状况,作为观察肾中精气盛衰的标志,亦即作为判断机体生长发育和衰老的标志,至今仍有极高的科学价值。由于较全面地阐明了肾中精气在人体生命过程中的重要作用,因此,调理肾对于防治某些先天性疾病、生长发育不良、生殖机能低下和防止衰老等,均有较普遍的指导意义。

肾中精气,是机体生命活动的根本,对机体各方面的生理活动均起着极其重要的作用。从阴阳属性的角度,又可把肾中精气的生理功能概括为肾阴和肾阳两个方面。对人体各个脏腑组织器官起滋养、濡润作用的称为肾阴;对人体各个脏腑组织器官起温煦、推动作用的称为肾阳。肾阴和肾阳是人体各脏腑阴阳的根本,又称元阴和元阳、真阴和真阳。肾阴和肾阳之间,相互制约、相互依存、相互为用,维护着各脏阴阳的相对平衡。如果由于某些原因,这种相对平衡遭到破坏而又不能自行恢复时,即可形成肾阴虚或肾阳虚,出现内热、眩晕、耳鸣、腰膝酸软、遗精、舌质红而少津等肾阴虚证候,或是出现疲惫乏力、形寒肢冷、腰膝冷痛、小便清长或不利或遗尿失禁、舌质淡及性机能减退和水肿等肾阳虚的证候。

(2)主水。肾主水液,主要是指肾中精气的气化功能,对于体内津液的输布和排泄、维持体内津液代谢的平衡起着极为重要的调节作用,所以《素问·逆调论》称"肾者水脏,主津液"。

在正常情况下,津液的代谢,是通过胃肠的摄入、脾的运化和转输、肺的宣散和肃降、肾的蒸腾气化,以三焦为通道,输送全身。经过代谢后的津液则化为汗液、尿液排出体外。所有这些均有赖于肾的蒸腾气化作用,所以肾中精气的蒸腾气化主宰着整个水液代谢,故说"肾主水"。

(3)主纳气。纳,即固摄、摄纳。肾主纳气是指肾具有摄纳肺吸入之气而防止呼吸表浅的功能。呼吸虽为肺所主,但必须依赖肾的纳气作用,才能使呼吸平稳。肾的纳气功能,实际上就是肾的封藏作用在呼吸运动中的具体体现。因此,肾的纳气功能正常,则呼吸均匀和调。若肾的纳气功能减退,摄纳无权,可出现呼吸表浅,动则气喘,呼多吸少等病理现象。这称为"肾不纳气"。

> **案例 3-6**
>
> **金匮肾气丸治疗久喘案**
>
> 王某,男,63 岁。初诊:1977 年 2 月 10 日。
>
> 主诉及病史:患咳喘近 20 年,从 1960 年起逐年

加重,寒冷时节发作较频。诊查:近10余日来气喘胸闷,气急气短,动则尤甚,不能平卧,伴咳嗽,痰多有大量泡沫。舌淡红偏晦,苔白,脉细弦缓。辨证:为肾虚喘证。患者年逾花甲,肾气早衰。肾虚不能纳气,气上逆则为咳喘;肾阳虚,故病好发于冬寒;肾为生痰之根,肾阳虚,则气不化津而水泛为痰。处方:熟地15g,山药15g,茯苓15g,丹皮9g,泽泻9g,枸杞9g,附子9g,葶苈子9g,胆星9g,肉桂(另冲)3g。服药3剂,即能平卧,上楼已不觉气急气短。患者信心增强,连服药20余剂。于1979年底询知,服药后其病得以控制,未再复发。[董建华.中国现代名中医医案精粹(第1集)·俞长荣医案.北京:人民卫生出版社,2010:363]

【按语】 肾主纳气,具有摄纳肺吸入之气而防止呼吸表浅的功能。若肾不纳气,可出现呼吸表浅,动则气喘,呼多吸少等病理现象。故新喘治肺、久喘治肾为不易之理。本案证属肾不纳气,治宜补肾纳气,予金匮肾气丸。

2. 肾的生理特性

肾主封藏 封藏,亦曰闭藏。肾主封藏是指肾贮藏五脏六腑之精的作用。肾为先天之本,生命之根,藏真阴而寓元阳,为水火之脏。肾藏精,精宜藏而不宜泄;肾主命火,命火宜潜不宜露,故曰:"肾者主蛰,封藏之本,精之处也"(《素问·六节脏象论》)。肾主封藏的生理特性体现在藏精、纳气、主水、固胎等各方面。

3. 肾的生理联系

主骨生髓 肾主骨、生髓的生理功能,实际上是肾中精气具有促进机体生长发育功能的一个重要组成部分。骨的生长发育,有赖于骨髓的充盈及其所提供的营养。肾藏精,精生髓,肾中精气充盈,才能充养骨髓。小儿囟门迟闭,骨软无力,以及老年人的骨质脆弱,易于骨折等,都与肾中精气不足、骨髓空虚有关。

髓,有骨髓、脊髓和脑髓之分,这三者由肾中精气所化生。因此,肾中精气的盛衰,不仅影响骨的生长和发育,而且也影响脊髓和脑髓的充盈和发育。脊髓上通于脑,髓聚而成脑,故称脑为"髓海"。肾中精气充盈,则髓海得养,脑的发育就健全,就能充分发挥其"精明之府"的生理功能;反之,肾中精气不足,则髓海失养,而形成髓海不足的病理变化。《素问·灵兰秘典论》说的"肾者,作强之官,伎巧出焉",实际上也是指肾中精气主骨生髓生理功能的具体表现。

齿为骨之余 齿与骨同出一源,亦由肾中精气充养。肾中精气充沛,则牙齿坚固而不易脱落;肾中精气不足,则牙齿易于松动、脱落,或表现为小儿齿迟等。温热病中望齿的润燥和有无光泽,是判断肾精及津液盛衰的重要标志。

其华在发 肾其华在发,是指发的生长与脱落、润泽与枯槁,常能反映肾精的盛衰。青壮年精血旺盛,发长润泽;老年人精血衰少,发白而脱落,皆属常理。但临床所见的未老先衰、年少而头发枯萎、早脱早白等,则与肾精不足有关,应考虑从肾论治。

开窍于耳及二阴 肾开窍于耳,耳是听觉器官。中医认为耳的听觉功能与肾精密切相关。肾精充盈,髓海得养,耳则听觉灵敏。若肾精亏虚,髓海不充,耳之听力减退,或见耳鸣,甚则耳聋。二阴,即前阴和后阴。前阴是指生殖和排尿的器官。肾藏精,主生殖,肾主水,与前阴关系密切。后阴,即肛门,又称魄门、谷道,是排泄粪便的器官。粪便的排泄虽与脾气调畅和大肠传导有关,但亦要靠肾气的推动和固摄。若肾气不足,则推动无力而致气虚便秘;若肾阳虚衰,温煦无权,可表现为久泄滑脱或五更泄泻。

案例 3-7

耳聋左慈丸治愈耳鸣耳聋案

周某,男,40岁。主诉及病史:素有遗泄、滑精病史,多方治疗未效。忽然两耳失聪,终日感有鸣响之声,疲乏无力,纳差,失眠不实。辨证:证为肾阴亏虚,精不上承。治法:书耳聋左慈丸方,嘱服1个月,每日2服,每次6~10g。服后有效,复诊时嘱其守方继服,约2个月后,两耳竟能逐次聪复,遗泄亦减。在治疗过程中,因久服丸剂,似有妨碍胃纳,乃阴药久服致胃阳不振,辅以五味异功散数剂,即转正常。(董建华.中国现代名中医医案精粹(第1集)·周筱斋医案.北京:人民卫生出版社,2010:121~122)

【按语】 肾藏精,肾开窍于耳。耳聋的原因,一属足少阴(肾经),一属足少阳(胆经)。本案患者先有遗泄、滑精史,导致耳聋失聪、鸣响,伴腰酸、胫骨酸楚、疲乏无力等症,当为足少阴证之表现,《内经》有"精脱者耳聋"、"液脱者……胫酸耳数鸣"之说,颇与此证相符,故从滋肾通窍施治而获良效。

在志为恐 肾在志为恐,是指恐惧、惧怕的情志活动与肾的关系密切。肾精充足,人体在接受外界刺激时能产生相应的心理调节。过度的恐惧,易损伤脏腑精气,导致脏腑气机逆乱。《素问·举痛论》说:"恐则气下。"恐则气下,是指人在恐惧的状态下,气不得升而转降,导致遗尿、大便失禁等病理状态。

在液为唾 在液为唾是指肾精是唾液化生的物

质基础。由于唾源于肾精，若咽而不吐，则能回滋肾精；若多唾久唾，则能耗伤肾精。故古代养生家主张常咽唾以养肾精。

4. 肾与冬气相应 肾与冬季、北方、寒、水、咸味等有着内在联系。如冬季寒水当令，肾为主水之脏；冬季万物蛰伏，肾为藏精之脏而司封藏之职，故肾与冬气相应。

附 命门

命门，即生命之门，有生命的关键、根本的意思。命门一词，最早见于《内经》。自《难经》提出"左肾右命门"后，命门便归属于腑腑的范畴。汉代以后，历代医家对命门阐发较少。明清以来，对命门开展了较为深入的研究，并形成了命门学说。近代医家对命门的部位、形态及生理功能，提出了各种不同的见解。归纳起来，其分歧主要体现于以下几个方面。

1. 关于命门的部位 就命门之部位，有右肾、两肾和两肾之间的不同。

(1) 左肾右命门说：《难经》首先提出右肾为命门说。如《难经·三十六难》说："肾两者，非皆肾也，其左者为肾，右者为命门。"这一理论是寸口脉脏腑定位的依据，至今仍以左尺脉候肾，右尺脉候命门。

(2) 两肾总号为命门说：元·滑寿首倡此说，他提出："命门，其气与肾通，是肾之两者，其实一耳。"至明·虞抟明确提出"两肾总号为命门"。张介宾也持此论，其在《类经附翼·求正录·三焦包络命门辨》说："是命门总乎两肾，而两肾皆属命门。"认为肾就是命门，命门亦是肾。

(3) 两肾之间为命门说：此说首推明·赵献可。他在《医贯·内经十二官论》中指出："命门即在两肾各一寸五分之间，当一身之中，《内经》曰'七节之旁，中有小心'是也，名曰命门，是真君真主，乃一身之太极，无形可见，而两肾之中，是其安宅也"他认为十二官之外，还有一个人身之主，即命门。赵氏之说对后世影响很大。清代医家陈士铎、陈修园、林佩琴、张路玉、黄宫琇等均宗此说。

2. 关于命门的形态 就命门之形态，分有形与无形之论。《难经》视右肾为命门，为有形。如《难经·三十九难》说："肾两者，非皆肾也，其左为肾，右为命门。"明·张介宾认为命门为子宫，为精室，也为有形。而明·孙一奎在《医旨绪余》中认为命门不是一个具体而有形质的脏器，只不过是肾间动气。

3. 关于命门的功能 关于命门之功能，有主火、水火共主、非水非火为肾间动气之区别。

明·赵献可认为命门即是真火，主持一身阳气。他在《医贯·内经十二官论》说："余有一譬焉，譬之元宵之鳌山走马灯，拜者舞者飞者走者，无一不具，其中间唯一火耳。火旺则动速，火微则动缓，火熄则寂然不动……夫既曰立命之门，火乃人身之至宝"。清·陈士铎在《石室秘录》中指出："命门者，先天之火也……心得命门而神明有主，如何可以应物，肝得命门而谋虑，胆得命门而决断，胃得命门而受纳，脾得命门而转输，大肠得命门而传导，小肠得命门而布化，肾得命门而作强，三焦得命门而决渎，膀胱得命门而收藏，

无不借命门之火而温养也。"认为命门真火是各脏腑功能活动的根本。"明·张介宾在《景岳全书·传忠录》中提出："命门为元气之根，为水火之宅。五脏之阴气，非此不能滋；五脏之阳气，非此不能发。"认为命门的功能包括了阴阳水火两方面的作用。而明代的孙一奎在《医旨绪余·命门图说》中指出："越人亦曰：'肾间动气者，人之生命，五脏六腑之本，十二经脉之根，呼吸之门，三焦之原。'命门之意，盖本于此。……命门乃两肾中间之动气，非水非火，乃造化之枢纽，阴阳之根蒂，即先天之太极。"认为命门是两肾中间的动气，非水非火，是造化之枢纽，即《难经·八难》的"肾间动气"。

历代医家虽对命门的部位、形态、功能有不同的认识，但对命门的功能与肾相关的认识是基本一致的。历代医家大多认为命门与肾同为五脏之本，是人体阴阳的根本，又称真阴和真阳、元阴和元阳、真水和真火。因此可以认为：肾阳即命门之火，肾阴即命门之水。古代医家之所以提出"命门"，无非是强调肾气及肾阴肾阳在生命活动中的重要性。正如孙一奎在《医旨绪余·命门图说》说："追越人两呼命门为精神之舍，元气之系，男子藏精，女子系胞者，岂漫语哉！是极归重于肾为言，谓肾间原气，人之生命，故不可不重也"。

第二节 六 腑

六腑，是胆、胃、大肠、小肠、膀胱、三焦的总称。它们共同的生理功能是受盛和传化水谷，即主持饮食物的消化、吸收和糟粕的传导排泄。

六腑的生理特点是"泻而不藏"、"实而不能满"。故六腑皆以降为顺，以通为用。

一、胆

胆，居六腑之首，又隶属于奇恒之腑。胆与肝相连，肝和胆又有经脉相互络属，互为表里。胆的主要生理功能是贮藏和排泄胆汁，主决断。

1. 贮存和排泄胆汁 胆为"中精之府"，内藏胆汁。胆汁味苦，色黄绿，由肝之精气所化生，汇集于胆，泄于小肠，以助饮食物消化，是脾胃运化功能得以正常进行的重要条件。胆汁直接有助于饮食物的消化，故胆为六腑之一；因胆本身并无传化饮食物的生理功能，且藏精汁，与胃、肠等腑有别，故又称奇恒之腑。胆汁的化生和排泄，由肝的疏泄功能控制和调节。肝的流泄功能正常，则胆汁排泄畅达，脾胃运化功能健旺。反之，肝失疏泄，可导致胆汁排泄不利，影响脾胃的运化功能，而出现胁下胀满疼痛、食欲减退、腹胀、便溏等症；若胆汁上逆，可见口苦、呕吐黄绿苦水；胆汁外溢，可出现黄疸。

2. 主决断 胆主决断是《内经》时期对胆的认识。《素问·灵兰秘典论》说："胆者，中正之官，决断出焉。"胆主决断，是指胆在精神意识思维活动过程

中,具有判断、决定的作用。若胆气虚则易惊怯,善太息,或数谋虑而不能决。

二、胃

胃,又称胃脘,分上、中、下三部。胃的上部称上脘,包括贲门;胃的中部称中脘,即胃体的部位;胃的下部称下脘,包括幽门。胃的主要生理功能是受纳与腐熟水谷。由于胃的运动过程中必须将食物不断的向下排送,而不能上逆,故言"胃以降为和"。

1. 主受纳、腐熟水谷 受纳,是接受和容纳的意思。腐熟,是饮食物经过胃的初步消化,形成食糜的意思。饮食入口,经过食管,容纳于胃,经过胃的腐熟后,下传于小肠,其精微经脾之运化而营养全身。所以称胃为"水谷气血之海"。人以水谷为本,胃气之盛衰有无,关系到人体的生命活动及其存亡。临床上诊治疾病,亦十分重视胃气,常把"保胃气"作为重要的治疗原则。

2. 主通降,以降为和 饮食物入胃,经胃的腐熟后,必须下行入小肠,进一步消化吸收,所以说胃主通降,以降为和。由于在脏象学说中,以脾升胃降来概括机体整个消化系统的生理功能,因此,胃的通降作用,还包括小肠将食物残渣下输大肠,以及大肠传化糟粕的功能在内。

胃的通降是降浊,降浊是受纳的前提条件。胃失通降不仅影响食欲,且因浊气在上而发生口臭、脘腹胀闷或疼痛及大便秘结等症状。

三、小 肠

小肠,是一个相当长的管道器官,位于腹中,其上口在幽门处与胃之下口相接,其下口在阑门处与大肠之上口相连。小肠与心有经脉互相络属,故与心相为表里。小肠的主要生理功能是受盛化物和泌别清浊。

1. 主受盛化物 受,是接受;盛,以器盛;化,变化、消化;物,在这里指饮食。受盛化物,是指小肠接受经胃初步消化的饮食物,然后作进一步消化,以化生精微的过程。受盛功能主要体现于两个方面,一是指小肠是接受经胃初步消化之饮食物的盛器;二是指经胃初步消化的饮食物,在小肠内必须有相当时间的停留,以利于进一步消化和吸收,将水谷化为精微。所以《素问·灵兰秘典论》说:"小肠者,受盛之官,化物出焉。"

2. 泌别清浊 泌别,是指分泌、分别;清,指水谷精微;浊,指食物残渣。小肠的泌别清浊功能主要体现于三个方面,一是将经过小肠消化后的饮食物,分为水谷精微和食物残渣两个部分;二是将水谷精微吸收,把食物残渣向大肠输送;三是指小肠在吸收水谷精微的同时,也吸收了大量的水液,故又称"小肠主液"。小肠的泌别清浊功能,还与尿液的量有关。如小肠的泌别清浊功能正常,则二便正常;如小肠的泌别清浊异常,则大便变稀薄,而小便短少。

由此可见,小肠受盛、化物和泌别清浊的功能,在水谷化为精微的过程中是十分重要的,实际上这是脾胃升清降浊功能的具体体现。因此,小肠的功能失调,既可引起浊气在上的腹胀、腹痛、呕吐、便秘等症,又可引起清气在下的便溏、泄泻等症。

四、大 肠

大肠亦居腹中,其上口在阑门处紧接小肠,其下端紧接肛门。大肠与肺有经脉相互络属,而为表里。大肠的主要生理功能是传化糟粕。

大肠接受经过小肠泌别清浊后所剩下的食物残渣,再吸收其中多余的水液,形成粪便,经肛门排出体外,所以《素问·灵兰秘典论》说:"大肠者,传导之官,变化出焉。"传导,即接上传下之意。"变化出焉",即将糟粕化为粪便而排出体外。大肠的传导变化作用,是胃的降浊功能的延伸。由于肺与大肠相表里,大肠的传导亦与肺的肃降有关。此外,大肠的传导作用,亦与肾的气化功能有关,故有"肾主二便"之说。

大肠在传导糟粕的同时,还能同时吸收其部分水分,因此又有"大肠主津"的说法。由于大肠有吸收水分的功能,故能使糟粕燥化,形成粪便而排出体外。若大肠吸收水分过多,则大便干结而致便秘;反之,则可见腹泻、便溏。

案例 3-8
发热头痛便秘案

刘某,女,27 岁,1965 年 6 月 4 日初诊。发热头痛 1 周,曾服中西解表药,大汗出而身热头痛不解,头胀痛难忍,心烦欲吐,口干思冷饮,皮肤灼热而不恶寒,大便已三日未行,苔白厚,脉弦稍数。体温 38℃。证属里实热胃不和,治以清里和胃,与调胃承气汤。大黄 10g,炙甘草 6g,芒硝(分冲)12g。结果:上药服 1 剂,大便通,头痛已,身热减,体温正常,继服余药而去芒硝,诸症基本消失。(冯世伦,等. 经方传真. 北京:中国中医药出版社,1994:125)

【按语】 腑以通为顺。胃主通降,以降为和。本案肠胃积热,腑气不通。故治宜通腑泄热,釜底抽薪,腑气得通,身热得除。

五、膀 胱

膀胱位于小腹中央,为贮尿的器官。膀胱和肾直接相通,二者又有经脉相互络属而为表里,膀胱的主要生理功能是贮尿和排尿。

尿液为津液所化,在肾的气化作用下生成尿液,下输于膀胱。尿液在膀胱内潴留至一定程度时,即可及时自主地排出体外。所以,《素问·灵兰秘典论》说"膀胱者,州都之官,津液藏焉,气化则能出矣。"所谓膀胱气化,实际上隶属于肾的蒸腾气化。膀胱的病变,主要表现为尿频、尿急、尿痛;或是小便不利,尿有余沥,甚至尿闭或是遗尿。这些病变,也多与肾的气化功能有关。

六、三 焦

三焦是上焦、中焦、下焦的合称,为六腑之一。三焦是分布于胸腹腔的一个大腑,在人体脏腑中,唯它最大,故有"孤府"之称。

1. 三焦的主要生理功能 一是通行元气,二为水液运行之道路。

(1)通行元气。元气,是人体最根本的气。元气根于肾,通过三焦而充沛于全身。三焦是气升降出入的通道,人体的气,是通过三焦而输布到五脏六腑,充沛于全身的。故三焦有主持诸气,总司全身气机和气化的功能。

(2)为水液运行之道路。三焦有疏通水道,运行水液的作用,是水液升降出入的通路。全身的水液代谢,是由肺、脾、肾和膀胱等许多脏腑的协同作用而完成的,但必须以三焦为通道,才能正常地升降出入。如果三焦的水道不够通利,则肺、脾、肾等输布调节水液的功能也难以实现其应有的生理效应。所以,又把水液代谢的协调平衡作用,称作"三焦气化"。

三焦的上述两个方面的功能,是相互关联的。这是由于水液的运行全赖于气的升降出入;人体的气,是依附于血、津液而存在的。因此,气的升降出入的通道,必然是血或津液的通道;津液升降出入的通道,必然是气的通道。实际上是一个功能的两个方面而已。

2. 三焦的部位划分 上焦、中焦、下焦的部位划分及其各自的生理功能特点。

(1)上焦。上焦的部位为横膈以上的胸部,包括心、肺和头面部。上焦的生理功能是宣发卫气,敷布水谷精微和津液。所谓"上焦开发,宣五谷味,熏肤充身泽毛,若雾露之溉……"。从而营养肌肤、毛发及全身脏腑组织。故说"上焦如雾"。根据这一特点,《温病条辨》中提出了"治上焦如羽,非轻不举"的治疗原则。

(2)中焦。中焦的部位,是指膈以下,脐以上的上腹部,包括脾与胃。中焦的生理功能是受纳腐熟水谷,运化输布水谷精微和津液,化生气血。故概括为

"中焦如沤"。《温病条辨》提出"治中焦如衡,非平不安"的治疗原则。

(3)下焦。下焦指脐以下的部位,包括如小肠、大肠、肝、肾、膀胱、女子胞等脏器。其中的肝,按其部位应归中焦,但因其生理功能和肾关系密切,一同划归下焦。下焦的生理功能是排泄糟粕和尿液,调节水液运行,故称"下焦如渎"。《温病条辨》提出"治下焦如权,非重不沉"的治疗原则。

第三节 奇恒之腑

奇恒之腑,包括脑、髓、骨、脉、胆、女子胞。它们在形态上多属中空而与腑相似,在功能上又贮藏精气,与脏的生理功能特点相类似。奇恒之腑中除胆为六腑之一外,其余的都没有表里配合,也没有五行的配属,这是不同于五脏六腑的又一特点。脉、髓、骨、胆前已论述,本节仅论述脑与女子胞。

一、脑

脑居颅内,由髓汇集而成。"脑为髓之海"。人的忆、视、听、嗅、言等感官功能均与脑有关。脑的主要生理功能是:

1. 主精神活动 人的精神活动与脑密切相关。脑的功能正常,则精神意识思维活动正常,表现为神志清楚,思维敏捷,语言清晰,情志正常。如脑的功能异常,则见神志异常,反应迟钝,精神情志异常。

2. 主感觉功能 脑的感觉功能正常,则视物清明,听力聪颖,嗅觉灵敏,感觉正常。反之,则可出现视物不清,嗅觉不灵,感觉迟钝。

二、女 子 胞

女子胞,又称胞宫、子宫,位于小腹部,是发生月经和孕育胎儿的器官。主要功能是主月经和主孕育胎儿。

女子的月经来潮和胎儿的孕育,是一个复杂的生理活动过程。主要有如下三个方面的生理因素:

1."天癸"的作用 "天癸"是肾中精气充盈到一定程度时的产物,具有促进性腺发育而至成熟的生理效应。因此,在"天癸"的促发下,生殖器官才能发育成熟,女子月经来潮,为孕育胎儿准备条件。反之,进入老年,由于肾中精气的衰少,而"天癸"亦随之而衰少,甚至衰竭,则进入绝经期。如《素问·上古天真论》说:"女子二七而天癸至,任脉通,太冲脉盛,月事以时下,故有子。……七七,任脉虚,太冲脉衰少,天癸竭,地道不通,故形坏而无子也。"可见"天癸"的至与竭,是女子月经来潮与否的前提条件。

2. 冲、任二脉的作用 冲、任二脉,同起于胞中。冲脉与肾经并行,与阳明脉相通,能调节十二经脉的气血,有"冲为血海"之称;任主胞胎,在小腹部与足三阴经相会,能调节全身的阴经,有"阴脉之海"之称。十二经脉气血充盈,才能溢入冲、任二脉,经过冲、任二脉的调节,注入胞宫,而发生月经。冲、任二脉的盛衰,受着"天癸"的调节。幼年时期,肾中精气未盛,"天癸"未至,任脉未通,冲脉未盛,故没有月经;人至老年,由于"天癸"逐渐衰竭,冲、任二脉的气血也逐渐衰少,而进入绝经期,出现月经紊乱,以至经绝。临床上,由于某些原因引起冲、任二脉失调时,即可出现月经周期紊乱,甚至不孕等症。

3. 心、肝、脾三脏的作用 心主血、肝藏血、脾为气血生化之源而统血,对于全身血液的化生和运行均有调节作用。月经的来潮和周期,以及孕育胎儿,均离不开气血的充盛和血液的正常调节。因此,月经的来潮与心、肝、脾三脏的生理功能状态有关。若肝的藏血、脾的统血功能减退,即可引起月经过多,周期缩短,行经期延长,甚至崩漏等症。若脾的生化气血功能减弱,则经血的化源不足,可导致月经量少,周期延长,甚至经闭。若因情志所伤,损伤心神或影响肝的疏泄功能,也都能导致月经失调等病理现象。

综上所述,月经来潮的生理,是个复杂的过程,并不是单一的因素,而更多的是与全身的整体情况和精神状态有关。从脏腑、经络等生理功能来说,主要的是与心、肝、肾和冲、任二脉的关系最为密切。

第四节　脏腑之间的关系

人体是一个统一的有机整体,它是由脏腑、经络等许多组织器官所构成的。各脏腑、组织、器官的功能活动不是孤立的,而是整体活动的一个组成部分,它们不仅在生理功能上存在着相互制约、相互依存和相互为用的关系;而且还以经络为联系通道,在各脏腑组织之间,相互传递着各种信息,在气血津液环周于全身情况下,形成了一个非常协调和统一的整体。

一、脏与脏之间的关系

1. 心与肺 心肺同居上焦,心主血而肺主气,心主行血而肺主呼吸。心与肺的关系,主要表现在血液运行与呼吸吐纳之间的协同调节关系。

心主一身之血,肺主一身之气,两者相互协调,保证气血的正常运行,维持机体各脏腑组织的新陈代谢。血液的正常运行,必须依赖于心气的推动,亦有赖于肺气的辅助。肺朝百脉,助心行血,是血液正常运行的必要条件。正常的血液循环,又能维持肺主气

机能的正常进行。由于宗气具有贯心脉而司呼吸的生理机能,从而加强了血液运行与呼吸吐纳之间的协调平衡。因此,积于胸中的宗气是连结心之搏动和肺之呼吸的中心环节。

在病理上,无论是肺的气虚或肺失宣肃,均可影响心的行血功能,而导致血液的运行失常、迟涩,而出现胸闷,心悸,甚则唇青、舌紫等血瘀之病理表现。反之,若心气不足、心阳不振、瘀阻心脉等导致血行异常时,也会影响肺的宣发和肃降功能失常,出现咳嗽、气促等肺气上逆的病理现象。这就是心肺之间在病理上的相互影响。

2. 心与脾 心主血,脾统血,脾又为气血生化之源,故心与脾的关系主要表现在血液生成和运行方面。

血液生成方面:脾主运化而为气血生化之源。脾的运化功能正常,则化生血液的功能旺盛。以保证心血充盈。血液充盈,则心有所主。

血液运行方面:血液在脉中正常运行,既有赖于心气的推动,又依靠脾气的统摄,使血行脉中而不逸出。故血液能正常运行全赖心主行血与脾主统血的协调。心气充足,则运血有力,而不致瘀滞。脾气健旺,脾的统血功能正常,则血行脉中,而不逸出于脉外。

在病理上,心脾两脏亦常互为影响,如思虑过度,不仅暗耗心血,且可影响脾的运化功能;若脾气虚弱,运化失职,则气血生化无源,也可导致血虚而心无所主。若脾不统血而致血液妄行,则也会造成心血不足。以上种种,均可形成以眩晕、心悸、失眠、多梦、腹胀、食少、体倦、面色无华等为主要见症的"心脾两虚"之病理变化。

3. 心与肝 心主行血而肝主藏血,心藏神而肝主疏泄、调畅情志。因此,心与肝的关系,主要表现在血液运行以及精神情志两个方面。

血液运行方面:心主血,肝藏血,调节血量。两者相互配合,共同维持血液的正常运行。人体的血液,生化于脾,贮藏于肝,通过心以运行全身。心之行血功能正常,则血运正常,肝有所藏;若肝不藏血,则心无所主,血液的运行失常。正是由于心和肝在血行方面密切相关,故临床上"心肝血虚"常同时出现。

精神情志方面:心主神志,肝主疏泄、调畅情志。人的精神、意识和思维活动,虽由心所主,但与肝的疏泄功能亦密切相关。心肝两脏,相互为用,共同维持正常的精神情志活动。

4. 心与肾 心在五行属火,位居于上而属阳;肾在五行属水,位居于下而属阴。从阴阳、水火的升降理论来说,位于下者,以上升为顺;位于上者,以下降为和。所以,心火必须下降于肾,肾水必须上济于心,

这样,心肾之间的生理功能才能协调,称为"心肾相交"、"水火既济"。反之,若心火不能下降于肾而独亢,肾水不能上济于心而凝聚,心肾之间的生理功能就会失去协调,而出现一系列的病理表现,即称为"心肾不交"、"水火失济"。例如:在临床上出现的以失眠为主症的心悸、怔忡、心烦、腰膝酸软,或见男子梦遗、女个梦交等症,多属"心肾不交"。

5. 肺与脾 肺主气司呼吸,脾主运化、化生水谷精气;肺主宣发肃降、通调水道,脾主运化水液。所以肺与脾的关系,主要表现于气的生成和津液的输布代谢两个方面。

气的生成:机体气的生成,主要依赖于肺的呼吸功能和脾的运化功能,肺所吸入的清气和脾胃所运化的水谷精气,是组成气的主要物质基础。因此,肺的呼吸功能和脾的运化功能是否健旺,与气的盛衰密切相关。

水液代谢:在津液的输布代谢方面,是由肺的宣发肃降、通调水道和脾的运化水液、输布津液所构成。肺的宣发肃降和通调水道,有助于脾的运化水液功能,从而防止内湿的产生;而脾的转输津液,上输于肺,不仅是肺通调水道的前提,也为肺的生理活动提供了必要的营养。因此,二者之间在津液的输布代谢中存在着相互为用的关系。

肺脾二脏之间在病理上的相互影响,主要也在于气的生成不足和水液代谢失常两个方面。例如脾气虚损时,常可导致肺气的不足;脾失健运,津液代谢障碍,水液停滞,则聚而生痰、成饮,往往影响肺的宣发和肃降,而出现喘咳痰多等症状。所以有"脾为生痰之源,肺为贮痰之器"之说。反之,肺病日久,气耗太过,也可累及到脾导致脾气虚,影响脾的健运,从而出现纳食不化,腹胀,便溏,甚则水肿等病理表现。

6. 肺与肝 肺与肝的关系,主要表现于气机的调节方面。肺主降而肝主升,二者相互协调,对于全身气机的调畅是一个重要的环节。若肝升太过或肺降不及,则多致气火上逆,而出现咳逆上气,甚则咯血等病理表现,称之为"肝火犯肺"。相反,肺失清肃,燥热内盛,亦可影响到肝的疏泄条达,在咳嗽的同时,出现胸胁引痛胀满、头晕头痛、面红目赤等症。

7. 肺与肾 肺为水之上源,肾为主水之脏;肺主呼吸,肾主纳气;肺属金,肾属水,金水相生。肺与肾的关系,主要表现在水液代谢、呼吸运动及阴液互资三个方面。

水液代谢:肾为主水之脏,肺为"水之上源"。肺的宣发肃降和通调水道,有赖于肾的蒸腾气化。反之,肾的主水功能,亦有赖于肺的宣发肃降和通调水道。因此,肺失宣肃,通调水道失职,必累及于肾,而至尿少,甚则水肿;肾的气化失司,关门不利,则水泛

为肿,甚则上为喘促,咳逆倚息而不得卧。

呼吸运动:肺主呼气,肾主纳气,肺的呼吸功能需要肾的纳气作用来协助。肾气充盛,吸入之气方能经肺之肃降而下纳于肾,故有"肺为气之主,肾为气之根"之说。若肾的精气不足,摄纳无权,气浮于上;或肺气久虚,久病及肾,均可导致肾不纳气,出现呼多吸少、动则气喘等症。

阴液互资:肺肾阴液,相互资生。金为水之母,肺阴充足,下输于肾,使肾阴充盈;肾阴为一身阴液之根本,肾阴充盛,上滋于肺,使肺阴充足。故肺肾阴虚常同时并见,而出现两颧嫩红,骨蒸潮热,盗汗,干咳音哑,腰膝酸软等症。

8. 肝与脾 肝藏血而主疏泄,脾统血、主运化而为气血生化之源。肝脾两脏的关系,主要表现在疏泄与运化的相互为用、藏血与统血的相互协调关系。

饮食物消化:肝主疏泄,调畅气机,协调脾胃升降,并疏利胆汁,输于肠道,促进脾胃对饮食物的消化及对精微的吸收和转输功能;脾气健旺,运化正常,水谷精微充足,气血生化有源,肝体得以濡养而使肝气冲和条达,有利于疏泄功能的发挥。

血液运行:血的正常运行,虽由心所主持,但与肝、脾也有密切的关系。肝主藏血,调节血量;脾主生血,统摄血液。脾气健旺,生血有源,统血有权,使肝有所藏;肝血充足,藏泻有度,血量得以正常调节,气血才能运行无阻。若脾虚气血生化无源,或脾不统血,失血过多,均可导致肝血不足。

此外,如脾胃湿热郁蒸,熏蒸肝胆,形成黄疸。可见,在病理上肝病可以传脾,脾病也可以及肝,肝脾两脏病变常常互为影响。

9. 肝与肾 肝肾之间关系极为密切,有"肝肾同源"或"乙癸同源"之说。肝藏血,肾藏精。肝主疏泄而肾主封藏,故肝肾之间的关系,主要表现在精血同源、藏泄互用以及阴阳互滋互制等方面。

精血同源:血的化生有赖于肾中精气的气化;肾中精气的充盛,亦有赖于血液的滋养。所以说精能生血,血能化精,称之为"精血同源"。在病理上,精与血的病变亦常相互影响。如肾精亏损,可导致肝血不足;反之,肝血不足,也可引起肾精亏损。

藏泄互用:肝主疏泄与肾主封藏之间亦存在着相互制约、相反相成的关系,主要表现在女子的月经来潮和男子泄精的生理功能。若二者失调,则可出现女子月经周期的失常,经量过多,或闭经;男子遗精滑泄,或阳强不泄等症。

阴阳互滋互制:由于肝肾同源,所以肝肾阴阳之间的关系极密切。肝肾阴阳,息息相通,相互制约,协调平衡,故在病理上也常相互影响。如肾阴不足可引起肝阴不足,阴不制阳而导致肝阳上亢,称之为"水不

涵木"；如肝阴不足，可导致肾阴的亏虚，而致相火上亢。反之，肝火太盛，也可下劫肾阴，形成肾阴不足的病理变化。

案例 3-9

杞菊地黄汤治愈视瞻昏渺案

张某，男，40 岁。初诊：1983 年 7 月 8 日。主诉及病史：右眼视野中央出现黑色暗影及视物变形年余。眼科诊断为中心性视网膜脉络膜炎。屡用杞菊地黄、明目地黄之类乏效。诊查：诊时右眼视力 0.3，舌淡，脉虚无力。治法：治拟滋补肝肾、养血活血，杞菊地黄丸加味。处方：枸杞子 12g，白菊 12g，大生地 30g，制萸肉 9g，怀山药 15g，泽泻 18g，丹皮 9g，制首乌 15g，茺蔚子 20g，丹参 30g，赤芍 9g，青葙子 15g，茯苓 15g。

二诊：服药 20 剂后，右眼暗影已淡，视力恢复至 0.6，但视物尚有变形缩小感。原方加决明子 30g，陈皮 9g，再进。

三诊：继服药 20 剂后，右眼暗影范围明显缩小，颜色由黑转呈淡黄色，唯在强光下右眼下方有雪花样闪光出现，视物变形感尚存。右眼视力恢复到 1.0。方中加潼蒺藜 15g 长服。经年余随访病情稳定。[董建华．中国现代名中医医案精粹（第 1 集）·杨继荪医案．北京：人民卫生出版社，2010：232]

【按语】 "肝肾同源"，肝肾之间关系极为密切。肾藏精，肝藏血，精血同源，精能生血，肝血的化生有赖于肾中精气的气化；肾精亏损，可导致肝血不足。肝开窍于木。本案为肝肾阴亏，精血不能上荣所致。故用杞菊地黄丸益肝肾以明目。然久病窍络瘀滞，故于方中加丹参、赤芍、茺蔚子等活血行瘀之品，以使络道疏通，目睛更得其养。

---

10. 脾与肾 脾主运化，化生精微，为后天之本；肾主藏精，内藏元阴元阳，为先天之本。脾主运化水液，肾为主水之脏。故脾与肾之间的关系，主要表现在先后天之间的相互资助和水液代谢方面。

先天后天相互资生：脾之健运，化生精微，须借助于肾阳的温煦，故有"脾阳根于肾阳"之说。肾中精气亦有赖于水谷精微的培育和充养，才能不断充盛和成熟。因此，脾与肾在生理上是后天与先天的关系，它们是相互资助，相互促进。在病理上亦常相互影响，互为因果。如肾阳不足，不能温煦脾阳，则可见腹部冷痛，下利清谷，或五更泄泻，水肿等症。若脾阳久虚，进而可损及肾阳，而成脾肾阳虚之病证。

水液代谢：脾气运化水液功能的正常发挥，须赖肾气的蒸化及肾阳的温煦功能的支持。肾主水液输布代谢，又须赖脾气及脾阳的协助，即所谓"土能制水"。

二、腑与腑之间的关系

六腑，是以"传化物"为其生理特点，六腑之间的相互关系，主要体现于饮食物的消化、吸收和排泄过程中的相互联系和密切配合。

饮食入胃，经胃的腐熟和初步消化，下传于小肠，通过小肠的进一步消化，泌别清浊，其清者为精微物质，经脾的转输，以营养全身；剩余之水液，吸收后，成为渗入膀胱的尿液之化源；其浊者为糟粕（食物之残渣），下达于大肠。渗入膀胱的尿液，经气化作用及时排出体外；进入大肠的糟粕，经传导与燥化，而由肛门排出体外。在饮食物的消化、吸收和排泄过程中，还有赖于胆汁的排泄以助消化；三焦不仅是水谷传化的道路，更重要的是三焦的气化，推动和支持着传化功能的正常进行。由于六腑传化水谷，需要不断地受纳、消化、传导和排泄，虚实更替，宜通而不宜滞，所以后世医家有"六腑以通为用"和"腑病以通为补"的说法。

病理上，如胃有实热，消灼津液，则可致大肠传导不利，大便秘结不通；而大肠燥结，便闭不行，亦可影响胃的和降，而使胃气上逆，出现恶心、呕吐等症。又如胆火炽盛，常可犯胃，导致胃失和降而见呕吐苦水。脾胃湿热，熏蒸肝胆，而使胆汁外泄，可发生黄疸病证。

三、脏与腑之间的关系

脏与腑的关系，实际上就是阴阳表里关系。由于脏属阴，腑属阳；脏为里，腑为表，一脏一腑，一阴一阳，一表一里相互配合，并有经脉相互络属，从而构成了脏腑之间阴阳表里相互配合的密切联系。

1. 心与小肠 心的经脉属心而络小肠，小肠的经脉属小肠而络心，二者通过经脉的相互络属构成了表里关系。病理上，如心有实火，可移热于小肠，引起尿少、尿热赤、尿痛等症。反之，如小肠有热，亦可循经上炎于心，引起心火上炎的表现，可见心烦，舌赤，口舌生疮等症。

2. 肺与大肠 肺与大肠亦是通过经脉的络属而构成表里关系；肺气的肃降，有助于大肠传导功能的发挥；大肠传导功能正常，则有助于肺的肃降。若大肠实热，腑气不通，则可影响肺的肃降，而产生胸满、喘咳等症。如肺失清肃，津液不能下达，可见大便困难；肺气虚弱，气虚推动无力，则可见大便艰涩而不行，称之为"气虚便秘"。若气虚不能固摄，清浊混杂而下，可见大便溏泻。

3. 脾与胃 脾与胃通过经脉相互络属而构成表

里关系。脾主运化,胃主受纳;脾主升,胃主降;脾性湿而喜燥,胃性燥而喜湿。两者之间的关系表现为以下三方面:

纳运相合:二者共同完成饮食物的消化吸收及其精微的输布,从而滋养全身,故称脾胃为"后天之本"。胃所受纳的水谷,要经过脾的运化才能化生为精微以营养全身,故说"脾为胃行其津液"。

升降相因:脾主升,胃主降,相反相成。脾气升,则水谷之精微得以输布;胃气降,则水谷及其糟粕得以下行。故说:"脾宜升则健,胃宜降则和。"因脾胃居于中焦,气机一升一降,故二者间的升降关系又是维持全身气机升降的枢纽。

燥湿相济:胃属燥,脾属湿,胃喜润恶燥,脾喜燥恶湿,两脏燥湿相济,阴阳相合,方能完成饮食物的传化过程。

由于脾胃在生理上的相互联系,因而在病理上也是相互影响的。如脾为湿困,运化失职,清气不升,即可影响胃的受纳与和降,可出现食少、呕吐、恶心、脘腹胀满等症。反之,若饮食失节,食滞胃脘,胃失和降,亦可影响脾的升清与运化,可出现腹胀泄泻等症。

4. 肝与胆 胆附于肝,有经脉互为络属,构成表里关系。胆汁来源于肝之余气,胆汁所以能正常排泄和发挥作用,亦依靠肝的疏泄功能。若肝的疏泄功能失常,就会影响胆汁的分泌与排泄;反之,若胆汁排泄不畅,亦会影响肝的疏泄。因此,肝与胆在生理和病理上密切相关,肝病常影响及胆,胆病也常波及于肝,最终肝胆同病,如肝胆火旺、肝胆湿热等。

5. 肾与膀胱 肾为水脏,膀胱为水腑,足少阴经属肾络膀胱,足太阳经属膀胱络肾,两者构成表里相合关系。生理上肾为主水之脏,开窍于二阴;膀胱贮尿排尿,是为水腑。膀胱的贮尿排尿功能,取决于肾气的盛衰。

病理上,若肾气虚弱,蒸化无力,或固摄无权,可影响膀胱的贮尿排尿,而见尿少、癃闭或尿失禁。膀胱湿热,或膀胱失约,也可影响到肾气的蒸化和固摄,以致出现小便色质或排出的异常。

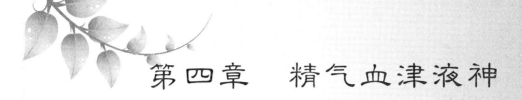

第四章 精气血津液神

精、气、血、津液是人体脏腑经络、形体官窍进行生理活动的物质基础，是构成人体和维持人体生命活动的基本物质。神是人体生命活动的主宰及其外在总体表现的统称。

第一节 精

一、精的基本概念

精是构成人体和维持人体生命活动的最基本物质之一，是人体生长发育及各脏腑器官生理活动的物质基础。

精有广义和狭义之分。狭义之精，是指具有繁衍后代作用的生殖之精。广义之精，是指人体内的一切精微物质，包括人体之内的血、津液、髓以及水谷精微等。

二、精的代谢

精的代谢过程，包括生成、贮藏和施泄三个方面。

精的生成 先天之精禀受于父母，是构成胚胎的原始物质。《灵枢·天年》认为人之始生，"以母为基，以父为楯"。《灵枢·决气》说："两神相搏，合而成形，常先身生，是谓精。"后天之精，又称"水谷之精"，是指来源于饮食水谷由脾胃运化功能化生的水谷之精，是人出生后赖以维持生命活动的精微物质。人体之精以先天之精为本，并得到后天之精的不断充养而成。

精的贮藏 人体之精主要藏于肾中，又分藏于脏腑。先天之精在胎儿时期就贮藏于肾，是肾精的主体成分。后天之精来源于水谷，由脾胃化生的精微物质，经脾气的转输源源不断地输送到各个脏腑组织，化为脏腑之精，在供给脏腑生理活动需要的同时，又将其剩余部分输送于肾中，以充养肾精。

精的施泄 精的施泄有两种形式：一是分藏于全身各个脏腑之中，濡养脏腑，并化气以推动和调控各脏腑的机能；二是化为生殖之精而有度地排泄以繁衍生命。

三、精的功能

精主闭藏而静谧于内，其性属阴。精除了具有繁衍生命的重要作用外，还具有濡养、化血、化气、化神等功能。

（1）繁衍生命：由先天之精与后天之精合化而生成的生殖之精，具有繁衍生命的作用。

（2）濡养作用：精能滋润濡养人体各脏腑形体官窍。先天之精与后天之精充盛，则脏腑之精充盈，肾精也充盛，因而全身脏腑组织官窍得到精的充养，各种生理机能得以正常发挥。

（3）化血作用：精可以转化为血，是血液生成的来源之一。

（4）化气作用：精可以化生为气。先天之精可以化生先天之气（元气），水谷之精可以化生谷气，再加上肺吸入的自然界清气，综合而成一身之气。

（5）化神作用：精能化神，精是神化生的物质基础。神是人体生命活动的外在总体表现，它的产生离不开精这一基本物质。

四、精的分类

精，按其来源，可分为先天之精和后天之精；按其分布部位，则有各脏腑之精；以其特殊功能，则有生殖之精。

1. 先天之精与后天之精 人体之精从生成来源来说，有先天之精与后天之精之分。先天之精禀受于父母，源于父母的生殖之精，是生命产生的本原。后天之精源于饮食水谷，由脾胃等脏腑吸取饮食精华而产生，是维持人体生命活动的重要物质。

2. 生殖之精 源于肾精，在天癸的促发作用下由肾藏的先天之精在水谷之精的资助充养下合化而成，起着繁衍后代的作用。人们通过生殖之精的交合将生命物质遗传给下一代。男女双方生殖之精结合成为胚胎，产生新的生命体。

3. 脏腑之精 是指脏腑所藏的具有濡养、滋润和支撑本脏腑及其所属的形体、官窍等作用的液态精华物质。脏腑之精中既有先天之精的成分，又有后天之精的成分。但各脏腑之精中所含先天之精与后天之精的比例是不同的：肾精的成分主要是先天之精，其他脏腑之精的成分主要是后天水谷之精。脏腑之精具有濡养脏腑及其所属的形体、官窍的作用。脏腑之精还能化生脏腑之气,推动和调控脏腑的生理机能。如肾精化生肾气,推动和调控人体的生长发育和生殖以及水液代谢、呼吸运动等。

第二节　气

中医学的气学说,是研究人体之气的概念、生成、分布、功能及其与脏腑、精、血、津液之间关系的系统理论,与古代哲学的气学说有着明显的区别。

一、气的基本概念

气是人体内活力很强的、不断运动的精微物质,是构成人体和维持人体生命活动的最基本物质。既指人体赖以生存的具体物质,又是人体脏腑功能活动的总称。

二、气的生成

人体之气,由精化生,并与肺吸入的自然界清气相结合而成。一身之气的生成,是脾、肾、肺等脏腑的综合协调作用的结果。

1. 生成之源　人体之气来源于先天之精气、水谷所化生的水谷之精气和自然界的清气,三者结合而构成人体之气。

2. 相关脏腑　从气的来源得知,人体之气的充足与否有赖于全身各个脏腑的综合协调作用,其中与肾、脾胃和肺的关系尤为密切。

肾为生气之根:肾藏先天之精,并受后天之精的充养。先天之精所化生的先天之气(即元气),是人体之气的根本。

脾胃为生气之源:脾主运化,胃主受纳,共同将饮食水谷的消化吸收,化生为后天水谷之气,故称脾胃为生气之源。

肺为生气之主:肺主气,主司宗气的生成,在气的生成过程中占有重要地位,故为生气之主。

三、气的运动和运动形式

人体的气,是不断运动着的具有很强活力的精微物质。它流行于全身各脏腑、经络等组织器官,推动和激发着人体的各种生理活动。

气的运动,称作"气机"。气的运动形式,因气的种类与功能的不同而有所不同,但总体来说,均可归纳为升、降、出、入四种基本运动形式。气的升降出入运动,是人体生命活动的根本;气的升降出入运动一旦停止,人的生命活动就要终止。如《素问·六微旨大论》说:"故非出入,则无以生长壮老已;非升降,则无以生长化收藏。是以升降出入,无器不有。故器者,生化之宇,器散则分之,生化息矣"。

气的升降出入运动,只有在脏腑、经络等组织器官的生理活动中,才能得到具体的体现。例如:肺的呼吸功能,体现着呼气是出,吸气是入,宣发是升,肃降是降。脾胃和肠的消化功能,以脾主升清,胃主降浊来概括整个机体对饮食物的消化、吸收、输布和排泄的全过程。机体的水液代谢,是以肺的宣发肃降,脾胃的运化转输,肾的蒸腾气化和吸清排浊,来概括水液代谢的全过程。所以,机体的各种生理活动,实质上都是气的升降出入的具体体现。

气的升和降、出和入,是对立统一的矛盾运动。从局部来看,并不是每一种生理活动,都必须具备升降出入,而是各有所侧重,如肝、脾主升,肺、胃主降等。从整个机体的生理活动来看,则升和降、出和入之间必须协调平衡,才能维持正常的生理活动。因此,气的升降出入运动,又是协调平衡各种生理功能的一个重要环节。

气的升降出入运动之间的协调平衡,称作"气机条畅";升降出入的平衡失调,即是"气机失调"的病理状态。"气机失调"有多种表现形式:由于某些原因,气的升降出入运动受到阻碍,称作"气机不畅";在某些局部发生阻滞不通时,称作"气滞";气的上升太过或下降不及时,称作"气逆";气的上升不及或下降太过时,称作"气陷";气不能内守而外逸时,称作"气脱";气不能外达而结聚于内时,称作"气结"或"气郁";甚则"气闭"等。气的升降出入运动,从局部来看有所侧重,但从总体上却是有一定的规律,而且是协调平衡的。

四、气的功能

气,是维持人体生命活动的最基本物质,在人体内具有十分重要的生理功能。主要有以下几方面:

1. 推动作用　气是活力很强的精微物质,它对于人体的生长发育,各脏腑、经络、组织器官的生理活动,血的生成和运行,津液的生成、输布和排泄等均起着推动作用和激发其运动的作用。推动作用主要包括①推动人体的生长发育;②推动脏腑经络的生理活动;③推动精血津液的生成及运行输布。

2. 温煦作用　《难经·二十二难》说:"气主煦之",就是说气是人体热量的来源。主要包括:①温煦机体,维持正常体温;②温煦各脏腑、经络、形体、官窍,发挥正常生理活动;③温煦精血津液等液态物质,维持其正常循行和输布。故说"血得温而行,得寒而凝"。如果气的温煦作用失常,则可见畏寒、四肢不温、体温低下,血和津液运行迟缓等寒象。

3. 防御作用 机体的防御作用是非常复杂的,是各方面作用的综合,但气在这里起着相当重要的作用。气的防御作用主要体现于:①护卫肌表,防御外邪;②保卫机体,驱邪外出。由此可见,气的防御作用减弱,全身的抗病能力必然下降,机体也易于患病。

4. 固摄作用 固摄作用,是指气对于体内血、津液、精等液态物质的固护、统摄和控制作用,从而防止这些物质无故流失,保证它们在体内发挥正常的生理功能。具体来说,气的固摄作用表现为:①统摄血液,可使血液循脉而行,防止其逸出脉外;②固摄汗液、尿液、唾液、胃液、肠液,防止其过多排出及无故流失;③固摄精液,防止其妄加排泄。若气的固摄作用减弱,则机体固摄液态物质的功能下降。如气不摄血,可导致各种出血;气不摄津,可导致自汗、多尿或小便失禁、流涎、泛吐清水、泄泻滑脱;气不固精,可出现遗精、滑精和早泄等。

气的固摄作用与推动作用是相反相成的两个方面。气一方面能推动血液的运行和津液的输布、排泄;另一方面,气又可固摄体内的液态物质,防止其无故流失。由于这两个方面作用的相互协调,构成了气对体内液态物质的正常运行、分泌、排泄的调节和控制,这是维持人体正常的血液循行和水液代谢的重要环节。

5. 气化作用 气化,是指通过气的运动而产生的各种变化。诸如体内精微物质的化生及输布,精微物质之间、精微物质与能量之间的互相转化,以及废物的排泄等等都属气化。在中医学中,气化实际上是指由人体之气的运动而引起的精气血津液等物质与能量的新陈代谢过程,是生命最基本的特征之一。具体地说,是指精、气、血、津液各自的新陈代谢及其相互转化过程。例如:气、血、津液的生成,都需要将饮食物转化成水谷之精气,然后再化生成气、血、津液等;津液经过代谢,转化成汗液和尿液;饮食物经过消化和吸收后,其残渣转化成糟粕等,都是气化作用的具体表现。如果气化功能失常,即能影响到气、血、津液的新陈代谢和饮食物的消化吸收以及汗液、尿液和粪便等的排泄等,从而形成各种代谢异常的病变。所以说气化作用的过程,实际上就是体内物质代谢的过程,也是物质转化和能量转化的过程。

气的五个功能,虽然各不相同,但都是人体生命活动中不可或缺的,它们密切地协调配合,相互为用。

案例 4-1

益气固涩法治愈遗尿案

赵某,男,30 岁。初诊:1953 年 3 月 2 日。

主诉及病史:患者因膀胱结石,小便癃闭,经某医院外科行膀胱取石术治疗。术后小便不能控制,淋漓不止,邀请本市数位名中医会诊。诊查:证见形体消瘦,颜面苍白,脉沉细而迟。辨证:诸医推肖老方主。肖氏据症辨为气虚不能约束所致之遗溺证候。治法:宜益气固涩,选黄芪束气汤加桑螵蛸主之(一医增入当归,另医增入附片)。处方:黄芪 15g,潞参 12g,白芍 9g,升麻 6g,破故纸 9g,益智 6g,肉桂 6g,生姜 6g,五味子 6g,桑螵蛸 9g,当归 6g,附片 6g。服药 1 剂小便能控制,后又连续服药 2 剂,病告痊愈。(董建华. 中国现代名中医医案精粹(第 1 集)· 肖希三医案. 北京:人民卫生出版社,2010:676)

【按语】 气能摄津,气的固摄作用控制着津液的排泄。若气虚或气的固摄作用减弱,则导致体内津液的无故流失,出现多尿、遗尿等症,临床治疗宜补气固津。本案术后遗溺,与下元虚冷、气血亏虚、气不摄纳密切相关。故以益气固涩之黄芪束气汤为治。

五、气的分类

人体的气,从整体上说,是由肾中精气、脾胃运化而来的水谷精气和肺吸入的清气所组成,在肾、脾胃、肺等生理功能的综合作用下所生成,并充沛于全身而无处不到。但具体地说,人体之气,由于其主要组成部分、分布部位和功能特点的不同,而又有不同的名称。主要有如下几种:

1. 元气 又名"原气"、"真气",是人体最基本、最重要的气,是人体生命活动的原动力。

(1)组成与分布:元气的组成,以肾所藏的精气为主,依赖于肾中精气所化生。通过三焦而流行于全身,内至脏腑,外达肌肤腠理,作用于机体的各个部分。

(2)主要功能:元气的主要功能,是推动人体的生长和发育,温煦和激发各个脏腑、经络等组织器官的生理活动,所以说,元气是人体生命活动的原动力,是维持生命活动的最基本物质。机体的元气充沛,则各脏腑、经络等组织器官的活力就旺盛,人体的素质就强健而少病。若因先天禀赋不足,或因后天失调,或因久病损耗,以致元气的生成不足或耗损太过,就会形成元气虚衰而产生种种病变。

2. 宗气 是积于胸中之气。宗气在胸中积聚之处,称作"气海",又称"膻中"。

(1)组成与分布:宗气,是由肺所吸入的自然界清气和脾胃所化生的水谷精气结合而成。因此,肺的呼吸功能与脾胃的运化功能正常与否,直接影响着宗气的盛衰。

宗气聚集于胸中,贯注于心肺之脉,上司呼吸、助心行血,下行丹田,会注足阳明之气而下行于足。

(2)主要功能:宗气的主要功能有两个方面:一是走息道以行呼吸。凡语言、声音、呼吸的强弱,都与宗气的盛衰有关。二是贯心脉以行气血。凡气血的运行、肢体的寒温和活动能力、视听的感觉能力、心搏的强弱及其节律等,皆与宗气的盛衰有关。

3. 营气　是与血共行于脉中之气。营气富于营养,故又称"荣气"。营与血关系极为密切,可分而不可离,故常常"营血"并称。营气与卫气相对而言,属于阴,故又称 为"营阴"。

(1)组成与分布。营气,主要来自脾胃运化的水谷精气,由水谷精气中的精华部分所化生。营气分布于血脉之中,成为血液的组成部分而循脉上下,营运于全身。

(2)主要功能:营气的主要生理功能,有营养和化生血液两个方面。水谷精微中的精专部分,是营气的主要成分,是脏腑、经络等生理活动所必需的营养物质,同时又是血液的组成部分。所以《灵枢·邪客》说:"荣气者,泌其津液,注之于脉,化以为血,以荣四末,内注五脏六腑。"

4. 卫气　是运行于脉外之气。卫气与营气相对而言,属于阳,故又称为"卫阳"。

(1)组成与分布:卫气,主要由水谷精气所化生,它的特性是"慓疾滑利"。也就是说它的活动力特别强,流动很迅速。所以它不受脉管的约束,运"行于皮肤、分肉之间,熏于肓膜,散于胸腹。"

(2)主要功能:卫气的生理功能有三方面,一是护卫肌表,防御外邪入侵。二是温养脏腑、肌肉、皮毛等;三是调节控制腠理的开合、汗液的排泄,以维持体温的相对恒定等。如《灵枢·本藏》说:"卫气者,所以温分肉,充皮肤,肥腠理,司开合者也";"卫气和,则分肉解利,皮肤润柔,腠理致密矣。"

营气和卫气,都以水谷精气为其主要的生成来源,"营行脉中"、"卫行脉外"。营主内守而属于阴,卫主外卫而属于阳,二者之间的运行必须协调,才能维持正常的腠理开合、体温以及防御外邪的能力。反之,若营卫不和,则可见恶寒发热、无汗或汗多以及抗御外邪能力低下等。

人体的气,除了上述最重要的四种气之外,还有"脏腑之气"、"经络之气"等。所谓"脏腑之气"和"经络之气",实际上都是一身之气所派生的,是一身之气分布于某一脏腑或某一经络,即成为某一脏腑或某一经络之气,它属人体一身之气的一部分,是构成各脏腑、经络的最基本物质,又是推动和维持各脏腑、经络进行生理活动的物质基础。

案例 4-2

益气健脾法治愈自汗案

陆某,女,44 岁。初诊:1975 年 7 月 3 日。主诉及病史:1972 年流产之后,汗出恶风,腹中鸣响,自觉时有冷风入腹并作抽痛,饮食尚佳,形瘦乏力,经多方治疗至今未愈。诊查:舌质红,苔薄腻,脉细,经行甚少。辨证:此属气血俱虚,脾胃虚弱,卫阳不固,外风易侵。治法:治以益气健脾,固表敛汗之法。处方:党参12g,白术10g,炙甘草6g,桂枝 3g,白芍10g,淮小麦30g,糯稻根30g,煅龙骨30g,木瓜6g,陈皮 6g,红枣 5 枚,6 剂。

二诊:7 月 10 日。服前方药 6 剂后,汗出恶风及腹中鸣响抽痛等症均明显减轻。舌质红,苔薄腻,脉细。再予前法。患者即返外地工作,原方带回嘱再服药 6 剂。(董建华. 中国现代名中医医案精粹(第 1 集)·黄文东医案. 北京:人民卫生出版社,2010:483～484)

【按语】 本案因流产之后营卫俱虚,腠理不固,风邪乘虚入侵而致阴津外泄。故治宜固津为要。处方为数方融合而成。四君子汤补养中气,充实营卫,配糯稻根、煅龙根以增固表敛汗之力;桂枝汤调和营卫,治表虚自汗恶风;芍药甘草汤缓急而止腹痛;甘麦大枣汤养心安神,以助脾胃之运化。由于配伍得当,相辅相成,故一举而收效。

第三节　血

一、血的基本概念

血,是红色的液态样物质,是构成人体和维持人体生命活动的基本物质之一,有营养和滋润作用。血必须在脉中运行,才能发挥它的生理效应。如因某些原因而逸出于脉外,即为出血,又称为"离经之血"。脉,具有阻遏血液逸出的功能,故有"血府"之称。

二、血 的 生 成

血,主要由营气和津液所组成。营气和津液,都来自脾胃所运化的水谷精微,所以说脾胃是气血生化之源。血液的生成过程是饮食物经胃的腐熟和脾的运化,转化为水谷精微,再经脾气的升清上输于肺,与肺吸入的清气相结合,通过心肺的气化作用,注之于脉,化而为血。《灵枢·决气》所说的:"中焦受气取汁,变化而赤,是谓血",即是充分说明了脾和胃(中焦)的运化功能在生成血液过程中的地位和作用。

由于营气和津液都来源于水谷精气,所以饮食营养的优劣和脾胃运化功能的强弱,直接影响着血液的化生。饮食营养的长期摄入不足,或脾胃运化功能的长期失调,均可导致血液的生成不足,而形成血虚的病理变化。

此外,精血同源,即精和血之间还存在着相互资生和转化的关系。

三、血 的 运 行

血在脉管中运行不息,流布于全身,环周不休。随着血的运行,为全身各脏腑组织器官提供了丰富的营养,以供其需要。

血,属于阴而主静。血的运行,主要依赖于气的推动作用。血在脉管中运行而不至逸出脉外,也是由于气的固摄作用。所以血液的正常运行,取决于气的推动作用和固摄作用之间的协调平衡。

由于心脏的搏动,推动着血液的运行。《素问·痿论》说:"心主身之血脉",血液正常的循行,还与其他某些脏器生理功能的协调平衡密切相关,如:肺的宣发和朝会百脉,肝的疏泄等,是推动和促进血液运行的重要因素;脾的统血和肝的藏血等,是固摄血液的重要因素。此外,脉道是否通利,血的或寒或热等,更是直接地影响着血液运行的或迟或速。因此,血液循环的正常运行,不仅依赖于心的生理功能是否正常,而且还在于肺、肝、脾等脏器的生理功能是否协调平衡。如果推动和促进血液运行的因素增加,或固摄血液的作用减弱,则血液的运行可因之而变速,甚则逸出脉外,而导致出血;反之,则血液的运行因之而变慢,运行不利,可导致血瘀等病理变化。

四、血 的 功 能

血具有营养和滋润全身的生理功能。血在脉管中运行,内至脏腑,外达皮肉筋骨,无处不到,运行不息,对全身各脏腑组织器官起着营养和滋润作用,以维持正常的生理活动。《难经·二十二难》说:"血主濡之",就是对血的营养和滋润作用的高度概括。

血的营养和滋润作用,具体体现在面色的红润、肌肉的丰满、皮肤毛发的润泽;感觉运动的灵活等方面。如果血的生成不足或耗伤过度,可出现头昏目花、面色不华或萎黄、毛发干枯、肌肤干燥、肢体或肢端麻木等血虚的临床表现。

血液是神志活动的物质基础。人的精神充沛,神志清晰,感觉灵敏,活动自如,均有赖于血气的充盛及血脉的调和与流利。所以,当血液生成不足或运行失常时,均可以出现精神衰退、健忘、多梦、失眠、烦躁,甚则可见神志恍惚,惊悸不安,以及谵狂、昏迷等神志失常的多种临床表现。

第四节 津　　液

一、津液的基本概念

津液,是机体一切正常水液的总称,包括各脏腑组织器官的内在体液及其正常的分泌物,如胃液、肠液和涕、泪等。津液,同气和血一样,是构成人体和维持人体生命活动的基本物质。

津和液,同属于水液,都来源于饮食,有赖于脾和胃的运化功能而生成。由于津和液在其性状、功能及其分布部位等方面均有所不同,因而也有一定的区别。一般地说,性质较清稀,流动性较大,布散于体表皮肤、肌肉和孔窍,并能渗注于血脉,起滋润作用的,称为津;性质较稠厚,流动性较小,灌注于骨节、脏腑、脑、髓等组织,起濡养作用的,称为液。津和液之间可以相互转化,故津和液常同时并称,但在发生"伤津"和"脱液"的病理变化时,在辨证论治中,又须加以区分。

二、津液的代谢

津液的生成、输布和排泄,是一个复杂的生理过程,涉及多个脏腑的一系列生理功能。《素问·经脉别论》说:"饮入于胃,游溢精气,上输于脾,脾气散精,上归于肺,通调水道,下输膀胱,水精四布,五经并行。"这是对津液的生成和输布、排泄过程的简明概括。

津液来源于饮食水谷。津液的生成,是通过胃对饮食物的"游溢精气"和小肠的"分清别浊","上输于脾"而生成。津液的输布和排泄,主要是通过脾的转输、肺的宣降和肾的蒸腾气化,以三焦为通道输布于全身。

脾对津液的输布作用,一方面将津液"以灌四旁"(《素问·玉机真脏论》)和全身;另一方面,则将津液"上输于肺"。这两个方面统属于脾的"散精"功能。

肺对津液的输布和排泄作用,又称作"通调水道"。通过肺的宣发作用,将津液输布于全身体表,以发挥津液的营养和滋润作用,津液通过代谢化为汗液而排出体外。故说肺"输精于皮毛"(《素问·经脉别论》)。津液通过肺的肃降作用,向下输送到肾和膀胱,最后化为尿液排出体外。此外,肺在呼气中也排出了大量的水分。可见,肺的宣发肃降,通调水道,对于津液的输布和排泄起着重要的作用。

肾对于津液的输布和排泄,亦起着极其重要的主宰作用。《素问·逆调论》说:"肾者水脏,主津液。"肾对津液的主宰作用,主要表现在肾所藏的精气,是机体生命活动的原动力,亦是气化作用的原动力。因而胃的"游溢精气"、脾的"散精"、肺的"通调水道"以及小肠的"分清别浊",都需要依靠肾的蒸腾气化作用而实现。全身的津液,最后亦都要通过肾的蒸腾气化,升清降浊,使"清者"蒸腾上升,从而向全身布散;"浊者"下降化为尿液,注入膀胱。尿液排泄量的多少,实际上是调节着全身津液的代谢平衡。故《素问·水热穴论》说:"肾者,胃之关也。关门不利,故聚水而从其类也。"

综上所述,津液的生成,依赖于脾胃对饮食物的运化功能;津液的输布,依靠脾的"散精"和肺的"通调水道"功能;津液的排泄,主要是依靠汗液、尿液和随着呼吸排出的水气;津液在体内的升降出入,是在肾的气化蒸腾作用下,以三焦为通道,随着气的升降出入,布散于全身而环流不息。故《素问·灵兰秘典论》说:"三焦者,决渎之官,水道出焉。"可见津液的生成、输布、排泄及其维持代谢平衡,依赖于气和许多脏腑一系列生理功能的协调平衡;其中尤以肺、脾、肾三脏的生理功能起着主要的调节平衡作用。所以,不论是气的病变或脏腑的病变,均可影响及津液的生成、输布、排泄,破坏津液的代谢平衡,从而形成伤津、脱液等津液不足的病理变化,导致津液环流障碍,形成水液停聚的病理变化。

三、津液的功能

津液有滋润和濡养的生理功能。如:布散于肌表的津液,具有滋润皮毛肌肤的作用;流注于孔窍的津液,具有滋润和保护眼、鼻、口等孔窍作用;渗入于血脉的津液,具有充养和滑利血脉的作用,而且也是组成血液的基本物质;注入于内脏组织器官的津液,具有濡养和滋润各脏腑组织器官的作用;渗入于骨的津液,具有充养和濡润骨髓、脊髓和脑髓等作用。

第五节　神

一、神的基本概念

神是人体生命活动的主宰及其外在总体表现的统称。神的内涵是广泛的,既是一切生理活动、心理活动的主宰,又包括了生命活动外在的体现,其中又将意识、思维、情感等精神活动归为狭义之神的范畴。

二、神的生成

精、气、血、津液是产生神的物质基础,神是不能脱离这些精微物质而存在的。《素问·八正神明论》说:"血气者,人之神。"《素问·六节藏象论》又说:"气和而生,津液相成,神乃自生。"都说明了精、气、血、津液不仅是构成人体的基本物质,而且还是神所赖以产生的基本物质。通过这些精微物质的新陈代谢,产生了生命活动,可以从形色、眼神、言谈、表情、应答、举止、精神、情志、声息、脉象等方面体现出来,而这些生命活动外在体现的总称即是神。

三、神的作用

神的产生以精、气、血、津液作为物质基础,是脏腑精气运动变化和相互作用的结果。神不仅是脏腑生理机能的综合反映,而且对脏腑精气及其生理活动有着主宰和调节作用。

1. 调节精气血津液的代谢　神既由精、气、血、津液等作为物质基础而产生,又能反作用于这些物质。神具有统领、调控这些物质在体内进行正常代谢的作用。《类经·摄生类》说:"虽神由精气而生,然所以统驭精气而为运用之主者,则又在吾心之神。"

2. 调节脏腑的生理功能　脏腑精气产生神,神通过对脏腑精气的主宰来调节其生理功能。以五脏精气为基础物质产生的精神情志活动,在正常情况下对脏腑之气的运行起到调控作用,使之升降出入运行协调有序。

3. 主宰人体的生命活动　《素问·移精变气论》说:"得神者昌,失神者亡。"神的盛衰是生命力盛衰的综合体现,因此神的存在是人体生理活动和心理活动的主宰。《素问·灵兰秘典论》说:"心者,君主之官也,神明出焉。"《素问·宣明五气》说:"心藏神。"这些都突出了神在生命活动中的主宰地位。

> **案例 4-3**
> **笑哭不常案**
> 张子和路逢一妇人,喜笑不休,半年矣,诸医医治之术穷。张曰:此易治耳。以食盐二两成块,烧令通红,放冷研细,以河水一大碗,煎三五沸,温分三服,须臾探吐,出痰半斗,次服火剂黄连解毒汤,不数日而笑止。(《名医类案》)
> **【按语】**《素问》曰:神有余则笑不休,神不足则悲。其有痰者,亦因乎火也。

第六节　精气血津液神之间的相互关系

气、血、津液是构成人体和维持人体生命活动的最基本物质。三者的组成,均离不开脾胃运化而生成的水谷精气。三者的生理功能，又存在着相互依存、相互制约和相互为用的关系。因此，无论在生理或病理情况下，气、血、津液之间均存在着极为密切的相互关系。

一、气与血的关系

气属于阳，血属于阴。《难经·二十二难》说："气主煦之，血主濡之"。简要地概括了气和血在功能上的差别。但是，气和血之间，又存在着"气为血之帅"、"血为气之母"的密切关系。具体地说，即是存在着气能生血、行血、摄血和血为气之母四个方面的关系。

1. 气能生血 是指血的组成及其生成过程中，均离不开气和气的运动变化气化功能。营气和津液，是血的主要组成部分，它们来自脾胃所运化的水谷精气。从摄入的饮食物，转化成水谷精气；从水谷精气转化成营气和津液；从营气和津液转化成赤色的血，均离不开气的运动变化。因此说，气能生血。气旺，则化生血的功能亦强；气虚，则化生血的功能亦弱，甚则可导致血虚。因此，在临床治疗血虚的病证时，常常配合应用补气的药物以提高疗效，这是气能生血理论指导临床的实际应用。

2. 气能行血 血属阴而主静。血不能自行，有赖于气的推动；气行则血行，气滞则血瘀。血液的循行，有赖于心气的推动，肺气的宣发布散及朝百脉，肝气的疏泄条达。因此，气虚则推动无力；气滞则血行不利、血行迟缓而形成血瘀，甚则阻滞于脉络，结成瘀血。若气机逆乱，血行亦随气的升降出入异常而逆乱。如血随气升，可见面红、目赤、头痛，甚则吐血；血随气陷，可见下血、崩漏等。临床治疗血行失常的病证时，常分别配合应用补气、行气、降气等药物，才能获得较好的效果，此是气能行血理论指导临床的实际应用。

3. 气能摄血 摄血，是气固摄功能的具体体现。血在脉中循行而不逸出脉外，主要依赖于气对血的固摄作用。如果气虚而固摄血液的作用减弱，可导致各种出血的病症，即是"气不摄血"。治疗时，必须用补气摄血的方法，才能达到止血的目的。

以上三个方面气对血的作用，可概括为"气为血帅"。

4. 血能养气 是指气的充盛及其功能发挥离不开血液的濡养。在人体各个部位中，血不断地为气的生成和功能活动提供营养，故血足则气旺。人体脏腑、肢节、九窍等任何部位，一旦失去血的供养，这些部位即可出现气虚衰少或气的功能丧失的病变。血虚的病人往往兼有气虚的表现，其道理即在于此。

5. 血能载气 是指血是气的载体。由于气的活力很强，易于逸脱，所以气必须依附于血和津液，而存在于体内。如果气失去依附，则浮散无根而发生气脱。所以，血虚者，气亦易衰；血脱者，气亦逸脱。在治疗大出血时，往往多用益气固脱之法，其机理亦在于此。

以上两个方面血对气的作用，可概括为"血为气之母"。

案例 4-4

真武汤治愈尿血证案

张某，女，59 岁。初诊：1977 年 8 月 2 日。主诉及病史：尿血已 20 余天，上腹部胀痛，偏右侧痛重，经注射青霉素后，血尿消失，但仍上腹部胀痛，乏力。怀疑为肾癌及多囊肾。经超声波、尿素氮、肾盂静脉造影、膀胱镜等多种检查，认为左肾功能中度损害。曾服过呋喃妥因及中药柴胡方数剂，无效。患者于 8 月 2 日经人介绍求诊。诊查：面色无华，精神疲惫，舌淡，脉大而弱。处方：生白术 24g，茯苓 12g，炮附子 9g，生白芍 9g，菟丝子 30g，巴戟天 12g，肉桂 4.5g，陈皮 4.5g，生姜 2 片。

二诊：上方药服 3 剂，症状显著好转，守原方生白术改为 30g，茯苓改为 15g。5 剂。上方药服完 5 剂，患者又自取 5 剂。1978 年 3 月，托介绍人追访，云患者已赴东北，自觉症状消失，未再反复。

[董建华. 中国现代名中医医案精粹（第 1 集）·李克绍医案. 北京：人民卫生出版社，2010：51]

【按语】 血在脉中循行而不逸出脉外，有赖于气对血的固摄作用。如果气虚而固摄血液的作用减弱，可导致各种出血的病症，即是"气不摄血"。治疗时，必须用补气摄血的方法，才能达到止血的目的。真武汤方乃主治肾虚水泛之要方，具有温肾助阳、壮气行水之功效。本案患者面色无华，尿血、舌淡、脉大而弱，为元阳亏乏，脾阳不振，气不固摄，故予真武汤温肾阳而健脾阳，助气以摄血，未用止血之品，却能达止血之效，为中医所谓"见血休止血"之意也。

二、气与津液的关系

气属阳，津液属阴。气和津液的关系，与气和血的关系极其雷同。津液的生成、输布和排泄，全赖于气的升降出入运动和气的气化、温煦、推动和固摄作用；而气在体内的存在，不仅依附于血，且亦依附于津液，故津液亦是气的载体。兹分述如下：

1. 气能生津 津液的生成，来源于摄入的饮食物，有赖于胃的"游溢精气"和脾的运化水谷精气。所以,脾胃之气健旺,则化生的津液就充盛;脾胃之气虚衰,则影响津液的生成,而致津液不足。因此,在临床上亦常可见气津两伤之证。

2. 气能行(化)津　津液的输布及其化为汗、尿等排出体外,全赖于气的升降出入运动。由于脾气的"散精"和转输、肺气的宣发和肃降、肾中精气的蒸腾气化,才能促使津液输布于全身而环周不休,使经过代谢的多余津液转化为汗液和尿液排出体外,津液的代谢才能维持平衡。在气的升降出入运动不利时,津液的输布和排泄亦随之而受阻;由于某种原因,津液的输布和排泄受阻而发生停聚时,则气的升降出入运动,亦随之而不利。因此,气虚、气滞可致津液停滞,称作气不行(化)水;津液停聚而致气机不利,则称作水停气滞(阻)。二者互为因果,从而形成内生之水湿、痰、饮,甚则形成水泛为肿的病理变化。临床治疗这类病症时,行气与利水之法并用,才能取得较好的效果。

3. 气能摄津　是指气的固摄作用控制着津液的排泄。体内的津液在气的固摄作用控制下维持着一定的量。若气虚或气的固摄作用减弱,则导致体内津液的无故流失,出现多汗、漏汗、多尿、遗尿的病理现象,临床治疗时应注意补气固津。

4. 津能化气　"水可化气"(《程杏轩医案续录》),"气生于水"(《血证论·阴阳水火气血论》)。水谷化生的津液,通过脾气升清散精,在肾阳的蒸动下,化而为气,升腾敷布于脏腑,发挥其滋养作用,以保证脏腑组织的正常生理活动,故云:"水精四布,五经并行"(《素问·经脉别论》)。

5. 津能载气　津液是气的载体,气必须依附于津液而存在,否则就将涣散不定而无所归。因此,津液的丢失,必导致气的耗损。如暑病伤津耗液,不仅口渴喜饮,且津液虚少无以化气,而见少气懒言、肢倦乏力等气虚之候。可见,在多汗、多尿和吐泻等大量津液丢失的情况下,亦可出现"气随津脱"的病证。故《金匮要略心典》说"吐下之余,定无完气"。

三、精血津液之间的关系

精、血、津液都是液态物质,与气相对而言,其性质均归属于阴。在生理上,精、血、津液三者之间存在着互相化生、互相补充的关系。病理上,三者之间也往往发生互相影响。

精血同源　精与血都由水谷精微化生和充养,化源相同;两者之间又互相资生,互相转化,并都具有濡养和化生等作用。精与血的这种化源相同而又相互资生的关系称为精血同源。

津血同源　血和津液都由水谷精微所化生,都具有滋润濡养作用,二者可以相互资生,相互转化,这种关系称为"津血同源"。当饮食水谷摄入不足,脾胃虚弱,或大汗、大吐、大泻,或严重烧烫伤时,脉外津液不足,不仅不能进入脉内以补充化生血液,脉内的津液成分反而渗出脉外,以补充津液的亏耗,因此导致血液的亏少、浓稠、流行不畅的病变。故《灵枢·营卫生会》说:"夺汗者无血。"血液行于脉中,脉中津液可以渗出脉外而化为津液,以濡润脏腑组织和官窍,也可弥补脉外津液的不足,有利于津液的输布代谢。其中,津液可化为汗液排泄于外,故又有"血汗同源"之说。如若血液亏耗,尤其是在失血时,脉中血少,不能化为津液,反而需要脉外津液进入脉中,因而导致津液不足的病变。故《灵枢·营卫生会》说:"夺血者无汗。"

四、精气神之间的关系

精、气、神三者之间存在着相互依存,相互为用的关系。精可化气,气能生精,精与气之间相互化生;精气生神,精气养神,精与气是神的物质基础,而神又统驭精与气。因此,精、气、神三者之间可分不可离,称为人身"三宝"。

气能生精摄精　气的运行不息能促进精的化生。肾中所藏之精以先天之精为基础,且赖后天水谷之精的不断充养才得以充盛。只有脾胃之气充足,功能正常,才可以运化吸收饮食水谷之精微以充盈脏腑之精和肾精。因而,精的化生依赖于气的充盛。

气不但能促进精的化生,而且又能固摄精,使精聚而充盈,不致无故耗损外泄。

精能化气　人体之精在气的推动激发作用下可化生为气。各脏之精化生各脏之气,而藏于肾中的先天之精化为元气,水谷之精化为谷气。精为气化生的本源,精足则人身之气得以充盛,分布到各脏腑经络,则各脏腑经络之气亦充足;各脏之精充足则各脏之气化生充沛,自能推动和调控各脏腑形体官窍的生理活动。故精足则气旺,精亏则气衰。

精气化神　精与气都是神得以化生的物质基础,神必须得到精和气的滋养才能正常发挥作用。精盈则神明,精亏则神疲;气充则神明,气虚则神衰。神是生命活动的主宰,而精与气,以至包括血、津液等都是产生神的物质基础。

神驭精气　神以精气为物质基础,但神又能驭气统精。人体脏腑形体官窍的功能活动及精气血等物质的新陈代谢,都必须受神的调控和主宰。形是神之宅,神是形之主,神安则精固气畅,神荡则精失气衰。故有"得神者昌,失神者亡"之说。

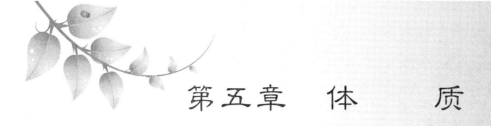

第五章　体　　质

中医学对于体质的认识由来已久，早在《黄帝内经》中就有关于体质的论述。《灵枢·寿夭刚柔》云："人之生也，有刚有柔，有弱有强，有短有长，有阴有阳。"《论痛》说："筋骨之强弱，肌肉之坚脆，皮肤之厚薄，腠理之疏密，各不同……肠胃之厚薄坚脆亦不等。"《景岳全书·传忠录》指出："若其同中之不同者，则脏气各有强弱，禀赋各有阴阳。脏有强弱则神志有辨也，颜色有辨也，性情有辨也，筋骨有辨也，饮食有辨也……此固人人之有不同也。"脏腑之盛衰偏颇，精气血津液之盈亏决定了体质的特异性、多样性和可变性，形成了个体对疾病的易感倾向、病变性质、疾病过程及其对治疗的反映等方面的明显差异。因此，中医学强调"因人制宜"。把体质学说同病因学、病机学、诊断学、治疗学和养生学等密切地结合起来，具有重要的理论与实践意义。

第一节　体质的基本概念及特点

一、体质的基本概念

体质，又称禀赋、禀质、气禀、形质、气质等，是人体在先天遗传和后天获得的基础上所形成的形态和功能上相对稳定的固有特性。体质禀受于先天，又受后天影响，是在生长、发育过程中所形成的与自然、社会环境相适应的人体形态结构、生理功能和心理因素的固有特征。这种特征具有相对稳定性，体现了中医学形神合一的体质观。体质影响着人对自然与社会的适应能力和对疾病的抵抗能力，以及发病过程中对某些致病因素的易感性和病理过程中疾病发展的倾向性；使人的生、老、病、死等生命过程带有明显的个性化的特异性。中医学认为，人体的体质既包括身体要素，又包括心理要素，并且二者高度统一。

体质是指人类个体在生命过程中，由遗传性和获得性因素所决定表现在形态结构、生理机能和心理活动上综合的相对稳定的固有特性。包括身体形态结构状况、身体素质及运动能力、适应能力、身体功能水平、心理发育水平等。在生理上表现为机能、代谢以及对外界刺激反应等方面的差异，在病理上表现为对某些病因和疾病的易感性或易罹性，以及产生病变的

类型与疾病与疾病传变转归中的某种倾向性。体质学说是以中医理论为指导研究正常人体体质的形成、特征、类型、差异规律及其对疾病的发生、发展、演变过程的影响，并以此指导对疾病的诊断和防治的知识。

二、体质的基本特点

1. 体质是人体身心特性的概括　体质能够反映人体在形态结构、生理功能和心理活动中的基本特征，体现脏腑气血阴阳的偏盛与机能活动的个体差异，是对身体和心理特性的概括。

2. 体质具有普遍性、全面性和复杂性　中医学认为，每个生命都是形神的统一体，而体质则普遍存在于每个生命个体中，显现出自己的身心特性。这些特性全面地体现在个体形态和机能的差异性上。这些差异，由于它的全面性而在不同个体之间表现为复杂的多样性，而这些差异并非没有规律可循。体质学说的建立，目的在于提示体质的规律，并对体质加以分类。

3. 体质具有稳定性和可变性　体质禀承于先天，又受后天影响。先天禀赋决定着个体体质的相对稳定性和个体体质的特异性，后天各种因素，如环境、饮食、精神、年龄、疾病、用药等，又使得个体体质具有可变性。但体质是一个随着个体发育的不同时期而演变的生命过程，在生命过程中的不同阶段，体质状态呈相对稳定性。

4. 体质具有连续性和可预测性　体质特征伴随着生命的全过程，表现为不同个体体质的存在和演变时间的不同断性。体质既可表现出生理状态下的生理反应性，也可表现出病理状态下的发病倾向性。因此，偏于某种体质类型者，在初见端倪后，多具有沿着这类体质固有的发展演变规律缓慢变化的趋势。体质的这种可预测性，为临床防治疾病提供了重要依据。

第二节　体质的形成因素

体质的形成是机体内外环境多种复杂因素共同

作用的结果,主要关系到先天和后天两个方面,并与性别、年龄、地理等因素有关。

一、先 天 因 素

（一）先天因素的含义

先天因素,又称禀赋,是指人出生以前在母体内所禀受的一切特征。中医学所说的先天因素,既包括父母双方所赋予的遗传性,又包括子代在母体内发育过程中的营养状态,以及母体在此期间所给予的种种影响。从父方的角度看,元气盛衰、营养状况、生活方式、精神因素等都直接影响着"父精"的质量,而父精也是影响子代禀赋的关键之一。

（二）先天因素在体质形成中的作用

先天因素不仅是人体体质形成的基础,而且是决定体质特征的前提条件。父母生殖之精气的盛衰,决定着子代禀赋的厚薄强弱,从而影响着子代的体质差异,诸如身体强弱、肥瘦、长短、肤色、性格、气质,乃至先天性生理缺陷和遗传性疾病,如鸡胸、龟背、癫痫、哮喘等。在体质形成过程中,先天因素起着决定性的作用。父母的先天之精充盛,则禀赋周全,体质强壮而少偏颇。若父母的先天之精不足,则禀赋薄弱,体质虚弱而有偏。需要注意的是,先天因素、遗传性状只对体质的发展提供了可能性,而体质强弱的现实性,则与后天营养、身体锻炼、个人修养和环境等有关。

二、后 天 因 素

（一）后天因素的含义

后天是指人从出生到死亡的整个生命历程。后天因素是人出生之后赖以生存的各种因素的总和。后天因素可分为机体内在因素和外界环境因素两方面。机体内在因素包括性别、年龄、心理因素,外界因素实际上就是环境因素。环境包括自然环境和社会环境。自然环境涉及生活环境、生产环境和食物链环境等一切客观环境。社会环境则涉及政治、经济、文化等环境要素。

（二）后天因素在体质形成中的作用

人的体质在一生中并非是一成不变的,而是在后天各种因素的影响下变化着的。良好的生活环境,合理的饮食、起居,稳定的心理情绪,可以增强体质,促进身心健康。反之则会使体质衰弱,甚至导致疾病。改善后天体质形成的条件,可以弥补先天禀赋之不足,从而达到以后天养先天,使弱者变强而强者更强的目的。

1. 饮食因素　脾胃为后天之本,气血生化之源。饮食营养是决定体质强弱的重要因素。合理的膳食结构,科学的饮食习惯,保持适当的营养水平,对维护和增强体质有很大影响。由于人的体质不同,其对营养物质的新陈代谢功能也不一样。长期营养不良或低下,或营养不当,以及偏食、偏嗜等都会使体内某些成分发生变化,从而影响体质,乃至于引起疾病。"肥者令人内热,甘者令人中满"、"膏粱之变,足生大丁",饮食偏嗜会引起人体脏气偏盛偏衰而产生病变等。

2. 劳逸所伤　劳动一般分为体力劳动和脑力劳动两大类。劳动的性质和条件,对人们的体质强弱有着较大的影响。劳逸适度,劳而不倦,可增强体质。一般来说,适度的体力劳动对体质的增强有积极的作用。但是,劳累过度,或在严重污染环境下的体力劳动,精神长时间处于高度紧张状态下的劳动等,对人的体质都会产生不利影响。反之,过度安逸又可使机体气机壅滞,气血运行不畅,脏腑功能减弱,正气不足,而致体质虚弱多病。故当有劳有逸,劳逸适度。

3. 年龄因素　年龄也是影响体质的重要因素之一。人体的结构、机能与代谢,随着年龄的增长而发生规律性的变化。年龄的增长,概括了一个人生长发育和衰老的全过程,包含着成熟和衰老两重意义。增龄是一个渐进过程,而且每个人的生物学年龄与历法年龄也并不是刻板同步的,个体差异相当大,有的"未老先衰",有的"老当益壮",可相差十年乃至更长。在《素问·上古天真论》和《灵枢·天年》中深刻地论述了人体脏腑气血盛衰与年龄的关系。在生长、发育、壮盛以至衰老、死亡的过程中,脏腑气血由盛而衰,影响着人体生理功能,决定着人体的体质,从而决定着各年龄期对致病因素反应的能力与类型。如小儿体质为"稚阴稚阳"之体,所谓"小儿稚阳未充,稚阴未长者也"（《温病条辨·解儿难》）。到了青春期则体质渐趋成熟,至青春期末,体质基本定型;青壮年是人体脏腑气血阴阳最旺盛时期,因而也是体质最强健阶段;及至老年,脏腑生理机能减退,体质日趋下降,逐渐呈现"老态龙钟"的衰老征象。

4. 性别差异　男为阳,女为阴。男性多禀阳刚之气,体魄健壮魁梧,女性多具阴柔之质,体形小巧苗条。男子以气（精）为本,女子以血为先,女性又有经带胎产的特点。所以说,男子以肾为先天,女子以肝为先天。"男子多用气,故气常不足;女子多用血,故血常不足。所以男子病多在气分,女子病多在血分""男子之病,多由伤精;女子之病,多由伤血"。可见,男女性别不同,其遗传性征、身体形态、脏腑结构与生理功能、物质代谢乃至心理特征等都有所不同,体质上也必然存在着性别差异。

5. 心理因素　心理为感觉、知觉、记忆、思维、性格、能力等的总称。气质是个体心理特性的总和,它规定或影响着个体的各种心理活动的过程。气质作为体质的内涵,反映了中医学形神合一的生命观。体质是气质的基础,气质是在体质形成的基础上发展而成的。气质与体质虽分别与生理、心理有关,相互间却又存在着某种对应关系。一定的体质及生理特性,易使个体表现出某种气质类型,而个性气质特征又影响着其生理特性和体质的形成及演化。所以说,"气质不同,形色亦异"。

6. 地理环境因素 地理环境又称自然环境或自然地理环境。广义的地理环境包括整个地壳。狭义的地理环境是指存在于人类社会周围如地质、地貌、土壤、矿藏、气候、水文、生物等各种自然要素的总和。人们生活在不同的地理环境条件下,受着不同水土性质、气候类型,以及由水土和气候而形成的生活习惯等的影响而形成了不同的体质。因此,中医学在诊断和治疗上强调"因地制宜",所谓"善疗疾病者,必先别方土"。

一般地说,恶劣的气候环境锻炼了人的健壮的体魄和强悍的气质,舒适的气候环境则造就了人的娇弱的体质和温顺的性格。我国的地理条件,南方多湿热,北方多寒燥,东部沿海为海洋性气候,西部内地为大陆性气候。因此西北方人,形体多壮实,腠理偏致密;东南方人,体型多瘦弱,腠理偏疏松。

总之,中医学对体质的综合评价,包括生理(形态、机能、素质)和心理(心理过程和个性特征)两个主要方面,这样才能全面地反映出人的体质水平。一个人体质的好坏,不仅要看他的机体各器官有无疾病,机能是否正常,而且还要看他的心理和精神上有无缺陷,有无亚健康。只有身心两方面都得到健康的发展,才称得上体质健全。因此,中医体质学说,强调形神合一的动态生命观。

第三节 体质的分类

一、体质分类的方法

中医体质分类主要是根据阴阳五行、脏腑、精气血津液等基本理论来确定人群中不同个体的体质差异性。其具体分类方法有阴阳分类法、脏腑分类法、五行分类法、体形肥瘦分类法以及禀性勇怯分类法等。而运用阴阳的分类方法对体质进行分类,是体质分类的基本方法。

二、体质的阴阳的分类

《素问·调经论》说:"阴阳匀平……命曰平人。"

《素问·生气通天论》说:"阴平阳秘,精神乃治。"因此,理想的体质应是阴阳平和之质,但是阴阳的平衡是阴阳消长动态平衡,所以总是存在偏阴或偏阳的状态,只要不超过机体的调节和适应能力,均属于正常生理状态。因此,人体正常体质大致可分为阴阳平和质、偏阳质和偏阴质三种类型。

▶▶ (一)阴阳平和质

阴阳平和质是功能较协调的体质。其体质特征为身体健壮,胖瘦适度,或略胖而不臃滞,略瘦而有精神;其面色与肤色虽有五色之偏,但都明润含蓄,目光有神,性格随和、开朗,食量适中,二便调畅,舌质红润,脉象缓和有力,对自身调节和对外适应能力强。阴阳平和质者,不易感受外邪,少生疾病,即使患病,往往自愈或易于治愈;其精力充沛,工作潜力大,夜眠安稳,休息效率高。如后天调养得宜,无暴力外伤或慢性病患,则其体质不易改变,易获长寿。

▶▶ (二)偏阳质

偏阳质是指具有偏于偏热、多动、亢奋等特性的体质。偏阳质者,多见形体偏瘦,但较结实。其面色多略偏红或微苍黑,或呈油性皮肤;性格外向,喜动,易急躁,自制力较差;其食量较大,消化吸收功能健旺。偏阳质者,平时精力旺盛,动作敏捷,反应快,性欲旺盛。畏热、喜冷,或体温略偏高,动则易出汗,喜饮水。偏阳质的人对风、暑、热邪的易感性较强,受邪发病后多表现为热证、实证,并化燥、伤阴。内伤为病多见火旺、阳亢或兼阴虚之证,容易发生眩晕、头痛、心悸、失眠以及出血等病症。皮肤易生疖疮。此类体质的人阳气偏亢,多动少静,有耗阴之势。兼之操劳过度,思虑不节,纵欲失精,则必将加速阴伤,而发展演化为临床常见的阴虚、阳亢、痰火等病理性体质。

▶▶ (三)偏阴质

偏阴质是指具有抑制、多静、偏寒等特性的体质。具有这种体质的人,多见形体偏胖,但较弱,容易疲劳;面色偏白而欠华;性格内向,喜静少动,或胆小易惊;食量较小,消化吸收功能一般;平时精力偏弱,动作较慢,反应迟缓。畏寒、喜热,或体温偏低。偏阴质者对寒、湿之邪的易感性较强,受邪后多从寒化,表证不发热或发热不高,并易传里或直中内脏。内伤杂病多见阴盛、阳虚之证。容易发生湿滞、水肿、痰饮、瘀血等病症。冬天易生冻疮。此类体质的人阳气偏弱,易致阳气不足,脏腑机能偏弱,水湿内生,从而形成临床常见的痰饮、痰湿、阳虚阴盛等病理性体质。

三、体质的现代分类

中华中医药学会 2009 年 4 月 9 日发布的《中医

体质分类判定标准》，将体质分为平和质、气虚质、阳虚质、阴虚质、痰湿质、湿热质、血瘀质、气郁质、特禀质九个类型，并制定了体质标准化量表。该标准应用了中医体质学、遗传学、流行病学、心理测量学、数理统计学等多学科交叉的方法，经中医体质专家、临床专家、流行病学专家多次讨论论证而建立。也是我国第一部指导和规范中医体质研究及应用的文件，旨在为体质辨识及与中医体质相关疾病的防治、养生保健、健康管理提供依据，使体质分类科学化、规范化。

1. 平和质（A型）　总体特征：阴阳气血调和，以体态适中、面色红润、精力充沛等为主要特征。形体特征：体形匀称健壮。常见表现：面色、肤色润泽，头发稠密有光泽，目光有神，鼻色明润，嗅觉通利，唇色红润，不易疲劳，精力充沛，耐受寒热，睡眠良好，胃纳佳，二便正常。舌色淡红，苔薄白，脉和缓有力。心理特征：性格随和开朗。发病倾向：平素患病较少。对外界环境适应能力：对自然环境和社会环境适应能力较强。

2. 气虚质（B型）　总体特征：元气不足，以疲乏、气短、自汗等气虚表现为主要特征。形体特征：肌肉松软不实。常见表现：平素语音低弱，气短懒言，容易疲乏，精神不振，易出汗。舌淡红，舌边有齿痕，脉弱。心理特征：性格内向，不喜冒险。发病倾向：易患感冒、内脏下垂等病；病后康复缓慢。对外界环境适应能力：不耐受风、寒、暑、湿邪。

3. 阳虚质（C型）　总体特征：阳气不足，以畏寒怕冷、手足不温等虚寒表现为主要特征。形体特征：肌肉松软不实。常见表现：平素畏冷，手足不温，喜热饮食，精神不振。舌淡胖嫩，脉沉迟。心理特征：性格多沉静、内向。发病倾向：易患痰饮、肿胀、泄泻等病；感邪易从寒化。对外界环境适应能力：耐夏不耐冬；易感风、寒、湿邪。

4. 阴虚质（D型）　总体特征：阴液亏少，以口燥咽干、手足心热等虚热表现为主要特征。形体特征：体形偏瘦。常见表现：手足心热，口燥咽干，鼻微干，喜冷饮，大便干燥。舌红少津，脉细数。心理特征：性情急躁，外向好动，活泼。发病倾向：易患虚劳、失精、不寐等病；感邪易从热化。对外界环境适应能力：耐冬不耐夏；不耐受暑、热、燥邪。

5. 痰湿质（E型）　总体特征：痰湿凝聚，以形体肥胖、腹部肥满、口黏苔腻等痰湿表现为主要特征。形体特征：体形肥胖，腹部肥满松软。常见表现：面部皮肤油脂较多，多汗且黏，胸闷，痰多，口黏腻或甜，喜食肥甘甜黏，苔腻，脉滑。心理特征：性格偏温和、稳重，多善于忍耐。发病倾向：易患消渴、中风、胸痹等病。对外界环境适应能力：对梅雨季节及湿重环境适应能力差。

6. 湿热质（F型）　总体特征：湿热内蕴，以面垢油光、口苦、苔黄腻等湿热表现为主要特征。形体特征：形体中等或偏瘦。常见表现：面垢油光，易生痤疮，口苦口干，身重困倦，大便黏滞不畅或燥结，小便短黄，男性易阴囊潮湿，女性易带下增多，舌质偏红，苔黄腻，脉滑数。心理特征：容易心烦急躁。发病倾向：易患疮疖、黄疸、热淋等病。对外界环境适应能力：对夏末秋初湿热气候，湿重或气温偏高环境较难适应。

7. 血瘀质（G型）　总体特征：血行不畅，以肤色晦暗、舌质紫暗等血瘀表现为主要特征。形体特征：胖瘦均见。常见表现：肤色晦暗，色素沉着，容易出现瘀斑，口唇黯淡，舌暗或有瘀点，舌下络脉紫黯或增粗，脉涩。心理特征：易烦、健忘。发病倾向：易患癥瘕及痛证、血证等。对外界环境适应能力：不耐受寒邪。

8. 气郁质（H型）　总体特征：气机郁滞，以神情抑郁、忧虑脆弱等气郁表现为主要特征。形体特征：形体瘦者为多。常见表现：神情抑郁，情感脆弱，烦闷不乐，舌淡红，苔薄白，脉弦。心理特征：性格内向不稳定、敏感多虑。发病倾向：易患脏躁、梅核气、百合病及郁证等。对外界环境适应能力：对精神刺激适应能力较差；不适应阴雨天气。

9. 特禀质（I型）　总体特征：先天失常，以生理缺陷、过敏反应等为主要特征。形体特征：过敏体质者一般无特殊；先天禀赋异常者或有畸形，或有生理缺陷。常见表现：过敏体质者常见哮喘、风团、咽痒、鼻塞、喷嚏等；患遗传性疾病者有垂直遗传、先天性、家族性特征；患胎传性疾病者具有母体影响胎儿个体生长发育及相关疾病特征。心理特征：随禀质不同情况各异。发病倾向：过敏体质者易患哮喘、荨麻疹、花粉症及药物过敏等；遗传疾病如血友病、先天愚型等；胎传疾病如五迟（立迟、行迟、发迟、齿迟和语迟）、五软（头软、项软、手足软、肌肉软、口软）、解颅、胎惊及胎痫等。对外界环境适应能力：适应能力差，如过敏体质者对易致敏季节适应能力差，易引发宿疾。

第四节　体质学说的应用

体质的特殊性是由脏腑之盛衰，气血之盈亏所决定的，反映了机体阴阳运动形式的特殊性。由于体质的特异性、多样性和可变性，形成了个体对疾病的易感倾向、病变性质、疾病过程及其对治疗的反映等方面的明显差异。因此，中医学强调"因人制宜"，并把体质学说同病因学、病机学、诊断学、治疗学和养生学等密切地结合起来，以指导临床实践。

一、体质与病因

《医理辑要·锦囊觉后篇》:"要知易风为病者,表气素虚;易寒为病者,阳气素虚;易热为病者,阴气素虚;易伤食者,脾胃素虚;易劳伤者,中气必虚。"体质决定对某种致病因素和某些疾病的易感性。不同体质对某些病因和疾病有特殊易感性。偏阳质者素体阴虚,不耐暑热而易外感温邪,在内易于头昏头痛中风;如偏阴质者素体阳虚,形寒怕冷,易感寒邪而为寒病,感受寒邪亦易入里,常伤脾肾之阳气;痰湿质者体素湿盛,易感湿邪,常因外湿引动内湿而为泄为肿等。由于脏腑组织有坚脆刚柔之别,不同体质的人发病情况也各不相同。肥人多痰湿,善病中风;瘦人多火,易得痨嗽;年老肾衰,多病痰饮咳喘,均说明了体质的偏颇是造成机体易于感受某病的根本原因。

二、体质与发病

中医学认为,正气决定于体质,体质的强弱决定着正气的虚实。因此,正气虚是形成疾病的内在根据,而邪气只是疾病形成的外在条件。邪之所客必因正气之虚。正气虚,则邪乘虚而入;正气实,则邪无自入之理。

体质决定发病与否及发病情况:一般来说,体质的强弱决定是否感受外来邪气。人体受邪之后,由于体质不同,发病情况也不尽相同。有立刻发病的,有不立刻发病的,也有时而复发的。体质健壮,正气旺盛,则难以致病;体质衰弱,正气内虚,则易于发病。如脾阳素虚之人,稍进生冷之物,便会发生泄泻,而脾胃强盛者,虽食生冷,却不发病。可见,感受邪气之后,机体发病与否,往往决定于体质。

案例 5-1

陈雪舫令郎小舫,年甫冠,人极清癯,偶患疟,医与柴、葛、羌、防数剂,遂不饥不寐,胸膈阻塞,汤水不能下咽,壮热神疲,汗出不解,二便秘涩,舌绛龈疼,齿缝血流,凝结于腭。孟英持其脉细而数,有下厥上竭之势,而肺未肃清,宜用轻剂。以苇茎、冬瓜子、紫菀、元参、通草、枇杷叶、旋覆花、滑石、姜皮、西瓜翠衣为方,数啜而安。嗣用养阴,西洋参不过一钱,生地不过三钱,缘其禀赋极弱,不但攻散难堪,即滋培稍重,亦痞闷而不能运也。芪、术之类,更难略试,故量体裁衣,乃用药之首务也。(《王氏医案三编·卷三》)

【按语】疟疾,治以柴、葛、羌、防,本亦合拍。然而,药后病反转剧,关键在于忽略了患者"人极

清癯"、"禀赋极弱"的阴虚体质特征。以其阴虚,再投以攻散之剂,伤津耗气,故变证蜂起。王孟英接诊此病,根据病情,结合患者禀赋,以凉润为法,数剂而安,继以养阴轻剂调理。整个过程,体现出王孟英重视体质,能够因人制宜,而非见病而治,此正所谓"量体裁衣,乃用药之首务也"。

三、体质与病机

1. 体质与病机的从化 在中医学中,病情从体质而变化,称之为从化。人体感受邪气之后,由于体质的特殊性,病理性质往往发生不同的变化。如同为感受风寒之邪,阳热体质者得之往往从阳化热,而阴寒体质者则易从阴化寒。又如同为湿邪,阳热之体得之,则湿易从阳化热,而为湿热之候,阴寒之体得之,则湿易从阴化寒,而为寒湿之证。因禀性有阴阳,脏腑有强弱,故机体对致病因子有化寒、化热、化湿、化燥等区别。

2. 体质与病机的传变 患者体质不同,其病变过程也迥然有别。在中医学中,传变是言疾病的变化和发展趋势。传变不是一成不变的,一切都因人而异。体质强壮者或其邪气轻微,则正能敌邪而病自愈。

综上所述,疾病的发生、发展过程,主要取决于患者的体质特征。"证"在整个病程中具有时相性的特征,不是固定不变的,它随病情的变化而时刻变化着。"证"常以体质为转变,体质是形成"证"的物质基础之一。所谓"异病同证"和"同病异证",在一定程度上是以体质学说为依据的。所以,我们在观察疾病时,必须掌握患者的体质特点,注意病人在致病因素作用下,体内外阴阳矛盾的动态变化情况,辨明阴阳表里,寒热虚实。

四、体质与辨证

体质是辨证的基础,体质决定临床证候类型。同一致病因素或同一种疾病,由于患者体质各异,其临床证候类型则有阴阳表里寒热虚实之不同。如同样感受寒邪,有的人出现恶寒发热,头身疼痛,苔薄白,脉浮等风寒表证;有的人一发病就出现畏寒肢冷,纳呆食减,腹痛泄泻,脉象缓弱等脾阳不足之证。前者平素体质尚强,正气御邪于肌表;后者阳气素虚,正不胜邪,以致寒邪直中太阴,故出现上述情况。又如同一地区、同一时期所发生的感冒,由于病邪不同,体质各异,感受也有轻重。因此,其临床类型有风寒、风热、暑湿三大类别。同病异证的决定因素,不在于病因而在于体质。如泄泻和水肿都可以表现出脾肾阳虚之证。这可能是由于虽然病因不同或疾病不同,而

体质相同,所以才出现了相同的证候。

五、体质与治疗

体质特点不仅为亚健康防治提供依据,而且也是治疗疾病的重要依据。在疾病的防治过程中,按体质论治既是因人制宜的重要内容,又是中医治疗学的特色。临床所见同一种病,同一治法对此人有效,对他人则不但无效,反而有害,其原因就在于病同而人不同,体质不同,故疗效不一。

(一)因人论治

体质有偏寒偏热之别,强弱肥瘦之分。因此,必须结合体质而辨证论治。如面白体胖,属阳虚体质者,本系寒湿之体,若感受寒湿之邪,则非用干姜、附子、人参、桂枝之类大热方药邪不能去;若感受湿热之邪则必缠绵难愈,尚须通阳以化湿,药性过凉则湿邪愈加闭阻于内而阳气更加虚之。反之,如面色苍白形瘦,属阴虚体质者,内火易动,湿从热化,反伤津液,故其治与阳虚之体必定迥然不同。故阳虚、阴虚之体,虽同感湿热之邪,治法却大不相同。总之,阴虚或阳盛之体,慎用温热伤阴之剂;阳虚或阴盛之体,慎用寒凉伤阳之药。此外,在治疗中还应重视性别、年龄、经带胎产、生活条件、地理环境等因素造成的体质差异。

1. 年龄　人体气血及脏腑盛衰和生理活动随着年龄的增长而发生不同的变化,从而影响机体对致病因素的反应能力,所以年龄长幼与治疗关系密切。如小儿属"稚阴稚阳"之体,不论用温热剂还是苦寒剂,均应中病即止。因苦寒之品易伐小儿生生之气,辛热之属则易损真阴。又如老年人大多肾气已衰,中气虚乏,易受邪致病,而既病之后多见虚证,或虚中夹实。因此治病用药尤须审慎。正如清代医家叶天士所论,对老年病的治疗应审体质、保真气、慎劫夺。

2. 性别　妇女在生理特点上有别于男子。盖女子以肝为先天而血常不足,因此在临床治疗中应特别注意女性患者是否有肝郁、血虚之证。

3. 生活条件　营养状况、生活习惯对体质的影响很大。一般来说,过食膏粱厚味,易为痰湿或湿热之质;恣情纵欲,多损真阴真阳;饥饱劳役每多脾胃致虚,因而治疗上须区别对待。

4. 地理环境　地区不同,生活习惯不一,人体的体质也有差异,因此中医治病讲究因地制宜。

(二)同病异治、异病同治

体质不同,即使同一疾病也可出现不同的证候,如感冒有风寒与风热之别。故其治则异。另一方面,即使病因或疾病不同,由于患者的体质在某些方面有共同点,往往可出现相似或相同的证候,故其治则同。

(三)用药宜忌

由于体质有阴阳偏颇的差异,临证应视体质而用药。其一,注意药物性味,一般来说,阴虚体质者宜甘寒、酸寒、咸寒、清润,忌辛热温散、苦寒沉降;阳虚体质者宜益火温补,忌苦寒泻火;气虚体质者宜补气培元,忌耗散克伐等。其二,注意用药剂量,一般说来,体长而壮实者剂量宜大,体瘦而弱者,剂量宜小。急躁者宜大剂取其速效,性多疑者宜平妥之剂缓求之。

(四)善后调理

疾病初愈或趋向恢复时,中医学很重视善后调理,以促其康复。这也属于治疗范畴。此时常需多方面措施的配合,包括药物、食饵、精神心理和生活习惯等。这些措施的具体选择应用,皆须视患者的体质特征而异。如燥红质者热病初愈,慎食狗肉、羊肉、桂圆等辛温食物或辛辣之味;腻滞质者大病初愈,慎食阿胶、龟鳖等滋腻之物及五味子、乌梅等酸涩收敛之品。

总之,中医体质学作为一门应用性学科,源于临床实践,最终也要服务于临床,并从实践中获得发展,中医体质学的贡献,不仅在于生命科学,更在临床医学,它将更全面、本质地揭示人类健康与疾病的关系,从而更有力地用以指导临床实践。

> **案例 5-2**
>
> (杨乘六治)吴某病感症,先微寒,继壮热,头眩恶心,吐沫不绝,胀闷懒言,心难布置,四肢麻木酸痛,腰痛如折,寝食俱废,大便秘结。医与消暑解表消食,益热益胀,不时昏愦。脉左手沉细,右手缓大,皆无力,面㿠白,舌苔嫩且白滑,知其多欲阳虚致感也,与养荣汤加附子。或疑热甚兼胀,而投温补何也?曰:但服此,诸症自退,若再用芩、连、枳、朴,则真误事矣。一剂即卧,醒则大叫冷甚,比及半时,汗出如雨。再видел胸宽食进,便通热退。又以两腿外疮肿烂臭,浓水淋漓,痛痒俱甚,一切膏丹洗剂不愈,已六七年。问治当何法?曰:病有内外,源无彼此,此因阳气素亏,不能下达,毒气时坠,不肯上升故也。第以前方作丸久服,则阳分充足,气血温和,而毒气自出,疮口自收矣。如言两月而愈。(《继名医类案·温病》)
>
> **【按语】** 本案患者本属阳虚体质,所患则为温病,前医只根据病证有热,乃以外感论治,予以消暑解表消食,结果病情加重。杨乘六深谙体质要义,从舌苔脉象,"知其多欲阳虚",因阳虚体质为本,故用人参养荣汤加附子,通过温补阳气,以抗邪外出,收效显著。之后两腿疮肿,久治不愈,仍从阳虚体质着手,将上方改为丸药久服,经两月收功。

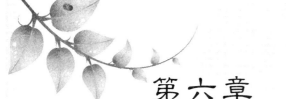

第六章　经络系统

第一节　经络的概念及经络系统的组成

一、经络的概念

经络是人体运行气血、联络脏腑、沟通内外、贯穿上下的通路，是人体功能的调控系统。经络包括经脉和络脉。"经"是经络系统的主干，分布在较深的部位；"络"是经脉别出的分支，分布在较浅的部位。经络内属于脏腑，外络于肢节，沟通于脏腑与体表之间，把人体的五脏六腑、四肢百骸、五官九窍、皮肉筋脉等组织器官联结成一个有机的整体，使人体的功能活动保持相对的协调和平衡。

经络学说是研究人体经络系统的生理功能、病理变化及其与脏腑相互关系的学说。经络学说是中医学理论体系的重要组成部分，是针灸学的理论核心。经络学说一直指导着中医各科的诊断和治疗，针灸临床治疗时的辨证归经，循经取穴，针刺补泻等，都是以经络理论为依据的。《灵枢·经脉》说："经脉者，所以能决死生，处百病，调虚实，不可不通。"

二、经络系统的组成

经络系统由经脉和络脉组成，经脉包括十二经脉和奇经八脉以及附属于十二经脉的十二经别、十二经筋、十二皮部。络脉有十五络脉、浮络、孙络等。经脉和络脉组成了经络系统的主体，其基本内容见图6-1。

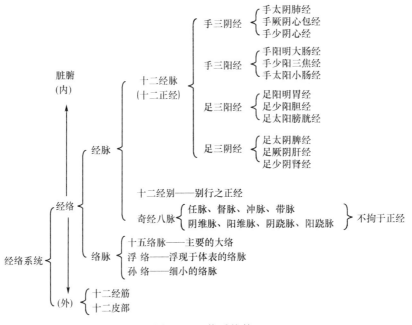

图 6-1　经络系统简

第二节　十二经脉

一、十二经脉的名称

十二经脉即手三阴（肺、心包、心）、手三阳（大肠、三焦、小肠）、足三阳（胃、胆、膀胱）、足三阴（脾、肝、肾）的总称。十二经脉是经络学说的主要部分，又称十二正经。

十二经脉的名称是由阴阳、脏腑、手足三个方面而定的，它们分别隶属于十二脏腑。手足，表示经脉在上、下肢分布的不同，手经表示其外行路线分布于上肢,足经表示其外行路线分布于下肢。十二经脉以阴阳来表明它的属性,凡与脏相连属,循行在四肢内侧的经脉叫做阴经。凡与腑相连属,循行在四肢外侧的经脉叫做阳经。脏腑,表示经脉的脏腑属性,如肺经表示该经脉属肺脏,胃经表示该经脉属胃腑。把各经按照所属脏腑,结合循行于四肢的部位,就可订出十二经脉的名称。如手太阴肺经、手阳明大肠经、足阳明胃经、足太阴脾经等。

二、走向、分布、表里关系和流注次序

▶（一）走向及交接规律

十二经脉有一定的顺逆循行方向,并且相互衔接,彼此通气,构成一个周而复始,如环无端的传注系统。

十二经脉的循行走向是:手三阴经从胸走手,手三阳经从手走头,足三阳经从头走足,足三阴经从足走腹(胸)。正如《灵枢·逆顺肥瘦》所载:"手之三阴从藏(脏)走手;手之三阳从手走头,足之三阳从头走足,足之三阴从足走腹(胸)。"(图6-2)

十二经脉的交接有一定的规律:

(1) 阴经与阳经(表里经)在四肢部交接。如手太阴肺经在食指与手阳明大肠经交接;手少阴心经在小指与手太阳小肠经交接;手厥阴心包经在无名指与手少阳三焦经交接;足阳明胃经在足大趾与足太阴脾经交接;足太阳膀胱经在足小趾与足少阴肾经交接;足少阳胆经在足大趾丛毛处与足厥阴肝经交接。

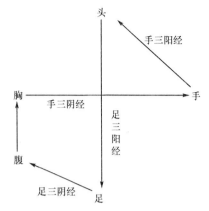

图6-2　手足三阴三阳经走向交接示意图

(2) 阳经与阳经(指同名经)在头面部交接。如手阳明大肠经和足阳明胃经在鼻旁连接;手太阳小肠经与足太阳膀胱经在目内眦交接;手少阳三焦经与足少阳胆经在目外眦连接。

(3) 阴经与阴经(即手足三阴经)在胸部交接。如足太阴脾经与手少阴心经交接于心中;足少阴肾经与手厥阴心包经交接于胸中;足厥阴肝经与手太阴肺经交接于肺中(表6-1)。

表6-1　十二经脉的走向及相互衔接表

相接处	鼻孔旁 (迎香穴)		心中		目内眦 (睛明穴)		胸中		目外眦 (瞳子髎)		肺内	
经名	手太阴肺经	手阳明大肠	足阳明胃经	足太阴脾经	手少阴心经	手太阳小肠经	足太阳膀胱经	足少阴肾经	手厥阴心包经	手少阳三焦经	足少阳胆经	足厥阴肝经	手太阴肺经
相接处	手次指端 (商阳)		足大趾内端 (隐白穴)		手小指端 (少泽穴)		足小趾端 (至阴穴)		手无名指端 (关冲穴)		足大趾外端 (大敦穴)		

▶（二）分布

十二经脉纵贯全身,它们左右对称地分布于头面、躯干和四肢,在体表有一定的分布规律。阴经分布于四肢的内侧和胸腹,即上肢的内侧为手三阴经;下肢的内侧为足三阴经。阳经分布于四肢的外侧和头面、躯干,即上肢外侧为手三阳经;下肢外侧为足三阳经。手足三阴经在四肢的排列为阳明在前,少阳在中,太阳在后。手足三阴经在四肢的排列为太阴在前,厥阴在中,少阴在后。但足三阴经在小腿下半部和足背部,其排列是厥阴在前,太阴在中,少阴在后。至内踝上8寸处足厥阴经同足太阴经交叉后,循行在太阴和少阴之间,便成为太阴在前,厥阴在中,少阴在后(表6-2)。

▶（三）表里关系

十二经脉互为表里的阴经与阳经在体内有络属关系,即阴经属脏络腑,阳经属腑络脏。阴经与阳经表里关系:手太阴肺经与手阳明大肠经相表里;足阳明胃经与足太阴脾经相表里;手少阴心经与手太阳小肠经相表里;足太阳膀胱经与足少阴肾经相表里;手厥阴心包经与手少阳三焦经相表里;足少阳胆经与足厥阴肝经相表里。十二经脉络属关系:手太阴肺经属肺络大肠;足阳明胃经属胃络脾;足太阴脾经属脾络胃;手少阴心经属心络小肠;手太阳小肠经属小肠络心;足太阳膀胱经属膀胱络肾;足少阴肾经属肾络膀胱;手厥阴心包经属心包络三焦;手少阳三焦经属三焦络心包;足少阳胆经属胆络肝;足厥阴肝经属肝络

胆。这样在十二经脉脏腑阴阳之间就形成了六组表里络属关系。在四肢又通过络脉的衔接加强了表里经之间的联系。互为表里的经脉在生理上密切联系,病变时互相影响,治疗时相互为用。

表 6-2　十二经脉名称及分布表

	阴经	阳经	循行部位	
	(属脏)	(属腑)	(阴经行于内侧,阳经行于外侧)	
手	手太阴肺经	手阳明大肠经	上肢	前线
	手厥阴心包经	手少阳三焦经		中线
	手少阴心经	手太阳小肠经		后线
足	足太阴脾经	足阳明胃经	下肢	前线
	足厥阴肝经	足少阳胆经		中线
	足少阴肾经	足太阳膀胱经		后线

▶▶（四）流注次序

由于十二经脉通过手足阴阳表里经的联接而逐经相传,即从手太阴肺经开始,依次传至足厥阴肝经,再传至手太阴肺经,首尾相贯,环流不止,气血通过经脉,内到脏腑器官,外达肌表,营养全身。其十二经脉循行走向与交接规律见图6-3。

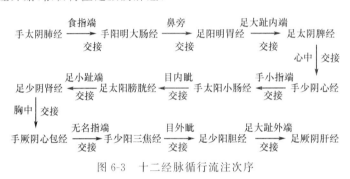

图 6-3　十二经脉循行流注次序

第三节　奇经八脉

一、奇经八脉的概念和生理特点

奇经八脉是十二经脉之外的特殊通路。与十二正经不同,既不直属脏腑,又无表里相配,"别道奇行",包括任脉、督脉、冲脉、带脉、阴跷脉、阳跷脉、阴维脉、阳维脉八脉,故称奇经八脉。

二、奇经八脉的循行与生理功能

奇经八脉的分布部位与十二经脉纵横交互。任脉、督脉各行于前、后正中线,各有本经所属穴位,常与十二经相提并论,合称为"十四经"。冲脉行于腹部第一侧线,任、督、冲三脉均起于胞中,同出会阴而异行,故称为"一源三歧"。任脉行于胸腹部正中,上抵颏部,能总任一身阴经,故称为"阴脉之海"。督脉行于腰背正中,上至头面,能总督一身阳经,故称"阳脉之海"。带脉起于胁下,束腰而前垂,约束纵行诸经。阴维脉行于下肢内侧,经腹、胁和颈部交会足少阴等经及任脉穴,主一身之里。阳维脉行于下肢外侧、肩、头项,交会足太阳等经及督脉穴,主一身之表。二维脉维络一身表里之阴阳。阴跷脉行于下肢内侧及眼,交会足少阴经穴。阳跷脉行于下肢外侧及肩、头部,交会足太阳等经穴。二跷脉主宰一身左右的阴阳,共同调节肢体的运动和眼睑的开合功能。

奇经八脉是具有特殊作用的经脉,对其他经脉起统率、联络和调节气血盛衰的作用。

第四节　经脉的连属部分

1. 经别　十二经别是从十二经脉所别出,所以叫别出的正经,它们的作用主要是对十二经脉起着离、合、出、入于表里经之间,加强表里两经的联系,有着濡养脏腑的作用。

2. 经筋　十二经筋是十二经脉之气结聚散络于筋肉关节的体系,其主要作用是约束骨骼,利于关节的屈伸活动,以保持人体正常的运动功能。

3. 皮部　十二皮部是指十二经脉相应体表的皮肤部位,居于人体最外层,是机体的卫外屏障。因此皮部具有抗御外邪,保卫机体和反映病候、协助诊断的作用。

4. 别络　络脉是由十二经脉和任、督二脉各自别一络,加上脾之大络,称为十五络脉,可以加强表里阴阳两经的联系与调节。络脉中行于浅表部位的称为"浮络",络脉中最细小的分支称为"孙络",遍布全身,难以计数。

第五节　经络的生理功能

《灵枢·经脉》指出:"经脉者,所以决死生,处百病,调虚实,不可不通"。这概括地说明了经络系统在生理、病理和防治疾病等方面的重要性。它贯穿于中医学的整个理、法、方、药之中,成为指导临床各科的基础理论之一。经络理论与临床实践是相互结合、相互依存的。经络的生理功能可概括如下:

▶ **(一) 沟通内外,网络全身**

人体的五脏六腑、四肢百骸、五官九窍、皮肉筋骨等组织器官,虽有各自不同的生理功能,但又互相联系,互相配合,进行有机的整体活动,之所以能保持这种相对的协调与统一,完成正常的生理活动,是依靠经络系统的联络沟通而实现的。

经络系统是以头身四海为总纲,以十二经脉为主体,分散为三百六十五络遍布全身,将人体各部位紧密地联系起来,使人体各部的活动保持着完整和统一。

▶ **(二) 运行气血,营养全身**

《灵枢·本藏》言经络"行血气而营阴阳,濡筋骨,利关节",说明经络具有运行气血、濡养周身及协调阴阳的作用。气血是人体生命活动的物质基础。气血在全身各部的输布有赖经络的运行,营气运行于脉中,卫气行于脉外,营卫之气密布于周身,濡养脏腑,营养四肢百骸,从而使人体发挥正常的生理活动。

▶ **(三) 调整脏腑,协调阴阳**

由于经络能"行血气而营阴阳",人体各个脏腑组织器官在气血的温养濡润后才能发挥其正常生理作用。

在经络的联系下,气血盛衰和脏腑阴阳动静保持相对平衡,使人体"阴平阳秘,精神乃治"(《素问·生气通天论》)。

▶ **(四) 抗御病邪,保卫机体**

通过按摩、针刺、艾灸、刮痧等方法刺激经穴可通过经络调动脏腑、气血的功能,扶助正气,加强了机体的防御能力,起到了抗御外邪,保卫机体的作用。

> **案例 6-1**
>
> "一人慵懒,饮食即卧,致宿食结于中焦,不能饮食,四肢倦怠。今灸中脘五十壮,服分气丸、丁香丸,即愈"。(窦材《扁鹊心书》)

> **【思考题】**
>
> 1. 本案采用了什么治疗方法,理论依据是什么?
>
> 2. 本案提示经络的生理功能有哪些?
>
> **【按语】**　夫人身动则谷气易消,血脉流利,病不能生。今饮食即卧,四肢倦怠,为逸病也。刘完素《伤寒直格》将"逸"列为伤寒八邪之一。稽其目曰:外有风、寒、暑、湿,内有饥饱劳逸。逸乃逸豫、安逸所生之病,与劳相反。《经》曰:劳者温之,逸者行之。行之之法,不外行湿。健脾、导滞、理气,故灸中脘,服分气丸、丁香丸行之而愈。然以小劳以治其逸,方为治本之法。华佗云:"人体欲得劳动,但不当使极耳!"正此意也。

第六节　经络学说的应用

▶ **(一) 阐释病理变化**

经络是人体通内达外的一个联络系统,在生理功能失调时,经络又是传注病邪的途径,同时又有反映病候的功能。一方面病邪可以通过经络由表达里,或由里达表;另一方面,还可以将脏腑所生的病证沿着经络的通路反映到体表。在某些疾病过程中,常发现在经络循行通路上,或在经气聚集的某些穴位上有明显的压痛,或有结节、条索状等反应物以及皮肤形态变化,皮肤温度等,如足厥阴肝经抵少腹,布胁肋,故肝气郁结,常见两胁及少腹胀痛等。

▶ **(二) 指导疾病的诊断**

由于经络有一定的循行部位和络属脏腑,故能反映所属脏腑的病证,因而在临床上通过辨析患者的症状、体征以及部位发生的病理变化,以确定病证所在的经脉及脏腑,而作为疾病的依据。如头痛一证,即可根据经脉在头部的循行分布而辨别,其痛在前额者,多与阳明经病有关;痛在颈项者,多与太阳经病有关;痛在巅顶者,多与厥阴经病有关;痛在两侧者,多与少阳经病有关。还可根据临床出现的证候,结合其所联系脏腑,进行辨证,两胁胀痛,多属肝胆病变。同样当某些穴位有明显的压痛,或有结节、条索状等反应物,均有助于疾病诊断。

▶ **(三) 指导疾病的治疗**

经络学说还用以指导临床各科的治疗,特别是针灸、按摩和药物治疗。

(1) 循经取穴:针灸治病是通过针灸刺激体表经络腧穴,以疏通经气,调节人体脏腑气血的功能,而达到治病的目的。临床通常根据经脉循行和主治特点进行循经取穴。如《四总穴歌》："肚腹三里留,腰背委中求,头项寻列缺,面口合谷收",正是根据"经脉所过,主治所及"的原理而取穴治疗的。

（2）药物归经:在临床上运用经络学说对药物性能进行分析和归类,指某药能主治某经所属的病证,因而确定了"药物归经"的理论。药物通过经络的传递输送,使药物直达病所而起治疗作用。如头痛属太阳经,可用羌活、藁本;属阳明经的,可白芷;属少阳经的,可用柴胡等。当前被广泛应用于临床的针刺麻醉以及耳针、电针、羊肠线埋藏等,都是经络学说在针灸治疗方面的体现。

（3）预防疾病:临床上可以用调理经络的方法预防疾病。保健灸法是自古以来的防病治病之术。养生保健,取足三里、中脘、关元穴。灸天枢可治疗腹泻;灸风门穴,可预防感冒;灸足三里、悬钟穴,可预防中风等。

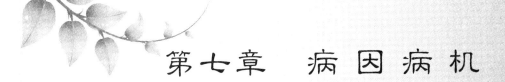

第七章 病因病机

中医学认为,人体是一个有机的整体,人体与外界环境之间,维持着既对立又统一的相对动态平衡状态,从而保持机体正常的生理功能活动。当这种动态平衡因某种原因遭到破坏,又不能自行调节、及时恢复时,机体就会发生疾病。所以,凡是能破坏机体相对平衡状态而导致疾病的任何因素,均称为病因,又称为致病因素。各种致病因素作用于人体,导致疾病发生、发展与变化的机理,称为病机。

第一节 病 因

病因即致病因素,是指能破坏人体相对平衡状态而导致疾病的原因。导致疾病的原因多种多样,包括六淫、疠气、七情内伤、饮食失宜、劳逸过度、痰饮、瘀血、跌仆损伤及虫兽所伤等,均能导致疾病发生。另外,在疾病发生、发展过程中,体内气血津液和脏腑经络等生理功能发生异常,亦能导致"内生五邪"。

在疾病发生发展的过程中,中医病因理论认为病因具有相对性的特点:一是发病或不发病具有相对性,如风、寒、暑、湿、燥、火六气,是自然界正常的气候变化,喜、怒、忧、思、悲、恐、惊七情及饮食劳逸等,是人体的正常情志反映和生理需要,正常情况下并不导致机体发病,只有在异常情况下才会演变成为致病因素;二是病理产物与病因具有相对性,如痰饮、瘀血等是疾病发展过程中某一阶段的病理产物,随着疾病的发展,则又可成为新的致病因素,引起新的病理改变而表现为另一类不同的病证。

中医病因学不但研究病因的性质和致病特点,主要以病证的临床表现为依据,通过观察疾病的症状、体征等动态反映,加以分析归纳,探求病因,然后将病因、病位、病理结合起来,为治疗用药提供依据,这种方法称为"辨证求因"、"审因论治"。因此,中医病因学说对指导临床诊断和治疗具有重要意义。

一、外感致病因素

外感致病因素是指来源于自然界,多从人体肌表、口鼻侵入机体而发病的病邪。包括六淫、疠气等。

(一)六淫

1. 六淫的概念 六淫是风、寒、暑、湿、燥、火六种不同外感病邪的统称。淫有太过和不及之意。风、寒、暑、湿、燥、火在正常情况下,称为"六气"。是自然界六种不同的气候变化,一般不会使人致病。六气的不断运动变化,决定了一年四季气候的不同,即春风、夏暑(火)、秋燥、冬寒、长夏湿。人们在生活中,不但体验认识到六气变化特点,并且通过自身调节机制产生了一定适应能力。当气候突然发生变化,六气发生太过或不及,或非其时而有其气(如春天该暖不暖,秋天该凉不凉等),或突然骤热、骤寒,超出人体的适应范围;或人体抗病能力下降,不能适应这种异常变化,六气才成为致病因素。称为"六邪"。

2. 六淫致病共同特点

(1)外感性:六淫之邪来源于自然界,多从肌表、口鼻侵犯人体而发病,故又称"外感六淫",所致疾病,称为"外感病"。六淫致病的初起阶段,每以恶寒发热、舌苔薄白、脉浮为主要临床特征,称为表证。表证不除,多由表及里,有浅入深传变。

(2)季节性:六淫致病多与季节气候变化有关,如春季以风邪致病为主,夏季多暑病,长夏多湿病,秋季多燥病,冬季多寒病等。

(3)地区性:六淫致病常与居住的地区环境影响密切相关,因此不同的地区,有不同的发病特点,如南方多因气候潮湿,易患湿疹;北方因气候寒冷干燥易患咳喘病证;长期居住寒冷潮湿之处易患寒湿痹证。

(4)相兼性:六淫邪气既可以单独侵袭人体而致病,又可两种或两种以上邪气同时侵袭人体而致病,如风寒束肺,暑多夹湿,风寒湿三气杂合而形成痹证。

(5)转化性:六淫邪气在致病中,不仅相互影响,且在一定条件下还可以相互转化,如寒邪日久可化热入里,暑邪不解可耗气伤津。

此外,还有一些因脏腑功能失调所产生的化风、化寒、化燥、化湿、化热、化火等病理反应,临床上常出现类似风、寒、湿、燥、火的证候,但不属外感致病因素范畴,因不是外来之邪,而是内生之邪,为了进行区别,故称为"内生五邪"。即:内风、内寒、内湿、内燥、内火(热)等。

3. 风邪 春季为风木当令季节。故风邪致病多见于春季。风邪侵犯人体多从皮毛肌腠而入,致病范围广泛,常为寒湿燥火(热)等其他病邪致病的先导,故称为"六淫之首"。风邪的性质及其致病特点:

(1)风为阳邪,其性开泄,易袭阳位:风善动而不居,有轻扬升发、向上、向外的特性,故属阳邪。其性开泄,是指风邪侵犯人体易使腠理疏泄而开张。正因其善动而不居。其性升发,并善于向上向外,故风邪侵袭常伤及人体的头面、肌表、肩背等属于阳的部位,出现发热、恶风、汗出、头痛、鼻塞、身背项痛等症状。

(2)风性善行而数变:"善行",是指风邪致病具有病位游移,行无定处的特性。如风寒湿三气杂至引起的痹证,若以风邪偏胜为主的称"行痹"(又称风痹),多见游走性关节痛、痛无定处。"数变",是指风邪致病具有变化无常和发病迅速的特点。如风邪为主导的外感病,一般发病多急,传变也较快;风疹、皮肤瘙痒,此起彼伏;荨麻疹起病迅速,骤起骤消。

(3)风为百病之长:风邪是外邪致病的先导,六淫中其他病邪多依附于风邪而侵犯人体,如风寒、风热、风湿等。因风邪为外感疾病的主要致病因素,又多与其他邪气相合而致病,故称风为百病之长,又为外感六淫之首。

(4)风性主动:风邪致病具有动摇不定的特点。外伤后再感受风邪,可出现四肢抽搐、角弓反张、目斜上吊等破伤风症状。

4. 寒邪 寒为冬季的主气。故冬季多寒病,但亦可见于其他季节。此外贪凉露宿、汗出当风、恣食生冷等均为感受寒邪的途径。

寒邪致病根据其侵犯的部位深浅不同而有伤寒、中寒之别。寒邪伤于肌表,阻遏卫阳,称为"伤寒";寒邪直中于里,伤及脏腑阳气,则为"中寒"。另凡阳虚内寒者,又感外寒,且积久不散时易损体内阳气,亦致内寒形成。寒邪的性质及其致病特点:

(1)寒为阴邪,易伤阳气:"阴盛则寒",寒为阴气盛的表现。其性属阴,故寒为阴邪。"阴盛则阳病",阴寒偏盛,最易损伤人体阳气。阳气受损,失其正常的温煦气化作用,故全身或局部可见明显的寒象。如寒袭肌表,卫阳被遏,则恶寒;寒邪太盛而侵袭脾胃,导致阳气损伤,出现呕吐、腹痛、腹泻、喜暖、四肢厥冷等寒盛阳伤的病证。

(2)寒性凝滞主痛:"凝滞"即凝结、阻滞不通之意。人体气血津液的运行,有赖阳气的温煦、推动。寒邪侵犯人体,阳气受损,会使经脉气血凝结,阻滞不通,不通则痛,故寒邪伤人多见各种疼痛症状。感受寒邪所致疼痛的特点,多为局部冷痛,得温则减,遇寒加重。如寒邪袭表之太阳伤寒证,可见头身痛;寒邪直中胃脘,可见脘腹冷痛;寒客肢体关节,气血凝滞不

痛,则发为关节疼痛剧烈的痛痹(寒痹),均与寒性凝滞相关。故有"寒主疼痛"之说。

(3)寒主收引:"收引"即收缩、牵引之意。寒邪袭体,使体内气机收敛,腠理、经络、筋脉收缩而挛急。如寒邪侵入肌表,可见毛窍腠理闭塞,卫阳被郁不得宣泄,可见恶寒发热、无汗等;寒犯经脉,则血脉挛缩,气血凝滞,见头身疼痛而脉紧;寒犯经络、关节,则经脉收缩拘挛,肢体屈伸不利,冷厥不仁;寒入厥阴肝脉,则见少腹拘急不仁。

(4)寒性清澈:分泌物或排泄物出现清稀状,均属寒邪所致。如风寒束肺,可见咯痰清稀,色白易咯出;寒邪客胃,可见泛吐清水;大便稀溏等。

5. 暑邪 暑是夏季的主气,乃火热所化,具明显的季节性。火、暑、温、热属同一类型的病邪,区别只在于程度与季节不同。如发在夏至前,则为病温;发在夏至后、立秋前,则为病暑。暑邪纯属外邪,只有外感而没有内生,故无内暑之说。这与六淫中其余五种邪气又有所不同。暑邪的性质及其致病特点:

(1)暑为阳邪,其性炎热:暑为夏季火热之气所化,火热属阳,故暑为阳邪。由于夏季气候炎热,暑较其他季节之温热邪气相比,更具独特的炎热性。因此,暑邪伤人多出现一派阳热之象,如发热、面赤、脉洪数等症状。

(2)暑性升散,伤津耗气:暑为阳邪,阳性升发,故暑邪侵入机体多直入气分致腠理开泄而多汗,汗出过多,耗伤津液。津液亏损,可见口渴喜饮、尿赤短少等症;大量出汗的同时,往往气随津脱而致气虚。故暑邪伤人常见气短乏力、倦怠懒言;严重者可出现突然昏倒、不省人事等津气两伤或气脱症状。暑热之邪易扰动心神,见心胸烦闷、心乱而不宁。

(3)暑多挟湿:暑季除气候炎热外,暑夏多雨而潮湿,热蒸湿动,故暑多挟湿侵犯人体。临证除有发热、烦渴等暑热表现外,常兼见四肢困倦、胸闷呕恶、大便溏泄不爽等湿阻症状。

6. 湿邪 湿为长夏主气。长夏正当夏秋之交,为一年中湿气最盛的季节。当气候潮湿,或涉水淋雨,久居湿地等易招致湿邪侵袭而为病。有外湿、内湿之分。外湿多因气候潮湿、涉水淋雨或居处潮湿等所致;内湿由脾失健运,水湿停聚形成。两者虽不同但又相互影响:伤于外湿,湿邪困脾,健运失职易招致湿邪内生;当脾阳虚时,水湿不化也易招致外湿之侵袭而伤人。湿邪的性质及其致病特点:

(1)湿为阴邪,易阻遏气机:损伤阳气凡湿邪侵犯内脏,可导致气机不利,而发生种种病变。如湿痰阻肺,见胸闷、呼吸不利、咳吐黏液等症;湿邪侵及脾胃,损伤阳气,使运化功能失常,出现脘腹胀满、食欲不振、口淡便稀、舌苔腻等症。

（2）湿性重浊：重，是沉重、重着之意。湿邪侵袭肌表，则周身困重、四肢倦怠；困于头则清阳不升，常见头重如裹、昏昏欲睡；湿邪留滞经络关节，则关节疼痛重着，又称为"湿痹"或"着痹"。浊，即秽浊或混浊之意，指湿邪致病，常见分泌物和排泄物秽浊不清。

（3）湿性黏滞："黏"即黏腻，"滞"即停滞，湿性黏腻停滞，主要表现在二方面。一是湿病症状的黏滞性：如湿留大肠，则大便黏而不爽或里急后重；湿阻膀胱，则小便滞涩不畅或频急涩痛；湿浊内盛，则见舌苔黏腻。二是湿邪致病，病程较长，缠绵难愈，反复发作，如湿痹、湿疹等。因湿邪黏腻难去，故其病多表现为起病缓、转变慢、病程长、难速愈。

（4）湿性趋下，易袭阴位：湿性属水，其性下行，故湿邪为病多先起于下部，前人有"伤于湿者，下先受之"的说法。临床所见的下肢浮肿、下肢关节肌肉酸痛、下肢疮疡等症，多夹湿邪为患。

7. 燥邪 燥是秋天的主气，故称秋燥。燥邪易从皮毛、口鼻而入，侵袭肺卫而致外燥病。燥邪为病，因相兼的寒热邪气不一，可有温燥和凉燥之分。秋初尚有夏热之余气，燥热相合，易发为温燥；深秋近冬之寒气，燥寒相合，易发为凉燥。燥邪的性质及其致病特点：

（1）燥性干涩，易伤津液：燥邪属阳，易耗伤人体的津液，造成阴津亏虚的证候。燥邪为病，可见口鼻干燥、咽干口渴、皮肤干涩、毛发不荣、小便短少、大便干结等。故有"燥胜则干"之说。

（2）燥易伤肺：肺为娇脏，喜润而恶燥，外合皮毛，开窍于鼻，直接与自然界的大气相通。燥邪多从口鼻、皮毛而入，故最易伤肺。燥邪犯肺，耗伤肺津，肺失宣降，可见干咳少痰、痰黏难咯，或痰中带血、咽干疼痛、呼吸不畅、喘息胸痛等症。

8. 火（热）邪 热邪，又称温邪、温热之邪。温、热、火三者属同一性质的病邪，均为阳盛所化，虽常混称温热或火热之邪，但三者之间却有程度之不同，一般认为温为热之渐，火为热之极。就致病邪气而论，热邪多指外邪，属"六淫"之一，如风热、燥热、湿热之类病邪；而火邪多由内生，属"内生五邪"，如心火、肝火、痰火等。火（热）邪的性质及其致病特点：

（1）火（热）为阳邪，其性炎上：火热之性燔灼、升腾上炎，故属阳邪。火热之邪伤人，多表现高热、烦渴、大汗、脉洪数等阳热症状。因其性炎上，故热邪常伤及人体的上部，出现头痛、面红目赤、咽喉肿痛、口舌糜烂等。

（2）火（热）易扰心神：心属火，火热之邪伤人必与心相应。如热入营血必扰心神，轻者出现心神不宁、心烦躁动、惊悸失眠；重者出现神昏谵语、狂躁妄动等症。所谓"诸躁狂越，皆属于火"即为此意。

（3）火（热）易伤津耗气：火热之邪，最易迫津外泄，消灼阴液，使人体阴津耗伤，故火邪致病，除见热象外，还可伴有口渴喜饮、咽干舌燥、小便短赤、大便秘结等津伤液耗之症。同时，热邪迫津外泄，往往气随津脱，使气更耗伤，因此临床上还可出现体倦乏力、少气懒言等气虚的症状。

（4）火（热）易生风动血：火热之邪侵犯人体，易于引起肝风内动和血液妄行的病证。火热之邪伤人，往往燔灼肝经，灼伤阴液，筋脉失其濡养而致肝风内动，热极生风。临床可见高热神昏、谵语、四肢抽搐、目睛上视、颈项强直、角弓反张等。热邪灼伤脉络，迫血妄行，引起各种出血病证。可见吐血、衄血、便血、尿血、皮下瘀斑、妇女月经过多、崩漏等。

（5）火热易致肿疡：火热之邪入于血分，壅聚局部，腐蚀血肉，发为痈肿疮疡；可见局部红肿热痛、溃破流脓血等，为属阳属热。

案例 7-1

患者，张某，女，35 岁。1991 年 9 月 20 日就诊。咳嗽气粗，口鼻干燥，咽喉干痛，痰少而黏，小便短赤，大便燥结。舌红苔少微黄、脉细数。证属燥热伤肺，治宜清燥润肺，方选桑杏汤合沙参麦门冬汤加减。处方：桑叶 10g，北沙参 12g，浙贝 10g，枇杷叶 10g，元参 12g，牛蒡子 12g，麦冬 12g，黄芩 10g，天花粉 12g，桔梗 10g，甘草 10g。水煎，2 次分服。服上药 6 剂，咳止便调，诸证悉除。（张士卿等 . 中国百年百名中医临床家丛书 · 于己百 . 北京：中国中医药出版社，2005）

【思考题】 按照中医理论，请具体分析该患者的何脏腑受何种病邪侵袭。

【参考答案】 此患者为肺脏受燥热侵袭。因肺喜清润而恶燥，根据燥邪的性质及致病特点，燥易伤肺卫，致肺津不足，肺气不利，咳而少痰或无痰，或痰黏不爽，不易咳出，或痰内带血。兼见口鼻干燥，尿赤便结，舌红苔少或苔黄，脉细数等症状。

（二）疫疠

疫疠是一类传染性很强的致病因素，又称"温疫"、"疫毒"、"疫气"、"毒气"、"异气"、"时气"、"疠气"等，统称为"疫疠"。疫疠与六淫不同。《温疫论》指出："夫温疫之为病，非风、非寒、非暑、非湿，乃天地间别有一种异气所感"。因此，疫疠有别于六淫。疫疠主要是通过空气传染，从口鼻等传播途径，侵入人体而致病。此外，疫疠也可随饮食、接触、蚊虫叮咬及其他途径侵入而致病。既可散在发生，亦可形成瘟疫流行。

1. 疫疠的致病特点

（1）传染性强，易于流行：疫疠主要是通过空气、饮食、接触等途径在人群中传播，具有很强烈的传染性。如《诸病源候论·卷十》所说："人感乖戾之气而生病，则病气转相染易，乃致灭门"。说明其具有传染性强及易于流行的特点，对人类危害严重。

（2）发病急骤，病情危重：其性疾速迅猛，其致病具有发病急骤、来势凶猛、变化多端、病情凶险等特点。病情急重者，若抢救不及时，可于发病后短时间内死亡。如大头瘟、白喉、疫痢、霍乱、天花、丹痧、小儿疫毒痢、传染性非典型肺炎等。

（3）一气一病，症状相似：一种疠气仅导致一种疫疠发生，且临床症状基本一致。《素问·刺法论》论述之为"五疫之至，皆相染易，无问大小，病状相似"。因此每一种疠气所致之疫病，均有较为相似的临床特征和传变规律。

2. 疫疠发生与流行的因素　疫疠的发生与流行，除与人群的正气强弱有关外，亦与下列因素有关。

（1）气候因素：自然界气候急骤或持久的反常变化，如久旱久涝，持续高温等。

（2）环境与饮食因素：环境卫生条件不良，如空气、水源或食物受到污染。另外饮食不洁等也易引起疫疠的发生和流行。

（3）预防因素：预防隔离是防止疫疠发生、控制其流行蔓延的主要有效措施，发现疫疠并及时做好预防隔离工作，否则会招致疫疠的发生与流行。

（4）社会因素：社会因素对疫疠的发生和流行有一定的影响。

二、内伤致病因素

内伤致病，是指人的情志活动或生活起居有违常度，伤及脏腑气血阴阳而发病的，这类致病因素主要有七情、饮食和劳逸等。

（一）内伤七情

七情即喜、怒、忧、思、悲、恐、惊七种正常的情志活动，是人体对内外环境刺激后的不同反应。一般情况下属正常情志活动，不会致病。但由于突然、强烈或持久的情志刺激，超过了人体自身生理调节范围与耐受能力，引起喜、怒、忧、思、悲、恐、惊七情的异常变化，使气机紊乱、脏腑损伤，气血阴阳失调时而导致疾病的发生。由于七情直接影响有关脏腑而发病，病由内生，称为"内伤七情"。

七情致病的特点：七情内伤直接影响其相应内脏，使其脏腑气机逆乱，气血失调，从而导致疾病的发生。

1. 直接伤及内脏　因为五脏与情志活动有相对

应的关系，故不同的情志刺激可损伤相应的脏腑。如《素问·阴阳应象大论》说："怒伤肝"、"喜伤心"、"思伤脾"、"忧伤肺"、"恐伤肾"。从五脏的生理上看，心藏神，为五脏六腑之大主，主宰着人的心理、情志活动。因此七情致病均可损及心，并影响到其他脏腑，故在七情致病中心起主导作用；肝藏血，主疏泄，调节精神情志；脾主运化为气血生化之源，又为气机升降的枢纽。故情志致病，以心肝脾三脏气血失调为多见。七情致病，伤及五脏，可单独发病，亦可相兼为病。如突然惊恐，伤及心肾，致心神不宁，可见心悸、健忘、失眠，甚则精神失常。郁怒伤肝，气机郁结，可见两胁胀痛、善叹息或咽中有异物梗阻，妇女月经不调、痛经、经闭等。肝气上逆，血随气壅，出现呕血、面红目赤、晕厥。思虑忧愁伤脾，脾失健运，可见食欲不振、脘腹胀满、大便溏泄等症。若思虑劳神，损伤心脾，可导致心脾两虚，从而出现上述心神不宁及脾失健运的兼症。

2. 影响脏腑气机　七情对内脏的直接损伤主要是影响脏腑气机，导致气血运行紊乱。如《素问·举痛论》所说："怒则气上，喜则气缓，悲则气消，恐则气下，……惊则气乱，思则气结"。

怒则气上是指肝气横逆上冲，血随气逆，并走于上。可见头胀痛、面红目赤或呕血，甚则昏厥卒倒。喜则气缓是指在正常情况下，喜可缓和精神紧张，使营卫通利，心情舒畅。但暴喜过度，可使心气涣散，轻则心神不宁，心悸失眠，精神不集中；甚则神不守舍，失神狂乱。悲则气消，是指过度悲忧可使肺气抑郁，意志消沉，耗伤肺气，可见呼吸气短、声低息微、懒言乏力、精神委靡不振。恐则气下，是指恐惧过度，使肾气不固，气泄于下，可见二便失禁、遗精滑泄等症。惊则气乱，是指突然受惊，则心气紊乱，气血失调，致心无所倚，神无所归，可见心悸不宁、惊惶失措。思则气结，是指思虑劳神过度，伤神损脾，使脾气郁结，中焦不畅，脾失健运，可见食欲不振、脘腹胀满、大便溏泄等。

3. 影响病情变化　在疾病演变过程中，情志异常波动，往往使病情加重或急剧恶化。如患高血压的病人，由于过度愤怒，常致血压急骤升高，而见眩晕欲仆，甚则昏厥不省人事，半身不遂。如心脏病患者，突然情绪变化，可使病情加重或迅速恶化。

（二）饮食

饮食是人类摄取营养，保证生存和健康，维护人体生命活动的基本条件。但饮食要有一定的节制，当饮食偏嗜或失宜或不洁，损伤脾胃致升降失常，则聚湿、生痰、化热，又常为导致疾病发生的原因。

1. 饮食不节　饮食应以适量和有规律为宜，饥饱失常均可发生疾病。过饥,则摄入不足,水谷精微缺乏,气化乏源不足,可导致营养不良,久则气血衰少而为病,可见面色无华、气短心悸、全身乏力等症状。亦可因正气虚弱,抵抗力降低而继发其他病证。过饱,即摄入量过多,暴饮暴食,超过脾胃受纳运化与六腑传化的能力,可致饮食停滞,升降失司,脾胃损伤,可见脘腹胀满、嗳腐吞酸、恶心呕吐、厌食矢气、大便溏泻。故有"饮食自倍,肠胃乃伤"之说。

2. 饮食不洁 是指食用了不清洁、不卫生或陈腐变质或有毒的食物。饮食不洁会导致多种胃肠道疾病或寄生虫病。若进食腐败变质或有毒食物,可引起食物中毒,出现剧烈腹痛、吐泻,重者可导致昏迷、死亡。

3. 饮食偏嗜 饮食品种多样化,才能满足人体对各种营养成分的需要。若饮食偏嗜,可导致营养失衡而发病。饮食偏嗜可分为寒热偏嗜、五味偏嗜。

(1)寒热偏嗜:偏食生冷寒凉,易损脾胃阳气,遂致寒湿内生,可见脘腹冷痛、喜按、泄泻。偏食辛温燥热,易致胃肠积热,可见口渴、口臭、腹满胀痛、便秘或痔疮。

(2)五味偏嗜:饮食五味可以营养人之五脏,但五味用之不当则可损伤人之五脏。《素问·至真要大论》说:夫五味入胃,各归所喜,故酸先入肝,苦先入心,甘先入脾,辛先入肺,咸先入肾"。五味与五脏各有其所喜。如果长期偏食某种食物,就会使该脏腑机能偏盛,久之则破坏脏腑间的协调关系,发生脏腑之间的病理传变。因此,过食酸味,可致肝盛乘脾;过食苦味,可致心盛乘肺;过食甘味,可致脾盛乘肾;过食辛味,可见肺盛乘肝;过食咸味,可致肾盛乘心。因此饮食五味应当适当为宜,平时饮食不应偏嗜,病时更要注意饮食宜忌。

案例 7-2

患者,张某某,女,5 岁。1999 年 11 月 8 日初诊。患儿以纳呆纳差、大便干结 1 个月为主诉。家长诉说小女生性好动,平素喜食生冷饮食,近 1 个月来纳呆纳差,大便干结,几日一行,服用江中消食片等药,效果不显,故来诊治。于氏诊之,舌红苔薄黄,脉滑数。考虑病属纳呆,辨为胃腑热甚,受纳失职。治宜清胃通腑降气,消食导滞开胃,用验方清胃增食散治之。处方:黄芩 10g,黄连 6g,焦栀子 10g,陈皮 10g,砂仁 6g,焦山楂 15g,炒麦芽 15g,神曲 12g,莱菔子 15g,枳实 10g,槟榔 10g,公英 20g。上药粉碎,分装于 4 个纱布袋中,沸水冲泡或冷水煎煮后服用,1 袋/次,4 袋/日。服上药 4 剂,纳食增加,大便变软,一日一行,舌红减轻。加鸡内金 15g 再服 6 剂,纳食复常,大便自调。舌淡红,苔薄白,病告痊愈。(张士卿等.中国百年百名中医临床家丛书·于己百.北京:中国中医药出版社,2005)

【思考题】 按照中医理论,请具体分析该患儿厌食是因何病因所致。

【参考答案】 病因:饮食偏嗜。因胃主受纳,脾主运化,胃气主降,脾气主升,脾胃纳运结合,升降相因,食欲才能正常,消化功能才能和谐。胃为腑,属阳土,脾为脏,属阴土,胃病易实易热,脾病易虚易寒。患儿平素喜食生冷,耗伤胃阴,导致胃腑热甚,引起胃热郁结,腑失通降,而出现纳呆纳差之症。

（三）劳逸

正常的体力劳动和必要的体育锻炼,有助于体内气血流通,增强体质;适当的休息,可以消除疲劳,恢复体力和脑力,有利于人体正常的生理活动。若劳逸过度,可损伤相应的脏腑组织器官而导致疾病。劳逸过度包括过劳和过逸两个方面。

1. 过劳 是指过度劳累,包括劳力过度、劳神过度和房劳过度三个方面。

(1)劳力过度是指体力劳动负担过重,或超大强度的运动,以致积劳成疾。劳力过久则气少力衰,可见少气懒言、四肢困倦、神疲乏力等;此外,劳力过度可损伤相关的组织器官,而导致伤筋伤骨一类病证。

(2)劳神过度指脑力劳动负担过重。思虑太过则暗耗心血、损伤脾气而致心脾两虚,临床常见心悸、健忘、失眠、多梦等心神失养之证和纳呆、腹胀、便溏等脾不健运之证。

(3)房劳过度是指性生活不节,房事过度而言。肾藏精,主封藏,如房事过频则肾精耗伤,证见腰膝酸软、眩晕耳鸣、精神委靡、性功能减退或遗精、早泄、阳痿、月经不调或不孕、不育等。

2. 过逸 即过度安逸,是指长期不劳动、不运动,过度安闲,致气血运行不畅,脾胃功能减弱。临床常见精神不振,食少乏力,肢体软弱,动则心悸、气喘、出汗;脾失健运则湿痰内生,病多丛生。"久卧伤气,久坐伤肉"(《素问·宣明五气》),就是指过逸致病。

三、病理产物性致病因素

疾病过程中形成的病理产物,又能成为致病因素,主要包括痰饮、瘀血和结石等。

（一）痰饮

1. 痰饮的形成 痰饮是机体水液代谢障碍所形

成的病理产物。一般以较稠浊者为痰,较清稀者为饮,两者同出一源,故并称痰饮。痰饮源于内生水湿,当属阴邪。痰包括有形之痰和无形之痰。有形之痰是指咯吐出来有形可见之痰液。无形之痰是指停滞在脏腑经络等组织中未被排除的痰液,临床上可通过其表现的证候来确定。痰饮多由外感六淫之邪或内伤七情、饮食、劳逸,使肺脾肾三焦等脏腑气化功能失常,水液代谢障碍,水湿停滞所致。痰饮形成后,饮多留积于胃肠、胸胁及肌肤,而痰则随气升降流行,内而脏腑,外至皮肉筋骨,形成多种病证。

2. 痰饮的致病特点

(1)阻滞气机,阻碍气血:痰饮停滞易于阻滞气机,使脏腑气机升降出入失常,又可流注经络,导致经络壅塞,气血运行受阻。如痰饮流滞于肺,使肺失宣降,出现咳嗽喘息、胸部满闷;痰饮流滞经络,使气血运行受阻,出现肢体麻木、屈伸不利。

(2)扰及心神,蒙蔽清窍:痰饮扰及神明,可见一系列神志异常的改变。如痰饮上扰清窍,可见头晕目眩,甚则神昏、癫狂等。

(3)重浊黏滞,病程缠绵:痰饮为水湿停滞积聚而成,具有湿邪重浊黏滞的特性,所致之证,大多具有沉重、秽浊或黏滞不爽的病证,且病势缠绵,病程较长。如临床常见由痰饮所致的咳嗽。

(4)致病广泛,症状复杂:痰饮可随气而行,全身上下内外无所不至。若阻滞于经脉,可影响气血运行和经络的生理功能。停滞于脏腑,可影响脏腑的功能和气机的升降。故有"百病多由痰作祟"之说。

(二)瘀血

瘀血是指血液运行障碍、停滞所形成的病理产物,属于继发性致病因素,包括离经之血积存体内,或血行不畅,阻滞于经脉及脏腑内的血液。

1. 瘀血的形成 瘀血既是疾病过程中形成的病理产物,又是某些疾病的致病因素。其形成原因如下。

(1)气虚:气为血之帅,气能行血又能摄血。气虚无力推动血液运行,则血行迟缓涩滞;气虚不能固摄血液,血溢脉外而为瘀血。

(2)气滞:气行则血行,气滞则血停。气机阻滞,影响血液正常运行,使血液迟滞不畅而致瘀血。

(3)血寒:血得温则行,得寒则凝。外感寒邪或阳气虚损等,不能温煦推动血液运行,使血行不畅而凝滞成瘀。

(4)血热:热入营血,血热互结,邪热迫血妄行,血液黏滞不畅或热邪灼伤脉络,血逸脉外,积存体内,均可形成瘀血。

(5)外伤:造成血离经脉,不能及时消散或排出

体外,从而形成瘀血。

(6)出血:出血后,离经之血未能排除,或治疗时专事止涩,过用寒凉,致离经之血凝涩,未离经之血郁而不畅形成瘀血。

2. 瘀血的致病特点

瘀血致病的病机特点

1)阻滞气机:气能行血,血能载气。瘀血停滞脏腑经络,或血行不畅,均可阻滞气机,导致气的升降出入失常。因此,瘀血常与气滞多并见,而气滞又可加重瘀血,两者常相互影响,互为因果,久之形成恶性循环,引发更为错综复杂的病理变化。

2)瘀阻经脉:瘀血阻滞经脉之中,可致血行不畅,受阻部位得不到血液的濡养,局部可出现疼痛、癥积肿块,甚则坏死;经脉瘀滞不通,血液不得归位,血逸脉外,则可见出血等病证。

3)伤及内脏:瘀血所致的病证极为广泛,常因脏腑阻滞部位不同而出现不同的临床症状。如瘀阻于心,可见心悸气短、心胸憋闷、阵发性心前区刺痛或绞痛、或引左臂内侧而痛,甚则唇舌青紫、汗出肢冷;瘀阻于肺,可见胸闷胸痛、气喘咳嗽、咯血;瘀阻胃肠,见呕血或黑便;瘀阻于肝,见胁痛痞块或腹胀刺痛;瘀阻胞宫,见少腹疼痛、月经不调、痛经闭经或崩漏;瘀阻肢体末端,可成脱疽病;瘀阻肢体肌肤局部,见局部肿痛、青紫。

3. 瘀血致病的症状特点

(1)疼痛:瘀血所致疼痛的特点多为刺痛,痛处固定不移、拒按、夜间痛甚。

(2)肿块:外伤局部见青紫肿胀,积于体内,久聚不散,可成癥瘕,按之痞硬,固定不移。

(3)出血:血色紫暗或夹有血块。

(4)发绀:久瘀见面色黧黑、肌肤甲错、唇甲青紫。

(5)舌象:舌质紫暗或有瘀点、瘀斑或舌下脉络曲张。

(6)脉象:多见脉细涩、沉弦或结代。

(三)结石

结石是指体内浊邪蕴结不散,或久经煎熬形成的沙石样病理产物,属继发性病因。结石可发于机体的许多部位,以肝胆、肾、膀胱和胃为多见。

1. 结石的形成 结石主要因脏腑本虚,湿热浊邪乘虚而入,蕴郁积聚不散,或湿热煎熬日久而成。胆结石常因嗜食辛辣、过食肥甘或嗜酒太过,酿成湿热,影响肝胆,使之疏泄失常,胆汁疏泄不利,郁久化热,湿热与胆液互结煎熬而成。肾与膀胱结石,多由饮食肥甘影响脾胃运化,内生湿热;或常饮含易形成结石之水,湿热浊邪下注,蕴结下焦,形成肾与膀胱结石。

2. 结石的致病特点　结石为有形病理产物，留滞脏腑中易阻气机，气血运行阻闭，不通则痛。结石致病主要与其所在的部位、形态大小、有否梗阻的因素有关。若结石较小，表面光滑，所在部位腔隙较大，无梗阻嵌顿，临床有时可无任何症状；若结石较大，形状不规则，所在部位腔隙较小，出现梗阻嵌顿，则可出现典型症状。其致病特点如下：

（1）易阻气机，导致疼痛：结石为有形之邪，流滞脏腑内，易阻滞气机，闭阻气血，不通则痛。

（2）部位不同，病证各异：由于结石发生部位不同，阻滞不同的脏腑气机，所致病证各异。如胆结石致病，多见往来寒热、胁痛、黄疸等；肾、膀胱结石，则见腰痛、血尿等。

（3）病程较长，时起时伏：结石多为湿热内蕴，日久煎熬而成。结石形成后，如得不到及时与恰当的治疗，会长期滞留，缓慢增大，病程较长，时起时伏。如结石较小，则病情轻，有的甚至无任何症状；如结石过大，则病情较重，症状明显，发作频繁。

案例 7-3

患者，高某，男，55 岁。1996 年 4 月 8 日初诊。有高血压病 5 年，常服降压片控制症状。4 月 6 日下午突然出现右侧肢体麻木无力且逐渐加重，继而出现右侧肢体活动不灵，行动困难，言语不清，流口涎。经地方诊所救治，服药 1 个月无明显效果而来医院诊治。患者体丰，平时动辄易怒，神清，语言欠清楚。舌体大质红，苔白腻，脉弦滑。血压 25.6/15.5kPa。将其扶起站立不稳，身体偏右侧；行走时，足尖拖地。右手不能取物。证为风痰内盛，阻滞经络。治以平肝息风，祛痰通络，活血化瘀。处方：川芎 10g，天麻 10g，钩藤(后下)30g，胆南星 5g，丹参 15g，全蝎 5g，红花 15g，生白芍 15g，水蛭 10g，珍珠母 30g，菊花 15g。一日 1 剂，水煎服。服药 3 剂，血压降至 21.3/13.3kPa。大便 2 次，小便清量多，睡眠欠佳，右侧肢体酸重。原方 5 剂再进。服后临床症状基本消失，右侧肢体能动，血压降至正常，服天麻丸、大活络丸 1 个月，以巩固疗效。(中国百年百名中医临床家丛书·单建民. 北京：中国中医药出版社)

【思考题】　按照中医理论，该患者是何病，是由何种致病因素所致。

【参考答案】　中医诊断：中风；病因：痰饮。患者素体形丰，痰湿偏盛，且有高血压史多年，平素动辄发怒，易致肝阳上亢，阳亢风动，痰与风相互为患，风痰内盛，久则阻滞脑络，诸症发作。

四、其他致病因素

其他致病因素，包括外伤、烧烫伤、冻伤、虫兽伤等。

（一）外伤

枪弹或金刃伤及跌打损伤、持重努伤等均外伤皆可引起皮肤肌肉瘀肿疼痛、出血或筋伤骨折、脱臼；重者伤及内脏，或出血过多，导致昏迷、抽搐，甚则引起死亡。

（二）烧烫伤

烧烫伤多由高温物品或气体、烈火等烧烫后引起的。轻者损伤肌肤，出现红肿热痛或起水泡；重者伤及肌肉筋骨，可见创面焦黄或炭化；若创面过大，津液大伤，火毒内攻脏腑，可出现发热、口渴、尿少尿闭等危重证候，甚者死亡。

（三）冻伤

冻伤是指人体在寒冷或低温情况遭到局部或全身性损伤，属寒毒为患。一般温度越低，受冻时间越长，其冻伤的程度越严重。受冻部位多为寒性凝滞而致血行瘀滞，而成冻疮。全身性冻疮是因阴寒过盛，损伤人体阳气，失其温煦和推动血行的作用，出现体温下降，寒战蜷缩，唇甲青紫，感觉麻木，渐致昏迷，若不及时救治，易致死亡。一般局部冻伤多发在易暴露的部位，如鼻尖、面颊、耳郭、手足，受冻部出现苍白、冷麻，继则肿胀、青紫、痒痛灼热，或出水疱，溃破后易感染成冻疮。

（四）虫兽伤

虫兽伤多由毒虫叮螫、毒蛇、疯狗及猛兽撕咬所致。轻则局部损伤，出现肿痛、溃破、出血等；重则损及内脏，或因出血过多而死亡。

第二节　病　　机

病机是指疾病发生、发展与变化的机理，又称"病理"。它是分析疾病证候的临床表现、发展转归、诊断辨证、预防治疗的内在根据和理论基础。疾病的发生、发展和变化，与患者机体的正气强弱和邪气性质、轻重、所中部位等密切相关。当病邪作用人体时，机体的正气必然奋起抗邪，引起正邪相争，从而破坏人体阴阳相对平衡，使气血功能紊乱，脏腑经络的功能失调，从而产生全身或局部形态、功能等损害，形成多种多样的病理变化。因此，尽管疾病种类繁多，临床表现错综复杂，千变万化，各种疾病都有其各自的病机。但总的来说，都离不开正邪相争、阴阳失调、气血失常、津液失常、脏腑和经络的功能紊乱等病机变化的一般规律。

一、正 邪 相 争

疾病的发生,是一个复杂的病理过程,但概括起来又不外乎正气(即机体抗病能力)与邪气(各种致病因素)之间的相互斗争,它关系着疾病的发生、发展和转归。所以,许多疾病的过程,就是正邪斗争及其盛衰变化的过程。

▶ (一) 正邪相争与发病

正气是一身之气相对邪气时的称谓,是指人体内具有抗病、祛邪、调节、修复等维持人体正常功能活动的总称。邪气泛指各种致病因素,简称为邪,包括存在于外界或人体内产生的种种具有致病作用的因素。诸如六淫、疠气、七情、外伤及痰饮、瘀血等。在疾病发生发展过程中,正气虚弱和病邪侵犯都是必不可少的因素。在疾病过程中,"正"、"邪"之间的力量对比和消长盛衰变化,直接决定疾病的发展和转归。

1. 正气不足是发病的内在因素 中医发病学十分重视人体的正气,强调人体正气在发病过程中的主导作用。认为正气旺盛,气血充盈,卫外功能固密,则病邪难以侵犯人体,疾病无从发生,或虽有邪气侵犯,正气亦能抗邪外出而免于发病。强调正气在发病中的主导地位,所以说:"正气存内,邪不可干"。只有在正气相对不足,卫外功能不固时,邪气方能乘虚而入导致疾病的发生。因此说:"邪之所凑,其气必虚"。可见正气不足是疾病发生的内在根据,是矛盾的主要方面。

2. 邪气是疾病发生的重要条件 中医学强调正气在疾病发生过程中的主导地位,并不排除邪气对疾病发生的重要作用。在正气相对不足的前提下,邪气侵袭是发病的重要条件,有时甚至可能起主导作用。如疠气是一类具有强烈传染性的邪气,对人体危害较大,不论老幼强弱,均可感染致病。另如烧伤、冻伤、疫疠、毒蛇咬伤、食物中毒等,此时即使正气强盛亦难免不被伤害。

3. 正邪斗争的胜负决定发病与不发病 正邪相争,正胜邪去则不发病。一则正气强盛,抗邪有力,其病邪难以侵入;二则即使邪气已侵入,正气能及时消除或排出邪气,不产生病理改变,也不会发病。邪胜正负则发病。一为正虚抗邪无力,邪气得以乘虚侵入,造成阴阳气血失调而发病;二为邪气毒烈,致病作用强,正气相对不足,亦能损害机体而致病。

▶ (二) 正邪相争与病邪出入

疾病发生后在其发展变化过程中,正、邪两种力量不是固定不变的,而是在正邪相争过程中,发生着力量对比上的消长盛衰变化。正邪之间的此种变化,导致疾病发展趋势上表现为表邪入里,或里邪出表的病理变化过程,从而决定病势轻重和病变的演变趋势。

(1) 表邪入里:是指外邪侵犯人体肌表之后,由表传里,影响脏腑气血的病理演变过程。病邪由表入里主要取决于两个方面:一是感邪较重,或邪气的致病性较强。二是机体正气较虚,抗邪无力,正不胜邪,使疾病向纵深发展。如外感六淫邪气,邪在肌表不解,因邪气过盛或因误治、失治,以致邪气深入为病。

(2) 里邪出表:是指病邪原本在脏腑较深的层次,由于邪正斗争,病邪由里透达于表的病理过程。是因正气渐复,邪气日衰,正气驱邪外出,邪气由里出表,预示病势好转和向愈。如温病内热炽盛,出现汗出热退,或斑疹透发于外等,均属里病出表的病理转化过程。

▶ (三) 正邪相争与虚实变化

在疾病发展变化过程中,正气与邪气的斗争贯穿始终。体内邪正双方力量对比的盛衰,决定着患病机体的虚与实两种不同的病理状态。《素问·通评虚实论》曰:"邪气盛则实,精气夺则虚"。

1. 虚实病机

(1) 实性病机:实是指邪气亢盛,正气未衰,是以邪气盛为矛盾主要方面的病理反映。因致病邪气和机体抗病能力都比较强盛,正邪斗争较为剧烈,故临床出现一系列病理反映比较剧烈的有余证候,即谓实证。实证常见于外感六淫致病的初期和中期,或由于痰、食、水饮、瘀血、结石滞留于体内所引起的疾病。

(2) 虚性病机:虚是指正气不足,邪不太盛,以正气亏虚为矛盾主要方面的病理变化。因机体的正气对于致病邪气的斗争难以出现较为剧烈的病理反映,从而出现一系列虚弱、衰退和不足的证候,即谓虚证。虚证多见于素体虚弱或疾病的后期以及各种慢性病证。

2. 虚实变化 在一些疾病过程中,随着邪正双方力量的消长盛衰,还可以形成多种复杂的虚实病理变化。

(1) 虚实夹杂:又称虚实错杂。凡邪气过盛而损及正气,或正气本虚而致实邪内生或复感邪气者,可致"虚实夹杂"性病变。

虚实夹杂包括实中夹虚,指邪实为主,兼有正气不足;虚中夹实,指以正虚为主,兼有邪实,如痰饮、水湿、宿食、瘀血、结石等。

(2) 虚实转化:在疾病发展变化中,邪气久留而正气大伤,或正气不足而复生实邪等,可以导致"虚实转化"的病理变化。

虚实转化包括由实转虚,即先有实邪为病,继而耗伤正气,邪气虽去而正气大伤,病变可转化为以正虚为主。因虚致实,即先有正气不足,脏腑功能减退,病理产物停积,可转化为以邪实为主的病理变化。

（3）虚实真假：在特殊情况下,即疾病现象与本质不完全一致时,临床往往会出现与疾病本质不相符的许多假象,称为"虚实真假"。

虚实真假包括真实假虚和真虚假实。真实假虚指本质为实性病变,由于邪气深结不散,气血郁结于内,不能通达于外,而出现四肢逆冷、面色不华等似虚非虚的假象,即为"大实有羸状"的真实假虚。真虚假实,指本为虚性病变,由于正气虚弱,推动无力,出现腹胀、喘满等似实非实的假象,则为"至虚有盛候"的"真虚假实"。因此,必须透过现象看本质,不能被假想所迷惑,才能真正把握疾病的虚实变化。

▶ **（四）正邪相争与疾病转归**

正邪相争,双方力量对比不断发生消长盛衰的变化,不仅能左右疾病的发展趋势与虚实变化,而且对疾病转归起着决定性作用。

（1）正胜邪退：是疾病向好转和痊愈方面转归的一种结局。

（2）邪胜正衰：是疾病向恶化甚至死亡方面转归的一种趋势。

（3）正虚邪恋：指正气大虚,余邪未尽；或正气难复,无力驱邪,疾病缠绵难愈,常是某些疾病由急性转慢性,或留下后遗症,或成为慢性病持久不愈的主要原因。

（4）邪去正虚：多见疾病后期,病邪虽已驱除,但正气已经耗伤,有待机体逐渐恢复的一种转归,多见于急、重病的后期。

综上所述,正邪斗争是疾病过程中的基本矛盾,正气与邪气之间的相互斗争,必然导致正邪的盛衰变化。从病理演变来分析,正邪盛衰不仅关系到疾病虚实性质的变化、病邪的出入和疾病的转归、预后,而且还将进一步影响到机体的阴阳平衡、气血的协调、津液的代谢,以及各脏腑器官的功能活动等,从而导致不同的病理变化。因此,正邪盛衰是疾病过程中最基本的病理变化。

> **📖 案例 7-4**
>
> 　　男性,6 岁,因两天来发热,头痛,嗜睡,抽风 2 次,于 1964 年 8 月 18 日住某医院。临床诊断为：流行性乙型脑炎（重型）。病程与治疗：入院前 2 天开始发热,头痛头晕,嗜睡,食欲不振,入院前 10 小时内抽风 2 次,曾用解热剂无效,病情逐渐转重,体温升高达 40℃,嗜睡明显,入院后即用西药治疗,仍不见大效。8 月 19 日请蒲老

> 会诊：证见高热无汗,面潮红,嗜睡明显,偶有烦躁,舌质红,苔白中夹黄,脉浮弦数,此为暑湿夹风,表里两闭之象,治宜清暑祛风,表里两解。处方：香薷一钱五分、扁豆花二钱、川厚朴一钱五分、金银花二钱、淡豆豉四钱、炒僵蚕二钱、淡竹叶二钱、杏仁二钱、连翘一钱五分、葱白（后下）三寸、六一散（纱布包煎）四钱,并以紫雪丹一钱,分 5 次冲服。8 月 20 日复诊：体温基本正常,偶有低热,能坐起食饭,大小便转正常,除颈部尚有轻度抵抗外,余症皆消失,前方续服 1 剂,不再用紫雪,服后诸症皆平,食、眠、便俱正常,停药观察以至痊愈出院。（高辉远.蒲辅周医案.北京：人民卫生出版社,2006）
>
> 　　**【思考题】** 试述本病的病因、病机及转归
>
> 　　**【参考答案】** 本病病因为暑湿之邪侵犯人体,暑热病邪炎热酷烈,湿邪重浊黏滞,暑湿之邪侵犯人体每见发病急骤,热势亢盛,传变迅速,发病初期邪气亢盛,正气不衰,正邪交争剧烈,出现高热无汗等证候。暑属火热之性,其气"通于心",火性急迫,故患者发病急骤,传变迅速,暑湿入心营,生痰生风,迅速出现痰热闭窍,扰动心神,故出现嗜睡、烦躁等,暑热直犯于肝,风火相煽,出现抽搐,舌质红,苔白中夹黄,脉浮弦数,病机为暑湿夹风,表里两闭。邪气强盛,若不能及时驱邪外出,则正气有衰败之虞,治以香薷饮加减,佐六一散、紫雪丹,清暑去风,表里两解,药证相应,则正胜邪退,疾病趋于好转而痊愈。

二、阴 阳 失 调

阴阳失调,是阴阳之间失去平衡协调的简称,是机体在疾病过程中,由于各种致病因素的作用,导致机体内部阴阳两个方面失去相对的平衡与协调,从而形成阴阳偏胜、阴阳偏衰、阴阳互损、阴阳格拒、阴阳转化,以及阴阳亡失的病理状态。同时,阴阳失调又是脏腑、经络、气血等相互关系失调,以及表里出入、上下升降等气机失常的概括。由于各种致病因素作用人体,必须通过机体内部的阴阳失调才能形成疾病,故阴阳失调是疾病发生、发展与变化的内在根据。

1. 阴阳失调与发病 在正常情况下,人体阴阳保持相对的动态平衡和协调,即"阴平阳秘"。当机体在某致病因素作用下,脏腑、经络、气血津液等生理活动发生异常改变,导致整体或局部的阴阳平衡失调,都会发生疾病,出现各种相应的临床症状。

2. 阴阳盛衰与寒热变化 寒热是辨别疾病性质的标志之一,是阴阳偏盛偏衰的具体表现。故寒热证

候的形成,主要是阴阳消长盛衰的结果。其病机大致可概括为以下几个方面:

(1) 阳胜则热(导致实热证):是指机体在疾病过程中出现的一种以阳气偏盛,机能亢奋,热量过剩的病理变化。其病机特点多表现为阳盛而阴未虚的实热性病理状态。临床多见壮热、烦渴、面红、目赤、尿黄、便干、舌红、苔黄、脉数等症状。此外,阳偏胜的病变必然导致不同程度的阴液耗损,表现出口渴、小便短少、大便燥结等热胜伤阴的症状,即"阳胜则阴病"。

(2) 阴虚则热(导致虚热证):是指机体在疾病过程中出现的精、血、津液等阴液亏耗,导致阴不制阳,阳相对偏亢的病理变化。其病机特点是阴液不足,阳气相对偏亢的虚热性病理状态。临床多见潮热骨蒸、五心烦热、颧红盗汗、口咽干燥、失眠多梦、舌红少苔、脉细数无力等症状。

阳胜则热与阴虚则热,虽然在病机上有一定的联系,但病理特点则各有不同。前者是以阳胜为主的实热,后者是以阴虚为主的虚热。

(3) 阴胜则寒(导致实寒证):是指机体在疾病过程中出现的一种以阴气偏盛,机能障碍或减退,产热不足,以及阴寒病理产物积累的病理变化。其病机特点是阴盛而阳未虚的实寒性病理状态。临床可见恶寒、肢冷、腹痛、泄泻、水肿、痰饮、舌淡苔白、脉迟等症状。此外,阴偏盛的病变必然导致不同程度的阳气耗损,出现面色苍白、小便清长、大便稀溏等寒盛伤阳的症状,即"阴胜则阳病"。

(4) 阳虚则寒(导致虚寒证):是指机体在疾病过程中出现的阳气虚损,机能活动减退或衰弱,温煦功能减退的病理变化。其病机特点多表现为阳气不足,阳不制阴,阴相对亢盛的虚寒性病理状态。临床多见畏寒喜暖、四肢不温、喜静蜷卧、精神委靡、小便清长、下利清谷、舌淡、脉迟或虚弱无力。

阴胜则寒与阳虚则寒,虽然在病机上有一定的联系,但病理特点则各有不同。前者是以阴胜为主的实寒,后者是以阳虚为主的虚寒。

此外,在疾病发展过程中,其寒热属性不是一成不变的,常随机体阴阳双方消长盛衰的变化而变化。主要有阴阳盛衰病位不同或阴阳互损所致的寒热错杂,阴阳转化所致的寒热转化,阴阳格拒所致的寒热真假等。

3. 阴阳盛衰与疾病转归 阴阳盛衰消长变化,不仅是疾病发生、发展与变化的内在依据,也是疾病好转或恶化,痊愈或死亡的根本机制。

一般情况下,阴阳相对的失衡经调整得以重新恢复,是阴阳盛衰消长发展过程中,疾病向好转和痊愈方面转归的内在机制。当机体的阴液或阳气突然大量脱失或消耗,导致阳或阴的功能严重衰竭,出现生

命垂危的病理状态,这是导致疾病恶化甚至向死亡方面转归的根本原因。

亡阴和亡阳,在病机和临床征象等方面,虽有不同,但因阴阳互根,故阴亡则阳无所依附而散越;阳亡则阴无所化生而耗竭。所以,亡阴可迅速导致亡阳;亡阳也可继之出现亡阴。最终导致"阴阳离决,精气乃绝",生命活动便告终结。

案例 7-5

某男,42 岁。患腰肌劳损,腰痛已两载,经用封闭、推拿、针灸等治疗效果不显,患者腰脊酸痛,并伴见头晕、失眠、咽干、遗精等症,诊脉弦细,两尺尤弱,苔薄中裂,舌质较红,良由肾水不足,精髓内亏,治宜育阴补肾为主,拟予左归丸加味:鹿角片 12g,熟地 12g,炙龟板 12g,枸杞子 12g,净萸肉 12g,菟丝子 12g,淮山药 12g,淮牛膝 9g,川石斛 9g,川杜仲 9g,桑寄生 9g。服药 13 剂,腰痛大减,睡眠转佳,眩晕、咽干等症相继消失。后以青蛾丸调治善后。[陈幼清,等. 右归丸与左归丸的临床应用. 江苏中医杂志,1982,(1):35~36]

【思考题】 根据上述病症,结合中医八纲辨证中的阴阳失调,本病属于何证? 并分析本病病机。

【参考答案】 按照八纲辨证理论,本病属于阴虚之证。患者腰痛日久,伴头晕失眠,咽干遗精等症,为肾精亏虚,真阴不足所致,中医理论认为,肾藏精,为先天之本,腰为肾之府,肾阴亏虚则化源不足,肾精化肾气,肾气分阴阳,肾阴和肾阳能资助、促进、协调全身脏腑之阴阳,故肾又称为"五脏阴阳之本"。肾在体合骨,生髓,通脑,其华在发,在窍为耳及二阴,患者肾水不足,精髓内亏,不能荣养腰府,充养骨髓,腰失所养,故出现腰脊酸痛。脑为髓海,肾精亏虚,故出现头晕、失眠,肾虚不能封藏,固摄无力则遗精。脉两尺尤弱,苔薄中裂,舌质较红皆为肾阴虚之象。方用左归丸加味,左归丸可滋阴补肾,填精益髓,使得肾水得补,阴精得归,加石斛、杜仲、桑寄生补肾强腰,再予青蛾丸补肾强筋,则腰痛、遗精等症可复。

三、气 机 失 常

气机失常又称气机失调。是指在疾病发生、发展的过程中,由于致病邪气的干扰,或脏腑功能失调,导致气的升降出入运动的失常所引起的病理变化。气机失常可概括为气滞、气逆、气陷、气闭、气脱五个方面。

1. **气滞**　是指气运行不畅而郁滞的病理变化。气滞的发生主要是情志郁结不畅或与痰饮、水湿、食积、瘀血等有形实邪阻滞有关。由于上述因素，影响局部或全身气的运行，形成气机郁滞不畅，从而导致气血、津液在机体的脏腑、经络、循行输布受阻。因此，胀满、疼痛是气滞病变最常见的临床表现，多见肺气、肝气和脾胃气滞等。肺气壅滞，可见咳喘、胸闷胀满疼痛；肝气郁滞可见胁肋或少腹胀痛、善太息；脾胃气滞，可见脘腹胀痛，时作时止，得矢气、嗳气则舒。

2. **气逆**　是指气的升降运动失常，当降不降或不降反升或升之太过，使脏腑气机上逆的病理状态。气逆的发生，多由情志内伤或饮食寒温不适、痰浊壅阻及外邪侵袭等所致，与肺、肝、胃等脏腑关系密切。肺失肃降而致肺气上逆，则见咳嗽、气喘、痰鸣诸症；肝升泄太过而致肝气上逆，则见头痛而胀、面红目赤、烦躁易怒等症状，甚则导致血随气逆，出现咯血、吐血、中风、昏厥等症；胃失和降而致胃气上逆，则见嗳气、呕吐、呃逆、腹胀等症状。

3. **气陷**　是指在气虚的基础上，表现以气的上升不及和升举无力为主要特征的病理变化。常因素体虚弱、久病耗伤或思虑劳倦损伤所致。气陷多发生于脾脏，故又称"中气下陷"。脾主升清，一方面将水谷精微上输于头目清窍，另一方面通过脾气的固摄作用来维持人体内脏器官位置的相对恒定。因此在气虚升举无力的情况下，既可导致清气不能上养头目清窍，而见头晕、眼花、耳鸣等症；又可出现脏腑器官的维系乏力，而引起某些内脏的下垂，如胃下垂、子宫下垂、脱肛等；还可兼见脘腹或腰腹胀满重坠、便意频作等症。此外，因气陷是气虚发展而来，故临床常见疲乏无力、气短声低、少气懒言、面色不华、脉弱无力等气虚征象。

4. **气闭**　是指气机郁闭，气不外达，结聚于内，出现的突然闭厥的病理状态。多因情志刺激而气郁之极，或痰饮、外邪、秽浊之气阻闭气机所致。所以气闭病变大都病情较急，常表现为突然昏厥、不省人事、四肢欠温、呼吸困难、面色青紫等。

5. **气脱**　是指气不内守，大量向外逸脱，从而导致全身性严重气虚不足，出现功能突然衰竭的病理状态。气脱多由正不敌邪，正气骤伤，或正气长期持续耗损而衰弱，以致气不内守而外脱；或因频繁吐泻、大出血、大汗出等，使气随血脱或气随津泄所致。临床上，因气大量外散脱失，脏腑功能突然衰竭，常出现面色苍白、汗出不止、目闭口开、手撒肢冷、脉微欲绝等危象。

案例 7-6

朱某某，男，26岁，农民。初诊：1977年8月31日。数年来中脘胀痛屡发，纳少嗳酸，左关脉小弦，余部均缓，舌苔糙腻。此为气郁，治宜疏泄。方用：苍术9g，香附9g，川芎6g，神曲12g，黑山栀9g，广郁金9g，延胡索9g，青陈皮各6g，厚朴花4.5g，大麦芽30g，4剂。复诊：9月5日。中脘胀痛大减，嗳酸亦减，脉来左关略弦，苔糙略腻。再用前方加佛手片4.5g。4剂。并嘱患者服完汤剂后再配越鞠丸250g，分20天服完，其病遂愈。（连建伟．历代名方精编．杭州：浙江科学技术出版社，1987）

【思考题】　试分析本病病机。

【参考答案】　病机分析：本病基本病机为气机郁滞，气机郁滞导致肝失疏泄，肝气郁滞，脾胃升降失和，中焦气机不畅。患者中脘胀痛屡发，属气郁所致，气机郁滞，日久不疏，则肝气横逆犯胃，脾失健运，胃失和降，而出现纳少嗳酸、脉弦等症。脾失健运，食积不化，痰湿内生，可见舌苔糙腻，左关脉小弦为肝气郁滞之象。胃气以降为顺，胃气不通，则受纳腐食不能，食积于胃，发为食郁。中医诊断：郁证（气郁证），越鞠丸主治六郁证，可行气解郁，在此基础上加用陈皮、厚朴、大麦芽以祛湿消食，气顺湿祛则诸症自愈。

四、血的失常

血的失常主要包括两个方面：①血的生化不足或耗伤太过，血的濡养功能减退，形成血虚；②血的循行失常，出现的血瘀、血热、血寒、出血等病理变化。

1. **血虚**　是指血液不足，血的营养和滋润功能减退的病理状态。形成血虚的主要原因有：①损耗太多；②化源不足，生血物质亏少；③生血功能减退；④瘀血阻滞，瘀血不去，则新血不生，致全身血虚。需指出的是，血虚虽与阴虚同属于阴血不足，但血虚是虚而无热象，而阴虚是虚而有热象。

2. **血瘀**　是指血液循行迟缓，或流行不畅，甚则血液停滞的病理状态。气机郁滞，或因气虚推动无力，统藏失职，血离经脉未及时消散，或痰浊阻滞脉道，或寒侵血分，血寒而瘀，或热邪入血，煎灼津血，热与血互结，或产后恶露不下或不尽，或外伤等均可使血液郁滞不畅，形成血瘀。

3. 血热 指热入血脉之中,使血行加速,脉络扩张,或迫血妄行而致出血的病理状态。形成血热的原因多由于邪热入血,如外感温邪、疠气入血分,或外感寒邪入里化热伤血,以及情志内伤,五志过极化火,致内火炽盛,郁于血分引起。

4. 血寒 是指血脉受寒,血流滞缓,乃至停止不行的病理状态。血寒多由于寒邪侵犯血脉,阳气失于温煦,或阳虚内寒所致。

5. 出血 是指血液逸出脉外的病理状态。形成出血的原因主要因有:①血热,迫血妄行而出血;②气虚,统血无权,血离经脉;③外伤;④瘀血内阻,血不循常道致出血。

6. 气血关系失调 因"气血同源",气与血的关系密切,故在病理上气与血亦会相互影响,致气血同病。"气为血之帅",气能推动、温煦、化生、统摄血,故气的虚衰和升降出入异常会影响血。"血为气之母",血能濡养和运载气,故血的失常亦会影响到气。气与血关系失调主要有气滞血瘀、气虚血瘀、气不摄血、气随血脱、气血两虚等病理变化。

五、津液失常

津液的正常代谢,是维持机体津液正常生成、输布和排泄之间相对恒定的基本条件。因津液的正常生成、输布、排泄有赖于气的升降出入和气化功能;津液的输布与排泄亦离不开脾的升清、肺的宣肃、肝的疏泄、肾的蒸腾气化,及三焦的通调功能故,气的升降出入失衡,或气化功能失常,或肺、脾、肾等相关脏腑功能异常,均能导致津液的代谢失常。津液失常,是津液的输布失常、津液的生成和排泄之间失去平衡,从而出现津液的生成不足、耗散和排泄过多,以致体内津液不足;或输布失常、排泄障碍,以致津液在体内的环流缓慢,形成水液潴留、停阻、泛滥等病理变化。

1. 津液不足 是指津液数量亏少,进而导致内则脏腑、外而孔窍、皮毛失于濡润、滋养的一系列干燥枯涩的病理状态。引起津液不足的原因常有三个方面:①热盛伤津:如外感热邪、阴虚内热、气滞日久化火;②丢失过多,如严重汗吐下、大面积烧伤;③慢性疾病的消耗,如久病体弱,津液生成不足等。

伤津和脱液,虽在病机和临床表现上不同,但津液本为一体,二者相互为用,病理上亦相互影响。伤津并不一定兼有脱液,但脱液则必有伤津,故伤津乃脱液之渐,脱液乃津枯之甚。

2. 津液的输布、排泄障碍 津液的输布,是指津液在体内的传输、布散与环流,以进行体内代谢的过程;津液的排泄是指代谢后的津液,以汗、尿、水气等形式排出体外的过程。津液的输布障碍,是指津液得不到正常的向全身输布,因而形成津液在体内的环流缓慢,或是津液停滞于体内某一局部,以致湿从内生,或酿为痰,或成饮,或水泛为肿等的一种病理变化。津液的输布障碍和排泄障碍,二者虽然有别,但有相互影响,互为因果,常导致湿浊困阻,痰饮凝聚,水液潴留等病理改变。

3. 津液与气血的关系失调 津液的生成、输布、排泄,有赖于气的升降出入和气化功能,而气之循行需以津液为载体而通达上下内外遍布全身。同时,津液的充足,亦是保持血脉充盈、运行通畅。因此津液与气血的关系协调,是保证人体生理活动正常的重要条件。

津液与气血关系失调,主要为气津停贮、气随津脱、津枯血燥、津亏血瘀、血瘀水停等病理变化。

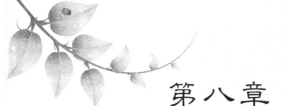

第八章 诊 法

诊法,即诊察疾病的方法,包括望、闻、问、切四种方法,简称"四诊",是中医诊察病人和收集疾病有关资料的基本方法。望诊,是医生运用视觉,对人体全身和局部的表现及其排出物等,进行有目的地观察;闻诊是运用听觉和嗅觉辨别声音和气味的变化;问诊是医生询问病人或陪诊者,以了解病情的发生、发展过程,现在症状及其相关情况的一种诊察方法;切按患者脉搏和按抚患者的脘腹、手足等部位,了解疾病变化的诊察方法叫切诊。

中医学认为,人是一个有机的生命整体,人与自然界也具有统一性,所以,局部病变能影响到全身,可以反映在五官、四肢、体表等;自然环境与疾病的发生发展也有密切的关系,所以,通过四诊收集到病情资料,特别是症状和体征,可以掌握疾病的病因、病机,为辨证论治提供依据。正如《丹溪心法》所言:"欲知其内者,当以观乎其外;诊于外者,斯以知其内。盖有诸内者形诸于外"。

望、闻、问、切四诊虽各具其独特作用,但它们之间又是相互联系、相互补充的,故在临床运用时,必须"四诊合参"、"四诊并用",不可偏废某一诊法,或过分夸大某一诊法的作用。因此,熟练而准确地运用四诊以获取全面而真实的病情资料,是辨证的重要前提。

案例 8-1

张某,男,55岁。就诊日期:1961年10月8日。主诉:反复咳嗽、咳痰、气喘30余年,加重1个月。现病史:患者反复咳嗽、咳痰、气喘30余年,曾在上海某医院诊断为慢性支气管炎、肺心病,经中西医治疗仍难阻止病情进展。本次因天寒受凉感冒而诱发,咳嗽、气喘、胸闷加重,入住当地医院诊断为慢性支气管炎合并感染,慢性肺源性心脏病合并心功能衰竭(心功能Ⅱ级),呼吸衰竭Ⅱ级。给予抗感染、吸氧、强心、利尿等对症处理,呼吸衰竭得到改善,心衰治疗效果不佳,转求中医治疗。现在:喘咳不能平卧,痰多不能咯出,胸闷气憋,呼吸困难,精神委顿,语声低微,怕冷无汗,大便偏干,尿少色黄,面色青紫,唇甲黑,颈静脉怒张,双下肢浮肿,按之凹陷如泥,舌质紫暗,舌苔中部黄腻,舌下青筋显露,脉细滑无力数。查体:胸廓呈桶装,杵状指,T 36.5℃,R 25次/分,P 103次/分,BP 112/70mmHg,WBC 6.8×10^9/L,PaO_2 29.8kPa,$PaCO_2$ 37.2kPa。(陈四清.周仲瑛医案赏析.北京:人民军医出版社,2008:37)

【思考题】

1. 本病例运用了几种中医诊断手段来收集病人的病情资料?

2. 该病例说明了中医诊断方法有什么特点?

【参考答案】

1. 本病例运用望、闻、问、切四种手段来收集病人的病情资料。其中喘咳不能平卧,呼吸困难,精神委顿,面色青紫,唇甲指黑,颈静脉怒张,舌质紫暗,舌苔中部黄腻,舌下青筋显露,双下肢浮肿等属望诊资料;语声低微属于闻诊资料;胸闷气憋,怕冷无汗,大便偏干,尿少色黄等属于问诊的资料。而(下肢)按之凹陷如泥,脉细滑无力数等则属于切诊资料。

2. 本病例说明了中医四诊手段往往是综合运用,相辅相成,是缺一不可的整体。在诊病中,必须注意四诊合参。

第一节 望 诊

望诊是医生运用视觉观察病人的神色形态、舌象、分泌物和排泄物色质的变化来诊察病情的方法。在中医诊断学中占有重要地位,所谓"望而知之谓之神",因此被列为四诊之首。中医学认为,人体的外部和内在脏腑有着密切的联系,通过对外部的观察,可以了解内部、整体的病变,正如《灵枢·本脏》所说:"视其外应,以知其内脏,则知所病矣。"望诊的内容包括全身望诊(望神、色、形体、姿态),局部望诊(望头面、五官、躯体、四肢、皮肤),望排出物(望痰涎、呕吐物、二便等),望小儿指纹,望舌(望舌体、舌苔)五个部分。

望诊应在充足的光线下进行,以自然光线为佳。

望诊须结合病情,有步骤、有重点地仔细观察。一般先诊察全身情况,再局部望诊,进而望舌和望排泄物。此外,望诊还必须注意参合其他诊法。

一、全 身 望 诊

全身望诊是医生对病人的精神、面色、形体、姿态等整体观察,以获得对病性的寒热虚实和病情的轻重缓急一个总体的印象。

▶(一) 望神

神是人体生命活动的总称。其概念有广义、狭义之分。广义之神,可以说神就是生命,是指整个人体生命活动的外在表现;狭义之神,就是精神,乃指人体的精神意识思维活动。望神是通过观察人体生命活动的整体表现来判断病情的方法。神是生命活动的体现,精气生神又养神,所以,神在全身各方面都有表现,但重点表现于目光、神志、面色和形态,这四方面也是望神的重点(表 8-1)。中医学对神的判断分为:得神、少神、失神、假神四个方面。

1. 得神 又称有神,是精充气足神旺的表现。其临床表现一般为神志清楚,两目精彩,呼吸平稳,语言清晰,面色荣润,肌肉不削,动作自如,反应灵敏。提示正气充足,精气充盛,机体功能正常。为健康表现,或虽病而正气未伤,精气未衰,属病轻。

2. 少神 又称神气不足,是正气不足的表现。

其临床表现一般为精神不振,两目乏神,面色少华,肌肉松软,倦怠乏力,少气懒言,动作迟缓。提示正气不足,精气轻度损伤,机体功能较弱。多见于轻病或恢复期病人,亦可见于体质虚弱者。

3. 失神 又称无神,是精亏神衰或邪盛神乱的表现。因精亏神衰而失神者,其临床表现一般为精神委靡,面色无华,两目晦暗,呼吸气微或喘促,语言错乱,形体羸瘦,动作艰难,反应迟钝,甚则神识不清。提示正气大伤,精气亏虚,机体功能严重衰减。多可见于久病、重病患者,属病重。因邪盛神乱而致失神,其临床表现一般为壮热烦躁,四肢抽搐;或神昏谵语,循衣摸床,撮空理线;或卒倒神昏,两手握固,牙关紧急。提示邪气亢盛,热扰神明,邪陷心包;或肝风挟痰蒙蔽清窍,阻闭经络。皆属机体功能严重障碍,气血津液失调,多见于急性病人,亦属病重。

4. 假神 是重危病人出现的精神暂时"好转"的虚假表现。临床表现一般为久病重病本已失神,突然神识清醒,目光转亮而浮光外露,言语不休,语声清亮,欲进饮食,想见亲人,面色无华而两颧泛红如妆。其局部症状的"好转"与整体病情的恶化不相符合。提示脏腑精气极度衰竭,正气将脱,阴不敛阳,虚阳外越,阴阳即将离决,属病危。常是重病病人临终前的表现,古人比作"回光返照"或"残灯复明"。是临终前的预兆。古人又比喻为"回光返照"或"残灯复明"。

表 8-1 望神简表

观察点	得神	少神	失神	假神
神志语言	神志清楚,语言清晰	精神不振,懒言	精神委靡,语言错乱或神昏谵语,不识人	突然神识清醒,言语清亮或想见亲人
两目	精彩内含 活动灵敏	两目乏神	目光晦暗 活动迟钝	突然目光转亮,浮光外露
呼吸	呼吸调匀	少气	气微或喘促	较前平稳有力
形色	面色荣润,肌肉不削	面色少华,神疲乏力	形羸色败,面色晦暗暴露,或烦躁不安,四肢抽搐	突然颧泛红如妆
动作反应	动作自如,反应灵敏	动作迟缓	动作艰难,反应迟钝	没有正常的反应与动作
饮食	良好	饮食减少	不食或不能食	突然想进食
临床意义	精充气足或正气未伤,属病轻	正气不足,精气轻度损伤,体质虚弱,或病在恢复期	正气大伤,精气亏虚,机体功能严重衰减,病情危重	脏腑精气极度衰竭,正气将脱,阴不敛阳,虚阳外越,阴阳即将离决,属病危

▶(二) 望色

望色,是指医生通过观察皮肤的色泽变化以了解病情的方法。由于心主血脉,其华在面;手足三阳经皆上行于头面,故面部的血脉最为丰富,正如《灵枢·邪气脏腑病形》所说:"十二经脉,三百六十五络,其血气皆上于面而走空窍。"凡脏腑的虚实,气血的盛衰,皆可通过面部色泽的变化而反映于外,且面部皮肤嫩

薄而外露,其色泽变化易于观察,因而望色是以望面部色泽为主。

面色又有常色和病色之分。常色即正常面色和肤色,其又有主色与客色之不同。主色是终生不变的色泽;客色是因季节气候、生活运动及工作环境等不同因素影响所表现的短暂性的色泽改变。我国健康人面色为微黄透红,明润光泽(红黄隐隐、明润含蓄)。

病色是指人体在疾病状态时的面部颜色和光泽。五色变化主要表现为青、赤、黄、白、黑；五色主要反映主病、病位、病邪性质和病机。

1. 青色 主寒证、疼痛、瘀血、惊风。

青色为气血运行不畅，经脉瘀阻之色，常见于面部、口唇、爪甲、皮肤等部位。若面色苍白淡青，多属寒邪外袭，或阴寒内盛；面色青灰、口唇青紫伴心胸闷痛或刺痛，为心阳不振、心血瘀阻；若突见面色青灰、口唇青紫、四肢冰冷、脉微欲绝，则多为心阳暴脱、心血瘀阻之象，可见于真心痛等病人。鼻头色青多为腹中痛；小儿惊风，常于眉间、鼻梁、口唇四周见青色，常因邪热灼津、筋脉失养、面部脉络血行瘀阻所致。

2. 赤色 主热证、戴阳证。

赤色为体内有热，血液充盈于皮肤脉络所致。主病有实热与虚热之分。实热多因热邪亢盛；虚热多因阴虚火旺。若满面通红为外感发热或脏腑阳盛之实热证；午后颧红为阴虚内热；面色苍白，时而泛红如妆为虚阳浮越的戴阳证。

3. 黄色 主虚证、湿证。

多由脾气亏虚，机体失养，或湿邪内蕴，脾失健运所致。面色黄而枯槁称萎黄，为脾虚气血化生不足所致；面黄而虚浮称为黄胖，为脾虚湿困；面目一身尽黄属于黄疸；黄而鲜明如橘子色，为湿热熏蒸的阳黄；黄而晦暗如烟熏，为寒湿郁阻的阴黄。

4. 白色 主虚证、寒证、脱血、夺气。

白色为阳气虚衰，血行无力，或脱血致血脉空虚，或阳衰寒盛，气血不能上荣于面部所致。面色淡白为气虚、血少；色白而无光泽称㿠白，多属阳虚证；㿠白虚浮则多属阳虚水泛；白而无华为血虚、脱血；色白而带青灰，毫无光泽称苍白，多属阳气暴脱或阴寒内盛。

5. 黑色 主肾虚、寒证、痛证、水饮、瘀血。

多因肾阳虚衰，阴寒内盛，水色外露，或血失温养，脉络拘急，气血凝滞所致。黑而晦暗为肾阳不足；黑而浅淡为肾虚水泛；黑而干焦为肾精亏损，虚火灼阴；面色黧黑而肌肤甲错为瘀血；眼眶周围发黑为肾阳不足或水饮内停。

▶（三）望形态

望形态是观察病人的形体及活动的状态来诊察疾病的一种方法。

1. 望形体 是通过观察形体的强弱胖瘦来进行诊断的一种方法。通过观察形体的强弱胖瘦，可测知人体内脏的坚脆、气血阴阳的盛衰，有助于判断疾病的性质及预后。

（1）强：指身体强壮，表现为骨骼粗大、胸廓宽厚、肌肉充实、皮肤润泽，为内脏坚实、气血旺盛之象。

其抗病力强，不易生病，病则易愈，且预后良好。

（2）弱：指身体衰弱，表现为骨骼细小、胸廓狭窄、肌肉瘦削、皮肤枯燥，为内脏娇弱、气血不足之象。其抗病力低，容易生病，病则难愈，且预后较差。

（3）胖瘦：如形体肥胖、肤白无华、精神不振、乏力气短者，是气虚痰湿；而形体消瘦、面色苍黄、胸廓狭窄、皮肤干焦者，属阴虚火旺。即如朱丹溪所说："肥人湿多、瘦人火多"。如患者骨瘦如柴、肌肉削脱、已至大肉枯槁者，是精气衰竭的危重表现。

（4）浮肿：面浮肿、腹胀、下肢肿胀为水肿，为肺脾肾及三焦功能失常，水湿内停；单腹胀大，四肢反瘦，腹部有青筋是鼓胀，是肝脾肾虚，气滞血瘀水停所致。

2. 望姿态 主要观察病人的动静姿态和肢体的异常动作。

阳主动，阴主静。凡喜动、仰卧伸足者，多属于阳证、热证、实证；喜静、蜷卧加被者，多属阴证、寒证、虚证。坐而仰首，咳喘痰多者，多为痰涎壅盛之肺实证；坐而俯首，气短懒言者，多属肺气虚证。但卧不得坐，坐则晕眩，多为气血亏损；但坐不得卧，卧则气逆，多为咳喘肺胀，或水饮内停从病人形体的异常动作来看，如半身不遂、语言謇涩者，可见于中风证；颈项强直、四肢抽搐、角弓反张，是动风之象；关节屈伸不利、行动不便，多属痹证；四肢痿软无力，多属痿证；病人手按脘腹者，多为胃脘痛；弯腰曲背、以手护腰、转侧不利者，属腰痛。

案例 8-2

万某某，男，64 岁，干部。初诊见：两目遍身色黄如老橘，壮热不退，口渴思饮，大小便秘，日渐沉重，卧床不起。六脉沉实而数，舌苔黄燥。此人好酒，数斤不醉，适至六月暑湿当令，又饮酒过量。诊为阳黄（湿热阳黄重症），治宜清热利湿解毒。仿仲景茵陈蒿和栀子大黄汤之意，处方：茵陈蒿一两，生大黄三钱，炒栀子三钱，川朴钱半，汉木通钱半，2 剂。此方连进 2 剂，二便均通，黄亦有消退，脉象较前柔和。原方减木通，加云苓三钱，六一散四钱包煎，续进 2 剂，至 4 日，黄疸已退过半。但年高气弱，不宜过于攻伐，原方减去大黄，加薏苡仁四钱，又服 4 剂。未十日而黄证逐渐痊愈矣。（何廉臣. 全国名医验案类编. 福州：福建科学技术出版社，2003：224）

【思考题】

1. 结合上述病症，重点思考望色在诊病中的重要意义。

2. 上述病症应用了哪几种诊法？

3.对患者病因病机进行简单分析。

【参考答案】

1.本病症望诊所得"两目遍身色黄如老橘"是辨证为阳黄的重要依据。

2.上述病症明确应用了望、问、切三种诊法,因病案简要,虽闻诊所得未列出,未必不用,四诊合参仍需牢记。

3.病因病机分析:患者平素好酒,饮酒量大,酒性甘辛、大热、有毒,甘入脾,辛入肺,过量久饮必伤肝脾,内生湿热,伤津耗气,又逢六月暑湿当令,内外相引,发为黄疸,湿热重症成矣。湿热熏蒸致两目遍身色黄如老橘,壮热不退,六脉沉实而数;口渴思饮,大小便秘,日渐沉重,卧床不起,舌苔黄燥,为热伤气阴之重症。

二、局部望诊

▶▶(一)望头面

头为精明之府,诸阳之会,中藏脑髓,髓为肾所主。发为血之余,又为肾之华。望头部,即是观察头的形态与发的形色变化,以了解肾、脑的病变和气血阴阳的盛衰。

1.头的形态 头形的大小异常和畸形,多见于正值颅骨发育期的婴幼儿。无论过大或过小,均当属于病态,多属先天不足,或肾精亏损,发育不良。头形过大或过小,伴智力低下者,多为先天不足所致;病人头摇不能自主者,为肝风内动。囟门是临床观察小儿生长发育状况的主要部位,后囟呈三角形,约在出生后2～4个月闭合;前囟呈菱形,约在出生后12～18个月闭合。小儿囟门突起称囟填,多属实证,常为温病火邪上攻,或脑髓有病,或颅内水液停聚所致;但小儿哭泣时囟门暂时突起者乃属正常,不作病论;小儿囟门凹陷称囟陷,多属虚证,可因吐泻伤津,气血不足或先天精气亏虚,脑髓失充所致;但6个月以内的婴儿囟门微陷属正常范围。小儿囟门迟闭,即后囟出生4个月后、前囟18个月后骨缝仍未闭合称解颅,是肾气不足、发育不良的表现,多见于佝偻病患儿,常兼有"五软"(头软、项软、手足软、肌肉软、口软)、"五迟"(立迟、行迟、发迟、齿迟、语迟)等。

2.头发 正常人头发乌黑致密、光亮润泽,是肾气充盛、精血充足的表现。头发稀疏易落,或干枯不荣,多为精血不足;若突然出现片状脱发,显露圆形或椭圆形光亮头皮,称为斑秃,多为血虚受风所致。青壮年头发稀疏易落,有眩晕健忘、腰膝酸软表现者,为肾虚早衰之征;头皮发痒、多屑、多脂者,为血热化燥所致。青少年白发属肾虚或劳神伤血,或为禀赋不同,不作疾病论。小儿发结如穗,多见于小儿疳积,是因先天不足,或后天失养所致;小儿头发稀疏黄软,生长发育迟缓,甚至久不生发,多属先天不足,肾精亏损。

▶▶(二)望五官

1.望目 目为肝之窍,《灵枢·大惑论》又曰:"五脏六腑之精气,皆上注于目而为之精。"望目不仅在望神中有重要意义,还可测知五脏的变化。望目主要观察眼部外形、颜色和动态等变化。目赤红肿,多属风热或肝火;白睛发黄为黄疸;眼睑淡白,属气血不足;眼睑浮肿,多为水肿;眼窝下陷多为伤津脱液;小儿睡眠露睛,多为脾虚;两目上视、斜视、直视均属肝风内动。

2.望耳 耳为肾之窍,少阳经脉布于耳,太阳阳明经脉行于耳之前后,故曰"耳为宗脉之所聚"。望耳可以测知肾各经脉及其相关脏腑的变化。正常人耳郭厚大,是肾气充足的表现。耳郭瘦薄,是肾气不足;耳轮干枯萎缩,多为肾精耗竭,属病危;耳轮干枯焦黑,多属肾精亏极的表现,可见于温病后期,肾阴久耗及下消等病人;耳中疼痛,耳聋流脓者为胆经有热或肝胆湿热;耳轮皮肤甲错,可见于血瘀日久的病人。

3.望鼻 鼻为肺窍而属脾经,亦与胃经有密切联系,望鼻主要反映肺与脾胃的情况。鼻端色青,多见于阴寒腹痛病人;鼻端色白,多属气血亏虚,或见于失血病人;鼻端色赤,属肺脾蕴热;鼻端色微黑,常是肾虚水停之象;鼻端晦暗枯槁,则为胃气已衰,属病重;鼻塞涕清为风寒,涕浊为风热;久流浊涕,色黄稠黏,香臭不分多为鼻渊;鼻翼煽动,发病急骤者为风热痰火或实热壅肺;鼻梁溃陷可见于梅毒。

4.望口唇 脾开窍于口,其华在唇,胃经之脉环行口唇,望唇主要反映脾胃的情况。唇色淡白,为血亏,可见于大失血的患者;色淡红多属血虚或气血双虚,体弱而无病之人亦见此唇色;唇色深红为实热,唇红如樱桃色,为煤气中毒;唇色青,为气滞血瘀;口角流涎,多属脾虚湿盛,或胃中有热,多见于小儿,或因中风口歪,不能收摄;口糜色白形如苔藓,拭去白膜则色红刺痛,多由阳旺阴虚或脾经湿热内郁;口疮是口内唇边生白色小疱,溃烂后红肿疼痛,由心脾二经积热上熏所致。

5.望齿、龈 齿为骨之余,肾主骨,阳明经脉络于齿,望齿主要反映肾与胃的情况。牙齿干燥不泽,为阴液已伤;齿如枯骨是肾阴枯涸;齿龈色淡白为血虚;牙龈肿痛是胃火上炎;咬紧牙关难开者,为风痰阻络,或热盛动风;睡中龂齿者,多为内热或积滞。

6.望咽喉 咽喉为肺胃之门户,为呼吸、进食之要道,肾又主纳气,望咽喉主要反映肺胃与肾的情况。咽红肿胀而痛,甚则溃烂或有黄白色脓点,为乳蛾,多因肺胃热毒壅盛所致。若红色娇嫩,肿痛不甚,多为肾水亏少,阴虚火旺所致。若咽喉漫肿,色淡红者,多为痰湿凝聚。咽喉有灰白点膜,迅速扩大,剥落则出血可见于白喉。

案例 8-3

桂某某,女,28岁。初诊见:左眼赤痛,流泪羞明,大便秘,小便赤,脉浮数,舌苔黄。诊为风火眼疾。宜内外兼治。外用桑菊红花汤熏洗两目;内拟清散风热,泻热凉血法。方用:荆芥穗一钱二分,蝉衣八分(去翅足),霜桑叶一钱,白菊花钱半,密蒙花一钱,青葙子一钱二分,茺蔚子钱半,白蒺藜钱半,夜明砂二钱,谷精珠钱半,酒军八分,赤芍二钱,蕤仁五分(去油)。三剂。次诊,上方连服三剂,眼白红丝已渐退。眼珠尚有红丝,眼痛,流泪羞明。改用枸菊四物汤加味,处方:鲜生地三钱,生赤芍二钱五分,当归须钱半,川芎八分,白池菊三钱,北枸杞一钱,白蒺藜一钱八分,红花八分,制香附五分,茺蔚子钱半,净蝉衣五分,淮木通六分。3剂。三诊,服上3剂,大效。眼珠眼红丝已退净,眼痛痊愈。上方调整,且赤芍换白芍,生地换熟地,归须换归身,加桑叶菊花养血祛风以善后。处方:大熟地四钱,杭白芍二钱五分,当归身三钱,川芎五分,白菊花三钱。2剂痊愈。

【廉按】 此治风火眼疾,妙在生军一味,则升散与泄泻互用,为眼科表里双解之良法,虚证不宜。(何廉臣.全国名医验案类编.福州:福建科学技术出版社,2003:65)

【思考题】

1. 结合上述病症,重点思考局部望诊,特别是望目的意义及内容。

2. 上述病症应用了哪几种诊法?

3. 对患者病因病机进行简单分析。

【参考答案】

1. 本病症说明局部望诊是辨证诊断的重要依据。

2. 上述病症明确应用了望、问、切三种诊法,因本案局部病变突出,所以望诊十分重要,问诊和切诊印证了望诊的判断,闻诊末内容未记录。

3. 病因病机分析:患者感受风火外邪,属于时疫之病,风火灼伤目睛,故左眼赤痛,流泪羞明;火热伤津,故便秘,小便赤,脉浮数,舌苔黄。

(三) 望皮肤

望皮肤主要观察皮肤的外形变化及斑疹、痘疮、痈疽、疔疖等情况。

1. 望外形 全身皮肤肿胀,按之有凹痕者,为水肿。若头面四肢不肿,只是腹部鼓胀有振水声,或兼见皮肤有血痣者多为鼓胀;皮肤干瘪枯槁者是津液耗伤;皮肤、面、目皆黄为黄疸;小儿骨弱肌瘦,皮肤松弛多为疳积证;皮肤甲错者常为瘀血内阻。

2. 望斑疹 斑与疹不同,一般斑重于疹,多为温热病邪热郁于肺胃,内迫营血所致。斑形如锦,或红或紫,平摊于肌肤,抚之不碍手,消失后不脱皮,具有阴斑、阳斑之分;疹子色红,形如米粟,稍高于皮肤,摸之有碍手感,消失后脱皮,其有麻疹、风疹、隐疹之别。斑疹均有顺逆之分,以其色红润泽,分布均匀,疏密适中,松浮于皮面为顺证,预后良好;其色紫红稠密而紧束有根,压之不易褪色,若色如鸡冠为逆证,预后不良。

3. 望痈毒疔疖 若皮肤赤色如涂丹砂,边缘清楚,热痛并作,或形如云片,上有粟粒小疹,发热作痒,渐及他位,或流水浸淫,皮肤破溃,或缠腰而发者多为丹毒;若局部红肿热痛,高出皮肤,根部紧束者为痈;漫肿无头,坚硬而肤色不红者为疽;初起如粟米,根部坚硬,麻木或发痒,顶白痛剧者为疔;形如豆粒梅核,红热作痛,起于浅表,继而顶端有脓头者为疖。

案例 8-4

杨某某,男,年逾四十,哈尔滨人。初诊:脘腹大痛,吐清水不止,四肢厥逆。舌苔边白中灰滑,脉左弦大,右关弦迟。病起赴城外戚家帮忙,事繁食少,中虚受寒。诊为太阴伤寒,方用附子理中丸加味:黑附块一两,炒干姜六钱,紫猺桂三钱,炒川椒三钱,吴茱萸四钱,吉林参三钱,炙甘草五钱,茯苓六钱,炒白术五钱。2剂。服药2剂,厥疾顿愈。

【廉按】 寒伤太阴,必其人脾阳素弱,故邪直入阴经,对症处方,附子理中丸加味固属正治,妙在姜、桂、椒、萸善止寒吐冷痛,故能2剂而收功。(何廉臣.全国名医验案类编.福州:福建科学技术出版社,2003:102)

【思考题】

1. 结合上述病症呕吐物的特点,思考望排泄物意义。

2. 上述病症应用了哪几种诊法?

3. 对患者病因病机进行简单分析。

【参考答案】

1. 本病症说明望排泄物的色、形、质、量是辨证诊断的重要依据。

2. 上述病症明确应用了望、问、切三种诊法,其中望诊所得"吐清水不止"和切诊所得"四肢厥逆"是辨证的关键。

3. 病因病机分析:患者脾阳素弱,劳累则中焦更虚,故寒邪直中太阴,寒凝气滞则脘腹大痛,脉左弦大,右关弦迟;寒性清冷,故吐清水不止;寒凝伤寒,四肢失于温煦则四肢厥逆,舌苔边白中灰滑。

三、望排出物

望排出物主要是通过观察病人分泌物和排泄物的色、形、质、量的变化来诊察疾病的方法。排出物包括痰涎、呕吐物、大小便、涕、泪、带下、月经等。排出物的变化,一般来说,色淡或白、质地稀薄者,多为寒证、虚证;色深黄赤、质地黏稠者,多为热证、实证;色暗或黑、挟块者,多属瘀证。

四、望小儿指纹

望小儿指纹是指望食指指纹,适用于 3 岁以内的小儿。因为小儿脉部短小,诊脉时又常哭闹躁动,影响切脉的准确性,而小儿皮肤薄嫩,脉络易于暴露,食指脉络更为显著,望脉络比诊脉更为方便;小儿食指指纹是手太阴肺经的分支,故望小儿食指指纹与脉诊意义相近。

小儿食指指纹按部位可分为风、气、命三关。食指第一节为风关,第二节为气关,第三行为命关。见图 8-1。

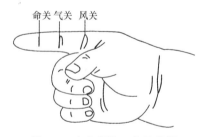

图 8-1 小儿指纹三关示意图

正常指纹为红黄相兼隐现于食指风关之内。其临床意义可概括为纹色辨寒热,淡滞定虚实,浮沉分表里,三关测轻重。即红紫多为热证,青色主惊风或疼痛,淡白多为虚证;色浅淡者为虚证,色浓滞者为实证;指纹浮显者多表证,指纹深沉者多为里证;指纹突破风关,显至气关,甚至显于命关,表明病情渐重,若直达指端称为"透关射甲",多为危象。

五、望 舌

(一)舌与脏腑的关系及舌诊的原理

舌与脏腑经络关系密切。舌为心之苗,手少阴心经之别系舌本,舌为脾之外候,足太阴脾经连舌本、散舌下,足少阴肾经挟舌本,足厥阴肝之经脉络于舌本,肺系上达咽喉,与舌根相连,其他脏腑组织,通过经络直接或间接同舌产生联系,故舌诊可了解全身疾患。在脏腑中,尤以心和脾胃与舌的关系更为密切,因为,舌为心之苗窍,为脾之外候,舌苔乃胃气熏蒸所生。舌也有脏腑分属,即舌尖属上焦心肺,舌中属中焦脾胃,舌根属下焦肾,舌边属肝胆,这种脏腑分属法对在临床上有一定的参考价值,但需四诊合参(图 8-2)。

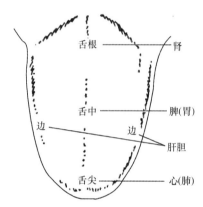

图 8-2 舌体脏腑分布示意图

(二)望舌的注意事项

望舌时应注意光线充足,以自然光线为佳;病人应自然伸舌,不可太过用力;医生应循舌尖、舌中、舌根、两旁顺序察看,先看舌苔、后看舌质;并注意辨别染苔。

(三)舌诊的内容

望舌主要观察舌质与舌苔的变化。舌质也称舌体,是舌的肌肉脉络组织。舌苔是附于舌面的一层苔垢,由胃气上蒸而成。正常舌体应是舌体柔嫩,活动自如,淡红润泽,不胖不瘦,舌上附有一层薄薄的、颗粒均匀、干湿适中的白苔,一般称为淡红舌、薄白苔。当发生疾病时舌质有颜色、形态的改变,主要反映人体脏腑的虚实和气血的盛衰。舌苔有苔色、苔质的异常变化,主要反映病位的深浅、病邪的性质、病邪的进退及津液的存亡和胃气的有无。

1. 望舌质 主要观察舌体的颜色和形态的变化。

（1）望舌色：常见的舌色有淡白舌、红舌、绛舌、青紫舌四种。

1）淡白舌：主虚证、寒证。舌色红少白多，色泽浅淡为淡白舌，多为阳气衰弱或气血不足，舌失所养而致；舌淡白而胖嫩，多为阳虚寒湿；淡白而瘦薄多为气血两虚。

2）红舌：主热证，有虚实之分。舌色较淡红舌为深，甚则呈鲜红色，为红舌。若舌色鲜红起芒刺或兼黄厚苔，多属实热证；舌色鲜红少苔或有裂纹或舌红无苔，则属虚热证；舌尖红者为心火亢盛，舌边红者为肝胆火旺。

3）绛舌：主邪热入营、阴虚火旺。舌色较红舌更深的红色为绛舌，主病有外感与内伤之分，外感病若舌绛或有红点芒刺，为温病热入营血；内伤杂病若见舌绛少苔或无苔，有裂纹，则是阴虚火旺之征。

4）青紫舌：主寒证、热证、瘀血证。色淡紫如皮肤上暴露之"青筋"，缺少红色者为青舌；舌深绛而暗是紫舌，两者常常并见。舌绛紫干枯少津，为热盛伤津，气血壅滞；舌淡紫或青紫湿润者，多是寒凝血瘀。舌面或舌边见紫色斑点、斑块，称瘀点或瘀斑，为血瘀证之征象。

（2）望舌形：舌形是指舌体的形状，包括老嫩、胖瘦、点刺等病态的形状。

1）老嫩：舌之老嫩是辨虚实的关键。舌质粗糙，坚敛苍老，主实证或热证，多见于热病极期。舌质细腻，浮胖娇嫩，或边有齿痕，主虚证或寒证，多见于疾病后期。

2）胖瘦：舌体肥大肿胀为胖肿舌，主水湿、痰饮；舌淡白胖嫩，苔白水滑，多为脾肾阳虚，水湿停留；舌红绛胖大，苔黄厚腻，多是脾胃湿热，痰浊停滞。舌体瘦小薄瘪为瘦小舌，主气血阴液不足；舌瘦小淡红而嫩为心脾两虚，气血不足；舌瘦薄绛而干，多为阴虚热盛。

3）点刺：点是指舌面有突起的星点；刺是芒刺，指舌面上的软刺及颗粒高起如刺，摸之刺手。点刺舌主邪热亢盛。舌有点刺，色红而干为热入营血；舌有芒刺，紫绛而干为热甚伤阴；舌边芒刺为肝胆火盛；舌中有芒刺为胃肠热盛；舌尖红赤起刺为心火上炎。

4）裂纹：舌面有裂沟，深浅不一，浅如划痕，深如刀割，常见于舌面的前半部及舌尖两侧，多主阴液耗伤。舌质红绛、少苔燥裂为热盛伤阴；舌淡红而嫩有裂纹者，多为肾阴不足或血虚阴亏；舌生裂纹细碎常见于年老阴虚。

5）齿痕：舌边有齿痕称为齿痕舌，常与胖大舌并见，多主气虚或脾虚。舌质淡红胖嫩，边有齿痕，多为脾虚；舌质淡白，苔白湿润而有齿痕，常为寒湿困脾。

6）光滑：舌面光洁如镜，光滑无苔，称光滑舌，也叫"镜面舌"、"光莹舌"，主胃气阴大伤。淡白而光莹，为脾胃损伤，气血亏极；红绛而光莹，乃水涸火炎，位肾阴枯。

（3）望舌态：即观察舌体运动时的状态。

1）痿软：指舌体痿软无力，伸卷不灵，称"痿软舌"，主气血俱虚、热灼津伤、阴亏已极。久病舌淡而痿多属气血虚极；新病舌干红而瘦，是热灼津液；久病舌痿软色绛，舌光无苔为肝肾阴液枯涸。

2）强硬：舌体板硬强直，活动不利，言语不清，称舌强，主热入心包、高热伤津、痰浊内阻、中风或中风先兆。舌强而干，舌色红绛多为热入心包，灼伤津液；舌体强硬而舌苔厚腻，多见于风痰阻络；舌强语謇，口眼㖞斜，半身不遂者，多为中风；突然舌强语言謇涩，伴肢体麻木、眩晕者多为中风先兆。

3）震颤：舌体震颤抖动，不能自主，称"颤动舌"，主热极生风、虚风内动。舌色红绛，震颤明显，多为热极生风；久病见舌色淡白，蠕蠕微动，多为气血阴阳虚损，虚风内动。

4）㖞斜：舌体伸出时，舌尖向左或向右偏斜，主中风。多由肝风夹痰，或痰瘀阻滞经络而致。

5）短缩：舌体短缩，不能伸出，主热盛伤津动风、寒凝筋脉、痰浊内阻、气血俱虚，为危重证之征象。舌短缩而赤干，属热极伤阴动风；舌短缩而淡白或青紫而湿润，是阳气暴脱，寒凝经脉；舌胖黏腻而短缩多为痰浊内阻；舌短缩而淡白胖嫩，为气血俱虚。

6）吐弄：舌体伸出，久不回缩为吐舌；舌体反复伸出舔唇，旋即缩回为弄舌。吐舌为疫毒攻心，心脾有热，或久病正气已绝；小儿弄舌多是惊风先兆；先天不足，智能低下者，也可见弄舌。

2. 望舌苔　主要观察苔色和苔质的变化。

（1）望苔色：一般舌苔主要有白、黄、灰、黑等四种颜色的变化。

1）白苔：多主表证、寒证、湿证。苔薄白为病邪在表，病情轻浅；苔白而厚，主湿浊内盛，或寒湿痰饮；苔白滑黏腻多主痰湿；若舌苔白如积粉，舌质红赤，则主湿遏热伏，或瘟疫初起；苔白燥裂，可见于湿温病邪热炽盛，暴伤津液。

2）黄苔：多主里证、热证。黄色越深，热邪越重。薄黄苔常为风热在表；舌苔黄滑，舌淡胖嫩，多为阳虚水湿不化；苔黄厚滑，多因湿热积滞；苔黄黏腻，为脾胃湿热或痰湿食滞；老黄焦裂或有芒刺，为里热盛极，耗伤气阴。

3）灰苔：为浅黑色的舌苔。多主痰湿，里证。舌苔灰而润滑，为寒湿内阻或痰饮内停；舌苔灰而干燥，舌质红绛，为热炽津伤或阴虚火旺。

4）黑苔：主里证，多见于病情较重者。苔黑干焦而舌红，多为实热内炽；苔黑燥裂，舌绛芒刺，为热极津枯;苔薄黑润滑,多为阳虚或寒盛;苔黑生刺,舌中黑燥或黑刺,可见于阳明腑实证;苔黑坚敛而起刺者,多为津枯液涸。

(2)望苔质:主要观察舌的厚薄、润燥、腐腻、剥脱等变化。

1)厚薄:透过舌苔能隐约见到舌质者为薄,不见舌质者为厚。苔质的厚薄可反映病邪的浅深和轻重。苔薄者多邪气在表,病轻邪浅;苔厚者多邪入脏腑,病较深重;由薄渐厚,为病势渐增;由厚变薄,为正气渐复。

2)润燥:反映津液之存亡。苔润表示津液未伤,太过湿润,水滴欲出者为滑苔,主脾虚湿盛或阳虚水泛;苔燥多为津液耗伤,或热盛伤津,或阴液亏虚。

3)腐腻:主要反映中焦湿浊及胃气的盛衰情况。颗粒粗大,苔厚疏松,状如豆腐渣,边中皆厚,易于刮脱者,称为腐苔,多因实热蒸化脾胃湿浊所致;颗粒细小,致密而黏,中厚边薄,刮之不脱者,称为腻苔,多为湿浊内蕴,阳气被遏所致;苔厚腻色黄,是湿热或痰热;苔滑腻而色白多为寒湿。

4)剥脱:主要测胃气、胃阴之存亡,判断疾病的预后。若舌苔全部退去,不再复生以致舌面光洁如镜,为光剥苔,又称"镜面舌",多为胃阴枯竭,胃气将绝;若舌苔剥落不全,剥脱处光滑无苔,余处斑斑驳驳尚残存舌苔,界限分明,为花剥苔;若脱落面积较大,界限清楚,形似地图,称"地图舌";若剥脱处并不光滑,似有新生颗粒叫"类剥苔";花剥苔和地图舌主胃之气阴两伤;类剥苔主久病气血不续。

案例 8-5

陈某某,男,年约40。初诊:今年7月患病,延某医诊治,服药四五日无效。刻下症:壮热头疼,胸闷,咽喉作燥,口渴溲赤,大便七八日不通,脉数,舌绛,苔薄焦燥无津。诊为伏暑(暑热蕴伏,肠胃热结),当先通大便,以解肠胃之焚。处方:生大黄二钱,元明粉三钱,黄芩二钱,生枳壳二钱,原麦冬二钱,天花粉二钱,生甘草五分,1剂。服药后得大便两次,热全退,头亦轻,舌苔转白腻,脉缓不数,小便仍赤,知饥欲食。乃易方以清润等品,解除余邪。次方:青连翘三钱,生薏仁三钱,佩兰一钱,川贝母二钱,北沙参三钱,天花粉三钱。二剂。三诊:越两日,又复发热,口渴胸闷,是余邪欲出也,以小陷胸汤和小柴胡汤加减。三方:瓜蒌仁四钱,川连一钱,半夏钱半,黄芩钱半,连翘三钱,青蒿二钱,生甘草五分,柴胡八分。2剂。服上方2剂,得汗而安。(何廉臣.全国名医验案类编.福州:福建科学技术出版社,2003:146~147)

【思考题】

1. 结合上述病症,重点思考望舌质、舌苔在辨证中的重要意义。

2. 对患者病因病机进行简单分析。

【参考答案】

1. 本病症说明望舌质、舌苔颜色和质地对辨证诊断有的重要意义。

2. 病因病机分析:患者感受暑热,误治多日,暑热蕴伏,肠胃热结,不得发越,故有壮热头疼,胸闷,大便不通,脉数,舌绛等;热盛灼津,则咽喉作燥,口渴溲赤,苔薄焦燥无津。

第二节　闻　诊

闻诊包括听声音和嗅气味两方面。听声音,是指医生以听觉对病人的声音、语言、呼吸及各种异常声音进行辨别的方法;嗅气味则是医生以嗅觉来诊察病人体内所发出的各种气味以及分泌物、排泄物的气味的方法。各种声音和气味都是在脏腑生理和病理活动中产生的,故能反映脏腑的生理和病理变化。

一、听　声　音

(一)声音

声音重浊而粗,高亢洪亮,烦躁多言,多为实证和热证;声音轻清,细小低弱,静默懒言,多为虚证和寒证;声音重浊,或声音嘶哑,见于新病骤起,多为外感风寒或风热犯肺,见于形瘦体弱者,多肺肾阴亏,或虚劳之证;神志昏矇、鼻鼾声作响,多见于中风证。

(二)语言

1. 谵语　神志不清,语无伦次,语意数变,声音高亢,多为热扰心神之实证。

2. 郑声　神志不清,声音细微,语多重复,时断时续,为心气大伤,精神散乱之虚证。

3. 独语　喃喃自语,喋喋不休,逢人则止,属心气不足之虚证;或痰气郁结,清窍阻蔽所致,多见于癫证。

4. 狂言　精神错乱,语无伦次,不避亲疏,为痰火扰心,多见于狂证。

5. 言謇　舌强语謇,言语不清,多见于中风证。

(三)呼吸

1. 呼吸　呼吸声高气粗而促,多为实证和热证;呼吸声低气微而慢,多为虚证和寒证。

2. 气喘　呼吸急促,甚则鼻翼煽动,张口抬肩,难以平卧。实喘者,发作较急,呼吸喘促,胸满声高而气粗,呼出为快,多为病邪壅塞肺气;虚喘者,来势较缓,呼吸喘促,气怯声低,吸少呼多,气不得续,吸入为快,动则喘甚,为肾虚不纳气或肺气虚衰。

3. 哮　呼吸时,喉中有水鸡鸣样声音。多因宿痰内伏,复感外邪,或因久居寒湿之地,或过食酸咸生冷所诱发,反复难愈。

4. 短气　指呼吸气急而短促,数而不能接续,似喘而不抬肩,呼吸虽急而无痰声的症状。虚证短气兼有形瘦神疲,声低息微等,多因体质素弱或元气大虚所致;实证短气常兼呼吸声粗,或胸部窒闷,或胸腹胀满等,多因痰饮;胃肠积滞,或气滞或瘀阻所致。

5. 少气　又称为气微。指呼吸微弱虚怯声低,气少不足以息,言语无力的症状,属诸虚劳损证,多为内伤久病体虚或肺肾气虚所致。

▶（四）咳嗽

有声无痰为咳,有痰无声为嗽,有痰有声为咳嗽。暴咳声哑为肺实,咳声低弱而少气或久咳音哑,多为虚证;外感病多咳声重浊。

▶（五）呕吐

有声无物为呕,有物无声为吐,有声有物自口而出为呕吐。虚证或寒证,呕吐来势徐缓,呕声低微无力;实证或热证,呕吐来势较猛,响亮有力。

▶（六）呃逆

气逆于上,自咽喉而出,其声短而频,不能自主,俗称"打呃",是胃气上逆所致。虚寒者,呃声低沉而长,气弱无力;实热者,呃声频发,高亢而短,响而有力;新病呃逆,声响有力,多因邪客于胃;久病呃逆不绝,声低气怯,多为胃气衰败征兆。

▶（七）嗳气

嗳气是自觉气从胃直上冲喉咙发出的声音,其声长而缓,也是胃气上逆的表现。饱食之后,偶有嗳气,并非病态。若嗳气响亮,频频而作,且嗳气后腹胀得减者,多为肝气犯胃之证,常随情志变化而增减;若嗳气酸腐,伴胸脘胀满者,多为食滞内停;若嗳气低沉,食欲不振者,多为脾胃虚弱,常见于久病之人或老年人。

二、嗅　气　味

嗅气味包括嗅病体之气和嗅病室之气。邪毒可使人体脏腑、气血、津液受腐,产生败气,继而从体窍和排泄物发出臭气。病体之气,主要有病人的口气、汗气、鼻臭、身臭以及排泄物之气味;病室之气,是由病体本身或排泄物发出,散发于病室之气。一般认为,凡气味酸腐臭秽者,多属实热证;而无臭或略有腥气者,多属虚寒证。据此可辨脏腑气血的寒热虚实以及邪气之所在。

案例 8-6

李某,男,52岁,2001年8月14日初诊。初诊:头晕头重七八年,脑血流图示:脑供血不足,心脏彩超提示左心室舒张功能减退,血压、甲亢指标正常,诸医先后予以扩张血管、谷维素、地西泮及中药化湿、活血、化痰、补益肝肾之剂治疗,均无效。刻下症:头晕头重渐渐加重,行路时两目发黑,行走需有人陪同搀扶,心前区有刺痛,面黄不华,疲劳乏力,言语低微无力,两腿酸胀,心慌多梦,易汗,耳鸣不已,尿黄有臭味。舌质紫,舌苔黄厚腻,脉细。诊为气虚湿困,清阳不升。拟健脾益气,化湿升阳法。处方:党参15g,生黄芪15g,当归1g,柴胡5g,葛根15g,丹参15g,石菖蒲10g,炒白术10g,黄柏10g,佩兰10g,泽兰10g,陈皮10g,法半夏10g,蔓荆子10g,合欢皮10科。7剂。1周后复诊,头晕减轻,心前区疼痛好转,活动量增加。原方去合欢皮,加川芎10g,桑寄生15g,夜交藤20g。后舌苔转薄,去佩兰、泽兰,右胁背不适时加姜黄,遇苔薄白腻时,用羌活易柴胡升阳。共服药8个月,诸症消失,能正常生活及独立行行走。2002年5月31日来门诊告知,已头目清爽如常。(陈四清.周仲瑛医案赏析.北京:人民军医出版社,2008:180)

【思考题】

1. 请按四诊将上述病症的刻下症分类,重点思考闻诊在辨证中意义。

2. 对患者病因病机进行简单分析。

【参考答案】

1. 望诊:面黄不华,舌质紫,舌苔黄厚腻,脉细。闻诊:言语低微无力,尿黄有臭味。

问诊:头晕头重渐渐加重,行路时两目发黑,行走需有人陪同搀扶,心前区有刺痛,疲劳乏力,两腿酸胀,心慌多梦,易汗,耳鸣不已。切诊:脉细。

2. 病因病机分析:脾虚湿困,气血不足,清阳不升,故头晕头重,面黄不华,疲劳乏力,言语低微无力,两腿酸胀,耳鸣不已,多梦,脉细;脾气不固则易汗;宗气不足,气血运行不畅可见心前区有刺痛,舌质紫,心慌;湿蕴化热则尿黄有臭味,舌苔黄厚腻。

第三节　问　　诊

问诊是医生通过对病人或家属进行有目的地询问,从而了解疾病的发生、发展及治疗经过、现在症状及与疾病相关的情况,以诊察疾病的方法。

问诊时首先要问清一般情况、主诉、现病史、既往史、个人生活史、家族史等,更需要围绕主诉重点询问现在证候。问诊涉及的范围较为广泛,自明代医家张景岳以后,一般认为《十问歌》是比较全面且重点突出,可作为问诊时的参考。其内容是"一问寒热二问汗,三问头身四问便,五问饮食六胸腹,七聋八渴俱当辨,九问旧病十问因,再兼服药参机变,妇女尤必问经期,迟速闭崩皆可见。再添片语告儿科,天花麻疹全占验。"

一般情况,包括病人的姓名、年龄、性别、婚否、民族、职业、籍贯、现住址等;生活史,包括病人的生活经历、饮食嗜好、劳逸起居等;家族史和既往史,是病人直系亲属健康情况和曾患过的主要疾病,既往史是病人既往健康情况和曾患过的主要疾病。

主诉,是病人就诊时陈述的最主要的症状或体征及其持续的时间;现病史,是此次疾病发生发展治疗的全过程,应从发病情况、病变过程、诊治经过三个方面进行询问。

现在症状是问诊的主要内容,也是辨证的重要依据,以下分项论述。

一、问 寒 热

▶（一）恶寒发热

恶寒,是病人有寒冷的感觉,虽覆被加衣近火取暖仍不能解其寒;发热,是病人体温升高,或体温正常,病人全身或局部有发热的感觉。恶寒发热指恶寒与发热同时出现,多为外感病的初期,是表证的特征。若恶寒重发热轻,为外感风寒的特征;发热重恶寒轻,为外感风热的特征。

▶（二）但寒不热

凡病人身寒怕冷,加衣覆被,或近火取暖而寒冷能缓解的,称为畏寒。病人只觉畏寒而不发热者,称但寒不热,多为里寒证。为阳气不足,不能温煦肌表所致,常伴面色苍白、肢冷蜷卧等证。新病畏寒,多为寒邪直中脏腑,损伤阳气;久病畏寒多为脾肾阳气虚衰。

▶（三）但热不寒

病人不恶寒只恶热或发热,称为但热不寒。临床常见以下几种情况:

1. 壮热 病人高热不退(体温超过 39℃ 以上),不恶寒,反恶热,称为壮热。多因里热炽盛,蒸腾于外所致。常伴有口渴、大汗、脉洪大等症状。

2. 潮热 病人定时发热或定时热甚,如潮汐之发有定时,称为潮热。临床常见有三种类型。

（1）阴虚潮热:每当午后或入夜即发低热,且以五心烦热为特征,甚至有热自深层向外透发的感觉,故又称"骨蒸潮热"。兼见盗汗、颧红、口咽干燥、舌红少津等症,属阴虚生内热。

（2）湿温潮热:以午后热甚、身热不扬为特征。其病在脾胃,因湿遏热伏,热难透达,所以身热不扬,即初扪之不觉很热,扪之稍久则觉灼手,多伴有胸闷、呕恶、头身困重、便溏、苔腻等症。

（3）阳明潮热:因其常于日晡(申时,即下午 3～5 时)阳明气旺时热甚,故又称"日晡潮热",多因胃肠燥热内结所致,兼见腹满、便秘。

3. 低热 即微热,指发热时间较长,而热仅较正常体温稍高,临床多见阴虚潮热、气虚发热等。

▶（四）寒热往来

恶寒与发热交替而发,称为寒热往来。为正邪交争于半表半里,互为进退之象,可见于少阳病和疟疾。寒热往来,发有定时,多为疟疾;寒热往来,发无定时,多见于少阳病。

二、问 汗

汗液是阳气蒸化阴液出于腠理而成,问汗可辨邪正盛衰、腠理疏密和气血盈亏。问汗主要诊察有否汗出、部位、时间、性质、多少等。

▶（一）表证辨汗

表实无汗,多为外感风寒;表证有汗,为外感风邪或外感风热证。

▶（二）里证辨汗

汗出不已,动则加重者为自汗,多因阳气虚损,卫阳不固;睡时汗出,醒则汗止者为盗汗,多属阴虚内热;身大热而大汗出,多为里热炽盛,迫津外泄;汗出热退,脉静身凉为邪去正复之吉兆;汗出身热,烦躁不安,脉来急促为邪盛正衰之危候。仅见头部或头项部汗出较多者,谓之头汗,或称但头汗出,为上焦热盛,迫津外泄,或中焦湿热,逼津上越,或头额冷汗不止,脉微欲绝,为浮阳上越,津随阳泄;身体一半出汗,另一半无汗,或见于左侧,或见于右侧,或见于上半身,或见于下半身,为半身汗出,无汗的半身是病变的部位,多因风痰或瘀痰、风湿之邪阻滞经络,营卫不得周流,气血失于和利所致。

三、问 疼 痛

导致疼痛的原因很多,大致可分虚实二类,一为实邪阻滞,闭塞气机,"不通则痛";另一为气血不足,或阴精亏损,使脏腑经络失养,"不荣则痛"。

（一）疼痛的性质

导致疼痛的病因病机不同,疼痛的性质及特点各异,根据疼痛的特点,常见疼痛可分为以下11种:

1. 胀痛　指疼痛且有胀感,是气滞作痛的特点。

2. 刺痛　指疼痛如针刺之状,是瘀血致痛的特征之一。

3. 走窜痛　指痛处游走不定,或走窜攻痛,多属气滞或风痹病。

4. 冷痛　指疼痛有冷感而喜暖。常见于腰脊、脘腹及四肢关节等处。因寒邪阻络所致者,属实寒证;阳气不足,脏腑、肢体失于温煦所致者,则属虚寒证。

5. 灼痛　指疼痛有灼热之感,且喜冷恶热。常因火邪窜络,或阴虚火旺,组织被灼所致。

6. 绞痛　指疼痛剧烈如刀绞。多因有形实邪闭阻气机,或寒邪凝滞气机所致。可见于瘀血、蛔虫、结石等病症。

7. 隐痛　指疼痛不甚剧烈,尚可忍耐,但绵绵不休。常见于头及脘腹等部位,一般多为精血亏损或阳气不足,机体失于充养或温煦所致。

8. 重痛　指疼痛并有沉重之感。多因湿邪困阻气机而致。

9. 掣痛　指抽掣牵扯而痛,有一处而连及他处。也称引痛、彻痛,多因血虚经脉失养,或寒凝经脉阻滞所致。

10. 空痛　指疼痛而有空虚之感,多见于头部或小腹部,为气血精髓亏虚,组织器官失养所致。

11. 酸痛　指疼痛而有酸楚之感。一般多见于腰部及四肢。多因湿邪困阻,或肾虚失养所致。

总之,对于疼痛的性质,一般来说,新病疼痛、疼痛剧烈、持续不减、痛而拒按,多为实证;久病疼痛、疼痛隐隐、时发时止、痛喜按,多为虚证。疼痛喜温,遇寒加重者,属寒证;疼痛喜寒,遇热加重者,为热证。

（二）疼痛的部位

1. 头痛　一般来说,痛连项背,病在太阳经;痛在前额或连及眉棱骨,病在阳明经;痛在两颞或太阳穴附近,为少阳经病;头痛而重,腹满自汗,为太阴经病;头痛连及脑齿,指甲微青,为少阴经病;痛在巅顶,牵引头角,气逆上冲,甚则作呕,为厥阴经病。

2. 胸痛　多为心肺之病。常见于热邪壅肺,痰浊阻肺,气滞血瘀,肺阴不足所致的肺结核、肺痈、胸痹等证。

3. 胁痛　多与肝胆病关系密切,可见于肝郁气滞,肝胆湿热,肝胆火盛,瘀血阻络及水饮内停等病证。

4. 脘腹痛　其病多在脾胃,有寒热虚实之分。一般喜暖为寒,喜凉为热,拒按为实,喜按为虚。既可因寒凝、热结、气滞、血瘀、食积、虫积而发,也可由气

虚、血虚、阳虚所致。

5. 腰痛　或为寒湿痹证,或为湿热阻络,或为瘀血阻络,或为肾虚所致。

6. 四肢痛　多见于痹证。风邪偏盛,疼痛游走者,为行痹;寒邪偏盛,为痛痹;湿邪偏盛,重着而痛者,为湿痹;热邪偏盛,红肿疼病者,为热痹;足跟或胫膝酸痛者,多为肾虚。

四、问饮食口味

问食欲状况,饮食多少,可知脾胃的盛衰;问口味好恶,可察脏腑虚实。

（一）问饮食

1. 食欲与食量　食少纳呆者,或为脾胃气虚,或为湿邪困脾;厌食脘胀,嗳腐吞酸,多为食停胃脘;喜热食或食后常感饱胀,多是脾胃虚寒;厌食油腻,胁胀呕恶,可见于肝胆湿热,横逆犯胃;消谷善饥者,多为胃火炽盛;伴有多饮多尿者,可见于消渴病;饥不欲食者,常为胃阴不足所致;小儿嗜食异物,如泥土、生米等,可见于虫积、疳积证。

2. 口渴与饮水　口渴可见于津液已伤,或水湿内停,津气不运。渴喜冷饮为热盛伤津;喜热饮者为寒湿内停,气化受阻;渴不多饮,或水入即吐者,可见于痰饮水湿内停,或湿热内困,水津不能上承;口干但欲漱水不欲咽者,多为瘀血之象。

（二）问口味

口苦多见于胃热胃火,或肝胆湿热;口淡多见于脾胃虚寒,或水湿内停;口甜多见于脾胃湿热;口酸多见于肝胃不和;口咸多见于肾虚内热;口腻多见于脾胃湿阻;口臭多见于胃火炽盛,或肠胃积滞;口腥多见于肺胃血络损伤,咳血呕血。

五、问　睡　眠

睡眠情况与人体卫气的循行和阴阳盛衰有密切关系。若阴阳失调,阳不入阴则失眠,神志不安亦失眠;阳不出表则嗜睡。

（一）失眠

不易入睡,或睡而易醒不能再睡,或睡而不酣,易于惊醒,甚至彻夜不眠者为失眠。其原因有虚实之分,虚者或为心血不足,心神失养,或阴虚火旺,内扰心神;实证可由邪气内扰,或气机失调,或痰热食滞等所致。

（二）嗜睡

时时欲睡,眠而不醒,精神不振,头沉困倦者为嗜睡。实证多见于痰湿内盛,困阻清阳;虚证多见于阳虚阴盛或气血不足。

六、问 二 便

大便的排泄,直接由肠道所主,与脾胃腐熟运化、肝气疏泄、肾阳温煦等有密切关系;小便的排泄直接由膀胱所司,与肾的气化、脾肺的转输肃降和三焦的通调关系密切,故问二便可能了解相关脏腑的功能和寒热虚实的变化。重点二便次数、便量、性状、颜色、气味以及便时有无疼痛、出血等方面。

(一)问小便

健康成人在一般情况下,日间排尿 3～5 次,夜间 0～1 次。每昼夜总尿量 1000～1800ml。尿次和尿量受饮水、温度、出汗、年龄等因素的影响。一般应询问尿量的多少,排尿的次数及排尿时情况等辨别寒热虚实。

小便色黄赤而短少者,多属热证;尿色白而清长者,多属寒证;尿频尿急而色赤,甚至尿血尿痛,多为膀胱湿热;夜间遗尿或尿失禁,多为肾气不固,膀胱失约;尿频数而不畅,或尿流中断,有砂石排出者为石淋;老人膀胱胀满,小便不利或癃闭,多因肾气虚弱,或瘀血、湿热、结石阻塞所致。

(二)问大便

健康人一般每 1～2 日大便一次,成形不燥,干湿适中,排便通畅,多呈黄色,便内无脓血、黏液及未消化的食物等。便次、便质以及排便感的异常,主要有下列情况:

1. 大便次数减少 大便质硬,或排便困难,或排便时间延长,称为便秘。有寒热虚实之分。实热者,多腹胀满闷,痛而拒按,苔黄燥裂,为热邪炽盛,腑气不通;实寒者,多腹痛拒按,苔白身冷,为寒邪阻遏阳气,腑气不通;大便燥结,硬如羊粪,排便困难,常见于病久不愈、年老体弱、孕中产后,乃因气虚不足,阴血亏少,无水行舟所致。

2. 大便次数增加 一日数次或更多,便质稀溏或稀水状,称为泄泻,有寒热虚实之别。湿热泄泻,可见暴发泄泻,大便臭秽,腹痛肠鸣,肛门灼热;寒湿泄泻,可见泻如稀水,色淡黄而味腥臭;食滞泄泻,可见吐泻交作,吐物酸臭,泻下臭秽;脾虚泄泻可见完谷不化,便稀溏薄,迁延日久;大便脓血,下利赤白,多为痢疾;里急后重者,多为湿热痢疾,肠道气滞;每日黎明前腹痛泄泻,泄后则安,又称五更泄泻,多为肾阳虚泄泻;肛门下坠,甚则脱肛,多属中气下陷。

七、问小儿及妇女

(一)问小儿

主要应了解出生前后的情况及预防接种、传染病史和传染病接触史。小儿常见致病因素有易感外邪、易伤饮食、易受惊吓等。

(二)问妇女

妇女除常规问诊内容外,尤应了解其月经、带下、妊娠、产育等情况。

1. 问月经 主要了解末次月经、初潮或绝经年龄、月经周期、行经天数、经量、经色、经质,以及有无经闭或行经腹痛等情况。如月经先期或量多,多为脾不统血,或邪热迫血;月经后期或量少,多为血海不充,或气滞血瘀,或寒凝血瘀;痛经者,可因气滞、血瘀、寒凝、阳虚及气血两虚等所致

2. 问带下 主要了解色、量、质、气味等情况。如白带量多质稀如涕,淋漓不绝者,多为脾肾阳虚,寒湿下注;带下色黄,质黏臭秽,多属湿热下注;带下有血,赤白夹杂,多属肝经郁热,或湿热下注。

案例 8-7

唐某,男,年 24。初诊:始而形寒,近则无寒但热,体温 102 度(华氏),热势早晨较淡,下午暮分则甚,甚则神昏谵语,胸痞呕恶,渴不喜饮,味甜则胃困,频咳稠痰,溺赤便溏,耳聋自汗,晶痦稠布,色尚润。舌边尖淡红,根苔黄厚,脉右濡滑数,左弦数。诊为湿温(湿热蕴蒸肠胃)。邪势正旺,且湿热黏滞不易速化,既不能表,亦不能下,唯有宣泄清化,方为正治。处方:大豆卷三钱,法半夏钱半,新会陈皮一钱,生竹茹钱半,生薏米三钱,黄芩钱半,茯苓四钱,郁金钱半,生枳壳钱半,佩兰叶钱半,象贝母四钱,通草一钱。一剂。二诊:仍午后潮热,体温不降,亦未升。病本淹缠,未生传变,仍可守前法,再宣畅气机,清化湿热痰邪。……七诊:昨夜得畅汗,热势解尽,旋即安寐,但午后复发热,状如疟状。……本病罹患湿温,缠绵难愈,均以开上疏中导下为大法,药随症调整,前后来诊十一次,期间病虽有反复,终获痊愈。(何廉臣. 全国名医验案类编. 福州:福建科学技术出版社,2003:200～204)

【思考题】

1. 上述病症用了几种诊法?重点思考问诊及四诊合参在临床中的重要意义。

2. 本病症用了十问歌中哪些内容?

3. 对患者病因病机进行简单分析。

【参考答案】

1. 本病症用到望闻问切四种诊法,能充分说明问诊和四诊合参对辨证诊断有的重要意义。

2. 本病症用到十问歌中问诊中寒热、汗、头身、便、饮食、胸、耳、口渴等八项内容。

3. 病因病机分析：本患者当内有湿滞，新感时令之温气而发病，发病在表故始而形寒，然湿与热合，热势迅速入里，故近则无寒但热，体温壹百零两度（华氏）；热势早晨较淡，下午暮分则甚乃湿温朝热的特征；热入心包甚则神昏谵语；湿热内蕴则胸痞呕恶，渴不喜饮，味甜则胃困；湿热蕴痰，则频咳稠痰，脾虚湿热则溺赤便溏；湿热上蒸可有耳聋自汗；湿热外蒸则晶痦稠布，色尚润。舌边尖淡红，根苔黄厚，脉右濡滑数，左弦，为湿热内蕴的征象。

第四节　切　诊

切诊是医生用手在病人体表一定部位的脉管搏动处与身体的一些部位，如胸、腹、四肢等处进行切按。根据手的触觉所得的脉象变化与局部的异常反应，以了解脉象和体表局部的变化。所以切诊包括脉诊和按诊两部分。

一、脉　诊

脉诊是医生用手指切按病人的脉搏探察脉象，以了解病情变化的一种诊察方法。

▶（一）脉象形成的原理

脉象是脉动应指的形象。脉象的产生与心脏的搏动，心气的盛衰，脉道的通利及气血的盈亏直接有关。人体的血脉贯通全身，内连脏腑，外达肌表，运行气血，周流不休，所以，脉象成为反映全身脏腑功能、气血、阴阳的综合信息。特别是心、血、脉直接影响脉象的形成。心主血而藏神，脉为血府，血气充盈，心神健旺，则脉象柔和有力，谓脉"有神"。人体其他脏腑与脉象的形成亦有关系。脾胃为气血生化之源，后天之本，气血的盛衰和水谷精微的多寡与脾胃关系十分密切，且人之生死，决定胃气的有无，所谓"有胃气则生，无胃气则死"，因此，脉亦以有胃气为本，脉有徐和之象，便是"有胃气"；肾藏精，为元气之根，是脏腑功能的动力源泉，亦是全身阴阳的根本，肾气充盛则脉搏重按不绝，尺脉有力，是谓脉"有根"。肺主气司呼吸是主宰脉动的重要因素，且"肺朝百脉"，寸口脉又为手太阴肺经的原穴，故肺脏、肺经与脉象形成关系亦密切；肝藏血，主疏泄，气血调畅，则经脉通利，脏腑功能正常，而有正常的脉象。

▶（二）脉诊的部位和方法

1. 诊脉部位　脉诊的常用部位是手腕部的寸口

脉，其为手太阴肺经的原穴所在，是脉之大会。脏腑的生理和病理变化能在这里有所反映。寸口脉分为寸、关、尺三部。通常以腕后高骨（桡骨茎突）为标记，其内侧为关，关之前（腕侧）为寸，关之后（肘侧）为尺。两手各有寸、关、尺三部。它们分候的脏腑是：左寸候心，左关候肝，左尺候肾；右寸候肺，右关候脾，右尺候命门。这在临床上有一定的参考意义，但还需结合临床的其他症状和体征做综合分析。

2. 诊脉的方法　诊脉时先让病人稍事休息，使气血平和为佳。体位应正坐或仰卧，手臂与心脏近于同一水平，前臂平伸，掌心向上，腕下垫脉枕。

（1）平臂布指：病人端坐或仰卧，手臂平放，且尽量使其与心脏处于同一水平，掌心向上并在腕下垫一脉枕。医生以左手按右脉，右手按左脉，依次进行。先以中指按在高骨旁的桡动脉处以定关位。再以食指按关前，以定寸位，无名指按关后以定尺位。三指呈弓形，指端平齐以指腹按脉。在诊脉时，布指疏密应根据病人高矮而定。体高者稍疏，体矮者稍密。

（2）调息定至：布指后，医生应平心静气调整呼吸，把注意力集中指下。以一呼一吸为一息以平衡计算脉搏至数，切脉的时间不应少于 1 分钟。

（3）运指候脉：医者要注意体会举、按、寻之间的脉象变化。用轻指力按在皮肤上称举，又称浮取或轻取；用重指力按在筋骨间称按，又称沉取或重取；指力不轻不重，或亦轻亦重，以委曲求之称寻，又称中取。

▶（三）正常脉象

正常脉象又称平脉，或常脉。其基本形态是：三部有脉，沉取不绝，不浮不沉，不快不慢（一息四至，每分钟 60～80 次），往来从容和缓，有力而流利，节律均匀，即有胃、有神、有根。正常脉象可由于人体内外诸多因素的影响而发生相应的生理性变化，如性别、年龄、体格、情绪、劳逸、饮食、季节气候、地理环境等。但总以有胃、有神、有根者为平脉。此外，临床所见斜飞脉，反关脉均为脉道位置的变异，不属于病脉。

▶（四）脉诊的临床意义

因为脉象的形成与脏腑密切相关，那么脏腑气血发生病变时血脉运行受到影响，脉象就会有变化，所以诊察脉象对判断临床疾病的发生、发展及预后有重要意义。

1. 判断疾病的病位、性质和邪正盛衰　脉象浮沉，可反映病位的浅深。脉浮，病位多在表；脉沉，病位多在里。脉象的迟数可反映病邪的性质，如迟脉多主寒证；数脉多主热证。脉象的有力无力，可反映疾病的虚实变化；脉虚弱无力，是正气不足的虚证；脉实有力，是邪气亢盛的实证。

2. 推断疾病的进退和预后　脉诊对于推断疾病

的进退预后有一定的意义。如久病脉见缓和,是胃气渐复,病退向愈之兆;久病气虚、虚劳、失血、久泻而见洪脉,则多属邪盛正衰之候。外感热病,热势渐退,见脉象缓和,是将愈之候;若脉急疾,烦躁者则为病进之危候。

▶ **（五）常见病脉及主病**

疾病反应于脉象的变化,即为病脉。不同的脉标

志着不同的病,但不能单纯凭脉象来诊断疾病,须四诊合参。现将临床常见的18种脉分述如下:

1. 浮脉

【脉象】 轻取即得,重按反减;举之有余,按之稍弱而不空(图8-3)。

【主病】 表证。浮而有力为表实,浮而无力为表虚。

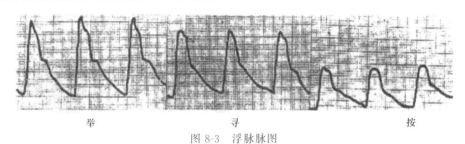

举　　　　　　　　寻　　　　　　　　按

图8-3 浮脉脉图

【分析】 浮脉主表,反映病邪在经脉肌表的部位。为卫阳与邪气交争,脉气鼓动于外而致。也见于虚证,多因精血亏损,阴不敛阳或气虚不能内守,脉气浮散于外而致。

2. 沉脉

【脉象】 轻取不应,重按始得(图8-4)。

【主病】 里证。有力为里实,无力为里虚。

【分析】 所主里实证可见于气滞血瘀、积聚等,为邪气内郁,气血困阻,阳气被遏,不能浮应于外而致,脉多沉而有力。所主里虚证,为气血不足,阳气衰微,不能运行营气于脉外而致,脉多沉而无力。

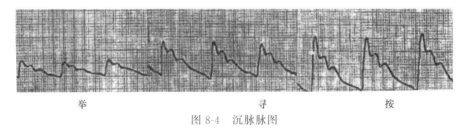

举　　　　　　　　寻　　　　　　　　按

图8-4 沉脉脉图

案例8-8

张子和治腰痛案

息城酒监赵进道病腰痛,岁余不愈。诊其两手,脉沉实有力。以通经散下五七行。次以杜仲去粗皮,细切,炒断丝,为细末,每服五钱,猪腰子一枚,薄批五六片,先以椒盐淹去腥水,掺药在内,裹以荷叶,外以湿纸数重封,以文武火烧熟,临卧细嚼,以温酒送下;每旦以无比山药丸一服,数日而愈。(《儒门事亲·卷二》)

【按语】 腰痛一症,病因多端。本例初见两手脉沉实有力,当为湿滞于里,故用通经散先攻其邪。通经散方出《儒门事亲》,由陈皮、当归、甘遂为末而成。邪去正虚,则用杜仲、猪腰子、无比山药丸补肾壮腰,复其肾气。无比山药丸方出《儒门事亲》,由干山药、肉苁蓉、五味子、菟丝子、杜

仲、牛膝、泽泻、熟地黄、山茱萸、茯苓、巴戟、赤石脂共为细末,炼蜜丸而成。从本案可以看出,张氏不仅善用攻邪之法驱邪外出,亦善用补益之法扶持正气。更善于把药攻和食养相结合,用以治疗虚实夹杂的病证。张氏使用补法,非常注意治疗时机的选择,本案中补法用在邪去正虚之际,恰到好处,正如其所言:"余尝用补法,必观病人之可补者,然后补之。"

3. 迟脉

【脉象】 脉来缓慢,一息脉动不足四至(每分钟在60次以下)(图8-5)。

【主病】 寒证。有力为实寒证,无力为虚寒证。

【分析】 若里虚寒者,多阳气衰微,脉迟而无力;里实寒者,多因阴寒积冷,凝滞阻闭,脉迟而有力。久经体力锻炼者,脉象迟来和缓而有力,为健康之象。

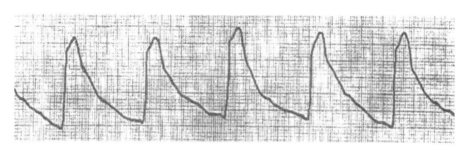

图 8-5　迟脉脉图

4. 缓脉

【脉象】　一息四至,应指徐缓(图 8-6)。

【主病】　湿证,脾虚。又见于正常人。

【分析】　脉势缓慢,懈怠无力,多因湿邪内困或脾虚气血不足所致;若脉来和缓有力,则见于正常人,或为胃气恢复之象。

5. 数脉

【脉象】　脉来急促,一息脉来 5 至以上(每分钟在 90 次以上)(图 8-7)。

【主病】　热证。有力为实热,无力为虚热。

【分析】　若数而有力,多因邪热鼓动,气盛血涌,血行加速而致;数而无力,甚则数大而空,多因精血不足,虚阳外越所致。

6. 虚脉

【脉象】　三部脉举之无力,按之空虚,应指软弱,为无力脉的总称(图 8-8)。

【主病】　虚证,多见于气血两虚。

【分析】　气血不足,气不足以运行血,则脉来无力;血不足以充于脉,则脉道空虚。

7. 实脉

【脉象】　脉来坚实,来去俱盛,特点是三部脉举按皆有力,为有力脉的总称(图 8-9)。

【主病】　实证。

【分析】　邪气亢盛,正气不衰,正邪剧烈交争,气血壅盛,脉道坚满而致。

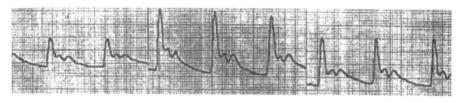

图 8-6　缓脉脉图

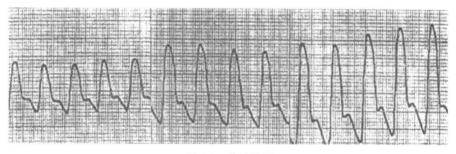

图 8-7　数脉脉图

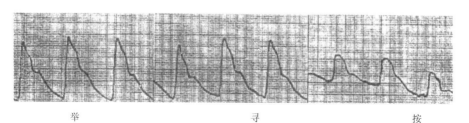

举　　　　　　　　　　　寻　　　　　　　　　　　按

图 8-8　虚脉脉图

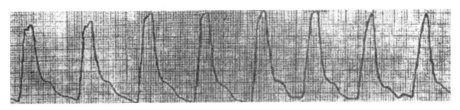

图 8-9　实脉脉图

8. 滑脉

【脉象】　往来流利,应指圆滑,如珠走盘(图 8-10)。

【主病】　痰饮,食滞,实热,

【分析】　痰食热内滞、邪气壅盛,气实血涌,脉来应指滑利。脉滑和缓者,可见于青壮年的常脉和妇人的孕脉。

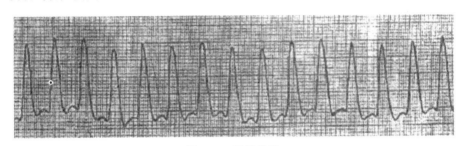

图 8-10　滑脉脉图

9. 涩脉

【脉象】　脉细行迟,往来艰涩不畅,有如轻刀刮竹(图 8-11)。

【主病】　气滞,血瘀,伤精,血少。

【分析】　实证脉涩有力,多为有形之邪闭阻气机,脉道不畅而致;虚证脉涩无力,多因阴血亏虚,脉道不充而致。

10. 芤脉

【脉象】　浮大中空,如按葱管(图 8-12)。

【主病】　失血,伤阴。

【分析】　为阴血不足,阳气无所依附而浮散于外,故中空无力而浮大。

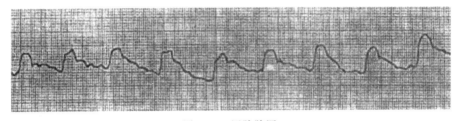

图 8-11　涩脉脉图

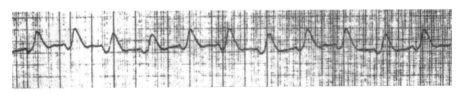

图 8-12　芤脉脉图

11. 洪脉

【脉象】　脉来如波涛汹涌,来盛去衰。特点是脉阔,且波动大(图 8-13)。

【主病】　热盛。

【分析】　证属实证,乃邪热炽盛,正气抗邪有力,气盛血涌,脉道扩张而致。

12. 细脉

【脉象】　脉细如线,应指明显,按之不绝。特点是脉窄,且波动小(图 8-14)。

【主病】　气血两虚,诸虚劳损;又主伤寒、痛甚及湿证。

【分析】　虚证因营血亏虚,脉道不充,血运无力而致。实证暴受寒冷或疼痛,则脉道拘急收缩,细而弦紧。湿邪阻遏脉道则见脉象细缓。

13. 濡脉

【脉象】　浮而细软(图 8-15)。

【主病】 诸虚,又主湿。

【分析】 气血亏虚则脉浮而软,阴血不足则脉形细小;湿邪内侵,机体抗邪,气血趋于肌表则脉浮,湿邪阻滞脉道,则脉细而软。

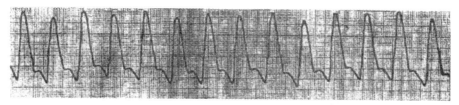

图 8-13 洪脉脉图

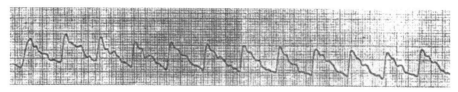

图 8-14 细脉脉图

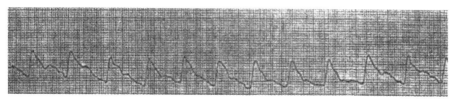

图 8-15 濡脉脉图

14. 弦脉

【脉象】 端直体长,如按琴弦(图 8-16)。

【主病】 肝胆病,诸病,痰饮,疟疾。

【分析】 弦为肝脉,以上诸因致使肝失疏泄,气机失常,肝气不柔,脉气劲急,呈现弦脉;老年人脉象多弦硬,为精血亏虚,脉失濡养而致。

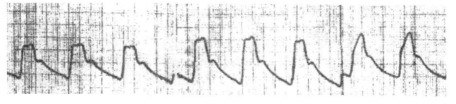

图 8-16 弦脉脉图

15. 紧脉

【脉象】 脉来绷紧有力,屈曲不平,左右弹指,如牵绳转索(图 8-17)。

【主病】 寒证,痛证,宿食。

【分析】 寒主收引,受寒则脉道收缩而拘急,故见紧脉;痛证多因寒邪所致,故亦多见紧脉;宿食为邪气内扰,气机阻滞,可见脉道拘急紧张。

16. 代脉

【脉象】 脉来迟缓力弱,时发歇止,止有定数,间歇时间较长(图 8-18)。

【主病】 脏气衰微,痹证,痛证,七情内伤,跌仆损伤。

【分析】 虚证多脉代而无力,良久不能自还,为脏气衰微,脉气不复所致;实证多脉代而有力,多为痹证,痛证,七情内伤,跌仆损伤等邪气阻遏脉道,血行涩滞而致。

17. 结脉

【脉象】 脉来缓中时止,止无定数(图 8-19)。

【主病】 阴盛气结,寒痰瘀血,气血虚衰。

【分析】 实证者脉实有力,迟中有止,为实邪郁遏,心阳被抑,脉气阻滞而致;虚证者脉虚无力,迟中有止,为气虚血衰,脉气不相顺接所致。

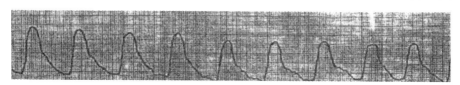

图 8-17 紧脉脉图

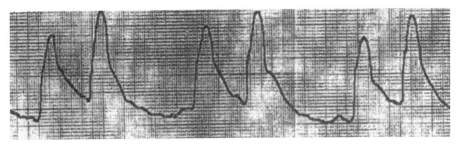

图 8-18　代脉脉图

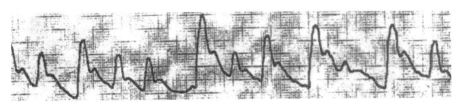

图 8-19　结脉脉图

18. 促脉

【脉象】　往来急促，数而时止，止无定数(图 8-20)。

【主病】　阳盛实热，邪实阻滞，脏气衰败。

【分析】　实证多为阳盛实热或邪实阻滞，见脉促有力。前者因阳热亢盛，迫动血行而脉数，热灼

阴津，津血衰少，致血气不相接续，故脉有歇止；后者由气滞、血瘀、痰饮、食积等有形之邪阻闭气机，脉气不相接续而致；虚证多为脏气衰败，可见脉促无力，多因阴液亏耗，真元衰惫，气血不相顺接而致。

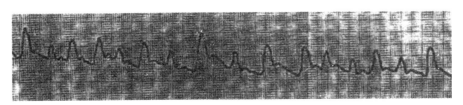

图 8-20　促脉脉图

▶▶▶ **（五）相兼脉及主病**

由于疾病常由多种病因相兼而致，因而脉象也常是两种以上的脉象兼夹出现。凡脉象由两种或两种以上复合构成的称为"相兼脉"，也称为"复合脉"。相兼脉象的主病，往往就是脉象主病的综合（表 8-2）。

表 8-2　临床常见相兼脉象与主病简表

脉象	主病	脉象	主病
浮紧	表寒证	细数	阴虚或血虚有热
浮缓	表虚证	沉数	里热证
浮数	表热证	洪数	气分热盛
浮滑	风痰或表证夹痰湿	弦数	肝热、肝火
沉迟	里寒证	弦滑	肝热夹痰、停食
沉紧	里寒证、痛证	弦迟	寒滞肝脉
沉滑	痰饮、食积	弦紧	寒痛、寒滞肝脉
沉弦	肝郁气滞	弦细	肝肾阴虚、阴虚肝郁
沉涩	阳虚寒凝血瘀	滑数	痰热、湿热、食积
沉细	里虚、气血虚	细涩	血虚夹瘀、精血不足

案例 8-9

滑伯仁治阴盛格阳案

一妇暑月身冷，自汗、口干、烦躁，欲卧泥水中。伯仁诊其脉浮而数，沉之（即沉取之）豁然虚散。曰：《素问》云：脉至而从，按之不鼓，诸阳皆然。此为阴盛格阳，得之饮食生冷，坐卧风露。煎真武汤冷饮之。一进汗止，再进烦躁去，三进平复如初。（《名医类案》卷一）

【按语】　本案既有自汗、口干、烦躁、欲卧泥水中等热象，又有身冷之寒证。滑氏据脉辨证，断为阴盛格阳，用真武汤冷饮而愈。热药冷饮之法，是用热药温其在里之阴寒，而用冷饮与顺其格拒于外的阳气，经滑氏之倡导，此法遂成后世治疗阴盛格阳证之定法。

二、按　　诊

按诊是医生用手直接触、摸或按、压病人某些部

位,以了解局部冷热、润燥、软硬、压痛、肿块或其他异常变化,从而推断疾病部位、性质和病情轻重等情况的一种诊病方法。临床上多先触摸,后按压,由轻到重,由浅入深,先远后近,先上后下地进行诊察。

▶（一）按胸胁

按胸胁主要了解心、肺、肝的病变。前胸高起按之气喘者,为肺胀;胸胁按之胀痛者,多为痰热气结或水饮内停;胁下肿块,多属于气滞血瘀;疟疾日久,胁下痞块为疟母。

▶（二）按虚里

虚里位于左乳下心尖搏动处,反映宗气的盛衰。正常者,按之搏动不明显,若按之应手,亦动而不紧,缓而不急。病者,若微动不显,多为宗气内虚;若动而应衣,为宗气外泄;按之弹手,洪大而搏,为危重之象。

▶（三）按脘腹

按脘腹主要审察有无压痛及包块。腹部疼痛,按之痛减,局部柔软者为虚证;按之痛剧,局部坚硬者为实证;右少腹疼痛拒按为肠痈;腹中包块固定不移,痛有定处,按之有形者,称为积,病在血分;若包块往来不定,痛无定处,聚散无常者,称为聚,病属气分。腹部高度胀大,如鼓之状,四肢反瘦,称鼓胀,按之如囊裹水者叫水鼓;按之无波动感,叩之如鼓者,称气鼓。

▶（四）按肌肤

按肌肤主要了解寒热、润燥、肿胀等内容。肌肤灼热为热证;清冷为寒证;湿润多为汗出或津液未伤;干燥者多为无汗或津液已伤;肌肤甲错,为内有瘀血;按之凹陷,应手而起者为气胀,不能即起者为水肿。

▶（五）按手足

按手足的冷暖,可判断阳气的盛衰。手足冷凉者属寒证,多为阳虚或阴盛;手足俱热者属热证,多为阴虚或阳盛。手足心热甚于手足背者,多为内伤发热。

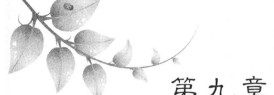

第九章 辨 证

辨证,即是辨别、分析疾病的证候,对疾病当前的病理本质做出判断,最后概括为具体证名的过程。辨证的过程即是诊断思维的过程,也就是从整体观出发,运用中医理论,将四诊收集的病史、症状、体征等资料进行综合分析,判断疾病的病因、病位、性质和正邪之间的关系,从而判断为某种性质的证。辨证是中医学的基本特点,是中医学认识和诊断疾病的方法。

辨证决定中医治疗的前提和依据,是中医认识研究疾病的重要手段,是提高中医临床疗效主要措施,在中医临床工作中显示了它的巨大作用。中医认识治疗疾病,既辨病又辨证。所以中医诊断包括辨病(病名诊断)和辨证(证名诊断)两部分,病和证是疾病诊断的两个不同内容,但又相互联系和关联,辨病是对疾病突出特点的总概括,认识贯穿疾病始终的基本矛盾,而辨证则是辨别疾病某一阶段的主要病理本质,是疾病当前的主要矛盾,辨病对辨证有指导和影响作用,辨证是对所辨疾病不同阶段不同病理本质的辨析和判断。中医既强调辨证,又重视辨病,把辨病和辨证有机结合,从纵的方面把握疾病的总特点,从横的方面去辨析证候类型,才能有效指导中医的治疗。

长期临床实践中,历代医家总结了许多辨证方法,主要有八纲辨证、脏腑辨证、六经辨证、卫气营血辨证、三焦辨证和经络辨证等。其中八纲辨证是各种辨证的总纲,贯穿于各种辨证方法之中。脏腑辨证主要应用于内科杂病,是其他各种辨证方法的基础。六经辨证、卫气营血辨证和三焦辨证是外感病的辨证方法,其中六经辨证主要是对外感伤寒病的辨证方法;卫气营血辨证和三焦辨证主要是对外感温热病的辨证方法。以上这些不同的辨证方法虽各有特点,在不同疾病的诊断上各有侧重,但又相互联系和相互补充。

第一节 八 纲 辨 证

八纲,即阴、阳、表、里、寒、热、虚、实八个辨证的纲领。八纲辨证就是根据四诊所收集的临床资料进行综合分析,以辨别病证的类别、病位的深浅、病邪的性质和邪正盛衰等方面的情况,归纳为阴证、阳证、表证、里证、寒证、热证、虚证、实证八类证候。

八纲辨证是各种辨证的总纲。疾病的临床表现尽管错综复杂,但基本上都可以用八纲来加以归纳。如疾病的类别,可分为阴证和阳证;疾病病位的深浅,可分为表证和里证;疾病的性质,可分为寒证和热证;邪正的盛衰,邪盛为实证,正虚为虚证。因此,运用八纲辨证就能将错综复杂的临床表现概括为阴阳、表里、寒热、虚实四对纲领性证候,从而抓住疾病的关键,掌握其发展趋势,指导治疗方案的确定。所以,八纲辨证是概括性的辨证纲领,起到执简驭繁的作用,贯穿于外感病及内伤病所采用的各种辨证方法之中。

一、表 里 辨 证

表里辨证是辨别疾病病位内外深浅和病势趋向的一对纲领。人体的皮毛、肌腠、经络属表;脏腑、气血、骨髓属里。肌表受邪,多在疾病的初期,一般病多轻浅;脏腑受病,多为病邪在里,一般病多深重。从病势趋向论,病势由表入里,是病渐加重;由里出表,是病势减轻。

（一）表证

表证是外感六淫之邪,从皮毛、口鼻侵入机体所致病位浅在肌肤之证候。见于外感病初期,具有起病急、病程短、病位浅的特点。结合寒热、虚实辨证,有表寒证、表热证、表实证、表虚证之分。

【证候】 发热,恶寒或恶风。舌苔薄白,脉浮。常兼见头身疼痛、鼻塞流涕、喷嚏、咽喉痒痛、咳嗽等症状。

【证候分析】 六淫邪气侵袭肌表,正气奋起抗邪,邪正交争,故见发热;脉气鼓动于外,故脉浮。卫阳被遏,失其温分肉、肥腠理的功能,肌表得不到正常的温煦,故见恶寒或恶风的症状邪气。郁滞于肌表经络,气血流行不畅,故头身疼痛。肺开窍于鼻,肺主皮毛,外感六淫之邪从皮毛口鼻而入,内应于肺,肺失宣发肃降,故出现鼻塞流涕、咽喉痒痛、咳嗽甚至喘促等症状。邪气在表,病情轻浅,故苔薄白、脉浮。

案例 9-1

蒋××，男，26 岁。初诊：4 月 13 日，发热头痛，恶寒无汗，体温 40.2℃，鼻塞咳嗽，胸闷且痛，肢节酸楚。舌苔白润，脉象浮紧，拟荆防败毒散，希邪从汗解。处方：荆芥钱半、防风钱半、羌活钱半、柴胡钱半　前胡钱半、川芎钱半、枳壳钱半、桔梗钱半、茯苓三钱、薄荷一钱、甘草五分、生姜两片。二诊：投荆防败毒意，汗出颇多，肌热已退，体温降至 36.8℃，唯有咳嗽痰腻，肢酸且软，再拟疏解宣化。处方：紫苏梗钱半、嫩前胡钱半、姜半夏三钱、云茯苓三钱、光杏仁四钱、木防己三钱、丝瓜络三钱、苦桔梗一钱、炒枳壳钱半　广陈皮钱半、嫩桑枝四钱。（上海市卫生局．中医中药临床实验汇编．上海：上海卫生出版社，1958）

【思考题】　运用中医八纲表里辨证理论分析以上案例，得出辨证结果。

【参考答案】　感冒，按中医八纲表里辨证理论分析属表证，且是表寒证。

【按语】　患者发热恶寒是邪袭肌表，正气奋起抗邪，邪正交争的表现。风寒侵袭，卫阳被遏，经气不利，故头痛，肢节酸楚；寒性收引，腠理闭塞，故无汗；肺失宣降，故鼻塞咳嗽；风寒在表，病情轻浅，故苔白润；寒邪束于肌表，故脉浮紧。综属风寒侵袭肌表的感冒病，在八纲辨证里属于表证，且是表寒证。《中医中药临床实验汇编》按：本例属于风寒感冒，投辛温发汗之荆防败毒散，使汗出邪去，复诊时仅留咳嗽痰腻，故改用杏苏散以温散风寒，宣肺化痰，因肢酸且软，加木防己、丝瓜络、桑枝以疏风通络。

（二）里证

里证是表示病变部位深入脏腑气血所致的证候。里证的成因可由外邪不解，内传入里，侵入脏腑所致；或外邪直接侵入脏腑而发病；或由情志内伤，饮食劳倦等因素，直接损伤脏腑，使脏腑功能失调所致。

里证以脏腑气血的证候为主，包括的证候范围很广，临床表现多种多样，难以概括其共有症状。里证病程长，不恶风寒，脉象不浮，可与表证相鉴别。结合寒热虚实辨证，有里寒证、里热证、里虚证、里实证之分。其具体内容详见寒热虚实辨证及脏腑辨证部分。

案例 9-2

柴某某，男，53 岁，1994 年 12 月 3 日就诊。患咳喘 10 余年，冬重夏轻，许多大医院均诊为慢性支气管炎，选用中西药治疗而效果不显。就诊时，患者气喘憋闷，耸肩提肚，咳吐稀白之痰，每到夜晚则加重，不能平卧，晨起则吐痰盈杯盈碗，背部恶寒。视其面色黧黑，舌苔水滑，切其脉弦，寸有滑象。（陈明，等．刘渡舟临证验案精选．北京：学苑出版社，1996：18～19）

【思考题】　按照中医八纲表里辨证理论分析，此案例为何证？

【参考答案】　喘证，按八纲表里辨证理论分析属里证，是寒饮伏肺证。

【按语】　患者男，53 岁，咳喘 10 余年，病程长，咳舌苔水滑，切其脉弦，寸有滑象，就诊时又无全身恶寒或恶风症状，显然病在里不在表，就表里而言属八纲中的里证。从气喘憋闷，耸肩提肚，咳痰稀白，晨起吐痰盈杯盈碗，夜晚加重，不能平卧，背部恶寒。舌苔水滑，为寒饮内伏于肺，肺失宣降所致喘证，与小青龙汤证机相符，服本方温化寒饮去，寒饮得去，肺气通畅而咳喘自平。《刘渡舟临证验案精选》按：断为寒饮内伏，上射于肺之证，给予小青龙汤：麻黄 9g，桂枝 10g，干姜 9g，五味子 9g，细辛 6g，半夏 14g，白芍 9g，炙甘草 10g。服 7 剂咳喘大减，吐痰减少，夜能卧寐，胸中觉畅，后以《金匮》桂苓五味甘草汤加杏、夏、姜正邪并顾之法治疗而愈。

（三）表证与里证的鉴别

表证与里证的鉴别，主要审察病证的寒热、舌象、脉象、病程等变化。一般说来，外感病中，发热恶寒同时出现的属表证；但发热不恶寒，或但寒不热的属里证。表证舌苔少变化，里证舌苔多有变化；脉浮主表证，脉沉主里证（表 9-1）。

表 9-1　表证与里证鉴别表

证候	寒热	其他症状	舌象	脉象	病程
表证	恶寒发热	头身疼痛、鼻塞流涕等，内脏症状不明显	苔薄白	浮	短
里证	但寒不热，但热不寒	内脏症状突出	有明显变化	沉	长

（四）表证与里证的关系

人体的肌表与脏腑，是通过经络的联系来沟通表里，在疾病发展过程中，表里证也是相互联系和影响，出现表里同病、表里转化和半表半里等。

1. 表里同病　表证和里证在同一时期出现，称为表里同病。如既外感风寒，又内伤饮食而发病，病人既有发热、恶寒、头痛等表证,又有腹胀、泄泻等里证,此即为表里同病。表里同病,可由于表证未解,邪已入里,或病邪同时侵犯表里,亦有旧病未愈,复感外邪所致。

2. 表里转化 在一定条件下,表里之间可以相互传变,形成表里出入的病理变化,即所谓"由表入里"和"由里出表"。表证和里证之间的转化主要取决于正邪相争的状况。表证入里,多因机体正气不足,或邪气过盛,或护理不当,或失治误治等因素,导致表证转化为里证。如外感风寒,表邪不解,入里化热,出现高热不退、咳喘痰黄稠或带血,说明病情发展,病邪由表入里,留阻于肺,形成痰热壅肺的里热实证。里邪出表,多为治疗、护理及时得当,机体抗病能力增强所致。如上述患者治疗后热势逐渐减退,咳喘逐渐消失,则表示里邪外透,由里出表。一般说来表邪入里为病进;里邪出表为病退。

3. 半表半里 外邪由表内传,尚未达于里,或里证出表,尚未至于表,邪正搏于表里之间的一种证候,称为半表半里证(六经辨证中称为少阳证),其症候表现为寒热往来,胸胁苦满,口苦咽干,目眩,心烦喜呕,不欲饮食,脉弦等。

二、寒热辨证

寒热辨证是辨别疾病性质的一对纲领,寒证或热证是反映机体阴阳的偏盛或偏衰的具体表现。阴盛或阳虚者,表现为寒证;阳盛或阴虚者,表现为热证。故辨疾病的寒热,就是辨阴阳之盛衰。

(一)寒证

寒证是感受寒邪,或阳虚阴盛,表现为机体机能活动抑制或衰减的证候。多由外感寒邪,或过服生冷寒凉,阴寒内盛,或因内伤久病,耗伤阳气所致。寒证包括表寒证、里寒证、虚寒证、实寒证。

【证候】 各类寒证证候表现不尽一致,但常见的有:恶寒或畏寒喜暖,口淡不渴,面色㿠白,肢冷蜷卧,痰、涎、涕清稀色白,小便清长,大便稀溏。舌淡苔白而润滑,脉迟或紧。

【证候分析】 由于寒邪遏制阳气,或阳气不足,阴寒内生,不能发挥其温煦形体的功能,故见恶寒或畏寒喜暖,肢冷蜷卧。阳气不足,不能运血上行,面部失去气血的荣润,故面色㿠白。阴寒内盛,津液不伤,故口淡不渴。阳虚不能温化水液,以致痰、涎、涕等分泌物清稀,尿清长。寒邪伤脾或脾阳久虚,则运化失司而见大便稀溏。阳虚不化,寒湿内生,则舌淡苔白而润滑。阳气虚弱,鼓动血脉运行之力不足,故脉迟。寒主收,受寒则脉道收缩而拘急,故见紧脉。

案例 9-3

患者李×,左臂自肩以下骨节大痛,经所谓寒胜则痛也。来势甚骤,若游走上下骨骼,即俗谓白虎历节风。痛如虎咬,刻下不可忍,此非厉剂不除,投以川乌头、炮去脐皮,草乌头、泡去皮,姜汁制,油松节,1剂,服后饮酒以助药势达病所,半夜身麻汗出,平旦而病若失矣。此仿活络丹法。(清·林佩琴《类证治裁·痹证》)

【思考题】 运用中医八纲辨证理论分析以上案例,得出辨证结果。

【参考答案】 痹证中的痛痹,当属八纲辨证中的寒证。

【按语】 《类证治裁》按:《金匮要略》以下所称白虎历节风,皆属痹证。其病因多为风寒湿三气共同为患,若发病急骤,疼痛剧烈,难以忍受,是寒邪偏胜之征,证属痛痹。作者选用了散寒去风的大乌头煎,且川乌头、草乌头同用功效更宏;还加入油松节,以祛风除湿而止痛;药后饮酒以助辛散之力。由于辨证准确,药猛力专,故服一剂至夜半汗出而愈。故按八纲辨证分析,此案当属痹证病寒证。

(二)热证

热证是感受热邪,或阳盛阴伤,表现为机体的机能活动亢进的证候。本证多由外感热邪,或寒邪入里化热;素体阳盛;或过食辛辣,蓄积为热;或情志内伤,郁而化火,而使体内阳热过盛;或房劳过度,耗伤阴精,阴虚阳亢所致。热证包括表热证、里热证、虚热证、实热证。

【证候】 各类热证证候表现不尽一致,但常见的为:恶热喜凉,口渴喜冷饮,面红目赤,烦躁不宁,或吐血、衄血,痰涕黄稠,小便短赤,大便秘结。舌红苔黄而干,脉数等。

【证候分析】 热为阳邪,阳热偏盛,则恶热喜冷。大热伤阴,津液被阳热煎熬,则痰涕等分泌物黄稠,小便短赤。津伤则须饮水自救,所以口渴喜冷饮。火性上炎,则见面红目赤。热扰心神,则烦躁不宁。火热之邪灼伤血络,迫血妄行,则见吐血、衄血。肠热津亏,大肠传导失司,则大便燥结。舌红苔黄为热证,舌干少津为伤阴。阳热亢盛,加速血行,故见脉数。

案例 9-4

黄某,男,12岁,学生。1999年8月5日初诊。西医:急性扁桃腺炎。患者3天前因外感而致高热,渐感咽痛、吞咽及张口困难,曾肌内注射青霉素、链霉素，口服复方新诺明，未见明显减轻而求治于吴老。诊见发热微恶寒，咽喉肿痛，小便短赤，大便秘结。舌质红、苔黄腻，脉数。检查：体温39℃，咽部充血，扁桃腺肿大Ⅱ°，脓性分泌物较多。血常规：白细胞$21.5×10^9/L$，中性0.86，淋巴0.14。（吴盛荣．吴光烈验案精选．北京：学苑出版社，2009）

【思考题】　运用中医八纲寒热辨证理论分析以上案例，得出辨证结果。

【参考答案】　风温病，热证，属热毒壅肺证。

【按语】　《吴光烈验案精选》按：急性化脓性扁桃腺炎属中医学"乳蛾"、"蛾"等范畴。吴老认为多因肺胃积热，复感风温，内外热毒搏结于喉，脉络受阻，津液受灼，痰结瘀阻而成。证属肺经热毒壅盛。治宜清热解毒、利咽消肿。处方：大蓟6g，银花6g，黄芩6g，桔梗6g，薄荷6g，牛蒡子6g，板蓝根12g，柴胡6g，土牛膝10g，大黄（后下）9g。水煎服，每日1剂。服上药2剂后，热退、便通、咽痛减、张口改善，脓性分泌物明显减少。按上方大黄减至6g，继进2剂，诸症痊愈。

（三）寒证与热证的鉴别

辨别寒证与热证，不能孤立地根据某一症状作出判断，应对疾病的全部表现进行综合观察。临床多从病人的寒热喜恶、口渴与否、面色赤白、四肢温凉、二便情况以及舌象、脉象等的变化，进行辨别（表9-2）。

（四）寒证与热证的关系

寒证与热证反映机体阴阳的偏盛偏衰，有着本质区别，但又相互联系。寒证与热证可以在同一病人身上同时出现，表现为寒热错杂的证候，如上热下寒、胃热肠寒等，在疾病的发展过程中，又可在一定条件下互相转化，出现寒证化热、热证转寒，危重阶段还可出现假象。

1. 寒热错杂　在同一病人身上寒证和热证同时出现称为寒热错杂。临床上结合病位则有表寒里热、表热里寒、上热下寒、上寒下热等。如患者既有多食易饥、胸中烦热、渴喜冷饮的胃热（上热）证，同时又可兼见腹痛喜暖、大便稀溏的肠寒（下寒）证，即上热下寒，这便是寒热错杂证。

临床上，寒证与热证并见，除了要分清表里上下经络脏腑之外，还要分清寒热孰多孰少和标本先后主次，才能采取准确的治疗方案。如寒多热少者，应以治寒为主，兼顾热证；反之，热多寒少者，以治热为主，兼顾寒证。

表 9-2　寒证与热证鉴别表

证候	寒热	口渴	面色	四肢	小便	大便	舌象	脉象
寒证	恶寒	不渴或热饮不多	㿠白	不温	清长	稀溏	舌淡苔白润	迟或紧
热证	发热	口渴喜冷饮	红赤	灼热	短赤	干结	舌红苔黄干	数

2. 寒热转化　在一定条件下寒证与热证可以向其相反的方向转化。

（1）寒证转化为热证：是指病本寒证，后出现热证，热证出现寒证消失的证候。多因病情发展，或失治、误治所致。寒邪未能温散，而机体的阳气偏盛，寒邪从阳化热所致。如风寒表实证，初起表现恶寒重、发热轻、苔薄白润、脉浮紧。由于失治、误治而见壮热、不恶寒，反恶热、心烦、口渴；舌红苔黄、脉数的里热证，此为由寒证转化为热证。

（2）热证转化为寒证：是指病本热证，后出现寒证，寒证出现热证消失的证候。由于失治、误治，损伤阳气；或因邪气过盛，耗伤正气，正不胜邪，机能衰退或衰败所致。如某些温热病，在危重阶段，由于热毒极重，大量耗伤机体的元阳，阳气骤虚，可由原来的壮热、目赤而突然转化为面色苍白、四肢厥冷、大汗淋漓等一派阳气暴脱所致的阴寒危象，此为由热证转化为寒证。

3. 寒热真假　一般情况下，疾病的表现与其所反映的本质是一致的，即热证见热象，寒证见寒象。

但在疾病发展到寒极或热极的危重阶段，有时会出现与疾病的本质相反的假象。即寒证见热象，即真寒假热证；热证见寒象，即真热假寒证。而这些假象又常见于病人生死存亡关头，故需要细心辨别。

（1）真寒假热：是指内有真寒而外现假热的证候。由于阴寒内盛，阳气虚弱已极，格虚阳于外，使阴阳寒热互相格拒而致，又称"阴盛格阳"。临床表现为身热、面赤、口渴、脉大等，似为热证，但见其身热而欲加衣被，面赤而四肢厥冷，口渴而又喜热饮，饮而不多，脉大但无力，并且又见小便清长、大便稀溏、舌淡苔白等寒象。这些征象说明阴寒内盛是真，外现之热象是假。

（2）真热假寒：是指内有真热而外现假寒的证候。由于内热过盛，深伏于里，格阴于外，又称"阳盛格阴"。临床表现为四肢厥冷、脉沉等，似属寒证，但其身寒而不喜加衣被，脉沉而有力，并且又见口渴喜冷饮、咽干口臭、谵语、小便短赤、大便燥结；舌质红，苔黄而干等热象。这些征象说明内热炽盛是真，而外现之寒象是假。

案例 9-5

喻嘉言治徐国珍伤寒六七日,身热目赤,索水到前,复置不饮,异常大躁,门牖洞启,身卧地上,辗转不快,要求入井。一医急治承气将服。喻诊其脉,洪大无伦,重按无力。乃曰:"是为阳虚欲脱,外显假热,内有真寒,观其得水不欲咽,而尚可咽大黄、芒硝乎?"即以附子、干姜各五钱,人参三钱,甘草二钱,煎成冷服。服后寒战,嘎齿有声,以重棉和头复之,缩手不肯与诊,阳微之壮始著。再与前药一剂,微汗热退而安。(《古今医案按》)

【思考题】 运用中医八纲寒热辨证理论分析以上案例,得出辨证结果。

【参考答案】 真寒假热证。

【按语】 四诊摘要:身热、烦躁,要求入水中欲解其热,目赤,口渴,不欲饮水,脉洪大,重按无力。《景岳全书·传忠录》所载的辨别寒热真假的试寒热法:"假寒误服热药,假热误服寒药等证,但以冷水少试之。假热者必不喜水;即有喜者,或服后见呕,便当以温热药解之;假寒者必多喜水,或服后反快而无所逆者,便当以寒凉药解之"。本案寒邪内盛,阳气亏虚,阴盛于里,格阳于外,故出现发热,烦躁,目赤,口渴的假热象;但观察患者口渴不欲饮水,知其内有真寒,如为热证则应口渴欲冷饮;脉象虽洪大,但重按无力,知道患者非里实热证,综合分析为内有真寒,外有假热所致。根据其病理表现,尚应有下利清谷等能够反映阳虚阴盛于里的临床表现。因此,采取温中祛寒,回阳救逆的治法(从治法),选用四逆加人参汤(人参、附子、干姜、甘草),药后而现阳虚真相,守方温阳而获痊愈。

三、虚实辨证

虚实是辨别正气强弱和邪气盛衰的一对纲领。虚指正气不足,实指邪气亢盛,虚与实主要反映病变过程中人体正气的强弱和致病邪气的盛衰。虚实辨证是治疗时确定扶正或祛邪的主要依据。

(一)虚证

虚证是指人体的正气不足,脏腑功能活动减弱、抗病能力低下所表现的证候。虚证的形成,有先天不足和后天失养两个方面,但以后天失养为主。如情志内伤、饮食失调、劳逸过度、房室不节、产育过多、久病失治等原因,损伤人体正气均可导致虚证。各种虚证的表现不尽一致,因气血阴阳虚损的不同,临床上又

有气虚、血虚、阴虚、阳虚的区别。

1. 气虚证 是指机体正气不足,脏腑功能减退所表现的证候。

【证候】 面色无华,少气懒言,语声低微,疲倦乏力,自汗畏风,动则诸症加重。舌淡,脉虚弱。

【证候分析】 因气不足,脏腑功能减退,气血不充,中气不足,故面色无华,少气懒言,语声低微,疲倦乏力;气虚,卫气虚衰,不能固摄温煦肌表,故自汗畏风;动则耗气,故动则诸症加重;舌淡,脉虚弱皆为气虚之象。

2. 血虚证 是指血液亏虚,濡养脏腑、经脉、组织、器官的功能减退所表现的证候。

【证候】 面色淡白或萎黄,唇舌爪甲淡白,头晕眼花,心悸失眠,手足麻木,妇人月经量少、愆期或经闭,脉细无力。

【证候分析】 血虚不能上荣于面,爪甲失于濡养,故面色苍白或萎黄,唇舌爪甲淡白;血液不足,不能滋养头目,故头晕眼花;心血亏虚,心神失养,故心悸失眠;血虚,不能濡养筋脉,故手足麻木;血液亏虚,冲任失养,故妇人月经量少、愆期或经闭;血少,脉管空虚,失于充盈,故脉细无力。

3. 阴虚证 是指机体阴液亏损,阴不制阳,虚热内生所表现的证候。

【证候】 形体消瘦,心烦,手足心热,午后潮热,盗汗,颧红,口燥咽干,小便短黄,大便干结。舌红少苔,脉细数。

【证候分析】 阴液亏损,骨骼肢体失其濡养,故形体消瘦;阴虚生内热,虚热内扰,故心烦,手足心热,午后潮热,盗汗,颧红;阴液亏损,上不能滋润咽喉,下不能濡润肠道,故口燥咽干,小便短黄,大便干结;舌红少苔,脉细数为阴虚内热之象。

4. 阳虚证 是由于体内阳气不足,脏腑功能减退所表现的证候。

【证候】 形寒肢冷,面色㿠白,神疲乏力,畏寒肢冷,少气懒言,精神委靡,自汗,口淡不渴,或渴喜热饮,小便清长,大便稀溏,或尿少浮肿。舌淡胖,苔白,脉沉迟无力。

【证候分析】 阳气虚衰,气血运行无力,头面失养,故面色㿠白,神疲乏力,少气懒言,精神委靡;阳气不足,机体失于温煦,故畏寒肢冷;阳气不足,阴寒内盛,故口淡不渴,或渴喜热饮;阳气亏虚,气化失司,水湿不化,故小便清长,大便稀溏,或尿少浮肿;舌淡胖,苔白,脉沉迟无力皆为阳虚之象。

案例 9-6

梁×,女,30岁,住山东大学。主诉:产后失血较多,自觉潮热自汗,但体温不高,头晕头痛,

睡眠不好,心跳,恶心,口中无味,不欲食,腰酸肢懒,疲倦无力,迄今产后月余,诸症日渐发展,故来诊治。检查:面色淡白无华,说话略有气短,脉沉细无力,舌质红,无苔。(郭洁宗.归脾汤的临床运用经验.中医杂志,1964,5:32)

【思考题】　运用中医八纲辨证理论分析以上案例,得出辨证结果。

【参考答案】　虚劳,属八纲中的虚证,是心脾气血亏虚证。

【按语】《中医杂志》按:本例因产后亡血,导致心脾两亏之虚劳证。心血不足,则见面色淡白无华、心悸、失眠、头晕、头痛、潮热等症;脾虚气弱则见气短、体倦、纳呆等症。故治以补益心脾,温养气血之归脾汤。然先天之本在肾,后天之本在脾。在心脾之虚损得复之后,尤当照顾先天之肾,故最后加川断、狗脊等补肾之品以收功。病机:素日心脾较虚,再加产后失血之故。治法补心脾,益气血。处方归脾汤加减:黄芪五钱,台参三钱,白术三钱,茯神三钱,炒枣仁四钱,远志一钱五分,桂圆肉三钱,广皮一钱五分,鸡血藤二钱(代当归用),菟丝子三钱,菊花三钱,炙甘草一钱。上方服6剂后,潮热自汗、头晕、头痛、心跳、失眠诸症俱失,乏力、腰酸仍未能彻底消除,脉较有力,舌略红,无苔。原方去广皮、菊花,加川断、狗脊各三钱,继服3剂。并嘱其服后停药观察。

（二）实证

实证是指邪气盛而正气尚未虚衰所表现出来的证候。实证的成因有两个方面:一是外邪侵入人体;一是由于内脏功能失调,以致痰饮、水湿、瘀血、食积等病理产物停留在体内所致。由于邪气的性质及其所在的部位不同,临床上各有不同的证候表现。

【证候】　发热,形体壮实,精神烦躁,声高气粗,痰涎壅盛,胸胁脘腹胀满,疼痛拒按,大便秘结或热痢下重,小便不利,或淋沥涩痛。舌质苍老,舌苔厚腻,脉实有力。

【证候分析】　因邪气亢盛,正邪交争,以致阳热亢盛,故发热;邪气虽然亢盛,但正气未虚,邪正抗争剧烈,故表现形体壮实;实邪扰心,心神不宁,故精神烦躁;邪阻于肺,肺气失于宣降,故胸胁胀满、声高气粗、痰涎壅盛;实邪积于肠胃,腑气不通,故大便秘结、脘腹胀满、疼痛拒按;湿热下注大肠,故见热痢下重;水湿内停,气化失司,故小便不利;湿热下注膀胱,故小便淋沥涩痛;邪正相争,搏击于血脉,故脉实有力;舌质苍老,舌苔厚腻皆为实邪积聚之征。

案例 9-7

杨××,女,19岁。患者于1960年10月26日发生面目轻度黄疸,胸脘痞闷,纳呆呕吐,精神疲乏;于28日下午4时病情增剧,神志昏迷,语无伦次,于6时急诊入院。体检:体温38.8℃,呼吸24次/分,脉搏96次/分;痛苦面容,神志昏迷,狂躁不安,体检不合作,皮肤明显黄疸,巩膜黄染(＋),两侧瞳孔较大,对光反应及角膜反射均消失,有肝臭味,腹部稍隆起,叩诊呈鼓音,无移动性浊音,脾未触及。化验检查:胆红素4mg,黄疸指数45U,谷-草转氨酶大于200U,谷-丙转氨酶大于400U,尿三胆试验均阳性。诊断为:传染性肝炎、急性重型肝炎、肝性昏迷。入院初由西医治疗,效果不显,乃于10月30日邀中医会诊。初诊:湿热炽盛发为黄疸,化火传里,热结阳明,胃脉通心,灵窍被堵,神志昏迷,肤目均黄,肢搐,腹满,便秘五天,脉象数实。舌苔黄腻,舌质深红,小溲赤,汗出不彻。证属急黄,拟大承气汤急下存阴,紫雪丹辟瘟解毒。处方:川朴二钱,生枳实三钱,锦纹大黄四钱,元明粉三钱(冲)。另紫雪丹一钱,药汁化服(鼻饲)。(董廷瑶.中西医综合治疗急黄一例.上海中医药杂志,1964,11:20)

【思考题】　按照中医八纲虚实辨证理论分析,此案为何证?

【参考答案】　黄疸(急黄),八纲辨证是实证,且是实热证。

【按语】　患者黄疸,伴发热,胸脘痞闷,纳呆呕吐,精神疲乏,病情迅速加剧,神志昏迷,语无伦次,痛苦面容,腹满便秘,小溲赤,脉象数实。舌质深红,舌苔黄腻,多项肝功能指标严重异常,属危急重证,属中医急黄,结合症状舌脉,是湿热炽盛,热毒入里,热结阳明,扰乱心神之表现,八纲虚实辨证而言属实证,且是实热证,故初以大承气汤急下存阴,紫雪丹辟瘟解毒,多次会诊,后又以白虎合紫雪化裁,去除热毒实邪为主,终治愈。《上海中医药杂志》按:本证属急黄,热毒传里,形成阳明腑实,导致昏乱,幸小便尚利,其阴未竭,故用大承气配紫雪,使药重力专,但竟不下,汗多溲少,神昏舌绛,势呈化燥,此非承气无功,乃吴鞠通所谓"无水舟停"也,故改用白虎、紫雪辛凉透邪,生地、花粉生津增液,药后宿粪畅通,实火下降;源流一清,神志顿苏,后再以清热利湿之法而收功。

（三）虚证与实证的鉴别要点

辨别虚证和实证，必须四诊合参，主要从病程、病人形体的盛衰，精神状态的好坏，声音气息的强弱，痛处的喜按与拒按，以及二便、舌脉的变化上相鉴别（表 9-3）。

表 9-3　虚证与实证鉴别表

	病程	形体	精神	声息	疼痛	二便	舌象	脉象
虚证	久病	虚弱	委靡	声低息微	隐痛喜按	大便稀溏，小便清长	舌淡嫩，少苔	细弱无力
实证	新病	强健	亢奋	声高息粗	疼痛拒按	大便秘结，小便短赤	质苍老，苔厚腻	实而有力

（四）虚证与实证的关系

疾病的变化是一个复杂的过程，常由于体质、治疗、护理等各方面因素的影响，使虚证和实证之间发生虚实夹杂、虚实转化等相关变化。

1. 虚实夹杂　病人同时存在正虚与邪实两方面的病变，称为虚实夹杂。虚实夹杂的证候，有的是以实证为主，而夹有虚证的，称为实证夹虚；有的以虚证为主，而夹有实证的，称为虚证夹实；有虚实证并见并重者。如患肝硬化腹水的病人，临床上见腹部膨隆、青筋暴露、二便不利等实象，但又见形体消瘦、气弱乏力、脉沉细弦的虚象。

2. 虚实转化　在疾病发展过程中，由于邪正相争，在一定条件下，虚证和实证还可以相互转化。如实证转虚、虚证转实。

（1）实证转虚：多因邪气过盛，损伤正气或实证失治误治等，以致病程迁延，正气受损，而出现诸如低热、无力、面色苍白、脉细无力等虚证表现。如外感热病病人，始见高热、口渴、烦躁、脉洪大等实证，因治疗失当日久不愈，津气耗伤，以致高热退却而见肌肉消瘦、面色苍白、不欲饮食、苔少或无苔、脉细无力等虚象，此为实证转化成为虚证。

（2）虚证转实：虚证转化为实证在临床上比较少见，而临证中多见的是先为虚证，而后转化为虚实夹杂证。如脾虚食滞证，见食少、纳呆、身倦乏力等脾虚症状；由于脾失健运，继而会出现脘腹痞满、嗳腐吞酸、大便臭秽、舌苔厚腻等虚实夹杂证。

3. 虚实真假　虚证和实证发展到复杂或严重的阶段，有时或出现某些与疾病虚实本质相反的假象表现，即真虚假实证和真实假虚证。真虚假实证是指本为虚证却见某些盛实假象的复杂证候，真实假虚证是指本为实证却见某些虚弱假象的复杂证候。临床上主要从脉象的有力无力、舌质的胖嫩苍老、语声的洪亮与低怯和病人病史体质及治疗等方面去鉴别虚实真假，勿犯"虚虚实实"之戒。

四、阴阳辨证

阴阳是概括病证类别的一对纲领，既能概括整个病情，又可用于对所出现症状的分析。阴阳又是八纲的总纲，它可以概括其他三对纲领，即表、热、实属阳；里、寒、虚属阴。因此可以说，一切病证，无论怎样变化，但概括起来不外乎阴证和阳证两大类。

（一）阴证与阳证

1. 阴证　是体内阳气虚衰，或寒邪凝滞的证候，属寒、属虚。此类病证，机体反应多呈衰退的表现。

【证候】　精神委靡，面色苍白，畏寒肢冷，气短声低，口淡不渴，尿清便溏。舌质淡胖嫩，苔白，脉沉迟无力等。

【证候分析】　阴主静，主寒，阳气不足，虚寒内生，故精神委靡；阳气虚衰，气血运行无力，不能上荣于面，故面色苍白；阴寒内盛，机体失于温煦，故见畏寒肢冷；阳气虚衰，肺气不足，故气短声低；寒不伤津液，故口淡不渴，尿清便溏；舌淡胖嫩，苔白，脉沉迟无力皆为虚寒之象。

2. 阳证　是体内邪热壅盛，或阳气亢盛的证候，属热、属实。此类病证，机体反应多呈亢盛的表现。

【证候】　身热，面红目赤，烦躁不安，声高气粗，口渴喜冷饮，小便短赤，大便秘结。舌红绛，苔黄，脉滑数洪实等。

【证候分析】　阳主动，主热，阳热亢盛，蒸达于外，故身热；热盛血涌，故面红目赤；热扰心神，故烦躁不安；邪实于内，故声高气粗；热灼伤津液，故口渴喜冷饮，小便短赤，大便秘结；舌红绛，苔黄，脉滑数洪实皆为邪热内盛之象。

（二）亡阴证与亡阳证

亡阴和亡阳证是疾病过程中出现的危重证候。一般是在高热、大汗或发汗过多，或剧烈吐泻、失血过多等阴液或阳气迅速亡失的情况下出现的。

1. 亡阴证　是指体内阴液大量消耗或丢失，而致阴液衰竭的病变和证候。其临床表现有：汗出而黏，呼吸短促，身热肢温，烦躁不安，渴喜冷饮，面色潮红。舌红无津，脉细数无力。

2. 亡阳证　是指体内阳气严重耗损，而致阳气虚脱的病变和证候。临床表现有：冷汗淋漓，面色苍白，精神淡漠，畏寒肢冷，手足厥逆，呼吸气微，口不渴或渴喜热饮。舌淡润,脉微欲绝。

亡阴与亡阳常相继出现,难以截然划分,亡阴可迅速导致亡阳,亡阳后亦可出现亡阴,只不过是先后主次不同而已。因此,临床上应分清亡阴、亡阳的主次矛盾,进行及时正确的抢救。

五、八纲之间的相互关系

八纲中,表里寒热虚实阴阳,各自概括一方的病理本质,但它们之间又是密切联系,不可分割的。临床疾病往往不是单一的,表里、寒热、虚实证常常夹杂出现,如辨别表里应与寒热虚实相联系,辨别虚实又要与表里寒热相联系。如表证有表寒、表热、表虚、表实等,还有表寒里热、表实里虚等错综复杂的病理变化。表证如此,其他的里证、寒证、热证、虚证、实证也同样如此。

在一定的条件下,表里、寒热、虚实还可以相互转化。如由表入里、由里出表、寒证化热、热证化寒、虚证转实、实证转虚等。有的疾病发展到严重阶段,病势趋于寒极和热极的时候,往往出现与疾病本质相反的假象,如真寒假热、真虚假实。因此,运用八纲辨证,既要掌握八纲中每一纲的辨证证候特点,又要认真分析其相互关系,注意八纲之间的相兼、错杂、转化、真假,才能对疾病作出全面正确的判断。

第二节　脏腑辨证

脏腑辨证是在脏象理论的指导下,结合八纲、病因、气血等理论,对四诊收集的病情资料进行分析和归纳,以判断脏腑病变病位、性质以及正邪盛衰等情况的一种辨证方法。脏腑辨证通过四诊八纲来辨别五脏六腑的虚实寒热等变化,从而为治疗提供可靠依据。是中医临床辨证方法中的一个重要组成部分。

一、心与小肠辨证

心主血脉,又主藏神,心的病证多表现在心脉及神志两方面。其病证有虚、实之分,虚证为气、血、阴、阳之不足;实证多由寒、热、痰、瘀阻滞心脉而致。

小肠主化物及泌别清浊,小肠病证表现亦有虚实之分。实证为心火下移小肠所致的小肠实热;虚证由于脾阳受损而致的小肠虚寒。心与小肠相表里。

▶（一）心气虚、心阳虚

心气虚和心阳虚是指心气不足,心之阳气虚衰所表现出来的证候。

【证候】　心悸怔忡,胸闷气短,活动时加重,面白无华,体倦乏力,自汗。舌淡苔白,脉细弱或结代,为心气虚。若兼见形寒肢冷,心胸憋闷疼痛。舌淡胖,苔白滑,脉微细,为心阳虚。

【证候分析】　本证常因禀赋不足、年高脏气亏虚、或久病体虚、暴病伤正等因素引起。若见心悸怔忡,胸闷气短,又兼见气虚证者,为心气虚证。在心气虚证基础上,若兼见阳虚证者,为心阳虚证。

心的阳气虚衰,心中空虚惕惕而动,故见心悸怔忡。心气不足,胸中宗气运转无力,则见胸闷气短。心气不足,血液运行无力,不能上荣于面,故见面白无华,不能上荣于舌,故舌淡。劳则气耗,故活动及劳累时加重。气虚固摄功能减退,气不摄津,则自汗出。气血不足,不能充盈脉道或脉气不相连续,故脉细弱或结代。气虚及阳,损伤心阳,温煦不足,故见形寒肢冷。阳虚寒凝,气血运行不畅,心脉阻滞,则心胸憋闷疼痛。舌淡胖,苔白滑,脉微细为阳虚之征。

> **案例 9-8**
>
> 王某,男,25 岁,湖南益阳某中学老师。初诊于 2005 年 9 月 4 日:诉手足心汗多已十多年,手汗尤甚,遇精神紧张则手掌中汗出多如水洗,患者深为苦恼,兼见夜寐欠安。诊见舌淡红,苔薄白,脉细。(李点,等．熊继柏医案精华．北京:人民卫生出版社,2014)
>
> 【思考题】　运用中医脏腑辨证理论分析以上案例,回答其中医病位与辨证。
>
> 【参考答案】　汗证,病位在心,是心阳虚证。
>
> 【按语】　《熊继柏医案精华》按:手足心为手厥阴、手少阴、足少阴经所过之处,与心肾相关。患者以手足心汗多,尤以手心汗多,且夜寐不安,每遇精神紧张则汗出加重为主症,为心气不足所致。《难经》云:"损其心者,调其营卫。"方用《金匮要略》桂枝加龙骨牡蛎汤。桂枝汤调阴阳和营卫,龙骨牡蛎敛汗潜阳,更加炒龟板滋阴潜阳,浮小麦养心止汗,枣仁养心安神而敛汗,使心阳和而汗止神安。

▶（二）心血虚、心阴虚

心血虚证,是由于心血亏虚,心失濡养所出现的证候。心阴虚证是由于心阴亏损,虚热内扰所出现的证候。

【证候】　心悸、失眠、健忘多梦。若见面色淡白或萎黄,眩晕,唇舌色淡,脉细,此为心血虚证。若兼见心烦,两颧潮红,五心烦热,潮热盗汗。舌红少津,脉细数,此为心阴虚证。

【证候分析】　本证常因失血过多,或久病耗伤阴血,或阴血生成不足,或情志不遂,暗耗心血或心阴等因素引起。若见心悸、失眠、健忘多梦症状,又兼见血虚证者,为心血虚证。兼见阴虚证者,为心阴虚证。

心阴(血)不足,心失所养,心动不安则心悸,心神得不到阴血的濡养,致心神不宁,出现失眠多梦。心血亏虚,不能上荣于头面,故出现眩晕,健忘,面白无华,心开窍于舌,心血不足,则唇舌色淡,血虚不能充盈于脉,故脉细。心阴虚,则阴不制阳,心阳偏亢,虚火内扰,故见心烦,五心烦热,潮热。虚热迫津外泄,则盗汗。虚火上炎则舌红少津,脉细主阴虚,数主有热,脉细数为阴虚内热之象。

▶ (三)心火炽盛

心火炽盛证,是指心火炽盛所表现出来的实热证候。

【证候】 心胸烦热,失眠,面赤口渴,或见口舌生疮,舌体糜烂疼痛,或吐血衄血,甚或谵语、狂躁等,尿黄便结。舌尖红赤,苔黄,脉数。

【证候分析】 本证常因七情郁久化火,或六淫内郁化火所致。心火炽盛,故心胸烦热,火热内扰心神,心神不安,故见失眠。心火炽盛,灼伤津液,则见口渴,尿黄,肠道津伤则便秘。由于心为君主之官,主神明,心火炽盛,神明被扰则谵语,重者狂躁不识人。心火炽盛,灼伤络脉,迫血妄行,故见吐衄。心火上炎于面,故面赤,循经上炎于舌,故其舌体糜烂疼痛,或见口舌生疮,舌尖红赤。苔黄脉数有力为实热之象。

▶ (四)心血瘀阻

心血瘀阻证,是指瘀血阻滞心脉所表现出来的证候。

【证候】 心悸,怔忡,心胸憋闷或刺痛,痛引肩背内臂,时发时止。舌质紫暗或见瘀点瘀斑,脉细涩或结代。重者暴痛欲绝,口唇青紫,肢厥昏冒,脉微欲绝。

【证候分析】 本证因心气虚或心阳虚等本虚为本,寒邪、痰浊、气滞阻滞心脉为标发展而来。由于气的推动力量减退,血液运行无力使瘀血内阻,而致心脉痹阻,寒凝、气滞、痰浊皆可阻滞气血运行而致心血瘀阻。因此常因情绪激动、劳累、受寒或过食肥甘而诱发或加重。瘀血痹阻心脉,故可见心悸,怔忡,心胸憋闷或有刺痛。手少阴心经循肩背而行,故能引肩背内臂疼痛。面唇青紫,舌紫暗或见瘀斑、瘀点,脉细涩或结代为瘀血内阻之征。

▶ (五)痰迷心窍

痰迷心窍证,是指因情志不遂,气结痰凝,痰浊蒙闭心神所致的证候。

【证候】 面色晦滞,脘闷作恶,意识模糊,语言不清,呕吐痰涎或喉中痰鸣,甚则昏迷不省人事。苔白腻,脉滑。或有精神抑郁,表情淡漠,神志痴呆,喃喃自语,举止失常。或有突然昏倒、不省人事、口吐涎沫、两目上视、手足抽搐。

【证候分析】 本证多因外感湿浊之邪,或其他疾病脏腑功能失调,内生痰浊,或因七情所伤,肝气郁结,气郁生痰,痰阻气机,蒙闭心神所致。痰阻气机,清阳不升,浊气上泛,故见面色晦滞。胃失和降,胃气上逆,则脘闷作恶,呕吐痰涎。痰蒙心神,可见昏迷或表现为精神抑郁,神志痴呆,喃喃自语的癫证,突然昏倒、不省人事、口吐涎沫、两目上视、手足抽搐之痫证。喉中痰鸣,苔腻,脉滑为痰浊内盛之征。

▶ (六)痰火扰心

痰火扰心,是指火热、痰浊之邪侵扰心神所表现出来的证候。

【证候】 发热,面赤气粗,口苦,痰黄稠,喉间痰鸣,狂躁谵语。舌质红苔黄腻,脉滑数。或失眠心烦,或神志错乱,哭笑无常,狂躁妄动,甚则打人毁物。

【证候分析】 痰火扰心证,多由情志不遂,气机不畅,郁而化火,灼津成痰。或外感热邪,热灼津液为痰,痰热互结,内扰心神所致。外感热病是以高热、痰盛、神志不清为其辨证要点;内伤杂病中,轻者见失眠心烦,重者以神志狂乱为其辨证要点。

外感热病,邪热亢盛,炼液为痰,痰热互结,内扰心神,致神志不宁,而见躁狂谵语,邪热炽盛,里热蒸腾于外,故发热,火性上炎,故见面赤气粗,口苦。痰热阻滞气机,气激痰涌,则见喉中痰鸣,痰色黄稠。内伤病中,因痰火扰心,内扰心神,则见失眠,心烦,甚至出现神志错乱,哭笑无常,狂躁妄动的狂证。舌红苔黄腻,脉滑数,乃痰火内盛之征。

> **案例 9-9**
>
> 凌某,女,50岁,长沙市人。初诊于2004年7月2日:诉近2年来常悲伤欲哭,不能控制,且心烦,失眠,自汗。曾多处求医,医院皆诊断为更年期综合征或抑郁症,予服镇静剂等,疗效不显,且病情一步步加重。后来经某医院医生介绍,前来诊治。诊见精神恍惚,易悲善恐,心烦,心悸,伴呕逆,头晕,多痰,自汗,潮热。舌苔黄腻,脉细。(李点,等. 熊继柏医案精华. 北京:人民卫生出版社,2014)
>
> 【思考题】 运用中医脏腑辨证理论分析以上案例,回答其中医病位与辨证。
>
> 【参考答案】 脏躁,病位在心,是痰热扰心证。
>
> 【按语】 50岁妇女,更年期年龄,见悲伤欲哭、心烦心悸、失眠、恍惚善恐,乃是心神不宁脏躁病,分析其病因,从患者尚有呕逆、头晕、多痰、潮热,舌苔黄腻,显然不是阴虚火旺或肝郁,应是痰热郁积,扰乱心神致。痰热中阻,清阳不升故头

晕,浊阴不降故呕逆,痰邪盛而外溢故多痰,自汗脉细是本虚之象,相对而言痰热是标实,此时治以标实为主。故该案病机是痰热扰乱心神,病位在心。《熊继柏医案精华》按:《金匮要略》云:"妇人脏躁,喜悲伤欲哭,像如神灵所作,数欠伸,甘麦大枣汤主之。"脏躁多因忧思过度,心阴受损,肝气失和所致。本案患者伴有头晕、呕逆、多痰,舌苔黄腻等痰热上扰之候,故合温胆汤治之。一清痰热,二养心神,其症自平。辨证是痰热扰乱心神,治法是清热化痰,养心安神,主方是甘麦大枣汤合黄芩温胆汤,获良效。

（七）小肠实热

小肠实热证,是指心火下移,致小肠里热炽盛所表现出来的证候。

【证候】　心中烦热,口渴喜凉饮,口舌生疮,小便赤涩,尿道灼痛,尿血。舌质红苔黄,脉数。

【证候分析】　本证多由于心火下移小肠所致。心与小肠相表里,心火下移于小肠,影响其泌清别浊的功能,故见小便赤涩,尿道灼痛,热盛灼伤血络,则见尿血。心火炽盛,内扰心神,轻者见心胸烦热,甚者见心烦失眠。热盛伤津,故见渴喜凉饮,心火上炎,故见口舌生疮。舌红苔黄,脉数,皆为内热炽盛之征。

（八）小肠虚寒

小肠虚寒证,是指脾阳受损累及小肠,致小肠阳虚所表现出来的证候。

【证候】　面色淡白,神疲乏力,畏寒肢冷,口淡不渴,腹痛绵绵或时有隐痛,喜暖喜按,肠鸣泄泻,小便频数不爽或清长。舌质淡苔薄白,脉沉细。

【证候分析】　本证多因饮食不节、劳累过度等,损伤脾阳累及小肠,致使小肠阳气亏虚所致。阳虚则神失所养,故神疲;机体机能衰退,则少气乏力;形体失于温煦,故畏寒肢冷;小肠阳虚肠道失于温煦,则腹痛绵绵或隐痛时作;证属虚寒,故见喜暖喜按;小肠泌别清浊功能失司,故见小便清长或频而不爽;水湿不化而下趋,故有肠鸣泄泻;阳虚寒盛,津液未伤,故口不渴;舌淡,脉沉细,均为虚寒之征。

二、肺与大肠病辨证

肺主气司呼吸,主宣发肃降,通调水道,为水之上源。肺的病变主要表现在宣降失常和通调水道两方面。肺病证候有虚实之分,虚证多见气虚和阴虚,实证则由风、寒、燥、热等邪气侵袭或痰饮停聚所致。

大肠病变主要表现在传导功能障碍。肺与大肠相表里。

（一）肺气虚

肺气虚证,是指肺气不足及卫外功能减退所表现出的证候。

【证候】　咳喘无力,神疲乏力,少气短息,动则尤甚,痰清稀,面色无华,声音低微,或有自汗畏风,易于感冒。舌淡苔白,脉虚无力。

【证候分析】　本证多因久病咳喘,伤及肺气,或由它脏病变累及于肺,或由脾虚精气化生不足,致使肺气不足所致。肺气虚弱,宣降失职故咳喘无力。宗气生化不足,气虚功能低下,故神疲乏力,少气短息,声音低微,动则尤甚。气虚不能运血上荣于面故面色无华。肺气虚卫外不固,固摄及防御功能降低,故自汗畏风,易患感冒。肺气不足,则输布水液功能相应减退,水液停聚于肺,故见痰多而质清稀。舌淡苔白,脉虚无力,均为肺气虚之征。

（二）肺阴虚

肺阴虚证,是指肺阴不足,虚热内生所表现出的证候。

【证候】　干咳无痰,或痰少而黏稠,或咳痰带血,口干咽燥,声音嘶哑,形体消瘦,潮热盗汗,两颧潮红,五心烦热。舌红少津,脉细数。

【证候分析】　本证多因久咳伤阴或痨虫袭肺,邪热恋肺,耗伤肺阴所致。肺阴不足,虚火内灼,肺为热蒸,气机上逆,则为咳嗽。肺津为热灼,炼液成痰,故其痰量少而质黏稠。虚火灼伤肺络,则痰中带血。津液耗伤不能上润于咽喉,故见口干咽燥。虚火内炽则潮热、五心烦热,虚热上炎则见颧红。热扰营阴则盗汗。舌红少津,脉细数,均为阴虚火旺之征。

（三）风寒束肺

风寒束肺证是指风寒之邪侵犯肺卫所表现出来的证候。

【证候】　咳嗽气喘,痰稀色白,鼻塞流清涕,或恶寒发热,无汗,头身疼痛。舌苔薄白,脉浮紧。

【证候分析】　本证是由外感风寒,肺卫失宣所致。风寒束肺,肺失宣降,肺气上逆则咳嗽,寒属阴,故痰液稀薄而色白。鼻为肺窍,喉为门户,今肺失宣降,故有鼻塞流清涕,咽痒。邪客肺卫,卫气郁遏则恶寒,正气抗邪,邪正交争则发热。毛窍郁闭则无汗。苔薄脉浮紧,为风寒束表之征。

（四）风热犯肺

风热犯肺证,是指风热之邪侵犯肺卫所表现出的证候。

【证候】　咳嗽,咯吐黄稠痰而不爽,恶风发热,口渴咽干痛,目赤头痛,鼻流黄涕,舌尖红,苔薄黄,脉浮数。

【证候分析】 本证是由风热之邪犯肺,肺失清肃宣降之功,则出现咳嗽,风热灼肺津,则痰黄稠。肺卫受邪,卫阳抗邪则发热,卫气被郁,故微恶风寒。咽喉为肺之门户,风热上壅,故见口渴,咽喉干痛。肺开窍于鼻,肺气不宣,鼻窍不利,津液为风热所灼,故见鼻流黄浊涕。肺为华盖其位在上,而舌尖常候上焦病变,今肺为风热侵袭,故见舌尖红。目赤头痛,苔薄黄,脉浮数,皆为风热犯肺之征。

（五）燥邪犯肺

燥邪犯肺证,是指燥邪侵犯肺卫所表现出的证候。

【证候】 干咳无痰或痰少而黏,不易咯出,唇舌口鼻咽干燥,或身热恶寒,头痛或胸痛咯血。舌干红苔白或黄,脉浮数或细数。

【证候分析】 本证多因秋令燥邪犯肺,耗伤肺津,津亏液少,肺失滋润,清肃失职,故见干咳无痰或痰少而黏,不易咯出。燥伤肺津,津液不布,则唇口舌干,鼻咽喉干燥。燥邪袭肺,肺卫失宣,故身热恶寒,脉浮。燥邪化火,灼伤肺络,故胸痛咯血,燥邪伤津,阴虚阳亢,故唇舌干红,燥邪袭表则苔白,燥热伤肺则苔黄脉浮数,燥邪伤津可见脉细数。

（六）痰热壅肺

痰热壅肺证,是指痰热互结,内壅于肺所表现出的实热证候。

【证候】 咳嗽气喘,呼吸急促甚则鼻翼煽动,咯痰黄稠或痰中带血,或咯脓血痰有腥臭味,发热,胸痛,烦躁不安,口渴,小便黄,大便秘结。舌红苔黄腻,脉滑数。

【证候分析】 本证多因温热之邪从口鼻而入,或风寒、风热入里从阳化热,内壅于肺所致。热邪炽盛,煎熬津液成痰,痰热郁阻,肺气不利,宣降失常,故见咳喘,呼吸气促,鼻翼煽动,痰黄稠。痰热阻滞肺络则胸痛,血败肉腐化脓,则咯吐血腥臭痰。热邪郁遏于里,肺热炽盛,痰热内灼阴津,故身热口渴,小便黄,大便秘结,痰热内扰心神,则烦躁不宁。舌红苔黄腻,脉滑数,皆为痰热内壅之征。

案例 9-10

老年嗜饮热火酒,致热毒熏肺,发疮生痈,咳吐秽脓,胸右痛,不利转侧,脉左大。初用桔梗汤去芪、姜,加连翘、山栀,四服,咳稀痛止。仍宜排脓解毒。用桔梗、银华各一钱、贝母钱半、生薏苡五钱、当归、甘草节、广皮各一钱二、白芍、生芪各一钱、甜葶苈炒七分,数服,脓稀疮痛皆平。

（清·林佩琴《类证治裁·肺痿肺痈》）

【思考题】 运用中医脏腑辨证理论分析以上案例,回答其中医病位与辨证。

【参考答案】 肺痈,病位在肺,是痰热壅肺证。

【按语】 患者老年嗜饮热火酒,出现咳吐秽脓,胸右痛,不利转侧,脉左大,是中医肺痈之病。从发病和治疗看,是成痈期,乃年老体虚,易感外邪,嗜饮火酒,助湿生痰化热,痰热壅肺,热毒化腐成痈,引发肺痈。故中医病位在肺,辨证是痰热壅肺。《类证治裁》按:年老体弱,易感外邪,嗜饮热酒,助湿生热,痰热内蕴,内外互引,引发肺痈。本证不可误补,误热,补有资寇之弊,热有助火之冤,故病初用桔梗汤去芪、姜,而加连翘、山栀之类,四服即效。继而用银花以解毒疗痈;桔梗、贝母、薏苡仁、广皮、葶苈子以开胸排痰;白及为治疮痈要药;当归、黄芪、甘草益气养血,安内攘外,上药配伍,解毒排脓,兼以扶正,可作治肺痈的通用方,或用于肺痈恢复期。

（七）痰湿阻肺

痰湿阻肺证,是指由痰湿阻滞于肺而表现出的证候。

【证候】 咳嗽痰多,色白而黏容易咯出,胸部满闷或见气喘,喉中痰鸣。舌淡苔白腻,脉滑。

【证候分析】 本证多因久咳伤肺,肺不布津,水湿停聚而成为痰湿;或由脾虚生湿,输布失常,水湿凝聚为痰,上渍于肺;或感受寒邪,肺失宣降,水液停聚而为痰湿所致。痰湿阻肺,肺气上逆,故有咳嗽痰多,痰黏易咯出;痰湿阻滞气道,肺气不利,影响气机升降,则见胸部满闷,甚则气喘痰鸣。舌淡苔白腻,脉滑,皆为痰湿内阻之征。临床以咳嗽痰多,质黏色白,易咳为辨证要点。

（八）大肠湿热

大肠湿热证,是指湿热蕴结于大肠所表现出的证候。

【证候】 腹痛,泄泻秽浊,或有下痢脓血,里急后重,肛门灼热,口渴,小便短赤。舌红苔黄腻,脉滑数。

【证候分析】 本证多因饮食不节,或过食生冷不洁之物,暑湿热毒侵犯肠胃所致。湿热蕴结于大肠,壅阻气机,传导失常,故见腹痛,里急后重。湿热熏灼肠道,脉络损伤,血腐成脓,故见下痢脓血;湿热下注大肠,传导失职,则泄泻秽浊,肛门灼热。发热口渴,舌红苔黄腻,脉滑数,均为湿热内结之征。

（九）大肠液亏

大肠液亏证,是指大肠津亏液少所表现出来的证候。

【证候】　大便干燥难于排出,舌唇干燥,咽干口臭,头晕。舌红少津,脉细。

【证候分析】　本证多由于热病伤津,或汗吐下后,肠失濡润,以致粪便干结,难于排出。阴伤于内,故口咽失润而见干燥。大便日久不下,浊气不得下泄而上逆,故见口臭头晕。阴津不足,虚火上扰,故有舌红少津,阴液不足,脉道不充,则脉细。

▶（十）大肠结热

大肠结热证,是指邪热结于大肠所表示出的实热证候。

【证候】　大便干结,腹部胀满,疼痛拒按,身热口渴,日晡热甚,口舌生疮,尿赤。舌红苔黄而干起芒刺,脉沉实兼滑。

【证候分析】　本证多由邪热入里,与肠中糟粕相搏,大肠传导难行,故见大便干结,数日不下,致腑气不通,则见腹胀痛而拒按。里热蒸腾,则有身热、面赤口渴。大肠属阳明经,其经气旺于日晡,因热结阳明,故日晡热甚。热盛津伤则有尿赤,邪热上扰则见口舌生疮。舌红苔黄干起芒刺,脉沉实兼滑,皆为燥热内结之证。

案例 9-11

肖翁三郎心成兄,幼时出麻,冒风隐闭,喘促烦躁,鼻煽目阖,肌肤枯涩,不啼不食,投药没应。翁商于予,见其势已濒危,谓曰:此麻闭急证,药非精锐,蔑能挽救。（《杏轩医案》）

【思考题】　运用中医脏腑辨证理论分析以上案例,回答其中医病位与辨证。

【参考答案】　麻疹,病位在肺,是肺热内闭证。

【按语】　幼儿出麻疹,病本在表,又受风邪,外邪闭郁肌表,肺主一身之表,表邪不散,热毒无出路,首先犯肺,致肺热内闭,肺气失宣,故见喘促、鼻翼煽动,热毒耗气伤津故肌肤枯涩,不啼不食、烦躁,可测应还有发热口渴、大便秘结、小便黄赤、舌质红、舌苔焦黄等肺热内闭之证,病位在肺,故用麻杏石甘汤、泻白散治之,复用养阴退阳之剂而愈。《杏轩医案》按:方疏麻杏石甘汤与之。一服肤润润,麻渐发出。再服周身麻出如痱,神爽躁安,目开喘定。继用泻白散,清肺解毒。复用养阴退阳之剂而愈。予治麻闭危候,每用此方获验。盖麻出于肺闭,则火毒内攻,多致喘闷而殒。此方麻黄发肺邪,杏仁下肺气,甘草缓肺急,石膏清肺热。药简功专,拟以效速。可见仲景方,不独专治伤寒,并能通治杂病也。

三、脾与胃病辨证

脾胃同居中焦,纳运相配,升降相因,燥湿相济,共同完成饮食物的消化、吸收与输布,为气血生化之源,后天之本,脾与胃相表里。脾的病变主要表现在运化水谷和运化水液、升清固摄及统摄血液等方面的异常。胃的病变主要表现胃受纳腐熟水谷功能的异常以及胃失和降。脾病多虚证,胃病多实证。

▶（一）脾气虚

脾气虚证,是指脾气不足,运化失职所出现的证候。

【证候】　食少纳呆,口淡无味,脘腹胀满,食后愈甚,便溏,面色萎黄。少气懒言,四肢倦怠,或消瘦,舌淡边有齿痕,苔白,脉缓弱。

【证候分析】　本证多因饮食失调,或过度劳倦,或其他疾病影响,损伤脾气所致。脾气虚,运化失常,故食少纳呆,口淡无味。脾虚失运,消化迟缓,食后脾气为食物所困,故食后腹胀愈甚。脾虚生湿,水湿不化,清浊不分,水谷齐下,并走肠中,故有便溏。脾虚食少,精微不布,气血生化之源匮乏,气血亏虚,不荣于面,则面色萎黄,中气不足则少气懒言。脾主四肢肌肉,肌体失于气血濡养,则四肢倦怠、消瘦。脾虚湿盛,故舌边有齿痕,舌淡,脉缓弱为脾气虚弱之证。

▶（二）脾阳虚

脾阳虚证,是指脾阳虚衰,阴寒内盛所表现出的证候。

【证候】　纳呆食少,脘腹胀满冷痛,喜温喜按,畏寒肢冷,面色萎黄,口淡不渴,或肢体困重,或周身浮肿,大便溏薄清稀,或白带量多质稀。舌质淡胖,苔白滑,脉沉迟无力。

【证候分析】　本证多因脾气虚日久,损伤脾阳,或因过食生冷、过用寒凉药物,或命门火衰,火不暖土所致。脾阳虚衰,运化减弱,故见食少纳呆,脘腹胀满;中阳不振,虚寒内生,寒凝气滞,故腹中冷痛,喜温喜按。脾阳虚不能温煦四末,故有畏寒肢冷,水湿泛溢肌肤,故周身浮肿。中阳不运,水湿内盛,水湿流注肠中,大便稀溏;水湿渗注于下,故白带清稀量多。舌淡胖、苔白滑,脉沉迟无力,均为脾阳虚之征。

▶（三）脾气下陷

脾气下陷证,是指脾气虚弱,升举功能失常所表现出的证候,又称中气下陷证。

【证候】　脘腹有坠胀感,食后益甚,或便意频频,肛门坠重,或久泻、久痢不止,甚则脱肛,或内脏下垂,或小便混浊如米泔。伴头晕目眩,倦怠乏力,食少便溏,舌淡苔白,脉虚弱。

【证候分析】 本证多由久病虚损,劳倦伤脾或脾气虚进一步发展使脾气不升所致。脾气虚则升举无力,内脏无托,故见脘腹坠胀,便意频频,或见脱肛、内脏下垂。固摄无权,故久痢不止,小便混浊如米泔。清阳之气不能上升于头,清窍失养,故见头晕目眩。倦怠乏力,食少便溏,舌淡,脉虚弱等,均为脾气虚弱之征。

（四）脾不统血

脾不统血证,是指脾气虚不能统摄血液所表现出的证候。

【证候】 便血,尿血,肌衄,鼻衄,齿衄或妇人月经过多,崩漏,伴有食少便溏,神疲乏力,少气懒言,面白无华或萎黄,舌淡,脉细弱。

【证候分析】 本证多由久病脾气虚弱所致。脾气虚失于统摄,血液不能循经而行,溢于肌肤,故见肌衄,溢于胃肠,则便血,溢于膀胱,则见尿血;脾虚统血无权,冲任不固,故月经过多,崩漏。脾失健运,食少便溏,气血生化无源,中气不足则神疲乏力,少气懒言;血溢脉外,营血更虚,肌肤失养则面白无华或萎黄。舌质淡,脉细弱,均为脾气虚甚,气血不足之征。

（五）寒湿困脾

寒湿困脾证,是指寒湿内盛,脾阳受困所表现出的证候。

【证候】 脘腹痞闷,食少便溏,泛恶欲吐,口黏乏味,头身沉重,面色晦黄或见肢体浮肿,小便短少,或妇人白带过多。舌淡胖,苔白腻,脉濡缓。

【证候分析】 本证多因贪凉饮冷,过食生冷,或久居潮湿之处,或内湿素盛所致。脾为太阴湿土,喜燥而恶湿,今寒湿内侵,中阳被困,升降失常,故见脘腹痞闷,重则作胀疼痛,食少便溏,泛恶欲吐,口黏乏味。寒湿滞于经脉,湿性黏滞重浊,阳气被阻失展,故见头身困重。脾为湿困,生化不足,气血不能外荣,故有面色晦黄。阳气被寒湿所困,不能温化水湿,湿泛肌表,故见肢体浮肿,小便短少;寒湿渗注于下,可见妇女白带量多。舌胖,脉濡,皆为寒湿内盛之征。

方药:胃苓汤加减(苍术、厚朴、陈皮、甘草、生姜、大枣、桂枝、白术、泽泻、茯苓、猪苓)。

（六）脾胃湿热

脾胃湿热证,是指湿热蕴结脾胃所表现出的证候。

【证候】 脘腹痞闷,纳呆呕恶,口黏而甜,肢体困重,便溏尿黄,身目发黄或皮肤发痒,或身热起伏,汗出热不解。舌红苔黄腻,脉濡数或滑数。

【证候分析】 本证多由感受湿热之邪,或饮食不节,或过食肥甘酒酪,酿湿生热,蕴结于脾胃所致。湿热之邪蕴于脾胃,受纳运化失职,升降失常,故见脘腹痞闷,纳呆呕恶,湿热上泛,故口黏而甜。脾主肌肉,湿性重着,脾为湿困,故肢体困重;湿热蕴结,不得泄越,熏蒸肝胆,胆汁外溢,故见身目发黄,皮肤瘙痒。湿遏热伏,热处湿中,湿热郁蒸,故身热起伏,汗出热不解。湿热蕴脾,交阻下迫,故便溏、尿黄。舌红苔黄腻,脉濡数或滑数,均为湿热内盛之征。

案例 9-12

祁寿阳相国,予告京居,素有头晕疾,每发则呕逆旋转欲跌。延医数辈,皆以为虚,参芪之类,久不离口,而病终不去。见天阴则转甚。一日雨后无事,邀余闲谈,并求一诊,见其左寸独虚,右三部俱滑而缓,并见弦象。(《醉花窗医案》)

【思考题】 运用中医脏腑辨证理论分析以上案例,回答其中医病位与辨证。

【参考答案】 眩晕病,病位在脾胃,乃痰湿困脾证。

【按语】 相国之人,思虑颇重,思则肝气结,故见弦脉,肝木旺克脾土,肝郁致脾虚,治疗看脾虚治疗无效,乃继发脾虚生痰湿为要,痰湿阻隔中焦,阳气不升故头晕旋转,脾胃升降失常故呕逆旋转欲跌,是中医眩晕病,时泻时止,身体重困乃痰湿困脾之象,虽发病与肝有关,但发病具体病理环节在脾胃,故以香砂六君子加益智、泽泻五剂治愈。《醉花窗医案》:乃曰:老师劳心过度,脾湿停痰,且时泻时止,身体重困,非燥湿祛痰不可,而古人云治痰不理脾胃,非其治也,非健脾不可。脾健则痰消,痰消则晕止,相813之势也。乃进以香砂六君子加益智、泽泻之类,五服而晕全除矣。

（七）胃阴虚

胃阴虚证,是指胃阴亏虚,虚热内生所表现出的证候。

【证候】 胃脘隐痛,饥不欲食,口燥咽干,大便干结,或脘痞不舒,干呕呃逆,形体消瘦。舌红少津,脉细数。

【证候分析】 本证多因温热病后期,或嗜食辛辣或气郁化火,热盛伤津所致胃阴耗伤。胃阴不足,胃阳偏亢,虚热内生,胃气不和,故见胃脘隐痛,或脘痞不舒,饥不欲食。胃阴亏虚不能滋润咽喉,故口燥咽干,燥热伤津,津不下润,不能濡润大肠,故大便干结。形体失养,故消瘦。阴虚热扰,胃气上逆,则见干呕呃逆。舌红少津,脉细数,皆为阴虚内热之征。

（八）胃火炽盛

胃火炽盛证,是指胃中火热炽盛所表现出的证候。

【证候】 胃脘灼热疼痛,吞酸嘈杂,消谷善饥,渴喜冷饮,或食入即吐,或牙龈肿痛溃烂,齿衄,口臭,小便短黄,大便秘结。舌红苔黄,脉滑数。

【证候分析】 本证多由平素过食辛辣,化热生火,或邪热犯胃,或情志不遂,气郁化火所致。胃火内炽,煎灼津液,故见胃脘灼热疼痛,口渴,渴喜冷饮。肝经郁火横逆侮土,肝胃气火上逆,则吞酸嘈杂,呕吐,或食入即吐。胃热炽盛,腐熟水谷功能亢进,故消谷善饥,胃的经脉上络齿龈,胃热上蒸,故有口臭,齿龈肿痛或溃烂,热灼血络,迫血妄行,故见齿衄。溲短赤,便结,舌红苔黄,脉滑数,皆为热盛之征。

▶▶(九)食滞胃脘

食滞胃脘证,是指食物停滞胃脘所表现出的证候。

【证候】 脘腹胀满或疼痛,嗳腐吞酸,或呕吐酸腐饮食,吐后腹痛得减,厌食,矢气酸臭,大便溏泄,泄下物酸腐臭秽。舌苔厚腻,脉滑。

【证候分析】 本证多由饮食不节,暴饮暴食,或脾胃素虚,运化失健所致。食滞于胃脘,阻滞气机,故见脘腹胀满疼痛,胃失和降而上逆,胃中腐败谷物挟腐蚀之气上泛,故见嗳腐吞酸,吐酸臭馊食,厌食。吐后食积得去,实邪得消,故腹胀痛得减。食浊下趋,积于肠道,则腹痛,腹泻,矢气酸臭,泻下物酸腐臭秽。苔厚腻,脉滑,皆为食浊内阻之征。

▶▶(十)胃阳虚

胃阳虚证,是指胃中阳气不足所表现出的证候。

【证候】 胃脘隐痛,呕吐清水,喜温喜按,得食痛减,面色㿠白,畏冷肢凉,神疲乏力。舌质淡,苔白滑,脉弱。

【证候分析】 本证是由胃气虚证发展而来,或因贪凉饮冷伤及胃阳所致。胃为阳土,主受纳腐熟水谷,今胃阳不足,虚寒内生,寒性收引,络脉气机郁滞,故见胃脘隐痛,时发时止,得温得食得按,则寒气可散,胃络气滞得散,其症自解。阳虚胃寒,水饮不化,故呕吐清水;阳虚生外寒,温煦功能减退,故见面色㿠白,畏冷肢凉,胃受纳功能减退,故食少,生化之源匮乏,机体失养,故神疲乏力。舌质淡,苔白滑,脉弱,皆为阳虚之征。

案例 9-13

刘某,女,35岁,长沙市人。初诊于2005年6月29日:诉胃中胀满,伴胃脘部畏冷恶寒,询其口不渴,精神疲乏,食纳较差,舌苔薄白,脉细。(李点,等. 熊继柏医案精华. 北京:人民卫生出版社,2014)

【思考题】 运用中医脏腑辨证理论分析以上案例,回答其中医病位与辨证。

【参考答案】 心下痞,病位在中焦脾胃,乃是中焦脾胃虚寒证。

【按语】 《熊继柏医案精华》按:《证治汇补·痞满》中有:"大抵心下痞闷,必是脾胃受亏,浊气夹痰,不能运化为患。"本证胃中痞胀,伴畏冷恶寒,口不渴,精神疲乏,食纳较差,苔薄白,脉细,显为中虚而寒凝,故以香砂六君子汤酌加辛温理气祛寒之品。二诊时舌苔薄黄,示寒邪已去,并有虚热上扰心神而出现少寐,故加炒枣仁以清心安神。共服20剂胃胀愈。

四、肝与胆病辨证

肝的病证有虚有实。虚证多见肝阴、肝血不足;实证多见气郁火盛、寒滞肝脉及肝胆湿热;肝阳上亢,肝风内动等多为肝实夹杂之证。

▶▶(一)肝气郁结

肝气郁结证,是指肝失疏泄,气机郁滞所表现出的证候。

【证候】 情志抑郁或易怒,善太息,胸胁或少腹胀痛,痛无定处,或咽有梗塞感,或胁下痞块,妇人见乳房胀痛,痛经,月经不调,甚则闭经。舌质紫暗或有瘀斑,脉沉弦或弦涩。

【证候分析】 本证多因情志不遂,肝失疏泄所致。肝属木主疏泄,以疏达为畅,今因情志不遂,肝失条达,故见精神抑郁、易怒、胸闷不舒,善太息;厥阴肝经循少腹,布胁肋,肝郁则经脉不利,故见胸胁少腹胀痛;气郁生痰,痰随气逆,痰气搏结于咽喉,故咽喉有异物梗塞感,俗称"梅核气";肝气郁结,气血不畅,冲任失调,故有月经不调,经前乳房胀痛;肝郁经久不愈,气病及血,气滞血瘀,则成癥瘕痞块,痛经或闭经;舌质紫暗或有瘀斑,脉沉弦或弦涩,均为气滞血瘀之征。

▶▶(二)肝火上炎

肝火上炎证是指肝经气火上逆所表现出的证候。

【证候】 头部胀痛,眩晕,面红口苦,急躁易怒,夜间少寐,胁肋灼痛,耳鸣耳聋,尿黄便秘,或目赤肿痛,或吐血,衄血。舌红苔黄,脉弦数。

【证候分析】 本证多由情志不遂,肝郁化火,或过食肥腻厚味,或因外感火热之邪所致。肝火上攻于头,故见头部胀痛,眩晕,面红,目赤肿痛;肝火循经上扰于耳,则耳鸣耳聋;肝火内盛不能疏泄情志,故急躁易怒;不能藏神,则夜间少寐;火热内盛,肝不藏血,血热妄行,则吐血,衄血;口干,尿黄便秘,舌红苔黄,脉弦数,均为肝火内盛之征。

肝血虚证是指肝藏血不足,导致肝血亏虚所表现出的证候。

【证候】 眩晕耳鸣,面白无华,爪甲不荣,两目干涩,视物模糊,夜盲,肢体麻木,筋脉拘挛,月经量少或闭经。舌质淡,脉细。

【证候分析】 本证多因生血不足或失血过多所致。肝血不足,不能上荣于头目,故见面白舌淡,视物模糊,两目干涩,夜盲;肝阴血虚,阴虚阳亢,故有眩晕耳鸣;肝血亏虚,筋脉失养,故肢体麻木,筋脉拘挛,爪甲不荣;肝血虚,血海失于充盈,故月经量少,甚则闭经;血少,脉失充盈,故见脉细。

> **案例 9-14**
>
> 　　龙某,女,65岁,长沙市人。初诊于2005年5月1日:诉巅顶痛5天,伴口苦、便秘。舌红,苔薄黄,脉弦。(李点,等. 熊继柏医案精华. 北京:人民卫生出版社,2014)
>
> 　　【思考题】 运用中医脏腑辨证理论分析以上案例,回答其中中医病位与辨证。
>
> 　　【参考答案】 头痛,病位在肝,乃是肝火上炎证。
>
> 　　【按语】 《熊继柏医案精华》按:足厥阴肝经与督脉会于巅顶,故巅顶痛应责之足厥阴肝经。但临证之时又需分清寒热,若巅顶痛而伴肢厥、呕吐涎沫等症,是肝寒所致,吴茱萸汤主之;亦有少数巅顶痛而兼见烦躁易怒、口苦、便秘等症者,为肝火所致,宜泻青丸治之。此方加减,5剂而愈。

(三)肝阴虚

肝阴虚证是指肝阴不足,虚热内扰所表现出的证候。

【证候】 头晕头痛,胁肋隐痛,两目干涩,视物模糊,失眠少寐,五心烦热,潮热盗汗,咽干口燥。舌红少津,脉弦细数。

【证候分析】 本证多因情志不遂,气郁化火,灼伤阴液,肝阴不足所致。肝阴不足,头目失养,故见头晕头痛,两目干涩,视物模糊。两胁为肝经分布所在,肝阴不足,不能濡养肝络,则有胁肋隐痛,绵绵不休;阴虚内热,热扰心神,故见失眠;五心烦热,潮热盗汗,咽干口燥,舌红少津,脉细数,均为阴虚内热之象。

(四)肝阳上亢

肝阳上亢证是指肝气亢奋,或肝肾阴虚,阴不敛阳,肝阳上扰头目所表现出的证候。

【证候】 急躁易怒,头晕目眩,头胀痛面赤,口苦咽干,眼花耳鸣,尿黄便结。舌红苔黄,脉弦数。

【证候分析】 本证多由肾水亏损不能滋养肝木,或肝阴不足,阴不潜阳所致。肝阴不足,肝阳上扰于头目,故见头晕目眩,头胀而痛,面赤;肝阴失潜,耗伤肝阴,阴虚阳亢,故急躁易怒,口苦咽干,肝肾阴虚,故眼花耳鸣;尿黄便结。舌红苔黄,脉弦数皆为阴不制阳,阴虚阳亢之象。

(五)肝风内动

肝风内动证是指肝阳化风、热极生风、血虚生风所表现出来的证候。

1. 肝阳化风证 是指肝阳亢逆无制而表现出的风动证候。

【证候】 眩晕欲仆,头痛而摇,项强肢麻,肢体震颤,语言不利,步履不稳,舌红,脉弦细;若见卒然昏倒,不省人事,口眼㖞斜,半身不遂,舌强语謇,喉中痰鸣,则为中风证。

【证候分析】 本证多由肝阳上亢发展而致。肝阳亢逆无制,阳亢于上,阴亏于下,则风自内生,上达巅顶,横窜脉络,而见面红目赤,烦躁,眩晕欲仆,肢体麻木,震颤头摇等动风之象。上盛下虚,故有步履不稳,行走飘浮,阳盛灼液而成痰,风阳夹痰上扰,蒙蔽清窍,则见卒然昏倒,不省人事,喉中痰鸣。风痰窜络,经气不利,则有口眼㖞斜,半身不遂,舌强语謇。

2. 热极生风证 是指热邪炽盛引起抽搐等动风的证候。

【证候】 高热,烦渴,躁扰不安,抽搐,两目上翻,甚见角弓反张,神志昏迷。舌红苔黄,脉弦数。

【证候分析】 本证多因外感温热袭入,邪热炽盛,燔灼肝经,筋脉失养而动风,故见抽搐项强,角弓反张,两目上翻;热入心包,心神被扰,则见烦躁不宁,蒙蔽心窍,则神志昏迷;高热,口渴,舌红苔黄,脉弦数,均为热邪炽盛之征。

3. 血虚生风证 是指血虚、筋脉失养所表现出的证候。

【证候】 手足震颤,肌肉瞤动,关节拘急不利,肢体麻木,眩晕耳鸣,面色无华,爪甲不荣。舌质淡,苔白,脉细。

【证候分析】 本证多由急、慢性失血过多,或久病血虚所致。肝血不足,不能上荣于头面,故见眩晕耳鸣,面色无华,舌质淡,筋脉失去营血的濡养,则爪甲不荣;血虚动风,故见肢麻痉挛,肉瞤震颤。血少则脉不充盈,故其脉细。

(六)肝胆湿热

肝胆湿热证是指湿热蕴结肝胆所表现出的证候。

【证候】 胁肋胀痛,口苦纳呆,呕恶腹胀,小便短黄,大便不调,舌质红,苔黄腻,脉弦数;或兼见身目发黄,发热,或见阴囊湿疹,睾丸肿大热痛,外阴瘙痒,带下黄臭等症。

【证候分析】　本证多因感受湿热之邪，或嗜酒肥甘，酿生湿热所致。湿热内蕴，肝胆疏泄失常，气机郁滞，故见胁肋胀痛；湿热熏蒸，胆气上泛则口苦；胆汁不循常道而外溢，则面目周身发黄，发热。湿热郁阻，脾胃升降失常，故有纳呆，腹胀，呕恶，大便不调。肝脉绕阴器，湿热下注，则阴囊湿疹或睾丸肿痛，妇人则见外阴瘙痒，带下黄臭等症。舌质红，苔黄腻，脉弦数，均为湿热内蕴之征。

（七）寒凝肝脉

寒凝肝脉证是指寒邪凝滞于肝脉所表现出的证候。

【证候】　少腹胀痛，睾丸坠胀，遇寒加重；或见阴囊内缩，痛引少腹，面色青白，形寒肢冷，口唇青紫，小便清长，或便溏。舌淡苔白，脉沉弦。

【证候分析】　本证多因外感寒邪侵袭于肝脉，使气血凝滞而致。寒凝肝脉，气血凝滞，故见少腹胀痛，睾丸坠胀，遇寒加重；寒主收引，肝脉受寒，则阴囊冷缩而痛引少腹；寒为阴邪，寒胜阻遏阳气，阳气不得布达，故见面色青白，形寒肢冷；阳虚不能化气行水，泌清浊，水走肠间，而见小便清长，便溏；肝络环唇，寒滞于肝，故口唇青紫；舌淡苔白，脉沉弦，皆属寒盛于肝之征。

（八）胆郁痰扰

胆郁痰扰证是指胆失疏泄，痰热内扰所表现出的证候。

【证候】　惊悸不寐，烦躁不安，口苦，泛恶呕吐，胸闷胁胀，头晕目眩，耳鸣。舌黄苔腻，脉弦滑。

【证候分析】　本证多由情志不遂，气郁化火，炼津成痰所致。痰热内扰，胆气不宁，故见惊悸不寐，烦躁不安；胆热犯胃，胃气上逆，故口苦，泛恶呕吐；胆气郁滞，见胸闷胁胀；痰热循经上扰，则头晕目眩，耳鸣；苔黄腻，脉滑，均为痰热内蕴之征。

案例 9-15

　　江某，女，50岁，广东深圳市人。初诊于2011年5月12日：诉患失眠5年余，每天仅睡觉3～4个小时，伴心烦，口干，精神紧张，健忘，大便秘。舌红，苔薄少，脉细略数。（李点，等．熊继柏医案精华．北京：人民卫生出版社，2014）

　　【思考题】　运用中医脏腑辨证理论分析以上案例，回答其中中医病位与辨证。

　　【参考答案】　不寐，病位在肝，乃肝血不足，虚热内扰之证。

　　【按语】《熊继柏医案精华》按：本例患者失眠而伴心烦健忘，口干，舌苔薄少，脉细，乃肝血不足，虚热内扰之象，故以酸枣仁汤养血除烦，合枕中丹潜镇安神，更加龙齿、珍珠母、琥珀以镇惊安神，消除精神紧张之症，共服45剂，顽固失眠获得很好疗效。

五、肾与膀胱病辨证

肾藏真阴而寓元阳，是人体生长发育之根，脏腑机能活动之本，一有耗伤，则诸脏皆病，故肾病多虚证；反之，任何疾病发展到严重阶段，均可累及肾，即"久病及肾"。肾病常见者，有肾阳虚、肾阴虚、肾精不足、肾气不固、肾不纳气等证。膀胱多见湿热证。

（一）肾阳虚

肾阳虚证是指由于肾脏阳气虚衰，温煦失职所表现出的证候。

【证候】　腰膝酸软，面色㿠白，畏寒肢冷，以下肢为甚，神疲乏力，男子阳痿，女子不孕，小便清长或尿少浮肿，五更泄。舌质淡胖，脉沉迟。

【证候分析】　本证多因素体阳虚或久病及肾所致。肾阳虚衰，腰膝失于温养，故见腰膝酸软；阳气不达四末，故面色㿠白，畏寒肢冷，下肢尤甚；阳气不足，髓海空虚，故神疲乏力；肾阳虚，不能温养脾阳，脾胃运化失常，可见五更泄；肾阳虚衰，生殖机能减退，可见阳痿或不孕；肾阳不足，膀胱气化失司，则见小便清长或尿少浮肿；舌淡胖，脉沉迟，均为阳虚之证。

（二）肾气不固

肾气不固证是指由于肾气亏虚，固摄功能减退所表现出的证候。

【证候】　小便频数而余沥不尽，遗尿或小便失禁，夜尿多，腰膝酸软；男子滑精早泄，女子带下清稀，胎动易滑。舌淡苔白，脉沉弱。

【证候分析】　本证多由年高肾虚，或年幼肾气不充，或久病劳损而伤肾，使肾的固摄功能减退所致。肾与膀胱相表里，肾气不固，膀胱失约，不能贮藏津液，故小便频数而余沥不尽，遗尿，或小便失禁；夜为阴盛阳衰之时，肾气虚则阴寒尤甚，故夜尿多；腰为肾之府，故有腰膝酸软；肾失封藏，精关不固，故滑精早泄；肾虚，冲任虚损，固摄失职，故带下清稀，滑胎；舌淡苔白，脉沉弱，皆为肾气虚而不固之征。

（三）肾虚水泛

肾虚水泛证是指肾阳虚不能温化水液，水湿泛滥所表现出的证候。

【证候】　全身水肿，腰以下尤甚，按之没指，腹胀，小便少，腰膝酸软，形寒肢冷，或见心悸气短，喘咳痰鸣，舌淡胖有齿痕。苔白滑，脉沉细。

【证候分析】　本证多因素体虚弱，肾阳虚衰，水湿泛滥所致。肾阳虚衰，膀胱气化失司，故小便不利而尿少；肾阳虚，气化不利，水溢肌肤，停滞胃肠，则见全身水肿，腹胀；水湿趋于下，故腰以下肿甚；阳虚，失于温煦，则形寒肢冷；水气凌心射肺，则见心悸气短，喘咳痰鸣;舌淡胖有齿痕,苔白滑,脉沉细,皆为阳虚水泛之征。

（四）肾不纳气

肾不纳气证是指肾气虚衰,摄纳失常,气不归元所表现出的证候。

【证候】 喘促、气短、呼多吸少,气不得续,动则益甚,形瘦神惫,声音低怯。舌淡苔白,脉沉细无力。

【证候分析】 本证多由久病咳喘,肺虚及肾,或年老肾气衰弱所致。肺主司呼吸,肾主纳气,今久病咳喘,由肺及肾,肾虚摄纳无权,气不归元,故见喘促、气短、呼多吸少,气不得续;动则耗气,故动则益甚;肾虚精气耗损,则见形瘦神惫,声音低怯;舌淡苔白,脉沉细无力,均为肺肾气虚之征。

（五）肾精不足

肾精不足证是指肾精亏损,以致生长、发育及生殖功能障碍所表现出的证候。

【证候】 小儿发育迟缓,身材矮小,囟门迟闭,智力低下,肌肉、骨骼痿软,动作迟钝;成人早衰,发脱齿摇,耳鸣耳聋,健忘恍惚,两足痿软。男子精少不育,女子经闭不孕;舌淡,脉细弱。

【证候分析】 本证多因先天禀赋不足,元气不充,或后天失养所致。肾精不足,无以生髓、养骨、充脑,小儿则发育迟缓,出现五迟、五软;成人则致早衰,出现发脱齿摇,耳鸣耳聋,健忘恍惚,两足痿软等征;肾精亏虚,则性机能减退,男子精少不育,女子经闭不孕;舌淡,脉细弱皆为肾虚之象。

（六）肾阴虚

肾阴虚证是指肾阴亏虚,失于滋养所表现出的虚热证候。

【证候】 腰膝酸软,眩晕耳鸣,失眠多梦,咽干口燥,形体消瘦,五心烦热,潮热盗汗,男子遗精、早泄,女子经少、经闭,或崩漏。舌红少津,苔少或无苔,脉细数。

【证候分析】 本证多因久病及肾,或房室过度,或患急性热病后,或情志内伤,耗伤肾阴后所表现出的证候。肾阴虚,腰膝、脑髓、官窍失养,故见腰膝酸软,眩晕耳鸣,咽干口燥;肾阴不足,形体失于濡养,则消瘦;阴虚生内热,虚热内扰,故见五心烦热,失眠多梦,潮热盗汗;阴虚相火妄动,火扰精室,则男子遗精、早泄,女子经少、经闭或崩漏;舌红少苔而干,脉细数,均为阴虚火旺之征。

案例 9-16

肾为阴,主藏精;肝为阳,主疏泄。肾之阴虚,则精不藏,肝之阳强,则气不固。久病气阴皆虚,精不能藏,不时滑泄。少阴为开合之枢,枢病则开合失度,往来寒热。肾主骨,骨髓空虚,腰酸足软。大便艰难,以脏阴愈伤,则腑阳愈燥也。脉虚形虚,虚损之证,何易言治。且先固摄其下,以节其流。炒熟地、煅牡蛎、菟丝子、潼沙苑、厚杜仲、煅龙骨、补骨脂、生山药、奎党参、剪芡实、甘杞子、莲子肉。(《张聿青医案·遗精》)

【思考题】 运用中医脏腑辨证理论分析以上案例,回答其中医病位与辨证。

【参考答案】 遗精,病位在肾,是肾气阴亏虚证。

【按语】 患者精不能藏,不时滑泄,乃遗精病,伴腰酸足软,往来寒热,大便艰难,脉虚形虚,是肾气阴亏虚之虚证,病位在肾。故治以补肾填精,益气固精。《张聿青医案》按:本例肾阴亏虚,精关不固,形脉俱虚,已属虚损之证。故用熟地、菟丝、潼沙苑、杞子、杜仲、补骨脂补肾填精,再加党参、芡实等益气固精。

（七）膀胱湿热

膀胱湿热证是指湿热蕴结于膀胱,膀胱气化失职所表现出的证候。

【证候】 尿频,尿急,排尿灼热疼痛,小便黄赤短少,或尿浊,或尿血,或尿有砂石,可伴有发热,腰部胀痛。舌红苔黄腻,脉濡数。

【证候分析】 本证多由外感湿热之邪蕴结于膀胱,或饮食不节,湿热内生,下注膀胱所致。湿热蕴结下焦,膀胱气化不利,故见小便黄赤短少,淋沥不尽;湿热下迫尿道,故尿频、尿急、尿浊;湿热阻滞,不通则痛,故尿痛;热灼伤阴络,则尿血;湿热煎熬,炼液成石,尿有砂石;湿热郁蒸则发热;湿热阻滞肾府,故腰痛;舌红苔黄腻,脉濡数,皆为湿热内蕴之征。

案例 9-17

患者,女,57 岁,长沙市人。初诊于 2005 年 12 月 11 日:诉尿血 6 年不愈。尿常规示:潜血(＋＋＋),白细胞(＋＋)。膀胱镜检示:膀胱炎。现症:尿血,腰痛,小腹疼痛,伴便秘,咽红。舌苔薄黄腻,脉细数。(李点,等.熊继柏医案精华.北京:人民卫生出版社,2014)

【思考题】 运用中医脏腑辨证理论分析以上案例,回答其中医病位与辨证。

【参考答案】 尿血,病位在下焦膀胱,是膀胱湿热,损伤血络证。

【按语】 尿血之病,多热邪而致,但有实热和虚热之分。从本患者看,病虽 6 年,但仍腰痛小腹痛、咽红、舌苔薄黄腻,尿常规示:潜血(＋＋＋),白细胞(＋＋),膀胱镜检示:膀胱炎,表现实热为主,是下焦湿热,客于膀胱,损伤血络。当然病程久,当有热邪伤阴耗气,故有脉细数,但尚是次要。《熊继柏医案精华》按:《太平圣惠方·治尿血诸方》云:"夫尿血者,是膀胱有客热,血渗于脬故也。血得热而妄行,故因热流散,渗于脬内而尿血也。"指出尿血病因乃膀胱有热也。取《济生方》之小蓟饮子,一清热泻火,二凉血止血。膀胱火热得以祛除,则尿血自止。此方加味治疗,2 个月治愈。

六、脏腑兼病辨证

人体各脏腑之间,生理上相互联系,发病上也相互影响。两个或两个以上脏腑相继或同时发病者,称为脏腑兼病,脏腑兼病包括脏与脏相兼、脏与腑相兼及腑与腑相兼。现将临床上脏与脏、脏与腑的常见兼证辨证如下。

▶ **(一)心肺气虚**

心肺气虚证,是指心肺两脏气虚所表现出的证候。

【证候】　心悸气短,久咳不已,咳喘少气,动则尤甚,咯痰清稀,声低气怯,头晕乏力,自汗神疲,面白无华。舌淡苔白,脉细无力。

【证候分析】　本证多由久病咳喘,耗伤心肺之气,或禀赋不足所致。肺气虚弱,宗气生成不足,则心气亦虚;若先有心气亏虚,宗气耗散,则致肺气不足,导致心肺气虚。宗气不足,心鼓动无力,则见心悸、脉细无力;肺气虚,肃降无权,肺气上逆则咳喘;宗气不足,则气短乏力,声低气怯;动则耗气,故动则尤甚;肺气虚,气不布津,则痰稀;肺主气,心主血脉,心肺气虚,全身机能活动减弱,肌肤及头面失于濡养,则面白无华,头晕神疲;卫表不固则自汗;舌淡白,脉细无力为气虚之征。

▶ **(二)心脾两虚**

心脾两虚证是指心血虚,脾气虚所表现出的证候。

【证候】　心悸怔忡,失眠多梦,头晕健忘,食欲不振,腹胀便溏,倦怠乏力,面色萎黄,或皮下出血,女子月经量少色淡,或淋漓不尽;舌质淡,脉细弱。

【证候分析】　本证多因久病失调,气血亏耗,或慢性失血,或思虑过度,暗耗心血,脾气受损所致。脾气虚弱,生血不足或统摄无权,血溢脉外可致心血虚;

心血不足,无以化气,则脾气亦虚,形成心脾两虚证。心血不足,不能养心安神,则心悸怔忡,失眠多梦,头晕健忘;脾气虚弱,健运失司,故食欲不振,腹胀便溏,倦怠乏力,面色萎黄;脾虚不能摄血,故皮下出血,女子月经淋漓不尽;气血生化乏源,故月经量少色淡;舌淡,脉细弱,皆为心脾两虚,气血亏虚之征。

▶ **(三)心肾不交**

心肾不交证,是指心肾水火既济失调所表现出的心肾阴虚、心阳偏亢的证候。

【证候】　心烦少寐,健忘,头晕耳鸣,口咽干燥,腰膝酸软,多梦遗精,五心烦热,潮热盗汗,小便短赤。舌红少苔,脉细数。

【证候分析】　本证多由思虑太过,暗耗阴精,或情志忧郁,化火伤阴,或虚劳久病、房室过度等所致。肾水不足,不能上滋心阴,心阳偏亢;或心火亢于上,内耗阴精,致肾阴亏于下,心肾阴阳水火失去了协调既济,形成心肾不交之证。肾水不升,心火无制,心阳偏亢,上扰心神,故见心烦少寐;心肾阴虚,失于滋养,则头晕耳鸣,健忘,腰膝酸软;虚火内扰,精关不固,则多梦遗精;津亏火旺则口咽干燥,小便短赤;舌红少苔,脉细数,皆为阴虚内热之征。

▶ **(四)心肾阳虚**

心肾阳虚证是指心肾阳气虚衰,失于温煦而表现出的证候。

【证候】　形寒肢冷,心悸气促,心胸憋闷,小便不利,肢体浮肿,甚则唇甲青紫。舌质紫暗,苔白滑,脉沉微。

【证候分析】　本证多因劳倦内伤,或久病不愈所致。心阳虚衰,久病及肾,致肾阳亦衰,形成心肾阳虚。阳虚,机体失于温煦,故形寒肢冷;心肾阳虚,鼓动无力,血液失于温运,血行瘀滞,故见心悸气促,心胸憋闷,甚则唇甲青紫,舌质紫暗,脉沉微;心肾阳衰,气化失司,水液内停,泛溢肌肤,故见小便不利,肢体浮肿。

▶ **(五)肝脾不调**

肝脾不调证是指肝气郁结,肝失疏泄,脾失健运所表现出的证候。

【证候】　胁肋胀满窜痛,善太息,情志抑郁或急躁易怒,腹胀腹痛,纳呆便溏,或腹痛欲泻,泻后痛减。舌苔白腻,脉弦。

【证候分析】　本证因情志不遂,肝气郁结,失于疏泄,横逆乘犯,脾失健运,形成肝脾不调。肝失疏泄,肝郁气滞,不通则痛,胁乃肝之分野,故胁肋胀满窜痛,善太息,情志抑郁或急躁易怒;脾失健运,则纳呆腹胀,便溏;肝郁乘脾,气机失畅,清气不升,则腹痛泄泻,泻后气滞得畅,故疼痛缓解;苔白腻,脉弦,均属肝脾不调之征。

（六）肝胃不和

肝胃不和证是指肝气郁结，肝失疏泄，胃失和降所表现出的证候。

【证候】 胸胁、胃脘胀满疼痛，呃逆嗳气，吞酸嘈杂，纳食减少。苔薄白或薄黄，脉弦。

【证候分析】 本证多因情志不遂，肝气郁结，横逆犯胃，胃失和降所致。肝郁气滞，横逆犯胃，不通则痛，故胃脘胀痛；郁久化热，肝胃郁热，胃上逆则呃逆嗳气，吞酸嘈杂；胃失受纳，则纳食减少；苔薄白或薄黄，脉弦，均属肝胃不和之征。

（七）肝火犯肺

肝火犯肺证是指肝火上逆犯肺，肺失清肃所表现出的证候。

【证候】 胸胁灼痛，急躁易怒，头晕头胀，烦热口苦，咳嗽阵作，痰黄黏稠，甚则咯血。舌质红，苔薄黄，脉弦数。

【证候分析】 本证多由郁怒伤肝，肝郁化火，或邪热蕴结肝经，上逆犯肺，肺失清肃所致。肝郁化火，气火上逆，故胸胁灼痛、急躁易怒；肝火上炎，故烦热口苦、头晕头胀；肝火犯肺，肺失清肃，则咳嗽阵作，痰黄黏稠；火热灼伤肺络，则咯血；舌红，苔薄黄，脉弦数皆为肝火盛之征。

（八）肝肾阴虚

肝肾阴虚证是指肝肾两脏阴液亏虚所表现出的证候。

【证候】 头晕目眩，失眠多梦，视物昏花，耳鸣健忘，胁痛，腰膝酸软，口燥咽干，颧红盗汗，五心烦热，男子遗精，女子月经不调。舌红少苔而干，脉细数。

【证候分析】 本证多由久病失调伤阴，或房室过度伤精，或情志内伤耗阴等所致。肝藏血，肾藏精，精血同源，肝肾同源。肾阴不足，则水不涵木，肝阴亦亏；肝阴亏虚，子病及母，又可累及肾阴，导致肾阴亦亏，形成肝肾阴虚。肝肾阴虚，阴虚则阳亢，故头晕目眩，失眠多梦；肝肾阴虚，脑髓及官窍失养，则耳鸣健忘，视物昏花；肝脉失养则胁痛；肝肾阴亏，冲任失调，故月经不调；虚火扰动精室，则遗精；腰膝失于肾精滋养，则腰膝酸软；五心烦热，口燥咽干，颧红盗汗，舌红少苔，脉细数，皆属阴虚内热之征。

（九）肺脾气虚

肺脾气虚证是肺脾两脏气虚所表现出的证候。

【证候】 久咳不止，喘促气短，痰多清稀色白，食欲不振，腹胀便溏，甚则面浮足肿。舌淡苔白，脉细弱。

【证候分析】 本证多由久病咳喘，肺虚及脾，或饮食不节，劳倦伤脾，不能输精于肺所致。脾肺之气均不足，水津无以布散，痰湿内生而形成肺脾气虚。久咳不止，肺气受损，故见气短喘促；肺气虚，水津失于布散，聚湿生痰，故痰多稀白；脾虚，失于运化，则食欲不振，腹胀便溏；脾失健运，气不行水，故面浮足肿；舌淡苔白，脉细弱，皆属肺脾气虚之征。

> **案例 9-18**
>
> 柳某，女，63岁，株洲市人。初诊于2005年10月6日：诉自汗，恶风，疲乏，食少，腹泻时作，病已一年不愈。舌苔薄白，脉细。（李点等．熊继柏医案精华．北京：人民卫生出版社，2014）
>
> 【思考题】 运用中医脏腑辨证理论分析以上案例，回答其中医病位与辨证。
>
> 【参考答案】 自汗，病位在肺脾，是肺脾气虚之证。
>
> 【按语】 女性患者，已63岁，一派虚象，自汗恶风乃肺气虚，卫外不固，食少腹泻为脾气虚，疲乏脉细乃气虚不足之征，故是肺脾气虚之证。《熊继柏医案精华》按：此证汗出而恶风，食少，疲乏，大便溏泻时作，苔薄白，脉细，显为肺脾气虚自汗。以六君子汤合玉屏风散大补脾肺之气，实为培土生金之法。

（十）肺肾阴虚

肺肾阴虚证是指肺肾两脏阴液亏虚所表现出的证候。

【证候】 干咳少痰，甚或咯血，形体消瘦，骨蒸潮热，颧红盗汗，咽干或声音嘶哑，腰膝酸软，遗精。舌红少苔，脉细数。

【证候分析】 本证多因久咳耗伤肺阴，进而累及肾阴，而致肺肾阴虚。阴虚肺燥，津液不能上承，肺失清肃，则干咳少痰，咽干，或声音嘶哑；虚火上炎，灼伤肺络，故咯血；肾阴不足，故见腰膝酸软，遗精；阴虚生内热，故见形体消瘦，骨蒸潮热，颧红盗汗，舌红少苔，脉细数等阴虚内热之征。

（十一）脾肾阳虚

脾肾阳虚证是指脾肾阳气虚衰所表现出的证候。

【证候】 面色㿠白，形寒肢冷，腰膝或下腹冷痛，下利清谷，或五更泄泻，或面浮肢肿，小便不利，甚则出现腹水。舌淡胖大，脉沉弱。

【证候分析】 本证多由脾、肾两脏久病，耗气伤阳，形成脾肾阳虚所致。脾肾阳虚，温煦失司，故见面色㿠白，形寒肢冷，腰膝或下腹冷痛；脾阳虚，运化失司，则下利清谷，五更泄泻；肾阳虚，膀胱气化失司，气不化水，水湿内停，泛溢肌肤，则小便不利面浮肢肿；

土不制水,水湿内聚,渗入腹腔,则出现腹水;舌淡胖、脉沉细弱皆为阳虚之征。

案例 9-19

本来上人,信郡高僧也,年近三旬,素抱凤疾,历治未效。其症头面畏寒,盛暑必裹棉巾,掌心发热,口鼻时常见血,而且长夜汗出,湿透医被,不分睡醒,肾精自遗,终日目眩头昏,神疲体倦。《道经》所谓"毋摇汝精,毋劳汝形"。欲求长生者,固非所宜也。壬寅冬,余有河镇之游,侨寓洪都馆舍,与上人相聚,执礼甚恭。越日戴友秀珍谈论此证,嘱余诊视。切得六脉沉迟而弱,右手寸关更微,左尺短涩无根。余曰:壮盛之年,见此衰老之脉,意者褓禄失恃,乳不足与?或乃翁耄年生子,阳不足与?抑亦心猿意马,清规不净与?不然何亏损如是之极也?询之,果然褓禄失乳,至成人以后,琢磨经史,澄心息虑,绝无外慕之私。(《尚友堂医案》)

【思考题】 运用中医脏腑辨证理论分析以上案例,回答其中医病位与辨证。

【参考答案】 虚劳,病位在脾肾,是脾肾亏损,阴阳两虚证。

【按语】 高僧之人,年青近三旬,凤疾历治无效,证见头面畏寒、掌心发热、口鼻常出血、睡醒汗出、肾精自遗、神疲体倦,六脉沉迟而弱,右手寸关更微,左尺短涩无根。从症状和脉象看肾之精气阳气亏损无疑,但年青之人,为何如此一派虚象,且平日常服知柏六味不效,故应询问病史,果然褓禄失乳,后天失养,脾气不足,气虚发热,故掌心热,脾不统血,故口鼻出血,睡醒汗出亦是气虚所致,综合乃是脾肾亏损,阴阳两虚,以归脾汤加补益肾精肾阳之品获良效。《尚友堂医案》按:阅其平日所服之方,纯是知柏六味,始悟致病之由,因用归脾汤去当归、木香,加附子以扶阳,鹿鞭以补肾,故纸、五味、杜仲、菟丝、桑螵蛸以固精益气,服百余剂乃得脉旺神昌。

第三节 其他辨证

一、六经辨证

六经辨证是《伤寒论》辨证论治的纲领,是东汉张仲景所创立,用于对外感伤寒发生发展过程中,所表现出的证候进行分类归纳的一种辨证方法。

六经是指太阳、阳明、少阳、太阴、少阴、厥阴六条经脉而言。张仲景在《内经》的基础上,总结前人的经验,依据机体抗病的强弱、病邪盛衰及病势的进展、缓急,结合八纲,联系经络、脏腑、气血,对外感伤寒演变过程中所表现的各种证候,进行分类归纳,概括为太阳病、阳明病、少阳病、太阴病、少阴病、厥阴病,用以说明病变的部位、性质、正邪斗争的消长盛衰、病势趋向和六类病证之间的传变关系。通常将太阳病、阳明病、少阳病归为三阳病,太阴病、少阴病、厥阴病归为三阴病。一般来说,三阳病多属阳证、热证、实证,三阴病多属阴证、寒证、虚证。就表里而言,太阳属表,其余各经病变属里,但表里的概念又是相对的,例如三阳属表,三阴属里;阳明病属表,太阴病属里等。根据经络脏腑相关理论,每条经脉在体内都与一定的脏腑相联系。

六经辨证的具体运用,无不贯穿着阴阳表里寒热虚实等八纲辨证内容,六经辨证与八纲辨证的关系是相辅相成的。

▶ **(一) 太阳病证**

太阳统摄营卫,主一身之表,有抗御外邪侵袭的功能,故称太阳为六经之藩篱。寒邪袭表,多从太阳而入,为外感病的初期阶段。由于患者体质有差异,感受病邪性质之不同,因而有太阳中风(表虚)与太阳伤寒(表实)的区别。

1. 太阳中风证 是指风邪袭表,卫气不固所表现出的证候。

【证候】 发热,恶风,头痛,汗出。苔薄白,脉浮缓。

【证候分析】 本证多由风邪袭表,腠理不固,营卫失调所致。卫阳与风邪相抗争,故有发热;风性开泄,理理疏松,卫外不固,营阴不能内守,故汗出、恶风;风邪袭表,经气不利,故头痛;汗出营阴受损,则脉浮缓。

2. 太阳伤寒证 是指寒邪袭表,卫阳被郁所表现出的证候。

【证候】 恶寒发热,头项强痛,身痛腰痛,骨节疼痛,无汗而喘,脉浮紧。

【证候分析】 本证乃因寒邪侵袭腠表,风寒外束所致。寒邪袭表,卫阳被郁,肌肤失于温煦,故有恶寒;邪正相争,阳气被郁,故见发热;寒邪郁经脉,寒性收引,腠理闭塞,故无汗;寒邪凝滞营卫,气血不得宣通,故身痛腰痛;肺主皮毛,邪犯太阳,肺失宣降,故见喘;寒邪束于肌表,故脉浮紧。

案例 9-20

刘某某,男,48 岁。初夏患感冒,头痛发热汗出,在发热不堪时,而欲撤除衣被以自适,然稍一遇风,则啬啬淅淅而恶风为甚。于是又须着衣

覆被以自卫,然恶风虽去,而发热汗出又来。切其脉浮缓,舌苔白润。(刘渡舟《伤寒挈要》)

【思考题】 运用中医六经辨证理论分析以上案例,回答其中医辨证。

【参考答案】 太阳病证的太阳中风证。

【按语】 患者发热头痛,然遇风又啬啬渐渐而恶风为甚,故属表证,即六经辨证为太阳病证,从患者复有汗出,乃是风邪袭表,风性开泄,腠理不固,营卫失调所致,故是太阳中风证,脉浮缓,舌苔白润亦是太阳中风证的典型舌脉。《伤寒挈要》按:辨为太阳病中风证,投桂枝汤温复、啜粥取汗而病愈。

(二) 阳明病证

阳明主里主燥,为此当病邪传入阳明胃肠时多化热化燥,表现出一派阳亢热极的证候,为外感伤寒化热过程中邪热炽盛之阶段。由于体质的差异和邪气侵犯的部位不同,阳明病有经证和腑证之分。

1. 阳明经证 是指邪客阳明,邪热弥漫全身所表现出的证候。

【证候】 身大热,汗大出,口大渴,面赤心烦,舌苔黄燥,脉洪大。

【证候分析】 本证乃因邪热客于阳明经,里热弥漫全身,但肠内尚未结燥所致。邪热侵客阳明,造成里热亢盛蒸腾于外,故见身大热、面赤;热迫津液外泄,故大汗出;汗出津伤,则口渴;里热扰于心神,则心烦;舌苔黄燥,脉洪大,皆为里热炽盛,热盛伤津之征。

2. 阳明腑证 是指邪热传入阳明之腑,热邪与肠中糟粕相结,致使腑气通降不利所表现出的证候。

【证候】 身热,日晡潮热,汗出连绵,大便秘结,腹满硬痛拒按,烦躁,甚则神昏谵语。舌苔黄燥或焦黄起芒刺,脉沉实有力。

【证候分析】 本证乃由热邪入里,传入阳明之腑所致。阳明经气旺于日晡,今阳热亢盛,邪正交争,故日晡潮热;里热蒸腾于外,迫津外泄,故汗出连绵;邪热与肠中糟粕相搏,燥屎内结,致使腑气不通,故大便秘结,腹满硬痛,拒按;邪热炽盛,上扰于心神,故见烦躁,甚则神昏谵语;里热亢盛成实,故脉沉实有力;苔黄燥或焦黄起芒刺,为燥热内结伤津之征。

案例 9-21

江阴缪姓女,偶受风寒,恶风自汗,脉浮,两太阳穴痛,投以轻剂桂枝汤,计桂枝 6g,芍药 9g,甘草 3g,生姜 2 片,大枣 3 枚。汗出,头痛差,寒热亦止。不料一日后,忽又发热,脉转大,身烦乱,因与白虎汤。生石膏 24g,知母 15g,生甘草 9g,粳米 1 撮。服后,病如故。次日、又服白虎汤,孰知身热更高,烦躁更甚,大渴引饮,汗出如浆。又增重药量,为石膏 60g,知母 30g,生甘草 15g,粳米 2 杯,并加鲜生地 60g,天花粉 30g,大、小蓟各 15g,丹皮 15g。令以大锅煎汁,口渴即饮。共饮 3 大碗,神志略清,头不痛,壮热退,并能自起大小便。尽剂后,烦躁亦安,口渴大减。翌日停服,至第 3 日,热又发,且加剧,周身骨节疼痛,思饮冰凉之品,夜中令其子取自来水饮之,尽一桶。因思此证乍发乍止,发则加剧,热又不退,证大可疑。适余子湘人在,曰:论证情,确系白虎,其势盛,则用药亦宜加重。第就白虎汤原方,加石膏至 240g,余仍其旧,仍以大锅煎汁冷饮。服后,大汗如注,湿透衣襟,诸恙悉除,不复发。唯大便不行,用麻仁丸 6g,芒硝汤送下,1 剂而瘥。(《经方实验录·白虎汤证》)

【思考题】 运用中医六经辨证理论分析以上案例,回答其中医辨证。

【答案】 阳明病证的阳明经证。

【按语】 患者偶受风寒,恶风自汗,脉浮,两太阳穴痛,投以轻剂桂枝汤,是太阳中风表证,服药后症状消失并已愈。但一日后,忽又发热,脉转大,身烦乱,此是体虚,表邪未全出并入里化热,相继多次以白虎汤加味治疗,其石膏等清热药量不断加大,直至第 3 次石膏加至 240g 方大汗如注,湿透衣襟,诸恙悉除,不复发。三次不同药量治疗,但其主症均是高热,大渴引饮,汗出如浆,烦躁益甚,脉大,是典型的阳明病证的阳明经证,此案也说明中医药量很重要,证辨准确了,药方也用对了,但药量不够也难取效,即所谓"中医不传之密在于药量"。

(三) 少阳病证

少阳病,是病邪已离太阳之表,尚未进入阳明之里的阶段,病邪客于半表里之间。足少阳经属胆,胆居六腑之首,与肝脏相表里,其主半表半里。因其为介于表里之间的证候,故临床称"半表半里证"。

【证候】 口苦,咽干,目眩,往来寒热,胸胁苦满,心烦喜呕,默默不欲饮食,脉弦。

【证候分析】 本证乃因邪犯少阳经,处半表半里,正邪相争所致。热邪犯少阳,胆火上炎,耗伤津液,故口苦,咽干;热邪上熏,少阳风火上逆,则目眩;邪处半表半里间,邪正相争,病邪出入未定,故见寒热往来;少阳经脉布于胸胁,今热郁少阳,经气不利,故胸胁苦满;胆之郁热犯胃,胃为热扰,故默默不欲饮食;热郁则心烦,胃逆则呕,故有心烦喜呕;弦脉为少阳病之主脉。

案例 9-22

患者张石周,昼则奔走于烈日之下,夜则纳凉于露台之上,因之恶寒发热,头痛肢酸。自以生姜赤糖汤饮之。次日头痛肢酸已愈,而两胁转痛,往来寒热,寒则被覆而仍战栗,热则赤膊而犹如焚,心烦作呕,口苦异常,渴欲得饮,饮则呕吐加甚。因之坐卧难安,片刻不宁。延医治之,甲医投以荆芥、防风之属,乙医投以豆豉、豆卷之类,丙医投以藿香正气之方,病更增剧,心烦欲死。(余瀛鳌编著《中医临床家余无言》)

【思考题】 运用中医六经辨证理论分析以上案例,回答其中医辨证。

【参考答案】 少阳病证。

【按语】 患者因昼热夜凉,初邪犯太阳之表,故恶寒发热,自以生姜赤糖汤饮之,邪初去,但患者体虚,病邪已离太阳之表而入里,客于半表半里之间,正邪相争,热邪犯少阳经,故出现两胁转痛,往来寒热,心烦作呕,口苦异常,渴欲得饮,饮则呕吐加甚,坐卧难安,故医者投荆芥防风或藿香正气非解少阳证之剂无效。《中医临床家余无言》按:其堂弟世英,与余为友,见状大惊,急来延余。相去不远,始听世英之诉证。先后登楼,继查石周之现状。余即笑而慰之曰:"此柴胡汤证也,乃病在少阳,解之易耳,其母惊惧。"病者曰:"能不死乎?"余笑曰:"此证而死,则病而死者多矣。乃时医之流不肯读《伤寒论》一书耳。"因书小柴胡汤一方,并无加减。令其服药时:先以生姜一二片置口中,嚼之使烂,庶姜汁启遍及齿舌,使生辣麻之感;然后高举两手,后坐一人以扶持之,端坐而挺直,另请操匙饮之。则可以不呕。定心静气约一刻钟,再缓卧于沙发上,勿令睡平。至半小时后,再睡平,任其安平睡去可也。病家如余言,照法服之,果然 1 剂而瘥。

(四)太阴病证

太阴病证,为脾阳虚、寒湿内盛的里虚寒证。其形成有两个因素:一为阳经传变而来,多由三阳病失治、误治,以致里虚而邪传太阴;二为素体脾胃虚弱,寒邪直中于太阴,引起虚寒下利及脾阳虚等证候。

【证候】 腹满呕吐,食欲不振,自利,腹痛阵发,喜温喜按,口不渴。舌淡苔白滑,脉迟缓。

【证候分析】 本证多由阳经病失治或误治传入太阴,或由素体脾胃虚衰,寒邪直中,导致脾阳虚,寒湿内盛而成。脾阳不足,脾失健运,寒湿内停,故见腹满、食欲不振;阳虚致阴寒凝滞,故腹痛阵发,喜温喜按;脾胃为寒湿所伤,升降失常,胃气上逆,则呕吐;脾阳虚,中阳不运,寒湿不化,水走肠间,故腹泻下利;口不渴,苔白滑,脉迟缓,皆为脾阳虚、寒湿内盛之征。

案例 9-23

崔某,男,5 岁,呕吐,泄泻,高热来势凶猛,延诊。热退吐止,仍泻,有轻中度脱水,建议转诊。治疗 7 日,脱水纠正,但泄泻仍作,到某医院治疗 14 日,泄泻未瘥。出院延余诊,证见神疲体倦,面色苍白,四肢不温,口不渴,大便清稀。舌淡,苔白,脉沉弱迟。(崔兆兰.理中丸的临床应用.河北中医,2000,(9):686)

【思考题】 运用中医六经辨证理论分析以上案例,回答其中医辨证。

【答案】 太阴病证。

【按语】 5 岁男童,呕吐泄泻,高热,已延诊,应太阳少阳合病,经治疗多日,热退吐止,脱水纠正,但泄泻未瘥,神疲体倦,面色苍白,四肢不温,口不渴,大便清稀。舌淡,苔白,脉沉弱迟。乃由幼童稚嫩之体又阳经病延诊失治传入太阴,耗伤中阳,导致脾阳虚,寒湿内盛,故见上述脾阳不足之表现,六经辨证属太阴病。《河北中医》按:辨证为脾胃虚寒,治宜温中祛寒,补益脾胃,拟理中汤加味。处方:人参 5g,炒白术 10g,炮干姜 5g,炙甘草 3g,炮附子 5g,肉桂(另包)3g,砂仁 3g,茯苓 10g,日 1 剂,水煎服,连服 2 剂而愈。

(五)少阴病证

少阴病证,是指心肾功能衰退的病变,无论其来自传变,或因体质素虚而外邪直中,皆为疾病的严重阶段。其病变以阳虚里寒为主,有寒化、热化两个证型。

1. 少阴寒化证 是指病邪从阴化寒,阴盛阳衰所表现出的证候。

【证候】 畏寒蜷卧,四肢厥冷,下利清谷。舌淡苔白,脉沉微。

【证候分析】 本证乃因心肾两脏阳气虚亏所致不。阳气虚衰不能温煦机体,故见畏寒蜷卧,四肢厥冷;肾阳虚不能温暖脾阳,使脾虚不运水谷,故下利清谷;舌淡苔白,脉沉微,皆属阳虚阴盛之征。

2. 少阴热化证 是指病邪从阳化热,阴虚而阳亢所表现出的证候。

【证候】 心烦不寐,口燥咽干,舌红少津,脉细数。

【证候分析】 本证乃因邪入少阴,灼耗肾阴,心火独亢所致。邪袭少阴从阳化热,灼伤肾阴,水亏而不能上济于心,使心火独亢,故见心烦不寐;阴虚内热,耗灼津液,故口燥咽干;舌质红少津,脉细数,皆为阴虚热之征。

（六）厥阴病证

厥阴病证,是六经病证最后的严重阶段,因此阶段正气和病邪在做最后抗争,故病变表现极其错综复杂。若阳气由虚衰而转复,则示病势好转;若阴寒盛极而阳气不续,则示病势重危;若阴寒虽盛而阳气尚能与之抗争,则病势多表现为寒热错杂的证候。因临床表现错综复杂,为此抓住辨证要点是非常重要的,临证中密切关注厥阴病证的正邪进退状况,及时调整治疗方案,才能获得较好疗效。

1. 寒热错杂证 乃由正邪交争,阴阳失调形成的上热下寒、胃热肠寒的证候。

【证候】 口渴饮水不止,胸中热痛,气上冲心,饥而不欲食,食则吐蛔,四肢厥冷,下利呕吐。

【证候分析】 本证乃由厥阴证阴寒与阳气相抗,造成阴阳失调,气机逆乱,所形成的寒热错杂证。若见上热,则口渴不止,气上冲心,心胸热痛而知饥渴;若见下寒,则不欲食,下利;若蛔虫上窜,故吐蛔;若阳气不能达于四肢,故四肢厥冷。

2. 厥热胜复证 为厥阴病发展过程中阴阳消长的外在表现。

【证候】 四肢厥冷与全身发热交替而作。

【证候分析】 本证乃由邪正相搏,正邪之间进退,表现出的阴阳交争之证候。阴气盛,则厥冷;阳气复,则发热。厥冷时多,发热时少,为阳消阴长,其病为进;先发热而后厥冷者,病重。邪正相搏、厥热往来代表病之进退,故临床上常以厥热的时间长短以及厥热的多少,作为预测疾病病情转归和判断预后的依据。如厥热相等,为阳气来复,阴阳则趋于平衡,其病情向愈;热多厥少,乃为正能胜邪,故病势好转;厥多热少,则是正不胜邪,其病为进。热而复厥,为阳复不及,病又发作;但厥不热,则为阴盛而阳衰,病情危重;厥退而热不止,此为阳复太过,病从热化。

（七）六经病证的传变

六经病证循着一定的趋向发展和变化,无论病证由表入里、由阳入阴,还是由里出表、由阴出阳,皆谓之传变。六经病证是否传变以及如何传变,取决于正气的强弱、感邪的轻重、治疗是否得当等因素。一般情况下,病邪自表入里,由阳转阴,多为邪胜正衰,体质虚弱,或失治误治所致,是病情加重的传变;若疾病病邪由里达表,由阴出阳,则是正复邪退,体质强壮,或治疗得当的结果,为病情向愈的转归。

临床常见的传变方式有以下几种。

1. 传经 病邪从外侵入,逐渐向里深入传变,由一经证候转变为另一经证候,称为传经,传经方式有以下三种:①循经传。即按六经的顺序相传,太阳病不愈,传入阴明,阳明不愈,传入少阳;三阳不愈,传入三阴,首传太阴,次传少阴,终传厥阴。②越经传。即不按循经传次序,隔一经甚或隔两经相传。如太阳病不愈,不传少阳,而传阳明,或直传太阴,多由病邪亢盛,正气不足所致。③表里传。即表里之经相传,如太阳传入少阴,阳明传入太阳等。从阳经传入阴经者,多为邪盛正虚,由实转虚,病情加重之恶兆;从阴经传出阳经者,则为正能胜邪,病情向愈之佳兆。

2. 合病 两经或三经的证候同时出现,称为合病。《伤寒论》中有太阳阳明合病、太阳少阳合病和三阳合病等。三阴经有合病之实,却无合病之名。

3. 并病 一经证候未罢,又出现另一经证候,两经证候合并出现,称并病。并病的两经证候出现有先后次序之分。例如,太阳阳明并病或太阳少阳并病,乃先出现太阳证候,而后出现阳明或少阳证候。

4. 直中 凡伤寒病初起,病邪不从阳经传入,而直接侵阴经发病者,称为直中,其特点是一发病就呈现三阴经的证候。

二、卫气营血辨证

卫气营血辨证是清代叶天士创立的,是将外感温热病在其病程发展过程中所表现出的证候,进行分析归纳,概括为卫、气、营、血四个不同阶段的证候类型,用以说明其病位深浅、病情轻重以及各阶段的病理变化及其传变规律,为临床治疗提供依据。卫分主表,病位在肺与皮毛,病情轻浅;气分主里,病位在肺、胸膈、胆、三焦、胃、肠等脏腑,病情较重;营分为邪入心营,病位在心与包络,病情深重;血分为邪热深入心、肝、肾,重在耗血动血,病情危重。

（一）卫分证

卫分证,是指温热之邪侵袭肌表,卫气卫外功能失常,肺卫失宣所表现的证候。常见于温热病的初起阶段。因肺主皮毛,卫气通于肺,故卫分证常见肺经病变的证候。

【证候】 发热,微恶风寒,舌边尖红,舌苔薄白或微黄,脉浮数;常伴头痛,鼻塞,口干微渴,咳嗽,咽喉肿痛等。

【证候分析】 本证以发热,微恶风寒,舌边尖红,脉浮数为辨证要点。风温之邪,外袭肌表,卫为邪郁,故见发热,微恶风寒;温为阳邪,故多见发热重而恶寒轻。风温阳热炎上,故舌边尖红;温邪在表,脉气向外,故脉浮数。温热上扰清空,故见头痛;热伤津液,故口干渴;肺合皮毛,开窍于鼻,卫气被郁,肺气失宣,故鼻塞、咳嗽;温热上灼,故咽喉肿痛。

王某,男,46岁,2001年5月8日初诊(立夏)。

病史:患者鼻塞咽痛5天,伴咳嗽、痰少白黏难咯、发热、恶风、头痛、口渴欲饮、纳差便干。自服感冒清热冲剂、感康等药物,病情无好转,遂门诊求治。检查:舌淡红,苔薄黄,脉弦数。体温38℃,咽部充血,扁桃体Ⅰ度肿大,无脓点。两肺呼吸音粗,胸片显示心肺正常。(韩学杰,等.沈绍功验案精选.北京:学苑出版社,2006)

【思考题】　按照中医卫气营血辨证理论,以上案例为何证?

【参考答案】　外感温热病,卫分证。

【按语】《沈绍功验案精选》按:肺主皮毛,开窍于鼻,主宣发肃降,风热袭肺,束之于表,正邪相争,则发热恶风,头痛鼻塞;失于宣发肃降则见咳嗽;热邪伤津故致痰少而黏,口渴欲饮、便秘;苔薄黄,脉数为风热之征。其病位在肺卫,证属风热外感,肺气失降,故中医诊断是感冒,属风热袭肺,肺失肃降证;治法:疏风解表,宣肺清热,投《温病条辨》银翘散化裁,二诊服七剂而愈。按照中医卫气营血辨证理论,是外感温热病卫分证。

(二) 气分证

气分证,是指温热病邪内入脏腑,正盛邪实,正邪剧争,阳热亢盛所表现的证候。由于邪入气分所犯脏腑、部位的不同,所产生的证候类型相应较多。

【证候】　壮热,不恶寒反恶热,心烦,大渴,大汗,尿赤,舌红苔黄,脉洪大。或兼咳喘、胸痛、痰稠色黄;或兼日晡潮热、腹满胀痛拒按,便秘或纯利稀水;或兼胁痛,口苦,干呕,脉弦数等。

【证候分析】　本证以壮热,不恶寒反恶热,大汗大渴、舌红苔黄、脉洪大为辨证要点。多由卫分证不解,邪热内传入里,或温邪直入气分而成。温热病邪,入于气分,正邪剧争,阳热亢盛,故必发热;热邪从内蒸发,外灼肌腠,故不恶寒反恶热;热甚蒸腾,迫津外泄则大汗;津亏不润故大渴,热扰心神则心烦;邪从里发,热炽阳明,故舌红苔黄,脉洪大。

气分证具有病变范围较广,兼证繁杂的特点。凡温热病邪不在卫分,又不及营分、血分的一切证候,均属于气分证。故辨证时除抓住主证外,还必须依据兼症之特点,进一步判断病变所在的脏腑。

(三) 营分证

营分证,是指温热之邪内陷,劫伤营阴,心神被扰所表现的证候。是温热病发展过程中病邪内陷较为

深重的阶段,其病位在心和心包。营分证多为气分不解而内传入营分,亦有从卫分证不经气分而直入营分者,此称为"逆传心包";或由温邪直入营分者。

1. 热伤营阴证

【证候】　身热夜甚,口干不欲饮,心烦不寐,甚或神昏谵语,斑疹隐现。舌红绛,脉细数。

【证候分析】　本证以身热夜甚,心烦或谵语,舌红绛,脉细数为辨证要点。多由气分证不解,传变入营;或卫分证逆传直入营分;或营阴素亏,温邪乘虚内陷营分所致。温邪入营,灼伤营阴,阴虚阳亢则身热夜甚;邪热蒸腾营阴之气上潮于口,故口干不欲饮;营行脉中,内通于心,心神被扰,故心烦不寐,甚则神昏谵语;邪入于营,热窜血络,则斑疹隐隐。营分有热,热势蒸腾,故舌质红绛;脉细数为热劫营阴之象。

2. 热入心包证　热入心包证,是指卫分邪热直接内陷心包所表现出的证候。

【证候】　高热,神昏谵语,手足厥冷。舌红绛,脉细数。

【证候分析】　本证是因温热之邪内陷于心包所致。热邪内陷心包,心神被扰,阻闭心窍,故见高热,神昏谵语;邪热闭遏于内,则自觉身灼热而手足厥冷;舌红绛,脉细数,皆为邪热伤营之征。

郑左,湿温十六天,身灼热,有汗不退,口渴欲饮,烦躁少寐,梦语如谵,目红溲赤,舌红糙无津,脉象弦数,红疹布于胸膺之间。(武进县医学会.丁甘仁医案.南京:江苏科学技术出版社,1988)

【思考题】　按照中医卫气营血辨证理论,以上案例为何证?

【参考答案】　湿温病,营分证,伤营阴证。

【按语】《丁甘仁医案》按:此温已化热,湿已化燥,燥火入营,伤阴劫津,有吸尽西江之势,化源告竭,风动痉厥之变恐在目前。亟拟大剂生津凉营,以清炎炎之威,冀其津生邪却,出险入夷为幸。服药后,因阴液难以骤复,木火尚炽,余焰未熄,仍投以生津泄热,并佐以通腑气以存阴。待病到后期,邪退正虚,脾胃鼓舞无权者,以养正和胃治之而取药。共四诊服药而愈。故是湿温病,湿温化燥火,伤营阴之证,属于营分证。

(四) 血分证

血分证,是指温热病邪深入血分,热盛动血、耗阴、动风所表现的证候。热入血分是卫气营血病变的最后阶段,也是温热病发展过程中最为深重的极期阶段。病变涉及心、肝、肾三脏,病证可有热盛动血、热

盛动风、热伤阴血、虚风内动等多种证型。

【证候】 身热夜甚,烦热躁扰,昏狂谵妄,斑疹显露,色紫或黑,吐血、便血、尿血,舌质深绛,脉细数。或兼抽搐,颈项强直,角弓反张,目睛上视,牙关紧闭等;或见持续低热,暮热早凉,五心烦热,口干咽燥,神倦,耳聋,形瘦;或见手足蠕动,瘈疭等。

【证候分析】 本证以身热夜甚,昏狂谵妄,斑疹紫暗,出血动风,舌深绛,脉细数为辨证要点。多由营分证病邪不解传入血分,或气分邪热直入血分,或因温邪久羁,劫烁肝肾之阴而成。血分热盛,阴血受损,故见身热夜甚;血热扰心,心神不宁,则烦热躁扰;心神失守,则见昏狂谵妄;热盛迫血妄行,故见出血诸病;血中炽热,故舌质深绛或紫;血热伤阴耗血,故脉细数。

若血热燔灼肝经,引动肝风,则可见抽搐、项强、上视、角弓反张、牙关紧闭等"动风"诸症。

若邪热久羁血分,劫灼肝肾之阴,阴虚阳热内扰,则可见持续低热,暮热早凉,五心烦热,口干咽燥,神倦,耳聋,形瘦等阴精不足之症;甚则出现筋脉失养、虚风内动的手足蠕动、瘈疭等症。

血分证病位最深,病情危重。心主血,肝藏血,邪入血分,势必影响心肝两脏;若邪热久羁,耗血伤阴,真阴亏损,病又多及肝肾两脏。故血分证实热者多以心、肝血热神乱为主,虚热者则多以肝、肾阴亏为主。

▶▶(五)卫气营血的传变

卫气营血辨证将温热病传变过程划分为卫、气、营、血四个不同的层次,其传变规律,一般是由浅入深、由表及里、由轻转重,主要有顺传和逆传两种传变方式。

顺传:指温热病邪循卫、气、营、血的次序传变。由卫分开始,渐次内传入气,然后入营,最后入血。标志着邪气步步深入,病情逐渐加重。

逆传:指温热病邪不按上述次序及规律传变。具体表现:一是不循次序传。如卫分证不经气分,而直接传入营分、血分;或发病初期未出现卫分证,即出现气分、营分或血分证等。二是不按规律传。如卫分证未罢,又出现气分证,即"卫气同病";气分证未罢,又出现营、血分证,即"气营(血)两燔"等。反映机体邪热亢盛,传变迅速,正气虚衰,无力抗邪,病情重笃。

上述仅为温热病的一般传变规律,由于温热病邪和机体反应的特殊性,温热病传变过程中证候转化形式是非常复杂的。在温热病整个发生、发展和演变过程中,卫气营血四个阶段切不可孤立地绝然划分,临床辨证时要从实际出发,灵活看待,注意其相互联系。

三、三 焦 辨 证

三焦辨证是清代吴鞠通在其《温病条辨》中所创立的一种温热病辨证方法。吴鞠通根据《内经》三焦部位划分的概念,在六经辨证和卫气营血辨证的基础上,结合温热病的传变规律,把温热病的证候分别纳入上、中、下三焦病证范围,用以阐述三焦所属脏腑在温病过程中的病机和证候特点,区分病位的深浅,病程的阶段,并说明证候之间的传变规律。

三焦所属脏腑的病理变化和临床表现,也标志着温热病发展过程中的不同病理阶段。在三焦病证中,上焦包括手太阴肺经和手厥阴心包经的病变,其中手太阴肺的证候多为温病的初起阶段,病较轻浅。中焦病证主要包括手阳明大肠、足阳明胃和足太阴脾的病变。脾胃同属中焦,阳明主燥,太阴主湿,邪入阳明而从燥化,则多呈现里热燥实证;邪入太阴从湿化,多为湿温病证,多见于温热病的中期或极期,病情较重。下焦病证主要包括足少阴肾和足厥阴肝的病变,多为肝肾阴虚之候,属温热病的末期,病情深重。

▶▶(一)上焦病证

上焦病证,是指温热之邪侵袭肺卫及陷入心包所表现的证候。肺主气属卫,故在上焦病证中,温热之邪初犯人体,既可能肺卫同时受邪,也可能只限于肺脏受邪,邪热壅肺,表卫证不甚明显。病情严重时,温热之邪可逆传心包,其病证有邪袭肺卫、热邪壅肺、邪陷心包的不同。

【证候】 发热,微恶风寒,头痛,鼻塞流涕,微汗,口干。舌边尖红,脉浮数;或身热烦渴,咳嗽,气喘,汗出,口渴,苔黄,脉数;甚则高热,神昏谵语或昏聩不语,舌謇肢厥,舌质红绛。

【证候分析】 温热之邪自口鼻、皮毛而入,而肺外合皮毛,开窍于鼻,故肺常先受邪。肺主表统卫,热邪犯表,卫气被郁,肺气失宣,故见发热,微恶风寒,鼻塞,咳嗽。热邪上炎则头痛,伤津则口干,卫外不固,腠理开泄则汗出。舌边尖红,脉浮数,是风热在表之象。

若表邪入里,热邪壅肺,肺失宣降,肺气上逆,则咳嗽,气喘;里热亢盛,充斥内外,则身热、烦躁;迫津外泄则汗多、口渴;苔黄,脉数,均为肺热炽盛之象。

若肺卫热邪不解,内陷心包,灼伤心神,故神昏谵语,舌謇或不语;热邪壅盛,格阴于外,阳气不能外达,故胸腹壮热而四肢厥冷;舌质红绛,为里热炽盛之征。

> **案例 9-26**
>
> 张某某,男2岁,1959年3月10日因发热3天住某医院。住院检查摘要:血化验:白细胞总数 27 400/mm³(27.4×10⁶/L),中性粒细胞 0.76,淋巴细胞 0.24,体温 39.9℃,听诊两肺水泡音。诊断:腺病毒肺炎。病程与治疗:住院后,

曾用青、链、合霉素等抗生素药物治疗。会诊时，仍高热无汗，神昏嗜睡，咳嗽微喘，口渴。舌质红，苔微黄，脉浮数，乃风温上受，肺气郁闭，宜辛凉轻剂，宣肺透卫，方用桑菊饮加味。（中国中医研究院．蒲辅周医案．北京：人民卫生出版社，1972）

【思考题】 按照中医三焦辨证理论，以上案例为何证？

【参考答案】 风温病，风温犯肺卫，属上焦病证。

【按语】 患者男童，2岁，3月发病，高热无汗，神昏嗜睡，咳嗽微喘，口渴。舌质红，苔微黄，脉浮数。综合症状舌脉，乃是风温之邪犯表，正邪交争，故发热；肺卫同时受邪，卫气被郁，肺气失宣，故咳嗽微喘无汗；热邪伤津耗气甚故口渴、神昏嗜睡；苔微黄，脉浮数是风温之邪犯表，肺卫统表。按三焦理论辨析，肺卫属上焦，故此是温病里风温病，风温犯肺卫，属上焦病证。《蒲辅周医案》按：此病为风温，证属风温犯肺，西医诊断为腺病毒肺炎。叶天士谓"风温上受，首先犯肺"，故以桑菊清轻辛凉之剂，宣肺以散上受之风，透卫以清在表之热。二剂即得微汗，再剂即身热已退，慎勿见其为腺病毒肺炎，初起即投以苦寒重剂，药过病所，失去清轻透达之机，则反伤阳气，易使轻者重，重者危。其体现了吴鞠通所谓："治上焦如羽，非轻不举"的治疗思想。

（二）中焦病证

中焦病证，是指温热之邪侵袭脾胃，邪从燥化或邪从湿化所表现的证候。

温邪自上焦传入中焦，脾胃二经受病，脾胃虽为表里，而其性各异。胃喜润而恶燥，邪入阳明则易化燥伤津，出现燥热证候；脾喜燥而恶湿，邪入太阴则易抑脾生湿，出现湿热证候。

【证候】 若邪入阳明而从燥化，则身热恶热，日晡益甚，面目俱赤，呼吸气粗，口干唇裂，渴喜冷饮，腹满便秘，苔黄或焦黑，脉沉实；邪入太阴而从湿化，则身热不扬，头身困重，胸脘痞闷，泛恶欲吐，小便短黄灼热，大便不爽或溏泄。舌苔黄腻，脉濡数。

【证候分析】 阳明主燥，温热之邪传至阳明，燥热炽盛，故身热恶热，日晡益甚；热性上炎，则面目俱赤；邪热壅盛，则呼吸气粗。热炽津伤，故口干唇裂，渴喜冷饮；胃肠津亏，邪热与燥屎内结，腑气不通，故见便秘而腹满胀痛。苔黄或焦黑，脉沉实，均为燥热内结，气机不畅之象。

太阴主湿，邪入中焦，脾气受困，运化失司，升降反常，故见胸脘痞闷，泛恶欲吐，小便短黄灼热，大便不爽而溏泄。湿遏热伏，故身热不扬；湿性重着，滞留肌腠，故头身重痛。舌苔黄腻，脉濡数，为湿热内蕴之象。

（三）下焦病证

下焦病证，指温热之邪犯及下焦，劫灼肝肾之阴所表现的证候。

【证候】 低热，手足心热甚于手足背，口干舌燥，颧赤，耳聋，神倦，舌红少苔，脉虚数；或手足蠕动，心中憺憺大动，甚则时时欲脱。

【证候分析】 肾藏精，肝藏血，同居下焦。温热之邪深入下焦，最易耗损肝肾精血。精血既亏，神失所养，故耳聋；阴虚阳亢，虚热内扰，故见低热，手足心热甚于手足背，颧赤；阴虚津乏，则口干舌燥。舌红少苔，脉虚数，为阴虚内热之象。

肝体阴而用阳，属风木而主筋，赖肾水以涵养。邪热久羁，真阴被灼，水亏木枯，筋失所养，则虚风内动，故见手足蠕动，或时发抽搐，心悸怔忡，严重时则阴不敛阳，阳气有时时欲脱之势。

（四）三焦病证的传变

三焦病证的传变，一般多由上焦手太阴肺卫开始，传入中焦，进而传入下焦，此为"顺传"，标志着病情由浅入深，由轻到重的病理过程。若病邪从肺卫而传入心包者，称为"逆传"，说明邪热炽盛，病情重笃。

在温病的发展过程中，三焦病证自上而下的传变，是一般的规律。然而，由于病邪的性质不一，感邪的轻重不同，患者的体质各异，其传变也有其他形式。临床有邪犯上焦，经治而愈，并不传变的；也有上焦病证未罢而又见中焦病证的；有的又可自上焦径传下焦；也有中焦病证未除而又出现下焦病证者；有起病即见下焦病证者；更有两焦病证错综互见和病邪弥漫三焦者。因此，对三焦病势的判断，应综合临床资料全面分析，临证时要知常达变。

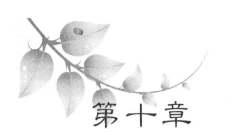

第十章 养生预防与治则治法

第一节 养生与预防

一、养生

养生即养护生命。所谓养,即保养、调养、补养之意;所谓生,就是生命、生存、生长之意。总之,养生就是保养生命,使之延年益寿的意思。中国养生思想的形成已有两千多年的历史。它根植于我国的传统文化当中,蕴藏了我国古代哲学和中医理论。中医养生学是以传统中医理论为指导,遵循阴阳五行生化收藏之变化规律,对人体进行科学调养,保持生命健康活力。早在《黄帝内经》中就有关养生的记载,《素问·上古天真论》云:"上古之人,其知道者,法于阴阳,和于术数,饮食有节,起居有常,不妄作劳,故能形与神具,而尽终其天年,度百岁乃去"。现代社会的中医养生应汲取古代养生理论的精华,通过日常起居、运动、饮食的配合,保持平和的心态,从而达到健康长寿的目的。

养生的内容很广泛,方法众多,中医养生主要有以下几个方面内容。

▶ (一)顺时养生

顺时养生即人必须顺应四时之气变化。中医学认为人体自身是一个有机的整体,人与自然也是有机整体,人只有顺应外界的变化,才能保持健康的状态。"顺应四时"就是在"天人相应"整体观念指导下,顺应自然界的变化,保持体内外环境的协调。《素问·四气调神大论》曰:"夫四时阴阳者,万物之根本也。所以圣人春夏养阳,秋冬养阴,以从其根,故与万物沉浮于生长之门。逆其根,则伐其本,坏其真矣。故阴阳四时者,万物之终始也,生死之本也。逆之则灾害生,从之则苛疾不起,是谓得道。"指出了人类生存首先要顺应自然,适应春夏秋冬四季变化。按照春温、夏热、秋凉、冬寒规律,适时起居,不断调节自身机体,阴平阳秘,气血和平,刚柔相济,这样才可延年益寿。

▶ (二)饮食养生

饮食养生即科学合理的饮食习惯。《素问·五常政大论》云:"谷肉果菜,食养尽之,无使过之,保其正

也。"是说必须注意饮食调节,避免饮食过度才能保养身体。自古有"药食同源"之说,因食物具有各自不同的性味、归经和功效,在调节人体气血阴阳和脏腑功能上有其独特的疗效。因此要合理地调配饮食五味,不能偏嗜,根据个人体质的不同,选择合适的食物,若食物与身体相宜,不仅能养生保健,还可以治疗疾病,延缓衰老。

在《神农本草经》中就记载了既为药物,又为食物的许多品种。著名大医家孙思邈指出:"食能排邪而安脏腑,悦神爽志,以资血气。"他还创制了茯苓酥、杏仁酥等著名的药膳方剂,其后历代医家对药膳学均有进一步的研究和发展,成为祖国医学防病治病的重要组成部分。

▶ (三)情志养生

情志养生即保持健康积极的心态。通过控制和调节情绪以达到身心安宁、情绪愉快的一种养生方法。《黄帝内经》指出:"恬淡虚无,真气从之,精神内守,病安从来。是以志闲而少欲,心安而不惧。"中医认为,人的七情即喜、怒、忧、思、悲、恐、惊皆从心来,且和五脏具有密切的关系。大喜伤心,大怒伤肝,大思伤脾,大悲伤肺,大恐伤肾。可见过度的情志波动,容易引起人体气机紊乱,脏腑功能失调。因此保持心态平和,排除私心杂念,不贪求妄想,积极乐观地生活与工作,是养生的重要一环。

▶ (四)运动养生

运动养生即劳逸结合,适量运动。古代人们在生产劳动中发现,通过活动可以减轻某些部位的疲劳并增强体质,以华佗模仿五种动物的动作编创的五禽戏为代表,说明古人早已认识到锻炼身体的重要性,其后又逐渐发展成太极拳、气功等保健疗法,用于预防疾病。孙思邈说:"养生之道,常于小劳,但莫疲及强所不能堪耳。"每天坚持适量的运动不仅可以让你的心情变好,还可以缓解压力。适量运动能够调节气血、活络筋骨,增强抵抗力。因此,做到劳逸结合,动静搭配,对日常养生保健是十分有利的。

传承古人留给我们的中医养生保健经验,形成良好的生活作息规律,搭配健康合理的饮食,保持健康向上的乐观心情,平时做适量运动来缓解压力,从根

本上远离疾病,这样才能愉快生活,颐养天年。

二、预　防

所谓预防,就是采取积极措施,防止疾病的发生与发展。中医历来十分重视对疾病的预防,早在两千多年前,《素问·四气调神大论》中指出:"圣人不治已病治未病,不治已乱治未乱,……夫病已成而后药之,乱已成而后治之,譬如渴而穿井,斗而铸锥,不亦晚乎"。这里生动地指出了"治未病"的重要意义,强调"防患于未然"的原则,这种防重于治的思想,颇具现实意义。所谓"治未病"包括未病先防和既病防变两个方面。

▶（一）未病先防

未病先防是指在人体未发生疾病之前,采取各种措施,以防止疾病的发生。也就是充分调动人体的主观能动性,锻炼身体,增强体质,调摄精神,颐养正气,合理饮食,规律生活,以提高机体的抗病能力。同时也要能动地适应客观环境的变化,避免各种致病因素的侵袭,从而维护健康,以防止疾病发生。

▶（二）既病防变

既病防变,是在疾病发生后,要早期诊断,早期治疗,根据疾病的传变规律,先安未受邪之地,以防止疾病的发展及传变。如《金匮要略》提出:"见肝之病,知肝传脾,当先实脾"。故临床上治疗肝病时,常兼用健脾和胃之法,可以防止肝病传脾,控制肝病的传变。

第二节　治则与治法

治则,即治疗疾病的总原则。它是在整体观念和辨证论治等中医理论的指导下制定的,对临床治疗立法、处方、用药,具有普遍指导意义。治法,则是治疗疾病的基本方法。

一、治则与治法的关系

治则是用以指导治疗方法的总则,治疗方法是治则的具体化。因此,任何具体的治疗方法,总是从属于一定的治疗法则的。比如,各种病证从邪正关系来说,离不开邪正斗争、消长、盛衰的变化,因此,扶正祛邪即为治疗总则。在总则指导下的益气、养血、滋阴、补阳等方法,就是扶正的具体方法;而发汗、涌吐、攻下等方法,则是祛邪的具体方法。治法中,如发汗法要掌握因时、因地、因人制宜的原则具体运用;补益法和攻下法要根据标本缓急、邪正盛衰等原则指导下选用。

二、基　本　治　则

由于疾病的证候表现多种多样,病理变化极为复杂,病变过程有轻重缓急,不同的时间、地点与个体对病情变化也会产生不同的影响。因此,必须善于从复杂多变的疾病现象中,抓住病变的本质,治病求本;根据邪正斗争所产生的虚实变化,扶正祛邪;按阴阳失调的病理变化,调整阴阳;按脏腑、气血失调的病机,调整脏腑功能,调理气血关系;按发病的不同的时间、地点和不同的病人,因时、因地、因人治宜。

▶（一）治病求本

治病求本,首见于《素问·阴阳应象大论》的"治病必求于本"。它是指在治疗疾病时,必须抓住疾病的本质,并针对其本质来进行治疗。这是辨证论治的基本原则之一,对于疾病的治疗具有重要的指导意义。

本与标不是绝对的概念,只是相对而言。如以正邪关系来说,则人体的正气为本,致病的邪气为标;以病因和症状关系而论,则病因为本,症状为标;其他如旧病、原发病为本,新病、继发病为标等。在疾病的发生发展过程中,常出现错综复杂的现象,如真寒假热、真热假寒、表热里寒及上虚下寒等。因而,探求疾病根本原因就显得极为重要。例如,头痛一证,可由外感、血虚、痰湿、瘀血、肝阳上亢等各种原因引起,治疗时必须通过辨证寻找头痛的原因和本质,分别用解表、养血、祛痰化湿、活血化瘀、平肝潜阳等治法进行治疗。这种针对疾病的病因和病变所在进行的治疗,就是"治病求本"。

在运用"治病求本"这一治则时,必须正确掌握"正治与反治"、"治标与治本"两种情况。如胃痛发病常与寒邪客胃、饮食伤胃、肝气犯胃、脾胃虚弱等因素有关,治疗时必须通过辨证寻找胃痛的原因和本质,分别选用散寒止痛、消食导滞、疏肝和胃、温中健脾等治法进行相应治疗。临床治病,只有熟练掌握和运用好辨证施治,才能取得满意疗效,辨证就是治病求本的过程和体现。

1. 正治与反治

（1）正治:就是逆其证候性质而治的一种常用的治疗方法,又称"逆治"。"逆",是指采用方药的性质与疾病的性质相反,适用于疾病的征象与本质一致的病证。临床常用的治法有"寒者热之"、"热者寒之"、"实则泻之"、"虚则补之"。"寒者热之"是寒性病证表现寒象,应用温热性质的方药进行治疗;"热者寒之"是热性病证表现热象,应用寒凉性质的方药进行治疗。

（2）反治:是顺从疾病外在表现的假象而进行治疗,又称"从治"。"从",是指采用方药的性质顺从疾病的假象,与疾病的假象相一致。适用于疾病的征象与其本质不完全一致的病证。常用的治则有"热因热用"、"寒因寒用"、"塞因塞用"、"通因通用"。

热因热用:是以热治热,即用温热性质的药物治疗具有假热征象的病证。适用于阴寒内盛,格阳于外,反见热象的真寒假热证。临床虽见热象,但其本质为真寒,治本之法当用温热药治之。

寒因寒用:是以寒治寒,即用寒凉性质的药物治疗具有假寒征象的病证。适用于里热盛极,阳盛格阴,反见寒象的真热假寒证。临床虽见寒象,但其本质为热盛,治本之法当用寒凉药治之。

塞因塞用:是以补开塞,即用补益的药物治疗具有闭塞不通的病证。适用于因虚而致闭阻的真虚假实证。如气虚所致便秘,血虚所致闭经等,都应采取补益药治疗。

通因通用:是以通治通,即用通利的药物治疗具有通泻症状的实证。适用于食积腹痛,泻下不畅;瘀血所致的崩漏;膀胱湿热所致的尿频、尿急、尿痛等病证。治疗分别采用消导泻下、活血化瘀及清利膀胱湿热等方法。

案例 10-1

张某,女,45岁,2010年2月21日初诊。主诉:月经紊乱,经期延长3个月。

现病史:患者近3个月来月经非时而下,前4天量多,血色偏暗,夹有血块,少腹疼痛,4天后经血淋漓不净,盆腔B超检查未发现器质性病变,2010年1月行诊刮术,术后病检报告提示非特异性增生性内膜,化验排除内科血液系统及其他疾病。末次月经2010年2月7日,量多,色暗,血中夹有瘀块,经期小腹正中疼痛,血块排出后痛减,于2月12日他院给予抗感染止血治疗5天,仍有暗红色血点滴而出,与2月21日来我院就诊,就诊时月经未干净,量少,色暗,无头昏目眩,饮食睡眠无殊,大小便正常,舌质暗苔薄白,脉弦。当天盆腔B超提示子宫内膜厚0.8cm,子宫附件未见异常。治疗经过:四诊合参,中医辨证属血瘀型崩漏,采用活血化瘀的血府逐瘀汤加减治疗。处方:方用当归尾10g,川芎10g,赤白芍各10g,川牛膝10g,桃仁10g,生地炭20g,蒲公英30g,侧柏炭20g,炒蒲黄20g,楂炭15g,黄芪15g,红景天15g,枳壳10g,共7剂,服药1剂后有中量经血排出,6剂后经血彻底干净。嘱咐患者下次月经来潮第5天用药,方药同上,连用3个月后随访,患者月经周期、行经时间、经量均恢复正常,无经期腹痛,舌质由暗转红。[齐学敏,

等.通因通用法治疗妇科崩漏证28例.湖北中医杂志,2011,33(12):52～53]

【思考题】

1. 崩漏采用活血化瘀药治疗而效,为什么?

2. 医生采用的是什么治疗原则?正治还是反治?

【参考答案】

1. 患者月经量多,淋漓不净,诊断为"崩漏"。通过询问病史等四诊合参,从暗红的经色,夹杂的血块,腹痛特点及舌质脉象均表现一派瘀象。其病机为瘀血阻滞冲任,血不循经,故而经血非时而下,淋漓不断;瘀血阻滞,经血运行不畅,故经血色暗伴有血块,舌质瘀暗;冲任受阻,经脉不通,不通则痛,故经期腹痛。由此可见漏下不止是假,瘀阻不通才是根本,要想堵住漏下必须先疏通冲任之瘀阻。一般崩漏不止,临床上多采用补气摄血法治疗。然而对于瘀血型崩漏用补涩剂则效果不佳,因其疾病之本是瘀血,瘀血不去则新血不得归经,因此必须用活血化瘀法治疗。

2. 本病病机为瘀血阻滞冲任,血不循经而致"崩漏",故出血为标,瘀血为本,采用血府逐瘀汤活血化瘀治疗,实质上还是遵循治病求本的治疗原则,针对疾病本质进行治疗,因此疗效显著。是"通因通用"反治法的灵活应用。

2. 治标与治本 "标"是指疾病的现象,病的次要矛盾;"本"则是指疾病的本质,病的主要矛盾。"标"与"本"的含义是多方面的,从正邪两方面来说,正气为本,邪气为标;就病因、症状而说,病因为本,症状是标;从病变部位而分,内脏为本,体表为标;从发病先后来分,原发病(先病)为本,继发病(后病)为标。在复杂多变的病证中常有标本主次的不同,因而在治疗中应有先后缓急的区别。标本的治法既有原则性又有灵活性。临床应用或先治本,或先治标,或标本兼治,应视病情变化适当掌握,但最终目的在于抓住疾病的主要矛盾,做到治病求本。

(1)急则治其标:指标病危急,若不及时治疗,会危及患者生命或影响本病治疗时所采用的一种治则。如临床上各种原因引起的大出血,将危及患者生命时,应采取应急措施,先止血以治标,血止后再治其本。

(2)缓则治其本:指对于慢性病或急性病恢复期,从根本上着手进行治疗所采用的一种治则。如阴虚发热、咳嗽患者,发热、咳嗽为标,阴虚为本,治疗上应滋阴以治其本,待阴虚恢复后,发热咳嗽之标自能消失。

(3)标本同治:指标病本病同时俱急,不宜单治标或单治本,只能采取同治之法。如素体气虚又患外

感,治宜益气解表。益气为治本,解表为治标。又如表证未解,里证又现,治应表里双解。

案例 10-2

患者李某,男,62 岁。2009 年 1 月 6 日初诊。主诉:反复咳嗽、咳痰、气喘多年,再发 3 天。

现病史:患者有慢性支气管炎、肺气肿病史多年,平素常因气候变化反复出现咳嗽咳痰,喘促气短,3 天前因外感后又症状加重。证见咳嗽咳痰,痰多色黄,质较黏稠,动则气促,胸闷心悸,夜不得卧,头晕乏力,胃纳减少。舌质暗红、苔白腻,中根已黄,脉滑。治疗经过:四诊合参,辨证为痰热蕴肺,脾肾两虚的虚实夹杂证,急则治其标,以清肺化痰,宣肺定喘为法。用麻杏石甘汤合定喘汤化裁。处方:炙麻黄 10g,杏仁 10g,生石膏(先煎)20g,厚朴 10g,法半夏 10g,桑白皮 15g,浙贝母 15g,瓜蒌 15g,黄芩 12g,炙紫菀 12g,款冬花 12g,白果 9g,炙甘草 10g。上方连服 5 剂。二诊:咳嗽明显减轻,夜能平卧,活动后气短,食欲好转,舌质暗红、苔根白腻,脉细滑。继之以培本治疗,予肾气丸和二陈汤以温阳涤痰。处方:生地 15g,山茱萸 10g,泽泻 10g,茯苓 10g,山药 15g,法半夏 10g,桂枝 10g,炮附子(先煎)10g,陈皮 12g,炙甘草 6g。上方连服 15 剂,服药后患者病情缓解,可做简单的家务,继续本方加减治疗,随访半年未复发。[温霞,等.李俊杰治疗慢性阻塞性肺病经验.陕西中医,2012,33(2):206～207]

【思考题】

1. 本例慢性支气管炎患者的标是什么?本是什么?

2. 如何处理慢性支气管炎的标本关系?

【参考答案】

1. 本病为本虚标实之证,其标是痰热蕴肺、肺失宣降,其本是脾肾两虚。

2. 本病分发作期、缓解期。发作期用急则治其标的方法,一般采用中西医结合,解痉,抗感染,宣肺平喘化痰治疗;缓解期用缓则治其本的方法,培补脾肾。本类疾病缓解期固本治疗非常重要,但大部分患者习惯于在急性加重期就诊治疗,而不知在缓解期进行有效的扶正固本治疗,增强人体免疫力,从而控制和防止复发,则更为必要和有效。脾为后天之本,肾为先天之本。通过培补脾肾,调补脏腑气血的功能,能增强正气,抵抗病邪,增强对寒冷的耐受性、预防感冒,从而起到防止和控制发病的作用。

(二)扶正祛邪

疾病的演变过程,从邪正关系来说,是正气与邪气双方互相斗争的过程。邪正斗争的胜负决定着疾病的转归和预后,邪胜于正则病进,正胜于邪则病退。通过扶正祛邪,可以改变邪正双方的力量对比,使疾病向痊愈的方向转化,因此对疾病的治疗离不开"扶正"与"祛邪"两大治疗原则。

扶正,即扶助正气,增强体质,提高机体抗病能力。扶正的疗法适用于正虚为主的病证。临床上可根据患者气血阴阳等虚衰的具体情况,运用益气、养血、滋阴、温阳等治法,采用服药、针灸、推拿、气功、膳食、体育锻炼、精神调摄等方法,达到战胜疾病、恢复健康的目的。祛邪,即祛除病邪,削弱或排除邪气的毒害作用,使邪去正安。祛邪的疗法适用于邪实为主的病证,多用泻实方法,由于邪气不同,部位有异,其治法亦不一样。

在运用扶正祛邪的治疗原则时,要仔细地观察和分析正邪双方相互消长和盛衰的情况,或以扶正为主,或以祛邪为主;或先扶正后祛邪,或先祛邪后扶正;或两者并重,同时进行。总之,扶正祛邪总的原则是扶正而不留邪,祛邪而不伤正。

案例 10-3

刘某,女,35 岁,2005 年 4 月初诊。主诉:反复腹痛腹泻近 1 年。

现病史:患者于去年 6 月因饮食不洁,突发急性腹泻,每天 10 余次,在当地医院诊为急性肠炎,予口服诺氟沙星、呋喃唑酮治疗后,症状缓解。近 1 年每因受寒、饮食不节则腹痛、腹泻复发,自服药物无效。经纤维结肠镜检查诊为慢性肠炎。诊见:面色萎黄,形体消瘦,神疲乏力,畏寒,纳呆,腹部胀满,大便有黏液。舌淡、苔白腻,脉沉弦。治疗经过:证属脾阳不足,冷积停聚肠间,乃虚实夹杂。治宜温补脾阳,攻下宿积。处方:生大黄、制附子各 10g,荆芥炭、党参各 15g,炮姜、甘草各 6g,炒延胡索、厚朴各 12g,炒生姜、麦芽各 30g。每天 1 剂,水煎,早晚分服。服 5 剂泻止,后以参苓白术散合补中益气汤加减,扶助正气。共服药 30 剂,症状消失。[余成栋.温脾汤临床运用 4 则.新中医,2007,39(11):63～64]

【思考题】

1. 本例患者腹泻的病因病机是什么?

2. 该病在治疗中如何运用扶正祛邪的治则?

【参考答案】

1. 慢性肠炎是临床常见病,属中医学泄泻范畴。其致病因素不外感受外邪、饮食所伤、七情不和及脏腑虚弱，主要病机为脾虚湿盛。初起以邪实为主，日久或反复发作，耗伤正气，则多出现虚证。因该病病程较长，短则数月，长则数年故临床多见虚实夹杂。本例患者因反复受凉或饮食不节（过食生冷）损伤中阳，导致脾阳不足，不能温化，冷积停聚肠间而致腹痛腹泻。

2. 因本案病机为脾阳不足，温化无能，冷积内阻，虚中夹实。治疗单纯温补脾阳则积滞不去；单纯通下积滞，又更伤中阳，须温补脾阳与导下寒积并用，即扶正祛邪治疗。方用温脾汤加减以补泻共施，使脾阳得复，冷积得通，则诸症可愈。泻止后宜扶正法，脾虚有湿者予参苓白术散；脾胃虚寒者用理中丸；清阳下陷者用补中益气汤。

▶ **（三）调整阴阳**

疾病的发生，从根本上来说，是机体阴阳之间失去相对的协调平衡，出现偏盛偏衰的结果。因此，调整阴阳，损其偏盛，补其偏衰，恢复阴阳的相对平衡，促进阴平阳秘，是治疗疾病的根本法则之一。正如《素问·至真要大论》所说："谨察阴阳所在而调之，以平为期。"

1. 损其偏盛 主要是对阴阳偏盛，即阴或阳的一方过盛有余的病证，采用"损其有余"的治法。如"治热以寒"，即"热者寒之"之法，清泻其阳热，治疗阳热亢盛的实热证；"治寒以热"即"寒者热之"之法，温散其阴寒，治疗阴寒内盛的寒实证。

2. 补其偏衰 主要针对阴或阳的一方甚至双方虚损不足的病证，采用"补其不足"的治法。如用滋阴以制阳法，运用"壮水之主，以制阳光"之法则，治疗阴虚阳亢的虚热证；用补阳以制阴，运用"益火之源，以消阴翳"之法则，治疗阳虚不能制阴所致的阴寒偏盛证。若属阴阳两虚者，则应采用阴阳双补法。

由于阴阳双方具有互根互用的关系，故阴阳偏衰亦可互损。为此，在治疗此证时，还应注意"阴中求阳"或"阳中求阴"，即在补阴时适当加用补阳药，补阳时适当配用补阴药。正如明代张介宾所说："善补阳者，必于阴中求阳，则阳得阴助而生化无穷；善补阴者，必于阳中求阴，则阴得阳升而泉源不竭。"（《景岳全书·新方八论》）

另外，由于阴阳概念的广义性，故诸如解表攻里、升清降浊、寒温热清、补虚泻实和调和营卫、调理气血等治法，亦都属于协调阴阳的范畴。

案例 10-4

郑某，男，52岁，农民。1976年5月初诊。全身皮肤发黄，目黄，小便黄，胁下痛。经当地医院诊断为急性黄疸型肝炎，住院1个月，中西医结合治疗，其黄疸消退而胁痛未止。出院后继续服用中、西药治疗，又1个月，胁痛仍未止，病人辗转求医，服药甚多，病至第3个月，转来我处就诊。见其面色少华，形体瘦弱，口唇干燥，舌红无苔，询其病状，两胁隐隐疼痛，入暮更甚，口燥咽干，时欲饮水以润之，大便秘结，小便短赤，并且伴见五心烦热，饥而少食，食后易饥，以及鼻衄等症，脉细。询知患者久服清热渗湿之品，久进疏气逐瘀之剂。（何清湖，等．熊继柏临证医案实录．北京：中国中医药出版社，2011）

治疗经过：四诊合参，证属虚火，以阴虚火旺论治，用滋阴柔肝之法治之，以一贯煎加减治疗。处方：沙参15g，麦冬15g，生地15g，杞子15g，白芍15g，石斛10g，川楝子12g，旱莲草15g，炒鳖甲30g。服药10剂，胁痛明显好转，诸症亦渐平息，效不更方，仍以原方改作丸剂服之，善后调理半个月余，其病痊愈。

【思考题】

1. 调整阴阳偏盛偏衰，方法有哪些？前医和本主治医生的治疗方法有何不同？

2. 试述本病例治疗时是如何调整阴阳的？

【参考答案】

1. 调整阴阳的方法有"损其有余"和"补其不足"。该病初期医生用清热渗湿法治疗阳偏盛所致的实热（湿热）证，医生所用的"损其有余"的方法，但日久出现阴偏衰所致的虚热证，即"阴虚火旺"，故需用"补其不足"的方法，"阳病治阴"，滋阴泻火，辨治正确故而获效。

2. 急性黄疸型肝炎初期大多以湿热所致为多，属实证，应以清热疏肝为主，但病程既久，及久服清热渗湿、疏肝逐瘀之品，易伤肝阴。若其人素体阴虚，势必因此而使阴愈虚，从而出现一系列"虚火"的症状，该病人胁痛为阴虚火浮所致，抓住这个关键，"阳病治阴"，滋阴以泻火，胁痛等诸症即可迎刃而解，可见治病"必伏其主，而先其所因"。

▶ **（四）调整脏腑**

人体是一个有机整体，脏与脏，脏与腑，腑与腑之间在生理上是相互协调、相互促进的，在病理上则相互影响。当某一脏腑发生病变时，会影响别的脏腑功能。故在治疗脏腑病变时,不能单纯考虑一个脏腑,而应注意调整各脏腑之间的关系。如肺的病变,既可因本脏受邪而发病,亦可因心、肝、脾、肾及大肠的病变所引起,应根据引起的脏腑不同而采取相应的治法。

（五）同病异治、异病同治

疾病的变化非常复杂,在临床实践中常可见到一种病包括多种不同的证,亦可见到不同的病在其发展过程中可以出现同一种证,因此在治疗时就应当遵循同病异治与异病同治的法则。

1. 同病异治　指同一种疾病,由于病情的发展和病机的变化,以及邪正消长的差异,机体的反应性不同,治疗上应根据其具体情况,运用不同的治法加以治疗。如同为感冒一病,可有风寒、风热、暑热、气虚等不同,治法亦各有不同。

案例 10-5

王某,男,53岁。胃脘灼痛2个月余,加重3天,病势急迫,放射至肩背,烦躁易怒,嘈杂泛酸,恶心欲吐,口干口苦。舌红少津,苔黄腻,脉弦滑。四诊合参,证属肝火犯胃,治以疏肝泄热、和胃止痛,化肝煎加减。处方:陈皮12g,青皮10g,炒栀子12g,白芍12g,丹皮10g,泽泻10g,贝母12g,甘草6g,蒲公英30g,法半夏10g,枳实12g,玄参12g。每天1剂,饭前温服。服药5剂后复诊,脘腹灼痛及肩背引痛明显减轻,已无恶心欲吐、嘈杂泛酸,口干口苦明显好转。舌红,苔腻微黄,脉弦滑。肝之郁热减轻,上方去泽泻、丹皮,加茯苓15g,厚朴12g。服7剂,脘腹灼痛继续减轻,已无放射痛,口干口苦好转。再服7剂,患者脘腹灼痛基本消失,无引痛,精神情绪良好,诸症缓解。(董志红等.董湘玉治疗胃脘痛验案举隅.湖南中医杂志,2012,29(9):92～93)

案例 10-6

某某,男,58岁,2004年7月12日初诊。主诉:反复胃脘部疼痛不适10年。现病史:患者近10年来反复胃脘部疼痛,以隐痛为主,多发生于凌晨3～4点,早餐进食后加重,喜温喜按、烧心、隔逆、胃胀、身软乏力。刻下证见胃脘部隐痛胀闷,喜温喜按,烧心,呃逆,疲乏无力,头晕。舌质淡紫,苔白,脉弱。胃镜检查诊断为慢性萎缩性胃炎。四诊合参,辨证属脾胃虚寒、瘀血阻络,治宜温中补虚、活血止痛,黄芪建中汤加减。处方:黄芪10g,桂枝3g,白芍6g,吴茱萸、荜茇、高

良姜各4g,生蒲黄(另包)3g,五灵脂(另包)3g,巴戟天4g,补骨脂4g,厚朴6g,海蛤壳5g,败酱草7g,山慈菇5g,半枝莲7g,薏苡仁4g,莪术5g,甘草3g。7剂,水煎服,每日1剂。服药后胃脘部隐痛减轻,烧心、腹胀好转,食欲增加,效不更方继服上方,加减治疗3个月,诸症痊愈。(李永乐,等.朱宗元治疗慢性萎缩性胃炎经验.中医杂志,2011,54(10):823～824)

【思考题】　上面两个病案同为胃痛(慢性胃炎),为何治疗治法用药差别这么大,说明了中医的什么理论?

【参考答案】　同为胃痛(慢性胃炎)但由于两者所表现的证型不一样,故治法不同,所用的药物差异也很大。第一例患者脉症合参,诊断为肝火犯胃证,治宜疏肝泄热、和胃止痛,故方取化肝煎加减。第二例患者系脾胃虚寒之证(兼有瘀血阻络),治宜温中健脾佐以活血止痛,方取黄芪建中汤加减。两个病案的治疗,充分体现了中医的"同病异治"的理论及治疗特色。

2. 异病同治　指不同的疾病,在其病情发展过程中,会出现相同的病机变化或同一性质的证候,可以采用相同的治法治疗。如久泻脱肛、崩漏、子宫脱垂、胃下垂等是几种截然不同的疾病,但辨证如果均符合中气下陷这一证型,则治法皆应以升提中气方法进行治疗。

但不论是同病异治还是异病同治,都必须遵循治病求本的原则,注意疾病的发生和发展及病机的变化,以及疾病演变的阶段性,这也是辨证观的具体体现。

案例 10-7

陈某,女,20岁,学生,2012年11月6日初诊。主诉:失眠2个月。现病史:患者近2个月因学习任务重,加上上网精神紧张而失眠,每夜仅睡1～4h,有时甚至彻夜不寐。西医诊断为:神经衰弱。先后采用安眠镇静剂的西药和服用养心安神的中药治疗,睡眠时间稍有增加,但终不见良效。近1周病情加重,常彻夜不眠,头痛心烦,口苦咽干,大便硬,小便黄。舌质红,苔黄腻,脉弦数。脉证相参,证属肝胆湿热上扰神明,以致失眠。方用龙胆泻肝汤加减治疗。处方:龙胆草10g,山栀10g,黄芩10g,柴胡10g,生地15g,车前子10g,泽泻10g,甘草6g,木通10g,当归10g,合欢皮10g,夜交藤15g,大黄6g。每天1剂,水煎服。

二诊:上药服 5 剂后,诸证见减,唯见睡眠仍不踏实,继以上方去大黄,加酸枣仁 15g、柏子仁 15g。5 剂。并嘱其按时作息,饮食忌辛辣。三诊:再服上药 5 剂后睡眠逐渐恢复正常,每晚入睡 6～7h,诸症尽除。嘱其调整心态,舒心宽怀,按时作息,1 个月后随访,夜寐正常,精力充沛。(王芬.龙胆泻肝汤临床应用举隅.湖南中医杂志,2013,29(9):93～94)

案例 10-8

李某,女,40 岁,2010 年 1 月 20 日初诊。主诉:白带增多伴外阴瘙痒半年。现病史:近半年来白带量多、色黄,外阴瘙痒,查白带常规,诊断为霉菌性阴道炎,用达克宁栓阴道上药,每次月经完后上药 7 天,连续 3 个月,症状反复发作。近感白带量多色黄,呈泡沫状,有异味,阴痒,心烦易怒,口苦咽干。舌边红苔黄腻,脉弦滑。系肝经湿热蕴结于下所致,用龙胆泻肝汤加减治疗。龙胆草 10g,黄芩 10g,栀子 10g,泽泻 10g,木通 6g,车前子(包煎)15g,黄柏 10g,草薢 12g,当归 12g,生地黄 12g,柴胡 10g。水煎服,每日 1 剂。服 7 剂后症状消失,复查白带常规正常。[杨秀翠,等.龙胆泻肝汤临床应用举隅.实用中医药杂志,2013,29(5):388]

案例 10-9

石某,男,28 岁,工人。2010 年 10 月 18 日初诊。主诉:头面部疱疹 10 余天。现病史:患者于 10 余天前出现头面部疱疹就治于其他医院,确诊为带状疱疹。曾服用过罗红霉素、吗啉胍、维生素 B 等药物,治疗 10 余天效果不佳而来我院就诊。证见病患左眼睑、前额、头部红肿,遍布粟粒样水疱,自诉夜不能寐,烦躁口苦,食欲不振,大便秘结。小便短赤,舌质红,苔黄,脉数。诊为带状疱疹,中医称之为"缠腰火丹"、"蛇窜疮"。证属肝经湿热内蕴,肝火夹湿上犯。治宜清热利湿泻火解毒,方用龙胆泻肝汤加减。处方:龙胆草 15g,黄芩 10g,栀子 10g,生地黄 10g,野菊花 10g,连翘 10g,金银花 30g,木贼 12g,桑叶 10g,延胡索 10g,泽泻 10g,车前子 15g,甘草 6g。水煎服。共服 6 剂,症状消失而痊愈。[赵洪林.龙胆泻肝汤在皮肤科的临床运用.中国中医药现代远程教育.2011,11(14):140～141]

【思考题】 上述病例,为不同疾病,为什么都能用龙胆泻肝汤?

【参考答案】 "异病同治"是祖国医学基本特点"辨证论治"的内涵之一,它是以"证"为依据,确定所选用的方剂。以上三个病例虽然病因、病位、病症,病种各不相同,但它们在发生、发展的过程中,皆分别出现了"肝经湿热"的病机,所以皆用龙胆泻肝汤治疗,而临床症状和体征也随之消除,从而取得满意效果。充分说明了祖国医学"异病同治"的科学性,优越性。

(六)因时、因地、因人制宜

因时、因地、因人制宜,是指治疗疾病要根据季节、地区以及患者的体质、性别、年龄等不同而制定适宜的治疗方案。由于疾病的发生、发展与转归,受到多种因素影响,如时令气候、地理环境等,尤其是患者个体的体质因素,对疾病的影响更大。因此在治疗疾病的过程中,必须根据具体因素区别对待,以采取适宜的治法。

1. 因时制宜 根据不同季节和气候特点指导临床用药的原则称为因时制宜。四季气候的变化,对人体生理功能、病理变化均产生一定的影响。如同是治疗风寒感冒,因夏季人体腠理开泄,汗出较多,故不宜过用辛温解表药,以免开泄太过,耗伤气阴;冬季腠理致密,可重用辛温解表药;暑季多雨,气候潮湿,宜在辛温解表药的基础上加入化湿渗湿之品。

2. 因地制宜 根据不同地区的地理特点,来考虑治疗用药的原则称为因地制宜。即由于地域、地势、气候、水质、土质等差异,在不同地域长期生活的人们的生活环境、工作环境、生活习惯与生活方式各不相同,生理活动与病理变化亦各有特点,因而治疗疾病时要因地制宜。如风寒感冒治宜辛温发汗,在西北地区多用麻黄、桂枝、细辛;在南方地区多用荆芥、苏叶、生姜等;在湿重地区多用羌活、防风、佩兰等。

3. 因人制宜 根据患者不同的年龄、性别、体质强弱、生活习惯及精神状态的特点,选用适当的治法,称为因人制宜。年龄不同生理功能和病变特点亦不相同,如老年人生机渐减,气血衰少,患病多虚证或正虚邪实,治疗偏于补益,即使是实证须攻者也注意配方用药,以免损伤正气;小儿生机旺盛,气血未充,脏腑娇嫩,病情变化较快,故治疗药量宜轻,疗程宜短,忌投峻剂;妇女用药,当考虑其经、带、胎、产等情况,妊娠期间慎用或禁用峻下、毒性较强、通经祛瘀、行气破滞等药物。阳热体质或平素偏食辛辣者,用药宜偏凉,慎用温热;阳虚体质或嗜食生冷者,用药宜偏温,慎用苦寒。

因时、因地、因人制宜,又称三因制宜,充分体现了中医治疗疾病的整体观念和辨证论治在实际应用上的原则性和灵活性。只有把疾病与天时气候、地域环境、患者个体因素等加以全面考虑,才能更加合理有效地治愈疾病。

三、治　法

治法,包括治疗大法和具体治法。治疗大法也叫基本治法,它概括了许多具体治法中共性的东西,在临床上有普遍的指导意义,基本的治法包括汗、吐、下、和、温、清、消、补"八法"。具体治法是针对具体病证而拟定的治法,属于个性的,是各具自己特定应用范围的治疗方法,如辛凉解表法、清胃泻热法、温补脾肾法等。以下介绍属于共性的治疗大法,即"八法"。

▶（一）汗法

汗法,也叫解表法,是运用发汗、解表的方药,通过开泄腠理,调和营卫,来调节肌表的卫外功能以祛邪外出的一种治疗大法。适用于一切外感疾病初起,病邪在表病证,证见恶寒发热、头痛身疼、苔薄、脉浮等。此外,水肿病腰以上肿甚、疮疡病初起、麻疹将透未透等有表证者,也可运用。

汗法的临床应用,根据外感表证的表寒、表热的性质不同,可分为辛温解表和辛凉解表两类。辛温解表适用于外感风寒,恶寒甚、发热轻的表寒证;辛凉解表适用于外感风热、发热重、恶寒轻的表热证。如果患者正气素虚,则应根据其阴虚、阳虚、气虚、血虚等的具体症状,在解表剂中适当配伍滋阴、助阳、益气、养血等药物,以达到扶正祛邪的目的。此即滋阴发汗、助阳发汗、益气发汗、养血发汗等方法。此外,还有理气、清热、消食等与发汗并用的方法,亦称"表里双解法"。

应用汗法,注意不要发汗太过,以免耗气伤津。对于表邪已解,麻疹已透,疮疡已溃,以及自汗盗汗、吐泻失水、津液亏虚,体质衰弱者不适宜用。上述诸证患者,如必须适用汗法,则需配伍加用益气、滋阴、助阳、养血等药物进行治疗。发汗剂后应避风寒,忌食油腻厚味及辛辣食物。

案例 10-10

李某,男,12 岁,2005 年 11 月 10 日初诊。主诉:发热、咽痛 7 天,颜面及全身浮肿 5 天。现病史:患者于 7 天前因受凉后出现咽喉疼痛,继而高热(39.5～40℃),给予青霉素等治疗,疗效欠佳。5 天前又出现颜面浮肿,渐至双下肢浮肿,伴头痛乏力,恶寒无汗,纳差,恶心欲呕,小便短赤。查体:T 38℃,BP 130/86mmHg,颜面

浮肿,双侧扁桃体Ⅱ度肿大,双下肢呈凹性水肿,苔薄黄,脉浮紧。辅助检查,尿常规:尿蛋白(＋＋),潜血(＋＋＋);镜检:红细胞 10～12 个/HP,颗粒管型(＋)。西医诊断急性肾炎。治疗经过:四诊合参,中医诊断水肿,证属风水犯肺,治以疏风宣肺,利水消肿,佐以清热解毒。予麻黄 6g,桂枝 6g,荆芥 6g,防风 6g,苏叶 10g,连翘 12g,蒲公英 12g,白花蛇舌草 30g,桑白皮 10g,茯苓 10g,泽泻 10g,通草 10g,车前子(包煎)20g,大小蓟各 10g。西药给予卡托普利 12.5mg,每日 2 次口服。服药后患者汗出热退咽痛减,尿量增加。服药 5 剂后浮肿渐退,无咽痛,舌红苔黄,脉沉数。化验尿常规:尿蛋白(－),镜检红细胞 6～8 个/HP。上方减桂枝,加黄芪 20g,白茅根 30g,仙鹤草 30g,益母草 20g。服药 12 剂后浮肿消退,化验尿常规:尿蛋白、红细胞、颗粒管型均阴性,尿潜血(＋＋),再予黄芪 30g,蒲公英 12g,连翘 12g,白花蛇舌草 30g,白茅根 30g,仙鹤草 30g,益母草 20g,大小蓟 10g,继用 1 个月,诸症除,化验尿常规数次正常,随访 1 年未复发。[邓军,等.贾启宇教授治疗急性肾炎经验.光明中医,2011,26(2):215～216]

【思考题】

1. 患儿诊断为肾炎,中医属水肿病,为何不用单纯利尿中药?

2. 中医使用什么治法使水肿消退?

【参考答案】

1. 患儿发病初期有外感病史,随即出现发热恶寒、咽痛、浮肿、脉浮等症状,属风邪袭表,肺气闭塞,通调失职,风遏水阻,水液壅塞不通而成水肿。故本病其本源在肺,治疗应宣肺清热为主,不能单纯用利尿药。

2. 中医运用汗法来宣肺开泄腠理,使肺气得以通畅,通调水道功能得以恢复,停留之水自可按正常循环途径输送到膀胱而排出体外。本病例用汗法来治疗水肿病,又叫做"提壶揭盖"法。

▶（二）吐法

吐法,也叫催吐法,是利用药物涌吐的性能,引导病邪或有毒物质从口中吐出的一种治疗大法。主要适用于食积停滞胃脘、顽痰停滞胸膈、痰涎阻塞呼吸道而病邪有上涌之势者,或误食毒物尚在胃中等病证。此外,有时吐法还可以代替升提法,用于癃闭妊娠胞阻等病证。

吐法多用于病情严重迫急,必须迅速吐出积滞或

毒物的实证。但因邪有寒热之分,又有邪实正气未伤和邪实正气已伤的不同。因此吐法的具体运用一般可分为四类:寒药吐法,适用于热邪郁滞于上的病证;热药吐法,适用于寒邪郁滞于上的病证;峻药吐法,适用于邪实于上,病势急迫的病证;缓药吐法,适用于邪实正虚,病在上焦,且须采用吐法的病证。

吐法是一种急救的方法,用之得当,收效迅速;用之不当,最易伤正气,故必须慎用。对病情危重、失血、伤津过多或喘促不安,或老、幼、孕妇、产后气血衰弱者均不宜使用。此外,一般以一吐为快,不宜反复使用。凡给予催吐剂时,吐后宜进稀粥等以自养,禁食辛辣、硬性食物,防止七情刺激、房室劳倦,谨避风寒。

▶ (三)下法

下法,也叫泻下法,是运用有泻下作用的方药,通过泻下大便而攻逐体内的食、痰、血、湿、水等结聚为目的的一种治疗大法。适用于各种寒、热、燥、湿等邪结于肠道以及水结、瘀血、宿食、痰积等里实证。

根据病情有缓急、性质有寒热、病邪有兼杂等区别,下法又分为寒下、温下、润下、逐水、攻瘀等具体治法。寒下,适用于里实热证之大便不通、热结旁流以及肠垢结滞之痢疾等病证;温下,适用于寒痰结滞、胃肠冷积、寒实结胸及大便不通之病证;润下,适用于津亏血少的大便秘结;逐水,适用于阳水实证;攻瘀,适用于瘀热结于下焦而体质尚实者。

下法中,特别是峻下逐水剂,极易损伤人体正气,应用时务须注意。要根据病情和病人体质,适当掌握剂量,以邪去为度,不可过量或久用,以防正气受损。服药后大便已通,应中病即止,以防大泻。应用下法时必须注意以下情况:邪在表者不可下;邪在表或半表半里者不可下;阳明病腑未实者不可下;年老体虚、脾胃虚弱的患者,新产后营血不足而大便难下者,或月经期、妊娠期妇女均当慎用或禁用。

▶ (四)和法

和法,也叫和解法,是运用具有和解及疏泄作用的方药以达到祛除病邪,调整机体,扶助正气的一种治疗大法。和法的应用范围很广,除适用于邪在半表半里的少阳证外,内伤病中的肝胃不和、肝脾不调、肠胃不和及肝气郁结的月经不调等脏腑不和的病证,皆可采用。

临床用和解少阳法治疗少阳证;用调和肝脾法治疗肝脾失调;用调和胃肠法治疗胃肠失和证;用疏肝和胃法治疗肝气犯胃、胃失和降之肝胃不和证等。一般情况下,在病势不太强盛,而汗、吐、下等法皆不适用而正气又不虚弱的状况下,均可使用。和法虽属治法当中较缓和的一种治法,但是如果使用不妥,亦能

引起助邪或损伤正气。因此,凡病邪在表而尚未入少阳者,或邪气入里,阳明热盛之实热证,证见三阴寒证者,均不宜使用和法。

▶ (五)温法

温法,也叫祛寒法,是运用温热性质的方药达到祛除寒邪和补益阳气的一种治疗大法。它是采用回阳救逆、温中散寒的方药,从而达到消除沉寒痼冷、补益其阳气之目的的一种治疗方法。

温法,适用于里寒证。用于治疗寒邪侵及脏腑、阴寒内盛的实寒证,或某些阳气虚弱、寒从内生的虚寒证。温法在临床应用时,根据其寒邪所犯部位及正气强弱的不同,可分为温中祛寒、温经散寒、回阳救逆等方法。

温中散寒,适用于治疗寒邪直中中焦,或阳虚中寒证;温经散寒,适用于治疗寒邪凝滞经络、血脉不畅的寒痹证;回阳救逆,适用于治疗亡阳虚脱,阴寒内盛的危候。另外,临床常用的温肺化饮、温化寒痰、温肾利水、温胃理气等都属于温法的范畴。

温法所用的药物,性多燥烈,易耗伤阴血,故对于阴虚、血虚或血热妄盛而致出血证,内热火炽、夹热下痢、神昏阴液欲脱者,以及孕、产妇均应慎用或禁用。

▶ (六)清法

清法,又叫清热法,是运用性质寒凉的方药,通过凉血、泻火、解毒的作用以清除热邪的一种治疗大法。适用于里实热证,无论热在气分、营分或血分,只要表邪已解而里热炽盛者均可应用。根据热病发展阶段的不同和火热之邪所伤脏腑之异,有清热泻火、清热解毒、清营凉血、清肝泻肺等不同用法。

清热泻火,适用于热在气分,属于实热的证候;清热解毒,适用于时疫温病、热毒疮溃等证;清热凉血,适用于热入营血的证候。

清热法所有的方药多具寒凉之性,常易损伤脾胃阳气,故一般不宜久用。另外,凡体质素虚、脏腑本寒者,表邪未解,阳气被郁而发热者,因气虚或血虚引致虚热证者,皆不适宜用本法。

▶ (七)消法

消法,也叫消导法或消散法,是运用消食导滞、行气、化痰、利水等方药,使积滞的实邪逐步消导或消散一种治疗大法。适用于气、血、食、痰、湿(水)所形成的积聚、癥瘕、痞块等病证。消法的运用,应依据其病因的不同,而分别选择使用,通常可分为五类。

消食导滞,适用于饮食不当,脾胃不适,以致饮食停滞的病证;行气消瘀,适用于气结血瘀证;消坚化积,适用于体内痰、湿、气、血相结,形成痞块、积聚、癥瘕等病证;消痰化饮,适用于痰饮蓄积的病证;消水散肿,适用于气不化水,水气外溢的病证。此外,虫积、

内外痈肿等病证,亦可采用消法治疗。积聚癥瘕病有初、中、末的不同,应根据正气的状况,采用消散、消和、消补等不同治法。

消法虽不比下法峻猛,但用之不当,亦能损伤人体正气。凡气滞中满之鼓胀及土衰不能制水之肿满,见阴虚热病或脾虚而腹胀、便溏、完谷不化,妇人血枯而致月经停闭者,均应禁用消法。消法乃为祛邪而设,故凡正气虚而邪实者,还应在祛邪的同时兼以扶正。

▶ **（八）补法**

补法,也叫补益法,是运用具有补养作用的方药以改善机体虚弱的一种治疗大法。适用于各种原因造成的阴阳、气血、脏腑功能虚弱的病证。补发一般分为补气、补血、补阴、补阳四大类,还依其不同的病情,选用峻补、平补、缓补等治法。

补气法,适用于脾肺气虚,倦怠乏力,少气不足以息,自汗,脉虚大等症;补血法,适用于血虚与失血的患者,视其血热(宜补血行血以清之)、血寒(宜温经养血以和之)之不同,分别用药;补阴法,适用于阴精或津液不足而引起的病证;补阳法,适用于脾肾阳虚,表现为腰膝冷痛、下肢酸软不任步履、不仁、少腹冷痛、小便频数、阳痿、早泄等症者。除此以外,临床中使用补法时,常根据其虚在何脏,予以直补其脏;如补养心血法、补益心气法、养血柔肝法、滋阴润肺法、补气健脾法、滋阴补肾法、温补肾阳法等;另外当某些脏腑的气、血、阴、阳同虚时,则应几法相兼治疗,如脾肾双补、滋补肝肾、益气养阴等。

运用补法时应注意,对"真实假虚",即"大实有羸状"证,应绝对禁补,免犯误补益疾之戒。对邪实正虚而以邪气盛为主者,亦当慎用,防止造成"闭门留寇"的不良后果。在应用补剂时,为防止因虚不受补而发生气滞证,宜在补剂中稍佐理气药。

上述治疗八法,是针对八纲辨证及方药的主要作用而归纳起来的一些基本治疗大法。但是,随着医学科学的发展和医疗实践的需要,临床上实际应用已超出"八法"的范围,如固涩法、息风法、活血化瘀法等,至于具体治法,则内容更为丰富。

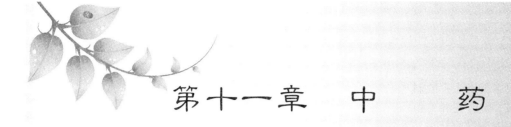

第十一章 中 药

中药是指以中医学理论阐述其药性并指导临床应用的传统药物。属于天然性状的植物、动物、矿物及其加工品。由于中药以植物药居多,故自古以来人们习惯把中药称为"本草"。

中药学是专门研究中药基本理论和各种药物来源、产地、采集、炮制、性能、功效及配伍应用等知识的一门科学。是中医学的重要组成部分。历代医药学家在长期医疗实践中,大胆探索,不懈努力,积累了丰富的用药经验与方法,并逐步形成了独特的理论体系和应用方法。几千年的实践证明,中药是我国人民防病治病的主要武器,对保障人民身体健康和民族繁衍昌盛起到了巨大作用。我国地域辽阔,中药药源丰富,药品种类繁多,目前记载的药品已达5000多种,使用形式亦不断增加。因此,中药学的发展有着广阔的前景和空间。

第一节 中药基本知识

一、中药的产地、采集、干燥和贮存

中药的产地、采集、干燥和贮存方法,对于保证中药的质量和药效十分重要。

▶▶（一）产地

因为中药的质量依赖于产地的自然条件,因此选择使用"道地药材"是保证药物疗效的重要前提。所谓"道地药材"是指产地历史悠久、品种优良、炮制考究、疗效突出等带有地域特点的一些药物。如吉林的人参,辽宁的细辛,云南的三七,内蒙古的甘草、黄芪,四川的黄连,重庆的黄连、陈皮等。同一种药物因其产地不同,质量亦有所差异。由于各地区的水质、气候、日照、雨量、土壤成分等自然条件有所不同,故逐渐形成了"道地药材"的概念和使用"道地药材"的用药原则。

▶▶（二）采集

中药的采集季节适时与否,与治疗效果有着密切关系,采集药物应在其有效成分含量多时进行,才能符合医疗的要求。

采集植物药的一般规律是:根及根茎类一般在秋末地上部分开始枯萎及早春植物抽苗时采集。这时植物正处在休眠状态,这些部分有效成分含量较高。树皮及根皮类以春夏之交采集为宜,这时植物生长旺或浆液充足,皮内养分较多,皮和本质部容易剥离。全草、茎枝和叶类,大多在植株充分成长,茎叶茂盛或开花的时期收集。花类宜在含苞待放或初放时采摘。果实及种子一般应在成熟时采收。动物药应在生长、活动季节捕采采集。矿物类药,全年皆可采挖,但需注意方法,择优采用。

▶▶（三）干燥

常用的药用植物采收后,应迅速加工使之干燥,以免腐烂变质,降低药效。方法有晒干、阴干、烘干和用石灰干燥等。

▶▶（四）贮存

中药的贮存,主要应防止虫蚀、发霉、变质,保持干燥是最基本的条件,通常采用干燥、低温、避光、密闭保存及化学药物熏杀等方法处理贮存。对剧毒药材,宜写明"剧毒药"标签并由专人保管,分开贮藏,防止错杂而发生事故。

二、中药的炮制

炮制,又称炮炙。是药物在制成各种剂型前必要的加工处理过程,其主要目的是为了减低药物毒性和副作用,或是为了改善药物的性能,加强药物的疗效等。常用的炮制方法有炒、煅、炮、煨、炙、蒸、煮、水飞等。

> **案例11-1**
>
> 胡×,男,10岁,1979年8月13日诊。5天前患儿因脐周阵发性疼痛伴吐蛔,在校医务室服"宝塔糖"10个,第二天早晨感腹部呈持续性胀痛,伴恶心呕吐,急送某卫生院就诊。该院以"肠蛔虫"病给予肌内注射"654-25"mg、异丙嗪25mg及补液、消炎药治疗,4天来,病情未见好转,且逐渐加重,遂请余诊治。证见:急性重病容,发热,脘腹胀满疼痛,拒按,烦躁不安,手足抖动,几天未进食,水入即吐,口渴,下痢稀水,小便

短赤,舌苔黄厚,脉滑数。证属阳明腑实,予大承气汤急下之。药用:枳实 10g,厚朴 6g,生大黄 12g,芒硝 15g。以朴、枳先煎,大黄后下,芒硝兑药水冲服,1 日 1 剂。

服 1 剂后,患儿即解出少量硬大便,并下死蛔虫数十条,腹胀痛有所减轻,继进 1 剂。8 月 15 日复诊:腹痛消失,稍感脘腹胀满,大便日 4 行,并又下死蛔虫数十条,发热烦躁已除,能进食少量稀饭,倦怠乏力。舌质淡红,苔薄白,脉细无力。此脾胃气虚,给柴芍六君子汤治之,并配合西药补液、消炎治疗,5 天后痊愈。(《何语金医案》)

【思考题】 该病人的诊治过程中,为什么选用生大黄而不是熟大黄?

【参考答案】 大黄性苦寒,归脾、胃、大肠、肝、心包经,具泻热通便、凉血解毒、逐瘀通经之功。因炮制不同,大黄具有不同的功效。生大黄泻下力较强,欲攻下者宜生用;酒制大黄泻下力较弱,活血作用较好,宜于瘀血证及不宜峻下者;大黄炭则多用于出血证。本病例中,患者出现"痞、满、燥、实"之阳明腑实证,且正值病初体实,体耐攻伐,故选用生大黄以泻热通便,荡涤胃肠。

三、中药的性能

中药的性能即中药的药性理论,是研究药物的性质、功能及其运用规律的理论。中药的性能是中医药学理论体系中一个重要的组成部分,是学习、运用、研究中药所必须掌握的基本理论知识。

中药的性能主要包括四气、五味、升降浮沉、归经及中药的毒性等内容。

▶ **(一) 四气**

四气,又称四性,是指药物具有寒、热、温、凉四种药性。此外,还有平性,是指寒、热之性不太明显,但仍有偏温、偏凉之不同,所以通常仍称四性。寒与凉、温与热之间仅是程度的差别,温次于热,凉次于寒。

药物的四气是通过药物作用于机体产生的反应或治疗效果而总结出来的药性理论。凡能治疗温热性疾病的药物,多属凉性或寒性;凡能治疗寒凉性疾病的药物,多属温性或热性。寒凉药多有清热泻火、解毒凉血等作用,如黄芩、板蓝根对于发热口渴、咽痛等热证有清热解毒作用,表明这两种药物具有寒性;温热药多有温阳通脉等作用如附子、干姜对于腹中冷痛、脉细无力等寒证有温中散寒作用,表明这两种药物具有热性。

▶ **(二) 五味**

五味即指酸、苦、甘、辛、咸五种药味。有些药物具有淡味和涩味,"淡附于甘,涩附于酸,故仍称五味"。药物的味不同,则作用不同,现分述如下:

1. 辛 "能散、能行"。散即发散,行即行气行血,故辛味药具有发散、行气行血作用。如细辛解表散寒,香附行气解郁,川芎活血化瘀等。多用于治疗表证、气滞及血瘀等病证。

2. 甘 "能补、能和、能缓",即具有补益、调和、缓急的作用。一般用于治疗虚证的滋补强壮药,如党参、熟地;缓解拘挛疼痛、调和药性的药物,如甘草、饴糖等均有甜味。

3. 酸(涩) "能收、能涩",即具有收敛、固涩作用。如固表止汗、敛肺止咳、涩肠止泻、涩精缩尿、固崩止带的药物多具有酸味,故酸味药大多用于治疗体虚多汗、肺虚久咳、久泻滑脱、遗精遗尿、崩漏带下等病证。如山茱萸、五味子涩精敛汗;五倍子、赤石子涩肠止泻等。

4. 苦 "能泄、能燥、能□",即具有通泄、燥湿及阴等作用。清热燥湿药大多具有苦味,故能泄热燥湿,常用于实热火证及湿热等病证。如大黄泻热通便;杏仁降肺气止咳平喘;黄连清热泻火;苍术燥湿;黄柏清湿热与坚阴等。

5. 咸 "能下、能软",即具有泻下通便、软坚散结等作用。泻下药、软坚药大多具有咸味,故咸味药常用于治疗大便秘结、瘰疬瘿瘤、癥瘕痞块等病证。如芒硝泻下通便;瓦楞子软坚散结等。

6. 淡 "能渗、能利",即具有渗湿利尿作用,常用于水肿、小便不利等病证。如茯苓、猪苓等利尿药。

▶ **(三) 升降浮沉**

升降浮沉是指药物在治疗疾病时对人体的作用有不同的趋向性。药物的这种性能可用于调整机体气机紊乱,使之恢复正常的生理功能,或因势利导,驱邪外出,达到治愈疾病的目的。

升和降,浮和沉都是相对的。升,是上升提举;降,是下达降逆;浮,是向外发散;沉,是向内收敛。升降浮沉也就是指药物对机体有向上、向下、向外、向内四种不同的作用趋向。这种趋向性是与疾病所表现的趋向性是相对而言的。

一般而言,凡具有升阳发表、驱散风邪、涌吐开窍等功效的药物,药性大多是升浮的;而具有清热泻下、重镇安神、利尿渗湿、消食导滞、息风潜阳、止咳平喘及降逆收敛的药物,其药性大多是沉降的。但是,也有少数药物升降沉浮性能不明显或存在着双向性,如麻黄既能发汗,又能利水,川芎既能"上行头目",又"下行血海"。

药物的升降浮沉受多种因素的影响,主要与气味厚薄、四气、五味、用药部位、质地轻重、炮制、配伍等有关。从四气五味而论:凡味属辛甘、气属温热的药物,大都是升浮药,如麻黄、升麻、黄芪等药;凡味属酸苦咸、性属寒凉的药物,大都是沉降药,如大黄、芒硝、山楂等药。从药物质地而论:花叶枝皮等质轻的药物大多都为升浮药,如苏叶、菊花、蝉蜕等;而种子、果实、矿物、贝壳及质重者大都是沉降药。同时药物的升降浮沉又与炮制和配伍有关。即药物通过炮制可影响或改变其升降浮沉的性能。有些药物酒制则升,姜炒则散,醋炒收敛,盐炒下行。而在复方配伍中,性质升浮的药物在大队沉降药中能随之下降;反之,性质沉降得药物在大队升浮药中能随之上升。

▶▶ **(四)归经**

归经指药物对机体某部分的选择性作用,即某药对某经(脏腑和经络)或某几经发生明显作用,而对其他经则作用较小,或没作用。

归经是以脏腑、经络理论为基础,以所治具体病证为依据的。药物归经不同,其治疗作用也不同。如酸枣仁能安神治心悸失眠,归心经;麻黄止咳平喘,归肺经;肝经病变每见胁痛、抽搐等,全蝎能解痉止痛,归肝经。有一些药物,可以同时归入数经,说明该药对数经病变均有治疗作用。如山药能补肾固精、健脾止泻、养肺益阴,归肾、脾、肺经。因此,归经指明了药物治病的应用范围,药物的归经不同,治疗的范围也就不同。

一些药物不但自己能入某经,而且还能引导其他药进入某经,称引经药。引经药起"向导"作用,能引导"诸药直达病所"。现将部分引经药介绍如下:

手太阴肺经:麻黄、荆芥、桔梗。手阳明大肠经:杏仁、马齿苋。手少阴心经:茯苓、黄连。手太阳小肠经:竹叶。足太阴脾经:茵陈、苍术。足阳明胃经:白芷、石膏、葛根。足少阴肾经:独活、黄柏、肉桂。足太阳膀胱经:防风、木通、羌活。足厥阴肝经:柴胡、天麻、青皮。足少阳胆经:青蒿、郁金、青皮。手厥阴心包经:柴胡、钩藤、丹皮。手少阳三焦经:柴胡、栀子。

▶▶ **(五)中药毒性**

毒性指药物对机体所产生的不良影响及损害性。毒性反应与副作用不同,它对人体的危害性较大,可引起功能障碍,造成脏腑组织器官的损伤,甚至可危及生命。

中药学中,将药物对人体产生的副作用或毒性,统称为不良反应。副作用是指药物在常用治疗剂量范围内出现的与治疗剂量无关的不适应反应,一般比较轻微,对机体危害不大,停药后可自行消失。毒性反应,指药物对机体组织或器官造成的损害,或对正常生理功能的破坏。中药毒性的有无是相对的,没有绝对无毒的药物。作为中药的性能、毒性应当具有普遍性。药物的毒性有无、大小主要取决于用量,并与药材的质量、贮存、炮制、剂型、配伍、给药途径等因素,以及病人的体质、年龄、证候性质等都有密切关系。因此,使用有毒药物时,应从上述各个环节进行控制,要在治疗过程中严密观察可能出现的毒副作用,做到早诊断、早停药、早处理。避免中毒事故的发生(具体参见各药物)。总之,应当坚持"有毒观点,无毒用药"的原则,以确保临床用药的安全性。

四、中药的用法

▶▶ **(一)中药的配伍**

根据病情需要和药物性能,有选择地将两种或两种以上药物组合在一起应用叫配伍。它是组成方剂的基础。在长期临床用药实践中,把单味药的应用和药物的配伍关系总结为"七情"。现分述如下:

1. 单行 用一味药治疗病证称为单行。如用一味人参治疗气虚欲脱证。

2. 相须 就是两种功效相同或近似的药物合用,可起协同作用,以提高疗效。如大黄配芒硝可以增加泻下作用;石膏配知母能增加清热泻火的作用。

3. 相使 两种药物合用,一种药物为主,另一种药物为辅,辅药能提高主药疗效,叫相使配伍。如黄芪与茯苓同用,茯苓能提高黄芪的补气利水的作用。

4. 相畏 一种药物的毒性和副作用,能被另一种药物减轻或消除的配伍方法称相畏。如生半夏的毒副作用可被生姜减轻或消除,即生半夏畏生姜

5. 相杀 一种药物能够消除另一种药物毒副作用的配伍叫相杀。如防风杀砒霜毒,绿豆杀巴豆毒等。

相畏与相杀,实际上是同一配伍关系的两种提法,其结果都是消减毒性。

6. 相恶 一种药物能破坏另一种药物的功效,使其作用减弱,甚至消失的一种配伍谓相恶。如莱菔子与人参同用,人参的补气作用则被莱菔子削弱,所以说人参恶莱菔子,黄芩能削弱生姜的温胃止呕作用,说生姜恶黄芩。

7. 相反 两种药物配伍应用后,产生毒性反应或副作用称相反(如半夏反乌头,甘草反海藻等)。

七情配伍关系中,除单行外,相须、相使能产生协同作用而增加疗效,临床用药时应充分发挥;相畏、相杀,相互拮抗,可减轻或消除毒副作用,应酌情考虑使用;相恶、相反,互相削弱,抵消原有药物功效,甚至产生毒副作用。临床用药时,相须相使、相畏相杀是常用的配伍方法,而相恶、相反则是配伍禁忌。

（二）中药用药的禁忌

中药的用药禁忌主要包括配伍禁忌、妊娠禁忌及服药时的饮食禁忌。

1. 用药配伍禁忌　中药配伍禁忌的范围主要包括药物七情中相反相恶两个方面的内容。金元时期把药物的配伍禁忌概括为"十八反"、"十九畏"，并编成歌诀传诵至今。

"十八反"歌："本草明言十八反，半蒌贝蔹及攻乌，藻戟遂芫俱战草，诸参辛芍叛藜芦"。歌意是乌头反半夏、瓜蒌、贝母、白蔹、白及；甘草反海藻、大戟、甘遂、芫花；藜芦反各种参（包括人参、党参、西洋参、沙参、丹参、玄参、苦参等）及细辛、芍药。

"十九畏"歌："硫黄原是火中精，朴硝一见便相争；水银莫与砒霜见，狼毒最怕密陀僧；巴豆性烈最为上，偏与牵牛不顺情；丁香莫与郁金见，牙硝难合荆三棱；川乌草乌不顺犀，人参最怕五灵脂；官桂善能调冷气，若逢石脂便相欺"。

2. 妊娠用药禁忌　所谓妊娠禁忌药，是指对妊娠母体或胎儿具有损害作用，干扰正常妊娠的药物。根据药物作用的强弱，一般分为禁用和慎用两类。禁用的药物大多毒性强、药性猛烈的药物，如巴豆、牵牛、大黄、麝香、三棱、莪术、大戟、甘遂、芫花等。慎用的药物主要有攻下通便、行气消滞、祛瘀及大辛大热之品，如大黄、枳实、附子、乳香、没药、王不留行、干姜、肉桂、天南星等。凡属妊娠禁用药物，绝对不能用；慎用药物，也要根据孕妇的病情，慎重选用。

3. 服药时的饮食禁忌　饮食禁忌就是通常所说的忌口，即在服药期间，忌一些有碍药物和不利病情的药物，简称食忌。食忌包括病证食忌和服药食忌。

（1）病证食忌　是指治疗疾病时，应根据病情的性质忌食某些食物，以利于疾病的痊愈。如温热病应忌食辛辣油腻煎炸之品，寒凉证应忌食生冷寒凉之品。

（2）服药食忌　是指服药时不宜同吃某些食物，以免降低疗效或加剧病情或变生他证。如服人参时忌食萝卜；地黄、何首乌忌葱、蒜、萝卜；土茯苓、使君子忌茶等。

（三）中药的用量

中药的用量是否得当，是直接影响药效及临床疗效的重要因素之一。一般来讲，确定中药的剂量，应考虑下几方面因素。

1. 药物性质与剂量　毒性大、作用峻烈的药物用量宜小；质坚体重的药物如矿物、介壳类用量宜大；质松量轻的药物如花、叶、皮、枝等用量宜小；鲜药含水分较多，用量宜大；而干品用量宜小。

2. 剂型配伍与剂量　通常是单方剂量比复方剂量要大些；复方中，主要药物比辅助药物剂量要大些；同样药物入汤剂要比入丸散剂的用量大些。

3. 年龄、体质、病情与剂量　由于年龄、体质的不同，对药物的耐受程度不同，则药物用量也有所差别。一般老年人、小儿、妇女产后及体质虚弱者均要减少用量。五岁以上用成人量的1/2；五岁以下用成人量的1/4；病情轻、病势缓、病程长者用量宜小；病情重、病势急、病程短者用量宜大。

4. 季节、地域与剂量　如发汗解表药夏季用量宜小，冬季用量宜大；苦寒泻火药夏季用量宜重，冬季用量宜轻。

（四）中药的煎服法

中药汤剂是临床最常用的口服剂型，其煎法和服法对保证药效有重要影响。

1. 煎药法　主要是指中药汤剂的煎煮方法。煎煮质量的好坏直接影响治疗效果和用药安全。

（1）煎药用具：煎药器皿以砂锅、瓦罐搪瓷为宜，忌用铁锅，以免产生化学反应而影响疗效。

（2）煎药用水：古时曾用井水、雨水、泉水、米泔水煎煮。现在多用自来水、井水等水质洁净新鲜的水。

（3）煎煮火候：有文火及武火之分。使温度上升及水液蒸发迅速的火候，谓武火；使温度上升及水液蒸发缓慢的火候称文火。

（4）煎煮方法：先将药物放入容器内，加冷水漫过药面，浸泡30～60分钟，先用武火烧开，再用文火慢煎，使有效成分易于煎出。一般煎煮2～3次，煎液去渣滤净，混合后分2～3次服用。煎药火候的控制根据药物性能而定。一般地讲，解表药、清热药宜武火急煎，时间宜短；补益药需文火慢煎，时间宜长。有些药物因质地不同，煎煮法也有所不同，处方上需加以注明，归纳起来主要有先煎、后下、包煎、另煎、溶化、冲服等。

1）先煎：主要指有效成分难溶于水的一些金石矿物、贝壳类药物，应打碎先煎，煮沸20～30分钟，再下其他药物同煎，以使有效成分充分析出。对磁石、代赭石、石决明、牡蛎、龙骨、珍珠母、生石膏、龟板、鳖甲等。对附子、乌头等毒副作用较强的药物，宜先煎45～60分钟，以降低毒性，保证安全用药。

2）后下：指某些气味芳香的药物，久煎有效成分易于挥发，而降低药效，需在其他药物煎沸5～10分钟后放入。如薄荷、香薷、青蒿、砂仁、木香、沉香、白豆蔻、草豆蔻等。此外，有些药物虽不属芳香药，但久煎也能破坏有效成分。如钩藤、大黄、潘泻叶等。

3）包煎：对黏性强、粉末及带有绒毛的药物，宜先用纱布包好，再与其他药物同煎，以防止药液混浊或刺激喉咙引起咳嗽或沉于锅底焦化。如蛤粉、滑石、青黛、旋覆花、车前子、蒲黄及灶心土等。

4）另煎：又称另炖。对于那些贵重药品，为了更好地煎出有效成分，往往单独另煎 2～3 小时。如人参、西洋参、羚羊角、鹿角等。

5）溶化：又称烊化。指某些胶类药物及黏性大而易溶地药物，可单用水或黄酒将此类药加热溶化而烊化的。用煎好的药液冲服。如阿胶、鹿角胶、龟甲胶、鳖甲胶、鸡血藤胶及蜂蜜、饴糖等。

6）冲服：主要指某些贵重药物，用量较轻，常研成细末制成散剂，用温开水或复方中与其他药物煎液冲服。如麝香、牛黄、珍珠、羚羊角、人参、蛤蚧等。

2. 服药法　主要包括服药时间及服药方法。

（1）服药时间：汤剂一般每日一剂，分 2～3 次服。急性病可不拘时间，慢性病应定时服。一般地讲，病在胸膈以上宜饭后服，病在胸膈以下宜饭前服；补益药多滋腻碍胃，宜早晚空腹服；对胃有刺激的药物宜饭后服；驱虫药及泻下药宜空腹服；宁神安眠药宜睡前服。

（2）服药方法：一般汤剂宜温服，但解表药宜偏热服。寒证用热药宜热服；热证用寒药宜冷服。服用丸、散剂均可用温开水吞服。

案例 11-2

孙某某，女，3 岁。出麻疹后，高热不退，周身出汗，一身未了，又出一身，随拭随出。患儿口渴唇焦，饮水不辍，视其舌苔薄黄，切其脉滑数流利。辨为阳明气分热盛充斥内外，治当清热生津，以防动风痉厥之变。处方：生石膏30g，知母6g，炙甘草6g，粳米一大撮。服 1 剂即热退身凉，汗止而愈。（陈明，等．刘渡舟临证验案精选．北京：学苑出版社，1996）

【思考题】　该病人的用药过程中，如何理解石膏和知母的配伍关系？

【参考答案】　石膏辛甘大寒为君，制阳明内盛之热；知母苦寒质润为臣，以增强石膏清肺热之力，二者配伍乃相须关系。

第二节　中药分类及常用中药

一、解 表 药

凡以发散表邪为主要作用，治疗表证的药物，称为解表药。表证根据寒热不同，可分为辛温解表药和辛凉解表药两大类。解表药通过发汗解除表证，若用之不当，汗出过多，则伤津耗气。因此，本类药物不可

久用或过量应用，应中病即止。凡阳虚自汗、阴虚盗汗、泄痢呕吐、吐血下血、麻疹已透、疮疡已溃、热病后期阴液已伤等病证，均应慎用。

▶（一）辛温解表药

凡以发散风寒表邪为主要作用，治疗风寒表证，性味辛温的药物，称辛温解表药。风寒表证以恶寒发热、无汗、头身疼痛、鼻塞流清涕、苔薄白、脉浮紧等为临床表现。本类药物发汗作用较强，故阴虚血亏，里热偏盛者不宜使用。有些辛温解表药还具有温经通脉、祛风除湿、利水平喘、透疹等功效，可用于治疗风寒湿痹及疹发不畅、水肿咳喘等病证。

麻 黄

麻黄为麻黄科植物草麻黄 *Ephedra sinica* stapf.、木贼麻黄 *Ephedra equisetina* Bge. 及中麻黄 *Ephedra intermedia* Schrenk et C. A. Mey. 的干燥草质茎。主产于河北、山西、甘肃、内蒙古、辽宁、四川等地。立秋至霜降之间采收，阴干切段，生用、蜜炙或捣绒用。

【性味归经】　辛、微苦，温。归肺、膀胱经。

【功效主治】

1. 发汗解表　用于风寒表实证。证见：恶寒发热、头痛鼻塞、无汗、脉浮紧等。常与桂枝、杏仁、甘草配伍，增强发汗解表作用，如麻黄汤。

2. 宣肺平喘　用于治疗风寒外束，肺气失宣的寒喘，常与杏仁、甘草配伍，如三拗汤；治疗内有寒饮复感外寒的咳喘，与干姜、桂枝、细辛、白芍等配伍，如小青龙汤；治疗风热犯肺，咳喘痰黄，常与生石膏、杏仁等配伍，如麻杏石甘汤。

3. 利水消肿　用治风水泛滥，证见全身水肿、恶风咳喘、小便不利等。麻黄可以宣发肺气，通调水道，使津液输布而治疗水肿。风寒偏盛者，常与生姜、苏叶等同用；风热偏盛者，常与生石膏、白术、生姜等配伍宣肺行水，如越婢加术汤。

此外，麻黄还可以温散寒邪，用于治疗风寒湿痹证及阴疽痰核。

【用法用量】　煎服，3～10g。生用发汗力强，常用于发汗解表、利水消肿；蜜炙或捣绒用发汗力弱，多用于止咳平喘。

【使用注意】　麻黄发汗力强，用量不宜过大，且中病即止，不宜久服。体虚多汗、肺虚、肾虚咳喘、虚性水肿者忌用。

【药理研究】　本品含有麻黄碱、伪麻黄碱、甲基麻黄碱以及少量挥发油和黄酮等。麻黄水煎剂及挥发油有发汗及解热作用。麻黄煎剂对金黄色葡萄球菌、表皮葡萄球菌、链球菌、炭疽杆菌、白喉杆菌、铜绿假单胞菌、痢疾杆菌及多种病毒有抑制作用。麻黄提

取物可抑制嗜碱性细胞及肥大细胞释放组胺等过敏介质。麻黄碱对支气管平滑肌有松弛和解痉作用,对鼻黏膜血管有强而持久的收缩作用。麻黄碱有兴奋心脏、收缩血管、升高血压及中枢兴奋作用。较大治疗量能引起失眠、神经过敏、不安和震颤等症状。

【单方验方】　治疗遗尿:单味麻黄水煎,睡前顿服,治疗小儿遗尿,疗效良好[王豪,等. 单味麻黄治疗遗尿. 浙江中医杂志.1995,30(1):34]。

桂　枝

桂枝为樟科植物肉桂 Cinnamomun cassia Presl. 的嫩枝。主产于广西、广东及云南等地。春季采收嫩枝,晒干或阴干,切成薄片或小段。

【性味归经】　辛、甘,温。归心、肺、膀胱经。

【功效主治】

(1) 解肌发表:用于外感风寒表证。证见恶寒发热、头痛鼻塞、无汗等属表实证者,常与麻黄配伍,以和营通阳助麻黄发汗,如麻黄汤;证见恶风、汗出、脉缓等外感风寒,营卫不和所致表虚证者,常与白芍、生姜配伍,以解肌发表,调和营卫,如桂枝汤。

(2) 温经通脉:用于寒凝经脉所致的胸痹,常与薤白、枳实等同用,如枳实薤白桂枝汤;痛经者,常与吴茱萸、当归、牡丹皮同用,如温经汤;腹部有癥积痞块者,与活血祛瘀的丹皮、桃仁等配伍,如桂枝茯苓丸。治疗风寒湿痹证,常与当归、黄芪等同用,如黄芪桂枝五物汤;与祛寒除湿、温经止痛的附子配伍以增强温经散寒功效,如桂枝附子汤。

(3) 助阳化气:用治阳虚水肿及痰饮。阳虚水湿不化,停聚于内,可致水肿、痰饮。若属脾虚水饮停聚中焦,证见心下逆满、起则头眩者,常与白术、茯苓同用,如苓桂术甘汤;若属膀胱气化不行而致小便不利、水肿者,常与茯苓、猪苓、泽泻、白术同用,如五苓散。

【用法用量】　煎服,3~10g。切成薄片或小段使用。

【使用注意】　温热病、阴虚阳盛、血热妄行及孕妇忌用。

【药理研究】　本品主要成分为挥发油,还有香豆素等成分。挥发油(桂皮油)中主要成分为桂皮醛、桂皮酸等,桂皮醛有解热、镇痛、镇静及抗惊厥作用;桂枝能使血管扩张,改善外周循环,增加冠状动脉血流量,对离体灌流大鼠心缺血再灌注损伤有明显的保护作用。其挥发油有祛痰止咳作用,并对金黄色葡萄球菌、肺炎球菌、炭疽杆菌、霍乱弧菌、痢疾杆菌等、流感病毒及霉菌有较强的抑制作用。

防　风

防风为伞形科植物防风 Saposhnikovia divaricata (Turcz.)Schischk 的根。主产于黑龙江、吉林、重庆、内蒙古、河北、四川、辽宁、山西等地。春秋季采挖,除去芦头上之棕毛,晒干,润透切片。

【性味归经】　辛、甘,微温。归膀胱、肝、脾经。

【功效主治】

(1) 发汗解表:用于外感风寒表证。常与荆芥、白芷、川芎等配伍,如荆防败毒散;与金银花、连翘、薄荷等辛凉解表药配伍,用于外感风热表证,加强疏散风热作用。

(2) 胜湿止痛:用于风寒湿痹、关节疼痛、四肢拘挛,常与羌活、当归、黄芪等同用,如蠲痹汤。用于土虚木乘所致腹痛腹泻,能散肝舒脾,与白术、白芍、陈皮同用,如痛泻要方。

(3) 祛风止痉:用治风中经络所致的口眼㖞斜,常与白芷、秦艽、羌活等同用,如大秦艽汤。还可治疗破伤风,角弓反张,牙关紧闭,抽搐痉挛等症,常与南星、白附子、天麻同用,如玉真散。

(4) 透疹止痒:用治麻疹初起,疹发不畅者,常与升麻、葛根配伍;风疹瘙痒,久治难愈者,常与蝉蜕、牛蒡子、苍术等通用,如消风散。

【用法用量】　煎服,3~10g。防风同绿豆、红糖、甘草同煎内服,可解砒霜中毒。

【药理研究】　本品含挥发油主要成分人参醇、升麻素、补骨脂素、多糖成分 A、B、C 及甘露醇等。防风煎剂具有解热、镇痛作用。防风新鲜汁对铜绿假单胞菌,金黄色葡萄球菌有一定抑制作用。防风煎剂对痢疾杆菌、溶血性乙型链球菌、枯草杆菌、病毒及皮肤真菌有不同程度的抑制作用。

荆　芥

荆芥为唇形科植物荆芥 Schizonepeta tenuifolia (Benth.)Briq 的带花序的全草或花穗。我国南北各地均产,主产于江苏、浙江、江西、湖北、湖南等地。秋冬采收,阴干切段。生用、炒用或炒炭用。

【性味归经】　辛,微温。归肺、肝经。

【功效主治】

(1) 祛风解表:本品轻扬,辛而不烈,微温不燥,性较平和,善散风邪。用于外感风寒表证,常与防风、羌活等配伍,如荆防败毒散;用于外感风热表证,常与金银花、连翘、薄荷等配伍,如银翘散。

(2) 透疹止痒:用于麻疹疹出不畅及风疹瘙痒以宣散透疹,祛风止痒,常与防风、蝉蜕等配伍,如消风散。

(3) 散瘀止血:用治吐血、衄血、便血、尿血、崩漏等证。治疗便血,与槐花、柏叶、枳壳同用,如槐花散。

【用法用量】　煎服,3~10g。荆芥穗发汗力强于荆芥。解表透疹生用,止血炒炭用。

【药理研究】　本品含挥发油,其中主要成分为薄荷酮、胡薄荷酮等。荆芥煎剂具有解热、镇痛作用。

荆芥炭较生品能明显使出血时间、凝血时间缩短。荆芥水煎剂对金黄色葡萄球菌、白喉杆菌有较强的抗菌作用,对伤寒杆菌、痢疾杆菌、炭疽杆菌、铜绿假单胞菌及麻疹病毒等有抑制作用。

【单方验方】 治疗荨麻疹:将荆芥穗细粉撒布受治皮肤表面,用手掌揉搓以发生热度为度,轻者1～2次,重者3～4次可愈(中医杂志,1965,12:18)。

生　姜

生姜为姜科草本植物姜 *Zingiber officinale* Rosc. 的根茎。我国各地均产。于9～11月间采挖。除去须根,洗净,切片入药。捣汁名生姜汁,取皮名生姜皮,煨熟名煨姜。

【性味归经】 辛,微温。归肺、脾经。

【功效主治】

(1)发汗解表:用于外感风寒表证。用于风寒表实证,可加入辛温解表剂中,增强发汗效果,轻微感冒,可煎汤加红糖热服;也可用于表虚证,与白芍、桂枝、大枣、甘草配伍如桂枝汤。

(2)温中止呕:生姜能温中散寒降逆,和胃止呕,故随配伍之不同,可用于多种呕吐。用于治疗胃寒呕吐,可单用生姜煎汤热服;与半夏同用以温中降逆止呕,如小半夏汤;治疗热证呕吐,可配伍竹茹、半夏、陈皮等同用,如温胆汤。

(3)温肺止咳:用治风寒客肺、咳嗽痰多。常与其他散寒止咳药如紫苏、杏仁、紫菀等配伍,如杏苏散;与桔梗、白前、荆芥等配伍,如止嗽散。

此外,生姜能解半夏、南星、鱼蟹毒。本品又是灸疗常用药,将其切片,置于穴位或患部,上置艾炷燃灸,即隔姜灸。

【用法用量】 煎服或捣汁冲服,3～10g。

【使用注意】 本品辛温,热盛及阴虚内热证忌用。

【药理研究】 生姜中含挥发性成分72种,包括一萜类、倍半萜类、醇类、醛类、酮类和酯类,生姜酚和生姜酮有解热作用;生姜煎剂可抑制盐酸性和应激性胃黏膜损伤,并可使胃液分泌增加;生姜酚和生姜酮

对肠管平滑肌有松弛作用;生姜提取物对金黄色葡萄球菌、白色葡萄球菌、伤寒杆菌和铜绿假单胞菌均有显著抑制作用。

【单方验方】 生姜汁涂患部或姜汁纱布敷患处治疗灼伤19例,全部治愈[浙江中医杂志,1990,25(10):451]。姜椒酊(鲜生姜、羊角辣椒)涂擦可治冻疮(王本祥.现代中药药理学.天津:天津科学技术出版社,1999:64)。

羌　活

羌活为伞形科植物羌活 *Notopterygium incisum* Ting ex H. T. Chang. 或宽叶羌活 *Notopterygium forbesii* Boiss. 或川羌活 *Notopterygium franchetii* Boiss. 的根及根茎。主产于四川、甘肃、云南等地。初春及秋季采挖,除去茎叶须根,干燥,切片。

【性味归经】 辛、苦,温。归膀胱、肾经。

【功效主治】

(1)散寒解表:因其能散能行,气味雄烈,遍达肢体,既能发散风寒,用于外感风寒表证,又可祛风除湿,故尤其适用于表寒夹湿证,证见:发热恶寒、头痛如裹,身体疼重。常与细辛、白芷、防风、川芎等配伍,如九味羌活汤。

(2)祛风除湿:羌活能散肌肤游风及寒湿之邪,通利关节以止疼痛。用于风寒湿痹所致的肢节疼痛、肩背酸痛,尤其善于祛除上半身风湿痹痛,常与防风、独活、秦艽等同用,如蠲痹汤。

【用法用量】 煎服,6～10g。

【使用注意】 血虚痹证慎用。

【药理研究】 主含挥发油、香豆素类、酚性化合物,还含有机酸类及多种氨基酸等成分。羌活挥发油有解热作用;并具有明显的镇痛及抗感染、抗过敏作用。羌活对金黄色葡萄球菌、布氏杆菌、痢疾杆菌、变形杆菌、铜绿假单胞菌等均有抑制作用。挥发油能扩张冠状动脉,改善心肌供血;羌活水煎醇沉水溶液能增加脑血流量。

其他辛温解表药见表11-1。

表 11-1　其他辛温解表药简表

药名		性味	归经	功效	主治	用量/g	备注
辛温解表药	白芷	辛,温	肺、胃、大肠	祛风除湿,通窍止痛,消肿排脓	风寒头痛,风湿痹证;鼻渊脓涕,窍闭不通;痈疡疮疖,已溃未溃	6～10	长于治疗鼻渊、头痛
	紫苏	辛,温	肺、脾	散寒解表,行气宽中,安胎止呕,解鱼蟹毒	外感风寒,头痛咳嗽;脾胃气滞,暖气胸闷;胎动不安,妊娠呕吐;鱼蟹中毒,腹痛吐泻	6～10	苏叶长于解表,苏子长于降逆,苏梗长于安胎,苏叶解鱼蟹毒
	辛夷	辛,温	肺、胃	散寒解表,宣通鼻窍	外感风寒,头痛鼻塞;鼻渊浊涕,不闻香臭	3～10	本品有毛,刺激咽喉,包煎
	苍耳子	辛、苦、温,小毒	肺	散寒解表,宣通鼻窍,除湿止痛	外感风寒,头痛鼻塞;鼻渊头痛,不闻香臭;风寒湿痹,关节疼痛	3～10	一次用量过大超过100g可中毒致死

续表

药名		性味	归经	功效	主治	用量/g	备注
辛温解表药	藁本	辛,温	肺、膀胱	散寒解表,除湿止痛	外感风寒,巅顶头痛;风寒湿痹,肢节疼痛	3~10	血虚头痛及热证头痛忌用
	细辛	辛,温	肺、肾	散寒解表,祛风止痛,温肺化饮	外感风寒,身痛头痛;风寒湿痹,关节疼痛;外寒里饮,咳喘痰稀	1~3	丸散0.5~1g,反藜芦;大剂量,先煎

▶（二）辛凉解表药

凡以发散风热表邪为主要作用,治疗风热表证,性味辛凉的药物,称辛凉解表药。风热表证或温热病的卫分证,以发热、微恶风寒、舌边尖红、苔薄黄、脉浮数等为临床表现,或兼见口渴咽干、喉痒咳嗽、头昏痛、目赤多泪、鼻塞流涕等症状。有些辛凉解表药还有透疹、解毒功效,可用治风疹、麻疹和疮疡肿毒初起。

柴 胡

柴胡为伞形科植物柴胡（北柴胡）*Bupleurum chinense* DC. 或狭叶柴胡（南柴胡）*Bupleurum scorzonerifofium* Willd. 的根或全草。前者主产于河北、辽宁、黑龙江、陕西等地;后者主产于湖北、四川、江苏等地。春秋两季采挖,晒干,切短节。

【性味归经】 苦、辛,微寒。归肝、胆、脾、胃、三焦经。

【功效主治】

（1）疏散风热:用治外感风热表证。证见发热、微恶风寒、头痛、脉浮数等,与甘草同用透表泄热。治疗风寒入里,郁而化热之证,与葛根、柴胡同用,解肌清热,如柴葛解肌汤。现代用柴胡制成的单味或复方注射液,对外感发热有较好的解热作用。

（2）和解表里:用治邪入少阳的半表半里证。证见寒热往来、胸胁苦满、口苦、咽干、目眩等,常与黄芩、半夏、人参同用,如小柴胡汤。

（3）疏肝解郁:用治肝气郁结。证见胸胁胀痛、妇女乳胁胀满、月经不调等,常与白芍、当归等同用,如道遥散,与枳壳、香附、川芎等行气药配伍,如柴胡疏肝散。

（4）升阳举陷:用治气虚下陷所致的久泻、脱肛、阴挺等,常与升麻同用,并配伍人参、黄芪、白术等补脾益气药物,如补中益气汤。

【用法用量】 煎服,3~10g。酒炒可增强升提之力;醋炒可增强止痛之功。

【使用注意】 本品药性升发,凡气逆不降、肝阳上亢者均当慎用。

【药理研究】 柴胡主含挥发油、柴胡皂苷、柴胡多糖、有机酸、醇类等。柴胡皂苷为柴胡的主要成分。有解热、抗炎、镇痛、镇咳、镇静、保肝利胆,抑制胃液分泌作用。体外试验表明,柴胡对结核杆菌、钩端螺旋体、牛痘病毒、流感病毒有抑制作用。

薄 荷

薄荷为唇形科植物薄荷 *Mentha haplocalyx* Briq. 的地上部分。全国南北均产。主产于江苏、安徽、江西、浙江、河北、四川、云南等地。收获期因地而异,每年一般可采收2~3次。阴干。用时润软切段。

【性味归经】 辛,凉。归肺、肝经。

【功效主治】

（1）疏散风热:用治外感风热表证及温病初起有表证者,常与金银花、连翘、桔梗等同用,如银翘散。

（2）清利头目:用治风热上攻所致头痛目赤、口苦咽干者,常配菊花、白芷、栀子等配伍。

（3）利咽透疹:用治热邪壅滞于上的咽喉肿痛、口舌生疮,常配金银花、牛蒡子等配伍。用于麻疹初起、疹发不畅及风疹瘙痒,常与蝉蜕、防风、荆芥等同用,疏表散邪,助疹透发。

（4）疏肝解郁:用治肝郁气滞所致胸胁胀痛、妇女月经不调。本品入肝而散,有疏肝散郁之功,常与柴胡、白芍等同用,如道遥散。

【用法用量】 煎服,3~10g。鲜品15~30g。

【使用注意】 本品含挥发油,不宜久煎。阴虚血燥、肝阳上亢者忌用。

【药理研究】 薄荷含挥发油。油中主要成分为薄荷醇,其次为薄荷酮。薄荷能使皮肤毛细血管扩张,促进汗腺分泌,加强散热;有强大的利胆健胃作用;局部外用有清凉、止痒、止痛作用。体外实验表明,薄荷煎剂对金黄色葡萄球菌、白色葡萄球菌、链球菌、单纯疱疹病毒、炭疽杆菌、白喉杆菌、痢疾杆菌、大肠杆菌、伤寒杆菌、铜绿假单胞菌均有抗菌作用;薄荷醇提取物具有明显抑制亲心肌柯萨奇 B_3 病毒（CVB_{3m}）繁殖和保护病毒感染细胞的作用。

【单方验方】 治疗急性乳腺炎:薄荷、橘叶各60g煎汤,毛巾浸湿热敷患处,治疗40余例未破溃者,均获较好疗效（王浴生. 中药药理与应用. 北京:人民卫生出版社,1983:1244）。

葛 根

葛根为豆科植物野葛 *Pueraria lobata* (Willd.) Ohwi. 或甘葛藤 *Pueraria thomsonii* Benth. 的根。

主产于四川、重庆、浙江、河南、湖南等地。甘葛藤习称"粉葛",主产于广东、广西等地。春秋两季采挖,切片,晒干。生用或煨用。

【性味归经】 甘、辛,凉。归脾、胃经。

【功效主治】

(1) 发表解肌:用治外感表证,尤其擅长治疗太阳受邪,经气不利所致项背强直。属风寒者,常与麻黄、桂枝同用,如葛根汤;属风热者,常与柴胡、黄芩等配伍,如柴葛解肌汤。

(2) 生津止渴:用于热病口渴或内热消渴口干喜饮,可单用或与天花粉、麦冬、生地黄等药配伍,如玉泉散。

(3) 透发麻疹:用治麻疹初起或疹出不畅,本品性能解肌发散,以助麻疹透发,与升麻、芍药等同用,如升麻葛根汤。

(4) 升阳止泻:能升发清阳、鼓舞脾胃清阳之气上行,用治脾虚泄泻,与人参、白术、茯苓等配伍,如七味白术散;湿热泻痢初起身热者,与黄芩、黄连同用,如葛根黄芩黄连汤。

【用法用量】 煎服,6～15g。

【使用注意】 夏日表虚汗多及胃寒者慎用。发表解肌、生津止渴生用;脾虚泄泻煨用。

【药理研究】 本品主要含黄酮类化合物,其中包括葛根素、黄豆苷、葛根素木糖苷等。葛根素使心肌收缩力增强、降低心肌耗氧量;解除冠状动脉血管痉挛,增加冠脉血流量;静脉注射葛根总黄酮,改善犬实验性心肌缺血的心肌代谢,缩小急性心肌梗死面积;使脑血管阻力降低,脑血流量明显而持久地增加;并改善脑及外周血管阻力,提高局部微循环量,降低血压。葛根煎剂能解热、解酒和降低血糖。

菊 花

菊花为菊科植物菊 *Chrysanthemum morifolium* Ramat. 的头状花序。因产地、花色、加工方法不同,分为白菊花、黄菊花、野菊花。前二者为栽培品,主产于浙江、安徽、河南、四川等地。花期采收,阴干。

【性味归经】 辛、甘、微苦,微寒。归肺、肝经。

【功效主治】

(1) 疏散风热:用治外感风热表证及温病初起。证见发热恶寒、头痛等,常与桑叶、连翘、薄荷等同用,如桑菊饮。

(2) 清肝明目:肝经风热或肝火上攻所致目赤肿痛,常与黄芩、白蒺藜、木贼等同用。肝肾阴虚所致目暗不明、视物昏花,常配枸杞子、熟地黄、山茱萸配伍,如杞菊地黄丸。

(3) 平肝潜阳:用治肝阳上亢之头痛眩晕,常与羚羊角、钩藤、白芍、生地等同用,如羚角钩藤汤。

(4) 清热解毒:用治疔疮痈疽,常与蒲公英、金银花等同用,如五味消毒饮。

【用法用量】 煎服,6～10g。

【使用注意】 疏散风热常用黄菊花,平肝明目用白菊花,疔疮痈疽用野菊花。

【药理研究】 菊花含挥发油和黄酮类成分,油中主含菊酮、菊苷、菊醇、龙脑、胆碱等。菊花制剂能扩张冠状动脉,增加冠状动脉血流量,减轻心肌缺血,并能降低血脂。菊花总黄酮有降压作用。菊花煎剂在体外对金黄色葡萄球菌、乙型溶血性链球菌、大肠杆菌、痢疾杆菌、变形杆菌、伤寒杆菌、铜绿假单胞菌及多种真菌有抑制作用。菊花中黄酮类成分对单纯疱疹病毒、脊髓灰质炎病毒和麻疹病毒有不同程度的抑制作用。

桑 叶

桑叶为桑科植物桑 *Morus alba* L. 的经霜树叶。全国各地均产,但南方产量为多。

【性味归经】 苦、甘,寒。归肝、肺经。经霜后采收,晒干。生用或炙用。

【功效主治】

(1) 疏散风热:用治外感风热表证。证见发热头痛、汗出恶风、咽痛咳嗽等症,常与菊花、薄荷、连翘、桔梗等配伍,如桑菊饮。

(2) 清肺润燥:用治燥热伤肺所致干咳痰少、咽干口渴,常与苦杏仁、沙参、贝母等配伍,如桑杏汤;若痰中带血,常与桑白皮、牡丹皮、地骨皮、川贝母等同用。

(3) 清肝明目:用治肝经风热证。证见目赤肿痛、羞明多泪等,常与菊花、决明子等配伍,也可煎汤外洗。用治肝阴不足所致视物昏花,可与黑芝麻炼蜜为丸服用,即桑麻丸。

【用法用量】 煎服,6～12g。单味洗眼可用至30～120g,肺热燥咳宜蜜炙。

【药理研究】 桑叶主含黄酮及其苷类、香豆精及其苷类、微量挥发油、糖类、生物碱、氨基酸等。黄酮中所含芸香苷及槲皮素能扩张冠状动脉,减慢心率,降低血压;能减少毛细血管通透性,使脆性增加而出血的毛细血管恢复正常。其煎剂体外试验对金黄色葡萄球菌、乙型溶血性链球菌、白喉杆菌、炭疽杆菌有较强抑制作用。其提取物桑叶总多糖可促进胰岛素分泌,有降血糖作用。桑叶还具有降低血脂、抗氧化及抗衰老作用。

其他辛凉解表药见表 11-2。

表 11-2　其他辛凉解表药简表

药名		性味	归经	功效	主治	用量/g	备注
辛凉解表药	升麻	辛、甘、微寒	肺、脾、胃、大肠	发表透疹,清热解毒,升阳举陷	风热头痛,麻疹不透;龈肿口臭,热毒疮疡;中气下陷,久泻脱肛	3～10	常与柴胡同用加强升阳举陷
	牛蒡子	辛、苦、寒	肺、胃	疏风散热,宣肺透疹,解毒利咽	外感风热,发热头痛;肺热咳嗽,麻疹不透;痈疽疔疮,咽喉肿痛	6～12	气虚便溏者忌用
	蔓荆子	辛、苦、微寒	肺、肝、胃、膀胱	疏风散热,清肝明目,祛风除湿	外感风热,头痛头晕;风热上扰,目赤肿痛;风湿热痹,肢挛肿痛	6～12	本品长于治疗风热头痛
	蝉蜕	甘、寒	肺、肝	疏风散热,透疹止痒,明目退翳,息风止痉	风热头痛,咳嗽音哑;疹出不畅,风疹瘙痒;目赤肿痛,翳膜遮睛;小儿惊风,神昏抽搐	3～10	孕妇慎用
	淡豆豉	苦、辛、凉	肺、胃	疏风解表,除烦清热	外感表证,发热头痛;热郁懊恼,胸中烦闷	10～15	本品发散而不伤正

案例 11-3

杨某,男,56 岁。有 5 年坐骨神经痛病史,近因病证加重而前来诊治。刻诊:左髋肌肉疼痛,牵引腿后侧至膝关节,遇寒湿加重,无汗,口淡不渴。舌淡,苔薄白略腻,脉略沉。予麻黄加术汤加味:麻黄 10g,桂枝 12g,杏仁 15g,生川乌 10g,细辛 10g,生姜 20g,炙甘草 10g。6 剂,每日 1 剂,水煎 2 次合并分 3 服。二诊:疼痛减轻,又以前方治疗 20 余剂,疼痛解除。随访 1 年,未再复发。(《经方妙用治百病》)

【思考题】　中医如何诊断?如何辨证用药?

【参考答案】　本病案中医病名诊断为痹症,证候诊断为太阳寒湿痹证。

根据疼痛因寒湿加重辨为寒湿,因无汗辨为实证,以此辨为太阳寒湿痹证。方中用麻黄加术汤散寒除湿止痛,加生川乌逐寒除湿止痛,细辛温阳通经止痛,生姜既助川乌细辛散寒止痛,又制约生川乌细辛毒性。方药相互为用,以奏散寒除湿,通阳止痛功效。

案例 11-4

张某,女,28 岁,出诊日期 2000 年 4 月 12 日。患者诉反复发作全身瘙痒,风团已 10 余年。曾多次服用阿司咪唑、氯苯那敏、泼尼松,静脉滴注维生素 C、葡萄糖酸钙等药物可暂时缓解。遇多种诱因如冷风、日晒、春季花粉、进食虾仁、劳累、情绪紧张均可发作,每年至少则 10 余次,多则 30 余次,甚至 1 日数次不能缓解,自觉苦不堪言。平宿胃纳不佳,大便多则 3 日一行。查患者为无力体形,肌肤面色较苍白。舌质淡胖边有齿印,中有裂

纹,苔薄白,脉浮数。(《中国中医药杂志》)

【思考题】　中医如何诊断?根据所学的药物理论,如何辨证用药?

【参考答案】　中医诊断为慢性荨麻疹。本例患者先天禀赋不足,后天脾胃虚,以致风寒湿热病羁留不去,风团反复发作迁延难愈。拟予标本兼治。处方:荆芥 10g,防风 10g,蝉蜕 20g,苍术 10g,苦参 10g,知母 10g,生地 20g,牛蒡子 10g,生石膏 30g,神曲 20g,生甘草 20g。方中生地、石膏清热凉血,荆芥、防风、牛蒡子、神曲、蝉蜕疏风解表,苍术、苦参健脾燥湿止痒,甘草调和诸药。方药相互为用,以奏其功。

二、清　热　药

凡具有清热功效,以清泄里热为主要作用,主治热性病证的药物,称清热药。根据其作用不同,分为清热泻火、清热解毒、清热凉血、清热燥湿、清热明目、清虚热七类。

清热药多寒凉,易伤脾胃,影响运化,脾胃虚弱者慎用。使用本类药物,要注意中病即止,避免客伐太过,损伤正气。

(一)清热泻火药

凡具有清热泻火功效,治疗气分实热证的药物,称清热泻火药。热为火之渐,火为热之急,清热与泻火两者不可截然分开,凡能清热的药物,大多皆能泻火。本类药物主要适用于急性热病具有高热、口渴、汗出、烦躁甚神昏谵语、小便短赤、苔黄燥、脉洪大等证候。

虚人使用本类药物,当考虑顾护正气,适当配伍扶正之品。

石 膏

石膏为硫酸盐类矿物硬石膏 *Cypsum* 矿石。主含含水硫酸钙（$CaSO_4 \cdot 2H_2O$）。主产于湖北、安徽等地,山东、河南、山西、甘肃、四川亦产。一般于冬季采挖,挖出去后去净泥土、杂石,碾碎。研细生用或煅用。

【性味归经】 辛、甘,大寒。归肺、胃经。

【功效主治】

(1)清热泻火:石膏清气分实热、肺胃实火,兼解肌表之热。用治肺、胃气分实热所致壮热、烦渴、大汗、脉洪大者,常与知母配伍,如白虎汤;邪热郁肺出现咳嗽痰黄稠者,常与麻黄、杏仁配伍,如麻杏石甘汤。

(2)除烦止渴:用治肺胃燥热所致烦渴引饮,常与知母、人参等配伍。

(3)生肌收敛:外用治疮疡溃不收口、湿疹、烧伤烫伤等,可单用或配伍青黛、黄柏等。

【用法用量】 煎服,15～60g。入汤剂宜打碎先煎,外用须经火煅研末。清热泻火生用,敛疮止血煅用。

【现代药理研究】 本品主要化学成分为含水硫酸钙（$CaSO_4 \cdot 2H_2O$）,此外还含有人体所需常量的铝、镁、铁、锰、锌、铜等多种微量元素。煅石膏为无水硫酸钙。生石膏对人工发热动物及内毒素所致发热均有解热作用,而不发汗;其所含钙质对神经肌肉有抑制作用,故对烦躁和高热引起的抽搐有一定疗效;此外还有增强机体免疫功能、止渴、镇痛等作用。临床常用于发热、病毒感染等的治疗。石膏上清液可使冠状动脉血流量减少,增加剂量可使心率减慢、血压下降、呼吸抑制。

【单方验方】 治疗小儿外感高热 40 例:以生石膏水煎液口服,用量150g 以下31例,150g 以上9例,均热退。[范国文,等.大剂石膏治疗小儿高热 40 例临床观察.中医杂志,1989,30(10):28]

知 母

知母为百合科植物知母 *Anemarrhena asphodeloides* Bge. 的根茎。主产于河北(历县产者最佳)、山西、陕西、内蒙古等地。春秋季均可采收,除去地上部分及须根,洗净,晒干。润软刮去皮,切片,盐炒用。

【性味归经】 苦、甘,寒。归肺、胃、肾经。

【功效主治】

(1)清热泻火:用治肺、胃气分实热所致壮热、烦渴、脉洪大者,常与生石膏配伍;肺热所致咳吐黄痰,常与黄芩、瓜蒌、栀子等配伍。

(2)滋阴降火:用治阴虚所致骨蒸潮热,多与生地、黄柏、龟甲等配伍。

(3)生津润燥:用治内热伤津及消渴病证见口渴引饮者,常配伍天花粉、葛根、麦冬等;肠燥便秘者,常与生首乌、当归、火麻仁等同用。

【用法用量】 煎服,6～12g。清热泻火生用;滋阴降火盐水炙用。

【使用注意】 本品性寒滑润,有滑肠之弊,脾虚便溏者忌用。

【现代药理研究】 本品含知母皂苷、知母黄酮、知母多糖、生物碱、有机酸及铁、锌等多种金属元素。知母浸膏皮下注射,能防止和治疗大肠杆菌所致兔高热且作用持久。本品可拮抗地塞米松引起的反馈性血浆皮质酮降低,对正常皮质酮水平无明显影响。知母皂苷元对兔 Na^+、K^+-ATP 酶、反转录酶及多种 DNA 聚合酶的活性有抑制作用。其甲醇提取物对血小板聚集有显著抑制作用。体外试验表明,知母煎剂对痢疾杆菌、伤寒杆菌、副伤寒杆菌、大肠杆菌、变形杆菌、白喉杆菌、肺炎球菌、葡萄球菌、白色念珠菌及多种致病性皮肤真菌有抑制作用。从知母根茎中分离得到的知母聚糖有降血糖作用。此外,知母还具有抗癫痫、抗感染及免疫调节作用。

栀 子

栀子为茜草科植物栀子 *Gardenia jasminoides* Ellis. 的成熟果实。产于我国长江以南各地。秋冬采收。生用、炒焦或炒炭用。

【别名】 越桃、山栀。

【性味归经】 苦、寒。归心、肺、胃、三焦经。

【功效主治】 栀子苦寒清降,上清心肺之热,下泻肝胆湿热,通泻三焦之火。兼能凉血、解毒、消肿止痛。

(1)泻火除烦:用治实热证。本品善消心、肺、胃经之火邪而除烦。邪热扰心所致郁闷心烦者,常与淡豆豉合用,即栀子豉汤;高热神昏、烦躁谵语者,常与连翘、黄连配伍。

(2)清热利湿:用治肝胆湿热所致黄疸,常与茵陈、大黄配伍,如茵陈蒿汤;热结膀胱所致小便淋漓涩痛,常与滑石、甘草等配伍。

(3)凉血解毒:用治血热妄行所致吐血、尿血等,常与生地黄、白茅根等同用;目赤肿痛、热毒疮疡等,常与大青叶、黄芩、黄柏等同用。

【用法用量】 煎服,6～10g。清热泻火生用;止血宜炒焦用;除烦止呕宜姜汁炒用;外治扭挫伤宜生品研末调敷。

【使用注意】 脾虚便溏、食少者忌用。

【现代药理研究】 本品主要化学成分为羟异栀子苷、栀子苷等。栀子提取物对四氯化碳引起的大鼠肝损害有保护作用,并可降低异常升高的 ALT、AST、ALP 及胆红素。大鼠口服、静脉或十二指肠给药均可使胆囊收缩,胆汁分泌增加。其水提物或栀子苷口服均可抑制大鼠胃酸分泌,并对动物有显著泻下作用。栀子提取物能降低心肌收缩力,使心排血量下降。栀子醇提取物有镇静、镇痛、抗感染作用。栀子水浸剂对金黄色葡萄球菌、脑膜炎双球菌、卡他杆菌及多种皮肤真菌有抑制作用,并可抑制柯萨奇 B_3 病毒的繁殖。

其他清热泻火药见表 11-3。

表 11-3 其他清热泻火药简表

药名	性味	归经	功效	主治	用量/g	备注
龙胆草	辛、寒	肝、胆、膀胱	泻肝胆火,清热燥湿	肝胆实火,目赤肿痛;湿热下注,带下臭秽	3～9	脾胃虚寒者忌用
芦根	甘、寒	肺、胃	清热生津、除烦止呕,清肺泻热	热病伤津,烦渴多饮;胃热呕吐,呃逆心烦;肺热咳嗽,肺痈吐脓	15～30	脾胃虚寒者忌用
天花粉	甘、微苦、微寒	肺、胃	清热生津、解毒排脓,清肺润肺	热病伤津,烦渴多饮;口舌生疮,痈疽疮疡;燥热伤肺,干咳少痰	10～15	反乌头,孕妇忌用
竹叶	甘、辛、淡、寒	心、胃、小肠	清心利尿,清热除烦	口舌生疮,小便涩痛;热病津伤,烦渴口饮	6～15	阴虚火旺者忌用

案例 11-5

袁某,男,24 岁。患伤寒恶寒,发热,头痛,无汗,予麻黄汤 1 剂,不增减药味,服后汗出即瘥。历大半日许,患者即感心烦,渐渐增剧,自言心中似有万虑纠缠,意难摒弃,有时闷乱不堪,神若无主,辗转床褥,不得安眠,其妻仓惶,恐生恶变,乃复迎余,同往诊视。见其神情急躁,面容怫郁。脉微浮带数,两寸尤显,舌尖红,苔白,身无寒热,以手按其胸腹,柔软而无所苦,询其病情,曰,心乱如麻,言难表述。(《湖北中医医案选集》)

【思考题】 作为一名临床医师,你认为该患应辨为中医的何证?结合所学的清热泻火药物理论,治疗上应首选哪种清热泻火药物?

【参考答案】 应考虑为中医的"心火亢盛"证。治疗上应首选栀子。

【按语】 该患以心烦为主诉就诊,结合其舌脉乃一派实热之象。栀子苦寒清降,入心、肺、胃、三焦经。上入心经,善消心火而除烦,本例患者以心胸烦热、郁闷为主诉就诊,乃心火亢盛所致,故治疗上首选栀子。临床上常配伍淡豆豉组成栀子豉汤以清心除烦;还可配伍疏肝解郁之品。而清热泻火药中石膏、知母苦寒,入肺、胃经,以清泻肺胃气分实热为主;知母兼入肾经,又滋阴降火,乃虚实两清药,故不作为首选。

▶ (二)清热凉血药

凡具有清热凉血功效,清营分、血分热的药物,称清热凉血药。本类药物适用于营分、血分实热所致身热夜甚、躁扰不安、神昏谵语、吐血衄血等病证。

生 地 黄

生地黄为玄参科植物地黄 *Rehmannia glutinosa* Libosch. 的块根。主产于河南、浙江、陕西、山西、江苏等地。春秋两季采挖,除去须根,大小分开,干燥。切片,生用或鲜用。

【别名】 干地黄。

【性味归经】 甘、苦、寒。归心、肝、肾经。

【功效主治】

(1)清热凉血:本品苦寒清热,又凉血止血。用治热入营血所致壮热、烦渴、神昏、舌绛,常与水牛角、玄参等同用;血热妄行所致发斑吐衄、便血尿血,常与牡丹皮、赤芍、水牛角等同用。

(2)养阴生津:甘寒质润,用治热病伤津及阴虚内热所致发热口渴、大便秘结,常与玄参、麦冬等同用,如增液汤;骨蒸潮热、盗汗、咽干者,可与鳖甲、青蒿等同用,如青蒿鳖甲汤。

【用法用量】 煎服,10～15g。清热凉血用鲜地黄;滋阴生津用生地黄。

【使用注意】 脾虚食少、腹满便溏者慎用。

【现代药理研究】 生地黄含多种环烯醚萜苷类成分、葡萄糖及 20 余种微量元素等。其水提取物对急性实验性高血压有明显降压作用。各种地黄煎剂均能明显缩短凝血时间。动物实验表明,地黄能对抗因连续服用地塞米松所致的血浆皮质酮浓度下降,并能防止肾上腺皮质萎缩。其水提取物能使外周血液 T 淋巴细胞显著增加,增强网状内皮系统的吞噬功能。腹腔注射地黄低聚糖可明显降低四氧嘧啶糖尿病大鼠高血糖水平。

牡 丹 皮

牡丹皮为毛茛科植物牡丹 *Paeonia suffruticosa* Andr. 的根皮。主产于安徽、四川、湖南、甘肃、贵州等地。于秋季或春初采挖,除去须根、外皮,趁鲜湿时剥去木心,晒干。生用或炒用。

【性味归经】 苦、辛、微寒。归心、肝、肾经。

【功效主治】

(1)清热凉血:用治温病热入营血所致身热口渴、舌红绛、斑疹、吐血、衄血等证,常与水牛角、生地等同用。

(2)活血散瘀:用治血瘀所致经闭、痛经、积聚等,常与桃仁、赤芍、桂枝等同用;外伤瘀肿疼痛,常与乳香、没药、赤芍等同用。

此外,亦能清透阴分伏热,用于温热病后期,阴分伏热发热;还可凉血消痈,用于痈肿疮毒及内痈。

【用法用量】 煎服,6~12g。清热凉血生用;活血散瘀酒炒用。

【使用注意】 血虚有寒及孕妇忌用;月经过多慎用。

【现代药理研究】 本品含牡丹酚、牡丹酚苷、氧化芍药苷及挥发油、葡萄糖等。牡丹皮能显著降低心排血量,具有明显降压作用。其所含芍药苷对二磷酸腺苷引起的血小板凝聚有抑制作用,可防止微血栓形成;对Ⅱ型变态反应引起的溶血反应及Ⅲ型变态反应引起的炎症有抑制作用。牡丹酚有镇静、镇痛、解热降温等中枢抑制和解痉、利尿作用。牡丹皮在试管内对白色葡萄球菌、枯草杆菌、大肠杆菌、伤寒杆菌等多种细菌有抑制作用。

玄 参

玄参为玄参科植物玄参 *Scrophularia ningpoensis* Hemsl. 的干燥根。主产于浙江、四川、陕西、贵州、湖北、江西等地。立冬前后采挖,反复堆、晒,至内部色黑,晒干,切片,生用。

【别名】 元参。

【性味归经】 苦、甘、咸、寒。归肺、胃、肾经。

【功效主治】

(1)清热凉血:用治温病热入营血所致身热口干、舌绛、发斑疹等证,常与生地、黄连、连翘等同用。

(2)泻火解毒:用治热毒壅盛、疮痈肿毒等证,常与石膏、知母、双花、连翘等配伍。

(3)养阴生津:用于热病伤阴所致口渴烦躁、大便秘结等证。

【用法用量】 煎服,10~15g。

【使用注意】 反藜芦,脾胃虚寒者不宜用。

【现代药理研究】 玄参主含玄参素和环烯醚萜类成分。有明显降压作用,离体实验表明能显著增加离体兔心冠脉流量;体外实验表明,可对抗金黄色葡萄球菌、白喉杆菌、伤寒杆菌、乙型溶血性链球菌、铜绿假单胞菌、大肠杆菌等。此外,还具有抗感染、抗氧化活性、抗血小板聚集等作用。

【单方验方】 治疗血栓闭塞性脉管炎:脉络宁注射液(玄参、牛膝等)静脉滴注治疗血栓闭塞性脉管炎157例,疗效显著。[中西医结合杂志,1987,7(12):718]

其他清热凉血药见表11-4。

表11-4 其他清热凉血药简表

药名	性味	归经	功效	主治	用量/g	备注
赤芍	苦,微寒	肝	清热凉血,解毒透疹,活血消痈	温病发斑,斑疹紫黑;疹出不畅,疹毒内陷;痈疽肿毒,疮疡湿疹	5~10	反藜芦,血寒经闭者忌用
紫草	甘、咸、寒	心、肝	清热解毒,利咽消肿	肺热咳嗽,痰热壅盛;咽喉肿痛,喉痹音哑	3~10	脾虚便溏者忌用
水牛角	苦、咸、寒	心、肝、胃	清热凉血,清热解毒,清热定惊	热入营血,斑疹吐衄;喉痹咽肿,疮疡肿毒;神昏谵语,惊风癫狂	15~30	宜先煎3小时以上。脾胃虚寒者忌用

案例 11-6

罗某,女,26岁。颊、额等部生丘疹性粉刺1个月余。患者1个月前无明显诱因脸颊、额部出现丘疹性粉刺,粉刺略质硬,周围色红,皮油多,舌边生疮,口干,失眠。舌红苔薄,脉弦数有力。(《夏红光医案三百例》)

【思考题】 作为一名临床医师,你认为中医应如何辨证治疗?

【参考答案】 四诊合参,该患证属中医"粉刺"范畴,证属血热偏盛,治疗上应选用清热凉血之品,诸如丹皮、玄参、生地、赤芍等。还可酌加清热解毒、软坚散结之品。

【按语】 粉刺是青春期常见的皮肤病,其特点是颜面及胸背散在发生针尖或米粒大小的皮疹,或见黑头,能挤出粉渣样物。多见于青年男女。类似于现代医学的"寻常性痤疮"。素体血热偏盛,是粉刺发病的根本;饮食不节,外邪侵袭是致病的条件。本病例中患者乃年轻人,血气方刚,营血日渐偏盛,血热外壅,体表络脉充盈,气血郁滞,因而发为粉刺。除选用清热凉血中丹皮、赤芍除具有清热凉血之功外,还可活血散瘀消痈;玄参亦具有软坚散结之功,故治疗上首选。

（三）清热燥湿药

凡具有清热燥湿功效,治疗湿热内蕴或湿邪化热的药物,称清热燥湿药。本类药物主要适用于湿温、暑湿、湿疹、湿疮等湿热病证。本类药物苦寒伐胃,性燥伤阴,故脾胃虚寒、津伤液亏者慎用。必需用时,当配伍益胃或养阴药物。

黄 芩

黄芩为唇形科科植物黄芩 *Scutellaria baicalensis* Georgi. 的根。主产于山西、河北、内蒙古、山东、河南等地。山西产量最多,河北承德产的质量最好。春秋两季采挖,除去残茎、须根,晒干。蒸透或开水润透切片。生用,酒炒或炒炭用。

【性味归经】 苦、寒。归肺、胆、胃、大肠经。

【功效主治】

(1) 清热燥湿:用治湿温郁阻所致身热不扬、渴不多饮、胸脘痞闷、舌苔黄腻者,常与滑石、白蔻仁、通草等同用;湿热中阻所致痞满呕吐者,常与黄连、半夏等同用,如半夏泻心汤;胃肠湿热下痢者,常与黄连、葛根等同用,如葛根芩连汤。

(2) 泻火解毒:用治肺热所致咯吐黄痰,单用有效;火毒炽盛的疮痈肿毒、咽喉肿痛,常与连翘、牛蒡子、板蓝根等配伍,如五味消毒饮。

(3) 凉血止血:用于热毒炽盛,迫血妄行所致的吐血衄血、崩漏下血,可单用,也与牡丹皮、赤芍等同用;阴虚血热,常与地骨皮、丹参、白芍等同用。

(4) 清热安胎:用治胎热不安,常与白术、白芍等配伍。

【用法用量】 煎服,3～10g。清热多生用;安胎多炒用;止血炒炭用。

【使用注意】 本品寒凉伤胃,苦燥伤津,脾胃虚寒及阴虚津伤者慎用。

【现代药理研究】 本品有效成分为黄酮类,包括黄芩苷、黄芩素、汉黄芩苷、汉黄芩素等。黄芩煎剂在试管内对痢疾杆菌、白喉杆菌、铜绿假单胞菌、伤寒杆菌、变形杆菌金黄色葡萄球菌、肺炎球菌、溶血性链球菌、脑膜炎球菌有不同程度的抗菌作用。黄芩苷可抑制小鼠被动皮肤过敏反应,对气管过敏性收缩有缓解作用。多数实验证明黄芩具有解热、利尿、降压、镇静、保肝、利胆、降血脂、抗氧化作用。其水提取物能抑制前列腺素生物合成,并具抗凝血和抗血栓形成作用。

黄 连

黄连为毛茛科植物黄连 *Coptis chinensis* Franch.、三角叶黄连 *Coptis deltoidea* C. Y. Cheng et Hsiao 或云连 *Coptis teetoides* C. Y. Cheng 的根茎。主产于重庆、湖北、四川、贵州、云南等地。秋季采挖5～7年的植株,除去苗叶、须根,干燥。生用或姜炒。

【性味归经】 苦、寒。归心、脾、胃、肝、胆、大肠经。

【功效主治】

(1) 清热燥湿:用治湿热阻滞中焦所致心下痞满、恶心呕吐,常与黄芩、木香、半夏等同用;用治湿热泻痢所致腹痛腹泻、里急后重,常与木香、白芍、白头翁、葛根、黄芩等配伍。

(2) 清热解毒:用治三焦热盛所致高热烦躁、心烦不寐,常与黄芩、黄柏、栀子等配伍,如黄连解毒汤;治疗痈疮疔毒等红肿热痛者,常与黄柏、连翘、金银花等配伍。

(3) 清热泻火:用治火热扰心所致高热烦躁、心烦不寐,常与黄芩、栀子等配伍;治疗胃火牙痛、口舌生疮,常与升麻、牡丹皮等同用,如清胃散。

【用法用量】 煎服,2～5g;研末吞服,1～1.5g;外用适量。清心火宜生用;清肝火宜吴茱萸水炒用;胃热呕恶者宜姜汁炒用。清热多生用;安胎多炒用;止血炒炭用。

【使用注意】 本品寒凉伤胃,苦燥伤津,脾胃虚寒及阴虚津伤者慎用。

【现代药理研究】 本品含多种生物碱,包括小檗碱(黄连素)、黄连碱、甲基黄连碱等生物碱及黄柏酮、黄柏内酯。其中以小檗碱含量最高。黄连中非生物碱成分有绿原酸、阿魏酸等。此外,还有多种微量元素。黄连煎剂与小檗碱的抗菌作用基本一致,对葡萄球菌、链球菌、肺炎球菌、霍乱弧菌、炭疽杆菌、肺炎杆菌、白喉杆菌、枯草杆菌、百日咳杆菌、鼠疫杆菌、结核杆菌、布氏杆菌及各型流感杆菌、沙眼衣原体、阴道滴虫等均有抑制作用。小剂量小檗碱能兴奋心脏,增加其收缩力,增加冠脉血流量;大剂量则抑制心脏,减弱其收缩;其降压幅度随剂量的加大而增加。小檗碱及黄连提取物有利胆、抑制胃酸分泌,抗溃疡形成及抗急性炎症等作用。

【单方验方】 治疗细菌性痢疾:黄连15～15g,加水1000～2000ml,煎后取汁300～500ml,从患者肛门滴注。(黑龙江中医药,1995,(1):18)

黄 柏

黄柏为芸香科植物黄皮树 *Phellodendron chinense* Schneid.、或黄檗 *Phellodendron amurense* Rupr. 的树皮。主产于四川、重庆、云南、贵州、湖北、吉林、辽宁、黑龙江、内蒙古、河北等地。清明前后剥取树皮,刮去粗皮,晒干压平。切片生用或盐炒用。

【性味归经】 苦、寒。归肾、膀胱、大肠经。

【功效主治】

(1) 清热燥湿:用治膀胱湿热所致小便涩痛,常与车前草、黄连等配伍;带下黄稠臭秽,常与苍术、薏苡仁、牛膝等同用,如四妙丸;大肠湿热所致泻痢脓血,常与白头翁、黄芩等同用,如白头翁汤;湿热黄疸,常与大黄、茵陈等同用。

(2)泻火解毒:用治热毒壅盛所致痈疽疮疡,常与黄芩、黄连、栀子等配伍,如黄连解毒汤;亦用于外伤、烧伤、烫伤,常与大黄、朴硝、寒水石等同用。

(3)退虚热:用治阴虚火旺所致骨蒸潮热、腰酸遗精,常与知母、生地、山茱萸等同用。

【用法用量】 煎服,3~12g。外用适量。清热燥湿生用;泻相火、退骨蒸,盐水炒用;清热止血炒炭用。

【使用注意】 本品苦寒伤胃,脾胃虚寒者忌用。

【现代药理研究】 本品主含小檗碱、黄柏碱、药根碱及黄柏内碱、黄柏酮等。其抗菌作用与黄连类似,但对乙型肝炎病毒有明显抑制作用。此外,黄柏还具有免疫抑制、抗溃疡、降压、抗心律失常等作用。

其他清热燥湿药见表11-5。

表11-5　其他清热燥湿简表

药名	性味	归经	功效	主治	用量/g	备注
苦参	苦,寒	心、肝、胃、大肠、膀胱	清热燥湿,杀虫止痒,清热利湿	湿热泻痢,黄疸带下;湿疹湿疮,皮肤瘙痒;膀胱湿热,小便不利	3~10	反藜芦,脾胃虚寒及阴虚津伤者忌用
白鲜皮	苦,寒	脾、胃、膀胱	清热燥湿,祛风止痒	湿热疮毒,黄疸热痹;湿疹疥癣,风疹瘙痒	6~10	对多种真菌有抑制作用
秦皮	苦、涩,寒	肝、胆、大肠	清热燥湿,清肝明目	湿热泻痢,赤白带下;肝经郁火,目赤肿痛	6~12	脾胃虚寒者忌用

案例11-7

宋某,女,27岁,2010年8月11日初诊。主诉:带下量多,色黄,如豆渣样,阴痒,伴四肢无力。月经周期正常。末次月经7月23日。13岁月经初潮,西医检查有宫颈糜烂。舌胖大有齿痕,苔白,脉弦细。(《田淑霄治疗妇科疾病验案》)

【思考问题】

作为一名临床医师,你认为应如何辨证?结合所学的清热燥湿药物理论,治疗上应首选哪种清热燥湿药物?

【参考答案】 四诊合参,中医可辨为带下病,证属湿热下注。治疗上应首选清热燥湿药黄柏。

【按语】 黄柏性味苦寒,入肾、膀胱、大肠经,常用来治疗下焦湿热诸证;而黄芩、黄连则分别主治上焦和中焦湿热病变。本病例患者证见带下量多、黄稠臭秽,证属下焦湿热,故首选黄柏。治疗上常配伍苍术以燥湿健脾,增强其清热燥湿之功。

(四)清热解毒药

凡具有清热解毒功效,治疗各种热毒病证的药物,称为清热解毒药。本类药物主要适用于痈疽疔疮、瘟毒发斑、咽喉肿痛、热毒血痢等病证。

金 银 花

金银花为忍冬科植物忍冬 *Lonicera japonica* Thunb. 、红腺忍冬 *Lonicera hypoglauca* Miq. 、山银花 *Lonicera confusa* DC. 或毛花柱忍冬 *Lonicera dasystyla* Rehd. 的花蕾。产于全国各省。夏初当花含苞未放时采摘,阴干。生用或制为露剂。

【别名】 双花、银花、忍冬花。

【性味归经】 甘、寒。归肺、心、胃经。

【功效主治】

(1)清热解毒:用治温病初起,身热、口渴、脉数者,常与连翘、板蓝根等同用;疮痈初起,红肿热痛者,常与蒲公英、野菊花、紫花地丁等同用。

(2)疏散风热:用治外感风热表证,证见发热恶寒、咽痛口干、脉浮数者,常与连翘、薄荷等同用。

(3)凉血止痢:用治热毒血痢。证见下痢脓血、里急后重者,常与马齿苋、白头翁等同用。

【用法用量】 煎服,6~15g,热毒重者可用至30~60g。外用适量。

【使用注意】 脾胃虚寒者忌用。

【现代药理研究】 金银花中含绿原酸四乙酰化合物、木犀草素等黄酮类成分、挥发油、三萜皂苷类及少量肌醇等。金银花具有抗菌、抗病毒、解热、抗炎、利胆、保肝、降脂、止血、抗生育及抗实验性胃溃疡等作用。研究证明,绿原酸及异绿原酸是其抗菌有效成分。绿原酸能增加胃肠蠕动,促进胃液及胆汁分泌;对大鼠离体子宫有兴奋作用。临床常用于急性感染性疾病、五官科感染性疾病及炎症、皮肤病、妇产科肛肠疾病、胃溃疡等的治疗。

【单方验方】 治疗麦粒肿:以本品配黄芩治麦粒肿150例,1~2日即愈。(王瑞,等.忍冬花黄芩治疗麦粒肿150例.山东医药,1989,29(11):22)

连 翘

连翘为木犀科植物连翘 *Forsythia suspense* (Thunb.)Vahl 的果实。主产于山西、河南、陕西、山东等地。白露前采收的初熟果实为"青翘"。寒露后采收的成熟果实为"黄翘"。青翘采用后即蒸熟晒干，筛取籽实，称"连翘心"。均入药。以青翘为佳，生用。

【性味归经】 苦、微寒。归肺、心、小肠经。

【功效主治】

（1）清热解毒：本品苦寒清热，善清上焦火热，尤长于清心火。用治温病初起的发热、头痛、口渴、咽痛，常与金银花、板蓝根、牛蒡子等同用；热入心包的高热神昏，常与水牛角、莲子心、竹叶等同用。

（2）消痈散结：解热毒兼消痈肿，是疮痈肿毒常用之品，有"疮家圣药"之称。用治痈疮疖肿等，常与夏枯草、浙贝母、皂角刺、穿山甲、蒲公英、丹皮等配伍。

（3）疏风散热：本品质地轻宣疏散，用治外感风热表证，证见发热恶寒、口渴咽痛者，常与薄荷、桑叶、荆芥等同用。

【用法用量】 煎服，6～15g。清热解毒宜用青翘；疏风散热宜用黄翘；清心泻火宜用连翘心。

【使用注意】 脾胃虚寒及虚寒阴疽忌用。

【现代药理研究】 连翘含有连翘苷，连翘苷元、连翘脂苷A、B、C、D、熊果酸、芦丁等，另含挥发油，主要存在于种子中。连翘抗菌谱广，在体外的抑菌作用与金银花大体相似，其抗菌有效成分为连翘脂苷A、B、C、D。此外，连翘还具有解热、抗感染、保肝、抗过敏、镇吐及降压等作用。

蒲 公 英

蒲公英为菊科植物蒲公英 *Taraxacum mongolicum* Hand.-Mazz.、碱地蒲公英 *Taraxacum sinicum* Kitag. 或同属数种植物的全草。全国各地均有分布。夏秋两季采收，洗净晒干，防霉。鲜用或生用。

【性味归经】 苦、甘、寒。归肝、胃经。

【功效主治】

（1）清热解毒：本品甘寒清降，苦泄，功专于解热毒消痈散结，用治内外热毒疮痈。乳痈、疔疖，常与野菊花、紫花地丁、金银花等同用，如五味消毒饮；治乳痈可单用，鲜品内服或捣敷；肠痈腹痛，常与大黄、牡丹皮等同用；肺痈吐脓，常与鱼腥草、芦根等同用；用治咽喉肿痛，常与板蓝根、玄参同用。

（2）利湿通淋：用治湿热证。湿热黄疸，常与黄芩、柴胡、大黄、茵陈等配伍；膀胱湿热所致小便淋漓涩痛，常与白茅根、金钱草、车前子配伍。

（3）清肝明目：用治肝火上炎的目赤肿痛、羞明多泪，常与夏枯草、菊花、黄连等同用。

【用法用量】 煎服，10～15g。外用适量，捣烂敷患处。

【使用注意】 阴疽忌用。剂量过大可致腹泻。

【现代药理研究】 蒲公英主含蒲公英甾醇、蒲公英素、芹菜素及其葡萄糖苷、芸香苷、菊淀粉、多糖及树脂等。其煎剂对金黄色葡萄球菌、溶血性链球菌、卡他双球菌等多种细菌及腹股沟表皮癣菌等多种真菌有抑杀作用。体外实验证明，其提取液对内毒素有拮抗作用。对实验性胃溃疡及胃粘膜损伤有保护作用。此外还具有利胆、保肝、抗肿瘤、提高人外周血淋巴母细胞转化率、抗自由基、抗突变等作用。

【单方验方】 治疗流行性腮腺炎：鲜品捣泥外敷。（曾白莹，等．蒲公英外敷治疗小儿流行性腮腺炎疗效观察．湖北中医杂志，1988，(3)：18）

大 青 叶

大青叶为十字花科植物菘蓝 *Isatis indigotica* Fort. 的干燥或新鲜叶片。主产于山西、河北、河南、江苏、安徽、浙江等地。于夏秋采收叶片，晒干生用，或鲜用。

【性味归经】 苦、咸、寒。归心、胃经。

【功效主治】

（1）清热解毒：本品苦寒，清心胃实火热毒。凡温病邪在卫、气、营、血分，或心胃火毒上攻，均可选用。用治外感风热或温病初起，发热、头痛、口渴，常与金银花、荆芥、牛蒡子等同用；用治温热病热毒入于血分，发斑、神昏、壮热、烦躁等证，常配伍水牛角、栀子等药。

（2）凉血消斑：用治血热毒盛，发为丹毒、口疮、咽喉肿痛等证。

【用法用量】 煎服，10～15g。外用适量，捣烂敷患处。

【使用注意】 脾胃虚寒忌用。

【现代药理研究】 本品主含靛蓝、靛玉红等。有明显的抗菌、抗病毒作用；此外还有抗内毒素、抗感染、解热作用。蓼大青叶煎剂可增强小鼠腹腔炎性细胞对葡萄球菌的吞噬能力。临床广泛用于多种病毒性疾病的治疗，对多种细菌性感染也有一定疗效。

附药 板蓝根

板蓝根为菘蓝或马蓝的根。性味苦、寒，归心、胃经。功能清热解毒、凉血、利咽。有类似于大青叶的清热解毒功效，而更以解毒散结见长。主要用于温热病发热、头痛、喉痛或发斑疹以及疖腮、疮痈肿毒等多种热毒炽盛之证。用量10～15g。煎服或入散剂。

其他清热解毒药见表11-6。

表 11-6 其他清热解毒药简表

药名	性味	归经	功效	主治	用量/g	备注
鱼腥草	辛,微寒	肺	清热解毒,消痈排脓,清热除湿	热毒疮疡,痈肿疔毒;肺痈吐脓,肠痈腹痛;膀胱湿热,大肠湿热	15～30	鲜品用量加倍
败酱草	辛,苦,微寒	胃、肝、大肠	清热解毒,消痈排脓,祛瘀止痛	痈肿疔毒,肺热咳嗽;肺痈吐脓,肠痈腹痛;产后瘀阻,经行腹痛	6～15	脾胃虚弱者忌用
白花蛇舌草	甘,微苦,寒	胃、大肠、小肠	清热解毒,利湿通淋	咽喉肿痛,毒蛇咬伤;膀胱湿热,尿赤涩痛	15～30	阴疽及脾胃虚寒者忌用
牛黄	苦,凉	肝、心	清热解毒,息风止痉,化痰开窍	咽喉肿痛,口舌生疮;小儿惊风,痉挛抽搐;痰热闭阻,神昏口噤	0.2～0.5	宜入丸散。孕妇慎用,非实热证不宜
射干	苦,寒	肺	清热解毒,利咽消肿	肺热咳嗽,痰热壅盛;咽喉肿痛,喉痹音哑	3～10	脾虚便溏者忌用
山豆根	苦,寒,有小毒	肺、胃	清热解毒,利咽消肿	热毒蕴结,疮疡痈肿;咽喉肿痛,牙龈肿痛	3～6	过量易致呕吐。脾胃虚寒者忌用
蚤休	苦,微寒,有小毒	肝	清热解毒,消肿止痛,息风定惊	痈肿疔毒,毒蛇咬伤;外伤肿痛,癌肿疼痛;小儿惊风,手足搐搦	3～10	阴疽及孕妇忌用
青黛	咸,寒	肝、肺、胃	清热解毒,凉血消斑,泻肝定惊,清肺止咳	咽痛口疮,热毒疮疡;温毒发斑,血热吐衄;肝胆火盛,惊悸抽搐;肺热咳嗽,咯痰咯血	1.5～3	宜入丸散。胃寒者慎用
白头翁	苦,寒	胃、大肠	清热解毒,凉血止痢	热毒疮疡,红肿疼痛;热毒血痢,里急后重	9～15	虚寒泄泻慎用
马齿苋	酸,寒	肝、大肠	清热解毒,凉血止痢	痈肿疮疡,湿疹丹毒;崩漏便血,热毒血痢	10～15	鲜品加量倍用
野菊花	苦,辛,微寒	肺、肝、心	清热解毒,清肝泻火	痈疽疔疖,咽喉肿痛;肝火上炎,目赤肿痛	10～15	
紫花地丁	苦,辛,寒	心、肝	清热解毒,凉血消肿,解蛇毒	痈肿疔疮,乳痈肠痈;血热壅滞,红肿热痛;毒蛇咬伤	15～30	鲜品捣汁内服,药渣与雄黄调敷患处可解蛇毒

案例 11-8

林某,女,28 岁。主诉:右乳房肿胀疼痛已经 8 天,伴有持续性发热。患者在分娩后第 6 天,因哺乳时乳头破碎疼痛甚剧,继之乳房突然肿胀作痛,全身恶寒发热,骨节酸楚,次日乃去某医院治疗。先后注射青霉素 24 瓶(计 960 万 U),链霉素 6 瓶(计 6g),热退未尽,乳房疼痛依然不减。诊查:右乳房较健侧肿大,按之内上象限肿块 4cm×4.5cm 大小,质硬而坚,压痛明显,无波动感,皮色如常,乳腺腺体较肿胀,乳头破碎处已结痂皮、尚未脱落,乳晕表皮伴有丘疹,无滋水渗出。苔薄腻,脉微数。(《顾伯华医案》)

【思考问题】 作为一名临床医师,你认为应如何诊断?结合所学的清热解毒药物理论,应首选哪种清热解毒药物外用?

【参考答案】 四诊合参,该患证属中医"乳痈"范畴,即"急性乳腺炎";应首选清热解毒药物蒲公英外敷。

【按语】 急性乳腺炎是产后哺乳妇女的常见病,中医称之为"乳痈",多为热毒内侵所致,治疗上应以清热解毒药物为主。可选用蒲公英、野菊花、紫花地丁、金银花、连翘、大青叶等以解毒消痈。其中蒲公英甘寒清降、苦泄,专治内外热毒疮痈,且可捣敷单用治疗乳痈,而本例患者应属于哺乳期,要求外用中药治疗,故首选蒲公英外敷治疗。

(五)清虚热药

凡具有清虚热功效,治疗虚热病证的药物,称为清虚热药。本类药物主要适用于阴虚内热所致骨蒸劳热、五心烦热、盗汗等病证。使用这类药物时,应适当配伍凉血养阴之品以治其本。

地 骨 皮

地骨皮为茄科植物枸杞 Lycium chinense Mill. 的根皮。全国大部分地区均产,主产于江苏、浙江、宁夏、山西、河南等地。初春或秋后采挖,剥取根皮,晒干,切段。

【性味归经】 甘、寒。归肺、肝、肾经。

【功效主治】

（1）清虚热：用治阴虚所致骨蒸劳热、五心烦热、潮热盗汗、脉象细数者，常与鳖甲、知母、银柴胡等同用。

（2）清肺热：用治肺热郁结所致咳嗽咯痰、气喘气逆等，常与桑白皮、黄芩等同用，如泻白散。

（3）止血：用治血热妄行所致吐血、衄血等，常与白茅根、侧柏叶等同用。

此外，本品泄热邪而止烦渴，亦可用于消渴的治疗；又能泻肾经浮火而止虚火牙痛。

【用法用量】 煎服，6～15g。外用适量。

【使用注意】 外感发热及脾胃虚寒者忌用。

【现代药理研究】 本品含甜菜碱、桂皮酸、酚类物质、地骨皮甲素、枸杞素 A 和 B、亚油酸和亚麻酸等。其煎剂、酊剂、浸剂均有明显的解热作用及降血糖、降血压、降血脂作用。枸杞素 A 和 B 有抗肾上腺皮质激素和肾素作用。其煎剂对伤寒杆菌、甲型副伤寒杆菌及痢疾杆菌均有较强抑制作用。

银 柴 胡

银柴胡为石竹科植物银柴胡 *Stellaria dichotoma* L. *var. Lanceolata* Bge. 的根。主产于宁夏、甘肃、陕西、内蒙古等地。秋后茎叶枯萎至立春植株萌发前采挖，除去残茎须根，洗净，晒干，切片。

【性味归经】 甘、微寒。归肺、胃经。

【功效主治】

（1）退虚热：用治阴虚所致骨蒸劳热、五心烦热、潮热盗汗，常与鳖甲、青蒿、地骨皮等同用。

（2）清疳热：用治小儿食滞或虫积所致疳积发热，常与胡黄连、使君子、党参等同用。

【用法用量】 煎服，3～10g。

【使用注意】 外感发热忌用。

【现代药理研究】 本品主要含甾体类、黄酮类及挥发性成分。动物实验表明本品有解热、抗感染、抗菌及抗动脉粥样硬化作用。

其他清虚热药见表11-7。

表 11-17 其他清虚热药简表

药名	性味	归经	功效	主治	用量/g	备注
胡黄连	苦,寒	肝,胃,大肠	清虚热,清湿热,除疳热	阴虚发热,盗汗骨蒸；湿热泻痢,痔疮肿痛；疳积发热,腹胀纳差	3～10	脾胃虚寒者慎用
白薇	苦,咸,寒	胃,肝,肾	清热凉血,利尿通淋,解毒疗疮	邪热入营,阴虚发热；膀胱湿热,热淋血淋；血热毒盛,疮痈肿毒	5-10	脾胃虚寒者慎用

案例 11-9

抚顺一童，9岁，因有外感实热久留不去，变为虚劳咳嗽证。从前曾受外感，热入阳明。医者纯用甘寒之药清之，致病愈之后，犹有些许余热留脏腑，久之阴分亏耗，渐成虚劳咳嗽证。心中常常发热，有时身亦觉热，懒于饮食，咳嗽频吐痰涎，身体瘦弱。屡服清热宁嗽之药，即稍效病仍反复，其脉象弦数，右部尤弦而兼硬。（《医学衷中参西录》）

【思考题】 作为一名临床医师，你认为中医应如何辨证？结合所学的清虚药物理论，治疗上应首选哪种清虚热药？

【参考答案】 该患者心中常常发热，有时身亦觉热，懒于饮食，咳嗽频吐痰涎等表现，乃虚实夹杂证。治疗应首选清虚热药地骨皮。因地骨皮除具有清虚热之功，主治阴虚所致潮热盗汗、脉象细数等；还可清肺热，治疗肺热郁结所致咳嗽咯痰等症，乃虚实两清药，故首选地骨皮。而银柴胡、胡黄连等清虚热药物不具有清肺热之能，故不作为首选。

三、泻 下 药

凡具泻下通便功效，以促进排便为主要作用，治疗胃肠积滞、水肿停饮的药物，称泻下药。本类药物主要适用于便秘及水肿。根据本类药物的作用特点及使用范围的不同，分为攻下药、润下药及逐水药三类。其中攻下药及逐水药泻下峻猛，年老体弱、久病正虚者应慎用；妇女胎前产后及经期忌用。

▶ （一）攻 下 药

本类药物味苦性寒，具有较强的清热泻火及泻下通便的作用，主要适用于热结便秘及火热上炎之里实热证。

大 黄

大黄为蓼科植物掌叶大黄 *Rheum palmatum* L.、唐古特大黄 *Rheum tanguticum* Maxim. ex Reg.，或药用大黄 *Rheum officinale* Baill. 的根和根茎。主产于甘肃、青海、四川、陕西、贵州、云南等地。秋末茎叶枯萎或次春发芽前采挖，除去须根，刮去外皮，干燥。生用、酒炒、炒炭或制熟用。

【别名】 将军 川军 锦纹

【性味归经】 苦、寒。归脾、胃、大肠、肝、心包经。

【功效主治】 又清热泻火，凉血解毒，治疗火热亢盛、高热不退或火热上炎等。入血分,活血祛瘀,治血瘀诸证,并苦寒燥湿,治湿热黄疸、热淋等。

(1)泻热通便:大黄性主沉降,走而不守,直达下焦,善于荡涤胃肠实热积滞,为治阳明腑实证的要药。用治热结便秘,单用即可。里热炽盛,可与芒硝、枳实、厚朴等同用,如大承气汤。本品又能清泄湿热,治疗湿热黄疸,常与茵陈、栀子等配伍,如茵陈蒿汤。

(2)凉血解毒:用治血热妄行所致吐血、衄血、咯血者,常与黄芩、黄连同用,如三黄汤;火邪上炎所致目赤肿痛、咽喉肿痛、牙龈肿痛、热毒痈肿,常配金银花、蒲公英、牡丹皮、黄芩等。

(3)逐瘀通经:用治妇女产后瘀阻腹痛、恶露不尽,常与桃仁、红花等同用;跌打损伤、瘀血肿痛或癥瘕积聚者,可与赤芍、当归、穿山甲、桃仁等同用。

【用法用量】 煎服,3～10g。外用适量,研末调敷。攻下通便用生大黄;活血逐瘀用酒制大黄;止血用大黄炭。

【使用注意】 入汤剂宜后下;或用温开水泡服,久煎则泻下作用减弱。脾胃虚寒者慎用。妇女妊娠期、哺乳期、月经期应慎用或忌用。

【现代药理研究】 本品主要成分为蒽醌类化合物,如大黄酸、大黄素、大黄酚等。大黄煎剂有明显的泻下作用。大黄能治疗和预防应激性胃溃疡出血,保护胃肠黏膜,抑制胃酸分泌,降低蛋白酶活性;对实验性肝损伤有明显保护作用;大剂量可促进胆汁及胰液分泌。大黄是一类作用很强的自由基清除剂和脂质过氧化抑制剂,对机体免疫功能具有双向调节作用。此外,还具有解热、抗感染、利尿、止血、活血及抗肿瘤作用。大黄的抗菌谱广,对多种细菌、真菌及流感病毒有抑制作用。

【单方验方】 治疗上消化道出血:单味大黄粉每日3g,治疗上消化道出血890例(肝硬化引起的出血除外),止血有效率达97%,平均止血时间2日,人均用药18g。(中药现代研究与临床应用,1994.61)

芒 硝

芒硝为硫酸盐类矿物芒硝族芒硝 *Mirabilitej* 经加工精制而成的结晶体。主含水硫酸钠($NaSO_4 \cdot 10H_2O$)。主产于河北、天津、山东、河南、江苏等地。将天然产品用热水溶解,过滤,放冷析出结晶,通称朴硝或皮硝。再取萝卜洗净切片,置锅内加水与朴硝共煮,取上层液,放冷析出结晶,即芒硝。芒硝经风化失去结晶水而成的白色粉末称玄明粉(元明粉)。

【性味归经】 咸,苦,寒。归胃、大肠经。

【功效主治】 芒硝咸软坚,苦寒清热泻下,能荡涤肠胃实热而除燥屎。主治实热积滞、大便燥结、谵语发狂。又可用于痈肿疮疡、目赤、咽肿、口舌生疮等。

(1)泻下软坚:用治实热所致大便燥结,常与大黄相须为用。

(2)清热解毒:用治热毒上炎所致咽喉肿痛、口舌生疮,常与硼砂、冰片等制成散剂外用;肠痈初起,可与大黄、牡丹皮等同用,如大黄牡丹皮汤。

【用法用量】 烊化冲服,3～12g。外用治丹毒、乳痈,化水外敷。

【使用注意】 不能与三棱同用。孕妇忌用。

【现代药理研究】 本品主要成分为硫酸钠。尚含有氯化钠、磷酸钙、硫酸镁等。本品服后在肠中不易被吸收,形成高渗盐溶液状态,起到容积性泻下作用,服药后需大量饮水。此外,本品还具有利尿及抗感染作用。

【单方验方】 治疗脚鸡眼:取芒硝少许,加少量清水使其呈结晶状备用外敷。每日或隔日换药1次,至鸡眼消失。(王本祥.现代中药药理学.天津:天津科学技术出版社,1999:379)

其他攻下药见表11-8。

表 11-8 其他攻下药简表

药名	性味	归经	功效	主治	用量/g	备注
番泻叶	甘、苦,寒	大肠	泻热通便,行水消胀	热结便秘,腹满胀痛、腹水鼓胀,二便不利	3～6	孕妇忌用
芦荟	苦,寒	肝、胃、大肠	泻热通便,清泻肝火,疗疳杀虫	热结便秘,腹满胀痛;肝经实火,烦躁易怒;小儿疳积,虫积腹痛	1～2(入丸散)	内服醋制,反甘草。孕妇忌用

▶▶ (二)润下药

本类药物多为植物种仁,富含油脂,具有润燥滑肠作用,使大便易于排出。主要适用于年老津枯、产后血虚、热病伤津及失血等所致的肠燥津枯便秘。使用本类药物需根据病情适当配伍,热盛津伤宜与清热养阴药配伍,血虚宜与补血药配伍,气滞者宜与行气药配伍,气虚者宜与益气药配伍。

火 麻 仁

火麻仁为桑科植物大麻 *Cannabis sativa* L. 的成熟果实。主产于山东、浙江、河北、江苏及东北等地。秋季果实成熟时采收,除去杂质,晒干。生用打碎。

【别名】 大麻仁、麻子仁。

【性味归经】 甘,平。有毒。归脾、胃、大肠经。

【功效主治】 润肠通便 用治津血不足之肠燥

便秘,常与当归、桃仁、生地黄等同用。其味甘性补,对老人、产妇之血虚津枯肠燥便秘,尤为适宜。

【用法用量】 煎服,10～15g。生用或微炒后,打碎入煎。

【使用注意】 孕妇及习惯性流产者忌用。食入过量可致中毒。

【现代药理研究】 本品含葫芦巴碱、脂肪油等。所含脂肪油内服后在肠道分解产生脂肪酸,刺激肠黏膜,促进分泌,加快蠕动,减少大肠的水分吸收而致泻。此外,火麻仁醇提取物还具有镇痛、抗炎、抗血栓、降血压、降血脂等作用。

郁 李 仁

郁李仁为蔷薇科植物欧李 *Prunus humilis* Bge.、郁李 *Prunus japonica* Thunb. 或长柄扁桃 *Prunus pedunculata*(Pall.) Maxim. 的成熟果实。主产于山东、浙江、河北、江苏及东北等地。秋季果实成熟时采摘,除去果肉,取仁去壳,晒干,去皮。捣碎用。

【性味归经】 辛、苦、甘、平。归脾、大肠、小肠经。

【功效主治】

(1)润肠通便:用治津血不足兼气滞之便秘,常与柏子仁、桃仁等同用。

(2)利水消肿:用治脚气水肿、腹水胀满,常与茯苓、白术等同用。

【用法用量】 煎服,6～10g。生用,打碎入煎。

【使用注意】 孕妇慎用。

【现代药理研究】 本品含郁李仁苷 A、B 和苦杏仁苷、脂肪油等。郁李仁水煎剂能明显缩短燥结型便秘模型小鼠排便时间,排便次数明显增加。此外郁李仁还具有抗感染、镇痛、降压等作用。

(三)峻下逐水药

本类药物泻下作用峻猛,能引起剧烈腹泻,使体内积液从大便排出,部分药物兼有利尿作用,故称峻下逐水药。主要适用于水肿、鼓胀、胸胁停饮等病证。逐水药力峻猛有毒,易伤正气,年老体弱及孕妇忌用。临床应用时,应注意用量、炮制方法及禁忌等,做到中病即止,不可久服。

大 戟

大戟为大戟科植物大戟 *Euphorbia pekinensis* Rupr. 或茜草科植物红芽大戟 *Knoxia valerianoides* Thorel 的根。主产于江苏、四川、江西、广西、云南、广东、贵州等地。春季未发芽前,或秋季茎叶枯萎时采挖,除去残茎及须根,洗净,晒干。醋制用。

【性味归经】 苦、辛;寒。有毒。归肺、肾、大肠经。

【功效主治】

(1)泻水逐饮:大戟苦寒下泄,通利二便,为泻水逐饮之峻药。用治水肿鼓胀、便秘尿少、正气未衰者,单用即效,亦可与甘遂、芫花同用;痰湿水饮停滞胸膈所致胸胁隐痛者,可与白芥子等同用。

(2)消肿散结:用治热毒壅滞之疔毒疮痈及痰火凝结的瘰疬痰核,内服外用均可,以外用为主,常与雄黄同用。

【用法用量】 煎服,1.5～3g;入丸散,每次服 1克。外用适量。

【使用注意】 过量服用易中毒。醋制可减轻毒性。孕妇忌用。反甘草。

【现代药理研究】 本品含三萜类成分大戟苷、大戟色素体 A、B、C 及生物碱等。大戟能刺激肠管引起肠蠕动增加,产生泻下作用。此外,大戟提取物还具有利尿、降压等作用。本品有强烈刺激性;接触皮肤能引起炎症;内服可引起口腔黏膜、咽喉和胃肠黏膜肿胀、充血,严重时可导致呼吸麻痹而死亡。

其他峻下逐水药见表 11-9。

表 11-9 其他峻下逐水药简表

药名	性味	归经	功效	主治	用量/g	备注
甘遂	苦,寒,有毒	肺、肾、大肠	泻下逐饮、消肿散结	水肿胀满、胸胁停饮;湿热毒肿,热结便秘	0.5～1(入丸0.5～1散)	内服醋制,反甘草。孕妇忌用
牵牛子	苦,寒,有毒	肺、肾、大肠	泻下逐水、杀虫攻积;	实热积滞,大便秘结;痰饮咳喘,小便不利;虫积腹痛,水肿鼓胀	1.5～3(入丸散)	炒用药性减缓。不宜与巴豆同用。孕妇忌用
芫花	辛、苦、温,有毒	肺、肾、大肠	泻下逐饮、杀虫疗癣	水肿胀满、胸腹积水;虫积鼓胀,头疮顽癣	0.3～0.6(入丸散)	内服醋制。反甘草,孕妇忌用
商陆	苦,寒,有毒	肺、脾、肾、大肠	泻下逐水、解毒散结	实热积滞,大便秘结;水肿鼓胀,小便不利;疮疡肿毒,痈疽疔疮	5～10	延长煮沸时间可减毒。孕妇忌用
巴豆	辛、热,大毒	胃、肺、大肠	泻下寒积、逐水消肿、蚀腐疗疮	寒积便秘,宿食积滞,腹水鼓胀,二便不通;外敷患处能促进痈肿破溃排脓;用油调雄黄、轻粉治疗疥癣恶疮	0.1～0.3(入丸散)	制成巴豆霜用可减毒。不宜与牵牛同用。服用本品中毒可用绿豆汤解。孕妇忌用

案例 11-10

张某,男,30 岁。病者腹痛 2 天,乃就诊于博济医院,欲得注射止痛针。但经诊断后,断为盲肠炎,要立刻住院开刀,下午便不担保,病人无款交手术费,亦怕开刀,邀为诊治。查右下腹发热,细按内有球形物,右足动则痛剧,乃出大黄牡丹汤治之。生大黄(后下)12g、粉丹皮 12g、桃仁 6g、冬瓜仁 24g、芒硝(冲服)9g。服汤后,是晚痛仍剧,且觉球状物微隆起。翌日再诊时,大黄改为 15g,芒硝 12g,其他各味略增,服后 3 小时乃下黑黄稀粪不少,是晚痛略减。三诊药量略减,大黄 12g,芒硝 9g,服后又下黑秽之粪,痛再减。四诊至七诊均依方加减,其痛渐减,球状物亦渐细,然身体疲倦无力。第 8 日乃将各药减至:大黄 9g,芒硝 6g,丹皮 9g,桃仁 3g,冬瓜仁 15g,另加以厚朴 3g。9 日晨 10 时不见消息,心中不安,岂知彼昨夜痛大减,能安睡,是日晨起,腹饥思食,食粥后再来。是日九诊乃将大黄减为 6g,芒硝 6g,各药亦减其量。是日大便乃成条状。十诊乃不用大黄、芒硝。十一诊停药,进高丽参 9g,细按右腹角仍有条状如笔杆者。12 日再服轻量大黄牡丹汤 1 剂,13、14 日再服高丽参 9 克,15 日愈。(陈明.金匮名医验案精选.北京:学苑出版社,1999)

【思考题】 该案例中医如何诊断?用药有何特点?

【参考答案】 该患证属中医内痈"肠痈"范畴,乃热毒、瘀血壅滞所致。治疗应泻热破瘀,散结消肿。首选大黄牡丹汤。方中重用大黄,取其既清热泻火,又凉血解毒,以泻肠中湿热瘀结之毒;取芒硝软坚散结之功,以助大黄,促其速下;辅以桃仁、丹皮凉血、散血,破血祛瘀;冬瓜子清肠中湿热,排脓消痈。

【按语】 肠痈之病,皆由湿热瘀聚郁结而成,相当于现代医学中具有湿热瘀滞证的急性阑尾炎及妇科中盆腔、附件的急性炎症等。"病既在内,与外痈之治,又自不同。然肠中既结聚不散,为肿为毒。非用下法不能解散。故以大黄之苦寒行血,芒硝之咸寒软坚,荡涤一切湿热瘀结之毒,推之而下。"

四、祛 湿 药

凡具祛湿功效,用于治疗水湿停聚的药物,称祛湿药。因其性味功效的不同,又有化湿燥湿、利水渗湿、清热利湿之分。本类药物易耗伤阴液,阴虚血燥者慎用。

▶▶ **(一)芳香化湿药**

具化湿燥湿、强健脾胃作用,治疗湿阻中焦的药物,称化湿燥湿药。因药物气味芳香,故又称芳香化湿药。本类药物主要适用于湿阻中焦所致的脘腹痞满、食少倦怠、呕恶泄泻等病证。其药物大多含挥发油,不宜久煎。

藿 香

藿香为唇形科植物广藿香 *Pogostemon cablin* (Blanco) Benth. 或藿香 *Agastache rugosa* (Fisch. et Mey.) O. Ktze.(土藿香)的地上部分。主产于广东、海南、重庆、四川、云南等地。夏、秋季枝叶茂盛时采割。阴干,切断。生用或鲜用。

【性味归经】 辛、微温。归脾、胃、肺经。

【功效主治】

(1)化湿解暑:用治夏月外感所致恶寒发热、脘痞腹胀、呕恶泄泻,常与紫苏、厚朴、法夏、大腹皮等同用,如藿香正气散。用治夏季伤暑所致头昏胸闷、恶心欲吐的暑湿证,常与佩兰、薄荷、厚朴等同用,也可用鲜藿香与薄荷泡茶饮。

(2)和中止呕:用治湿阻中焦,中气不运所致脘腹痞满、食欲不振、恶心呕吐、舌苔浊腻,常与半夏、苍术、厚朴、生姜等同用,以化湿调中止呕,如不换金正气散。

【用法用量】 煎服,3～10g。藿香叶偏于发表,藿香梗偏于和中。鲜品解暑化湿、辟秽力强,用量加倍。

【使用注意】 阴虚内热、舌绛无苔及胃热呕恶者忌用。

【药理研究】 藿香含挥发油,油中主要成分为广藿香醇、广藿香酮、桂皮醛、丁香油酚及多种黄酮类化合物。其煎剂对大黄所致的腹泻有抑制作用,能明显抑制小肠推进功能,大剂量可抑制胃排空。其挥发油及水提物有促进胃液分泌,增强消化功能及解痉止痛的作用。藿香煎剂对多种真菌均有抑制作用,广藿香酮的活性最强;藿香中的黄酮类物质有抗病毒作用。

苍 术

苍术为菊科植物茅苍术(南苍术) *Atractylodes lancea* (Thunb.) DC. 或北苍术 *Atractylodes chinensis* (DC.) Koidz. 的根茎。主产于江苏、湖北、河北、安徽、山西、内蒙古及东北等地。挖取根茎后,除去残茎、须根及泥土,晒干。水或米泔水润透切片,炒微黄用。

【性味归经】 辛、苦、温。归脾、胃、肝经。

【功效主治】

(1)燥湿健脾:用治中焦湿滞所致食欲不振、恶心呕吐、腹胀泄泻、倦怠乏力等,常与厚朴、陈皮等同用,如平胃散。

(2)祛风除湿:用治风寒湿邪引起的关节疼痛、肢体困重,常与桂枝、防风、独活、秦艽等同用;风湿热痹,常与黄柏、知母、生石膏等同用;用治外感风寒夹湿头痛、无汗,常与白芷、川芎、羌活等同用,如九味羌活汤。

(3)养肝明目:用治青盲、夜盲等,常与黑芝麻、草决明、猪肝等同用。

【用法用量】 煎服,3～10g。亦可熬膏或入丸散用。

【使用注意】 苍术香燥伤阴,阴虚内热、大便燥结、表虚多汗者忌用。

【药理研究】 苍术含挥发油,油中主要成分为β-桉叶醇、苍术醇、苍术酮等。实验表明苍术能显著抑制胃液量、胃酸度、胃蛋白酶活性,对多种实验性胃溃疡的形成有抑制作用;对胃肠运动有调节作用。苍术提取物对中枢神经系统呈抑制作用。煎剂可使血糖降低;对结核杆菌、大肠杆菌、枯草杆菌、铜绿假单胞菌、腮腺炎病毒、流感病毒、多种真菌有抑制作用。苍术正丁醇提取物具有明显的抗心律失常作用。

其他化湿燥湿药见表11-10。

表 11-10 其他芳香化湿药简表

	药名	性味	归经	功效	主治	用量/g	备注
化湿燥湿药	佩兰	辛,平	脾、胃、肺	解暑发表,化湿和中	暑湿外感;寒热呕恶;湿困脾胃,脘痞泛恶	3～10	善治湿热困脾、浊气上泛证
	厚朴	辛、苦,温	脾、胃、肺、大肠	行气燥湿,消积除满,消痰平喘	湿阻中焦,食少呕恶;食积不化,脘腹痞满;痰浊壅肺,咳逆喘促	3～10	本品行气力强,善治寒湿积滞。孕妇慎用
	白豆蔻	辛,温	肺、脾、胃	化湿行气,温胃止呕	湿阻中焦,脘胀食少;寒凉伤中,呕吐呃逆	3～6	入煎剂宜后下
	草豆蔻	辛,温	脾、胃	燥湿健脾,温中止呕	寒湿内阻,脘痞腹满;脘腹冷痛,呕吐泄泻	3～6	入煎剂后下,阴虚血少者忌用
	草果	辛,温	脾、胃	燥湿温中,除痰截疟	脾胃寒湿,腹痛吐泻;秽浊湿邪,疟疾痰饮	3～6	温燥伤津,阴虚血少者忌用
	砂仁	辛,温	脾、胃	化湿健脾,温中止泻,理气安胎	湿阻中焦,脘胀食少;寒湿吐泻,心腹冷痛;妊娠恶阻,胎动不安	3～6	入煎剂宜后下

（二）利水渗湿药

具利水渗湿、通利小便功效,用于治疗水湿停聚的药物,称利水渗湿药。本类药物大多味甘淡平,又称淡渗利湿药,主要适用于水湿停聚所致的水肿胀满、小便不利等病证。本类药物易伤阴耗液,阴虚津亏者慎用。

茯 苓

茯苓为多孔菌科真菌茯苓 Poria cocos (Schw.) Wolf 的菌核。多寄生于松科植物赤松或马尾松等树根上。色白者名"白茯苓",淡红色者名"赤茯苓",外皮名"茯苓皮",抱松树根而生者名"茯神"。主产于湖北、河南、云南、贵州等地。7～9月采挖,除去泥沙,切制阴干。生用。

【别 名】 云苓。

【性味归经】 甘、淡,平。归心、脾、肾经。

【功效主治】

(1)利水渗湿:用治水肿、小便不利等水湿证。常与猪苓、泽泻、白术等同用,如五苓散;治疗脾虚停饮所致的心悸、头眩、咳喘,与桂枝、白术、甘草配伍,如苓桂术甘汤。

(2)补中健脾:用治脾虚湿盛之食少便溏,常与人参、白术等同用,如四君子汤、参苓白术散。

(3)宁心安神:用治心悸怔忡、失眠健忘等,常与龙眼肉、酸枣仁等同用,如归脾汤。

【用法用量】 煎服,10～15g。利水用茯苓皮;安神用茯神;健脾用茯苓。

【药理研究】 本品主要含茯苓多聚糖、茯苓酸、麦角固醇、胆碱、组氨酸及无机元素钾盐等。茯苓多糖能使吞噬细胞的吞噬率和吞噬指数增加,增强 T 淋巴细胞的细胞毒作用,提高荷瘤小鼠体内 TNF(肿瘤坏死因子)水平及 NK 细胞活性,具有较强烈抑瘤率;茯苓各种提取物均能使心肌收缩力加强、心率加快;对离体肠管平滑肌使收缩幅度降低、张力下降,并降低胃酸分泌。茯苓多糖能对抗四氯化碳所致肝损害的谷丙转氨酶增高及代谢障碍。茯苓醇浸剂连续使用使尿量明显增加。茯苓提取物能清除自由基,具有抗氧化作用。茯苓煎剂能明显降低小鼠的自发活动,能对抗咖啡因所致的小鼠过度兴奋而起镇静作用。

猪 苓

猪苓为多孔菌科真菌猪苓 Polyporus umbellatus

(Pers.)Fries 的菌核。多寄生于桦树、枫树、柞树的腐朽根上。主产于陕西、山西、湖南、湖北、河北、河南、四川、贵州、云南及东北等地。春秋二季采挖，去泥沙，晒干。切片入药，生用。

【性味归经】 甘、淡，平。归肾、膀胱经。

【功效主治】 利水渗湿：猪苓利水渗湿之功强于茯苓，但无茯苓的补益之力。用治水湿停聚的各种水肿、泄泻、带下等证。单味即可见效。脾虚湿盛水肿，常与白术、茯苓、泽泻等同用，如四苓散；若水热互结证见发热、小便不利兼有口渴心烦等阴伤者，与阿胶、滑石、泽泻等伍用，即猪苓汤；对于湿热下注的带下，则配泽泻、黄柏以清热利湿。

【用法用量】 煎服，6～12g。

【使用注意】 易耗津液，无湿者不宜使用。

【药理研究】 本品含麦角甾醇、猪苓多糖和粗蛋白等。猪苓煎剂利尿强度比木通、茯苓强，在增加尿量的同时，亦增加 Na^+、K^+、Cl^- 的排泄。研究表明，猪苓能增强小鼠网状内皮系统吞噬功能，对实验性肿瘤有抑制作用；猪苓多糖与化疗药物或具有免疫活性的细胞因子合用具有增强其抗癌效果的作用，并有抗实验性肝转移的作用。猪苓多糖还有保肝及抗肝炎作用，其乙醇提取物对金黄色葡萄球菌、枯草杆菌、大肠杆菌有抑制作用。

【单方验方】 治疗慢性病毒性乙型肝炎：猪苓多糖肌内注射 40mg，每日 1 次，连续 20 天，停药 10 天或连续给药 10 天，停药 5 天，3 个月为 1 个疗程。有效率 69.4%～78.0%，转氨酶（ALT）复常率为 41.7%～89.5%，乙型肝炎病毒表面抗原（HBeAg）转阴率 18.7%～48.6%（王本祥. 现代中药药理学. 天津：天津科学技术出版社，1999：533）。

泽 泻

泽泻为泽泻科植物泽泻 *Alisma Orientalis* Sam. Juzep. 的块茎。主产于四川、福建、江西等地。产于江西、福建者名"建泽泻"，质量较佳。冬季茎叶开始枯萎时采挖，洗净，用微火烘干，再摘去须根及粗皮，以水润透切片，晒干。麸炒或盐水炒用。

【性味归经】 甘，寒。归肾、膀胱经。

【功效主治】

（1）利水渗湿：治疗水湿停聚所致水肿胀满、小便不利，常与茯苓、猪苓等同用，如五苓散。用治湿盛所致泄泻、尿少，常与茯苓、车前子、白术等同用以渗湿止泻。其利水渗湿之功还可治疗痰饮内停所致的眩晕，以泽泻配伍白术煎服，如泽泻汤。

（2）清热利湿：用治湿热下注所致带下、淋浊，常与车前子、黄柏等清热利湿药物同用。

【用法用量】 煎服，3～15g。生用或麸炒、盐炒用。

【使用注意】 无湿热及肾虚滑精者忌用。

【单方验方】 治疗眩晕症：以泽泻汤：泽泻 50～70g，白术 20～30g，每日 1 次煎服，治疗梅尼埃综合征有明显疗效［浙江中医杂志，1991，26（3）：110］。

【药理研究】 本品含泽泻萜醇（A、B、C、D、E、F）、挥发油，胆碱及卵磷脂等。泽泻有明显的利尿作用，对多种高血压模型均有持续但较弱的降压作用；能干扰外源性胆固醇（TC）、甘油三酯（TG）的吸收，加速 TG 水解。泽泻提取物能抑制主动脉粥样硬化斑块的形成，对心率无明显影响，但能增加冠状动脉血流量。泽泻对金黄色葡萄球菌、肺炎双球菌及结核杆菌等有抑制作用。泽泻甲醇提取物可抑制模型大鼠的皮肤过敏反应，有抗变态反应的作用。水提取物可抑制实验性肾结石模型大鼠的草酸钙结石形成。

其他利水渗湿药见表 11-11。

表 11-11　其他利水渗湿药简表

药名		性味	归经	功效	主治	用量/g	备注
利水渗湿药	薏苡仁	甘、淡，凉	脾、胃、肺、大肠	健脾渗湿，清热排脓，除痹止痛	脾虚湿盛，食少泄泻；肺痈吐脓，肠痈腹痛；湿滞经络，关节疼痛	10～30	健脾止泻炒用；清热除湿生用
	草薢	苦，平	肝、胃、膀胱	利湿化浊，祛风除湿	下焦湿浊，膏淋带下；寒湿痹痛，关节不利	6～15	善治膏淋
	冬瓜皮	甘，凉	肺、小肠	利水渗湿，清热解暑	水肿胀满，小便不利；暑热烦渴，小便短赤	15～30	冬瓜仁清热化痰、排脓消痈
	赤小豆	甘、酸，平	心、小肠	利水渗湿，解毒排脓	水肿胀满，湿热黄疸；肠痈乳痈，疔腮丹毒	10～30	治疗疮肿毒宜研末外用
	玉米须	甘，平	肝、肾、膀胱	利水通淋，清肝利胆	膀胱湿热，水肿淋证；肝胆湿热，黄疸结石	15～30	有利尿、降压作用

（三）清热利湿药

凡具清热利湿功效，用于治疗湿热证的药物，称清热利湿药。本类药物主要适用于湿热所致黄疸、热淋、血淋等病证。热盛常配清热解毒药；湿盛常配芳香化湿药。

茵 陈

茵陈为菊科植物茵陈蒿 *Artemisia capillaris* Thunb. 或滨蒿 *Artemisia scoparia* Waldst. et Kit. 的幼苗。全国大部分地区均产。主产于山西、安徽、陕西等地。春季幼苗高约三寸时采收，除去老茎及杂质，晒干。生用。

【性味归经】 苦、辛，微寒。归脾、胃、肝、胆经。

【功效主治】

（1）利湿退黄：用治湿热阳黄，黄色鲜明、发热、腹满便秘、小便不利等，常与栀子、大黄等同用，如茵陈蒿汤；若湿邪偏重，小便不利者，与五苓散同用，即茵陈五苓散。寒湿阴黄，黄色晦暗，常与附子、白术等同用，如茵陈术附汤。

（2）除湿止痒：用治湿热内蕴所致风瘙隐疹、湿疹疥疮等皮肤病，可与黄柏、苦参、地肤子等配伍，可煎汤内服或外洗。

【用法用量】 煎服，10～15g。不宜久煎。

【使用注意】 脾虚血亏所致萎黄忌用。

【药理研究】 本品含绿原酸、6,7-二甲氧基香豆素、挥发油。油中主要成分为茵陈二炔酮、茵陈二烯酮等。茵陈的各种成分均有促进胆汁分泌，增加胆酸和胆红素排泄作用。茵陈煎剂对四氯化碳（CCl_4）所致的肝损害有明显保护作用，使血清 ALT 活性下降，能显著减轻肝细胞变性坏死，抑制肝细胞凋亡；能降血脂、扩张冠状动脉及促进纤溶；对金黄色葡萄球菌、白喉杆菌、伤寒杆菌、大肠杆菌、铜绿假单胞菌、脑膜炎双球菌、志贺痢疾杆菌等有不同程度的抑制作用。6,7-二甲氧基香豆素及挥发油有降血压作用。茵陈提取物具有解热、镇痛、抗感染作用。

【单方验方】 治疗高胆固醇血症：单味茵陈代茶饮用，1个月为1个疗程，能降低各种程度的高脂血症（中医杂志，1980，1：39）。

木 通

木通为木通科植物五叶木通（木通）*Akebia quinata*（Thunb.）Decne.、毛茛科小木通（川木通）*Clematis armandii* Franch. 及同属绣球藤（川木通）*Clematis montana* Buch. Ham.、马兜铃科东北马兜铃（关木通）*Aristolochia manshuriensis* Kom. 的木质茎。主产于江苏、湖南、湖北、四川、贵州、广西、东北等地。春秋两季采收，除去粗皮，晒干。生用。

【性味归经】 苦、寒。有毒。归心、肾、膀胱经。

【功效主治】

（1）利湿通淋：用治膀胱湿热所致小便短赤、淋漓涩痛，常与车前草、滑石、萹蓄等同用，如八正散；血淋则常与小蓟、生地黄、蒲黄等同用。

（2）清心除烦：用治心火上炎所致口舌生疮，心烦尿赤。常与生地黄、竹叶、甘草等同用，如导赤散。

（3）通经下乳：用治气滞血瘀的乳汁不通，常与王不留行、穿山甲等同用；血瘀痛经，常与当归、牛膝等同用。

【用法用量】 煎服，3～6g。

【使用注意】 关木通过量久服可致肾脏损害。孕妇忌用。

【药理研究】 木通主要来源于木通科、毛茛科和马兜铃科三种植物，马兜铃科关木通含马兜铃酸及马兜铃内酰胺，毒性大，利尿作用有待确证且杀菌力差；木通科木通和毛茛科川木通不含马兜铃酸和马兜铃内酰胺，安全无毒且有利尿杀菌作用，历代所用木通多为木通科木通，故未见毒性记载。

动物试验表明，马兜铃酸中毒时，内脏出现毛细血管病变，肾脏呈普遍性肾小管坏死。关木通中毒表现为服药3～6小时后，出现上腹不适、呕吐、胸闷、腹痛、腹泻，继而尿频、尿急、浮肿、尿量减少或尿闭，最终以急性肾衰竭死亡。关木通除对肾脏有损伤作用外尚有致肿瘤作用。

金 钱 草

金钱草为报春花科植物过路黄 *Lysimachia christinae* Hance 的全草，习称"大金钱草"。我国江南各省均有分布，主产于四川、重庆、广东、贵州等地。夏、秋两季采收，除去杂质，晒干。

【性味归经】 甘、咸，微寒。归肝、胆、肾、膀胱经。

【功效主治】

（1）清热利湿：用治肝胆湿热所致胁痛口苦、肌肤发黄，常与茵陈、栀子等同用，如茵陈蒿汤；膀胱湿热所致小便不利，淋漓涩痛，常配车前子、萹蓄等配伍。

（2）排石退黄：用治泌尿系结石见小便涩痛者，常配海金沙、石韦、鸡内金等配伍；肝胆结石见胁痛黄疸者，常配茵陈、郁金、生大黄等配伍。

（3）解毒消肿：用治疮疖疔毒、虫蛇咬伤、烧伤及烫伤。可捣汁内服外敷。

【用法用量】 煎服，15～30g。鲜品加倍。外敷适量。

【单方验方】 治疗急性乳腺炎：以金钱草鲜品捣烂敷于患处治疗急性乳腺炎，疗效较好（新医学，1971，8：35）。

【药理研究】 本品含酚性成分、黄酮类、苷类、鞣质、胆碱、挥发油、氨基酸等。动物实验证明,本品有明显促进胆汁分泌和排泄作用。其煎剂注入实验犬十二指肠,有与双氢克尿噻相似的增强输尿管蠕动和增加尿量的作用。金钱草提取物对 HBsAg 有抑制作用,对肺炎链球菌、金黄色葡萄球菌有抑制作用。金钱草煎剂有防治蝌蚪实验性肾结石作用。临床报道,以金钱草用于膀胱结石可起溶解作用。

车 前 子

车前子为车前科植物车前 *Plantago asiatica* L. 或平车前 *Plantago depressa* Willd. 的成熟种子。前者全国均产,后者主产于黑龙江、辽宁、河北等地。全草入药,名"车前草"。夏、秋两季种子成熟时采收果穗,晒干,搓出种子,除去杂质。炒用,或盐水炒用。

【性味归经】 甘、微寒。归肝、肾、肺、小肠经。

【功效主治】

(1)清热利湿:用治湿热蕴结膀胱所致小便淋漓涩痛,常与木通、滑石、栀子等清热利湿药配伍,如八正散。

(2)渗湿止泻:用治湿盛引起的泄泻,可单用研末吞服,亦可与白术、茯苓、泽泻等配伍。

(3)清肝明目:用治肝热所致目赤肿痛,常与菊花、决明子、夏枯草配伍。

(4)清肺化痰:用治肺热所致咳嗽痰黄,常与苦黄芩、贝母、瓜蒌等配伍。

【用法用量】 煎服,5～10g。纱布包煎。

【使用注意】 肾虚滑精者慎用。车前草长于清热解毒;车前子长于利水。

【药理研究】 车前子含有大量黏液质、琥珀酸、腺嘌呤、胆碱、车前子酸及脂肪油等。早期研究认为本品有利尿作用,但后来研究发现,车前子煎剂无论对大鼠、家兔、健康人作利尿实验,均未发现其有明显的利尿作用。车前子煎剂对实验小鼠有缓泻作用。本品能促进气管及支气管黏液的分泌,并能抑制呼吸中枢,呈现镇咳作用。其浸剂对金黄色葡萄球菌、宋内氏痢疾杆菌等有抑制作用。

其他清热利湿药见表 11-12。

表 11-12　其他清热利湿药简表

药名		性味	归经	功效	主治	用量/g	备注
清热利湿药	滑石	甘、淡、寒	胃、肺、膀胱	清解暑湿,清热利湿,解毒敛疮	暑湿烦渴,脘闷欲吐;热结膀胱,小便涩痛;湿疹湿疮,热痱作痒	10～15	布包入煎。湿疹痱子宜外用
	海金砂	甘、淡、寒	膀胱、小肠	利湿通淋,排石止痛	热淋石淋,血淋膏淋;肝胆结石,尿路结石	6～15	布包入煎
	萹蓄	苦、微寒	膀胱	利尿通淋,杀虫止痒	湿热下注,小便涩痛;湿疹阴痒,阴道滴虫	10～15	湿疹宜外洗
	瞿麦	苦、寒	心、膀胱	利尿通淋,活血痛经	膀胱湿热,小便涩痛;血瘀经闭,月经不调	10～15	孕妇慎用
	石苇	苦、甘、微寒	肺、小肠、膀胱	利尿通淋,凉血止血,化痰止咳	热结膀胱,小便涩痛;血热妄行,吐衄崩漏;肺热咳嗽,痰多咯血	6～12	有显著镇咳、祛痰、平喘作用
	通草	甘、淡微、寒	肺、胃、膀胱	利湿通淋,下乳通经	膀胱湿热,小便涩痛;乳汁不下,经闭不通	3～5	孕妇慎用
	灯心草	甘、淡、微寒	心、肺、小肠	利尿通淋,清心降火	膀胱湿热,小便涩痛;心烦失眠,小儿夜啼	1～3	外用煅末,吹喉治喉痹

案例 11-11

孙某某,男,55岁。近一年来,患者背部有手掌之大发冷处,即使穿棉背心也觉寒风袭入。某医投于当归生姜羊肉汤之效,延余诊治。脉弦滑,苔白湿润。(《湖北中医杂志》)

【思考题】 中医应如何辨证治疗?

【参考答案】 辨证为"饮留心下",选方五苓散治疗。心之腧在背,饮留心而不去,阻碍阳气布散,致使背部寒冷。"夫心下有留饮,其人背寒冷如掌大",《金匮》一语点明此案之病因。而饮

为阴邪,遇寒则聚,得温始行。五苓散方中茯苓、猪苓、泽泻利水渗湿;白术健脾运湿,与茯苓配合更增强健脾去湿之作用;桂枝温阳以助膀胱气化,气化则水自行。全方共凑温阳化饮之力,使心下留饮去而背冷除。

案例 11-12

曾某某,女,71岁。2007年1月12日就诊。患者尿频,尿急,尿痛,尿少4天,服金钱草冲剂

效果不佳,夜尿多,苔白略腻,脉沉细。(《夏红光医案三百例》)

【思考题】 结合以前所学知识,诊断何病何证?如何辨证治疗?

【参考答案】 本案以尿频、尿急、尿痛(小便频数、淋漓涩痛)为主要临床表现,中医病名诊断为"淋证"。辨证为膀胱湿热证。治疗应清热利湿通淋,选用八正散。方中车前、木通、滑石、萹蓄、瞿麦清利下焦膀胱湿热、利水通淋,辅以栀子、大黄泄热降火,全方共奏清热利湿泻火通淋之功。

五、祛风湿药

凡具有祛风除湿功效,以祛除风湿,解除痹痛为主要作用,治疗风湿痹证的药物,称为祛风湿药。本类药物能祛除留着于肌肉、经络、筋骨间风湿,部分药物还兼有活血舒筋、通络止痛及补肝肾、强筋骨等作用,适于风寒湿痹及肝肾不足所致筋骨痿软等病证。祛风湿药大多辛散温燥,阴虚血亏患者应慎用。

独 活

独活为伞形科植物重齿毛当归 *Angelica pubescens* Maxim. f. *biserrata* Shan et Yuan 的根。主产于湖北、四川、安徽、浙江等地。春初苗刚发芽或秋末茎叶枯萎时采挖,除去须根及泥沙,烘干。切片生用。

【性味归经】 辛、苦,微温。归肾、膀胱经。

【功效主治】

(1)祛风除湿:用治风寒湿痹证。其性下行,对下肢痹痛尤为常用。证见肌肉酸楚、腰膝重痛,常配秦艽、桑寄生、防风、细辛、牛膝等同用,如独活寄生汤。

(2)散寒止痛,解表:用治风寒表证,兼有湿证。证见头痛如裹、昏沉胀痛、舌苔白腻等,常配羌活、蔓荆子、藁本等同用,如羌活胜湿汤。

此外,亦可用于少阴头痛、皮肤湿痒等。

【用法用量】 煎服,3～10g。可浸酒或入丸散用。

【使用注意】 本品辛散温燥,阴虚及气血不足者慎用。

【现代药理研究】 本品主要化学成分为香豆素。独活煎剂有镇痛、镇静、抗感染、抗血小板聚集、抗血栓、抗凝、抗心律失常、抗肿瘤、抗胶原性关节炎等作用。独活酊剂及煎剂均有明显降压作用。

威 灵 仙

威灵仙为毛茛科植物威灵仙 *Clematis chinensis* Osbeck.、棉团铁线莲 *C. hexapetala* Pall. 或东北铁线莲 *C. manshurica* Rupr. 的根及根茎。主产于江苏、河南、安徽、浙江等地。秋季采挖,除去泥沙,晒干。生用。

【性味归经】 辛、咸,温。归膀胱经。

【功效主治】

(1)祛风湿:用治风湿痹证。证见关节疼痛、屈伸不利、肢体麻木、筋脉拘挛者,常配秦艽、独活、桑枝、羌活、牛膝、当归等同用。

(2)通经络:用治跌打损伤所致瘀滞疼痛。可单用或与川乌、五灵脂、乌药等同用。

(3)消骨鲠:用治诸骨鲠喉。可用本品煎汤,缓缓咽下或与乌梅、醋同用。

此外,亦能消痰水,用于噎膈、痞积等。

【用法用量】 煎服,5～10g。治骨鲠可用至30g。

【使用注意】 本品性急善走,易耗伤气血,损伤正气,故气血虚者忌用。

【现代药理研究】 本品主要化学成分为原白头翁素。有镇痛、抗疟、抗感染、引产、促进胆汁分泌、预防胆结石、松弛平滑肌、抗利尿等作用。其煎剂能显著兴奋小鼠离体肠管,对肠管蠕动有促进作用。原白头翁素易聚合成白头翁素,此为威灵仙的有毒成分,服用过量可引起中毒。

【单方验方】 治疗慢性胆囊炎:每日服威灵仙30g,水煎后分3次服,10日为1个疗程,多数患者在治疗后半年内未见复发。(新中医,1974,5:11)

秦 艽

秦艽为龙胆科植物秦艽 *Gentiana macrophylla* pall.、麻花秦艽 *G. straminea* Maxim.、粗茎秦艽 *G. crassicaulis* Duthie ex Burk. 或小秦艽 *G. dahurica* Fisch. 的根。主产于甘肃、陕西、四川、内蒙古等地。春、秋二季采挖,除去泥沙,晒干。切片生用。

【性味归经】 辛、苦,微寒。归胃、肝、胆经。

【功效主治】

(1)祛风除湿:用治风湿痹证。秦艽既可祛风湿,又可通络止痛,新久寒热痹证均可用。证见关节疼痛、筋脉挛急等,常与独活、防风等同用。其性微寒,兼能清热,痹证见发热、关节红肿等热象者尤为适宜。

(2)清热除蒸:用治阴虚内热证。本品苦而微寒,有清虚热之功,为骨蒸潮热常用之品,常与青蒿、鳖甲、地骨皮等同用。

(3)清利湿热:用治湿热黄疸。常与茵陈、栀子同用。

【用法用量】 煎服,5～10g。

【现代药理研究】 本品主要化学成分为秦艽碱

甲、秦艽碱乙和秦艽碱丙。实验证明秦艽具有抗感染、镇痛、解热、抗过敏、抑制中枢神经系统、减慢心率、降压、抑菌等作用。

桑 寄 生

桑寄生为桑寄生科常绿小灌木槲寄生 *Viscum coloratum*(Komar.)Nakai 或桑寄生 *Loranthus parasiticus*(L.)Merr. 的带叶茎枝。前者主产于河北、辽宁、吉林、内蒙古等地;后者主产于广东、广西等地。冬季至次春采割,除去粗茎,切段,干燥或蒸后干燥。生用。

【性味归经】 苦,平。归肝、肾经。

【功效主治】

(1)祛风除湿:用治风湿痹证。证见关节疼痛、腰膝酸痛等,常与独活、牛膝等同用。本品苦甘性平,既可祛风除湿,又能补益肝肾、强筋健骨。对于风湿日久,肝肾不足,腰膝酸痛者尤为适宜。

(2)强筋健骨:用于肝肾不足之证。证见筋骨痿软等,常与杜仲、当归等同用。

(3)养血安胎:用治血虚胎漏、妊娠下血等。常与艾叶、阿胶、川断等同用。

【用法用量】 煎服,10~20g。

【现代药理研究】 本品主要化学成分为齐墩果酸、β-香树脂醇、内消旋肌醇、β-谷甾醇、槲皮素等。有降压、增加冠脉血流量、利尿、抗菌及抗病毒、镇静、降脂、抗肿瘤等作用。

【单方验方】 治疗心绞痛:桑寄生冲剂开水冲服每日约 4.5g,分 2 次服,治疗心绞痛患者 54 例,疗程 4 周至 5 个月不等,服药 1~2 周生效。(王本祥. 现代中药药理学. 天津:天津科学技术出版社,1999:433)

其他祛风湿药见表 11-13。

表 11-13　其他祛风湿药简表

药名	性味	归经	功效	主治	用量/g	备注
五加皮	辛、苦,温	肝、肾	祛风除湿,强筋健骨,利水消肿	风寒湿痹,腰膝疼痛;肝肾不足,腰膝酸软;水肿,小便不利	5~15	阴虚火旺者慎用。北五加有一定毒性,用量不宜过大
木瓜	酸,温	肝、脾	祛风除湿,舒筋活络,化湿和胃	风寒湿痹,肢节疼痛;筋脉牵急,吐泻转筋;夏伤暑湿,恶心呕吐	6~10	
海风藤	辛、苦,微温	肝、肾	祛风除湿,通络止痛	风寒湿痹,关节肿胀;跌打损伤,瘀肿疼痛	6~12	有抗内毒素和抗氧化作用
伸筋草	辛、苦,温	肝、肾、脾	祛风除湿,舒筋活络	风寒湿痹,关节肿痛;筋脉拘急,屈伸不利	5~12	可浸酒服。孕妇慎用
马钱子	苦,温,大毒	肝、脾	祛风除湿,散结消肿,通络止痛	风湿顽痹,麻木瘫痪;疔毒痈疽,咽喉肿痛;跌打损伤,瘀血疼痛	0.3~0.6	炮制后入丸散用,过量易致中毒,不可多服久服
川乌	辛、苦,热,大毒	心、肝、肾、脾	祛风除湿,温经止痛	风寒湿痹,肌肤麻木;关节肿胀,屈伸不利;胸腹冷痛,寒疝作痛;骨节冷痛,阴疽肿毒	1.5~3	内服用制川乌,先煎 1 小时。反半夏、白及、白蔹、瓜蒌、贝母、天花粉
草乌	辛、苦,热,大毒	心、肝、肾、脾	祛风除湿,温经止痛	风寒湿痹,肌肤麻木;关节肿胀,屈伸不利;胸腹冷痛,寒疝作痛;骨节冷痛,阴疽肿毒	1.5~3	毒性比川乌更大
桑枝	微苦,平	肝	祛风除湿,通络消肿,祛风止痒	风寒痹痛,关节不利;中风不遂,水肿脚气;风客皮肤,风疹瘙痒	10~15	能提高淋巴细胞转化率
乌梢蛇	甘,平	肝	祛风通络,定惊止痉,祛风杀虫	风湿顽痹,麻木拘挛;抽搐痉挛,颈项强直;干湿皮癣,麻风恶疮	9~12	
豨莶草	辛、苦,寒	肝、肾	祛风除湿,舒筋活络,清热解毒	风湿热痹,骨节肿痛;风中经络,半身不遂;痈肿疔毒,湿热黄疸	6~12	有抗疟、抗早孕作用
防己	辛、苦,寒,小毒	肺、脾、膀胱	祛风除湿,利水消肿,清热利湿	风湿热痹,关节肿痛;风水腹满,肢肿尿少;膀胱湿热,小便不利	6~10	木防己含马兜铃酸,有毒,慎用
络石藤	苦,微寒	心、肝、肾	祛风通络,凉血消肿	风湿热痹,筋脉拘挛;热毒疮疡,喉痹痈肿	6~12	阳虚畏寒、便溏者慎用
雷公藤	辛、苦,寒,大毒	肝、脾	祛风除湿,利水消肿,杀虫止痒	风湿热痹,骨节肿痛;肾病水肿,腹满肢肿;皮肤顽癣,皮炎皮疹	6~12	现代研究认为本品为免疫抑制中药。孕妇忌用

案例 11-13

张某某，女，48 岁。1993 年 9 月 1 日初诊。患者双侧膝关节红肿疼痛已有数年之久，下肢活动明显受限，并且每于经期前后则症状加重，并见白带淋漓不断，小便黄短等症。舌红，苔白腻，脉弦而数。（《刘渡舟验案精选》）

【思考题】 结合上述病例，中医应考虑何病？根据所学的祛风湿药物理论，在遣方用药上你认为应首选哪种祛风湿药物？

【参考答案】 本病例应考虑为中医的"痹证"。治疗上应首选祛风湿药物独活。

【按语】 类风湿关节炎属中医学的"痹证"范畴，是指肢体经络为风寒湿热之邪所闭塞，导致气血不通，经络痹阻，引起肌肉、关节、筋骨疼痛、酸楚、麻木、重着以及活动障碍，甚或关节肿大变形为主要表现的病证。治疗上应选用具有祛风除湿功效，治疗风湿痹证的药物，即祛风湿药。本病例中患者以双膝关节红肿疼痛主诉就诊，独活其性下行，对下肢痹痛尤为常用；且有散寒止痛、解表之功，故治疗上首选独活；可配伍威灵仙、秦艽、海风藤、络石藤等祛风湿药物及当归、川芎、防风等养血祛风之品。而辛温解表药羌活亦具有祛风除湿、解表之功效，但以祛除上半身风湿痹痛，如上臂、肩背酸痛为主；桑枝亦以祛除上肢痹痛为要；桑寄生既可祛风除湿，又能补益肝肾、强筋健骨，对于风湿日久，肝肾不足，腰膝酸痛者尤为适宜，故不作为首选药物。

六、温　里　药

凡以温里祛寒为主要作用，治疗里寒证的药物，称温里药，亦称祛寒药。本类药物主要适用于外寒内侵、脏腑阳虚及亡阳厥逆等病证。温里药多辛温燥烈，易耗阴动火，凡属热证、阴虚证及孕妇忌用或慎用。

附　子

附子为毛茛科植物乌头 *Aconitum carmichaeli* Debx. 的子根加工品。主产于四川、湖南、湖北等地。6 月下旬至 8 月上旬采挖，除去母根、须根及泥沙。由于炮制方法不同，故有盐附子、黑附片、白附片之分。黑附片、白附片可直接入药；盐附子需加工炮制成淡附片或炮附片用。

【性味归经】 辛、甘，大热。有毒。归心、肾、脾经。

【功效主治】

（1）回阳救逆：用治亡阳证。证见四肢厥逆、冷汗淋漓、脉微欲绝者，常与干姜、甘草等同用，即四逆汤；若阳气欲脱，则与人参同用，即参附汤。

（2）补阳助火：用治脾胃虚寒所致脘腹冷痛、大便溏泄，常与干姜、党参、白术等同用，如附子理中汤；脾肾阳虚所致水肿，常与茯苓、桂枝、白术等配伍，如真武汤；肾阳不足所致阳痿宫冷、不孕不育可与肉桂、熟地黄、山茱萸等同用，如肾气丸。

（3）散寒止痛：用治风寒湿痹所致关节疼痛，常与桂枝、白术同用；虚寒痛经，常与桂枝、当归、小茴香等配伍。

【用法用量】 煎服，3～15g。本品有毒，宜先煎 0.5～1 小时，至口尝无麻辣感为度。

【使用注意】 阴虚阳亢及孕妇忌用。反半夏、瓜蒌、贝母、白蔹、天花粉、白及。内服需经炮制。若服用过量，或炮制、煎煮方法不当均可引起中毒。

【药理研究】 本品含乌头碱、中乌头碱、次乌头碱等。附子煎剂可加强心肌收缩力，增加冠状动脉和周围动脉血流量。服用附子后，肾上腺内维生素 C 含量减少，尿 17-羟类固醇排泄增加，具有垂体-肾上腺皮质系统兴奋作用。附子中所含多种乌头碱类化合物，具有较强毒性，能阻断神经-肌肉传导，出现心律失常、血压下降、肌肉麻痹、呼吸抑制和中枢神经功能紊乱，甚至死亡。附子加热炮制后其毒性成分水解成乌头原碱类物质，从而毒性大大降低，而强心成分依然保存。

干　姜

干姜为姜科植物姜 *Zingiber officinale* Rosc. 的干燥根茎。主产于四川、贵州、广西、广东、湖北等地。冬季采收。纯净后切片晒干，或低温烘干。生用。

【性味归经】 辛，热。归脾、胃、肾、心、肺经。

【功效主治】

（1）温中散寒：用治脾胃虚寒所致脘腹冷痛，呕吐泄泻，常与党参、白术配伍，如理中丸；胃寒呕吐，常与高良姜同用；寒积便秘，每与大黄、附子、人参同用。

（2）回阳通脉：用治心肾阳虚，阴寒内盛所致亡阳厥逆、脉微欲绝，常与附子、人参同用。

（3）温肺化饮：用治寒饮停肺所致咳嗽胸满、痰涎清稀、舌苔白滑，常与麻黄、细辛、五味子等同用，如小青龙汤。

【用法用量】 煎服，3～10g。

【使用注意】 阴虚内热及血热者忌用。

【药理研究】 本品含挥发油，其主要成分为姜烯、姜烯酮、姜辣素等。干姜浸剂有显著健胃止吐、祛风散寒作用。其多种成分具有镇痛、镇静及抗炎作用。干姜水提取物对血小板聚集有明显抑制作用，能显著延长大鼠实验性血栓形成时间。动物试验表明，干姜有效成分对肾上腺皮质功能有增强作用。

【单方验方】 预防晕船:干姜粉 1g,口服(中华航海医学杂志,1999,1:23)。

肉　　桂

肉桂为樟科植物肉桂 *Cinnamomum cassia* Presl 的干燥树皮。主产于广西、广东、海南、云南等地。多秋季剥取,刮去栓皮,阴干。生用。

【性味归经】 辛、甘,大热。归脾、肾、心、肝经。

【功效主治】

(1) 补火助阳:用治肾阳衰弱所致阳痿宫冷、腰膝冷痛、滑精尿频,常与附子、熟地黄、山茱萸等同用,如桂附八味丸;阳气素虚,证见畏寒喜暖、四肢不温,常与附子、人参等同用。

(2) 散寒止痛:用治寒邪内侵或脾胃虚寒所致的脘腹冷痛,常与干姜、高良姜等同用;风寒湿痹所致腰膝重痛,常与独活、桑枝、杜仲等配伍,如独活寄生汤;寒疝腹痛,多与吴茱萸、小茴香等同用。

(3) 温经通脉:用治阳虚寒凝、血滞痰阻所致阴疽、流注等,可与鹿角胶、炮姜、麻黄等同用,如阳和汤;寒凝血滞所致闭经痛经等,可与当归、川芎、小茴香等同用,如少腹逐瘀汤。

(4) 引火归原:用治元阳亏虚,虚阳上浮所致面赤、虚喘、汗出、心悸、失眠者,常与山茱萸、五味子、人参、牡蛎等同用。

【用法用量】 煎服,2～5g。宜后下。研末冲服,每次 1～2g。

【使用注意】 孕妇慎用。畏赤石脂。

【药理研究】 肉桂含挥发油(桂皮油),油中主要成分为桂皮醛。桂皮醛能扩张冠状动脉和脑血管,使冠脉及脑血流量增加;能扩张周围血管,降低血压。肉桂水提物能抑制十二指肠平滑肌痉挛,缓解肠道痉挛性疼痛。桂皮油有强大杀菌作用,对许多革兰阳性菌、阴性菌和真菌有抑制作用。大剂量服用本品可致中毒,桂皮油 6～18g 可致狗死亡。中毒轻者恶心呕吐,重者血压下降、痉挛、运动失调、呼吸急促,甚至死亡。

【单方验方】 治疗神经性皮炎:肉桂 200g,研细末,米醋调成糊状,涂敷患处(辽宁中医杂志,1984,4:封3)。

其他温里药见表 11-14。

表 11-14　其他温里药简表

药名	性味	归经	功效	主治	用量/g	备注
吴茱萸	辛、苦,热,有小毒	肝、脾、胃、肾	散寒止痛、降逆止呕,助阳止泻	厥阴头痛,干呕涎沫;中焦虚寒,呕吐泛酸;脾肾阳虚,五更泄泻	1.5～5	本品燥烈,不宜多用、久服
丁香	辛,温	脾、胃、肺、肾	温中降逆、散寒止痛,温肾助阳	胃寒呕吐,脘痛呃逆;肾阳不足,阳痿宫寒	1～3	畏郁金。丁香善暖脾胃
小茴香	辛,温	肝、脾、胃、肾	散寒止痛,理气和胃	肝经寒凝,少腹冷痛,胃寒气滞,脘痛呕吐	3～6	
胡椒	辛,热	胃、大肠	温中散寒,下气消痰	胃寒腹痛,呕吐泻泄;痰气郁滞,癫痫痰多	2～4	研末每次服 0.5～1.5g

📖 案例 11-14

曹某,年在花甲之外,其子挟扶来诊。患者终日精神委靡不振,昏沉嗜睡,梦其先祖老辈亡人,仍着昔时衣装迎其同归,自以为阳寿已至,言讫而泪下。诊其脉沉弱无力,舌胖苔白。(《经方临证指南·刘渡舟》)

【思考题】 中医如何辨证用药?

【参考答案】 此乃少阴虚寒证。证情危重,颇有阴阳欲脱之势,当急以回阳救逆。处方:附子 15g,干姜 6g,炙甘草 9g,人参 9g。服药 3 剂后,曹叟精神渐增,眠睡安然,亦不复梦见昔日故人。

【按语】 此阳光不振而群阴用事,故但欲寐而梦见鬼状,属少阴虚寒证,病情虽危,急温犹可活之。

七、补　虚　药

凡以补气血阴阳为主要作用,治疗各种虚证的药物,称补益药,亦称补虚药或补养药。根据各种药物功效及其主治证候的不同,将其分为补气药、补血药、补阴药、补阳药四类。

(一)补气药

凡以补气为主要作用,治疗气虚证的药物,称补气药。本类药物主要适用于气虚所致神疲乏力、少气懒言、易出虚汗及中气下陷、气虚欲脱、血行无力、气不化津、血失统摄等病证。

人　　参

人参为五加科植物人参 *Panax ginseng* C. A. Mey. 的根。主产于东北、山东、山西、湖北等地亦有生产。栽培者称"园参",野生者称"山参",朝鲜产者称"高丽参"。根据加工、炮制方法不同,又有"生晒参"、"红参"、"糖参"、"白参"等称谓。切片或粉碎用。

【性味归经】 甘、微苦,平。归心、肺、脾经。

【功效主治】

(1) 大补元气:用治元气虚极欲脱,证见汗出肢冷、脉微欲绝,可大剂量单用或与附子等同用;气阴两伤之虚脱兼见汗出身暖、渴喜冷饮,常与麦冬、山茱萸、五味子同用;元气不足所致四肢不温、精神委靡、阳痿宫冷等,常与鹿茸、巴戟天、紫河车等同用。

(2) 补脾益肺:用治气虚失摄,血不循经之吐血、衄血、崩漏,常与黄芪、白术等同用;脾虚食少、腹胀便溏、神疲乏力,常与白术、茯苓同用,如四君子汤;脾气下陷,内脏下垂者,常与升麻、柴胡、黄芪、白术等同用,如补中益气汤;肺气虚弱所致咳嗽声低、气短,常与黄芪、桑白皮、五味子等同用;肺虚久咳,常与五味子、款冬花、贝母等同用。

(3) 生津:用治热伤气津,汗多口渴,常与生石膏、知母等同用,如白虎加人参汤;内热消渴所致引饮无度,常与天花粉、麦冬、葛根等配伍。

(4) 安神益智:用治心气不足所致心悸怔忡、胸闷气短、失眠多梦,常与酸枣仁、柏子仁、黄芪、夜交藤等配伍。

【用法用量】 煎服,5～10g。宜文火另煎,单服或兑服。

【使用注意】 反藜芦,畏五灵脂。

【药理研究】 人参含30余种人参皂苷及多糖、挥发油、黄酮、多种维生素及20余种微量元素等。人参具有强心苷样作用,对冠状动脉、脑、眼底等周围动脉有扩张作用;小剂量升压,大剂量降压。人参皂苷有降血脂及抗动脉粥样硬化作用;能调节中枢神经系统兴奋与抑制过程,使之恢复平衡;能提高NK细胞活性和干扰素的产生;能提高耐缺氧能力和增强机体适应能力,具有抗疲劳、抗应激、抗突变、抗肿瘤及降血糖等作用;并能刺激低下的生理功能,减少自由基对细胞的损伤,推迟细胞衰老以延长寿命。

黄　芪

黄芪为豆科植物蒙古黄芪 *Astragalus, membra-naceus*(Fisch.) Bge. var. *mongholicus*(Bge.) Hsiao 或膜荚黄芪 *Astragalus membranaceus*(Fisch.)Bge. 的根。主产于内蒙古、黑龙江、山西等地。春秋二季采挖,除去须根及根头,晒干,切片,生用或蜜炙用。

【性味归经】 甘、微温。归肺、脾经。

【功效主治】

(1) 补气升阳:用治脾气虚弱,倦怠乏力,食少便溏者,可单用熬膏服,或与党参、白术等补气健脾药配伍;中气下陷所致久泻脱肛、阴挺、内脏下垂等,常与人参、白术、升麻、柴胡等同用,如补中益气汤。

(2) 补气摄血:气不摄血的吐、衄、崩漏、便血、紫癜,常与人参、白术等同用,如归脾丸。

(3) 补气利水:气虚水肿,常与白术、陈皮、茯苓等同用。

(4) 补气行滞:用治气虚血瘀所致肌肤麻木不仁,常与桃仁、当归、川芎、牛膝等配伍;中风偏瘫、半身不遂,常配地龙、红花、当归、川芎等配伍;胸痹心痛,常与丹参、瓜蒌壳等同用。

(5) 益卫固表:用治气虚不固的自汗,常与牡蛎、浮小麦、麻黄根等配伍;卫表不固,易感外邪者,常与白术、防风等配伍,即玉屏风散。

(6) 托毒生肌:用治气血不足,脓成不溃者,常与当归、川芎、升麻、穿山甲等同用;疮疡溃后久不收口、脓水清稀,常与白芍、当归、丹参、天花粉等同用。

【用法用量】 煎服,10～15g。补气升阳蜜炙用;托毒排脓宜生用。

【药理研究】 本品含苷类、多糖、黄酮、氨基酸等。黄芪多糖能增强单核吞噬细胞系统的吞噬功能,对正常机体的抗体生成功能、正常人和肿瘤病人的淋巴细胞转化率有明显促进作用。黄芪皂苷对心肌有正性肌力作用,与强心苷类药物作用相似,并能扩张冠状动脉和降压。黄芪多糖有抗疲劳、抗缺氧、抗肿瘤、抗辐射、保肝护肝、防止肝纤维化及延缓衰老等作用。黄芪煎剂对多种病毒有抑制作用。

【单方验方】 治疗过敏性鼻炎、慢性鼻炎及预防小儿上呼吸道感染:黄芪50g煎服,每日1剂(中医杂志,2000,6:331)。

党　参

党参为桔梗科植物党参 *Codonopsis pilosula*(Franch.) Nannf. 及素花党参 *Codonopsis pilosula* Nannf. var. *modesta*(Nannf.) L. T. Shen 或川党参 *Codonopsis tangshea* Oliv. 的根。主产于山西、陕西、甘肃等地。秋季采挖,洗净,晒干,切厚片,生用。

【性味归经】 甘,平。归脾、肺经。

【功效主治】

(1) 益气:用治脾虚食少、纳呆便溏、倦怠乏力等,常与茯苓、白术等同用;气虚下陷而见脱肛、阴挺等,常与黄芪、升麻、白术等配伍;肺气不足所致气短喘咳、声音低微,可与黄芪、五味子等同用。

(2) 补血:用治气血两虚之面色萎黄、头昏心悸等,常与熟地黄、黄芪、当归等同用,如八珍汤。

(3) 生津:用治热伤气津,心烦口渴,常与生石膏、竹叶、麦冬、五味子等同用。

【用法用量】 煎服,10～30g。

【使用注意】 反藜芦。

【药理研究】 本品含果糖、菊糖等糖类,党参苷、丁香苷等苷类,胆碱、烟酸等生物碱,甾醇及挥发油等。党参多种制剂、多种成分能对抗多种实验性大鼠胃溃疡的发生,连续给药能促进溃疡愈合,且呈量效关系。党参煎剂可使吞噬细胞的数量增加,网状内皮系统的吞噬功能增强;并对脑膜炎双球菌、白喉杆菌、大肠杆菌、副大肠杆菌等有一定抑制作用。党参提取液能显著缩短左室舒张早期充盈时间,明显增加左室收缩功能和心排血量,改善心脏功能,降低心肌耗氧量。党参注射液静脉滴注对兔晚期失血性休克的血压有明显回升作用,并能延长其存活时间;能抑制兔体外血栓形成,改善微循环,使微血管开放数目增多,管径增粗。

【单方验方】 治疗功能性子宫出血:党参 30～60g 水煎早晚分 2 次口服,在月经期连续服 5 日(浙江中医杂志,1986,5;207)。

白 术

白术为菊科植物白术 *Atractylodes macrocephala* Koidz. 的根茎。主产于浙江、安徽、湖南等地。冬季采收,烘干或晒干,除去须根,切厚片,生用或土炒、麸炒用。

【性味归经】 苦、甘,温。归脾、胃经。

【功效主治】

(1) 益气健脾:用治脾气虚所致食少腹胀、大便溏泻,常与党参、茯苓等同用,如四君子汤。

(2) 燥湿利水:用治脾虚水饮内盛所致眩晕心悸、水肿尿少,常与桂枝、茯苓、泽泻等同用,如苓桂术甘汤;脾虚湿盛之泄泻,常与陈皮、法夏、茯苓等同用。

(3) 止汗:用治表虚自汗,常与黄芪、防风等同用,即玉屏风散;阴虚盗汗,常与黄芪、石斛、牡蛎、浮小麦等同用。

(4) 安胎:用治气血亏虚所致滑胎、胎动不安,常与人参、黄芪、砂仁等同用;肾虚胎元不固者,常与桑寄生、杜仲等配伍。

【用法用量】 煎服,6～12g。燥湿利水生用,益气健脾炒用。

【使用注意】 阴虚火旺者忌用。

【药理研究】 白术含挥发油,油中主要成为苍术醇、苍术酮,以及白术内酯、氨基酸等。白术对胃应激性溃疡有显著抑制作用。其煎剂能促进小鼠的胃肠运动;对大鼠、兔和狗均有显著利尿作用;能增强网状内皮系统吞噬功能,提高淋巴细胞转化率和自然玫瑰花结形成率,促进细胞免疫功能。此外,本品还有保肝、利胆、抗凝、降血糖及抑菌作用。

甘 草

甘草为豆科植物甘草 *Glycyrrhiza uralensis* Fisch.、胀果甘草 *Glycyrrhiza inflata* Bata.、或光果甘草 *Glycyrrhiza glabra* L. 的根及根茎。主产于内蒙古、甘肃、新疆、青海、宁夏等地。春、秋采挖,以秋季最佳。除去须根,晒干,切厚片,生用或蜜炙用。

【性味归经】 甘,平。归心、肺、脾、胃经。

【功效主治】

(1) 益气补中:用治脾气虚所致倦怠乏力、食少便溏者,常与人参、党参、白术、茯苓配伍。

(2) 祛痰止咳:用治咳喘,单用有效,亦可随证配伍。风寒咳嗽,配麻黄、杏仁等药;风热咳嗽,配桑叶、菊花等药;湿痰咳嗽,配茯苓、半夏等药;肺燥咳嗽,配桑叶、麦冬等药。

(3) 清热解毒:用治热毒疮疡,常与金银花、连翘同用;咽喉肿痛,常与桔梗、射干同用;各种药物、食物中毒,可单用,亦可与绿豆、金银花等同用。

(4) 缓急止痛:用治筋脉失养所致脘腹及四肢挛急作痛,常与白芍同用;肢体拘挛转筋,常与木瓜、白芍同用。肝郁胁痛,常与柴胡、白芍、当归等同用;脾胃虚寒,营血不能温养,常配桂枝、白芍、饴糖等。

(5) 调和诸药:用于药性峻猛的方剂中,以减轻或缓和药物的偏性和毒性,又可调和脾胃。与附子、干姜同用,能缓和姜、附之温燥;与生石膏、知母同用,能缓和二者之寒凉。

【用法用量】 煎服,3～10g。清热解毒宜生用;补中缓急宜炙用。

【使用注意】 不宜与海藻、甘遂、大戟、芫花同用。

【药理研究】 甘草所含甘草甜素为甘草酸的钾、钙盐,甘草酸水解后为葡萄糖醛酸和甘草次酸。甘草所含黄酮类化合物有甘草苷、甘草苷元等。甘草有盐皮质激素和糖皮质激素样作用,大剂量时糖皮质激素样作用不明显,只呈现盐皮质激素样作用。甘草中黄酮苷类物质对大鼠实验性溃疡有明显保护作用。甘草甜素能明显减少大鼠实验性溃疡发生率。甘草提取物具有抗感染、解痉、促进胰腺分泌、保肝、降脂、抑制血小板聚集、抗心律失常、抗氧化、止咳平喘和祛痰作用。甘草次酸有明显的中枢性镇咳作用,大剂量的甘草次酸可使小鼠呼吸抑制。

【单方验方】 治疗婴幼儿腹泻:生甘草 2～3g,加 10～15ml 沸水泡服,每日 1 次(湖北中医杂志,1984,6;11)。

其他补气药见简表 11-15。

表 11-15 其他补气药简表

药名	性味	归经	功效	主治	用量/g	备注
西洋参	甘,凉	脾、肺、心、肾	补气养阴,清热生津	气阴两虚,乏力口渴;肺虚久咳,烦倦口渴	3～6	反藜芦,另煎兑服
太子参	甘,微苦,平	脾、肺	补气生津	脾虚倦怠,食欲不振;气虚津伤,心悸燥咳	10～30	反藜芦
山药	甘,平	脾、肺、肾	补脾养胃,生津益肺,补肾涩精	脾虚虚弱,乏力少食;肺虚咳喘,内热消渴;肾虚遗精,尿频带下	15～30	健脾麸炒用;生津生用
刺五加	甘,微苦,温	脾、肾、肺、心	益气健脾,补肾安神	脾虚食少,乏力倦怠;腰膝酸软,失眠健忘	10～30	阴虚内热慎用
大枣	甘,温	脾、胃	补中益气,养血安神,缓和药性	脾胃虚弱,乏力便溏;妇人脏躁,心神不安;制约峻猛和毒药药性	10～30	

案例 11-15

姜某,女,56 岁。以心悸气短 2 年为主诉于 1997 年 12 月 20 日来诊。该患 2 年前出现乏力、气短,继之心跳缓慢,心慌不适,西医诊断为病窦综合征。用阿托品后脉搏增至 62 次/分,但停药后即减慢如前,就诊时有胸闷、面色少华、四肢不温、舌淡等。查心率 42 次/分,心律不齐。舌淡,脉结代。心电图为窦性心动过缓,伴频发房性早搏。

【思考题】 中医如何辨证用药?

【参考答案】 证属气阴两虚,心阳不振。治宜益气养阴,温通心阳。投以红参、生地黄、麦门冬各 10g,干姜 6g,吴茱萸、附子各 3g,甘草 15g。

【按语】 心气阴两虚,心神失养,则见心悸、乏力、胸闷、气短;阳气不足则面色少华、四肢不温、舌淡;气阴两虚,运血无力则脉结代。

(二)补血药

凡以补血为主要作用,治疗血虚证的药物,称补血药。本类药物主要适用于心肝血虚所致肤色无华、心悸怔忡、失眠健忘、头昏耳鸣、月经后期、经血量少色淡等病证。补血药大多滋腻黏滞,凡湿浊中阻、脘腹胀满者不宜服用。脾胃虚弱者,可配伍健脾消食药同用。

熟 地 黄

熟地黄为玄参科植物地黄 *Rehmannia glutinosa* Libosch. 的块根。我国大部分地区均产,主产于河南、浙江、陕西、山西、江苏等地。由生地黄加工炮制而成。切片用或炒炭用。

【性味归经】 甘,微温。归肝、肾经。

【功效主治】

(1)补血养阴:用治血虚所致面色萎黄、眩晕心悸,常与当归、白芍、酸枣仁等同用;月经后期或量少

色淡,可与当归、黄芪、阿胶、川芎等配伍;肝阴不足之双目干涩、视物昏花,常与枸杞子、菊花等同用。

(2)填精益髓:用治肾精不足之腰膝酸软、眩晕耳鸣、须发早白,常与制首乌、枸杞子、山茱萸、山药等同用。

【用法用量】 煎服,10～30g。清热凉血用鲜地黄;滋阴生津用生地黄;养血填精用熟地黄。

【使用注意】 本品甘润黏腻,凡脘腹胀满,食少便溏者忌用。

【药理研究】 本品含梓醇、地黄素、甘露醇、维生素 A 类物质、糖类、氨基酸等。地黄具有对抗地塞米松对垂体-肾上腺皮质系统的抑制作用,并能促进肾上腺皮质激素的合成。熟地能增强细胞免疫功能和红细胞膜的稳定性。动物实验证明,地黄具有促进机体淋巴细胞的转化和增加 T 淋巴细胞数量的作用,并能增强单核-吞噬细胞系统的吞噬功能,特别对免疫功能低下者作用更为明显。地黄浸膏能使蛙心收缩力量显著增强,对衰弱的心脏作用更显著。但大剂量使蛙心中毒,对心脏有明显抑制作用,使心跳变慢,血压下降。

当 归

当归为伞形科植物当归 *Angelica sinensis* (Oliv.)Diels 的根。主产于甘肃、陕西、四川、湖北、云南等地。秋末采挖,除尽芦头、须根,待水分稍蒸发后按大小粗细分别捆成小把,用微火熏干或用硫黄烟熏,防霉防蛀,切片生用,或经酒拌、酒炒用。

【性味归经】 甘、辛,温。归肝、心、脾经。

【功效主治】

(1)补血调经:用治血虚所致面色萎黄、头昏心悸、月经不调、痛经闭经等,常与熟地黄、白芍、川芎等同用,如四物汤。

(2)活血止痛:用治跌打损伤,瘀血肿痛,常与乳香、没药、桃仁、红花等同用;寒滞经络之痹痛麻木,常与川芎、桂枝、羌活、细辛等配伍。

（3）润肠通便：用治血虚津亏所致肠燥便秘,常与肉苁蓉、牛膝、枳壳、升麻同用。

【用法用量】 煎服,5～15g。补血用当归身,活血用当归尾。

【使用注意】 本品滑肠,湿盛中满、大便溏泻者慎用。

【药理研究】 本品含挥发油,藁本内脂为其主要成分。另有当归多糖、阿魏酸、维生素、多种氨基酸等。当归对子宫具有"双向性"作用,非挥发性成分使子宫兴奋,而挥发油则对子宫呈抑制作用。所含挥发油可使心脏收缩幅度及收缩频率明显受抑,血压下降,心肌耗氧量下降,并对心肌缺血有明显保护和抗心律失常作用。当归煎剂及其所含阿魏酸能抑制血小板聚集而能抗血栓形成。当归多糖可使白细胞和网织红细胞增加,有促进血红蛋白及红细胞生成作用;对机体非特异性免疫功能有明显促进作用,能增强巨噬细胞的吞噬功能和促进淋巴细胞转化;并具有抗辐射损伤、抗感染、镇痛及保肝作用。当归煎剂对大肠杆菌、伤寒杆菌、痢疾杆菌、白喉杆菌、金黄色葡萄球菌、铜绿假单胞菌等有抑制作用。

【单方验方】 治疗缺血性中风:以25％当归注射液静脉滴注治疗缺血性中风(神经精神疾病杂志,1981,4:222)。

白 芍

白芍为毛茛科植物芍药 Paeonia lactiflora Pall. 的根。主产于浙江、四川、安徽等地。夏秋季采挖,去净泥土和支根,去皮,沸水浸或略煮至受热均匀,晒干。用时润透切片。一般生用或酒炒或清炒用。根据加工方法不同,分"生白芍""炒白芍""酒炒白芍""土炒白芍"和"焦白芍"。

【性味归经】 苦、酸,微寒。归肝、脾经。

【功效主治】

（1）养血调经：用治肝血亏虚所致面色苍白、爪甲不荣、眩晕心悸,常与制首乌、当归、阿胶等同用;月经不调、痛经崩漏,常与当归、熟地黄、川芎等配伍,如四物汤。

（2）平肝止痛：用治肝阴不足、肝阳上亢所致头晕头痛、胁肋疼痛,常与生地、柴胡、白芍、龙骨、牛膝等同用;肝旺乘脾所致腹痛泄泻,常与白术、陈皮、防风等同用,如痛泻要方;痢疾腹痛,常与木香、黄连等同用。

（3）敛阴止汗：用治阴虚盗汗,常与生地、五味子、浮小麦同用;气虚自汗,常与黄芪、白术等配伍;营卫不和、表虚有汗,常与桂枝同用,如桂枝汤。

【用法用量】 煎服,5～15g。平肝、敛阴生用;养血调经炒用。

【使用注意】 反藜芦。

【药理研究】 白芍含芍药苷、挥发油、苯甲酸、脂肪油、蔗糖、淀粉、蛋白质等。白芍总苷能促进小鼠腹腔巨噬细胞的吞噬功能,可使处于低下状态的细胞免疫功能恢复正常。其芍药苷具有解痉作用,能抑制小肠自发收缩,降低其紧张性;能扩张冠状动脉;能明显抑制缩宫素引起的子宫收缩。本品提取物有抗感染、镇痛、降温、抗惊厥、保肝及抗菌、抗病毒作用。

【单方验方】 治疗肌肉痉挛综合征:杭芍、炙甘草水煎服,上肢肌痛者加桂枝、伸筋草;下肢者加续断、牛膝;肩背颈项痛加葛根、川芎;胸胁肌痛加柴胡、桔梗;腹部肌痛加佛手、白术(云南中医杂志,1991,11:20)。

何 首 乌

何首乌为蓼科植物何首乌 Polygonum multiflorum Thunb. 的块根。我国大部分地区有出产。秋后茎叶枯萎时或次年未萌芽前掘出其块根,削去两端,洗净,切片,晒干,称生首乌;若以黑豆煮汁拌蒸,晒后变为黑色,称为制首乌。

【性味归经】 甘、涩,微温。归肝、肾经。

【功效主治】

（1）补益精血、固肾乌须：用治血虚所致眩晕心悸、失眠健忘,常与熟地黄、当归、酸枣仁、白芍等配伍;精血亏虚,腰酸眩晕、须发早白,常与枸杞子、杜仲、菟丝子、当归配伍;肾精不足所致筋骨痿软、腰膝无力,常配桑椹、熟地黄、杜仲等同用。

（2）润肠通便：用治血虚津亏所致肠燥便秘,常与当归、火麻仁、肉苁蓉等同用。

（3）解毒截疟：用治体虚久疟,气血耗伤者,常配人参、当归等同用;湿热风毒所致遍身疮肿痒痛、黄水淋漓、肌肉溃烂,常与防风、荆芥、金银花、苦参等同用。

【用法用量】 煎服,10～30g。补益精血用制首乌;解毒、润肠用生首乌。

【使用注意】 本品滑润,大便溏泻者慎用。

【药理研究】 首乌含蒽醌类化合物大黄酚、大黄素、大黄酸以及卵磷脂等。何首乌能从胆固醇的吸收、代谢等多方面防治高脂血症及动脉粥样硬化;并能降低血液的高凝状态。所含大黄酚能促进肠管运动而起致泻作用。实验提示本品能延长细胞寿命而起延缓衰老作用。何首乌有促进肾上腺皮质功能、保肝及增加肝糖原作用;通过提高胸腺核酸和蛋白质含量,有促进胸腺细胞增生,达到延缓老年大鼠胸腺年龄性退化的作用。

其他补血药见简表11-16。

表 11-16 其他补血药简表

药名	性味	归经	功效	主治	用量/g	备注
阿胶	甘,平	肺、肝、肾	补血止血,滋阴润肺	各种血虚,诸种出血;肠燥便秘,阴虚燥咳	5~15	烊化冲服,止血常用阿胶珠,可以同煎
龙眼肉	甘,温	心、脾	养血安神,补益心脾	血虚失眠,多梦健忘;心脾两虚,心悸纳差	10~15	
紫河车	甘、咸,温	心、肺、肾	益气养血,温肾补精	血少精亏,不孕少乳;阳痿遗精,腰酸耳鸣	1.5~3	研末或装胶囊吞服;或鲜品煨食

案例 11-16

万(二七)诊脉数。左略大。右腰牵绊。足痿。五更盗汗即醒。有梦情欲则遗。自病半年。脊椎六七节骨形凸出。自述书斋坐卧受湿。(《临证指南医案》)

【思考题】 中医如何辨证用药?

【参考答案】 若六淫致病。新邪自解。验色脉推病。是先天禀赋原怯。未经充旺。肝血肾精受戕。致奇经八脉中乏运用之力。乃筋骨间病。内应精血之损伤也。

人参(一钱)、鹿茸(二钱)、杞子(炒黑三钱)、当归(一钱)、舶茴香(炒黑一钱)、紫衣胡桃肉(二枚)、生雄羊内肾(二枚)。

【按语】 夫精血皆有形。以草木无情之物为补益。声气必不相应。桂附刚愎。气质雄烈精血主脏。脏体属阴。刚则愈劫脂矣。至于丹溪虎潜法。潜阳坚阴。用知柏苦寒沉着。未通奇脉。余以柔剂阳药。通奇脉不滞。且血肉有情。栽培身内之精血。但王道无近功。多用自有益。

(三)补阳药

凡以补助人体阳气为主要作用,治疗阳虚病证的药物,称为补阳药,又称壮阳药或助阳药。本类药物主要适用于阳气不足所致形寒肢冷、面色㿠白、神疲自汗及阳气欲脱等病证。补阳药性多燥烈,易助火伤阴,故阴虚火旺者忌用。

鹿 茸

鹿茸为鹿科动物梅花鹿 *Cervus nippon Temminck* 或马鹿 *Cervus elaphus Linnaeus* 的雄鹿未骨化密生茸毛的幼角。主产于东北长白山区、甘肃、内蒙古、新疆、云南、西藏等地。夏秋两季雄鹿长出的新角尚未骨化时,将角锯下或用刀砍下,用时燎去毛,切片后阴干或烘干入药。

【性味归经】 甘、咸,温。归肾、肝经。

【功效主治】

(1)补肾阳、益精水、强筋骨:用治肾阳不足所致

阳痿早泄、宫冷不孕、月经不调,可单用研末,亦可配人参、仙茅、巴戟天、肉苁蓉、肉桂等配伍;肝肾不足所致筋骨痿软、小儿发育迟缓,常配熟地黄、山茱萸、杜仲、牛膝配伍。

(2)调冲任:用治冲任不固所致崩漏不止、带下过多,常与乌贼骨、当归、阿胶、狗脊、白蔹等同用。

(3)托疮毒:用治阴疽久溃不敛、脓出清稀者,常与黄芪、当归、肉桂等同用。

【用法用量】 研末冲服或入丸散服,1~2g,分3次服。

【使用注意】 阴虚内热及外感实热忌用。

【药理研究】 鹿茸含雌二醇、胶质、胆固醇、维生素 A 和 50.13% 的氨基酸,其中甘氨酸最为丰富。中等剂量鹿茸精可使心脏收缩幅度加大,心率加快,心排血量增加。鹿茸提取物能促进核酸和蛋白质合成。临床研究表明,鹿茸精对创伤引起的神经功能障碍有促进恢复的作用;并具有抗应激、抗脂质过氧化和促性腺激素样作用。鹿茸多糖可增强单核-吞噬细胞系统的吞噬功能。

冬 虫 夏 草

冬虫夏草为麦角菌科真菌冬虫夏草菌 *Cordyceps sinensis* (BerK.) Sacc. 寄生在蝙蝠蛾科昆虫蝙蝠蛾幼虫上的子座及幼虫尸体的复合体。主产于四川、青海、云南等地。初夏子座出土,孢子未发散时挖取。晒至 6~7 成干,除去似纤维状的附着物及杂质,晒干或低温干燥。生用。

【性味归经】 甘,温。归肺、肾经。

【功效主治】

(1)补肾壮阳:用治肾阳不足,肾气亏虚之阳痿遗精、腰膝酸软,常与鹿茸、杜仲、淫羊藿、巴戟天配伍。

(2)补肺平喘:肾不纳气,久咳虚喘,常与人参、补骨脂、蛤蚧、胡桃肉同用。

(3)止血化痰:用治肺虚久咳、痨嗽咯血,常与北沙参、阿胶、贝母、生地等同用。

(4)补虚扶弱:肺卫失固,体虚自汗者,可用本品与鸡、鸭、鱼、猪肉等同炖服。

【用法用量】 煎服,5~10g。或与鸡、鸭、猪肉等

炖服。

【药理研究】 本品含粗蛋白、氨基酸、碳水化合物、粗纤维、D-甘露醇及多种微量元素。所含氨基酸多达19种,并以人体必需氨基酸为多。其煎剂对中枢神经系统有镇静、抗惊厥和降温作用;可增强免疫系统功能。虫草醇提取液对兔血小板聚集有明显抑制作用;能扩张支气管;增加心排出量及冠状动脉血流量,有抗心肌缺血和抗心律失常的作用;并有明显降压、抗疲劳、延缓衰老、抗感染、抗肾衰竭及耐缺氧、耐高温及耐低温作用。虫草水提取物能降低血清胆固醇,促进三磷腺苷生成;升高血糖,但对正常血糖无影响。虫草对性功能有调节作用,其水提取物有雄激素样作用,并可使血浆皮质醇含量增高。

杜　仲

杜仲为杜仲科植物杜仲 *Eucommia ulmoides* Oliv. 的树皮。主产于四川、云南、贵州、湖北、陕西等地。4～6月采收,去粗皮堆置"发汗"至内皮呈紫褐色,晒干。切块或丝,生用或盐水炒用。

【性味归经】 甘,温。归肝、肾经。

【功效主治】

(1) 补肝肾:用治肾阳不足所致阳痿早泄,滑精遗精,常与人参、巴戟天、菟丝子等配伍;下元虚冷所致遗尿尿频、小便余沥,常与山茱萸、菟丝子、覆盆子、益智仁等同用。

(2) 强筋骨:用治肝肾不足所致腰膝酸痛、肢软无力,可单用酒煎服,或与续断、怀牛膝、熟地黄、胡桃肉等同用。

(3) 安胎:用治肾虚不固所致胎动不安、习惯性流产,常与续断、桑寄生、菟丝子、阿胶等同用。

【用法用量】 煎服,6～10g。

【使用注意】 阴虚火旺者慎用。

【药理研究】 本品含木脂素及其苷类、杜仲醇、杜仲苷等环烯醚萜类及杜仲胶、氨基酸、葡萄糖和无机元素硒等。杜仲能增强机体免疫功能,激活单核吞噬细胞系统的吞噬活性;能对抗氢化可的松引起的免疫抑制作用。其煎剂有中枢镇静、降压和强壮作用;并对金黄色葡萄球菌、大肠杆菌、炭疽杆菌、肺炎球菌有抑制作用。盐炙杜仲对子宫有抑制作用,且对受孕子宫的自主收缩抑制作用增强。

淫 羊 藿

淫羊藿为小檗科植物淫羊藿 *Epimdeium brevicornum* Maxim. 和箭叶淫羊藿 *Epimedium sagittatum* (Sieb. et Zucc.) Maxim.、柔毛淫羊藿 *Epimedium pubescens* Maxim. 等的地上部分。主产于陕西、四川、山西、湖北、辽宁等地。夏、秋季茎叶茂盛时采割,除去杂质,晒干。切丝生用或羊脂油炙用。

【别名】 仙灵脾。

【性味归经】 辛、甘、温。归肝、肾经。

【功效主治】

(1) 温肾壮阳:用治肾阳不足所致阳痿不举、不育及尿频,单味泡酒即可,亦可配仙茅、巴戟天、枸杞子、熟地等配伍;妇女宫冷不孕,多与鹿茸、仙茅、当归等同用。

(2) 强筋骨:用治肝肾亏虚之腰膝酸软、步履艰难,常与巴戟天、杜仲、桑寄生、熟地黄同用。

(3) 祛风湿:用治风寒湿痹,筋脉拘挛,常与威灵仙、川芎、桂枝等同用。

【用法用量】 煎服,5～10g。可浸酒、熬膏或入丸散。

【使用注意】 本品燥烈,辛温助火,凡阴虚火旺、阳强易举者忌用。

【药理研究】 本品含黄酮类化合物,尚含木脂素、蒽醌类化合物、生物碱及挥发油等。淫羊藿能增强下丘脑-垂体-性腺轴及肾上腺皮质轴、胸腺轴等内分泌系统的分泌功能,提高尿17-酮含量;能明显提高性功能,增加性腺重量,提高血浆睾酮含量,促进精液分泌。其提取液能影响"阳虚"模型小鼠DNA合成,调节细胞代谢,促进蛋白合成,促进骨骼生长,明显增加动物体重;对机体免疫功能有双向调节作用。淫羊藿黄酮具有延缓衰老作用,能减少心、肝等组织的脂褐素形成,延长耐冻时间及提高耐缺氧能力。淫羊藿煎剂能显著增加冠状动脉血流量;能降低血压;能促进血小板解聚,降低全血黏度,加快血液循环;对白色葡萄球菌、金黄色葡萄球菌、结核杆菌、脊髓灰质炎病毒和肠道病毒有抑制作用。

其他补阳药见简表11-17。

表 11-17　其他补阳药简表

药名	性味	归经	功效	主治	用量/g	备注
海马	甘,温	肾、肝	补肾壮阳,活血散结,消肿止痛	肾虚喘促,阳痿精少;癥瘕积聚,跌仆损伤	1～1.5	研末服,孕妇及火旺者忌用
仙茅	辛,热,小毒	肾、肝	温肾壮阳,强筋骨,祛寒湿	阳痿精冷、遗尿尿频;腰膝酸痛,筋骨痿软;脘腹冷痛、便溏泻泄	3～10	本品燥热伤阴,阴虚火旺者忌用
巴戟天	甘、辛,微温	肝、肾	补肾阳,强筋骨,祛风湿	阳痿早泄、宫冷不孕;筋骨痿软,腰膝冷痛;风湿久痹,屈伸不利	5～10	本品温而不燥,补而不滞

续表

药名	性味	归经	功效	主治	用量/g	备注
补骨脂	辛、苦,温	肾、脾	补肾壮阳,固精缩尿,温脾止泻,纳气平喘	阳痿早泄,腰膝冷痛;肾虚遗精,遗尿尿频;脾肾阳虚,五更泄泻;肾不纳气,虚寒咳喘	6~15	本品性温燥,阴虚火旺者忌服
益智仁	辛,温	肾、脾	温肾壮阳,固精缩尿,温脾止泻,摄涎止唾	腰膝酸冷,阳痿不举;遗尿尿频,遗精白浊;腹中冷痛,吐泻食少;脾胃虚寒,涎多流涎	3~10	
菟丝子	辛、甘,温	肝、肾、脾	补肾固精,养肝明目,温脾止泻,补肾安胎	阳痿遗精,宫冷不孕;目昏目暗,视物减退;脾虚失运,泄泻食少;冲任不固,胎动不安	10~15	阴虚火旺、大便燥结、小便短赤者忌用
沙苑子	甘,温	肝、肾	补肾固精,养肝明目	早泄滑精,尿频带下;目暗不明,眼目昏花	10~15	阴虚火旺及小便不利者慎用
葫芦巴	苦,温	肾	温肾助阳,祛寒止痛	阳痿滑泄,精冷囊湿;阳虚寒凝,腿膝冷痛	5~10	阴虚火旺或湿热者忌用
肉苁蓉	甘、咸,温	肾、大肠	温补肾阳,益精补髓,润肠通便	阳痿遗精,宫冷不孕;腰膝酸软,筋骨无力;津伤血枯,肠燥便秘	6~10	阴虚火旺、腹泻便溏、实热便结者忌用
锁阳	甘,温	肝、肾、大肠	补肾助阳,润肠通便	精冷不育,阳痿滑精;精亏血虚,阴虚便秘	6~10	脾虚泄泻、实热便秘忌用
蛤蚧	咸、平	肺、肾	助阳益精,补肺益肾	阳痿不举,遗精滑泄;久咳虚喘,痨嗽咯血	3~10	可以研末服用
续断	苦、辛,微温	肝、肾	补益肝肾,强筋健骨,止血安胎,疗伤续折	阳痿滑泄,遗精遗尿;肾虚腰痛,足膝痿弱;胎动不安,崩漏下血;跌打损伤,骨折肿痛	9~15	崩漏下血宜炒用。风湿热痹忌用

（四）补阴药

凡以滋养阴液,生津润燥为主要作用,治疗阴虚证的药物,称补阴药或养阴药、滋阴药。本类药物主要适用于阴液亏虚所致咽干口燥、便秘尿黄及阴虚内热所致五心烦热、潮热盗汗等病证。其药物大多有一定滋腻性,凡脾胃虚弱、痰湿内阻、腹胀便溏者慎用。

沙 参

沙参分为北沙参和南沙参两种。北沙参为伞形科植物珊瑚菜 Glehnia littoralis Fr. Schmidt ex Miq. 的根。主产于山东、福建、江苏等地。南沙参为桔梗科植物轮叶沙参 Adenophora tetraphylla （Thunb.） Fisch. 或沙参 Adenophora stricta Miq. 的根。主产于安徽、江苏、浙江等地。切段生用。

【性味归经】 甘,微寒。归肺、胃经。

【功效主治】

（1）养阴清肺:用治燥热伤肺所致干咳少痰、口干咽燥,常与麦冬、天花粉配伍;肺阴不足之痨嗽,略痰咯血,常与贝母、知母、麦冬等同用。

（2）益胃生津:用治胃阴不足所致口燥咽干,常与生地黄、麦冬等配伍。

【用法用量】 煎服,10~15g。鲜品 10~30g。

【使用注意】 两种沙参功用相似。北沙参长于滋阴润肺;南沙参长于清肺化痰。反藜芦。

【药理研究】 北沙参含挥发油、多糖、生物碱及多种香豆素类化合物等。北沙参水浸液对心脏低浓度时加强收缩,高浓度时抑制收缩。其挥发油有解热镇痛作用。北沙参多糖具有免疫抑制作用。

南沙参含蒲公英萜酮、胡萝卜苷、三萜皂苷和淀粉等。杏叶沙参煎剂可提高细胞免疫和非特异性免疫,且可抑制体液免疫,有调节免疫平衡作用。南沙参煎剂有祛痰作用。

麦 冬

麦冬为百合科植物麦冬 Ophiogon japonicus （Thunb.）Ker-Gawl. 的块根。主产于四川、浙江、湖北、云南等地。夏季采挖,反复曝晒,堆置,至七八成干,除去须根,干燥,打破生用。

【性味归经】 甘、微苦,微寒。归心、肺、胃经。

【功效主治】

（1）养阴润肺:用治燥热伤肺所致鼻燥咽干、干咳痰粘,常与桑叶、沙参、玉竹、瓜蒌等同用;肺肾阴虚所致痨嗽咯血,常与天冬、生地黄等配伍。

（2）益胃生津:用治内热消渴、舌干少津者,常与天花粉、乌梅、北沙参、玉竹、玄参等同用;胃气阴两伤出现虚热烦渴、呃逆、饥不欲食者,常与人参、生地、竹茹、枇杷叶等同用。

（3）清心除烦:用治阴虚火旺所致心烦失眠、健忘多梦,常与生地、玄参、酸枣仁、柏子仁等配伍,如天王补心丹;邪热扰心所致心烦不寐、神昏谵语,常与水牛角、生地、丹参、黄连等同用。

【用法用量】 煎服,6～12g。

【使用注意】 脾虚便溏及外感风寒咳嗽忌用。

【药理研究】 本品含多种甾体皂苷,各种类型多聚糖及单萜糖苷和黄酮等。麦冬注射液能显著提高心肌收缩力和心脏泵血功能并具有抗休克和抗心律失常作用。麦冬煎剂有胃肠推进作用。其提取物有抗缺氧、增强免疫、降血糖及抗脂质过氧化作用。麦冬皂苷、麦冬煎剂及麦冬粉对白色葡萄球菌、枯草杆菌、大肠杆菌及伤寒杆菌有抑制作用。

枸 杞 子

枸杞子为茄科植物宁夏枸杞 *Lycium barbarun* L. 的成熟果实。主产于宁夏、甘肃、青海、新疆等地。夏秋二季果实呈橙红色时采收,晾至皮皱后,再晒至外皮干硬,果肉柔软,生用。

【性味归经】 甘,平。归肝、肾、肺经。

【功效主治】

(1)滋补肝肾:用治肾精亏虚所致腰膝酸软、遗精滑泄,常与熟地黄、菟丝子、杜仲等同用。

(2)益精明目:用治肝血亏虚所致视物模糊、昏花夜盲,常与熟地黄、山药、菊花等同用,如杞菊地黄丸。

【用法用量】 煎服,6～12g。亦可熬膏、浸酒或入丸散。

【使用注意】 脾虚便溏慎用。

【药理研究】 本品含甜菜碱、枸杞多糖、胡萝卜素、硫胺素、核黄素、烟酸、抗坏血酸、多种微量元素及多种氨基酸。枸杞具有雌激素样作用,能使实验动物子宫增重。枸杞水提取物及枸杞多糖不仅对单核-吞噬细胞系统吞噬功能有明显增强作用;而且对细胞免疫及体液免疫功能亦有促进作用;并有降血糖、降血脂、抗脂肪肝、抗氧化、延缓衰老及生长刺激作用。

【单方验方】 治疗慢性萎缩性胃炎:取枸杞子洗净,烘干,打碎,每日 20g,分 2 次空腹嚼服,2 个月为 1 个疗程。(中医杂志,1987,2:12)

百 合

百合为百合科植物百合 *Lilium brownii* F. E. Brown var. *Viridulum Baker* 或细叶百合 *Lilium pumilum D C.* 的肉质鳞叶。全国大部分地区均产。主产于湖南、浙江、四川等地。秋季采挖。洗净,剥取鳞片,置沸水中略烫,干燥,生用或蜜炙用。

【性味归经】 甘,寒。归肺、心、胃经。

【功效主治】

(1)养阴润肺:用治阴虚肺燥有热之干咳少痰、咳血或咽干暗哑等症,常与款冬花、麦冬为伍;痰热灼伤肺津所致痰黏不爽,常与贝母、黄芩等同用;燥邪伤肺所致干咳少痰,常与百部、桑叶等同用;肺肾阴虚所致久咳痨嗽咯血,常与麦冬、生地黄、玄参、桔梗、贝母等同用,如百合固金汤。

(2)清心安神:用治热病伤阴所致虚烦失眠,常与知母、麦冬、生地黄、酸枣仁等同用,如百合知母汤、百合地黄汤。

【用法用量】 煎服,6～12g。清心生用,润肺炙用。

【药理研究】 百合含酚酸甘油酯、糖苷、生物碱及微量元素等。本品水提物有止咳、祛痰、平喘、镇静、抗过敏、耐缺氧及强壮作用。

其他补阴药见简表 11-18。

表 11-18 其他补阴药简表

药名	性味	归经	功效	主治	用量/g	备注
玉竹	甘,微寒	肺、胃	养阴润燥、生津止渴	阴虚肺燥,干咳少痰;肺胃阴伤,烦热口渴	10～15	
黄精	甘,平	肺、脾、胃	养阴润肺、健脾益气、补益肾精	阴虚肺燥,干咳少痰;脾胃虚弱,倦怠食少;肾虚精亏,腰酸早衰	10～15	
石斛	甘,微寒	胃、肾	养阴清热、益胃生津	津伤烦渴、口燥咽干;胃阴不足,食少呃逆	10～15	
天冬	甘,苦,寒	肺、肾	养阴润燥、清肺生津	咽干口渴、肠燥便秘;肺燥阴伤,干咳痰黏	10～15	脾虚湿盛者忌用
桑椹	甘,酸,寒	肝、肾	滋阴补血、生津润燥	须发早白、眩晕耳鸣;津伤口渴、肠燥便秘	10～15	脾胃虚寒及腹泻者忌用
女贞子	甘,苦,凉	肝、肾	滋补肝肾、乌须明目	眩晕耳鸣、腰酸遗精;视力减退、须发早白	6～12	黄酒拌后蒸制,可增强滋补肝肾作用
鳖甲	咸,寒	肝、肾	滋阴潜阳、退热除蒸、软坚散结	阴虚阳亢、眩晕风动;阴虚发热、骨蒸盗汗;胸腹痞块、癥瘕积聚	10～24	滋阴潜阳生用;软坚散结醋炙用。先煎
龟板	甘,咸,寒	肝、肾、心	滋阴潜阳、益肾健骨、养血补心	阴虚内热、虚风内动;肾精不足、发育不良、惊悸失眠、健忘骨蒸	10～24	宜砂炒醋淬,打碎先煎。孕妇忌用

案例 11-17

杨某,男,68岁,1981年3月12日初诊。患者右上腹部疼痛3年多,食后腹胀,眩晕乏力,肢体麻木,腰膝冷痛,消瘦,面色萎黄。舌质淡,苔薄黄,脉沉细无力。钡餐透视:诊为十二指肠球部溃疡。(《金匮名医验案精选》)

【思考问题】

中医如何辨证用药?

【参考答案】 辨证:脾胃虚弱,气血不足,寒热失调。处方:薯蓣30g,当归12g,桂枝6g,川芎12g,麦冬12g,白芍12g,白术10g,杏仁12g,党参15g,柴胡6g,桔梗12g,茯苓12g,阿胶12g,干姜6g,白蔹12g,防风12g,甘草3g,黄芩10g,半夏10g。水煎服。日服1剂,分早晚两次服。服药35剂,病人腹痛好转。服药105剂后,食欲增进,体力日增,肢体麻木消失。诊见:舌质较红润,苔薄白,脉沉。后改为隔日1剂,以巩固疗效。服用上方2个月后,胃镜检查,溃疡消失。按语:本病的发生,中医多责之于脾胃气虚,饮食所伤,劳倦过度,情志失调。正如《寿亲养老新书》所云:"高年之人,真气耗竭,五脏衰弱,全仰饮食,以资气血,若生冷无节,饥饱失宜,调停无度,动成疾患。"由于本病患者多有脾胃虚弱,气血不足,痰凝血瘀,寒热错杂,虚实并见之候,故用薯蓣丸加黄芩、半夏,每获佳效。

八、理 气 药

凡以疏理气机为主要作用,治疗气滞或气逆证的药物,称理气药,亦称行气药。本类药物主要适用于脾胃气滞、肝气郁滞、肺气壅滞等病证。本类药物大多辛温香燥,易耗气伤阴,故气阴不足者慎用。

陈 皮

陈皮为芸香科植物橘 *Citrus reticulata* Blanco 及其同属多种栽培变种成熟果实的果皮。主产于广东、福建、四川、浙江、湖南等地。秋末冬初果实成熟时采收果皮,晒干或低温干燥。切丝,生用。

【别名】 橘皮、广陈皮、新会皮

【性味归经】 苦、辛,温。归脾、肺经。

【功效主治】

(1)理气健脾:用治脾胃气滞所致的脘腹胀痛、呃逆呕吐、泄泻等,常与苍术、半夏、厚朴等配伍,如平胃散;食积气滞,脘腹胀痛,可配山楂、神曲等同用;脾虚气滞,腹痛喜按、不思饮食、食后腹胀便溏者,可与党参、白术、茯苓等同用,如异功散。

(2)燥湿化痰:用治湿痰所致咳嗽胸满、痰多色白,常与半夏、茯苓等配伍,如二陈汤;胸痹气塞短气,可配枳实、生姜等药。

【用法用量】 煎服,3~10g。

【药理研究】 本品含挥发油、川陈皮素、橙皮苷、新橙皮苷等。其挥发油对消化道有缓和的刺激作用,能促进胃液分泌。其挥发油中所含柠檬烯有刺激性祛痰作用。川陈皮素有扩张支气管作用,其强度比氨茶碱弱。所含橙皮苷能拮抗病理性胃液分泌增多,呈现明显的抗溃疡作用;小剂量煎剂能使心肌收缩力加强,心排血量增加,冠脉扩张,大剂量时可抑制心脏。

枳 实

枳实为芸香科植物酸橙 *Citrus aurantium* L. 及其栽培变种或甜橙 *Citrus sinensis*(L.)Osbeck 的干燥幼果。近成熟的果实名"枳壳"。主产于四川、浙江、江西、江苏、福建等地。5~6月间采集自落果实自中部横切为两半,晒干或低温干燥。用时洗净、闷透,切薄片,干燥。生用或麸炒用。

【性味归经】 苦、辛、微寒。归脾、胃、大肠经。

【功效主治】

(1)行气破积:用治胃肠积滞。实热积滞所致便秘腹胀,常与大黄、芒硝、黄连等同用,如枳实导滞散;湿热泻痢、里急后重,多与黄芩、黄连同用;饮食积滞所致脘腹痞满胀痛,常与山楂、神曲、麦芽、木香等配伍。

(2)化痰除痞:用治痰滞胸脘,痰热结胸所致咯吐黄痰,常与瓜蒌、黄芩、半夏等同用,如小陷胸加枳实汤;胸阳不振、痰阻胸痹所致满闷、疼痛,常与薤白、瓜蒌、桂枝等同用,如枳实薤白桂枝汤。

【用法用量】 煎服,3~10g。炒用性较平和。

【使用注意】 枳壳与枳实同出一物,二者功效相同。枳实力强,偏于破气消痞、消导降滞;枳壳力缓,偏于行气开胸、宽中除胀。孕妇忌用。

【药理研究】 本品含挥发油、黄酮苷等。其煎剂可使心脏收缩力量增强,血压升高;使胃肠道平滑肌兴奋性增加,收缩增强;使子宫兴奋性增强,收缩节律增加。枳实注射液具有抗休克的药理学基础,能增加心排血量,改善心脏泵血功能,提高总的外周阻力,从而导致左室压力和动脉血压上升并具有明显的利尿作用。

香 附

香附为莎草科植物莎草 *Cyperus rotundus* L. 的干燥根茎。全国大部分地区均产,主产于广东、河南、四川、浙江、山东等地。秋季采挖,燎去毛须,晒干。生用,或醋炙用。

【性味归经】 辛、微苦、微甘,平。归肝、脾、三焦经。

【功效主治】

(1) 疏肝理气：用治肝气郁结所致胸胁胀痛,常与柴胡、枳壳、川芎等配伍;脾胃气滞所致脘腹胀痛,常与枳实、砂仁、白术等配伍;肝气犯胃之胃脘疼痛,可配高良姜用。

(2) 调经止痛：用治月经不调、痛经,常与柴胡、川芎、当归等同用;乳房胀痛,与柴胡、青皮、瓜蒌皮等同用。

【用法用量】 煎服,6～10g。醋炙止痛力增强。

【药理研究】 本品含挥发油等。对子宫有抑制作用,使其肌张力降低,收缩力减弱;对中枢神经系统有安定作用。香附挥发油有雌激素样活性,皮下或阴道内给药,可出现阴道上皮细胞完全角质化;可抑制家兔离体肠管收缩,使肌张力下降,收缩幅度降低。动物试验还表明本品有降压、解热及抗炎作用。

木 香

木香为菊科植物木香 *Aucklandia lappa* Decne、川木香 *Vladimiria souliei* (Franch.) Ling 的根。主产于云南、四川等地。秋、冬二季采挖,除去泥沙及须根,切段,干燥后撞去粗皮。生用或煨用。

【性味归经】 辛、苦,温。归脾、胃、大肠、胆、三焦经。

【功效主治】

行气止痛：用治脾胃气滞之脘腹胀痛,常与砂仁、藿香等同用;肝郁气滞之胁痛,常与柴胡、郁金等同用;气滞血瘀之胸痹,常与姜黄、赤芍等同用;脾虚气滞之脘腹胀满、食少便溏,可与党参、白术、陈皮等同用,如香砂六君子汤;肝脾不调,湿热郁蒸所致脘腹胀痛、胁痛黄疸,可与郁金、茵陈、大黄等同用;湿热泻痢、里急后重,常与黄连配伍,如香连丸。

【用法用量】 煎服,3～10g。

【药理研究】 本品含挥发油。木香提取液能使离体兔肠平滑肌兴奋,肠肌张力增高,蠕动增强。但去内脂挥发油、二氢木香内脂和总内脂等 7 种内脂成分对犬、猫的离体小肠运动均有抑制作用,使肠肌松弛,紧张性下降及节律减慢。其挥发油有较明显的血管扩张作用,使胃肠血管舒张,血流量增加;对链球菌、金黄色及白色葡萄球菌、黄癣菌等十余种真菌有抑制作用。木香水提取液,挥发油及总生物碱能扩张支气管平滑肌,解除支气管痉挛。

薤 白

薤白为百合科植物小根蒜 *Allium macrostemon* Bge. 或薤 *Allium chinense* G. Don 的地下鳞茎。全国各地均产,但以江苏所产为佳。夏秋二季采挖。洗净,除去须根,蒸透或沸水中烫透,晒干。生用。

【性味归经】 辛、苦,温。归肺、胃、大肠经。

【功效主治】

(1) 通阳散结：用治痰瘀阻滞、胸阳不振之胸痹心痛,常与瓜蒌、川芎、丹参、半夏等同用。

(2) 行气导滞：用治胃肠气滞之脘腹胀痛,常与砂仁、枳实、木香等配伍。

【用法用量】 煎服,5～10g。

【药理研究】 本品含大蒜氨酸、大蒜糖及前列腺素 A_1 和 B_1(PGA_1,PGB_1)等。薤白所含 PGA_1 有降压利尿和抗癌作用,PGB_1 有血管收缩作用。其提取物有明显降低血清过氧化脂质,升高前列环素(PGI_2)、抗血小板聚集,降血脂作用。其煎剂对痢疾杆菌、金黄色葡萄球菌、肺炎球菌有抑制作用。

其他理气药见表 11-19。

表 11-19 其他理气药简表

药名	性味	归经	功效	主治	用量/g	备注
青皮	苦、辛,温	肝、胆、胃	疏肝破气,消积化滞	肝郁气滞,胸胁胀痛;食积气滞,脘腹胀痛	3～10	醋炙疏肝止痛力强
沉香	苦、辛,微温	脾、胃、肾	行气止痛,温中止呕,纳气平喘	寒凝气滞,胸腹冷痛;寒邪犯胃,呕吐清水;下元虚冷,肾不纳气	1.5～4.5	宜后下或磨汁冲服。入丸散每次 0.5～1g
檀香	辛,温	脾、胃、肺、心	行气止痛,散寒调中	寒凝气滞,胸腹冷痛;胃脘寒痛,呕吐食少	2～5	实热吐衄慎用。入丸散每次 1.5～3g
乌药	辛,温	肺、脾、肾膀胱	行气止痛,温肾散寒	寒凝气滞,胸腹诸痛;膀胱虚冷,尿频遗尿	3～10	
川楝子	苦,寒,小毒	肝、小肠、胃、膀胱	行气止痛,杀虫疗癣	肝郁气滞,脘腹疼痛;虫积腹痛,头癣秃疮	4.5～10	不可过量,易中毒。油调外敷可治头痛
大腹皮	辛,微温	脾、小肠、大肠、胃	行气宽中,利水消肿	食积气滞,脘痞嗳气;水湿外溢,水肿尿少	5～10	
佛手	辛、苦,温	肝、胃、脾、肺	疏肝解郁,理气和中,燥湿化痰	肝郁气滞,胸胁胀痛;脾胃气滞,食少呕恶;久咳痰多,胸闷胁痛	3～10	
柿蒂	苦、涩,平	胃	降气止呃	各种原因所致的呃逆	6～10	

一少年,食后必吐出数口,却不尽出,隔上时作声,面色如平人。(《朱丹溪医案》)

【思考题】 中医如何辨证用药?

【参考答案】 病不在脾胃,而在膈间。其得病之由,乃因大怒未止,辄食面,故有此证。想其怒甚,则死血菀于上,积在膈间,碍气升降,津液因聚,为痰为饮,与血相搏而动,故作声也。用二陈(法夏、陈皮、茯苓、炙甘草)加韭汁、萝卜子,二日以瓜蒂散吐之,再一日又吐之,痰中见血一盏,次日复吐之,见血一钟而愈。

【按语】 二陈汤豁痰化饮,理气升降,气行则血行,再加韭汁、萝卜子、瓜蒂散催吐则愈。

九、活血化瘀药

凡以通畅血行、消除瘀血为主要作用,治疗血瘀证的药物,称活血化瘀药或活血祛瘀药,简称活血药。其中活血化瘀作用峻猛者,称破血逐瘀药。活血药主要适用于一切瘀血阻滞之病证。本类药物易动血耗血,故对出血证及妇女月经过多或孕妇忌用。

川 芎

川芎为伞形科植物川芎 Ligusticum chuanxiong Hort. 的根茎。主产于四川、贵州、云南等地。以四川产者质优。系人工栽培。5 月采挖,除去泥沙,晒后烘干,再去须根。用时切片生用或酒炙。

【性味归经】 辛,温。归肝、胆、心包经。

【功效主治】

(1) 活血行气:用治气滞血瘀所致各种痛证。胸痹心痛,常与丹参、赤芍、檀香同用;肝气郁结所致胁肋作痛,常与柴胡、白芍、香附同用,如柴胡疏肝散;瘀血阻滞所致闭经痛经,常与当归、白芍、桃仁等同用,如血府逐瘀汤;跌打损伤、瘀肿疼痛,可配乳香、没药、三七等药用。

(2) 祛风止痛:用治风寒湿痹所致关节冷痛,常与独活、羌活、防风、附子等同用。头痛属风寒者,常与白芷、藁本同用;属风热者,常与菊花、蔓荆子、桑叶等同用。

【用法用量】 煎服,3～10g;研末吞服,每次 1～1.5g。

【使用注意】 阴虚火旺、血热出血者慎用。

【药理研究】 川芎含挥发油,油中主要成分为藁本内脂等。另含内脂化合物如川芎内脂、川芎酚。生物碱如川芎嗪,有机酸如阿魏酸等。川芎总生物碱及川芎嗪具有显著的强心作用,使心肌收缩力量加强,

心率加快,心排血量增加,周围血管扩张,血压下降,心脑血管血流量增加,微循环改善,对心肌缺血再灌注损伤有明显保护作用;并能改善全血粘度,抑制血栓形成。川芎嗪能显著减少试验性肾炎蛋白尿,抑制新月体形成和肾小球纤维化,并能减轻放射所致的纤维组织增生。川芎挥发油对动物大脑活动有抑制作用,但对延脑呼吸中枢、血管运动中枢及脊髓反射中枢具有兴奋作用。体外试验表明川芎对大肠杆菌、痢疾杆菌、变形杆菌、铜绿假单胞菌、伤寒杆菌及多种皮肤真菌等有明显抑制作用。

【单方验方】 治疗功能性子宫出血:用川芎 24～28g、白酒 30ml,水 250ml,浸泡 1 小时后,加盖用文火煎煮,分 2 次服,每日 1 剂。不饮酒者,可单用水煎服。(陕西中医,1990,4:150)

丹 参

丹参为唇形科植物丹参 Salvia miltiorrhiza Bge. 的根。多为栽培,全国大部地区均有。主产于四川、山西、山东、河北、江苏、安徽等地。春、秋季采挖,除去茎叶,洗净,润透,切成厚片,晒干。生用或酒炙用。

【别名】 紫丹参

【性味归经】 苦,微寒。归心、肝经。

【功效主治】

(1) 活血通经:为妇科调经常用药。用治月经不调、经闭、痛经及产后瘀滞腹痛,可单用本品研末服。亦可配川芎、当归、益母草等药用。

(2) 祛瘀止痛:用治血脉瘀阻之胸痹心痛,常与红花、川芎、檀香等同用;跌打损伤,瘀血作痛,常与当归、乳香、没药等同用。

(3) 凉血消痈:用治热毒瘀阻所致疮疡痈肿,常与金银花、连翘、白芷、赤芍等同用;风湿热痹,常与忍冬藤、赤芍、桑枝等同用。

(4) 除烦安神:用治热扰心神所致烦躁神昏、心悸失眠,常与金银花、黄芩、麦冬、生地等同用。

【用法用量】 煎服,5～15g。活血化瘀宜酒炙用。

【使用注意】 反藜芦。孕妇慎用。

【药理研究】 本品含丹参酮 I、丹参酮 II$_A$、丹参酮 II$_B$、隐丹参酮、丹参素及异阿魏酸等。丹参煎剂对结扎冠状动脉引起的急性心肌缺血有预防作用,使心肌缺血面积显著缩小,能增加缺血后再灌注缺血区的局部血流量;对心肌缺血和再灌注损伤时,脂质过氧化物形成有抑制作用,能明显降低脂质过氧化物 (LPO),升高超氧化物歧化酶 (SOD) 活性。丹参可通过作用于多种凝血因子而呈抗血液凝固作用,能激活纤溶、抗血栓形成;使血小板黏附及聚集功能降低,血

液黏稠度明显下降;毛细血管网开放数目增多,微循环血流量显著加快,血液流速显著加速。丹参注射液对肝损伤有保护作用,能促进肝细胞再生,抑制细胞核分裂和增殖而起抗肝纤维化作用。口服丹参煎剂可降低甘油三酯,抑制低密度脂蛋白的生成。其煎剂对金黄色葡萄球菌、大肠杆菌、变形杆菌、痢疾杆菌、伤寒杆菌等均有抑制作用。

【单方验方】 治疗子宫内膜异位:用丹参注射液(每支2ml,相当于原生药4g),每天10ml,加入5%葡萄糖液500ml中静脉滴注,连续3个月经周期为1个疗程。(上海中医药杂志,1980,3:4)

桃 仁

桃仁为蔷薇科植物桃 Prunus persica(L.)Batsch 或山桃 Prunus davidiana(Carr.)Franch. 的成熟种仁。主产于四川、云南、陕西、山东、山西等地。6～7月果实成熟时采摘,除去果肉及核壳,取出种子,去皮,晒干,生用或炒用。

【性味归经】 苦、甘,平。有小毒。归心、肝、大肠经。

【功效主治】

(1)活血通经:用治瘀血阻滞所致闭经、痛经,常配当归、川芎、红花等同用,如桃红四物汤;瘀血积聚日久所致癥瘕痞块,常配三棱、莪术、赤芍、牡丹皮、桂枝等同用;跌仆损伤所致瘀血肿痛,常配红花、当归、大黄等同用。

(2)活血消痈排脓:用治肺痈、肠痈。肺痈可配苇茎、冬瓜仁等药,如苇茎汤;肠痈配大黄、丹皮等药,如大黄牡丹皮汤。

(3)润肠通便:用治津枯血虚所致大便秘结,可与苦杏仁、火麻仁、郁李仁、瓜蒌仁等同用。

(4)止咳平喘:用治咳嗽气喘,既可单用煮粥食用,又常与杏仁同用。

【用法用量】 煎服,5～10g。捣碎入煎。

【使用注意】 本品有毒,不可过量。孕妇忌用。便溏者慎用。

【药理研究】 本品含脂肪油、挥发油、苦杏仁苷等。其提取物能降低周围血管阻力、增加脑血流量;抑制体外血栓形成,促进纤溶,使出血及凝血时间延长。桃仁有兴奋子宫平滑肌作用,能促进子宫收缩及出血。其所含脂肪油能润滑肠道,有利于排便。其苦杏仁苷水解后可分解出氢氰酸(HCN),起中枢镇咳平喘作用。动物实验表明本品有镇痛、免疫调节、抗过敏、抗感染及抗氧化作用。苦杏仁苷是桃仁的主要抗肝纤维化成分,能提高肝血流量和提高肝组织胶原酶活性,从而促进肝内胶原分解代谢,减少肝内胶原含量而起抗肝硬化作用。本品所含苦杏仁苷在体内分解出 HCN 是剧毒物质,能引起呼吸麻痹而死亡。

红 花

红花为菊科植物红花 Carthamus tinctorius L. 的筒状花冠。主产于河南、四川、浙江、湖北、云南等地。夏季开花,花色由黄转为鲜红时采摘。阴干或微火烘干。

【性味归经】 辛,温。归心、肝经。

【功效主治】

(1)活血通经:是妇科血瘀病症的常用药。用治血瘀经闭、痛经,常与当归、川芎、桃仁、延胡索等配伍;产后瘀滞腹痛,常与牡丹皮、蒲黄、荷叶等配伍;

(2)祛瘀止痛:用治心脉瘀阻所致胸痹心痛,常配桂枝、瓜蒌、川芎、丹参等药;瘀滞腹痛,常与桃仁、川芎、牛膝等同用;跌打损伤所致瘀血肿痛,与木香、苏木、乳香等配伍。

【用法用量】 煎服,3～9g。外用适量。

【使用注意】 孕妇忌用,有出血倾向者慎用。

【药理研究】 红花含红花苷、红花黄色素等黄酮类,葡萄糖、木糖等红花多糖类,肉豆蔻酸、油酸、亚油酸等有机酸类物质。红花提取物有抗凝、降脂、镇痛及抗惊厥作用;有轻度兴奋心脏,显著扩血管及降压作用;能降低冠状动脉阻力,增加冠脉血流量;对实验性心肌缺血有明显的保护作用。其煎剂对肠平滑肌和子宫均有强烈兴奋作用,且作用持久。红花黄素有降压、扩张外周血管以及强而持久的镇痛作用。

其他活血药见表11-20。

表 11-20 其他活血药简表

药名	性味	归经	功效	主治	用量/g	备注
延胡索	辛、苦,温	心、肝、脾	活血通络,行气止痛	气滞血瘀、跌仆损伤;肝郁气滞、诸种病痛	3～10	研粉吞服,每次1～3g;孕妇忌用
郁金	辛、苦,寒	肝、胆、心、肺	行气活血,清心解郁,利胆退黄	气滞血瘀、胸腹胁痛;热病神昏、癫痫痰闭;湿热黄疸、胁肋胀痛	3～10	研末吞服,每次2～5g;畏丁香
姜黄	辛、苦,温	肝、脾	活血行气,通经止痛	气滞血瘀、癥瘕痛疹;血瘀经闭、心腹诸痛	3～10	外用适量。孕妇忌用
乳香	辛、苦,温	心、肝、脾	活血止痛,消肿生肌	血瘀气滞、诸种疼痛;跌打损伤、疮疡痈肿	3～10	外用适量,生用或炒用,研末外敷;孕妇忌用

续表

药名	性味	归经	功效	主治	用量/g	备注
没药	辛、苦,平	心、肝、脾	活血止痛,消肿生肌	瘀血阻滞,心腹诸痛;跌打损伤,疮疡痈肿	3～10	外用适量;孕妇忌用
五灵脂	苦、咸,温	肝	活血止痛,化瘀止血	瘀血阻滞,胸腹诸痛;瘀滞出血,血瘀崩漏	3～10	畏人参。孕妇慎用
益母草	苦、辛,微寒	肝、心、肾	活血调经,利水消肿,清热解毒	经闭痛经,产后瘀痛;瘀水互结,水肿尿少;跌打损伤,疮痈肿毒	10～30	可熬膏,入丸药。外用适量捣敷或煎汤外洗
泽兰	苦、辛,微温	肝、脾	活血调经,利水消肿,祛瘀消痈	血瘀经闭,产后瘀痛;水瘀互结,水肿尿少;瘀血肿痛,疮痈肿毒	10～15	外用适量
牛膝	苦、酸,平	肝、肾	活血通经,强筋健骨,引血下行,利尿通淋	痛经闭经,跌打损伤,腰膝酸痛,下肢痿软;牙龈肿痛,口舌生疮;淋证水肿,小便不利	6～15	活血通经引血下行宜生用;补肝肾强筋骨宜酒炙用。孕妇忌用
鸡血藤	苦、甘,温	肝、肾	活血调经,舒筋活络,行血补血	月经不调,痛经闭经;风湿痹痛,麻木瘫痪;血不养筋,血虚萎黄	10～30	可浸酒服,或熬膏服
王不留行	苦,平	肝、胃	活血通经,下乳消痈,利尿通淋	经闭痛经,跌打损伤;乳汁不下,乳痈肿痛;淋证涩痛,小便不利	5～10	外用适量;孕妇慎用
刘寄奴	苦,温	心、肝、脾	散瘀止痛,破血通经,消食化积	跌打损伤,肿痛出血;血瘀经闭,产后瘀痛;暑湿食积,泻痢腹痛	3～10	瘀滞肿痛可用生品捣烂外敷。孕妇忌用
莪术	辛、苦,温	肝、脾	破血行气,消积止痛	气滞血瘀,癥瘕积聚;食积不化,脘腹胀痛	3～10	醋制后祛瘀止痛作用加强。孕妇忌用
三棱	苦、辛,平	肝、脾	破血行气,消积止痛	气滞血瘀,癥瘕积聚;食积气滞,脘腹胀痛	3～10	醋制后祛瘀止痛作用加强。孕妇忌用
水蛭	咸、苦,平,小毒	肝	破血通经,逐瘀消癥	血瘀经闭,癥瘕积聚;跌打损伤,瘀血肿痛	1.5～3	研末每次0.3～0.5g。孕妇忌用
斑蝥	辛,热,大毒	肝、胃、肾	破血逐瘀,攻毒蚀疮,散结消癥	癥瘕积聚,血瘀经闭;恶疮瘰疬,积年顽癣;瘰疬痈疽,肿硬不破	0.03～0.06	入丸散用。外用研末以酒调敷。孕妇忌用
马钱子	苦,寒,大毒	肝、脾	散结消肿,通络止痛	跌打损伤,骨折肿痛;风湿顽痹,拘挛疼痛;痈疽疮毒,咽喉肿痛	0.3～0.6	本品含士的宁。炮制后入丸散,不可过量。孕妇忌用
穿山甲	咸,微寒	肝、胃	活血消癥,痛经下乳,消肿排脓	血瘀经闭,癥积痞块;瘀血痛经,乳汁不下;痈肿疮毒,瘰疬痰核	3～10	痈肿已溃及孕妇忌用。研末吞服每次1～1.5g

案例 11-19

阿×,女,38岁,1964年7月22日初诊。半年前因过度悲伤,发生月经紊乱,每月数见,近2个月明显,断断续续流血,血量时多时少,血色时红时暗,或下黑色血块。伴有气短、心慌、左少腹胀痛,腰酸,乳房胀,手心发麻,颜面及下肢微肿,平时有低热,体温多在37.3℃左右。大便偏干,小便正常,偶见白带增多。既往史无特殊,正产一胎,小产一次。此次病后,于某医院检查,诊断为子宫颈糜烂和盆腔炎,经注射黄体酮、口服合霉素、维生素C和维生素K等药止血,病情不见好转。舌质正常边缘不齐,苔薄白,脉象沉细,左关独弦。(《蒲辅周医案》)

【思考问题】 中医如何辨证用药?

【参考答案】 中医辨证为肝脾失调,热郁兼瘀,以致久漏,治宜清热消瘀,调经止血。处方:当归二钱、白芍二钱、川芎一钱、细生地二钱、黄连(吴萸火炒)八分、黄芩一钱、炒丹皮一钱、茜草一钱、藕节四钱、炙艾叶一钱、川续断一钱五分、炒蒲黄一钱五分。

【按语】 本例悲伤气结,肝脾失调,以致热郁兼瘀而漏,故首宜清热消瘀。

十、止 血 药

凡以制止体内外出血为主要作用,治疗各种出血证的药物,称止血药。本类药物主要适用于咯血、咳血、衄血、吐血、便血、尿血、崩漏、紫癜及外伤出血等病证。止血药有凉血止血、收敛止血、化瘀止血及温经止血药之分,应根据不同出血原因选择应用。

仙 鹤 草

仙鹤草为蔷薇科植物龙芽草 *Agrimonia pilosa* Ledeb. 的全草。产于全国各地。主产于浙江、江苏、湖南、湖北等地。夏、秋二季茎叶茂盛时采割,除去杂质,晒干,生用或炒炭用。

【性味归经】 苦、涩,平。归心、肝经。

【功效主治】

(1)收敛止血:用治体内外诸出血证。如咯血、吐血、衄血、便血、尿血、崩漏等。属血热者,常与生地黄、侧柏叶、小蓟、白茅根等同用;属虚寒者,常与党参、熟地、炮姜、艾叶等同用。

(2)补虚:用治劳伤神倦,面黄乏力,可与大枣同煮,食枣饮汁;气血亏虚,神疲乏力,头晕目眩,可与党参、熟地、龙眼肉等同用。

(3)止痢:用治虚寒久泻,泻痢清稀者,常与诃子、肉桂等配伍;湿热泻痢,黏滞黄臭者,常与黄连、白头翁、地榆等配伍。

(4)杀虫:用治疟疾,可与常山、青蒿配伍;滴虫性阴道炎之阴道湿痒,可单用煎汁冲洗。

此外,本品尚可用治痈肿疮毒、痔疮肿痛,常与金银花、蒲公英、紫花地丁等同用。

【用法用量】 煎服,10~15g;大剂量可用至30~60g。外用适量。

【药理研究】 本品含仙鹤草素、鞣质、甾醇、皂苷及挥发油等。仙鹤草素钠盐能使血小板数量增加,凝血时间缩短。仙鹤草酚对绦虫及精子有杀灭作用。

白 及

白及为兰科植物白及 *Bletilla striata*(Thunb.)Reichb. f. 的地下根茎。主产于安徽、江西、四川、贵州、云南、浙江、湖南等地。夏、秋二季采挖,除去须根,洗净,晒干,生用。

【性味归经】 苦、甘、涩,寒。归肺、肝、胃经。

【功效主治】

(1)收敛止血:为收敛止血之要药。用治肺胃出血,可单味研末服用。肺阴不足之干咳咯血者,可与枇杷叶、生地黄等同用;热伤胃络出血,可配茜草、生地、丹皮、牛膝等,或伍乌贼骨或大黄研细末吞服。

(2)消肿生肌:未溃或已溃疮疡均可应用。用治疮疡初起,未成脓者,常与金银花、皂角刺、乳香、贝母等同用,如内消散;疮痈已溃,久不收口者,以之与黄连、贝母、轻粉、五倍子等研末外用,以祛腐生肌。

【用法用量】 煎服,3~10g。研末吞服,每次1.5~3g。外用适量。

【使用注意】 反乌头。

【药理研究】 本品含菲类衍生物及少量挥发油、

白及甘露聚糖等。白及粉、白及甘露聚糖可明显缩短出血时间,有明显止血作用。其水提取物覆盖于动物创伤表面,能使末梢血管内的红细胞凝集并形成血栓,使创面出血立即停止。白及黏液质制造的白及代血浆,已广泛用于临床各科出血性疾病、外伤性出血、外科手术及妇科手术的止血治疗。本品有显著的胃黏膜保护作用和抗溃疡作用。其醇提取物体外对金黄色葡萄球菌、白色念珠菌、结核杆菌均有抑制作用。

三 七

三七为五加科植物三七 *Panax notoginseng*(Burk.)F. H. Chen 的干燥根。主产于云南、广西等地。夏末秋初开花前或冬季种子成熟后采挖,去净泥土,洗净,晒干。生用或研细粉用。

【性味归经】 甘、微苦,温。归肝、胃经。

【功效主治】

(1)化瘀止血:用治体内外各种出血,如吐血、衄血、便血、尿血、崩漏及产后出血过多等,可单用研末吞服,亦可配伍其他止血药同用。

(2)消肿定痛:用治跌打损伤所致瘀血疼痛,可单味研末,黄酒或白酒吞服;痈疽肿痛、无名肿毒等,可配伍乳香、没药、血竭、儿茶等为末外用。

【用法用量】 煎服,3~10g。研末吞服,每次1~3g。外用适量。

【使用注意】 孕妇慎用。

【药理研究】 本品主含挥发油、皂苷、黄酮苷、氨基酸等。三七有镇静、镇痛、止血、抗感染、抗惊厥、抗心律失常和抗动脉粥样硬化作用。其提取液低浓度时使心肌收缩力增强,心排血量明显增加。三七黄酮能扩张冠状动脉和增加冠脉血流量;三七总皂苷能明显缩小心肌缺血区面积,使实验性心肌梗死区侧支循环形成,改善心肌微循环;能扩张周围血管,使血压明显下降;三七消除氧自由基作用强于人参总皂苷和绞股蓝总皂苷,使血中及组织中 LPO 含量显著下降,血和脑组织中 SOD 活性升高。

【单方验方】 治疗高血压:三七粉每日 3 次,每次 1g 口服。(中草药,1984,11:35)。

蒲 黄

蒲黄为香蒲科植物水烛香蒲 *Typha angustifolia* L. 东方香蒲 *Typha orientalis* Presl 或同属植物的干燥花粉。主产于浙江、江苏、安徽、湖北、山东等地。夏季采收蒲棒上部的黄色雄性花絮,晒干后碾轧,筛取细粉,生用或炒用。

【性味归经】 甘,平。归肝、心包经。

【功效主治】

(1)化瘀止血:用治吐血、衄血、便血、尿血、崩漏等,可将蒲黄捣散服用;血热妄行者,可配大蓟、小蓟及白茅根配伍;跌打损伤所致瘀血作痛,可单用蒲黄末,温酒吞服;心腹疼痛、痛经、产后疼痛等常与五灵脂同用。

（2）利尿通淋:用治膀胱湿热所致血淋涩痛、尿血,常与生地黄、白茅根、冬葵子等同用,如蒲黄散。

【用法用量】　煎服,3～10g。包煎。生用行血利尿,炒用止血。

【使用注意】　孕妇慎用。

【药理研究】　蒲黄含黄酮、甾类、酸性成分、多种氨基酸及无机成分。蒲黄煎剂及其提取物,对体内外血小板聚集均有明显抑制作用;能直接分解纤维蛋白,促进纤溶;并对血管内皮细胞有保护作用。蒲黄提取物能加强心脏收缩力,扩张周围血管,改善微循环,降低血压,减慢心率,改善冠状动脉血流量。蒲黄水浸液对人血有促凝血作用,使凝血时间明显缩短,并认为黄酮中所含异鼠李素是其有效成分。蒲黄多种制剂及其提取物对子宫及胃肠平滑肌均表现为兴奋作用,大剂量可致痉挛性收缩。

其他止血药见表11-21。

表 11-21　其他止血药简表

药名	性味	归经	功效	主治	用量/g	备注
大蓟	苦、甘,凉	心、肝	凉血止血,解毒消痈	血热妄行,咯血衄血;热毒痈肿湿热黄疸	10～15	外用适量。小蓟功效与大蓟相似,善治下焦湿热
地榆	苦、酸涩,微寒	肝、大肠	凉血止血,解毒敛疮,清热燥湿	血热出血,尤宜下焦;痈疮疔毒水火烫伤;湿热血痢,湿疹湿疮	10～15	外用适量。生用解毒敛疮;炒炭止血
槐花	苦,微寒	肝、大肠	凉血止血,清肝泻火	血热吐衄、便血痔血;肝火目赤、头胀眩晕	6～15	外用适量。凉血生用;止血炒用
侧柏叶	苦、涩,微寒	肺、肝、脾	凉血止血,化痰止咳,养血生发	血热吐衄、便血崩漏;肺热咳喘痰稠难咯;血热脱发,须发早白	10～15	外用适量。生用化痰;炒炭止血
白茅根	甘,寒	肺、胃、膀胱	凉血止血,清热利尿,清肺胃热	血热妄行,吐血衄血;热淋水肿小便不利;肺胃热盛,咳嗽呕吐	15～30,鲜品加倍	多生用,止血亦可炒炭用
茜草	苦,寒	肝	凉血化瘀,止血通经	血热妄行,吐血衄血;血瘀经闭跌打损伤	10～15	生用活血通经;炒用则偏于止血
血余炭	苦,平	肝、胃	收敛止血,化瘀利尿	各种出血,咯血衄血;血淋涩痛小便不利	6～10	外用适量。研末吞服,每次1.5～3g
艾叶	苦、辛,温	肝、脾、肾	温经止血,散寒止痛	经寒不调,崩漏下血;腹中冷痛宫寒不孕	3～10	外用适量。散寒止痛生用;止血炒用
藕节	甘、涩,平	肝、肺、胃	收敛止血	各种出血,咯血衄血	10～15	

案例 11-20

刘×,女,37 岁,1960 年 4 月 13 日初诊。患者施人工流产手术后 1 个月,流血不止,色黑黏稠,腰酸腿软,头痛,神疲,心慌,烦躁,睡眠不佳,身微热,汗出,面黄少神。舌淡红,苔薄黄腻,脉沉涩,左关见动。（《蒲辅周医案》）

【思考题】　中医如何辨证用药?

【参考答案】　认为由冲任损伤,瘀血阻滞,治宜调和冲任,消瘀止血。处方:全当归一钱五分、川芎一钱、白芍一钱五分、干生地三钱、侧柏叶(炒)二钱、川续断一钱五分、艾实一钱五分、地榆(炒)一钱五分、生杜仲二钱、艾叶(炙)一钱。复诊:服前方 5 剂,流血减少,血色仍紫。舌红,苔薄黄,脉沉数,仍宜调和冲任,但因瘀久化热,于和血之中佐清热化瘀之品,前方去艾叶加炒丹皮一钱五分,炒栀子一钱五分,莲房一个(烧半焦),

又服 7 剂。三诊:流血已止,诸证见轻,脉沉弱,左关微弦。根据流血日久,气血两伤,在瘀去血止后,继用益气补血,以资巩固,乃用丸药缓图。处方:补中益气丸早服二钱,人参养荣丸晚服二钱,月余而恢复健康。

【按语】　本例于手术后而血流不止,可能因冲任损伤之故。冲为血海,任主胞胎,冲任之脉损伤,不能约制经血,以致气血紊乱,故血流不止。同时,损伤则不能无瘀,瘀久则化热,血得热则行,故其治法,先以调和冲任,消瘀止血,继用和血清热,终以益气补血,俾冲任复,气顺血活而流血自止,月经恢复正常。

十一、固　涩　药

凡以收敛固涩为主要作用,治疗多汗、遗泄滑脱、崩漏带下的药物,称固涩药或收涩药。本类药物根据其作用特点,分收敛止汗、涩肠止泻、涩精缩尿及固崩止带四类。

(一) 收敛止汗药

凡以收敛止汗为主要作用,治疗汗出不止的药物,称收敛止汗药。本类药物主要适用于气虚肌表不固、津液外泄的自汗及阴不制阳、迫津外泄的盗汗等病证。

麻 黄 根

麻黄根为麻黄科植物草麻黄 *Ephedra sinica* Stapf. 或中麻黄 *Ephedra intermedia* Schrenk et C. A. Mey. 的根及根茎。主产于河北、甘肃、内蒙古等地。立秋后采挖。剪去须根,干燥切段。生用。

【性味归经】 甘、微涩,平。归肺经。

【功效主治】

固表止汗:用治气虚自汗,常与黄芪、白术、牡蛎同用;阴虚盗汗,常与熟地黄、山茱萸、当归同用;产后虚汗,常与黄芪、当归同用,如麻黄根散。

【用法用量】 煎服,3~10g。

【使用注意】 表邪未解者忌用。

【药理研究】 麻黄根含多种生物碱,如麻黄根素和麻黄根碱,以及麻黄宁和麻黄酚等双黄酮类成分。麻黄根碱、麻黄酚及几种麻黄宁都具有降压作用。其根所含生物碱可使蛙心收缩力减弱,对末梢血管有扩张作用,对肠管、子宫平滑肌有收缩作用。

浮 小 麦

浮小麦为禾本科植物小麦 *Triticum aestivum* L. 未成熟的颖果。各地均产。收获时,扬起其轻浮干瘪者,或以水淘之,浮起者为佳,晒干。生用,或炒用。

【性味归经】 甘,凉。归心经。

【功效主治】

(1) 敛汗益气:阳虚自汗,阴虚盗汗者,均可应用。用治自汗,常与黄芪、牡蛎、麻黄根等同用,如牡蛎散;治盗汗,常与五味子、麦冬、地骨皮同用。

(2) 除热:用治骨蒸劳热,常与玄参、麦冬、生地、地骨皮等同用。

【用法用量】 煎服,15~30g。

【使用注意】 表邪未解者忌用。

【药理研究】 浮小麦主含淀粉及酶类蛋白质、脂肪、钙、磷、铁、维生素等。

(二) 涩肠止泻药

凡以涩肠止泻为主要作用,治疗久泻滑脱的药物,称涩肠止泻药。本类药物主要适用于久泻久痢、大便清稀、脘冷腹痛、喜温喜按等虚寒病证。若属湿热痢疾,则并非所宜。

五 味 子

五味子为木兰科植物五味子 *Schisandra chinensis*(Turcz.)Baill. 或华中五味子 *Schisandra sphenanthera* Rehd. et Wils. 的果实。前者习称"北五味子",主产于东北;后者习称"南五味子",主产于西南及长江流域以南各省。秋季果实成熟时采取。晒干,生用或经醋、蜜拌蒸晒干用。

【性味归经】 酸、甘,温。归肺、心、肾经。

【功效主治】

(1) 收敛固涩:用治肺虚久咳,常与罂粟壳同用,如五味子丸;自汗盗汗,常与麻黄根、浮小麦、牡蛎等同用;肾虚精关不固遗精滑精,常与桑螵蛸、龙骨、山茱萸等同用;脾肾虚寒久泻不止,可与吴茱萸、补骨脂、肉豆蔻等同用,如四神丸。

(2) 益气生津:用治阴虚内热,口渴多饮,常与山药、麦冬、知母、天花粉等同用;热伤气阴,汗多口渴、气短体倦,常与人参、麦冬等同用。

(3) 宁心安神:用治阴血亏损所致虚烦心悸、失眠多梦,常与麦冬、生地、酸枣仁、茯神等同用,如天王补心丹。

【用法用量】 煎服,3~6g。研末服,每次1~3g。

【药理研究】 本品含木脂素类化合物,以及挥发油、苹果酸、维生素C、多糖等物质。五味子对中枢神经系统的影响广泛,能改善人的智力活动;改善视力;改善听力;提高皮肤感受器的分辨力。其提取物能降低谷丙转氨基酶(ALT);明显减少咳嗽并具祛痰作用。五味子能增强细胞免疫功能,对免疫性肾炎呈现抑制作用;能抗氧化,有延缓衰老的作用。

肉 豆 蔻

肉豆蔻为肉豆蔻科植物肉豆蔻 *Myristica fragrans* Houtt. 的成熟种仁。主产于广东、广西、云南等地,印尼、印度、新加坡亦产。冬春两季果实成熟时采收。除去皮壳后,干燥,煨制去油用。

【别名】 肉果、玉果。

【性味归经】 辛,温。有小毒。归脾、胃、大肠经。

【功效主治】

(1) 涩肠止泻:用治脾肾虚寒所致便溏久泻不止,常与吴茱萸、补骨脂、五味子等同用,如四神丸。

(2) 温中行气:用治胃寒胀痛,食少呕吐,常与木香、大枣、半夏、干姜等同用。

【用法用量】 煎服,3~10g。入丸散,每次0.5~1g。宜煨熟去油后用。

【使用注意】 湿热泻痢忌用。

【药理研究】 本品含挥发油、脂肪油、皂苷等。肉豆蔻挥发油能增进胃液分泌及胃肠蠕动,有开胃和促进食欲,消胀止痛功效;对细菌和霉菌有抑制作用。肉豆蔻未经炮制去油,或用量过大,可引起中毒,一般不可用生品。中毒轻者,出现幻觉,或恶心、眩晕;重者谵语、昏迷、瞳孔散大、反射消失,甚至死亡。

乌 梅

乌梅为蔷薇科植物梅 *Prunus mume*(Sieb.)Sieb. et Zucc. 的近成熟果实。主产于浙江、福建、四川、云南等地。夏季果实近成熟时采收,低温烘干后闷至皱皮,色变黑时即成。去核生用或炒炭用。

【性味归经】　酸、涩,平。归肝、脾、肺、大肠经。

【功效主治】

(1)涩肠止泻:用治久泻、久痢者,常与罂粟壳、诃子等同用。

(2)敛肺止咳:用治肺虚久咳少痰或干咳无痰,常与罂粟壳、苦杏仁等配伍。

(3)生津止渴:用治虚热消渴,常与天花粉、麦冬、人参等同用,如玉泉丸。

(4)安蛔止痛:用治蛔厥腹痛、呕吐,常与细辛、花椒、黄连、川楝子等同用。

【用法用量】　煎服,3～10g。止泻、止血宜炒炭用。

【药理研究】　乌梅未成熟果实含苹果酸、琥珀酸等;种子含苦杏仁苷、脂肪油、挥发油等。乌梅煎剂可收缩肠壁,促进肠蠕动;收缩胆囊,促进胆汁排泄;可刺激蛔虫后退,有安蛔作用;对大肠杆菌、葡萄球菌、肺炎球菌、变形杆菌、铜绿假单胞菌、伤寒和副伤寒杆菌及致病真菌有抑制作用。

▶(三)涩精缩尿药

凡以涩精止遗、固摄小便为主要作用,治疗遗精滑精、遗尿尿频的药物,称涩精缩尿药。本类药物主要适用于肾虚失藏、精关不固之遗精滑精或肾气不固、膀胱失约之遗尿尿频等病证。外邪内侵、湿热下注所致遗精尿频不宜用。

山茱萸

山茱萸为山茱萸科植物山茱萸 *Cornus officinalis* Sieb. et Zucc. 的成熟果肉。主产于浙江、河南、安徽、四川、陕西、山西等地。秋末冬初采收。用文火烘焙或置沸水中略烫,及时挤出果核。晒干或烘干用。

【别名】　枣皮。

【性味归经】　酸、涩,微温。归肝、肾经。

【功效主治】

(1)收敛固涩:用治遗精滑精、遗尿尿频,常与补骨脂、桑螵蛸、熟地、山药等同用;崩漏下血、月经过多,常与熟地、当归、白芍等配伍;大汗欲脱或久病虚脱,常与人参、附子、龙骨同用。

(2)补益肝肾:用治肝肾不足者所致腰膝酸软、眩晕耳鸣者,常与熟地黄、杜仲、淫羊藿同用。

【用法用量】　煎服,5～12g。急救固脱,可用至20～30g。

【药理研究】　本品含山茱萸苷、苹果酸、维生素A、脂肪油等。山茱萸注射液对失血性休克能迅速、明显升高血压,有抗休克作用;能增强心肌收缩力,增加心脏泵血量和扩张外周血管;有抑制血小板聚集、抗血栓形成作用,这对缓解休克时 DIC 形成有一定意义。其醇提取物对糖尿病大鼠有明显降血糖作用。其煎剂在体外对金黄色葡萄球菌、志贺氏痢疾杆菌、伤寒杆菌、痢疾杆菌及真菌有抑制作用。

桑 螵 蛸

桑螵蛸为螳螂科昆虫大刀螂 *Tenodera sinensis* Saussure、小刀螂 *Statilia maculate*(Thun-berg)或巨斧螳螂 *Hierodula patellifera*(Serville)的卵蛸。全国大部分地区均产。深秋至次春采收。置沸水浸杀其卵,或蒸透晒干用。

【性味归经】　甘、咸,平。归肝、肾经。

【功效主治】

(1)固精缩尿:用治肾虚不固所致之遗精滑精、白浊,常与龙骨、山茱萸、五味子、沙苑子等同用;治小儿遗尿者,可单用为末,米汤送服;膀胱虚冷之遗尿尿频,可与山茱萸、菟丝子、人参等同用。

(2)补肾助阳:用治肾虚阳痿,常与鹿茸、肉苁蓉、菟丝子等同用。

【用法用量】　煎服,6～10g。

【药理研究】　本品含蛋白质、脂肪、粗纤维,并含铁、钙等。本药具有轻微抗利尿及敛汗作用,还能促进消化液的分泌,有助于食物的消化。其纤维入胃后形成胶态,可延缓葡萄糖和脂肪的吸收,有降糖和降脂作用。

【单方验方】　用治小儿遗尿证:桑螵蛸炒炭存性,研成细末,糖水送服。(中药通讯,1986,7:60)

金 樱 子

金樱子为蔷薇科植物金樱子 *Rose laevigata* Michx. 的成熟果实。主产于广东、四川、湖南、云南、贵州等地。9～10月采收。纵切两瓣,除刺及核,晒干用。

【性味归经】　甘、酸、涩,平。归肾、膀胱、大肠经。

【功效主治】

(1)固精缩尿:用治肾虚不固之遗精滑精、遗尿尿频、带下等,可单用熬膏服,或与芡实同用,或与其他补肾、固涩之品同用。

(2)涩肠止泻:用治脾虚久泻久痢,可单用煎服;或与党参、白术、五味子、芡实等同用。

【用法用量】　煎服,6～12g。

【药理研究】　金樱子含苹果酸、枸橼酸、鞣酸、树脂、维生素 C、皂苷等。本品有抗动脉粥样硬化作用。其煎剂对金黄色葡萄球菌、大肠杆菌、铜绿假单胞菌、破伤风杆菌、钩端螺旋体及流感病毒均有较强抑制作用。所含鞣质具有收敛、止泻作用。

▶（四）固崩止带药

凡以固崩止带为主要作用，治疗崩漏带下的药物，称固崩止带药。本类药物主要适用于冲任不固、带脉失约所致的崩漏下血、带下淋漓等病证。

海 螵 蛸

海螵蛸为乌贼科动物无针乌贼 *Sepiella maindroni* de Rochebrune 或金乌贼 *Sepia esculenta* hoyle 的内壳，亦称"乌贼骨"。主产于浙江、江苏、山东、辽宁等沿海省。收集其骨状内壳洗净，干燥，生用。

【别名】 乌贼骨。

【性味归经】 咸、涩，微温。归肝、肾经。

【功效主治】

（1）固精止带：用治肾虚带脉不固之带下清稀，常与山药、牡蛎、续断等同用；脾虚失约之白带量多，常与党参、白术、芡实等同用；肾失固藏之遗精滑精，常与山茱萸、菟丝子、沙苑子等同用。

（2）收敛止血：用治冲任不固所致崩漏下血，常与茜草、棕榈炭、黄芪、五倍子等配伍，如固冲汤；吐血便血者，常与白及同用，如乌及散。

（3）制酸止痛：用治脾胃虚寒所致胃痛吐酸，常与浙贝母、白及、瓦楞子等同用。胃出血者，常与白及等分为末服用。外伤出血，可单用本品研末外敷。

（4）收湿敛疮：用治湿疮湿疹，常与黄柏、青黛、煅石膏研末外用；溃疡多脓，久不愈合者，可单用研末外敷，或配煅石膏、枯矾、冰片等，共研细末，撒敷患处。

【用法用量】 煎服，6～12g。外用适量。

【使用注意】 本品收敛除湿，伤阴助热，阴虚多热者慎用。

【药理研究】 本品主含碳酸钙、磷酸钙、壳角质、胶质、氨基酸以及多种微量元素等。海螵蛸具有抗消化性溃疡、抗肿瘤、抗放射及接骨作用。其所含碳酸钙能中和胃酸，改变胃内 pH 值，降低胃蛋白酶活性，可缓解反酸和胃烧灼感。所含胶质与胃液作用后，可使溃疡面上形成胶状保护膜，有止血和促进溃疡愈合作用。

其他固涩药见表 11-22。

表 11-22 其他固涩药简表

药名		性味	归经	功效	主治	用量/g	备注
收涩止汗药	糯稻根须	甘，平	心、肝	固表止汗，益胃生津，退热除蒸	气虚自汗，阴虚盗汗；虚热不退，骨蒸潮热	15～30	
涩肠止泻药	诃子	苦、酸涩，平	肺、大肠	涩肠止泻，敛肺利咽	脾虚久泻，肠风下血；肺虚咳喘，咽痛音哑	3～10	涩肠止泻煨用；敛肺利咽生用
	赤石脂	甘涩，温	脾、胃、大肠	涩肠止泻，收敛止血，敛疮生肌	久泻久痢，下痢脓血；崩漏下血，便血痔血；疮疡溃烂，久不收口	9～12	湿热泻痢忌用。孕妇慎用。畏官桂
	罂粟壳	酸涩，平	肺、大肠、肾	涩肠止泻，敛肺止咳，麻醉止痛	脾虚失运，久泻久痢；肺虚久咳，痰少声低；胃痛腹痛，筋骨疼痛	3～6	易中毒成瘾，不可过量久服。止咳蜜炙，止痛醋炒
涩精缩尿药	覆盆子	甘酸，温	肝、肾	固精缩尿，益肾填精，养肝明目	肾虚不固，阳痿腰酸；遗精滑精，尿频遗尿；肝血不足，目暗不明	5～10	
	芡实	甘涩，平	脾、肾	固精缩尿，健脾止泻，除湿止带	肾虚遗精，小便不禁；脾虚泄泻，久泻不愈；下元虚冷之白带清稀	10～15	
固崩止带药	椿皮	苦涩，寒	肝、大肠	清热燥湿，收敛止血，止带止泻	湿热下注，赤白带下；崩漏下血，便血痔血；赤白下痢，久泻不止	3～10	本品收敛兼清湿热，脾胃虚寒慎用
	鸡冠花	甘涩，凉	肝、大肠	收敛止血，收敛止带，涩肠止痢	崩漏下血，便血痔血；脾虚带下，湿热带下；赤白下痢，久泻不止	6～12	

案例 11-21

黄泰生医案：颜某，男 45 岁，1987 年 4 月 9 日诊。平昔形寒肢冷，近 1 个月来寐后盗汗，湿衣沾身，神疲乏力，心悸气短，纳呆腰酸，舌淡红、苔白，脉细数无力。化验检查三大常规及抗"O"、血沉均正常，X 线胸片未见异常，西医诊为自主神经功能紊乱。服用谷维素、五味子合剂等品，症状如旧。《江西中医药》

【思考问题】 中医如何辨证用药？

【参考答案】 此乃肺肾两亏,营卫失调,腠理开泄所致,拟防己黄芪汤合桂枝汤补肺固表,调和营卫为治。黄芪 40g,防己 6g,防风 10g,白术 8g,龙牡各 30g,桂枝 6g,白芍 10g。服药 5 剂,盗汗减少,肢冷减轻。

【按语】 前人有自汗属阳虚,盗汗属阴虚之说,系指自汗、盗汗发病的一般规律,不能概括全部。《景岳全书·汗证》指出:"自汗盗汗每各有阴阳之证,不得谓自汗必属阳虚,盗汗必属阴虚也。"但本病大都因肺卫不固,阳气亏虚或阴虚火旺,邪正互争,湿热郁蒸所致。防己黄芪汤能益气固表,泄湿利水。为治自汗或盗汗的基本方剂。阳虚者汗出畏寒,动则益甚,不耐风寒,极易感冒,面色㿠白,苔薄白,脉细弱。可重用生黄芪 60g 补气固表止汗;白术、防己健脾化湿以实表;并加防风走表而助黄芪固表之力。汗多者,加麻黄根、浮小麦、糯稻根、煅牡蛎止汗敛阴。阴虚火旺者潮热盗汗,虚烦少寐,五心烦热,形体消瘦,女子月经不调,男子梦遗,舌红少苔,脉弦细数,宜防己黄芪汤加当归、生地、熟地滋阴养血,壮水之主以制阳光,或加黄芩、黄连、黄柏泻火坚阴;潮热甚,则加地骨皮、知母、鳖甲以滋阴退热,亦可加龙牡、糯稻根敛汗固表。

十二、止咳化痰平喘药

凡以祛除痰涎为主要作用,治疗咯痰不畅的药物,称为祛痰药;以减轻或制止咳嗽、喘息为主要作用,治疗咳嗽、喘息的药物,称止咳平喘药。痰、咳、喘三者关系密切,互相影响。痰多易致咳嗽,因而祛痰可以止咳;咳嗽往往与喘并现,因而止咳可以平喘。祛痰药主要用于痰多咳嗽,痰饮气喘,咯痰不爽之证。止咳平喘药主要用于外感、内伤所引起的咳嗽气喘、呼吸困难等病证。中医理论认为,癫痫惊厥、瘰疬瘿瘤、阴疽流注和中风痰迷等病证,在病机上与痰有密切关系,故亦可用化痰药治之。

祛痰止咳平喘药按药性及功效不同,可分为温化寒痰药、清化热痰药及止咳平喘药三类。

▶ (一)温化寒痰药

凡以温肺化痰或燥湿化痰为主要作用,治疗寒痰、湿痰的药物,称温化寒痰药。本类药物主要适用于寒饮、痰湿犯肺所致的咳嗽痰多、痰白清稀等病证。因本类药物温燥性烈,易助火伤津,凡热痰、燥痰及吐血、咯血者均当忌用。

半 夏

半夏为天南星科植物半夏 Pinellia ternate (Thunb.) Breit. 的块茎。主产于长江流域。夏秋间采挖,洗净晒干为"生半夏";经生姜、白矾制者称"姜半夏";经白矾制者称"清半夏";经甘草、石灰制者称"法半夏"。

【性味归经】 辛,温,有毒。归脾、胃、肺经。

【功效主治】

(1) 燥湿化痰:用治痰湿阻肺,咳嗽痰多、色白质稠者,常与陈皮、茯苓、甘草等同用,如二陈汤;寒饮伏肺所致咳嗽喘息、咯痰清稀者,常与干姜、桂枝、细辛等配伍,如小青龙汤。

(2) 降逆止呕:用治痰饮犯胃所致恶心呕吐、心下痞满,常与生姜配伍,如小半夏汤;胃热呕吐,常与黄连、竹茹同用;胃寒干呕、吐涎沫,常与干姜配伍;治妊娠呕吐,可与砂仁、苏梗同用。

(3) 消痞散结:用治痰气郁结所致梅核气,常与厚朴、茯苓、苏叶等同用,如半夏厚朴汤;瘿瘤痰核,常与昆布、海藻、浙贝等同用。

【用法用量】 煎服,5～10g。宜制用。消痞和胃多用清半夏;降逆止呕多用姜半夏;燥湿止咳多用法半夏;生半夏长于消肿散结,只宜外用。

【使用注意】 其性温燥,对阴虚燥咳、血热、热痰、燥痰应慎用。反乌头。

【药理研究】 本品含挥发油、烟碱等。可抑制呕吐中枢而止呕,各种炮制品对实验动物均有明显的止咳作用。生半夏对黏膜有强烈的刺激作用,可使声音嘶哑,甚至失音,刺激胃黏膜引起呕吐及腹泻。中毒主要表现为流涎、不能发音、恶心、呕吐、腹泻、意识不清、牙关紧闭、全身痉挛、血压下降、呼吸困难等,最后呼吸中枢麻痹而死亡。

【单方验方】 治疗鸡眼:洗净患处,削去鸡眼的角化组织,使其呈一凹面,将生半夏末敷于局部,外贴胶布。5～7 天后,鸡眼坏死脱落。治疗 30 例,未见复发。(中级医刊.1965,7:455)

天 南 星

天南星为天南星科植物天南星 Arisaema erubescens (Wall.) Schott、异叶天南星 A. heterophyllum Bl. 或东北天南星 A. amurense Maxim. 的块茎。主产于河南、河北、四川等地。异叶天南星主产于江苏、浙江等地;东北天南星主产于辽宁、吉林等地。秋、冬二季采挖,除去须根及外皮,晒干,为"生南星",经生姜、白矾制者称"制南星",经牛、猪或羊胆汁炮制者称"胆南星"。

【性味归经】 苦、辛,温。有毒。归肺、肝、脾经。

【功效主治】

(1) 燥湿化痰:用治寒痰咳嗽,痰白清稀者,常与半夏、肉桂等配伍;湿痰阻肺所致咳喘痰多,胸膈胀闷者,常与半夏、陈皮、枳实等同用,如导痰汤。

(2)祛风止痉:用治风痰眩晕,配半夏、天麻;风痰留滞经络所致半身不遂、手足顽麻、口眼㖞斜等,常与半夏、川乌、白附子配伍;破伤风所致牙关紧闭、角弓反张,常与白附子、天麻、防风同用。

(3)散结消肿:用治痰湿凝结所致痈疽肿痛、痰核,可单用本品研末醋调外敷。

【用法用量】 煎服,3～10g,多制用。外用适量,生品研末,以醋或酒调敷患处。

【使用注意】 阴虚燥咳及孕妇忌用。

【药理研究】 本品含三萜皂苷、苯甲酸、氨基酸、

D-甘露醇、淀粉等。其所含皂苷有祛痰作用。本品煎剂有镇静、镇痛及抗惊厥作用,且与西药镇静剂有协同作用。本品中毒主要表现为对黏膜的刺激性及对神经系统的抑制作用。其主要症状为咽喉发痒、灼辣、麻木、言语不清、张口困难、味觉丧失、头昏心慌、四肢麻木、惊厥、昏迷、呼吸麻痹,直至死亡。

【单方验方】 治疗口腔病:以天南星、三七、白附子等制成强力消炎胶囊口服,治疗急性牙龈炎、牙周脓肿等多种口腔病,总有效率为83.9%。(中成药研究,1986,6:21)

其他温化寒痰药见表11-23。

表 11-23 其他温化寒痰药简表

药名	性味	归经	功效	主治	用量/g	备注
白芥子	辛,温	肺、胃	温肺化痰,利气散结	寒痰湿痰,痰多清稀;痰湿阻滞,关节疼痛	3～6	对皮肤黏膜有刺激,过量易致腹痛、腹泻
旋覆花	苦、辛、咸,微温	肺、胃	降气化痰,降逆止呕	痰多喘咳,胸膈痞闷;痰饮内停,胃气上逆	3～10	本品有绒毛易刺激咽喉致呛咳,宜包煎
白前	辛、苦,微温	肺	降气化痰	寒邪犯肺,咳嗽痰多;胸满喘急,喉间痰鸣	3～10	外感咳嗽生用;内伤咳嗽炙用

案例 11-22

张某,女,40岁。以反复发作眩晕6年,加重2天为主诉于2003年6月20日来诊。该患6年前感冒后开始发作眩晕,病情发作时天旋地转,目不能开,开则呕吐,喜卧静睡。西医诊为梅尼埃综合征,多次用西药治疗,能暂时控制病情,但容易反复。近日因冒雨劳动而发病,旋即眩晕,动则加剧,目不能开,伴有呕吐,倦怠懒言,少气乏力,自汗,纳减便溏,头晕及四肢倦怠沉重,贪睡,不思饮食。舌红,苔薄、黄腻,脉弦。

【思考题】 中医如何辨证用药?

【参考答案】 证属湿热困阻中焦,治宜辛开苦降,祛湿止眩,半夏白术天麻汤加减。药以姜半夏15g,黄芩10g,生姜5g,黄连6g,天麻9g,白术15g,茯苓15g,陈皮10g,炙甘草6g。服1剂眩晕止,2服纳食香。继服1个月,巩固疗效,随访至今,未见复发。

【按语】 患者因冒雨劳动,感受湿热之邪蕴于中焦,上扰头目则眩晕,动则加剧;脾胃受纳运化失职,升降失常则纳减便溏、呕吐;湿阻中阳则倦怠乏力;湿性重浊则四肢沉重,贪睡。舌脉乃湿热之征。

▶▶ **(二)清化热痰药**

凡以清化热痰为主要作用,治疗痰热证的药物,称清化热痰药。本类药物主要适用于热痰壅肺所致的咳喘胸闷、痰多黄稠、咯痰不爽等病证。本类药物寒凉清润,易伤阳助湿,故寒痰、湿痰者忌用。

前 胡

前胡为伞形科植物白花前胡 *Peucedanum praeruptorum* Dunn. 或紫花前胡 *Peucedanum decursivum*(Miq.)Maxim. 的根。主产于浙江、湖南、四川、江西、浙江、安徽等地。秋冬季或早春茎叶枯萎或未抽花茎时采挖,除去根须及泥土,晒干,切片生用或蜜炙用。

【性味归经】 苦、辛,微寒。归肺经。

【功效主治】

(1)清肺化痰、降逆止咳:用治肺热咳嗽所致痰黏而黄,常与桑白皮、贝母等同用,如前胡散;治咳嗽喘促、胸膈满闷,可与麻黄、枳壳、贝母等配伍。

(2)疏散风热:用治外感风热所致咳嗽咽痛,常与桑叶、牛蒡子、桔梗等同用。

【用法用量】 煎服,6～10g。

【药理研究】 本品主要含有多种类型的香豆素及其糖苷,其所含挥发油中主要成分为柠檬烯。前胡煎剂能显著增加呼吸道黏液分泌,并对支气管平滑肌有解痉作用。动物试验表明,本品有抗感染、抗溃疡、抗血小板聚集、抗过敏及抑制癌细胞生长等作用。

桔 梗

桔梗为桔梗科植物桔梗 *Platycodon grandiflorum*

(Jacq.) A. DC. 的根。全国大部分地区均产。秋季采挖,除去须根,刮去外皮,放清水中浸2~3小时,切片,晒干生用或炒用。

【性味归经】 苦、辛,平。归肺经。

【功效主治】

(1) 开宣肺气:用治风寒袭肺所致咳嗽咽痒、痰白清稀,常与苏叶、苦杏仁等同用,如杏苏散;风热犯肺所致痰黄黏稠,常与桑叶、菊花、黄芩等同用,如桑菊饮。

(2) 利咽:用治风热犯肺,咽痛失声者,配甘草、薄荷、牛蒡子;痰热闭肺所致声哑失音,常与桑白皮、贝母、前胡等同用。

(3) 祛痰排脓:用治热毒壅肺所致肺痈咳嗽胸痛、咯吐脓痰腥臭,常与鱼腥草、败酱草、冬瓜仁、红藤、连翘等配伍。

【用法用量】 煎服,3~10g。或入丸散。

【使用注意】 用量过大可致恶心呕吐。

【药理研究】 本品含桔梗皂苷、桔梗酸、菊糖等。桔梗煎剂能使呼吸道黏液分泌量显著增加,作用强度及作用机制与氯化铵相似。桔梗提取物有明显镇咳作用。桔梗水或酒精提取物有降血糖和降血脂作用。桔梗皂苷可引起大鼠心率减慢、血压下降及呼吸抑制。桔梗粗皂苷有抗感染、抗溃疡、镇静、镇痛、解热、松弛平滑肌及免疫增强作用。

贝 母

本品主要分川贝母、浙贝母、伊贝母、平贝母四大类。川贝母为百合科植物川贝母 *Fritillaria cirrhosa* D. Don、暗紫贝母 *Fritillaria unibracteata* Hsiao et K. C. Hsia、甘肃贝母 *Fritillaria przewalskii* Maxim. 或棱砂贝母 *Fritillaria delavayi* Franch. 的鳞茎,主要产于四川、甘肃、云南等地;浙贝母为百合科植物浙贝母 *Fritillaria Thunbergii* Miq. 的鳞茎,主产于浙江;伊贝母为百合科植物新疆贝母 *Fritillaria Walujewii Regel* 或伊犁贝母 *Fritillaria pallidiflora Schrenk* 的鳞茎,主产于新疆;平贝母为百合科植物平贝母 *Fritillaria ussuriensis* Maxim. 的鳞茎,主产于东北三省。

【性味归经】 川贝母、伊贝母、平贝母:苦、甘、微寒;浙贝母:苦,寒。归肺、心经。

【功效主治】

(1) 清热化痰:用治外感风热所致咯痰黄稠者,常与黄芩、知母同用;燥热伤肺所致咽干喉痛、咯痰不爽者,常与瓜蒌、沙参、麦冬、桔梗等配伍。

(2) 解毒散结:用治痈疽疮疡初起,常与金银花、白芷、天花粉等同用;肺痈胸痛,常与红藤、桔梗、连翘等同用;瘰疬痰核,常与玄参、牡蛎等配伍。

【用法用量】 煎服,3~10g。研末冲服:川贝母、平贝母,一次1~2g。川贝母药性凉润,用于肺热燥咳及阴虚劳咳;浙贝母苦寒,用于肺热咳嗽及瘰疬痰核。

【使用注意】 寒痰、湿痰忌用。反乌头。

【药理研究】 贝母所含主要成分为生物碱类。川贝母主含川贝碱等;浙贝母主含浙贝母碱等。动物实验证明,川贝母总生物碱及非生物碱部分均有镇咳作用。浙贝母碱在低浓度时对支气管平滑肌有明显扩张作用,并对子宫均有兴奋作用。

【单方验方】 治疗婴幼儿消化不良:川贝母粉,每日按每千克体重0.1g,分3次服用(黑龙江中医药,1991,3:38)。

其他清热化痰药见表11-24。

表 11-24 其他清热化痰药简表

药名	性味	归经	功效	主治	用量/g	备注
瓜蒌	甘、微苦,寒	肺、胃、大肠	清热化痰、宽胸散结、润肠通便	痰热咳嗽,痰黏黄稠;胸阳不振,胸痹结胸;阴津不足,肠燥便秘	10~20	瓜蒌仁偏润肠通便;瓜蒌壳偏宽胸化痰。反乌头
竹茹	甘、微寒	肺、胃	清热化痰、除烦止呕	痰热咳嗽,痰稠色黄;胃热呕吐,妊娠恶阻	6~10	生用清化痰热,姜汁炙用止呕
天竺黄	甘,寒	心、肝	清热化痰、清心定惊	痰热咳喘,痰黄喘促;热病神昏,小儿惊风	3~10	寒嗽者忌用
海藻	咸,寒	肝、肾	消痰软坚、利水消肿	瘿瘤瘰疬,睾丸肿痛;水湿停聚,痰饮水肿	10~15	传统认为反甘草。但临床也有伍用者
昆布	咸,寒	肝、肾	消痰软坚、利水消肿	瘿瘤瘰疬,癥瘕痰核;水饮停聚,小便不利	6~12	常与海藻相须而用
胖大海	甘,寒	肺、大肠	清肺利咽、润肠通便	肺热声哑,咽痛咳嗽;燥热便秘,头痛目赤	2~4枚	沸水泡服或煎服

案例 11-23

陈某,女,19 岁,学生。以咳嗽 2 个月,发热胸痛 4 天为主诉于 1999 年 3 月 27 日来诊。该患 2 个多月来,经常咳嗽,痰白色或青色。4 天来发热,痰转黄色,腥臭,右侧胸痛,咳嗽呼吸时疼痛明显。面红口渴,饮食不振,便秘。查:体温 39.5℃。右胸上部叩诊浊音,语颤增强,闻及湿啰音,左肺亦有散在啰音,心率 89 次/分,律齐,肝脾未触及。苔薄质红,脉象细数。白细胞 14.7×10⁹/L,中性粒细胞比率 0.81。胸片右上、中肺大片浸润阴影,内有 2cm×3cm 大小空洞并有液平线存在,诊为"右肺脓肿",痰浓缩找结核杆菌未见。

【思考题】 中医如何辨证用药?

【参考答案】 证属外感温热之邪,壅结于肺,治拟宣肺清解,化痰排脓。采用千金苇茎汤加味,药用苦桔梗 10g,生苡仁 20g,桃仁 12g,冬瓜子 20g,象贝母 12g,赤芍 15g,芦根 25g,山栀、黄芩、银花、连翘各 15g,鱼腥草 30g。

【按语】 温热之邪从口鼻而入,热邪壅肺,煎液成痰,痰热郁阻,肺气不利,宣降失常,故见咳嗽、痰黄;痰热阻滞肺络则胸痛;面红口渴,便秘,舌红,脉数等皆为痰热征象。

▶ **(三) 止咳平喘药**

凡具宣肺祛痰、减轻或制止咳嗽、下气平喘作用,治疗咳嗽气喘的药物,称止咳平喘药。本类药物主要适用于外感、内伤等多种原因所致的咳嗽气喘、痰壅气逆、胸膈痞闷等病症。表证、麻疹初起,不能单投止咳药,更不能过早使用敛肺止咳药。

杏 仁

杏仁为蔷薇科植物山杏 *Prunus armeniaca* L. var. ansu Maxim. 西伯利亚杏 *Prunus sibirica* L. 东北杏 *Prunus mandshurica*(Maxim.)Koehne 或杏 *Prunus armeniaca* L. 的成熟种子。主产于我国东北、内蒙古、华北、西北、新疆及长江流域。夏季采收成熟果实,除去果肉及核壳,晒干,生用。

【别名】 苦杏仁。

【性味归经】 苦,微温。有小毒。归肺、大肠经。

【功效主治】

(1) 止咳平喘:用治咳嗽气喘。风寒袭肺所致咳嗽气喘,常与麻黄、甘草等同用,如三拗汤;风热犯肺所致痰黄黏稠,可与桑叶、菊花等配伍,如桑菊饮;燥热咳嗽,痰少难咯,常与桑叶、贝母、沙参等配伍,如桑杏汤;肺热咳喘,配石膏等,如麻杏石甘汤。

(2) 润肠通便:用治肠燥津枯所致便秘,常与柏子仁、郁李仁等配伍,如五仁丸。

本品外用尚可治蛲虫病、外阴瘙痒。

【用法用量】 煎服,3～10g,打碎入煎,或入丸散。

【使用注意】 本品有小毒,用量不宜过大。婴儿慎用。

【药理研究】 本品含苦杏仁苷、苦杏仁苷酶、脂肪油及挥发性成分。苦杏仁苷被杏仁中的苦杏仁酶水解后,可分解生成苯甲醛及氢氰酸(HCN)。服用小量杏仁,其所分解之苯甲醛能抑制胃蛋白酶的消化功能,而逐渐分解产生的微量 HCN 有轻度抑制呼吸中枢,产生镇咳、平喘作用。若服用量过大,呼吸中枢受抑,即可导致中毒,致使呼吸麻痹而死亡。苦杏仁苷有镇痛作用,其作用强度与阿司匹林相近。

【单方验方】 治疗小儿脓疮、黄水疮:苦杏仁火炙或焙后研末,香油调敷。(中医外治杂志,1987,5:45)

款 冬 花

款冬花为菊科植物款冬 *Tussilago farfara* L. 的花蕾。主产于河南、甘肃、山西、陕西等地。12 月或地冻前当花尚未出土时采挖,除去花梗,阴干,生用,或蜜炙用。

【性味归经】 辛、甘、温。归肺经。

【功效主治】 润肺下气,化痰止咳。用治咳嗽气喘。寒邪伤肺所致咳逆久嗽,常与半夏、麻黄、紫菀同用;寒饮犯肺所致咳而上气者,常与半夏、麻黄、射干同用;肺阴不足所致干咳少痰或痰中带血,可与川贝母、百合、沙参、麦冬等配伍。

【用法用量】 煎服,5～10g。外感暴咳宜生用,内伤久咳宜炙用。

【药理研究】 本品主要含芸香苷(芦丁)、款冬酮、款冬素等。款冬花煎剂给大鼠灌胃后 1 小时,有非常显著的镇咳作用。动物试验还表明本品有祛痰及轻微平喘作用。款冬花提取物对猫、兔、犬、大鼠均有明显升压作用,其特点是用量小、作用大、发生快、维持时间长。其升压作用可能与所含款冬酮促进儿茶酚胺类递质释放及直接收缩血管平滑肌有关。

紫 菀

紫菀为菊科植物紫菀 *Aster tataricus* L. f. 的根及根茎。主产于河北、安徽、东北、华北、西北等地。春秋季采挖,除去有节的根茎,编成辫状晒干,切厚片生用,或蜜炙用。

【性味归经】 苦、辛、甘、温。归肺经。

【功效主治】 润肺化痰止咳:用于咳嗽有痰。凡咳嗽无论新久,寒热虚实,皆可用之。如治风寒犯肺,咳嗽喉痒,咯痰不爽,常与桔梗、百部、白前等伍用,如止嗽散;外感凉燥所致咽干咽痒、干咳少痰,常与麦冬、苦杏仁、苏叶等同用;肺气虚弱所致咳嗽喘息,常与人参、五味子、款冬花等同用;肺结核咳嗽所致痰中带血,常与贝母、五味子、阿胶等同用。

【用法用量】　煎服,5～10g。外感暴咳生用;肺虚久咳蜜炙用。

【药理研究】　本品含多种紫菀皂苷、紫菀酮、紫菀苷、挥发油及脂肪酸等。紫菀煎剂、紫菀粗提取物、紫菀酮、紫菀皂苷都能使气管分泌物增加,有明显的祛痰作用。体外试验证明,紫菀对大肠杆菌、痢疾杆菌、伤寒杆菌、副伤寒杆菌、铜绿假单胞菌有不同程度的抑制作用。

其他止咳平喘药见表 11-25。

表 11-25　其他止咳平喘药简表

药名	性味	归经	功效	主治	用量/g	备注
百部	甘,苦,微温	肺	润肺止咳、杀虫灭虱	新久咳嗽,顿咳痨嗽;头虱体虱,阴道滴虫	5～15	久咳宜蜜炙用
桑白皮	甘,寒	肺	泻肺平喘、利水消肿	肺热咳嗽,喘逆痰多;胀满喘急,水肿尿少	5～15	利水消肿生用;止咳平喘炙用
枇杷叶	苦,微寒	肺、胃	清肺止咳、降逆止呕	肺热咳嗽,咯痰黄稠;胃热呕逆,烦热口渴	5～10	止咳炙用;止呕生用
白果	甘,苦涩,平,有毒	肺	敛肺定喘、止带缩尿	哮喘痰嗽,久咳失敛;带下白浊,遗尿尿频	5～10	本品有毒,不可多用
葶苈子	辛、苦,大寒	肺、膀胱	泻肺平喘、利水消肿	痰涎壅盛,气喘咳逆;水肿胀满,小便不利	5～10	研末服,3～6g

十三、平肝息风药

凡以平肝潜阳、息风止痉为主要作用,治疗肝阳上亢或肝风内动的药物,称平肝息风药。本类药物主要适用于肝阳上亢所致头晕目眩及肝风内动所致痉挛抽搐等病证。应用时,应根据引起肝阳上亢及肝风内动的病因、病机及兼证的不同,进行相应的配伍。

天　麻

天麻为兰科植物天麻 *Gastrodia elata* Bl. 的块茎。我国南北各地均有分布,主产于四川、云南、贵州等地。冬春季节采集,冬季茎枯时采挖者,称"冬麻";春季发芽时采挖者,称"春麻"。采挖后除去地上茎及须根,洗净,蒸透,晒干、晾干或烘干。用时润透,切片。

【性味归经】　甘,平。归肝经。

【功效主治】

(1)息风止痉:用治各种原因所致惊痫抽搐,常根据引起肝风内动的原因而随症配伍。如小儿急惊风与钩藤、全蝎等配伍;脾虚慢惊,则与人参、白术、僵蚕等配伍;破伤风,又与天南星、白附子、防风等药配伍,如玉真散。

(2)平抑肝阳:用治肝阳上亢所致之头痛眩晕,常与钩藤、石决明、牛膝等同用,如天麻钩藤饮;风痰上扰之眩晕、头痛,常与半夏、白术、茯苓等同用,如半夏白术天麻汤。

(3)祛风通络:用治风湿痹痛,关节屈伸不利,常与秦艽、羌活、桑枝等同用;风中经络、手足不遂、麻木抽搐,常与川芎同用,即天麻丸。

【用法用量】 煎服,3～10g。研末冲服,每次1～1.5g。

【药理研究】 本品含天麻素、天麻苷元,以及天麻多糖、多种氨基酸及多种微量元素等。天麻水煎剂有镇静、安眠、抗惊厥及镇痛作用。天麻苷能明显降低血压,增加冠脉血流量。天麻多糖有增强机体非特异性免疫、细胞免疫和诱生干扰素的作用;有抗感染、延缓衰老和抗辐射作用。

钩 藤

钩藤为茜草科植物钩藤 *Uncaria rhynchophylla* (Miq.) Jacks.、大叶钩藤 *Uncaria macrophylla* Wall.、毛钩藤 *Uncaria hirsuta* Havil.、华钩藤 *Uncaria sinensis* (Oliv.) Havil. 或无柄果钩藤 *Uncaria sessilifructus* Roxb. 的带钩茎枝。主产于广东、广西、湖南、四川、江西、贵州等地。春秋两季采收带钩的嫩枝,剪去无钩的藤茎,晒干,切段入药。

【性味归经】 甘,微寒。归肝、心包经。

【功效主治】

(1) 息风止痉:用治热极生风所致惊痫、痉挛、抽搐,常与天麻、全蝎、白芍、僵蚕等同用。

(2) 清热平肝:用治肝火上炎或肝阳上亢所致头痛眩晕。属肝火者常与夏枯草、栀子、黄芩等同用;属肝阳者,常与天麻、石决明、菊花等配伍。

【用法用量】 煎服,10～15g。其有效成分加热易破坏,不宜久煎,一般不超过 20 分钟。

【药理研究】 钩藤含钩藤碱、异钩藤碱等。钩藤及其提取物对各种动物的正常血压及高血压都有降压作用;其血流动力学特点是在降压的同时伴有心率减慢,心排血量下降,外周阻力降低以及心肌收缩力

减弱。钩藤碱有抑制血小板聚集、抗血栓形成、镇静和抗惊厥作用。

全 蝎

全蝎为钳蝎科动物东亚钳蝎 *Buthus martensii* Karsch 的干燥体。主产于河南、山东、安徽、湖北等地。捕得后,先浸入清水中,待其吐出泥土,置沸水或盐水中,煮至全身僵硬,捞出,置通风处,阴干。因炮制方法不同,有咸全蝎、淡全蝎之分。

【性味归经】 辛,平。有毒。归肝经。

【功效主治】

(1) 息风止痉:用治各种原因所致的痉挛抽搐,常与蜈蚣同用,研细末服,如止痉散。

(2) 通络止痛:用治风湿顽痹所致肢节疼痛、筋脉拘挛,甚至关节变形,常与川乌、白花蛇、没药等同用;顽固性偏正头痛,常与蜈蚣、白附子、川芎、僵蚕等配伍。

(3) 攻毒散结:用治疮疡肿毒、瘰疬结核等,常与马钱子、半夏、五灵脂配伍;骨关节结核者,常与蜈蚣、地龙、土鳖虫等配伍。

【用法用量】 煎服,3～6g。研末吞服,每次 0.6～1g。外用适量。

【使用注意】 蝎尾用量为全蝎用量的 1/3。孕妇忌用。

【药理研究】 全蝎中含蝎毒,一种类似蛇毒神经毒的蛋白质。蝎毒中具有药理学作用的蛋白质分为蝎毒素及酶两部分。全蝎有抗惊厥、抗癫痫及镇痛作用。灌胃、静脉注射或肌内注射全蝎浸剂及煎剂均有显著持久的降压作用;对清醒动物有明显镇静作用。蝎毒主要危害是使呼吸麻痹。

其他平肝息风药见表 11-26。

表 11-26 其他平肝息风药简表

药名	性味	归经	功效	主治	用量/g	备注
石决明	咸,寒	肝	平肝潜阳、清肝明目	肝阳上亢,头晕目眩;肝火上炎,目赤肿痛	3～15	打碎先煎。清肝宜生用
珍珠母	咸,寒	肝、心	平肝潜阳、清肝明目,镇心安神	肝阳上亢,头晕目眩;目赤肿痛,视物昏花;惊悸失眠,心神不宁	15～30	打碎先煎,外用适量;孕妇慎用
牡蛎	咸、涩、微寒	肝、胆、肾	重镇安神、潜阳补阴,软坚散结	肝阳上亢,眩晕耳鸣;心神不安,惊悸失眠;痰核瘰疬,癥瘕积聚;自汗盗汗,遗精滑泄	10～30	打碎先煎。收敛固涩制酸止痛宜用煅牡蛎
代赭石	苦,寒	肝、心	平肝潜阳、重镇降逆,凉血止血	肝阳上亢,头晕目眩;胃气上逆,呕逆喘息;血热吐衄,崩漏下血	10～30	打碎先煎。入丸散每次 1～3g;生用降逆平肝,煅用止血
罗布麻	甘苦,凉	肝	平抑肝阳、清热利尿	阳亢头晕,烦躁失眠;湿热水肿,小便不利	3～15	平肝用叶片;治水肿用根
羚羊角	咸,寒	肝、心	平肝息风、清肝明目,清热解毒	肝风内动,惊痫抽搐;肝阳上亢,头晕目眩;肝火上炎,目赤肿痛;温病神昏,热毒发斑	1～3	磨汁或研末,每次 0.3～0.6g。单煎 2 小时以上

药名	性味	归经	功效	主治	用量/g	备注
牛黄	苦,凉	肝、心	息风止痉,化痰开窍,清热解毒	热极生风,小儿惊风;痰热阻闭,神昏谵语;恶疮肿毒,口舌生疮	0.2～0.5	入丸散剂,非实热证不用。孕妇慎用
地龙	咸,寒	肝、脾、膀胱	清热息风,清肺平喘,清热利尿,通络止痛	高热神昏,痉挛抽搐;肺热哮喘,喉中痰鸣;热结膀胱、小便不利;风湿热痹,关节肿痛	5～10,鲜品加倍	研末服,每次1～2g
僵蚕	咸辛,平	肝、肺	息风止痉,祛风止痛,化痰散结	肝风挟痰热,惊痫抽搐;肝经风热,头目肿痛;风中经络,痰核瘰疬	3～10	研末服,每次1～1.5g
蜈蚣	辛,温,有毒	肝	息风止痉,攻毒散结,通络止痛	痉挛抽搐,口眼㖞斜;疮疡肿毒,瘰疬痰核;风湿顽痹,偏正头痛	3～5	研末服,每次0.6～1g。外用适量。孕妇忌用

案例 11-25

张某,男,58岁。1978年3月18日诊。右侧半身不遂3天。素有头晕史。证见右侧肢体伸屈、抬举均困难,手不能握,右下肢肌力Ⅱ度,口眼轻度㖞斜。伴面目虚浮,右下肢足跗微肿,肢体倦怠,纳呆,吐涎沫,苔薄白,质紫暗,脉濡弦。(《金匮名医验案精选》)

【思考题】 中医如何辨证用药?

【参考答案】 证属肝血虚滞,脾弱湿困,木遏风僭所致。治以疏肝健脾除湿,活血祛风,以当归芍药散加减。处方:当归、白术、地龙各12g,芍药、茯苓各18g,川芎9g,泽泻16g,1日1剂。

5剂之后,面目及右下肢浮肿好转。再进5剂,右侧偏瘫减轻,口眼㖞斜好转。守方再服15剂后,手已能握,右下肢肌力Ⅳ度。复以六味地黄丸善后。

【按语】 本例缘于肝脾不调。盖肝失疏泄则气郁血瘀,且肝气不调每多郁结横逆之变,致脾气受困,水湿内蕴。继则木郁风动,血宛于上,冲激脑府,致右侧肢体经脉为瘀水阻滞,故偏瘫作矣。方以当归、芍药、川芎养血理气以疏肝。偕泽泻活血利水通络治偏瘫。白术、茯苓健脾主四肢,且土实则木气自敛而风平。药后木疏土运,气血条达,水津四布,偏瘫之体复得气煦血濡,故证遁矣。

十四、安 神 药

凡安定神志为主要作用,治疗神志不安的药物,称安神药。安神药分重镇安神及养心安神药两类,分别适用于心神受扰及心神失养所致的惊悸、怔忡、失眠多梦等病证。本类药物多属对症治标之品,部分矿石类药物有毒,应中病即止,不可久服。

朱 砂

朱砂为硫化物类矿物辰砂族辰砂,主含硫化汞(HgS)。主产于湖南、贵州、四川、广西等地。随时开采,采挖后选取纯净者,用磁铁吸净含铁的杂质,再用水淘去杂石和泥沙,研细水飞,晒干装瓶备用。

【性味归经】 甘,微寒。有毒。归心经。

【功效主治】

(1) 镇心安神:用治心火亢盛所致心神不宁、烦躁不眠,常与黄连、栀子、莲子心等同用;痰热蒙蔽心窍之高热烦躁、谵语癫狂,常与牛黄、郁金、白矾等同用。

(2) 清热解毒:用治疮疡肿毒,常与雄黄、大戟、山慈菇等配伍,如紫金锭;咽喉肿痛、口舌生疮,可配冰片、硼砂等外用,如冰硼散。

【用法用量】 入丸散或研末冲服,每次0.1～0.5g。外用适量。

【使用注意】 本品有毒,内服不可过量或持续服用,以防汞中毒。忌火煅,火煅则增强毒性,故只宜生用。

【药理研究】 朱砂主含硫化汞。此外含铅、钡、铁、镁、锌等多种微量元素及雄黄、磷灰石等。本品能降低大脑中枢神经的兴奋性,有镇静催眠及抗惊厥作用。外用有抑制和杀灭细菌及寄生虫的作用。

龙 骨

龙骨为古代多种大型哺乳动物,如象、犀、鹿、牛、三趾马等的骨骼化石或象类门齿的化石。主产于内蒙古、山西、陕西、甘肃、河南、河北等地。全年均可采挖,除去泥土及杂质,贮于干燥处。生用或煅用。

【性味归经】 甘、涩,平。归心、肝、肾、大肠经。

【功效主治】

(1) 镇惊安神:用治心神不宁、心悸失眠、惊痫癫狂,常与朱砂、枣仁、石菖蒲、远志等配伍。

(2) 平肝潜阳:用治肝阳上亢所致头晕目眩、烦躁易怒,多与生赭石、生白芍等同用,如镇肝息风汤。

(3)收敛固涩:用治肾虚精关不固所致遗精滑精,常与芡实、牡蛎等同用,如金锁固精丸;心肾两虚、小便频数,常与桑螵蛸、龟板、茯苓等配伍,如桑螵蛸散;气虚冲任不固之崩漏带下,可与黄芪、乌贼骨、五味子等配伍,如固冲汤;表虚自汗、阴虚盗汗,常与黄芪、浮小麦、五味子等同用。

【用法用量】 煎服,15～30g,宜先煎。外用适量。

【使用注意】 收敛固涩宜煅用,其他宜生用。

【药理研究】 龙骨主含碳酸钙、磷酸钙及铁、钾、钠、氯、铜、锰等元素。因含有大量钙离子,故能促进血液凝固,降低血管壁的通透性及抑制骨骼肌的兴奋等作用。

酸 枣 仁

酸枣仁为鼠李科植物酸枣 *Ziziphus jujuba* Mill. var. spinosa(Bunge)Hu ex H. F. Chou 的成熟种子。主产于河北、陕西、山东、河南、辽宁等地。秋末冬初果实成熟时采收,除去果肉,碾碎果核,取出种子,晒干。生用或炒用,用时打碎。

【性味归经】 甘、酸,平。归心、肝、胆经。

【功效主治】

(1)养心安神:用治阴血亏虚,心失所养所致心悸失眠、健忘、多梦、眩晕,常与白芍、柏子仁、当归、何首乌等同用。

(2)收敛止汗:用治体虚自汗、盗汗,常与五味子、山茱萸、黄芪等同用。

【用法用量】 煎服,10～15g。研末吞服,每次1.5～2g。

【使用注意】 本品炒后质脆易碎,便于有效成分煎出,故宜炒用。

【药理研究】 酸枣仁含酸枣仁皂苷 A 和 B、黄酮苷类成分及阿魏酸、脂肪油、蛋白质和维生素 C 等。酸枣仁皂苷和黄酮苷类物质有镇静催眠及抗心律失常作用。水煎液或醇提出液有抗惊厥、镇痛、降体温、降压作用。

远 志

远志为远志科植物远志 *Polygala tenuifolia* Willd. 或卵叶远志 *Polygala sibirica* L. 的根。主产于山西、陕西、吉林、河南、河北等地。春季出苗前或秋季地上部分枯萎后,挖取根部,除去须根及泥沙,晒干。生用或炙用。

【性味归经】 苦、辛,微温。归心、肾、肺经。

【功效主治】

(1)宁心安神:用治心肾不交所致心神不安、惊悸不安、失眠健忘,常与人参、茯神、朱砂、龙骨等配伍,如安神定志丸。

(2)祛痰开窍:用治痰多黏稠、咳吐不爽,常与苦杏仁、贝母、桔梗等同用;痰阻心窍所致癫痫抽搐及痰迷癫狂,常与半夏、天麻、全蝎、石菖蒲等同用。

(3)消痈散肿:用治痈疽疮毒及乳房肿痛,单用研末,黄酒送服,并外用调敷患处。

【用法用量】 煎服,5～10g。外用适量。

【药理研究】 远志含多种远志皂苷、远志酮、树脂及脂肪油等。远志水煎剂所含皂苷能促进支气管分泌液分泌增加,起祛痰作用;有镇静、降压及抗惊厥作用。试验还表明,本品的水溶性提取物有抗突变及抗癌作用。

其他安神药见表 11-27。

表 11-27 其他安神药简表

药名	性味	归经	功效	主治	用量/g	备注
磁石	咸,寒	心、肝、肾	镇惊安神,平肝潜阳,聪耳明目,纳气平喘	神不守舍,惊悸失眠;肝阳上亢,眩晕易怒;肝肾亏虚,目暗耳聋;肾不纳气,气逆喘促	15～30	平肝安神生用;聪耳平喘醋淬后用。打碎先煎。入丸散1～3g
琥珀	甘,平	心、肝、膀胱	镇惊安神,活血散瘀,利尿通淋	心神不安,惊悸失眠;瘀血阻滞,痛经闭经;小便不利,淋证癃闭	1.5～3	研末冲服,或入丸散,不入煎剂。忌火煅
柏子仁	甘,平	心、肾、大肠	养心安神,润肠通便	心悸怔忡,虚烦失眠;阴血亏虚,肠燥便秘	10～20	便溏及多痰者慎用
合欢皮	甘,平	心、肝	安神解郁,活血消肿	愤怒忧郁,烦躁不眠;跌仆瘀肿,痈肿疮毒	5～10	孕妇慎用
夜交藤	甘,平	心、肝	养心安神,祛风通络	阴虚血少,失眠多梦;血虚身痛,风湿痹痛	15～30	

十五、开 窍 药

凡具辛香走窜之性,以开窍醒神为主要作用,治疗闭证神昏的药物,称开窍药。其药物气味芳香,故亦称芳香开窍药。本类药物主要适用于热陷心包所致神昏谵语,痰蒙心窍所致神昏癫痫以及中风、中暑所致窍闭神昏等病证。其药物辛香走窜,为救急、治标之品,易耗伤正气,不可久服。

麝 香

麝香为鹿科动物林麝 *Moschus berezovskii* Flerov、马麝 *Moschus sifanicus* Przewalski 或原麝 *Moschus moschiferus* Linnaeus 的成熟雄体香囊中的干燥分泌物。主产于四川、西藏、陕西、青海等地。从香囊中取出麝香仁,阴干。本品应贮藏于密闭、避光的容器中。

【性味归经】 辛,温。归心、脾经。

【功效主治】

(1) 开窍醒神:用治各种原因所致的闭证神昏,常与牛黄、冰片、朱砂等配伍,如安宫牛黄丸、至宝丹等。

(2) 活血通经:用治血瘀经闭,常与丹参、桃仁、红花、川芎等配伍,如通窍活血汤;血瘀重证,可与水蛭、三棱等配伍。

(3) 消肿止痛:用治疮疡肿痛,常与雄黄、乳香、没药等同用;咽喉肿痛,常与蟾酥、牛黄、冰片、珍珠等配伍,如六神丸;跌仆肿痛,常与乳香、没药、红花等配伍,如七厘散;久病入络的偏正头痛,常与川芎、桃仁、赤芍等配伍;顽痹疼痛,可与独活、威灵仙、桑寄生等同用。

【用法用量】 入丸散,0.06~0.1g。外用适量。不入煎剂。

【使用注意】 本品能催生下胎,孕妇忌用。

【药理研究】 麝香含大环化合物如麝香酮等,甾族化合物如睾酮、雌二醇,长链化合物如胆固醇脂、甘油三酯。另含蛋白质、各种氨基酸及无机成分如钾、钠、钙等。本品对中枢神经系统作用呈双向性的,小剂量兴奋,大剂量抑制作用;有强心作用,能兴奋心脏,增强心肌收缩力。麝香酮对子宫有明显兴奋、增强宫缩作用。麝香有镇痛、抗感染作用。

苏 合 香

苏合香为金缕梅科植物苏合香树 *Liquidambar orientalis* Mill. 的树干分泌的树脂。主产于非洲、印度及土耳其等地。我国广西、云南已有引种。初夏时将树皮割破,使香树脂渗入树皮内。至秋季剥下树皮,榨取香树脂,置阴凉处,密封保存。

【性味归经】 辛,温。归心、脾经。

【功效主治】

(1) 开窍醒神:用治中风痰厥、卒然昏倒之寒闭证,常与麝香、安息香、檀香等同用,如苏合香丸。

(2) 辟秽止痛:用治暑湿秽浊所致腹痛吐泻,常与藿香、佩兰等同用;痰浊、血瘀或寒凝所致胸腹冷痛,常与麝香、冰片、檀香等同用。

【用法用量】 入丸散,每次 0.3~1g。外用适量。不入煎剂。

【药理研究】 苏合香主含萜类和挥发油等。苏合香为刺激性祛痰药,并有较弱的抗菌作用。服用苏合香制剂后能明显延长血浆复钙时间、凝血酶原时间和白陶土部分凝血酶原时间,显著提高纤溶酶活性,降低血浆纤维蛋白原含量。

其他开窍药见表 11-28。

表 11-28 其他开窍药简表

药名	性味	归经	功效	主治	用量/g	备注
冰片	辛、苦、微寒	心、脾、肺	开窍醒神、清热止痛	闭证神昏;暑热卒厥;目赤肿痛,喉痹口疮;疮疡肿痛,疮溃不敛	0.15~0.3	外用适量。不入煎剂。孕妇慎用
安息香	辛、苦、平	心、脾	开窍醒神、祛痰辟秽、活血止痛	闭证神昏、中风痰厥;气郁暴厥,中脏卒迷;气滞血瘀,心腹诸痛	0.3~1.5	外用适量。不入煎剂
石菖蒲	辛、苦、温	心、胃	开窍醒神、化湿和胃、宁神益志	痰蒙清窍,神志昏迷;湿浊中阻,脘痞腹胀;癫狂痴呆;心神不安	5~10	鲜品加倍

十六、消 导 药

凡具有消食导滞功效,以消除胃肠积滞、促进消化为主要作用,治疗饮食积滞的药物,称消导药或消食药。本类药物主要适用于饮食不消、宿食停滞所致脘腹胀满、嗳腐吞酸等病证。若脾胃虚弱,应配伍健脾助运之品以标本同治。

山 楂

山楂为蔷薇科植物山里红 *Crataegus pinnatifida* Bge. var. *major* N. E. Br.、山楂 *Crataegus pinnatifida* Bge. 或野山楂 *Crataegus cuneata* Sieb. et Zucc. 的果实。主产于河南、山东、河北、浙江、江苏、湖南、四川等地。秋末冬初采收,晒干。生用或炒用。

【性味归经】 酸、甘,微温。归脾、胃、肝经。

【功效主治】

(1) 消食化积:为消油腻肉食积滞之要药。用治肉食积滞所致脘腹胀满、嗳气吞酸、腹痛腹泻,可与莱菔子、神曲等同用。

(2) 活血散瘀:山楂色红,能入血分而活血散瘀消肿。用治气滞血瘀所致胁肋刺痛、血瘀经闭,可与桃仁、红花、川芎等同用;产后瘀阻腹痛、恶露不尽,常与当归、川芎、益母草等配伍。

【用法用量】 煎服,10~15g;大剂量30g。消食散瘀多生用或炒用;止泻止痢多炒焦或炒炭用。

【使用注意】 孕妇慎用。

【现代药理研究】 本品主含黄酮、有机酸、三萜、鞣质、胺类及微量元素等。实验证明,山楂对实验性高脂血症有明显降低作用,还具有增加冠脉流量、扩张外周血管、降压、抗菌、抗衰老、增强免疫功能、保护胃肠功能及内皮细胞功能等作用。

【单方验方】 治疗肾盂肾炎:山楂90g水煎剂,每日分3次服,连服7天。(陕西新医药编辑组.陕西新医药.西安:陕西人民出版社,1975,1:35)

鸡 内 金

鸡内金为雉科动物家鸡 *Gallus gallus domesticus* Brisson. 的砂囊内膜。产于全国各地。剥离后,洗净晒干。研末生用或炒用。

【性味归经】 甘,平。归脾、胃、小肠、膀胱经。

【功效主治】

(1)运脾消食:用治饮食积滞,小儿疳积所致脘腹胀满,常与山楂、麦芽、神曲、白术等同用。

(2)固精止遗:用治肾气不固的遗精、滑精,常与芡实、菟丝子、莲须等配伍;遗尿者,常与桑螵蛸、牡蛎、黄芪等同用。

此外,本品有化坚消石之功,可用于泌尿系结石及胆结石,常与金钱草同用。

【用法用量】 煎服,3~10g。

【现代药理研究】 本品含胃激素、角蛋白、17种氨基酸、胃蛋白酶和淀粉酶等。鸡内金能促进胃液分泌,使胃液酸度增高;亦能促进胃运动,加速胃排空。

【单方验方】 治疗扁平疣:鸡内金100g,白米醋30ml,浸泡30小时后外敷(王浴生.中药药理与应用.北京:人民出版社,1983:581)。

其他消导药见表11-29。

表 11-29 其他消导药简表

药名	性味	归经	功效	主治	用量/g	备注
莱菔子	辛、甘,平	脾、胃、肺	消食除胀,降气化痰	饮食积滞,脘腹胀满;痰涎壅盛,咳嗽气喘	6~12	消食下气宜炒用
神曲	甘、辛,温	脾、胃	消食化积,健脾和胃,通乳消胀	食积不化,脘腹胀满;脾胃虚弱,食少纳呆;风寒表证兼食滞脘腹	6~15	
麦芽	甘,平	脾、胃、肝	消食化积,健脾开胃,通乳消胀	饮食积滞,脘腹胀满;脾虚食少,食欲不振;乳汁郁积,回乳断奶	6~12	生麦芽健脾和胃;炒麦芽回乳消胀;焦麦芽消食化滞
谷芽	甘,平	脾、胃	消食化积,健脾开胃	食滞脘腹,胀满不饥;脾胃虚弱,食欲不振	10~15	炒用消食;生用和中

> **案例 11-26**
>
> 沈阳城西龚庆龄,年三十余,胃脘有硬物堵塞,已数年矣。饮食减少,不能下行,来院求为诊治,其脉象沉而微弦,右部尤甚。为疏方:用鸡内金一两,生酒曲五钱,服数剂硬物全消。(清·张锡纯《医学衷中参西录》)
>
> 【思考题】 结合所学的消导药物理论,你认为首选哪种消导药?为什么?
>
> 【参考答案】 应首选消导药鸡内金。因鸡内金含有稀盐酸,不仅能消脾胃之积,而且其他脏腑之积皆能消,是以男子痃癖、女子癥瘕,久久服之皆能治愈。

十七、催 吐 药

凡具催吐功效,以引起或促使呕吐为主要作用,祛除胃内宿食或毒物的药物,称催吐药或涌吐药。本类药物主要适用于宿食停胃或误食毒物。由于本类药物大多具有毒性,且作用峻猛,故只能暂用,中病即止,不可连服、久服。

瓜 蒂

瓜蒂为葫芦科植物甜瓜 *Cucumis melo* L. 的果蒂。全国各地均产。在甜瓜盛产期,将未老熟的果实摘下,切取果蒂,阴干入药。

【别名】 瓜丁,苦丁香。

【性味归经】 苦,寒。有毒。归胃经。

【功效主治】

(1)催吐痰食:用治误食毒物或宿食停滞,可与赤小豆为末,香豉煎汤送服;痰热内扰所致痰涎涌喉、胸膈烦闷,可与赤小豆、栀子等同用。

(2)利湿退黄:用治湿热黄疸难愈者,可单用本品研末吹鼻。

【用法用量】 煎服,2.5~5g;入丸散,0.3~1g。

外用小量,研末吹鼻,待鼻中流出黄水即可。

【使用注意】 体虚、吐血、咯血及无实邪者忌用。若服本品后,呕吐剧烈,可用麝香 0.01～0.015g,开水冲服以解之。

【现代药理研究】 瓜蒂含葫芦素 B、葫芦素 E(甜瓜素)等。葫芦素类成分都有细胞毒作用,并有抗肿瘤活性。葫芦素 E 口服有强烈催吐作用。此外,葫芦素 E 对四氯化碳引起的大鼠中毒性肝炎有保护作用,使 GPT 明显降低。葫芦素 B 能有效抑制肝细胞变性、坏死的发展,加速组织的修复及抑制胶原纤维的增生。瓜蒂对细胞免疫低下与缺陷有提高细胞免疫的作用。

其他催吐药见表 11-30。

表 11-30 其他催吐药简表

药名	性味	归经	功效	主治	用量/g	备注
常山	辛、苦,寒,有毒	肺、肝、心、胃	涌吐痰涎,截疟	痰饮停聚,胸膈壅塞;误食毒物,停滞胃脘;各种疟疾	4.5～9	用量过大可中毒,涌吐生用;截疟炒用
藜芦	辛、苦,寒,有毒	肺、胃	涌吐风痰,杀虫疗癣	中风闭证,癫痫痰浊;咽喉肿痛,误食毒物;疥癣秃疮,瘙痒难忍	0.3～0.9	反细辛、芍药及诸参,服后呕吐用葱白汤解
胆矾	辛、酸,寒,有毒	肝、胃、胆	涌吐痰涎,祛腐蚀疮	风热痰壅,喉痹肿痛;癫痫惊狂,误食毒物;肿毒不溃,风眼赤烂;口疮牙疳,胬肉疼痛	0.3～0.6	口服极易中毒,一般外用。解毒剂为依地酸二钠钙

十八、驱 虫 药

凡以驱除、杀灭或麻痹虫体为主要作用,治疗人体寄生虫病的药物,称驱虫药。本类药物主要适用于蛔虫、钩虫、蛲虫、绦虫、姜片虫等肠道及其他部位的寄生虫病。驱虫药一般应在空腹时服用;无泻下作用的驱虫药,应加服泻下药。驱虫药大多具有毒性,应严格控制剂量,防止中毒。

使 君 子

使君子为使君子科植物使君子 *Quisqualis indica* L. 的成熟果实,主产于四川、广东、广西、云南等地。9～10 月果皮变紫黑时采收,晒干。去壳,取种仁生用或炒香用。

【性味归经】 甘,温。归脾、胃经。

【功效主治】

(1)驱虫:用治蛔虫、蛲虫,单味使用即可,重者与苦楝皮等配伍。

(2)消积:用治小儿疳积、乳食停滞,与胡黄连、神曲、槟榔、麦芽等同用。

【用法用量】 煎服,10～15g,捣碎入煎。单味炒香嚼服,6～9g。小儿每岁每日 1～1.5 粒,总量不超过 20 粒。

【使用注意】 本品有毒,不宜大量长期服用。服药时忌热茶。

【药理研究】 使君子含使君子氨酸钾、脂肪油、生物碱等。使君子对蛔虫、蛲虫有麻痹作用。本品过量服用易致中毒,出现头痛眩晕、呃逆呕吐甚至血压下降等症状。

雷 丸

雷丸为多孔菌科植物雷丸 *Omphalia lapidescens* Schroet. 的干燥菌核。主产于四川、云南、贵州、湖北、广西等地。秋季采挖,洗净,晒干,生用。

【性味归经】 苦,寒。有小毒。归胃、大肠经。

【功效主治】 驱虫杀虫。用治绦虫、钩虫、蛔虫,常与槟榔、苦楝皮、木香等同用。也可单用研末吞服。

【用法用量】 入丸散,一日 3 次,每次 6～15g,饭后用温开水调服,连服 3 天。

【使用注意】 本品驱虫有效成分为蛋白酶,受热(60℃左右)易于破坏失效。

【药理研究】 雷丸含雷丸素。其驱绦虫作用是通过溶蛋白酶作用,使虫体蛋白质分解破坏,虫头不再附于肠壁而被排出;对蛔虫、钩虫、阴道毛滴虫亦有驱杀作用。

其他驱虫药见表 11-31。

表 11-31 其他驱虫药简表

药名	性味	归经	功效	主治	用量/g	备注
苦楝皮	苦,寒,有毒	肝、脾、胃	杀虫疗癣	蛔虫、蛲虫、钩虫病,疥疮头癣,湿疮湿疹	6～9	不可过量久服
槟榔	苦、辛,温	胃、大肠	杀虫消积,行气利水	多种肠道寄生虫病;食积气滞,泻痢后重;脚气水肿,小便不利	6～15	驱绦虫、姜片虫 30～60g。生用力佳;炒用力缓
贯众	苦,微寒,小毒	肝、脾	杀虫止血,清热解毒	绦虫钩虫、蛔虫蛲虫;血热吐衄、便血崩漏;温病发斑,痄腮肿痛	10～15	不可过量,忌油腻
南瓜子	甘,平	胃、大肠	杀虫	绦虫、血吸虫	60～120	单味带壳研末生用

十九、外 用 药

凡以在体表使用为主要给药途径的药物,称外用药。本类药物主要适用于疥癣、湿疹、痈疽疔毒、麻风、梅毒、毒蛇咬伤等病证。其外用方法有研末外敷;或煎汤浸渍及热敷;或用香油及茶水调敷;或做成药捻、栓剂置入;或制成软膏涂抹等。外用药多数具有毒性,有的有剧毒,须注意用量,以防中毒。

硫 黄

硫黄为硫黄矿或含硫矿物的提炼加工品硫黄。主产于山东、河南等地。全年均可采挖。采后加热熔化,除去杂质,取出上层溶液,冷却后即得。

【性味归经】 酸,温。有毒。归肾、大肠经。

【功效主治】

(1)解毒杀虫止痒:外用治疥疮顽癣、湿疹瘙痒、阴疽肿毒,常与轻粉、雄黄、冰片等同用,局部涂搽患处。

(2)补火助阳通便:内服治命门火衰所致腰膝冷痛、肾虚喘咳、虚寒腹痛、虚寒久泻、虚冷便秘等症,常与肉桂、附子同用。

【用法用量】 外用适量,研末撒敷或香油调敷。入丸散服,1~3g。

【使用注意】 阴虚火旺及孕妇忌用。畏朴硝。本品有毒,不可多服、久服。

【药理研究】 硫黄主要含硫(S),尚含砷等。硫黄与皮肤接触,产生硫化氢及五硫黄酸,具有杀虫、杀霉菌作用。硫黄内服后在胃内不起变化,在肠中形成硫化物及硫化氢,刺激胃肠黏膜,促进蠕动,软化粪便而发生缓泻。天然硫黄含砷量较多,不宜内服。其炮制品亦不可过量久服,以免引起砷中毒。

雄 黄

雄黄为硫化物类雄黄族矿物雄黄的矿石。主含二硫化二砷(As_2S_2)。主产于广东、湖南、湖北、贵州、四川等地。随时可采,采挖后去除杂质,研成细粉或水飞,生用。切忌火煅。

【性味归经】 辛,温。有毒。归大肠、肝、胃经。

【功效主治】 解毒杀虫。用治痈肿疔毒、湿疮疥癣、蛇虫咬伤,外用或内服,单用或入复方。虫积腹痛,可与牵牛子、槟榔等同用。

【用法用量】 内服入丸散,每次 0.05~0.1g。外用适量。

【使用注意】 忌火煅,煅后分解氧化为三氧化二砷(As_2O_3),有剧毒。内服慎用,不可久服。孕妇忌用。外用不可大面积长期使用。

【药理研究】 雄黄主含二硫化二砷(As_2S_2)。雄黄对慢性粒细胞型白血病有治疗作用。其水浸剂对多种皮肤真菌、大肠杆菌、结核杆菌、金黄色葡萄球菌有抑制作用;对疟原虫及日本血吸虫有杀灭作用。雄黄有剧毒,急性中毒可引起消化系统、循环系统及中枢神经系统病变,易致死亡。

血 竭

血竭为棕榈科植物麒麟竭 *Daemonorops draco* Bl. 及其同属植物的果实及树干渗出的树脂加工制成。主产于我国广东、我国台湾及印度、马来西亚等地。用时捣碎研末。

【性味归经】 甘、咸,平。归心、肝经。

【功效主治】

(1)内服散瘀止痛:用治跌打损伤所致瘀血肿痛,常与乳香、没药等同用。

(2)研末外用止血生肌敛疮:治外伤出血或消化道出血,可与三七、白及等同用;痈疽疮疖溃烂不敛者,常与乳香、没药配膏药外敷。

【用法用量】 内服入丸散,每次 1~2g。外用适量。

【使用注意】 孕妇及月经期忌服。

【药理研究】 本品含血竭素、血竭红素、去甲基血竭红素、黄烷醇、树脂酸等。血竭有抑制血小板聚集、抗血栓形成作用;有镇痛、抗感染、消肿、减轻脓性分泌物、收敛和加速伤口愈合作用。其水提取物对金黄色葡萄球菌、白色葡萄球菌及多种致病真菌有抑制作用。

其他外用药见表 11-32。

表 11-32 其他外用药简表

药名	性味	归经	功效	主治	用量/g	备注
轻粉	辛,寒,大毒	大肠、小肠	杀虫攻毒,逐水通便	疥癣梅毒,疮疡溃烂;实证水肿,二便不利	0.1~0.2	外用适量,内服不可过量。孕妇忌用
硼砂	甘、咸,凉	肺、胃	清热解毒,清肺化痰	咽喉肿痛、口舌生疮;目赤肿痛,火眼翳障;肺热咳嗽,痰黄黏稠	1.5~3	多作外用,内服宜慎。化痰生用;外敷煅用
蟾酥	辛,温,有毒	心、胃	解毒散结,麻醉止痛,开窍醒神	痈疽肿毒、瘰疬恶疮;表面麻醉,风虫牙痛;痧胀腹痛,神志吐泻	0.01~0.03	外用适量。不入煎剂。不可过量。孕妇慎用
炉甘石	甘,平	肝、胃	收湿敛疮,解毒退翳	湿疮湿疹,溃疡不敛;目赤肿痛,翳膜胬肉	外用适量	专作外用,不作内服
砒石	辛,大热、大毒	肺、肝	蚀疮去腐,祛痰平喘	疮疡腐肉,瘰疬牙疳;寒痰哮喘,久治不愈	0.002~0.004	本品剧毒,内服宜慎。外用适量,孕妇忌用

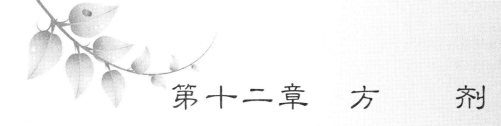

第十二章　方　　剂

方剂是在辨证立法的基础上,选择适当的药物,按照组方原则,恰当配伍而成,是中医临床治疗的主要形式。

第一节　方剂的基本知识

一、方剂的组成及其变化

方剂是将各种药物按一定的原则和规律组合而成的,而各药物的功用有所不同,具有不同的偏性或毒性,只有通过合理的配伍,才能增强各药物的综合功效,调其偏性,制其毒性,使方中的药物发挥更好的功效。

▶ (一)组方原则

(1)君药是方剂中针对主病或主证起主要治疗作用的药物。其药量大,药力强,是方剂中必须具有的首要药物。

(2)臣药有两种意义:一是辅助君药加强治疗主病或主证的药物;二是针对兼病或兼证起治疗作用的药物,其药量与药力小于君药。

(3)佐药有三种意义,一是佐助药,即协助君、臣药以加强治疗作用,或直接治疗次要的兼证;二是佐制药,即用以消除或减缓君、臣药物的毒性与烈性;三是反佐药,即病重邪甚,病人拒药时,配用与君药性味相反而又能在治疗中起相成作用的药物,以防止药病格拒。佐药的药力小于臣药,用量也较轻。

(4)使药有两种意义:一是引经药,即能引方中诸药直达病所的药物;二是调和药,即具有调和方中诸药作用的药物。使药的药力小,用量轻。

组方时方剂中药味的多少,君、臣、佐、使是否俱全,应视病情与治法的需要而定。只有适合病情,用药适当,配伍合理,主次分明,临床才能取得良好的治疗效果。

▶ (二)组成变化

方剂的组成既要严格按照组方原则,又要根据具体病情灵活加减变化。

1. 药味加减变化　一是主证未变而次要兼证不同时,对佐使药进行加减,这种加减变化不致引起全

方功效的根本改变。如银翘散治疗风热表证时,若兼见口渴者,为邪热伤津,可加天花粉以生津。二是随症加减,改变臣药,此时由于改变了方剂的配伍关系,则全方的功效也发生根本变化。如麻黄汤去臣药桂枝,功效则由发汗力强变为发汗力弱,由治疗风寒表实证变为治疗风寒犯肺咳喘证的基础方。

2. 药量加减变化　药量标志着药力大小,方剂中药物组成虽然相同,但其药物用量不同,其功用及主治亦不相同。如小承气汤与厚朴三物汤药物组成相同,小承气汤重用大黄四两为君,具有攻下热结之效,主治阳明腑实轻证;厚朴三物汤则重用厚朴八两为君,具有行气消满之功,主治气滞大便不通之证。

二、方剂的剂型

剂型是指根据病情组方后,再根据药物的特点制成一定的形态。传统剂型有汤、丸、散、膏、酒、丹剂和露、锭、条、线、搽等剂型,随着社会的不断进步,科技的不断发展,人们的需求也越来越高,所以新研制的剂型越来越多,如注射剂、片剂、胶囊剂、冲剂、糖浆剂、口服液、颗粒剂、气雾剂等。现将常用的剂型介绍如下。

1. 汤剂　是将药物饮片加水浸泡后,再煎煮一定时间,去渣取汁而成,一般供内服用,如麻黄汤、四君子汤等。汤剂的特点是药效发挥迅速,吸收快,便于随症加减,是临床广泛应用的一种剂型。

2. 丸剂　是将药物研成细粉,加适宜的蜜、粉糊等黏合剂制成的圆形粒状剂型。丸剂的特点是吸收缓慢,药效持久,而且服用与携带方便。适用于慢性、虚弱性疾病,如六味地黄丸等。亦可用于急救,如安宫牛黄丸等。常用的丸剂有蜜丸、水丸、糊丸、浓缩丸等。

3. 散剂　是将药物粉碎,混合均匀,制成粉末状制剂。特点是制作简单,吸收快,便于携带,节省药材。有内服与外用两种。内服散剂有细末和粗末之分,细末可直接冲服,如七厘散;粗末可加水煮沸取汁服用,如八正散等。外用散剂一般作为外敷,掺撒疮面或患病部位,如金黄散、冰硼散等。

4. 膏剂　是将药物用凡士林、蜂蜡、羊毛脂或植

物油调制而成的剂型。有内服和外用两种。内服膏剂有流浸膏、浸膏、煎膏三种,如川贝枇杷膏等;外用膏剂分软膏和硬膏两种,如三黄软膏、狗皮膏等。

5. 丹剂 没有固定剂型,有丸剂、散剂、片剂等,有内服与外用两种,内服如活络丹、至宝丹等。外用丹剂,是以某些矿物类药经高温烧炼制成的药品,如白降丹、红升丹等。

6. 酒剂 又称药酒,将药物置于酒中浸泡,去渣取液供内服或外用。酒有活血通络,易于发散和助长药效的特性,适用于风湿疼痛、跌打损伤,如虎骨酒等。酒剂也常在补益剂中使用。

7. 露剂 多用含有挥发性成分的新鲜药物,用蒸馏法制成的芳香气味的澄明水液,一般作为饮料,如金银花露、青蒿露等。

8. 冲剂 是将药材提取物加适量赋形剂或部分药物细粉制成的干燥颗粒状制剂,用时以开水冲服。冲剂的特点是作用迅速,口感较好,服用方便等。如小柴胡冲剂、999 感冒灵冲剂等。

9. 片剂 将药物细粉或药材提取物与辅料混合压制而成的薄片,特点是用量准确,体积小,服用方便。如三黄片、银翘解毒片等。

10. 口服液 是将药用水或其他溶液提取,经浓缩、精制而成的内服液体制剂。口服液特点是体积小、口感好,服用方便。保健滋补品多用此制剂,如人参蜂王浆等。

11. 糖浆剂 是将药物煎煮去渣取汁浓缩后,加入适量蔗糖溶解而成的制剂。特点是口感怡人,适用于小儿,如小儿止咳糖浆等。

12. 针剂 又称注射液,将中药采用现代制药工艺制成的注射液。特点是剂量准确,药效迅速,适用于急救等治疗。如参附注射液、丹参注射液等。

由此可见,同一个方剂,不同的剂型其作用特点也不同。如补中益气丸与补中益气汤,组成及用量完全相同,前者为丸剂,作用较缓和,用于脾胃气虚轻证;后者为汤剂,取汤剂以速效,用于脾胃气虚重证。

三、方剂与治法

理、法、方、药是辨证论治的四个重要组成部分,其中方剂是论治的核心与最终体现。临证时首先是辨证准确,然后据证立法,从法立方,所以治法与方剂有着密切的关系。

第二节　方剂的分类及常用方剂

方剂的分类,古今历代有不同的分类方法,有以病证分类、以病因分类、以脏腑分类、以组成分类、以

治法或功效分类等,其中以治法或功效分类最实用。遵循以法统方的原则,本教材将常用方剂分为解表、治风、祛湿、清热、和解、消导、催吐、泻下、化痰止咳平喘、温里、理气、理血、补益、固涩、息风、安神、开窍、驱虫剂及外用剂 19 类。

一、解　表　剂

凡以辛散解表药为主组成,具有发汗、解肌、透疹等作用,用于治疗表证的方剂,称解表剂。解表剂根据解表法而组方,解表法属八法中的汗法。解表剂主要适用于表证,或麻疹未透,以及疮疡、水肿等初起之时。根据解表剂的功效,分为辛温解表剂与辛凉解表剂两类:辛温解表剂,适用于风寒表证,以麻黄汤为代表方;辛凉解表剂,适用于风热表证,以银翘散为代表方。

注意事项:应用于解表,宜服后取汗,但不可发汗太过,以防损伤正气。解表剂中的药物有效成分大多含挥发油,故不宜久煎,以免影响疗效。

麻黄汤《伤寒论》

【组成】 麻黄 9g,桂枝 6g,杏仁 6g,甘草 3g。

【用法】 水煎服,服后取微汗。

【功用】 发汗解表,宣肺平喘。

【主治】 风寒表实证。恶寒无汗,发热轻微,头身骨节疼痛,喘促。舌苔薄白,脉浮紧。

【方解】 方中麻黄味苦辛,性温,有发汗解表,宣肺平喘之功,为君药;桂枝解肌发表,温通经脉,助麻黄发汗以疏散风寒,为臣药;佐杏仁降利肺气,与麻黄配伍一宣一降,可助麻黄宣肺平喘之效;使以甘草甘缓和中,制约麻黄与桂枝发汗太过。诸药相互配伍共奏发汗解表,宣肺平喘之功。

【注意事项】 ①本方发汗作用强,对于表虚有汗、新产妇人、失血患者等均不宜用。②服麻黄汤后,必须多盖些衣被而取微汗。仲景称此为"温覆"取汗法,取汗后,如汗出、发热仍不退者,则不可再用麻黄汤,可改服桂枝汤。

【方歌】 辛温解表麻黄汤,麻桂杏草急煎尝,恶寒发热头身痛,宣肺平喘功效良。

【临床报道】 选择 2012 年 2 月至 2014 年 2 月期间我院收治的急性喘息型支气管炎患者 84 例,根据随机数字表法将 84 例患者平均分为研究组与对照组,每组各 42 例。对照组应用常规西药对症治疗;研究组在此基础上应用麻黄汤加减治疗,方药组成:姜半夏 10g,桂枝 10g,炙麻黄 4g,苏子 10g,陈皮 12g,前胡 12g,杏仁 12g,甘草 10g;方药加减:痰白清稀伴有泡沫者加生姜 3 片,细辛 3g;上述方药以水煎煮,1剂/日,分早晚两次服用。5～7 天为 1 个疗程。结果:

研究组总有效率为 97.62%，显著高于对照组的 80.95%，差异具有统计学意义（$P < 0.05$）。结论：中药麻黄汤加减治疗急性喘息型支气管炎，疗效显著，可以有效改善患者的临床症状及体征，安全可靠，适于临床应用。（凌永爱．中药麻黄汤加减治疗 42 例急性喘息型支气管炎的疗效分析．大家健康，2014，8（19）：148~149）

案例 12-1

患者，男，热 6 日，未得畅汗，腰部酸楚不可耐，头为之痛。处方：生麻黄 3g，杏仁泥 9g，杭白芍 5g，羌活 6g，蔓荆子 9g，桂枝 5g，香白芷 9g，川芎 5g，甘草 3g；药后而愈。（朱良春．章次公医术经验集．长沙：湖南科学技术出版社，2000：133）

【按语】　先生对感冒一类病证，如突然头痛、发热、恶寒、骨节疼痛者，或此等症状持续不超过 1 周者，恒用麻黄汤加味温散而取效。又麻、桂合用，作为辛温解表时，其用量常不如麻黄用于平喘，桂枝用于通络为大。这是"轻可去实"之意。

案例 12-2

曹颖甫医案：治黄汉栋，夜行风雪中，冒寒，因而恶寒，时欲呕，脉浮紧，宜麻黄汤，处方：生麻黄 9g，桂枝 9g，杏仁 9g，甘草 6g；药后而愈。（熊廖笙．伤寒名案选新注．成都：四川人民出版社出版，1981：20）

【按语】　患者恶寒欲呕，而脉浮紧，无汗，为麻黄汤证。至于喘与呕，有时不一定同时并见，大致寒邪郁肺则多喘，寒邪犯胃则多呕，其致喘致呕的原因，都不外寒邪束表所致，治病求本，宜麻黄汤开表发汗，则病自愈。

桂枝汤《伤寒论》

【组成】　桂枝 9g，白芍 9g，炙甘草 6g，生姜 9g，大枣 4 枚。

【用法】　水煎服，服后饮热稀粥少许覆被，使微微汗出。

【功用】　解肌发表，调和营卫。

【主治】　风寒表虚证。头痛发热，汗出恶风，鼻鸣干呕，关节肌肉疼痛。苔薄白，脉浮缓。亦可用于病后、产后营卫不和等证。

【方解】　方中桂枝味辛性温，解肌发表，疏散风寒，为君药。白芍益阴敛营，以固护营阴，为臣药。桂枝与白芍合用，一治卫强，一治营弱，散中有敛，汗中

寓补，以调和营卫。生姜辛温助桂枝解肌以调卫，又能和胃止呕；大枣甘平，益气补中健脾助白芍以和营，同为佐药。炙甘草调和药性，为使药。药后饮热稀粥可温养中焦，使之易于酿汗，外邪速去。故诸药共奏解肌发表，调和营卫。

【方歌】　桂枝汤治太阳风，桂芍甘草姜枣用，项强汗出与恶风，调和营卫有奇功。

【临床报道】　将慢性荨麻疹患者 84 例随机分为治疗组和对照组各 42 例，治疗组采用桂枝汤加减方治疗，1 剂／日，每剂水煎 2 次，取汁 300ml，分早晚 2 次温服，连续治疗 28 天；对照组采用马来酸氯苯那敏片、西替利嗪片及雷尼替丁胶囊联合治疗：马来酸氯苯那敏片，4mg／次，每晚 1 次；西替利嗪片，10mg／次，1 次／日；雷尼替丁胶囊，150mg／次，2 次／日，连续治疗 28 天。采用症状和体征总积分法评估疗效。结果：治疗组治疗后第 28 天的痊愈率和总有效率分别为 64.29% 和 88.10%；对照组痊愈率和总有效率分别为 55.26% 和 73.68%；2 组疗效差异有统计学意义（$\chi^2 = 4.525\,3，P = 0.033\,4$）。治疗组 2 例患者出现轻度恶心，对照组有 26 例患者出现嗜睡，2 组不良反应发生率比较差异有统计学意义（$\chi^2 = -48.658\,5，P < 0.000\,1$）。结论：桂枝汤加减治疗慢性荨麻疹安全有效。[王康生，等．桂枝汤加减治疗慢性荨麻疹临床观察．西部中医药，2014，27（3）：93~94]

案例 12-3

患者，男，67 岁。经常感冒，往往 1~2 个月接连不断，症状仅见鼻塞咳痰，头面多汗，稍感疲劳。曾服玉屏风散，半个月来亦无效果。秦伯未教授用桂枝汤加黄芪，服后自觉体力增强，感冒随之减少。（秦伯未．秦伯未医文集．长沙：湖南科学技术出版社，1983：440）

【按语】　用桂枝汤调和营卫，加黄芪固表，是加强正气以御邪。玉屏风散治虚人受邪，邪恋不解，目的在于益气以祛邪。一般认为黄芪和防风相畏相使，黄芪得防风，不虑其固邪，防风得黄芪，不虑其散表，实际上散中寓补，补中寓散，不等于扶正固表。正因为此，如果本无表邪，常服防风疏散，反而给予外邪侵袭的机会。

案例 12-4

吴鞠通医案：治一人，头项强痛而恶寒，脉缓，汗出，太阳中风，主以桂枝汤。处方：桂枝 9g，白芍 9g，炙甘草 6g，生姜 6g，大枣 6g。水五杯，煮二杯，第一杯服后，即食热稀粥，令微汗出佳，有汗，二杯不必食粥，无汗仍然。（熊廖笙．伤

寒名案选新注．成都：四川人民出版社出版，1981：4～5)

【按语】　吴氏为清代温病学家，著有温病条辨。此案为吴氏治太阳中风的病例，有是症便用是方，辨证论治，丝毫不容假借。吴氏长温热之治，而能熟用伤寒方，可谓通家，案虽一般，特选辑之，于以见伤寒与温病，固客观存在，不以医之主观好恶为转移也。

银翘散《温病条辨》

【组成】　银花30g，连翘30g，桔梗18g，薄荷18g，淡竹叶12g，生甘草15g，荆芥穗12g，淡豆豉15g，牛蒡子18g。汤剂的处方剂量：银花9～12g，连翘9～12g，桔梗6～9g，荆芥6～9g，薄荷(后下)3～5g，淡竹叶6～9g，生甘草3g，牛蒡子9g，淡豆豉9g，芦根15g。

【用法】　杵为散，每服18g，鲜芦根汤煎，香气大出，即取服，勿过煮。病重者4小时一服，日3服，夜一服。轻者日2服，夜一服。病不解者，作再服。

【功用】　辛凉透表，清热解毒。

【主治】　风热表证。发热微恶风寒，无汗或有汗不多，头痛口渴，咽喉肿痛。舌尖红，苔薄黄，脉浮数。

【方解】　方中银花、连翘味辛性凉解表，清热解毒，为君药。薄荷、牛蒡子疏散风热，解毒利咽；荆芥穗、淡豆豉味辛性微温，助君药宣散表邪，共为臣药。芦根、淡竹叶、桔梗、甘草清热生津，利咽消肿，为佐使药。故诸药配伍具有辛凉透表，清热解毒之功。

【方歌】　辛凉解表银翘散，竹叶荆牛薄荷甘，豆豉桔梗芦根入，风热表证服之安。

【临床报道】　儿童上呼吸道咳嗽综合征是属于儿童慢性咳嗽的一个分类，既往又称鼻后滴(漏)流综合征，采用银翘加减。药物组成：金银花、连翘、荆芥、薄荷(后下)、牛蒡子、桔梗、前胡、枳壳、杏仁、莱菔子、紫苏子、枇杷叶、黄芩、芦根、浙贝母、紫菀、百部、苍耳子、辛夷、蝉蜕各10g，甘草6g。疾病早期鼻塞流涕者，加白鲜皮10g；久咳，咽痛、咽红者，加僵蚕、玄参、赤芍药各10g；舌红少苔伤阴者，去浙贝母加麦门冬、石斛、川贝母各10g；发热者，加柴胡、淡豆豉各10g；头痛、头昏者，加石决明、延胡索、川芎各10g；大便干结难解者，加酒大黄(后下)6g或芦荟1～2g。每日1剂，水煎取汁300ml，分2～3次服用或少量频服。治疗3周后统计疗效。本组50例，临床痊愈30例，显效14例，好转5例，无效1例，总有效率98％。[陈志鑫，等．银翘散加减治疗儿童上呼吸道咳嗽综合征50例．河北中医，2014，36(4)：547～548]

【名老中医经验】　焦树德教授常以本方随症加减作汤剂煎服，用于治疗流行性感冒、急性扁桃体炎、

麻疹初起风热等，屡获良效。其加减药方如下：银花12g，连翘12g，桔梗6g，薄荷5g，生甘草3g，荆芥穗9g，玄参15g，生地15g，炒黄芩10g，大青叶10g，射干10g，水煎服。(焦树德．方剂心得十讲．北京：人民卫生出版社，1995：75)

麻杏石甘汤《伤寒论》

【组成】　麻黄6g，杏仁9g，石膏24g，炙甘草6g。

【用法】　水煎服。

【功用】　辛凉解表，清肺平喘。

【主治】　表邪化热犯肺之咳喘证。身热不解，咳嗽，气粗而喘，或有胸痛、鼻煽、口渴。舌苔薄白或黄，脉浮数或滑数。

【方解】　方中麻黄辛温解表，宣肺平喘，石膏辛甘大寒，清泄肺热，与麻黄配伍，一温一寒，使药性变为辛凉，以起辛凉解表之用，使麻黄宣肺平喘而不助热，共为君药；杏仁助麻黄止咳平喘，为臣药；炙甘草益气和中，调和诸药，为佐使药。故诸药配伍以辛凉解表，清肺平喘。

【方歌】　热喘麻杏石甘汤，药仅四味效力彰，肺热壅盛气喘息，解表清肺功效良。

【临床报道】　采用麻杏石甘汤加减对175例慢性咳嗽患者进行治疗，处方：麻黄3g，杏仁10g，甘草6g，紫菀10g，鱼腥草20g，僵蚕10g，蝉蜕10g，百部10g，丹参12g，旋覆花10g，玄参12g，浙贝母10g，桔梗12g，诃子3g，枇杷叶10g。水煎服，1剂/日，分早中晚3次口服，150mg/次。1个月为1个疗程，用药1～2个疗程，平均1.5个疗程。结果：总有效率为90.3％，说明坚持服用麻杏石甘汤并随症加减对慢性咳嗽有较好疗效。[张暴．麻杏石甘汤加减治疗175例慢性咳嗽的临床分析．中医药导报，2013，19(8)：122～123]

案例12-5

患者，女，感冒发热四五日，神识时清时昧，气急微咳，喉有痰声，唇鼻燥，脉滑数，有支气管炎之倾向。处方：生麻黄3g，杏仁9g，石膏24g，浙贝母9g，炒莱菔子9g，炒苏子9g，钩藤12g，炙甘草3g。二诊：药下病势大减，神识亦清，今侧重豁痰。处方：炙紫菀6g，桔梗3g，赤白芍各6g，北沙参9g，川象贝各6g，葶苈子6g，钩藤12g，神曲9g，杏仁9g，苏子6g，炙甘草3g。(周耀辉，等．近代江南四家医案医话选·陆渊雷医案选．上海：上海科学技术文献出版社，1998：190)

【按语】　用麻杏石甘汤辛凉解表，宣肺平喘，该患者有痰蒙神窍之象，故加浙贝母、莱菔子、苏子、钩藤以化痰开窍、息风解痉。药后痰热蒙窍之势大减，神识清，再诊以豁痰为主而愈。

案例 12-6

曹颖甫医案:治钟某。病伤寒七日,发热无汗,微恶寒,一身尽疼,咯痰不爽,肺气闭塞使然也。痰色黄,中已化热,宜麻杏石甘汤加浮萍。(熊廖笙.伤寒名案选新注.成都:四川人民出版社,1981:30)

【按语】 本案为伤寒病不解,肺气壅遏化热

症。患者发热无汗,微恶寒,一身尽疼,似麻黄汤证。但麻黄汤证无痰色黄,咯痰不畅等症。本案辨证关键,在于痰色黄,盖痰黄为里热之证,因里热重于表寒,故用麻杏石甘汤加味,以清里热宣肺气。由于发热无汗,微恶寒,一身尽疼,故又加辛寒之浮萍,佐麻黄以解热,则其力更优也。

其他解表剂如表 12-1 所示。

表 12-1 其他解表剂简表

药名	功用	主治	证治要点	药物组成
桑菊饮(《温病条辨》)	疏风清热,宣肺止咳	风热犯肺证	身热不甚,口微渴,咳嗽有痰,舌苔薄白或薄黄,脉浮数	桑叶、菊花、连翘、杏仁、薄荷、桔梗、芦根、甘草
败毒散(《小儿药证直诀》)	散寒祛湿,益气解表	气虚外感证	恶寒发热,头项强痛,肢体酸痛,无汗,鼻塞咳嗽,舌淡苔白,脉浮而按之无力	柴胡、前胡、羌活、独活、枳壳、茯苓、桔梗、川芎、人参、甘草
柴葛解肌汤(《伤寒六书》)	解肌清热	外感风寒,郁而化热证	恶寒轻,身热重,无汗头痛,心烦,舌苔薄黄,脉浮微洪	柴胡、葛根、甘草、黄芩、羌活、白芷、白芍、桔梗、生姜、大枣

解表剂相关中成药如表 12-2 所示。

表 12-2 解表剂中成药

药名	功用	主治	用法用量	药物组成
银翘解毒丸	疏风解表,清热解毒	风热感冒所致的发热头痛,咳嗽口干,咽喉疼痛	口服。4~8 丸/次,3 次/日	金银花、连翘、薄荷、荆芥穗、淡豆豉、牛蒡子、淡竹叶、桔梗、甘草
感冒清热颗粒	疏风散寒,解表清热	头痛发热,恶寒身痛,鼻流清涕,咳嗽,咽干	1 袋/次,开水冲化,2 次/日	荆芥穗、防风、紫苏叶、白芷、柴胡、薄荷、葛根、芦根、苦地丁、桔梗、苦杏仁
防风通圣丸	外解风寒,内除里热	恶寒壮热,头痛咽干,小便短赤,大便秘结者	口服。4~8 丸/次,3 次/日	荆芥穗、防风、薄荷、麻黄、大黄、芒硝、滑石、栀子、桔梗、石膏、川芎、当归、白芍、黄芩、连翘、甘草、白术

【单方验方】

风寒表证:

(1)生姜 15g 切碎,用水煮 10 分钟,可加红糖 15g,去渣顿服,服后取小汗出。

(2)大葱白 3~6cm 长一段,生姜 10g,红糖 6g。前两种用刀切碎,煎水 100ml,顿服,服后盖棉被,取微汗出,出汗时间可长些,但不可出大汗。(焦树德.树德中医内科.北京:人民卫生出版社,2005:88~89)

二、治 风 剂

凡以辛散祛风或息风止痉的药物为主组成,具有疏散外风或平息内风作用的方剂,称为治风剂。风邪为病可分为外风与内风两大类,外风是指风邪侵袭人体头面、经络、肌肉、关节、筋骨等所致的病症;内风是脏腑功能失调所致的具备风邪特点的疾病。治风剂分为疏散外风及平息内风两大类。疏散外风剂是治疗外风所致病症的方法,代表方如独活寄生汤、川芎茶调散等;平息内风剂分为:镇肝息风剂,适用于肝阳上亢,风阳上扰之证,以镇肝息风汤为代表方;平肝息风剂,适用于肝阳偏亢,肝风内动之证,以天麻钩藤饮为代表方。

注意事项:祛风剂药性多温燥,津液不足、阴虚有热者慎用。

(一)疏散外风

川芎茶调散《太平惠民和剂局方》

【组成】 川芎 9g,荆芥 12g,薄荷 9g,羌活 6g,白芷 6g,细辛 3g,防风 6g,甘草 6g。

【用法】 共为细末,每用 6g,清茶调服。临床上一般改汤剂煎服。

【功用】 祛风散寒止痛。

【主治】 外感风邪头痛。偏正头痛或巅顶疼痛,恶寒发热,目眩鼻塞,舌苔薄白,脉浮。

【方解】 方中川芎辛温,祛风散寒,活血止痛,善治少阳经与厥阴经头痛,为君药。荆芥、薄荷、防风辛

散上行，疏散风邪，清利头目，共为臣药。白芷疏风止痛，善治阳明经头痛；羌活疏风止痛，善治太阳经头痛；细辛散寒止痛，善治少阴经头痛，共用以助君、臣药增强疏风止痛之效，为佐药。甘草调和诸药为使药。用时以清茶调服，取茶之味苦性凉，既可上清头目，又能制约祛风药的过于温燥与升散。故诸药配伍有祛风散寒止痛之功效。

【方歌】 川芎茶调散荆防，辛芷薄荷甘草羌，鼻塞目眩风攻上，偏正头痛效力强。

【临床报道】

(1) 报道用川芎茶调散治疗眩晕症患者 113 例，疗效满意。经用药 1～2 个疗程后，临床治愈者 95 例，有效者 16 例，总有效率为 98%。用法：川芎茶调散每次 6g，每日 3 次，饭后清茶送服。7 日为 1 个疗程。连续服至症状消失为宜。[张琳虹，等．川芎茶调散临床应用举隅．中国药物与临床，2011,8(11)：982]

(2) 80 例诊断为偏头痛的患者使用川芎茶调散加减治疗，川芎茶调散的组方：川芎 12g，荆芥 10g，防风 10g，羌活 10g，白芷 10g，甘草 6g，青茶 6g，细辛 6g，薄荷(后下)6g。心烦失眠者加酸枣仁 12g，夜交藤 5g；头痛非常严重者加藁本 10g；恶心呕吐者加半夏 10g，吴茱萸 6g。以上所有药物为 1 剂，每日需服 3 剂，7 天为 1 个疗程，治疗 3 个疗程后根据患者情况进行药物组方加减。4 个疗程(28 天)后进行疗效评价。观察记录川芎茶调散的疗效以及 TCD 的变化。结果：总有效率达 95%。TCD 检查结果显示，大脑中动脉、前动脉、后动脉平均血流速度明显改善，与治疗前比较差异均有统计学意义($P<0.05$)。结论：川芎茶调散治疗偏头痛疗效显著，且可改善患者的 TCD 水平。[杜恩．川芎茶调散加减治疗偏头痛 80 例．中国药业，2013,22(4)：74～75]

案例 12-7

有人用川芎茶调散加减治外感头痛，处方甚惬当，但川芎用至三钱(9g)，服后反增头晕欲吐。秦伯未教授就原方去川芎，并加钩藤二钱(6g)以制之，嘱其再服一剂，即平。(秦伯未．秦伯未医文集．长沙：湖南科学技术出版社，1983：118)

【按语】 外感风寒后，常使头部络脉气血流行不畅，所谓脉满则痛。所以朱丹溪强调头痛必用川芎，后人引"治风先治血，血行风自灭"来解释。但川芎辛温香窜，用不得当，反多流弊；在适应证用之，用量亦不宜太重。该患者用川芎茶调散后致使风阳上扰清空，秦老故去升散之川芎，加用平肝息风之钩藤而愈。

牵正散《杨氏家藏方》

【组成】 白附子、白僵蚕、全蝎各等份。

【用法】 共为细末，每服 3g，热酒调下。

【功用】 祛风化痰。

【主治】 风中经络，口眼㖞斜。

【方解】 方中白附子味辛性温，祛风化痰，长于治头面之风，为君药。全蝎、僵蚕均善于祛风止痉，其中全蝎又长于通络，僵蚕又有化痰作用，共为臣药。热酒调服，宣通血脉，引药入络，直达病所，为佐使。故诸药共奏祛风化痰。

【方歌】 口眼㖞斜牵正散，白附全蝎与僵蚕，热酒调服大病所，风邪中络用之安。

【临床报道】 将 120 例三叉神经痛患者随机分为对照组和治疗组各 60 例。治疗组患者在对照组服用西药卡马西平片基础上进行辨证分析，采用中药牵正散加减，处方：白附子 8g，全蝎 12g，僵蚕 12g，柴胡 10g，黄芩 12g，清半夏 10g，白芷 15g，川芎 8g，炙甘草 6g。结果：治疗组总有效率为 96.67%，对照组为 88.33%，内服牵正散加减配合西医治疗三叉神经痛方法简便安全，疗效明显。[职利琴，等．牵正散加减治疗三叉神经痛 60 例．浙江中医药大学学报，2013,37(2)：154～155]

案例 12-8

焦树德教授之女于 18 岁时，突患口眼㖞斜，焦老当即用针刺太阳、耳门、上关、颧髎、地仓、合谷，隔日一次，一次刺患侧，一次刺健侧，同时用牵正散加减：白芷 10g，防风 10g，白僵蚕 10g，全蝎 10g，白附子 6g，皂刺 9g，炙山甲 9g，红花 10g，羌活 10g，当归尾 10g，赤芍 10g，水煎服，每日 1 剂。另用毛巾包裹本方煎汁后的药渣熨敷患处，十天即痊愈。(焦树德．方剂心得十讲．北京：人民卫生出版社，1995：107)

【按语】 疾病初起即用针药并用，内服熨敷相结合，祛除风邪，温通经络则病愈。

独活寄生汤《备急千金要方》

【组成】 独活 9g，桑寄生 15g，秦艽 9g，防风 9g，细辛 3g，当归 9g，白芍 9g，川芎 6g，干地黄 9g，杜仲 9g，牛膝 9g，人参 6g，茯苓 9g，炙甘草 6g，桂枝 6g(原方用桂心)。

【用法】 水煎服。

【功用】 祛风湿，止痹痛，补肝肾，益气血。

【主治】 痹证日久，肝肾两虚，气血不足证。腰膝冷痛，屈伸不利，或麻木不仁，畏寒喜暖。舌淡苔白，脉细弱。

【方解】 方中独活长于祛下焦风寒湿邪而止痛，为君药。防风与秦艽善祛风胜湿；桂枝温经散寒，通利血脉；细辛善于祛寒止痛，共为臣药。桑寄生、杜仲补益肝肾，强壮筋骨；川芎、牛膝活血通络，熟地、白芍、当归养血活血；人参、茯苓、甘草补气健脾，均为佐药。甘草调和诸药又为使药。故诸药配伍祛风湿而止痹痛，补肝肾，益气血。

【方歌】 独活寄生艽防辛，芎归地芍桂苓均，杜仲牛膝人参草，冷风顽痹屈能伸。

【临床报道】 独活寄生汤加减治疗膝关节骨性关节疗效显著，无明显副作用。处方：独活15g，寄生10g，杜仲10g，牛膝15g，细辛5g，秦艽10g，茯苓15g，防风15g，川芎10g，当归15g，芍药10g，熟地黄10g，黄芪25g，续断20g，补骨脂20g，生龙骨、生牡蛎各25g，1日1剂，水煎早晚服，15剂为1个疗程。于治疗后1个月、3个月、6个月后，按照JOA膝关节功能判定标准，JOA评分分数均高与治疗前的JOA评分分数，且无不良反应发生。[吴迪，等．独活寄生汤加减治疗膝关节骨性关节炎临床研究．中医药学报，2011,39(2):114～115]

【名老中医经验】 焦树德教授在临床上治疗痹证时，经常使用独活寄生汤随症加减，屡起沉疴，可以说差不多天天能有机会运用此方。本方照顾全面，力在治本，往往难以自短期内见效，常须久服方效。为了能见效迅速，焦老经常是以本方随症加减，尤其是要根据病因病机的不同，加用针对性强的祛邪之品，标本兼顾，取效则较快。

(1) 治疗腰腿痛痹，喜暖怕冷，见寒加重，膝腿屈伸不利，包括西医学中的坐骨神经痛、骨关节病、骨刺、风湿性关节炎等病症。处方：桑寄生20～30g，独活9～12g，细辛3～5g，川断12～15g，威灵仙12～15g，防风10g，杜仲12g，生、熟地各12g，牛膝12～15g，红花10g，制附片10～12g，草乌5～9g，炙山甲9g，桂枝12～15g，伸筋草30g，水煎服。加减法：关节肿比较明显者，去生、熟地，加生薏米30g，汉防己10g，茯苓15～30g；脊柱疼明显者，加金毛狗脊20～30g，地鳖虫6～9g，羌活6～10g；主诉大腿外后侧连及小腿外后侧疼痛者，可加重牛膝15～30g，加地龙10g，青风藤20g，槟榔12～15g；拍片腰膝关节骨刺明显者，可去伸筋草、杜仲，加骨碎补12～18g，补骨脂10g，乳没各5g，生龙骨(先煎)15～20g。

(2) 治疗膝踝关节疼痛，喜暖怕凉，有时足跟亦痛，血沉快，抗"O"高者，处方：桑寄生30g，独活12g，杜仲12～15g，牛膝18g，细辛3～5g，防风10g，茯苓15g，熟地12g，肉桂5g，泽兰18g，制附片12g，槟榔10g，地龙10g，威灵仙15g，补骨脂12g，松节18g。(焦树德．方剂心得十讲．北京：人民卫生出版社．1995：112～113)

案例 12-9

患者，男，55岁，2013年10月20日初诊。主诉：腰痛伴左下肢放射痛，活动困难半个月。自诉遇阴雨天气候变化以及受寒时腰痛加重，甚则转卧不利，畏寒喜温，二便调。查体：左腿直腿抬高试验50°，舌质淡，苔白腻，脉沉细。西医诊断：腰椎间盘突出症。中医诊断：痹证。证属肝肾两亏，气血不足，风寒湿邪外侵。治宜祛风湿，止痹痛，益肝肾，补气血。拟独活寄生汤加减配合温针灸治疗。[谢平金，等．中药配合温针灸治疗腰椎间盘突出症体会．中国民间疗法，2014,22(9):53]

【按语】 本例患者因肝肾渐亏，气血不足，风寒湿邪外侵，寒湿偏盛。腰为肾之府，风寒湿邪乘虚而入，寒邪收引，湿邪黏着胶固，风为百病之长，夹寒湿侵入腰府，经络壅阻，气血运行不畅，则筋脉失养，拘急而痛，病属本虚标实之证。方药由独活寄生汤加减而成，方中独活辛苦微温，善祛深伏筋骨之风寒湿邪，且性善下行以治腰膝腿足之痛，配合秦艽、细辛、防风、桂枝四药祛风胜湿、散寒止痛；桑寄生、杜仲、牛膝补益肝肾、强壮筋骨；当归、熟地黄、赤芍、川芎养血和血；党参、茯苓、甘草益气健脾，筋骨经脉得濡养。芍药与甘草相合缓急以舒筋，当归、川芎、牛膝配伍活血通脉，正所谓"治风先治血，血行风自灭"。诸药合用，如《医方集解》云："辛散以散之，甘温以补之，使气血足而风湿除，则肝肾强而痹痛自愈"。

(二) 平息内风

镇肝息风汤《医学衷中参西录》

【组成】 生赭石30g，怀牛膝30g，生龙骨30g，生牡蛎30g，生龟板15g，生白芍15g，玄参15g，天冬15g，川楝子6g，生麦芽6g，茵陈6g，甘草3g。

【用法】 水煎服。

【功用】 镇肝息风。

【主治】 阴虚阳亢，肝风内动证。头晕目眩，目胀耳鸣，心中烦热，面色如醉，或肢体渐觉不利，或口角渐涡斜，甚或颠仆，昏不识人，移时始醒，或醒后不能复原，脉弦长有力。

【方解】 方中代赭石平肝降逆，镇肝息风，怀牛膝补益肝肾，引血下行，共为君药。龙骨、牡蛎、龟板、白芍滋阴潜阳同为臣药。玄参、天冬滋阴清热，以制阳亢；川楝子、茵陈、生麦芽疏肝理气，清肝泄热，以利于肝阳的平降,同为佐药。甘草调和诸药为使药。故诸药配伍有镇肝息风之功。

【方歌】 镇肝息风芍天冬,玄参龙牡赭茵供,龟麦膝草川楝入,肝风内动有奇功。

【临床报道】 采用镇肝息风汤加减的治疗方式观察 55 例高血压患者,处方:夏枯草 12g,草决明 12g,川楝子 6g,龟板(先煎)15g,茵陈 6g,生麦芽 6g,生牡蛎(先煎)15g,生龙骨(先煎)15g,天冬 15g,杜仲 15g,怀牛膝 30g,白芍 15g,代赭石(先煎)30g,玄参 15g。加减法:心烦失眠者,可加生地、夜交藤和黄连;头痛甚加者可加川芎、白芷,伴有眩晕者可加天麻。水煎服,1 剂/日,取浓煎液约 400~500ml。另选取 50 例同期收治的高血压患者作为对照组,采用传统的治疗方式。两组间的治疗持续 5 周,对治疗效果进行对比。结果,治疗组总有效率 96.4%,对照组总有效率 84%,两组患者的总有效率之间的差异非常显著($P<0.01$)。结论:中药镇肝息风汤加减对于高血压病的治疗效果,较单纯用西药显著,且不良反应较少。[张斌.镇肝息风汤加减治疗高血压病 55 例临床观察.医学信息,2012,25(12):97]

案例 12-10

患者,男,59 岁,1986 年 4 月 24 日初诊。患者前天下午突然发现面部向右㖞斜,口角流涎,很快又感到左侧肢体活动不灵活,随即卧床休息,次晨左侧肢体瘫痪,口面及左下肢时有抽动,并略有拘挛之象,面部略红,神情烦躁,即被送往附近医院。经 CT 检查发现右侧脑部有梗死灶。治疗 2 天后病情无好转,邀请焦树德教授会诊。观患者面部发红,神志尚清,夜间有时朦胧嗜睡,左下肢和面部时有抽动。血压 170/100mmHg,左侧半身不遂,肌力 0 级,左面及左口角下垂。舌苔白腻,脉象弦滑有力,左手脉大于右手。处方:生石决明(先煎)30g,生赭石(先煎)30g,胆南星 10g,半夏 10g,茯苓 20g,化橘红 12g,钩藤(后下)30g,红花 10g,桃仁 10g,全蝎 9g,蜈蚣 3 条,郁金 10g,炒白芥子 6g,桑枝 30g,桑寄生 30g,怀牛膝 15g,羚羊角粉(分 2 次冲服)2g,3 剂。药后口面㖞斜好转,左下肢能抬离床面,用手屈腿后能自己伸直,面红已退,神志清爽,血压 150/95mmHg,又投上方 7 剂。药后口面已恢复正常,下肢已能自主屈伸,肌力 III~IV 级,手能握但不紧,大便三日未行。舌苔仍白厚,脉象弦滑,重按有力。上方去郁金、白芥子、羚羊角粉,加全瓜蒌 30g,枳实 12g,酒军(另包,大便泻下后可去掉或减半)3g。又投 7 剂,药后大便通畅,肢体功能

恢复明显,左上下肢基本正常,血压 148/88mmHg。舌苔转薄,脉象沉滑。上方去酒军,加地龙 9g,炙山甲 6g,又进 5 剂而痊愈出院。(焦树德.树德中医内科.北京:人民卫生出版社,2005:53~54)

【按语】 本案例属于卒然中风,中医辨证为肝阳上亢,肝风内动之证。临床表现有神情烦躁,半身不遂,口面㖞斜,言语不利,神志尚清楚,或兼患肢抽动拘挛等症状,故以镇肝息风汤加减治疗能切中病机,疗效显著,不仅中风症状及时得以消失,而且高血压也得到有效控制。该方对西医学脑梗死、脑血栓形成或突患脑出血轻症(出血量少,未出现神志昏迷者)都有较好疗效。

天麻钩藤饮《杂病证治新义》

【组成】 天麻9g,钩藤(后下)12g,石决明(先煎)18g,栀子、黄芩各9g,川牛膝12g,杜仲、益母草、桑寄生、夜交藤、朱茯神各9g。

【用法】 水煎服。

【功用】 平肝息风,清热活血,补益肝肾。

【主治】 肝阳偏亢,肝风上扰证。头痛,眩晕,失眠,舌红苔黄,脉弦。

【方解】 方中天麻、钩藤平肝息风,共为君药;石决明味咸性寒质重,平肝潜阳,清热明目,助君药平肝息风,川牛膝活血利水,引血下行,引肝阳下潜,共为臣药;杜仲、桑寄生补肝肾以治本,栀子、黄芩清泻肝火,益母草活血利水,夜交藤、朱茯神宁心安神,共为佐药。故诸药相合,以平肝息风,清热活血,补益肝肾。

【方歌】 天麻钩藤石决明,栀芩牛膝茯杜仲,益母寄生夜交藤,补益肝肾又息风。

【临床报道】 天麻钩藤饮加减治疗高血压眩晕30 例,采用天麻、栀子、川芎各10g,钩藤(后下)、石决明(先煎)、生薏苡仁、草决明、桑寄生各30g,川牛膝、杜仲、生地、野菊花、地龙、当归、夏枯草各15g,水煎服,每天1剂,分2次口服,随症加减:若眩晕较剧加龙骨、牡蛎各(先煎)30g,颈性高血压加葛根12g,血压升高显著者加黄芩15g,配合西药降血压药治疗。对照组30例采用单一的降压西药或合理的降压药联合治疗。结果:治疗组总有效率96.3%,对照组总有效率94.1%,两组比较治疗组有效率优于对照组。结论:天麻钩藤饮加减治疗高血压眩晕具有镇肝息风、滋阴潜阳的临床疗效。[张健.天麻钩藤饮加减治疗高血压眩晕30 例.陕西中医,2012,33(9):1170~1171]

其他治风剂如表 12-3 所示。

表 12-3 其他治风剂简表

	功用	主治	证治要点	药物组成
大秦艽汤（《素问病机气宜保命集》）	祛风清热，养血活血	风邪初中经络证	舌强不语，手足不能运动，病程较短，并兼有表证者	秦艽、川芎、独活、当归、白芍、石膏、甘草、羌活、防风、白芷、黄芩、白术、茯苓、生地、熟地、细辛
消风散（《外科正宗》）	疏风养血，清热除湿	风疹、湿疹	疹色红，或遍身云片斑点，瘙痒，苔白或黄，脉浮数	当归、生地、防风、蝉蜕、知母、苦参、胡麻仁、荆芥、苍术、牛蒡子、石膏
羚角钩藤汤（《通俗伤寒论》）	凉肝息风，增液舒筋	热盛动风证	高热不退，烦闷躁扰，手足抽搐，甚则神昏，舌绛而干，或舌焦起刺，脉弦数	羚角片、钩藤、桑叶、菊花、鲜生地、白芍、川贝母、淡竹茹、茯神、生甘草

治风剂相关中成药如表 12-4 所示。

表 12-4 治风剂中成药

药名	功用	主治	用法用量	药物组成
华佗再造丸	活血化瘀，化痰通络，行气止痛	瘀血或痰湿闭阻经络之中风瘫痪、拘挛麻木、口眼㖞邪、言语不清等	口服。4～8g/次，2～3次/日	当归、川芎、冰片、白芍、红参、五味子、马钱子、红花、南星等
正天丸	疏风活血，养血平肝，通络止痛	外感风邪、瘀血阻络、血虚失养、肝阳上亢引起的多种头痛	饭后服用，每次6g，2～3次/日，15日为1个疗程	钩藤、白芍、川芎、当归、地黄、白芷、防风、羌活、桃仁、红花、细辛、独活、麻黄、附片、鸡血藤
川芎茶调丸	疏风止痛	风寒头痛，恶寒发热	饭后清茶送服，8～6g/次，2次/日	川芎、荆芥、薄荷、白芷、羌活、细辛、防风、甘草

三、祛 湿 剂

凡以祛湿药为主组成，具有化湿利水、通淋泄浊作用，治疗水湿为病的方剂，称祛湿剂。湿邪为病，有外湿、内湿之分，又常与风、寒、暑、热相间。根据祛湿剂功效分为：芳香化湿剂，适用于外感风寒，内伤湿滞之证，以藿香正气散为代表方；苦温燥湿剂，适用于湿困脾胃之证，以平胃散为代表方；淡渗利水剂，适用于水湿停留水肿等证，以五苓散为代表方；清热化湿剂，适用于湿热俱盛或湿从热化之证，以茵陈蒿汤、八正散为代表方；温阳化湿剂，适用于湿从寒化，阳不化水之证，以真武汤为代表方。

藿香正气散《太平惠民和剂局方》

【组成】 藿香9g，紫苏6g，白术9g，白芷6g，茯苓9g，大腹皮9g，厚朴6g，半夏9g，陈皮6g，桔梗9g，炙甘草6g。

【用法】 水煎服。药丸剂，每服6-9g，每日2次；口服液，每次1支，每日3次。

【功用】 解表化湿，理气和中。

【主治】 外感风寒，内伤湿滞证。恶寒发热，头痛，恶心呕吐，腹痛腹泻。舌苔白腻，脉浮缓。

【方解】 方中藿香解表散寒，芳香化湿，理气和中为君药。紫苏、白芷辛温发散，助藿香解表散寒；半夏、陈皮燥湿健脾，和胃降逆止呕；白术、茯苓健脾利湿；厚朴、大腹皮行气除满，化湿；桔梗宣肺利膈，共为臣佐药。使以甘草调和诸药。故诸药配伍可解表化湿，理气和中。

【方歌】 藿香正气大腹苏，甘橘陈苓朴与术，夏曲白芷加姜枣，风寒暑湿并驱除。

【临床报道】 将在我院接受治疗的102例慢性腹泻患者作为临床观察对象，分成观察组和对照组。观察组患者结合患者的年龄、临床症状、病程等具体情况，采用藿香正气散进行治疗：白芷、大腹皮、紫苏以及去皮的茯苓各1两，陈皮（去白）、厚朴、白术、半夏各2两，甘草2.5两，藿香3两，每服2钱，清水1盏，加上生姜4片，大枣1颗，水煎服。对照组采用肯特令（蒙脱石散剂）进行治疗。两组患者口服2～3次/日，7日为1个疗程。对两组患者的临床治疗效果进行比较。观察组总有效率为92.15%，优于对照组（75.47%）。此外，在102例慢性腹泻患者的治疗过程中并未出现任何副作用。这说明藿香正气散加减治疗法对于治疗慢性腹泻具有较好的临床效果，可以改善慢性腹泻的临床症状，并缩短腹泻的病程，值得推广使用。[陈丽.藿香正气散加减治疗慢性腹泻临床观察.中医临床研究，2014,6(16):89～90]

案例 12-11

李某，女，26岁，因8月天气炎热，吃冷饮水果太多，夜卧窗前，睡眠受寒，次日头痛发热憎寒无汗，全身酸懒，脘胀腹痛，呕吐四次，水泄三次。舌苔白腻，脉象浮滑，重按无力。据此脉证，知为暑夏季节，内伤湿冷，外感风寒，肠胃气乱，寒湿不化，而致吐泻，表证不解而致头痛寒热。四诊合参，诊为暑湿吐泻之证。治以温散化湿，佐以解暑。处方：藿香10g，紫苏9g，白芷9g，半夏10g，干姜6g，香薷9g，炒扁豆9g，茯苓20g，大腹皮12g，广木香6g，车前子(布包)12g，炒白术6g，伏龙肝(煎汤代水)60g。1剂显效，3剂痊愈。(焦树德.方剂心得十讲.北京：人民卫生出版社，1995：82～83)

【按语】 从本案例中可知，本方可用于治疗内伤湿冷，饮食停滞，又外感风寒，病位在胃肠。病机为寒湿之邪阻滞中焦，致脾胃升降失常而致病。证见憎寒壮热、头痛呕逆、胸膈满闷、咳嗽气喘等。又治中暑、霍乱吐泻，感染岚瘴不正之气。舌苔白腻、脉象滑等症。本方解表发散与利湿之力较大，在暑夏季节最常使用，常用此方治疗西医学急性胃肠炎、胃肠型感冒。

平胃散《太平惠民和剂局方》

【组成】 苍术12g，厚朴9g，陈皮6g，甘草3g，生姜3片，大枣3枚。

【用法】 原方为散剂，亦可水煎服。

【功用】 燥湿健脾，行气和胃。

【主治】 湿困脾胃证。脘腹胀满，恶心呕吐，食欲不振，肢体沉重，或有腹泻。舌苔白厚腻，脉缓。

【方解】 方中苍术味苦性温，燥湿健脾，为君药。厚朴味辛苦性温，宽中理气除满，为臣药。陈皮理气健脾，和胃止呕，与苍术、厚朴同用，可增强其燥湿健脾作用，为佐药。甘草调和诸药，生姜、大枣调和脾胃，共为使药。故诸药配伍燥湿运脾，行气和胃。

【方歌】 平胃苍术与陈皮，厚朴甘草姜枣宜，燥湿健脾除胀满，调胃和中功效奇。

【临床报道】 治疗组38例用平胃散加减，药用苍术20g，厚朴20g，陈皮15g，甘草5g，枳壳15g，焦三仙各15g，半夏10g，木香15g，连翘10g，黄连5g。寒邪客胃者加吴茱萸、干姜，寒夹食滞者加鸡内金、生姜，饮食停滞者去黄连加莱菔子，脘腹胀甚者加砂仁、槟榔，肝气犯胃加柴胡、川楝子，肝胃郁热者去焦三仙加白芍、丹皮，瘀血停滞者加三七，阴虚者加沙参、麦冬。每日1剂，水煎2次混合后分3次服。用1个疗程后可改隔日口服1剂。期间忌食用刺激性食物，停

用其他中、西药物。对照组34例用法莫替丁及胃复春胶囊。结果：总有效率治疗组97.4%、对照组85.3%，两组比较有显著性差异($P<0.05$)。结论：平胃散加减治疗慢性胃炎疗效较好。[杨柏雄，等.平胃散加减治疗慢性胃炎38例观察.实用中医药杂志，2011，27(1)：13]

案例 12-12

焦树德教授曾治一患者，江某，男，68岁，腹部发胀，脘部发闷，饮食少进，日夜胀满不消，非常难受，经几家大医院应用多种方法检查，均示一切正常。投以肠胃排气药。服药后放屁很多，但腹胀不解，仍很难受。也曾多次服中药治疗，未见效果。病已3个多月，特从外省赶来治疗。焦老观其舌苔厚腻而滑，口干不欲饮水，肢体倦怠，记忆力差，头蒙不清，小便少，六脉皆濡。诊为中焦停湿所致之胀满。用平胃散和五苓散合方随症加减，处方如下：苍术10g，厚朴9g，陈皮9g，茯苓25g，猪苓20g，泽泻25g，桂枝6g，藿香9g，苏梗12g，炒槟榔9g，乌药12g，檀香(后下)9g，泽兰15g，广木香9g。水煎服，3剂。服第1次药后，小便略增多，晚上服第二次药，小便明显增多，约1小时左右排尿1次，尿多而清，一夜尿多次，腹部之胀满霍然消失。3剂药服完后，腹胀全消，盛赞中药效力之神速。二诊时，舌苔化薄，濡脉已消失，而现细而弦之脉。知有脾土不健，木来乘侮之势，又在原方中加香附9g，白芍6g，以舒气、柔肝、扶脾而收功。(焦树德.方剂心得十讲.北京：人民卫生出版社，1995：169)

【按语】 从此例中，我们可以体会到，本方确能消导中湿而和胃健脾。本例据其舌苔厚腻、饮食少进而用平胃散散其积、行其气二导其滞，据其口干、不欲多饮、小便不利，又用五苓散利其湿而取得除满消胀之效。从方中所用之药物来看，都是临床常用之品，并无奇特之药，而疗效确如此之神速。使我们更体会到"治病必求于本"的重要性和正确性。

五苓散《伤寒论》

【组成】 茯苓9g，猪苓9g，泽泻15g，白术9g，桂枝6g。

【用法】 原方为散剂，亦可水煎服。

【功用】 利水渗湿，通阳化气。

【主治】 水湿停聚，膀胱气化不利。小便不利，小腹胀满，水肿，腹泻。舌体胖大，脉滑。

【方解】 本方是治疗小便不利和水肿的常用方。方中重用泽泻利水渗湿，为君药。茯苓、猪苓淡渗利

水,助泽泻利水渗湿,共为臣药。白术健脾燥湿,使水精四布;桂枝温阳化气,助膀胱气化,为佐药。故诸药配伍以利水渗湿,通阳化气。

【方歌】　五苓散治太阳府,二苓泽泻与白术,温阳化气用桂枝,利水渗湿效显著。

【临床报道】　选择 2010 年 2 月至 2011 年 11 月共 140 例病例,随机分为对照组 70 例,采用常规西药治疗;治疗组 70 例,在常规西药的基础上加用五苓散加减治疗,方药组成:茯苓 30g,猪苓 20g,泽泻 15g,白术 15g,黄芪 20g,防己 15g,车前子 15g,龟板(先煎)15g,鳖甲(先煎)15g,北五加皮 8g,炙甘草 6g。随症加减。两组均治疗 1 个月为 1 个疗程,共观察 3 个疗程。观察治疗前后心率(HR)、血压、左心射血分数(LVEF)等指标变化。治疗组总有效率为 95.71%,与对照组比较,差异有统计学意义($P<0.05$)。内服五苓散加减配合西医治疗慢性心力衰竭的疗效明显,方法简便安全,建议临床推广。[宁睿华,等.五苓散加减治疗慢性心力衰竭 70 例总结.浙江中医药大学学报,2012,36(2):143~144]

【名老中医经验】

焦树德教授常用五苓散加黄芩 9g、黄连 9g、黄柏 9g、生地 9~15g、木通 6g,治疗下焦湿热所致的小便频数、不利,尿道不痛,口渴但不欲多饮,舌苔黄腻,查尿常规阴性者。也常以上方去桂枝,加柴胡 10g,用于治疗泌尿系感染属于下焦湿热证者。如小便时疼而带血这,再加小蓟炭 30g,茅根炭 30g,瞿麦 15g,黄柏改为黄柏炭 12g。(焦树德.方剂心得十讲.北京:人民卫生出版社,1995:129)

案例 12-13

江应宿医案:治一人,年十九岁,患伤寒发热,饮食不下,少顷即吐,喜饮凉水,入咽亦吐,号叫不定,脉洪大浮滑,此水逆证,投五苓散而愈。处方:猪苓 12g,泽泻 9g,白术 12g,茯苓 12g,桂枝 6g。(熊廖笙.伤寒名案选新注.成都:四川人民出版社,1981:83)

【按语】　患者系水蓄于胃,津不上承,故喜饮凉水,饮水不消,故入咽即吐。脉洪大而滑,发热,为兼有表邪,故投五苓散而愈。

茵陈蒿汤《伤寒论》

【组成】　茵陈 18g,栀子 9g,大黄 6g。

【用法】　水煎服。

【功用】　清热利湿退黄。

【主治】　湿热黄疸。皮肤、巩膜俱黄,黄色鲜明,小便黄赤,大便不畅,腹微满,舌苔黄腻,脉滑数。

【方解】　方中重用茵陈清热利湿退黄,为治黄疸

之要药,为君药;栀子清利三焦湿热,使湿从小便而去,为臣药;大黄通利大便,荡涤胃肠实热,导湿热由大便而下,为佐药。故诸药共奏清热利湿退黄之功。

【方歌】　茵陈蒿汤治阳黄,茵陈栀子大黄良,便难尿赤腹胀满,清热利湿功效良。

【临床报道】　选择 2009 年 8 月至 2012 年 12 月本院住院及门诊的急性黄疸型肝炎(肝胆湿热证)患者 66 例,按住院号单双顺序随机分为两组。治疗组 33 例,对照组 33 例,两组资料差异无统计学意义($P>0.05$)。对照组予甘草酸二铵注射液 150mg 加入 5%葡萄糖注射液 250ml 静脉滴注,每日 1 次,疗程 4 周。治疗组在对照组用药基础上加用加味茵陈蒿汤:茵陈蒿 30g,栀子 15g,大黄(后下)9g,虎杖 15g,赤芍 60g,陈皮 10g,茯苓 15g,田基黄 15g,甘草 9g。每日 1 剂,水煎取汁 200ml,每次 100ml,治疗 1 个月。治疗前、后分别检测肝功能(ALT、AST、Tbil),观察并记录症状体征变化。治疗组总有效率 93.94%,对照组总有效率 81.82%,二组总有效率相比差异有统计学意义($P<0.05$),治疗组患者肝功能的改善优于对照组($P<0.05$)。(林国进,等.加味茵陈蒿汤治疗急性黄疸型肝炎临床观察.中国中医急症,2013,22(12):2148~2149)

案例 12-14

戴女,寒热罢,吐止,呕血亦不再作,而胃部按之仍痛,两目发黄,痛即因黄而来。处方:茵陈 15g,黑栀子 12g,生大黄 6g,芒硝(分 2 次冲)12g,广郁金(研分 2 次吞)2.4g,黄柏 9g,桃仁 18g,芦根 30g,竹叶 12g。(朱良春.章次公医术经验集.长沙:湖南科学技术出版社,2000:296)

【按语】　此病人虽曾有呕吐、呕血,胃痛病史,但从寒热退后,两目发黄来看,病属黄疸无疑。因黄疸而肝胆受损,其痛固属意中事。方用茵陈蒿汤合栀子柏皮汤加味,着重于清利湿热;郁金、桃仁,能疏肝祛瘀,活络止痛。

八正散《太平惠民和剂局方》

【组成】　车前子 9g,瞿麦 9g,萹蓄 9g,滑石 12g,木通 6g,甘草梢 6g,栀子 9g,大黄 9g。

【用法】　原方为散剂,每服 6g,加灯心草煎服。现多水煎服。

【功用】　清热泻火,利水通淋。

【主治】　湿热淋证。尿频尿急,尿道刺痛,淋沥不畅,尿色黄赤,口燥咽干。舌质红苔黄腻,脉滑数。

【方解】　方中车前子、木通、滑石、萹蓄、瞿麦清热利湿,利水通淋,共为君药;辅以栀子清利三焦湿热,大黄清热泻火解毒,共为臣药;甘草梢解毒和中,

为佐使药。故诸药配伍能清热泻火，利水通淋。

【方歌】 八正木通与车前，萹蓄大黄滑石研，草梢瞿麦兼栀子，泻火通淋病自蠲。

【临床报道】 96 例泌尿系感染病人随机分为治疗组 48 例，用八正散加减方：生地 25g，丹皮、黄柏各 10g，川黄连、川木通各 6g，车前子、白花蛇舌草 15g，白茅根 30g，焦栀子 12g，香附、甘草各 6g，水煎服，1 日 1 剂，对照组 48 例口服诺氟沙星胶囊治疗。结果：治疗组总有效率 93.75%，对照组总有效率为 91.67%。结论：八正散加减方具有清热泻火，利水通淋之功能。（李亚萍．八正散加减方治疗泌尿系感染 48 例．陕西中医，2012，33(12)：1591～1593）

【名老中医经验】 焦树德教授在临床上常用本方加金钱草 30～40g，海金沙（布包）9～12g，炒鸡内金 9～12g，冬葵子 9～12g，牛膝 6～12g，治疗泌尿系结石，常取到良好效果，使结石排出。焦老在治疗急性泌尿系感染时，则加炒黄柏 9～12g，炒黄芩 9g，川黄连 6g，加强清热解毒之力。体温高而感到时冷时热者，再加柴胡 10g，银花 12g，连翘 12g，以和解表里。近代实验证明，此方有抗大肠杆菌、金黄色葡萄球菌等多种细菌感染的作用。（焦树德．方剂心得十讲．北京：人民卫生出版社，1995：131）

真武汤《伤寒论》

【组成】 茯苓 9g，芍药 9g，白术 6g，生姜 9g，炮附子 9g。

【用法】 水煎服。

【功用】 温阳利水。

【主治】 阳虚水犯证。畏寒肢厥，小便不利，心下悸动不宁，头目眩晕，身体筋肉瞤动，站立不稳，四肢沉重疼痛，浮肿，腰以下为甚；或腹痛，泄泻，或咳喘呕逆。舌质淡胖，舌苔白滑，脉沉细。

【方解】 方中附子味辛甘性大热，温脾肾之阳，温运水湿，为君药。茯苓健脾利水渗湿，白术健脾燥湿，共为臣药。生姜温散，既助附子温阳散寒，又合茯苓与白术宣散水湿，白芍缓急止痛，敛阴舒筋，又可防附子燥热伤阴，共为佐药。故诸药配伍具有温阳利水之功。

【方歌】 真武茯苓术芍姜，温阳利水壮肾阳，脾肾阳虚水气停，腹痛悸眩用之良。

【临床报道】 选择 98 例冠心病慢性心力衰竭患者，随机分为治疗组和对照组，每组 49 例。两组均采用西医治疗方案，治疗组在此基础上加真武汤加减治疗，制附子（先煎 30min）10g，茯苓 15g，白术 15g，赤芍 15g，黄芪 20g，红参 20g，丹参 15g，川芎 15g，当归 15g，红花 15g，桃仁 10g，炙甘草 6g，大枣 6 枚。浓煎至 200ml，每日 2 次，分早晚饭后温服。疗程为 4 周。观察两组患者中医证候、心脏彩超检测左室舒张末内径（LVEDD）与左室收缩末内径（LVESD）和左室射血分数（LVEF）、心功能以及血浆脑钠素（BNP）水平变化情况。结果：治疗组和对照组总有效率分别为 91.84% 和 81.63%，两组比较差异有统计学意义（$P<0.05$）。治疗组改善 LVEDD、LVESD、LVEF 优于对照组（$P<0.05$）。治疗组心功能疗效总有效率为 89.80%，高于对照组之 73.47%（$P<0.05$）；治疗组 BNP 水平较对照组降低明显（$P<0.05$）。结论：真武汤加减能改善冠心病慢性心力衰竭患者的临床症状和心功能，具有确切临床疗效。（彭玲，等．真武汤加减治疗冠心病慢性心力衰竭临床观察．中国中医急症，2013，22(8)：1396～1398）

> **案例 12-15**
>
> 滑伯仁医案：治一人。七月内病发热，或令其服小柴胡汤，必二十六剂乃安，如其言服之，未尽二剂，则升散太过，多汗亡阳，恶寒甚，肉瞤筋惕，乃请滑诊视，脉细欲无，曰：多汗亡阳，表虚极而恶寒甚也，肉瞤筋惕，里虚极而阳不复也，以真武汤，进七八服而愈。处方：茯苓 9g，炒白术 6g，白芍 6g，生姜 9g，熟附片 3g。（熊廖笙．伤寒名案选新注．成都：四川人民出版社，1981：96）
>
> **【按语】** 本案为过汗亡阳证。患者病发热，因发汗不如法，多汗亡阳，脉细欲无，筋惕肉瞤，恶寒尤甚，皆为阳虚之证。真武汤为温剂，壮元阳以消阴翳，但得皓日丽空，则阴霾自散。

其他祛湿剂如表 12-5 所示。

表 12-5 其他祛湿剂简表

药名	功用	主治	证治要点	药物组成
苓桂术甘汤《金匮要略》	温阳化饮，健脾利湿	痰饮	胸胁支满，目眩心悸，舌苔白滑，脉弦滑	茯苓、桂枝、白术、甘草
防己黄芪汤《金匮要略》	益气祛风，健脾利水	风水、风湿	汗出恶风，身重，小便不利，舌淡苔白，脉浮	防己、黄芪、白术、甘草
三仁汤《温病条辨》	宣畅气机，清利湿热	湿热留恋气分	头胀而重，面色淡黄，胸闷不饥，或泛泛欲呕，或渴不欲饮	杏仁、白蔻仁、生薏仁、滑石、白通草、竹叶、厚朴、半夏

祛湿剂相关中成药如表12-6所示。

表12-6 祛湿剂中成药

药名	功用	主治	用法用量	药物组成
健脾丸	健脾开胃	脾胃虚弱,脘腹胀满,食少便溏	口服。4～8g/次,2～3次/日	党参、白术、陈皮、枳实、山楂、麦芽
藿香正气丸	解表化湿,理气和中	外感风寒,内伤湿滞,头痛昏重,脘腹胀痛,呕吐泄泻	口服。6g/次,2～3次/日	藿香、紫苏、白术、白芷、茯苓、大腹皮、厚朴、半夏、陈皮、桔梗、炙甘草

四、清 热 剂

治疗里热证的方剂,称为清热剂。属八法中的清法。清热剂主治里热证,以凉性、寒性药物为主组成,具有清热、泻火、凉血、解毒等作用,但里热证有气分、血分之别,实热、虚热之分,脏腑偏胜之殊,故清热剂分为:清气分热剂,适用于热在气分证,以白虎汤为代表方;清热解毒剂,适用于温毒、热毒、丹毒、疔毒等证,以五味消毒饮为代表方;清脏腑热剂,适用于热邪偏盛于某一脏腑,以龙胆泻肝汤为代表方;养阴清热剂,适用于热病后期,邪热耗阴,邪不得解之证,以青蒿鳖甲汤为代表方。

清热剂的应用原则:一般是在表证已解,热已入里,或里热已盛尚未结实时使用。若邪热在表,应当解表;里热已成腑实,则应攻下;表邪未解,热已入里,又宜表里双解。

白虎汤《伤寒论》

【组成】 石膏(碎)30g,知母12g,甘草3g,粳米9g。

【用法】 以水将米煮熟,去米,加入其余三味同煎,分2次服。

【功用】 清热生津。

【主治】 阳明气分热盛证。壮热面赤,烦渴多饮,汗出恶热,尿黄便结。舌红苔黄,脉洪大或滑数。

【方解】 方中石膏味辛甘性大寒,清热除烦,为君药;知母苦寒质润,清热生津,为臣药;甘草、粳米和胃护津,以防寒凉伤中,为佐使药。故诸药配伍有清热生津之功。

【方歌】 白虎膏知甘草粳,清热泻火津能生,热渴大汗脉洪数,气分大热此方清。

【临床报道】 白虎汤加减治疗周围神经性痛:生石膏30g,知母6g,生黄芪30g,当归、白术各15g,茯苓、秦艽、防风、天麻、延胡索各10g,金银藤15g,甘草10g。上肢疼痛、麻木可加桑枝15g,葛根10～15g;下肢的疼痛加杜仲10～15g,怀牛膝15g;血瘀甚、痛甚者加桃仁、红花各10g;肌肤麻木甚者加细辛3g,全蝎5g。每日1剂,分早晚2次温服,15天为1个疗程。本组30例患者,完全缓解17例,部分缓解10例,无

效3例,总有效率90%。[王晖,等.白虎汤加减治疗周围神经性痛30例疗效观察.河北中医药学报,2013,28(2):23～24]

【案例12-16】

李士材医案:治吴光禄。患伤寒,头痛腹胀,身重不能转侧,口内不和,语言谵妄。有云表里俱有邪,宜大柴胡汤下之。李曰:此三阳合病也,误下之,决不可救。乃以白虎汤连进两服,诸症渐减,更加麦冬花粉,两剂而安。(熊廖笙.伤寒名案选新注.成都:四川人民出版社,1981:46～47)

【按语】 本案为三阳合病,阳明经热偏重证。患者头痛似太阳经病;身重不能转侧,似少阳经病;语言谵妄,为阳明经病,故曰三阳合病。但病为阳明经热偏重,未入于腑,里无燥屎,故不可下。

五味消毒饮《医宗金鉴》

【组成】 金银花、野菊花、蒲公英、紫花地丁、紫背天葵各15g。

【用法】 水煎服。药渣可捣烂敷患处。

【功用】 清热解毒。

【主治】 各种病毒、痈疮疔肿。局部红肿热痛,疮形如粟,坚硬根深如钉之状。舌红苔黄,脉数。

【方解】 方中金银花清热解毒,消散痈肿疔疮,是治疮痈要药,为君药;紫花地丁、蒲公英、野菊花、紫背天葵四药均清热解毒,消肿散结,为臣佐药。故诸药配伍有清热解毒之功。

【方歌】 五味消毒疗诸疗,银花野菊蒲公英,紫花地丁紫天葵,清热解毒有奇功。

【临床报道】 将90例急性化脓性扁桃体炎的患儿,随机分为治疗组和对照组。治疗组60例采用五味消毒饮加减,基本方:金银花、野菊花、蒲公英、紫花地丁、紫背天葵子、牛蒡子各8g,黄芩、射干、皂角刺、生甘草各6g,生石膏10g,马勃4g,山豆根5g。随症加减,若咳嗽加杏仁、浙贝母各8g;大便干加生大黄(后下)、芒硝各(冲服)5g;鼻塞流涕加辛夷花8g,苍耳子6g;食纳差者加炒三仙各10g。对照组30例采用

西药抗生素治疗。两组均治疗 5 天后比较疗效。结果:治疗组总有效率为 96.6%,对照组总有效率为 83.3%。结论:五味消毒饮加减治疗小儿化脓性扁桃体炎疗效显著。(张敏涛,等.五味消毒饮加减治疗小儿化脓性扁桃体炎 60 例.陕西中医,2012,33(7):792~793)

案例 12-17

余男,3 日来面部红肿而痛,本人以为痄腮,用靛青外敷,其肿更甚。其实是大头瘟,亦丹毒一类也。处方:银花 9g,连翘 9g,野菊花 9g,丹皮 9g,赤芍 9g,小蓟 12g,夏枯草 9g,紫花地丁 9g,蒲公英 9g,苍耳子 9g。(朱良春.章次公医术经验集.长沙:湖南科学技术出版社,2000:406)

【按语】 大头瘟系感受时邪疫毒而致,以其头部红肿如斗,甚者咽痛、耳聋,故名。此证似属颜面丹毒,故谓"亦丹毒一类"。此病初起多从耳下开始,易与痄腮混淆,然继之则向面部、头额、颈项发展,且全身症状较痄腮严重。吴鞠通提出用普济消毒饮,先生立方偏重凉血解毒,以其面部红肿,为血分之热毒肆扰。

苇茎汤《备急千金要方》

【组成】 苇茎、薏苡仁、冬瓜仁各 30g,桃仁 9g。

【用法】 水煎服。

【功用】 清肺化痰,逐瘀排脓。

【主治】 肺痈。发热,咳嗽吐黄痰,甚则咳吐腥臭脓血痰,胸痛。舌红苔黄腻,脉滑数。

【方解】 方中苇茎味甘性寒而轻浮,清肺热善治肺痈,冬瓜仁清热化痰,利湿排脓,薏苡仁味甘淡性微寒,渗利湿热,清肺排脓,为臣药;桃仁活血逐瘀,以助消痈,为佐药。故诸药配伍有清肺化痰,逐瘀排脓之功。

【临床报道】 将 60 例随机分为两组,对照组在基础治疗的同时根据药敏结果予抗生素,治疗组在对照组基础上服用千金苇茎汤加减:鲜芦根 30g,薏苡仁 20g,冬瓜子 20g,桃仁 15g。咯血加三七、藕节、侧柏叶、白及;咳逆上气加紫苏子、沉香、青皮;痰多加川贝母、紫苏子;发热甚者加生石膏、黄芩。14 天为 1 个疗程,两组均治疗 14 天。结果:对照组总有效率 73.34%;治疗组总有效率 83.33%。结论:千金苇茎汤加减能明显提高晚期肺癌合并肺部感染患者的疗效。(孙娜,等.千金苇茎汤加减治疗晚期肺癌肺部感染 60 例.中国中医急症,2010,19(4):660)。

案例 12-18

张某,男,40 岁,1967 年 5 月 6 日初诊。去年 3 月患咳嗽,吐血,血中带脓,其味腥臭,经某医院胸部 X 线透视,确诊为肺脓疡。经用抗生素等治疗,肺脓疡治愈,但遗留下左侧包裹性脓胸,病刚愈后,曾到医院去抽脓液 3 次,每次抽脓汁 100 多毫升,但以后再去医院抽脓时,说包裹太厚,不能抽出脓液。近日又胸闷发憋,深吸气时左胸胀痛,遂来中医院求治。舌苔白厚腻,X 线胸片示左侧胸膜厚有液平面,印象为脓胸。脉滑。治以排脓解毒,处方:生薏苡仁 30g,冬瓜子 25g,桔梗 5g,金银花 15g,连翘 15g,南红花 10g,桃仁 10g,败酱草 20g,干芦根 20g。2 剂,水煎服。二诊:5 月 8 日。药后咳嗽时吐出痰液增多,仍有臭味,自觉吐痰后胸部轻松,呼吸通畅,胸闷明显减轻,左胸亦不胀疼,观其舌苔已化薄,脉象虽滑已现缓和之象。据此脉证,知上方有效,拟再加大药力,以破其包裹而大量排其脓液。处方:生薏苡仁 40g,冬瓜子 30g,桔梗 6g,甘草 6g,金银花 15g,连翘 15g,桃仁 10g,南红花 10g,干芦根 30g,皂角刺 9g,白蒺藜 12g。1 剂。三诊:5 月 9 日。服药后,次日晨起吐出如米粥样臭痰约 1 碗,吐出痰浊后胸部豁然开朗,胸部不憋不闷,呼吸畅快而愈。(焦树德.树德中医内科.北京:人民卫生出版社,2005:132~133)

【按语】 第一方取千金苇茎汤结合桔梗汤方意,虽有排脓之效,但是药力不足,不能打破肥厚之胸膜,脓液不能尽除,故又仿外科用代刀散以破脓痈之精神又加入皂角刺、白蒺藜二药并加重苦桔梗用量,一剂而愈。皂角刺味辛温,功同皂荚,但其锋锐利,能直达患处,溃散痈疽。白蒺藜三角有刺,泻肺气,散肝气,专入胸胁部,能破胁下恶血。

白头翁汤《伤寒论》

【组成】 白头翁 15g,黄柏 12g,黄连 6g,秦皮 12g。

【用法】 水煎服。

【功用】 清热解毒,凉血止痢。

【主治】 湿热下痢证。腹痛腹泻,大便脓血,里急后重,或有身热。舌质红苔黄腻,脉滑数。

【方解】 方中白头翁味苦性寒,清热解毒,凉血止痢,为治湿热痢疾要药,为君药;配伍黄连、黄柏、秦皮味苦性寒,清热燥湿解毒,共为臣佐药。故诸药配伍清热解毒,凉血止痢。

【方歌】 白头翁汤治热痢,黄连黄柏与秦皮,若加阿胶与大枣,产后虚痢称良剂。

【临床报道】 将 66 例溃疡性结肠炎患者随机分为治疗组 33 例和对照组 33 例,治疗组给予白头翁汤加减灌肠治疗,方药组成:白头翁 30g、黄芩 30g、黄连 20g、秦皮 30g、黄柏 30g、栀子 20g、红藤 30g、败酱草 30g、紫花地丁 30g、防风 15g、槟榔 15g、苍术 15g,水煎取汁 250ml,保留灌肠,1 次／日。清晨嘱患者排空大便,取左侧卧位,灌肠管灌肠,插入深度 10~20cm,保留药液 2~3h。治疗疗程为 2 周。对照组给予头孢西丁联合奥硝唑静脉滴注治疗,比较 2 组患者治疗前后疾病疗效、疾病活动指数及结肠镜下黏膜病变疗效。结果:治疗组在疾病疗效、改善疾病活动指数及黏膜病变疗效方面均显著优于对照组(P 均<0.05)。结论:自拟白头翁汤加减保留灌肠能有效改善溃疡性结肠炎患者的临床症状。(陈卫东,等. 白头翁汤加减保留灌肠治疗溃疡性结肠炎临床观察. 现代中西医结合杂志,2014,23(1):46~47)

案例 12-19

曹颖甫医案:治一人。年高七十八,而体气壮实,热利下重,而脉大,苔黄,夜不安寝,宜白头翁汤为主,合小承气汤治之。处方:白头翁 9g,秦皮 9g,川黄连 1.5g,黄柏 9g,大黄 9g,枳实 3g,桃仁 9g,芒硝 6g。(熊廖笙. 伤寒名案选新注. 成都:四川人民出版社,1981)

【按语】 本案为厥阴热痢。患者脉症俱实,年虽高而体壮,不但用本方,更伍小承气汤以下之,方与证合,其效可必。

龙胆泻肝汤《医方集解》

【组成】 龙胆草 6g,黄芩 9g,栀子 9g,泽泻 9g,木通 6g,车前子 6g,当归 6g,甘草 6g,柴胡 6g,生地 6g。

【用法】 水煎服。

【功用】 清肝胆实火,泻下焦湿热。

【主治】 肝胆实火上炎证:目眩,胁痛,口苦,烦躁易怒,目赤肿痛,耳聋耳肿。舌红苔黄,脉弦数;肝胆湿热下注证:阴肿,阴痒,小便淋浊,妇女带下黄臭。舌红苔黄腻,脉弦数。

【方解】 方中龙胆草味大苦性大寒,善于清肝胆实火,利肝胆湿热,为君药。黄芩、栀子苦寒泻火,助龙胆草清热燥湿,共为臣药。车前子、木通、泽泻清利湿热,导湿热下行,从小便而出;当归、生地滋养肝血,使利湿而不伤阴,共为佐药。柴胡疏肝胆之气,引诸药入肝经;甘草调和诸药,共为使药。故诸药相合,清肝胆实火,泻下焦湿热。

【方歌】 龙胆泻肝栀芩柴,生地车前泽泻偕,木通当归甘草合,肝经湿热力能排。

【临床报道】 74 例存在中、重度抑郁情绪的带状疱疹患者随机分为观察组与对照组各 37 例,对照组给予口服泛昔洛韦 0.25g,每天 2 次,抗病毒治疗 7 天,同时联合氟哌噻吨 2 片,每天 2 次,治疗 14 天,观察组在对照组治疗基础上加服龙胆泻肝汤,并随症加减,方药组成:龙胆草 6g,黄芩 9g,山栀子 9g,泽泻 12g,木通 9g,车前子 9g,当归 8g,生地黄 20g,柴胡 10g,紫草 9g,板蓝根 9g,香附 10g,枳壳 10g,陈皮 10g,郁金 9g,合欢皮 9g,川芎 9g,芍药 9g,甘草 6g。发于头面者加牛蒡子 8g、野菊花 8g;有血疱者加水牛角粉 10g、牡丹皮 8g;疼痛明显者加乳香 5g、没药 10g。每日 1 剂,水煎服,连服 14 天。疗程均为 2 周。观察 HZ 的疗效,并对治疗前后抑郁情绪、疼痛程度及睡眠质量进行评定。结果:两组总有效率分别为 94.5%、64.9%;观察组明显高于对照组(P<0.01)。治疗后观察组抑郁情绪、疼痛及睡眠评分的改善均优于对照组(P<0.01)。两组用药过程中均无明显不良反应。结论:中西医结合治疗带状疱疹伴中、重度抑郁情绪疗效肯定。(霍则军,等. 龙胆泻肝汤加减治疗带状疱疹伴中、重度抑郁情绪. 中国实验方剂学杂志,2013,19(4):300~302)

案例 12-20

葛某,女,41 岁,1960 年 5 月 10 日初诊。患者月经失常已久,每月后期,量少,色黑有块,来时少腹胀痛,并有头痛头晕,午后五心烦热,汗出,口干喜凉饮,失眠,两下肢膝关节时痛,偶尔面和四肢浮肿,大便不爽,肛门灼热,小便黄而热感。脉沉涩有力,舌质淡红,中心有黄腻苔。根据脉证,由湿热郁闭三焦,络脉阻塞,肝失疏泄,胆火上蒸,以致月经不利,形成上述诸症状,治宜清热利湿,解郁活络,消瘀行滞。拟龙胆泻肝汤加减兼当归龙荟丸并进。处方:龙胆草一钱五分,细生地三钱,车前子三钱,麦门冬二钱,当归尾一钱,炒栀子一钱五分,枯黄芩一钱五分,柴胡一钱五分,甘草梢一钱,鸡血藤二钱,白通草一钱五分,泽泻一钱五分;水煎取汁,送当归龙荟丸一钱,连服 3 剂。复诊:服药后烦热、汗出、口干俱减,月经来潮色转淡红,偶尔尚见黑色,血块已减,量仍不多,仍感头痛,少腹胀,胃脘不舒,消化欠佳。脉右三部细数,左寸尺沉数,左关细数,舌红少津,苔黄中心有裂纹。壮火虽挫,病势略减,但消化力弱,未可急攻,主继续宣通郁热、和络消瘀为治,以越鞠加味,作成小剂缓图,以顾胃气。处方:炒栀子一两,制香附一两,川芎一两,炒苍术一两,建曲一两,刺蒺藜二两,郁金一两,桃仁一两,桑枝二两,川萆薢一两,当归尾一两,血竭花五钱,怀牛膝一两,没药五钱,共研为粗末,和匀,分20包,每日煎1包,分2次热服。服后诸症消失,食欲增进,月事亦畅通,腹胀及血块均亦消失。(中国中医研究院.蒲辅周医案.北京:人民卫生出版社,1972:113~115)

【按语】 月经不调,其治有四,寒则温之,热则清之,虚则补之,实则泻之(瘀者行之,滞者通之)。本例经血不利,乃由湿热郁闭、络脉阻滞而成。湿郁则化热,热郁则血结,故以清泄湿热为主。若单调经,不清除湿热,则热愈郁而血愈结,月经亦终不调。本例因湿热郁阻,故取龙胆泻肝合当归龙荟,直接清热利湿,不单是从妇科求治法,而从内科求治法,以此类推。

青蒿鳖甲汤《温病条辨》

【组成】 青蒿9g,鳖甲15g,细生地12g,知母6g,丹皮9g。

【用法】 水煎服。

【功用】 养阴透热。

【主治】 热病后期,阴液已伤。夜热早凉,热退无汗,舌红少苔,脉细数。

【方解】 方中青蒿味苦性寒,芳香透邪,善清虚热;鳖甲滋阴清热,共为君药。生地滋阴凉血,知母滋阴降火,丹皮清热凉血,均为臣佐药。故诸药配伍以养阴透热。

【方歌】 青蒿鳖甲地知丹,阴分伏热身无汗,夜热早凉此方煎,养阴透热服之安。

【临床报道】 青蒿鳖甲汤治疗盗汗,基本方组成:青蒿15g,鳖甲30g,知母12g,生地12g,丹皮9g。加减:骨蒸潮热者加地骨皮、龟板等以滋阴除蒸;心烦失眠者加麦冬、酸枣仁、远志等安神定志;久病气虚无力者加黄芪、党参以健脾益气;病程较久者加龙骨、牡蛎、糯稻根、麻黄根、浮小麦等敛阴止汗。水煎,每日1剂,分2次服用。治疗结果:治愈19例,有效3例,无效1例,总有效率为95.6%。(简亚平.青蒿鳖甲汤加减治疗盗汗23例疗效观察.云南中医中药杂志,2012,33(8):24)

案例 12-21

邓某,女,16岁,1950年2月10日初诊。约1年以来,月经闭止不潮。其母告知,该女学习成绩很好,平时不爱说话,整日闷头读书。患者自述头昏倦怠,形体渐瘦,饮食无味,下午低热,体温37.5~38℃,夜间盗汗。近1个月来,夜间有时体温达38℃以上,盗汗很多,白天睡眠时也出汗,经常发湿如洗,大便两日一行,手足心热,易急躁,微有咳嗽。平素月经正常,近1年来月经先是量少、延后,逐渐不能来潮,大约已10个月未来月经。舌质红,无苔,脉象细数。处方:炙鳖甲(先煎)15g,生地20g,青蒿15g,地骨皮15g,丹皮10g,草红花10g,桃仁10g,香附10g,生白芍12g,当归10g,秦艽12g,焦三仙各10g,浮小麦30g。6剂。二诊:2月17日。药后无不良反应,睡眠稍有好转,上方增炙鳖甲为20g,加玄参15g,白芍改为15g。续进7剂。三诊:2月25日。服上药后,下午低热略有降低,盗汗也似有减少,舌脉无大变化,汤药照旧。并嘱其母请人掏麻雀卵,以备下次来诊时为其女配制丸药长期服用。半月后,其母送来麻雀卵10余枚,请焦老配丸药。焦老即按照《内经》四乌贼骨—蘆茹丸方,自制了丸药约50粒,嘱每日除服用汤药外,每晨空腹用鱼汤送服5粒丸药,不可随便停药。四诊(4月10日):按上述方法服用汤药约20余剂,丸药也已服完。现低热未作,盗汗减少,食纳见增。更可喜的是昨日来月经,但量很少,色黑如沥青。患者精神转佳,舌红见退,脉象仍沉细,已无数象。再投以养血通经之剂。数月后,到患者家中追访,告知病已痊愈,生活、学习均好。(焦树德.树德中医内科.北京:人民卫生出版社,2005:333~335)

【按语】 该患者为肝肾阴虚,阴虚生内热,欲作痨瘵之证。因其已在北京几家大医院系统检查,未发现结核病等。即投以养阴退热之剂而愈。

其他清热剂如表12-7所示。

表 12-7 其他清热剂简表

药名	功用	主治	证治要点	药物组成
犀角地黄汤(《备急千金要方》)	清热解毒,凉血散瘀	热入血分证	身热,神昏谵语,斑色紫黑,或见吐血、衄血、便血,舌绛起刺,脉细数	水牛角、生地黄、芍药、丹皮
黄连解毒汤(《外台秘要》)	泻火解毒	三焦热毒证	热盛烦躁,口燥咽干,或热盛发斑,湿热黄疸,小便黄赤,舌红苔黄,脉数有力	黄连、黄芩、黄柏、栀子
玉女煎(《景岳全书》)	清胃滋阴	胃热阴虚证	头痛,牙痛,烦热干渴,口疮,舌红苔黄,脉弦	石膏、熟地、麦冬、知母、牛膝

续表

药名	功用	主治	证治要点	药物组成
导赤散（《小儿药证直决》）	清心凉血，利水通淋	心经火热证	心胸烦热，口渴面赤，以及口舌生疮，小便赤涩刺痛，舌红脉数	生地黄、木通、生甘草梢、竹叶
苇茎汤（《备急千金方》）	清肺化痰，逐瘀排脓	肺痈	身有微热，咯吐黄痰，甚则咳吐臭痰脓血，胸中隐隐作痛，咳时尤甚。舌红苔黄腻，脉滑数	苇茎、薏苡仁、冬瓜仁、桃仁

清热剂相关中成药如表 12-8 所示。

表 12-8　清热剂中成药

药名	功用	主治	用法用量	药物组成
龙胆泻肝丸	清肝胆，利湿热	肝胆湿热，头晕目赤，耳鸣耳聋，胁痛口苦，湿热带下	口服。6～8丸/次，2次/日	龙胆、柴胡、生地、黄芩、栀子、泽泻木通、车前子、当归、甘草
牛黄解毒片	清热解毒，消肿止痛	咽喉肿痛，牙龈肿痛，目赤肿痛，口舌糜烂	口服。4丸/次，3次/日	牛黄、雄黄、石膏、冰片、大黄、黄芩、桔梗、甘草

五、和　解　剂

凡具有和解少阳、调和肝脾、调和寒热等作用，治疗邪在少阳，或肝脾不和、肠胃不和等证的方剂，称为和解剂。和解法属八法中的和法。根据功效和解剂分为：和解少阳剂，适用于邪在少阳，以小柴胡汤为代表方；调和肝脾剂，适用于肝气郁结，肝脾失调，以逍遥散为代表方。

注意事项：和解剂多以祛邪为主，纯虚不易应用，以防伤正；又因兼顾正气，故纯实者亦不可选用，以免延误病情。

小柴胡汤《伤寒论》

【组成】　柴胡 9g，黄芩 6g，半夏 6g，人参 6g，炙甘草 3g，生姜 6g，大枣 4 枚。

【用法】　水煎服。

【功用】　和解少阳。

【主治】　少阳证。寒热往来，胸胁苦满，默默不欲饮食，心烦喜呕，口苦，咽干，目眩，舌苔薄白，脉弦。

【方解】　本方为和解少阳的主方。方中柴胡苦平，透达少阳半表之邪，为君药；黄芩苦寒，清少阳半里之热，为胆经要药，与柴胡配伍，具有较好的和解少阳，解除半表半里之邪的作用，为臣药；生姜、半夏和胃降逆止呕，人参、大枣益气调中，扶正祛邪，同为佐药；使以甘草调和诸药。故诸药配伍有和解少阳之功。

【方歌】　小柴胡汤和解功，半夏人参甘草从，更用黄芩加姜枣，少阳百病有奇功。

【临床报道】　小柴胡汤加减治疗反流性食管炎：乌贼骨、厚朴各 30g，法半夏 20g，柴胡、枳壳、黄芩各 15g，生姜、党参各 10g，姜黄连、炙甘草各 6g。随症加减：泛酸明显者加煅瓦楞 15g，气滞者加木香、青皮各 15g，腹胀明显者加大腹皮 15g，纳差者加茯苓、白术各 15g；血瘀者加丹参 15g；水煎取汁 300ml，分早、中、晚上睡觉前各 100ml 温服，每日 1 剂，连续治疗 3 个月。治疗组 50 例，痊愈 16 例，有效 25 例，无效 9 例，总有效率 82%。（吴丽辉．小柴胡汤加减治疗反流性食管炎疗效观察．陕西中医，2014，35（4）：418～419）

案例 12-22

1972 年时焦树德教授治一男性中年病人，主诉为反复发作性发高热已近 2 年。每于发热时先感发冷，继则发热，并咳吐血痰，体温高达 39℃以上，共发热 3～4 天或 1 周，用抗生素治疗 2～3 天，即可退热。但过 7～10 天则仍发作如前。如此反复发作已近 2 年。虽经多个医院多次做心肺等多种检查，均未见异常，亦未能治愈。本次来就诊时，已是发作后的第六七天，自觉又要发作。舌质、舌苔均未见异常，腹部无积聚，脉象双手均弦。据其定时寒热，六脉皆弦，知为邪居少阳之证。邪久郁化热，每于发热时，热邪扰血，故咳吐血痰。四诊合参，诊为少阳郁热之证。治用和解少阳、清热凉血法。以小柴胡汤加减。柴胡 22g，黄芩 12g，半夏 9g，党参 12g，地骨皮 12g，青蒿 12g，白薇 12g，生地 12g，白及 9g，水煎服，初诊投 3 剂。二诊时，情况良好，已距上次发作十余天，一直未再发作，六脉弦象渐退，仍投上方，减柴胡为 12g，再服 3 剂。又过 8 天后追访，病已痊愈，未再发热，正常上班，精神健旺。（焦树德．方剂心得十讲．北京：人民卫生出版社，1995：76）

【按语】　方中以小柴胡汤和解表里，调和营卫；又因病久多次发热而伤阴，故加青蒿以清深入骨间、阴分之邪，引邪外出；白薇凉血清热，治发热定时；地骨皮清泻肺火以止咳血；生地甘寒益阴，凉血降火以清热止血为佐药；更以白及入肺，活瘀止血，作为使药。

逍遥散《太平惠民和剂局方》

【组成】 柴胡9g,当归9g,白芍9g,白术9g,茯苓9g,炙甘草6g。

【用法】 为粗末，每服6g,加煨姜9g,薄荷少许，同煎服。亦可改为饮片，水煎服。或为细末，水泛为丸，每服6g,每日2次。

【功用】 疏肝解郁，健脾养血。

【主治】 肝郁血虚脾弱证。两胁作痛，胸闷嗳气，头痛目眩，口燥咽干，神疲食少，或月经不调、乳房胀痛。舌淡红，脉弦细。

【方解】 方中柴胡善于疏肝解郁，畅达肝气，为君药；白芍养血柔肝，当归养血活血，归、芍与柴胡同用，补肝体而助肝用，为臣药；白术、茯苓健脾益气，为佐药；用法中加薄荷疏肝理气以散郁遏之气，生姜降逆和中，亦为佐药；甘草补中而调和诸药，为佐使药。故诸药配伍以疏肝解郁，养血健脾。

【方歌】 逍遥散用当归芍，柴苓术草姜薄荷，肝郁作痛饮食少，养血疏肝治脾弱。

【临床报道】 逍遥散加减口服治疗功能性消化不良。基本方：柴胡9g,白术9g,当归9g,茯苓15g,芍药9g,薄荷6g,生姜3片，甘草6g,鸡内金6g,木香10g,枳壳10g。嗳气、腹胀明显者加青皮10g,厚朴10g;早饱者加焦三仙各10g;上腹痛明显者加川楝子10g,延胡索10g;失眠者加合欢皮10g,夜交藤30g;上腹灼烧感加海螵蛸10g,瓦楞子10g。水煎，每日1剂，饭前30min服用。治疗组总有效率91.7%,对照组总有效率72.9%。[宋建平.逍遥散加减治疗功能性消化不良48例临床观察.江苏中医药,2013,45(11):34～35]

【名老中医经验】 焦树德教授常以本方随症加减，用于调治月经。如月经赶前，经水量多，急躁易怒者，以丹栀逍遥散加桑寄生20g,川断炭15g,艾炭30g,棕炭30g,益母草15g。月经错后，月经量少，血暗有血块、行经腹痛者，用黑逍遥散，改生地为熟地，加香附10g,川芎6g,红花9g,桃仁9g,炮姜3g,元胡6g。月经淋漓不断者，逍遥散加桑寄生30g,川断炭15g,艾炭30g,棕炭30g,阿胶珠10g,党参10g。子宫出血、血崩不止者，加桑寄生30g,川断炭20g,补骨脂10g,菟丝子10～12g,棕炭30g,艾炭30g,益母草炭20g,炮姜炭5g,党参12～15g(或人参3～6g),赤石脂(先煎)15g。(焦树德.方剂心得十讲.北京：人民卫生出版社,1995:80～81)

生出版社,1995:80～81)

案例12-23

患者，女，45岁，间歇性吞咽困难，食入即吐月余，于2005年6月10日初诊。患者约于1个月前因其母病逝，异常悲伤，不思饮食，复因家务事生气后逐渐出现吞咽哽噎不顺，每逢进食过快或情绪激动时不能咽下，食入即吐。医院食管钡餐检查提示：食管下段痉挛，钡剂通过贲门困难。肝功能、肾功能等生化检查未见异常。曾服多潘立酮、木香顺气丸等药治疗均无效。刻证：面色萎黄无华，胸胁时有胀闷，入睡困难、纳少、进食异常缓慢，食后略觉胃脘胀满不适。舌淡胖，苔白略厚，脉弦细。证属肝郁脾虚，气机郁结，故以逍遥散加味疏肝开郁，健脾和胃。处方：柴胡10g,白芍10g,当归10g,茯苓10g,白术10g,薄荷(后下)10g,郁金10g,半夏6g,旋覆花(包煎)10g,代赭石(先煎)10g,酸枣仁15g,砂仁5g,炙甘草6g,生姜6g。1剂/日，水煎分2次服。连服5剂后，胸胁胀闷、呕吐症状明显减轻。继服10剂病愈。随访2年未见复发。[石红.逍遥散临床应用举隅.中国医学创新,2009,6(18):165～166]

四逆散《伤寒论》

【组成】 柴胡6g,炙甘草6g,枳实6g,芍药6g。

【用法】 共为细末，每用6g,日2～3次。或水煎服。

【功用】 透邪解郁，疏肝理气。

【主治】 阳郁热厥证。手足不温，或身微热，或腹痛，或泄利，脉弦。肝脾不和证：胁肋胀闷，脘腹疼痛，脉弦。

【方解】 方中柴胡入肝胆经，疏肝解郁，透邪外出，为君药；白芍敛阴养血柔肝，与柴胡合用，以敛阴和阳，条达肝气，为臣药；枳实理气解郁，泄热破结，为佐药；甘草益脾和中，调和诸药，为使药。故诸药配伍有透邪解郁，疏肝理气之功。

【方歌】 四逆散里柴胡须，芍药枳实甘草宜，阳郁热厥四肢凉，疏肝理脾奏效奇。

【临床报道】 将65例该病患者随机分为治疗组36例与对照组29例，治疗组予四逆散加减治疗，以四逆散加黄连、郁金为基本方，随症加减。基本方：柴胡12g,白芍25g,枳壳20g,黄连3g,郁金10g,甘草6g。上腹胀满甚者，加厚朴12g,生姜3片，半夏12g,党参15g;神疲乏力、便溏者，加党参15g,茯苓25g,白术10g,薏苡仁30g;上腹隐痛，以夜间为甚，舌暗夹瘀斑、瘀点者，加丹参25g,檀香5g,砂仁

(后下)6g;胸胁痞胀,痰多,嗳气者,加瓜蒌壳15g,法半夏10g,佛手10g;上腹烧灼样痛者,加乌贼骨20g,浙贝母10g,瓦楞子15g。1剂/日,水煎,口服。对照组予西药奥美拉唑肠溶片与多潘立酮片口服治疗。两组均治疗4周后比较疗效。结果:总有效率治疗组91.6%,对照组79.0%,两组比较,差异有统计学意义(P<0.05);且治疗组在改善腹胀、腹痛及便溏等症状方面疗效亦较对照组为优(P<0.01,P<0.05)。结论:四逆散加减治疗慢性胃炎临床疗效确切,无副作用,较常规西药治疗为优。[符小聪. 四逆散加减治疗慢性胃炎36例疗效观察. 中医药导报,2011,17(5):27~28]

案例12-24

诊得六脉举之有似沉细,按之数大有力,察其面青肢冷,爪甲鲜红,此火极似水,真阳证也,暂拟四逆散一服,继以大剂寒凉为合法也。处方:柴胡9g,白芍4.5g,炒枳实3g,甘草3g。(熊廖笙. 伤寒名案选新注. 成都:四川人民出版社,1981:93)

【按语】　本案为阳郁不伸,气机不宣证。患者脉数大有力,又爪甲鲜红,其面青肢冷,当系假寒真热之象,故拟四逆散以散郁热,俾阳邪外泄而厥自愈。

其他和解剂如表12-9所示。

表 12-9　其他和解剂简表

药名	功用	主治	证治要点	药物组成
大柴胡汤(《金匮要略》)	和解少阳,内泻热结	少阳阳明合病	往来寒热,胸胁苦满,呕不止,郁郁微烦,心下痞硬,或心下满痛,大便不解或协热下利,舌苔黄,脉弦数有力	柴胡、黄芩、芍药、半夏、枳实、大黄、生姜、大枣
半夏泻心汤(《伤寒杂病论》)	寒热平调,消痞散结	寒热错杂之痞证	心下痞,但满而不痛,或呕吐,肠鸣下利,舌苔腻而微黄	半夏、黄芩、黄连、干姜、人参、炙甘草、大枣
痛泻要方(《景岳全书》)	补脾柔肝,祛湿止泻	脾虚肝旺之痛泻	肠鸣腹痛,大便泄泻,泻必腹痛,舌苔薄白,脉弦	白术、白芍、陈皮、防风

和解剂相关中成药如表12-9和表12-10所示。

表 12-10　和解剂中成药

药名	功用	主治	用法用量	药物组成
逍遥丸	舒肝健脾,养血调经	肝气不舒,胸胁胀痛,头晕目眩,食欲减退,月经不调	口服。8丸/次,3次/日	柴胡、当归、白芍、白术、茯苓、薄荷、生姜、甘草
小柴胡冲剂	解表散热,疏肝和胃	寒热往来,胸胁苦满,心烦喜吐,口苦咽干	开水冲服。10~20g/次,3次/日	柴胡、姜半夏、黄芩、党参、甘草、生姜、大枣
葛根芩连片	解肌清热,止泻止痢	泄泻痢疾,身热烦渴,下利臭秽	口服。3~4片/次,3次/日	葛根、黄芩、黄连、炙甘草

六、消　导　剂

凡以消食药为主组成,具有消食健脾、除痞化积等作用,以治疗食积停滞的方剂,称为消导剂。消导法属八法中的消法。消法的应用范围较为广泛,凡由气、血、痰、湿、食、虫等壅滞而成的积滞痞块,均可使用。本节仅介绍饮食内停的方剂,以保和丸为代表方。

保和丸《丹溪心法》

【组成】　山楂18g,神曲6g,半夏9g,茯苓9g,陈皮9g,连翘6g,莱菔子6g。

【用法】　为细末,制成丸剂,每服6~9g,日2~3次。

【功用】　消食和胃。

【主治】　食积。脘腹痞满或胀痛,嗳腐吞酸,恶食呕吐,或大便泄泻,舌苔厚腻,脉滑。

【方解】　方中山楂能消一切食积,尤其是善消肉食油腻之食积,重用为君药;神曲善化酒食陈腐之积,莱菔子长于消谷面食之积,同为臣药;半夏、陈皮、茯苓和胃止呕,健脾利湿,连翘散结清热,共为佐使药。故诸药共奏消食和胃之功。

【方歌】　保和神曲和山楂,苓夏陈翘莱麦芽,消食化滞和胃气,若用此方疗效佳。

【临床报道】　将98例高脂血症患者随机分为两组,治疗组采用保和丸加减联合辛伐他汀治疗,处方:山楂(焦)18g,半夏(制)10g,茯苓15g,炒麦芽18g,陈皮10g,莱菔子(炒)10g,连翘10g,神曲18g。加减:腹部痞满者加枳实15g,槟榔12g;伴有气滞血瘀者加丹参 15g、桃仁 8g、红花 3g;头目眩晕、痰热上扰者加竹茹 12g、胆南星 10g。每日 1 剂,分早、晚 2 次,水煎服。对照组单用辛伐他汀治疗。结果:治疗组总有效率 92.00%,明显高于对照组的 72.92%(P<0.01)。保和丸加减联合辛伐他汀治疗高脂血症疗效显著,优于单用辛伐他汀。(钟燕华,等. 保和丸加减结合西医治疗高脂血症疗效观察. 中医中药,2011,18(27):94~95)

案例 12-25

患者刘某,男,3 岁,2011 年 12 月 10 日初诊。呕吐 4 次,口气臭秽,脘腹胀痛,大便恶臭而干,舌淡,苔白厚腻,脉滑有力。证属食滞于胃,胃气上逆之呕吐。治以消食化滞、降逆止呕。处

方:莱菔子 10g,山楂 8g,神曲 8g,法夏 6g,茯苓 10g,陈皮 6g,连翘 6g,竹茹 10g,生姜 5 片,水煎服 2 剂而吐止。(杨周赟. 保和丸在儿科临床中的应用. 中国卫生产业,2013,(2):177)

【按语】《黄帝内经》曰:"饮食自倍,胃肠乃伤",小儿脾胃娇嫩,饥饱不能自知,喂养失当,饮食过量后损伤脾胃,饮食积滞。故本病宜选用保和丸以治疗,即可消食导滞,又可降气化痰。其中,莱菔子除消食、祛痰外又可"辛甘下气"以助气机通达,有些医家认为此药有推墙倒壁之功,用在此处甚为适宜。

消导剂相关中成药如表 12-11 所示。

表 12-11 消导剂中成药

药名	功用	主治	用法用量	药物组成
枳实导滞丸	消食导滞,清利湿热	饮食积滞、湿热内阻所致的脘腹胀痛、不思饮食、大便秘结、痢疾里急后重	口服。6~9 克/次,2 次/日	枳实、大黄、黄连、黄芩、六神曲、白术、茯苓、泽泻

七、催 吐 剂

凡以涌吐药为主组成,具有涌吐痰涎、宿食、毒食等作用,以治疗痰厥、食积、误食毒物的方剂,称为涌吐剂。属八法中的吐法。催吐剂以瓜蒂散为代表方。催吐剂作用峻猛,故年老体弱、孕妇、产后均非所宜。

瓜蒂散《伤寒论》

【组成】 瓜蒂(熬黄)、赤小豆各等份。

【用法】 上药分别研细末,和匀,每服 1.5g,用淡豆豉 3g,煎汤送服,不吐者,稍加重用量再服。

【功用】 涌吐痰食。

【主治】 痰涎宿食,壅滞胸脘证。胸脘痞满,烦懊不安,欲吐不出,气上冲咽喉不得息,寸脉微浮。

【方解】 有形之邪结于胸脘,治当因势利导,以酸苦涌泄之品引而越之。方中瓜蒂味苦,善于涌吐痰涎宿食为君药。赤小豆味酸平,为臣药。君臣二药相配,酸苦涌泄,可增强催吐之力。佐以豆豉轻清宣泄,宣解胸中邪气,利于涌吐。

【方歌】 瓜蒂散用赤豆研,散和豉汁不需煎,催吐逐邪疗效速,宿食痰涎一并捕。

八、泻 下 剂

凡以泻下药为主组成,具有通便、泻热、攻积、逐水等作用,治疗里实证的方剂,称为泻下剂。属

八法中的下法。泻下剂主要分为:寒下剂,适用于里热积滞实证,以大承气汤为代表方;润下剂,适用于肠燥津亏,大便秘结之证,以麻子仁丸为代表方;逐水剂,适用于水饮壅盛于里的实证,以十枣汤为代表方。

应用泻下剂,若表邪未解,而里实已成,可表里双解。对年老体弱、孕妇、产妇及病后体虚者,均应慎用或禁用。泻下剂易伤胃气,见效即止。

大承气汤《伤寒论》

【组成】 大黄 12g,厚朴 12g,枳实 9g,芒硝 9g。

【用法】 以水 500ml,先煮枳实、厚朴,取 250ml;去渣,下大黄更煮 200ml,去渣,下芒硝微火一二沸,日分服。大便已下,余药勿服。

【功用】 峻下热结。

【主治】 阳明腑实证。大便秘结,腹胀满拒按,矢气频作,日晡潮热,神昏谵语,手足漐然汗出,舌苔黄燥起刺,脉沉实。或下利稀水臭秽,脐腹疼痛,按之有硬块,口干舌燥,脉滑数。或里热实证之热厥、痉病或发狂。

【方解】 本方为寒下的常用代表方剂。证属病邪入里化热,与肠中燥屎相结的阳明腑实证。方中大黄味苦性寒,泻热通便,荡涤肠胃邪热积滞,为君药。芒硝味咸性寒,善于泻热软坚,润燥通便,为臣药。君臣相须为用,可增强峻下热结之力。厚朴味苦性温,善行胃肠之气,枳实味苦辛,善于破胃肠结滞,两药和用以消痞除满,破气散结,助大黄、芒硝推荡积滞,为

佐使药。故诸药相合峻下热结。

【方歌】　大承气汤用硝黄,配伍枳朴泻力强,阳明腑实真阴灼,峻下热结急煎尝。

【临床报道】　对 80 例肝胆术后患者,随机分为对照组和治疗组。对照组 40 例术后常规治疗;治疗组 40 例在常规治疗基础上加用大承气汤加减保留灌肠,组方:生大黄(后下)15g,厚朴 12g,枳实 12g,芒硝(冲)9g,结果:治疗组肠鸣音恢复、肛门排气排便时间明显早于对照组,大承气汤加减保留灌肠能促进肝胆术后胃肠功能恢复,且效果显著,是一种好的方法,实用性、指导性强,易于掌握。(郑国利,等.大承气汤加减对肝胆术后胃肠功能恢复的疗效观察.贵阳中医学院学报,2011,33(5):95～97)

案例 12-26

杨某,男,38 岁,1961 年 12 月 14 日初诊。主诉腹痛 2 天。前天晚上从外地回京,腹中饥饿,即急食米面蒸糕约半小盆,食后即睡,未盖被而受凉。次晨即觉上腹部及脐左处疼痛,胃脘痞塞胀满,不思饮食,小便短赤,大便 3 日未行,今日疼痛难忍,急来就诊。观其舌苔白,脉象弦滑有力。上腹及脐左处疼痛拒按。白细胞计数 11700/mm³(11.7×10⁶/L),分类:中性粒细胞 0.86。据此脉症诊为食滞腹痛。治以消导攻下之法,以大承气汤随症加减,处方如下:酒军 12g,枳实 12g,厚朴 9g,芒硝(后下)6g,焦槟榔 9g,焦三仙各 9g。水煎服 1 剂。立即针合谷、内关、商阳、天枢四穴,不留针,以迅速止痛。药后排出稀臭大便 2 次,胃脘及脐部之疼痛完全消失,病即痊愈。(焦树德.方剂心得十讲.北京:人民卫生出版社,1995:175)

【按语】　用大承气汤随症加减治疗阳明腑实证及胃肠邪实证可取得立竿见影之效,多数病人是一泻即安。

麻子仁丸(又名脾约丸)《伤寒论》

【组成】　麻子仁 15g,杏仁 9g,芍药 9g,枳实 6g,厚朴 6g,大黄 9g。

【用法】　共为细末,炼蜜为丸,如梧子大,每服 9g,日 1～2 次。

【功用】　润肠通便。

【主治】　肠胃燥热,津液不足,大便秘结,或脘腹胀满,小便频数。苔少,脉细或弦。

【方解】　本方为缓下剂。方中麻子仁质润多脂,润肠通便,为君药。大黄苦寒泄热,攻积通便;杏仁降气润肠通便;白芍养阴敛津,共为臣药。枳实、厚朴破结消胀除满,以加强降泄通便之力;蜂蜜润燥滑肠,共为佐使药。故诸药配伍有润肠通便之功。

【方歌】　麻子仁丸治便难,大黄枳朴杏芍兼,胃肠燥热津不足,肠燥便秘效可验。

【临床报道】　用麻子仁丸加减治疗肠易激综合征 40 例,用药:火麻仁 30g,杏仁 10g,炒白芍 12g,大黄 10g,枳实 15g,厚朴 15g,当归 15g,炒白术 30g。便秘重者加生地、玄参各 15g,腹痛剧者加延胡索、乌药各 15g,并重用白芍,腹胀明显者加莱菔子、鸡内金各 15g,纳差食少者加焦三仙各 15g,久病者加桃仁、瓜蒌仁各 10g。每日 1 剂,分早晚 2 次服。总有效率治疗组 92.5%,对照组 40 例用盐酸伊托必利治疗,总有效率 75.0%,两组比较有显著性差异(P<0.05)。麻子仁丸加减治疗便秘型肠易激综合征有良好疗效。(张骞,等.麻子仁丸加减治疗便秘型肠易激综合征 40 例观察.实用中医药杂志,2012,28(12):996～997)

案例 12-27

曹颖甫医案:治一人。能食,夜卧则汗出,不寐,脉大,大便难。此为脾约,火麻仁丸 30g,作三服,开水送下。《伤寒论》原方:火麻仁 15g,杏仁 9g,大黄 6g,白芍 9g,炒枳实 6g,厚朴 3g。(熊廖笙.伤寒名案选新注.成都:四川人民出版社,1981:61)

【按语】　本案为脾约证。患者脉大能食,大便难,为胃中有热,热盛伤阴,津液亏损,不能濡润大肠,故大便硬;邪热扰阴,故夜卧多汗,而不寐。

十枣汤《伤寒论》

【组成】　大枣 10 枚,甘遂、大戟、芫花各等份。

【用法】　大枣煎汤,上三味等份研末,以枣汤调服药粉 1～2g,每日 1 次,或隔日 1 次,清晨空腹服。从小剂量开始 0.5～1g。得快下利后米粥自养。

【功用】　攻逐水饮。

【主治】　悬饮证。胸廓饱满,胸部胀闷或痛,咳唾胸胁引痛。苔白滑,脉沉弦。亦可用于水肿腹胀属于实证者。

【方解】　方中芫花善消胸胁伏饮痰癖,为君药。甘遂善行经脉之水湿,大戟善泻脏腑之水邪,共为臣药。三药峻烈,合用则攻逐水饮之功效甚著。佐以大枣既益脾缓中,又缓和诸药毒性,使邪去而不损伤正气。故诸药配伍有攻逐水饮之功。

【方歌】　十枣逐水效堪夸,大戟甘遂与芫花,悬饮内停胸胁痛,大腹肿满用无差。

【临床报道】 选取我院在 2011 年 3 月至 2013 年 3 月收治的 90 例肝硬化顽固性腹水患者,随机分为对照组和观察组,对照组患者给予常规的西药治疗,观察组患者给予十枣汤联合当归补血汤治疗疗基础上给予十枣汤联合当归补血汤治疗,十枣汤主要由大戟、芫花、甘遂等研细末搅匀,装入到胶囊内,每次 3~5g,使用红枣汤送服。同时联合当归补血汤治疗,主要药物包括当归和黄芪,水煎服,每天服用 1 剂,分 2 次服用,每次服用 100ml,两种药物隔日交替进行服用,1 个疗程为 1 个月,一共治疗 3 个疗程。把两组患者在治疗前后腹围、体质量、24h 尿量以及不良反应作为观察指标,并做好记录。两组患者在临床疗效以及治疗前后腹围、体质量、24h 尿量上均存在明显差异性($P<0.05$);两组患者都没有出现明显不良反应。[丁祖荣 . 十枣汤联合当归补血汤治疗肝硬化顽固性腹水 45 例 . 中国中医药现代远程教育,2013,11(23):46]

案例 12-28

曹颖甫医案:治张任夫。水气凌心则悸,积于胁下则胁下痛,冒于上膈,则胸中胀,脉来双弦,症属饮家,兼之干呕短气,其为十枣汤症无疑。处方:炙芫花1.5g;制甘遂1.5g,大戟1.5g。三味共研细末,分作两服,先用十枣十枚煎烂,去渣,入药末,略煎和服。病者服药后,即感到喉中辛辣,甚于胡椒,并有口干心烦,发热声嘶等现象。服后 2 小时,即泄下臭水,患者即感到两胁舒适,能自由转侧。(熊廖笙 . 伤寒名案选新注 . 成都:四川人民出版社,1981;69~71)

【按语】 本案为水饮结于胁下之证,故用十枣汤峻逐水饮。十枣汤的作用非常峻猛,但有病则病受,只要药证相符,就能收到很好的疗效。

其他泻下剂如表 12-12 所示。

表 12-12 其他泻下剂简表

药名	功用	主治	证治要点	药物组成
温脾汤(《备急千金要方》)	温补脾阳,攻下冷积	脾阳不足	冷积便秘,或久利赤白,腹痛,手足不温,脉沉弦	大黄、当归、干姜、附子、人参、芒硝、甘草
大黄牡丹汤(《金匮要略》)	泻热破瘀,散结消肿	肠痈初起	少腹疼痛拒按,小便自调,发热恶寒,自汗出,苔黄腻,脉滑数	大黄、牡丹皮、桃仁、冬瓜仁、芒硝
增液承气汤(《温病条辨》)	滋阴增液,泄热通便	热结阴亏证	大便秘结,口干唇燥,舌苔薄黄而干,脉细数	玄参、麦冬、细生地、大黄、芒硝

泻下剂相关中成药如表 12-13 所示。

表 12-13 泻下剂中成药

药名	功用	主治	用法用量	药物组成
麻仁润肠丸	润肠通便	肠胃积热,胸腹胀满,大便秘结	口服。1~2 丸/次,2 次/日	火麻仁、炒苦杏仁、大黄、木香、陈皮、白芍

九、化痰止咳平喘剂

凡以祛痰平喘药为主组成,具有祛痰平喘作用,治疗咳嗽、哮喘的方剂,称为化痰止咳平喘剂。化痰止咳平喘剂分为:燥湿化痰剂,适用于湿痰为病,以二陈汤为代表方;温化寒痰剂,适用于寒痰为病,以小青龙汤为代表方。降气平喘剂,治疗胸膈满闷之喘咳短气,以苏子降气汤为代表方剂。

二陈汤《太平惠民和剂局方》

【组成】 制半夏 12g,橘红 12g,茯苓 9g,炙甘草 6g(原方尚有生姜、乌梅,乌梅多不用)。

【用法】 水煎服。亦作丸剂。

【功用】 燥湿化痰,理气和中。

【主治】 湿痰咳嗽。痰多色白易咯,胸腹胀满,恶心呕吐,或肢体倦怠。舌苔白腻,脉滑。

【方解】 本方为治湿痰之主方。方中半夏燥湿化痰,和胃降逆止呕,为君药;橘红长于理气化痰,使痰消气顺,为臣药;茯苓健脾利湿,以消除生痰之源,为佐药;甘草和中补脾,调和诸药,为使药。诸药配伍具有燥湿化痰,理气和中之功。

【方歌】 二陈汤用半夏陈,茯苓甘草梅姜存,理气祛痰兼燥湿,湿痰为病此方珍。

【临床报道】 100 例小儿支气管炎患者按照抽签法随机地均分为对照组与观察组,分别给予常规西医治疗(抗感染、止咳、化痰、平喘)和二陈汤加减(法半夏、陈皮、橘皮、雪梨、茯苓、甘草等,1 剂/日,水煎取汁 100ml,分 2 次口服,对于喘息严重的患儿可以加用百部、苏子以及杏仁平喘,高热患者则可加用知母或者生石膏进行清热泻火降温。5天为1个疗程。)配合常规西医治疗。对照组治疗总有效率68%,观察组92%,2组比较有显著性差异(P＜0.01)。2组治疗后生化指标(包括 AST、CK-MB、CO、CP、K⁺、Na⁺、Cl⁻及 TCa²⁺)与治疗前比较均显著改善(P＜0.05或0.01),观察组改善程度对照组更明显(P＜0.05)。观察组临床症状(包括体温、咳嗽以及肺部啰音)恢复与消失时间均明显短于对照组(P＜0.05和0.01)。(吴玉晶,等.二陈汤加减配合常规西医治疗小儿支气管肺炎疗效观察.现代中西医结合杂志,2013,22(26):2928～2929)

案例 12-29

胡某,男,34岁。1周来咽部有东西堵感,如有虫子在里面,常欲咽唾把物咽下或吐出。经耳鼻喉科检查正常。小便黄,胃胀如气囊隐痛,微有呕恶。舌苔白,脉细滑。诊为痰气凝结所致之梅核气。治以理气化痰。处方:陈皮9g,半夏9g,茯苓9g,厚朴6g,苏梗6g,全瓜蒌30g,麦冬9g,元参9g,枳壳9g,共服6剂而痊愈。(焦树德.方剂心得十讲.北京:人民卫生出版社,1995:156)

止嗽散《医学心悟》

【组成】 桔梗炒、荆芥、紫菀蒸、百部、白前蒸各二斤,甘草炒十二两,陈皮水洗去白一斤。

【用法】 上药为末,每服9g,开水或姜汤送服;亦可作汤剂,水煎服,用量按比例酌减。

【功用】 宣利肺气,疏风止咳。

【主治】 风邪犯肺证。咳嗽咽痒,咯痰不爽,或有恶风发热。舌苔薄白,脉浮紧。

【方解】 紫菀、百部止咳化痰,共为君药;桔梗味苦辛而性平,善于开宣肺气,白前辛甘性平,降气化痰,为臣药;荆芥辛温微温,疏风解表,陈皮理气化痰,共为佐药;甘草调和诸药,配桔梗又有利咽止咳之功,为佐使药。故诸药配伍宣利肺气,疏风止咳。

【方歌】 止嗽散用百部菀,桔梗甘陈荆白前,宣肺疏风止咳痰,姜汤调服不必煎。

【临床报道】 采用止嗽散加味(荆芥、炙百布、炙紫菀、白前、桔梗、陈皮等)治疗本病30例,并设对照组观察。结果:治疗组总有效率96.3%,对照组70%,两组比较差异有显著意义(P＜0.05)。(张健.止嗽散加味治疗外感顽固性咳嗽30例.陕西中医,2009,30(8):955)

案例 12-30

徐某,女,老年,1970年2月26日初诊。咳嗽已3年,痰多白沫,近感新邪,咳嗽频作。苔薄舌红,脉濡。治以宣肺化痰,温润辛金法。处方:净蝉衣一钱,嫩白前三钱,炙百部三钱,炙紫菀三钱,炙款冬三钱,甜杏仁三钱,薄橘红一钱,老苏梗一钱,南沙参三钱,冬瓜子四钱,天竺子一钱半,3剂。(上海中医学院.程门雪医案.上海:上海科学技术出版社,2002:59)

【按语】 本例是新久、标本、虚实夹杂的咳嗽。方用苏梗、蝉衣祛新邪;苏梗与橘红同用,兼温寒痰;苏梗与蝉衣同用,轻宣肺邪,以治新感。沙参润肺清金,照顾舌红肺虚;天竺子、白前、百部以治久咳。程老此方是《医学心悟》止嗽散和《时病论》温润辛金法的组合。

小青龙汤《伤寒论》

【组成】 麻黄9g,芍药9g,细辛3g,干姜3g,炙甘草6g,桂枝9g,半夏9g,五味子6g。

【用法】 水煎服。

【功用】 温肺化饮,止咳平喘。

【主治】 寒饮客肺。咳嗽气喘,或哮鸣有声,重者不能平卧,咯痰清稀,色白量多。苔白滑,脉弦。亦治咳喘而兼有表证者。

【方解】 方中麻黄、桂枝发汗解表,宣肺平喘为君药。干姜、细辛既温肺化饮,又助君药以解表,为臣药。五味子味酸收敛肺气,芍药养阴敛津,以防耗伤肺气,温燥伤津;半夏燥湿化痰,共为佐药,炙甘草益气和中,调和诸药,是兼佐使药之用。故诸药配伍以温肺化饮,止咳平喘。

【方歌】 小青龙汤桂芍麻,辛草干姜味半夏,外束风寒内停饮,散寒蠲饮效果佳。

【临床报道】 将70例住院小儿咳嗽变异性哮喘患者随机分为治疗组与对照组,治疗组35例应用小青龙汤加减治疗,对照组35例给予孟鲁司特纳片,观察患者治疗前后症状变化情况。治疗组总有效率91.34%,对照组总有效率80%。两组总有效率比较,差异显著。(邹秋贤.小青龙汤加减治疗小儿咳嗽变异性哮喘哮35例临床观察.临床与实验医学杂志,2012,18(11):1480)

案例 12-31

吴鞠通医案:治徐某,26岁,酒客,脉弦细而沉,喘满短气,胁连腰痛,有汗,舌苔白滑而厚,恶风寒,倚息不得卧,此系内饮招外风为病,小青龙去麻辛证也。处方:桂枝18g,干姜9g,杏仁15g,

炒白芍 12g,生姜 9g,半夏 18g,炙甘草 3g,制五味 4.5g,旋覆花(布包煎)9g。(熊寥笙.伤寒名案选新注.成都:四川人民出版社,1981:27～28)

【按语】 本案小青龙汤证,为麻黄汤证的变局,亦桂枝汤的变症,因小青龙中,既有麻黄汤,也包括了桂枝汤。患者为"内饮招外风",亦即伤寒心下有水气之见症,所不同者,有汗,喘满短气而不咳,胁连腰痛,症状略有出入,故以小青龙汤加减。去麻黄者,以有汗不堪再发也;喘满短气不得卧,故加杏仁以平喘;复加旋覆花者,以其苦辛微温,佐杏仁以加强祛痰降逆之力也。

苏子降气汤《太平惠民和剂局方》

【组成】 苏子 9g,半夏 9g,厚朴 6g,前胡 9g,炙甘草 6g,肉桂 3g,当归 6g,陈皮 6g,生姜 3 片。

【用法】 水煎服。

【功用】 降气平喘,温化痰饮。

【主治】 痰喘。痰涎壅盛,胸膈满闷,喘咳短气,或肢体浮肿。舌苔白滑或白腻,脉滑。

【方解】 本方所治喘咳属上实下虚之证,而以上实为主。上实是指痰涎壅肺,下虚是指肾阳不足。方中苏子降气平喘,祛痰止咳,为君药。半夏降逆祛痰;厚朴降气除满;前胡宣肺下气,祛痰止咳;陈皮理气祛痰,共为臣药。肉桂温肾散寒,纳气平喘;当归既可养血润燥,又可治咳逆上气;生姜散寒降逆,同为佐药。炙甘草和中调和诸药,为使药。故诸药配伍以降气平喘,温化痰饮。

【方歌】 苏子降气半夏归,橘前桂朴草姜随,上实下虚痰嗽喘,或加沉香去肉桂。

【临床报道】 将 86 例慢性阻塞性肺疾病急性加重期患者,随机分为苏子降气汤加减治疗的干预组(简称观察组),主要药物组成为:苏子、半夏、前胡、厚朴、陈皮、甘草、当归、生姜、大枣、肉桂等药物,根据患者症状,随症加减治疗,咳嗽中者加桔梗,喘促者加葶苈子、代赭石,咳黄痰者加黄芩、桑白皮,发热者加连翘。水煎服,100ml/次,早晚顿服。对照组:予以二陈汤加减治疗,主要药物以及二陈汤加减治疗的干预组(简称对照组)。疗程结束后观察两组患者的肺功能、血细胞比积以及动脉血气分析,评定其临床疗效。结果:治疗后,观察组总有效率 95.35%;对照组总有效率 81.40%。两组比较,观察组优于对照组,差异具统计学意义($P<0.05$)。两组患者治疗前,肺功能比较未见明显差异,无统计学意义($P>0.05$)。治疗后,观察组的 FEV_1、FEV 较对照组均增加明显,红细胞压积水平、PaO_2、$PaCO_2$ 改善情况均优于对照组,差异均具统计学意义($P<0.05$)。结论:苏子降气汤加减治疗慢性阻塞性肺疾病急性加重期患者,可通过有效改善肺通气功能,降低血细胞比积,改善动脉血气,临床疗效较佳,适宜临床推广应用。(翟金玲.苏子降气汤加减治疗 43 例急性加重期慢性阻塞性肺疾病临床疗效观察.中医临床研究,2013,5(23):3～5)

案例 12-32

徐某,男,40 岁。初诊:1974 年 1 月 25 日。咳嗽气喘,痰涎壅盛,胸膈满闷,倚息难卧,苔润脉滑。以温降平喘为主。姜半夏 9g,橘红 4.5g,前胡 9g,炒苏子 9g,炙甘草 4.5g,当归 9g,沉香粉(吞)1g,川朴 6g,生姜 2 片,肉桂(分两次吞)1.5g,3 剂。复诊:1 月 27 日。前方只服 2 剂,能睡卧,虽有咳嗽,而气喘渐平,痰壅胸满之感已显松舒,原方加减。姜半夏 9g,苏子 9g,前胡 6g,橘红 4.5g,杏仁 9g,浙贝母 9g,炙甘草 4.5g,生姜 2 片,肉桂 1.5g,川朴 4.5g,4 剂。(何任.何任医案选.杭州:浙江科学技术出版社,1981:18～19)

其他化痰止咳平喘剂如表 12-14 所示。

表 12-14 化痰止咳平喘剂简表

药名	功用	主治	证治要点	药物组成
清气化痰丸(《医方考》)	清热化痰,理气止咳	痰热咳嗽	痰稠色黄,咯之不爽,胸膈痞闷,气急呕恶,舌质红,苔黄	胆南星、瓜蒌仁、陈皮、黄芩、杏仁、枳实、茯苓、制半夏(姜汁)
贝母瓜蒌散(《医学心悟》)	润肺清热,理气化痰	燥痰咳嗽	咯痰不爽,涩而难出;咽喉干燥,苔白而干	贝母、瓜蒌、天花粉、茯苓、橘红、桔梗

化痰止咳平喘剂相关中成药如表 12-15 所示。

表 12-15 化痰止咳平喘中成药

药名	功用	主治	用法用量	药物组成
桂龙咳喘宁片	止咳化痰,降气平喘	外感风寒,痰湿阻肺所致咳嗽气喘,痰涎壅盛等;急慢性支气管炎见上述证候者	口服。3 次/日,5 粒/次	桂枝、半夏、瓜蒌、黄连、苦杏仁、牡蛎、龙骨、白芍、大枣、瓜蒌

续表

药名	功用	主治	用法用量	药物组成
蜜炼川贝枇杷膏	清热润肺,止咳平喘,理气化痰	肺燥之咳嗽,痰多,胸闷,咽喉痒痛,声音沙哑等症	口服。3次/日,15ml/次	北沙参、陈皮、川贝、桔梗、款冬花、枇杷叶、半夏、五味子、苦杏仁

十、温 里 剂

凡以温热药为主组成,具有温中散寒、回阳救逆作用,治疗脾胃虚寒、阴盛阳衰、亡阳欲脱等里寒证的方剂,称为温里剂。温里法属八法中的温法。温里剂分为两类:温中祛寒剂,适用于脾胃虚寒证,以理中汤为代表方;回阳救逆剂,适用于阳气衰微,阴寒内盛的急证,以四逆汤为代表方。

本类药物多辛温燥热,对阴虚、血虚、血热者均忌用。并应辨明寒热真假,如真热假寒证,不可误用。

理中丸《伤寒论》

【组成】 人参9g,干姜6g,白术9g,炙甘草3g。

【用法】 上药研末,炼蜜为丸,如鸡子黄大,每次服1丸,日2~3次。亦可作汤剂煎服。

【功用】 温中散寒,健脾益气。

【主治】 脾胃虚寒证。脘腹疼痛,喜暖喜按,自利不渴,畏寒肢冷,呕吐食少。舌淡苔白,脉沉细。

【方解】 方中干姜味辛性热,温中祛寒,扶阳抑阴,为君药;人参益气补中,为臣药;白术健脾燥湿,为佐药;炙甘草补脾益气,调和诸药,为使药。故诸药配伍以温中散寒,健脾益气。

【方歌】 理中丸主温中阳,人参白术草干姜,腹痛吐泻里寒盛,加入附子效力良。

【临床报道】 收集脾胃虚寒型胃痛病例60例,以温中健脾、和胃止痛为治疗原则,运用理中丸加味治疗:党参30g,干姜10g,炙甘草10g,白术15g,黄芪25g,陈皮10g,木香(后下)10g,香附15g,砂仁(后下)10g,茯苓15g,法半夏12g,白芍15g。每天1剂,水煎服,7天为1个疗程,治疗1~3疗程。随症加减。理中丸加味治疗脾胃虚寒型胃痛第1疗程、第2疗程、第3疗程的总有效率分别为58.55%、83.33%、93.33%,平均用药时间(13.4±6.2)天。理中丸加味治疗脾胃虚寒型胃痛疗效显著,值得临床推广使用。[杨婉芳.理中丸加味治疗脾胃虚寒型胃痛疗效观察.中医药学报,2013,41(3):152~153]

案例 12-33

《刘渡舟伤寒临证指要》载一肝硬化腹水患者,病势告急,腿与阴囊皆肿,腹胀,大便日3~4次而不成形,面色晦暗,舌质反见红绛,齿上挂有血痕,脉沉。处方:附子12g,干姜12g,红人参12g,白术12g,炙甘草10g。针对门人问及病人舌色红绛、齿挂血痕,为阴虚有热之象,何以投大剂附子理中汤的疑问。刘渡舟答曰:津变成水,水聚成灾,必然失其润濡之常,因而出现阴虚有热之假象。吾用附子理中汤,温脾肾以燠土,燥令行而胜湿寒,天开云散,气化得行。该患者服药7剂,症减,坚持温药化气利水,愈。

四逆汤《伤寒论》

【组成】 附子15g,干姜9g,炙甘草6g。

【用法】 水煎服。

【功用】 回阳救逆。

【主治】 阴盛阳衰。四肢厥逆,畏寒蜷卧,或冷汗淋漓,神疲欲寐,腹痛下利。舌苔白滑,脉微细。

【方解】 方中附子大辛大热,祛寒回阳救逆,为君药。干姜温中散寒,为臣药。附子、干姜相合,助阳散寒之力尤著。甘草健脾和中,又可缓姜、附燥烈之性,为佐使药。故诸药配伍有回阳救逆之功。

【方歌】 四逆汤中附草姜,四肢厥冷急煎尝,腹痛吐泻体蜷卧,回阳救逆赖此方。

【临床报道】 将78例患者随机平均分为两组,对照组患者给予多巴胺治疗,治疗组患者给予四逆汤加减治疗,组成药物:附子12g,炙甘草21g,干姜18g,并随症加减:阳虚较甚者加肉桂12g。寒邪较重者加吴茱萸18g等,将以上中药煎水约200ml,每日2次,早晚各服用1次。结果:治疗组患者在1天、2天、3天内体温及血压维持在正常范围的例数明显多于对照组,差异具有统计学意义。结论:四逆汤辨证加减治疗寒厥证的远期治疗效果明显优于多巴胺注射液的治疗效果。[杨景柳.四逆汤治疗寒厥证临床观察.中国中医急症,2012,21(8):1341~1342]

【实验研究】 四逆汤对实验性高脂血症合并动脉粥样硬化兔高、低密度脂蛋白及载脂蛋白Apo-A,B含量的影响。方法:采用高脂饲料喂养及耳缘静脉注射牛血清蛋白、皮下注射卵清白蛋白法建立兔HLP合并AS模型并将其随机分组;分别应用四逆汤(高、中、低剂量)治疗方法,采用空白组、模型组及西药组(给予阿托伐他汀)作为对照;运用比色法测定干预后血中HDL-CH,LDL-CH含量的变化,免疫比色法测定干预后血中Apo-A,Apo-B含量的变化。结果:①LDL,Apo-

B 含量:四逆汤低、中剂量组指标值均小于模型组,但差异无统计学意义;四逆汤高剂量组指标值明显小于模型组,差异具有统计学意义($P < 0.05$)。② HDL,Apo-A 含量,HDL/LDL 比值,Apo-A/Apo-B 比值:四逆汤各剂量组指标数值均高于模型组,但低、中剂量组与模型组差异无统计学意义,而高剂量组与模型组差异具有显著统计学意义($P < 0.01$)。结论:四逆汤能够降低血中 LDL 和 Apo-B 的含量并使 HDL,Apo-A 含量升高是其能调节实验性兔 HLP 并 As 模型血脂代谢的作用机制。[石晓理,等. 中国实验方剂学杂志,2013,19(1):295~299]

> **案例 12-34**
>
> 罗谦甫医案:治一妇人。2月初,患伤寒8~9日,请罗治之,脉得沉细而数,四肢逆冷,自利腹痛,目不欲开,两手常抱腋下,昏卧嗜睡,口舌干燥。乃曰:前医留白虎加人参汤一剂,可服否?

> 罗曰:白虎虽云治口燥舌干,若执此一句,亦未然,病人阴证悉具,实非白虎证,遂以四逆汤150g,加人参、生姜各30g,连须葱白9茎,水五盏,同煎至三盏,去渣,分三服,一日服之,至夜利止,手足温,次日大汗而解。继以理中汤数服二愈。《伤寒论》原方:炙甘草6g,干姜4.5g,生附子12g(先煎2小时)。[熊廖笙. 伤寒名案选新注. 成都:四川人民出版社,1981:85~86]
>
> 【按语】 本案为少阴伤寒阴盛阳虚证。患者一派阴盛阳虚见症,脉沉细而数,四肢逆冷,腹痛自利,目不欲开,昏卧嗜睡,病系阴盛于内,阳气退伏,不能外达,阴阳气不相顺接所致。罗氏审证精详,用四逆加人参、生姜,随症施治,故能效如桴鼓。

其他温里剂如表 12-16 所示。

表 12-16 其他温里剂简表

药物	功用	主治	证治要点	药物组成
小建中汤(《伤寒论》)	温中补虚,和里缓急	虚劳里急证	腹痛喜温,喜按,面色无华,舌淡苔白,虚烦心悸,手足烦热,咽干口燥,脉细弦	饴糖、芍药、桂枝、炙甘草、生姜、大枣
当归四逆汤(《伤寒论》)	温经散寒,养血通脉	血虚寒厥证	手足厥寒,肢体疼痛,口不渴,舌质淡苔白,脉沉细或细而欲绝	当归、桂枝、芍药、细辛、炙甘草、通草、大枣
阳和汤(《外科证治全生集》)	温阳补血,散寒通滞	阴疽属于阳虚寒凝证	漫肿无头,皮色不变,酸痛无热,口中不渴,舌淡苔白,脉沉细或迟细	熟地、鹿角胶、肉桂、麻黄、白芥子、炮姜、生甘草

温里剂相关中成药如表 12-17 所示。

表 12-17 温里中成药

药名	功用	主治	用法用量	药物组成
附桂理中丸	补肾助阳,温中健脾	用于肾阳衰弱,脾胃虚寒、脘腹冷痛、呕吐泄泻、手足不温	口服。6g/次,2~3次/日	肉桂、附片、党参、白术、炮姜、炙甘草
小建中合剂	温中补虚,和里缓急	用于中焦虚寒所致的胃脘痛及虚劳心悸、面色无华,舌淡苔白,脉虚细或沉迟等证。现代多用于胃及十二指肠溃疡、急慢性胃炎、神经衰弱、冠心病、风心病等见有上述表现者	口服。20~30ml/次,3次/日	桂枝、白芍、生姜、大枣、炙甘草、饴糖

十一、理 气 剂

凡以理气药为主组成,具有行气或降气的作用,以治疗气滞或气逆病证的方剂,称为理气剂。理气剂可分为行气与降气两大类:行气剂,适用于气机郁滞之证,以越鞠丸、瓜蒌薤白白酒汤、柴胡疏肝散为代表方。

理气剂大多辛香而燥,易伤津耗气,故对气虚、阴虚火旺者及孕妇等,均当慎用。

越鞠丸《丹溪心法》

【组成】 香附、川芎、苍术、神曲、栀子各9g。

【用法】 研末,水泛为丸,每服6g,日2次。或水煎服。

【功用】 行气解郁。

【主治】 郁证。胸膈痞闷,或脘腹胀痛,恶心呕吐,嗳腐纳呆,脉弦或滑。

【方解】 本方所治郁证系指气、血、痰、火、食、湿六郁证,六郁之中以气郁为主,故本方立意重在行气解郁,气行则血行,气畅则诸郁自解。方中香附行气以治气郁,为君药。川芎活血行气以治血郁;苍术燥湿运脾以治湿郁;栀子清热泻火以治火郁;神曲消食导滞以治食郁,共为臣佐药。故诸药配伍具有行气解郁之功。

【方歌】 行气解郁越鞠丸,香附栀曲芎苍兼,气血食湿痰火郁,随证易君并加减。

【临床报道】 越鞠丸加减治疗高脂血症 44 例,组方:川芎 12g,苍术 12g,香附 12g,神曲 12g,炒山栀 12g。头晕者,加天麻 12g;胸闷心悸者,加瓜蒌 30g,丹参 30g;腰膝酸软者,加枸杞子 12g。水煎服,每日 1 剂,连用 8 周。对照组口服血脂康胶囊每次 0.6g,每日 2 次,连用 8 周。治疗组治疗后 4 周、8 周血清 TC、TG、LDL-C 均明显降低,HDL-C 升高,与治疗前及对照组治疗后比较有显著性差异($P < 0.05$ 或 $P < 0.01$);治疗组总有效率 79.55%,对照组为 53.33%,治疗组明显优于对照组($P < 0.05$)。越鞠丸加减治疗高脂血症有较好的临床疗效。(孙素芹 . 越鞠丸加减治疗高脂血症 44 例临床观察 . 上海中医药杂志 2008,42(1):35~36)

【典型病例】 同龙胆泻肝汤病例。

【名老中医经验】 秦伯未教授指出,六郁之病,多由气滞为先,然后湿、食、痰、火、血相因而郁,但并非一郁而六者皆郁;又六郁的出现各有轻重,不能同样看待。故用药应分主次,对本方亦当加减,如气偏重加木香,湿郁偏重加茯苓,血郁偏重加红花,火郁偏重加青黛,食郁偏重加砂仁,又痰多可加半夏,夹寒可加吴萸。(秦伯未 . 秦伯未医文集 . 长沙:湖南科学技术出版社,1983:311~312)

瓜蒌薤白白酒汤《金匮要略》

【组成】 瓜蒌实 15g,薤白 9g,白酒 30g。

【用法】 水煎服。

【功用】 通阳散结,行气祛痰。

【主治】 胸痹。胸中闷痛,甚至胸痛彻背,喘息咳唾,短气。舌苔白腻,脉沉弦或紧。

【方解】 本方所治由胸阳不振,痰阻气滞所致胸痹。方中瓜蒌荡涤痰饮散郁结,调理理气机而宽胸,为君药;薤白通阳散结,行气止痛,为臣药;白酒辛散温通,调畅气血,助药上行,为佐使药。故诸药配伍以通阳散结,行气祛痰。

【方歌】 瓜蒌薤白白酒汤,胸闷气短痛难当,桂枝半夏可加入,通阳豁痰赖此方。

【实验研究】 目的:观察瓜蒌薤白和白酒汤对大鼠实验性心肌缺血再灌损伤的保护作用。方法:末次给药后 30 min,采用冠状动脉左前降支近端结扎的方法建立大鼠心肌缺血模型。结扎 30 min 后再灌 180

min,进行各项指标检测。结果瓜蒌薤白白酒汤能明显降低心肌缺血再灌注后大鼠心电图 ST 段的抬高,显著改善心肌缺血再灌注后大鼠心肌组织病变,可降低心其全血黏度并明显抑制心肌酶 LDH、CK 的释放,与模型对照组比较具有统计学差异($P < 0.05$ 或 $P < 0.01$)。结论瓜蒌薤白白酒汤对大鼠实验性心肌缺血再灌损伤具有保护作用。(卞海,等 . 瓜蒌薤白白酒汤对大鼠心肌缺血再灌注损伤的保护作用 . 中成药,2013,35(11):2347~2352)

案例 12-35

郑某,女,成年,1971 年 9 月 14 日初诊。心动悸,胸满闷时痛,头眩,寐不安,梦多。苔薄,脉细弦。拟瓜蒌薤白、丹参饮加味。处方:薤白头三钱,瓜蒌皮三钱,紫丹参五钱,白檀香八分,广木香八分,云茯苓三钱,制半夏三钱,陈广皮一钱半,干菖蒲一钱,酒炒黄芩一钱半。二诊:诸恙渐减,原方加川桂枝五分。(上海中医学院 . 程门雪医案 . 上海:上海科学技术出版社,2002:70~71)

【按语】 本例用《金匮要略》瓜蒌薤白汤和丹参饮,治心动悸,胸满闷痛,取得疗效。胸气郁痹则中阳不展,心络瘀阻则心气结滞,必致痰湿留聚,程老用二陈汤佐以化痰湿,很有意义。

柴胡疏肝散《景岳全书》

【组成】 柴胡、陈皮各 6g,川芎、香附、枳壳、白芍各 5g,甘草 3g。

【用法】 水煎服。

【功用】 疏肝解郁,行气止痛。

【主治】 肝气郁滞证。胁肋疼痛,嗳气太息,脘腹胀满,脉弦。

【方解】 方中柴胡疏肝理气为君药。香附、枳壳助柴胡疏肝理气,同为臣药。川芎理气活血止痛,陈皮健脾理气,白芍、甘草缓急止痛,同为佐药。又使以甘草调和诸药。故诸药共奏疏肝解郁,行气止痛之功。

【方歌】 柴胡疏肝柴陈芎,香附枳壳芍草从,肝郁胁痛脘腹胀,疏肝解郁也止痛。

【临床报道】 柴胡疏肝散加减治疗肝气犯胃型胃脘痛(主方由柴胡 10g,白芍 10g,川芎 6g,香附 10g,陈皮 6g,枳壳 6g,甘草 6g 组成),对照组予多潘立酮治疗,2 组均以 2 周为 1 个疗程,在服药 4 个疗程后评定疗效。治疗组总有效率 89%,对照组总有效率 63%,柴胡疏肝散加减治疗肝气犯胃型胃脘痛疗效好,值得临床使用。[张继跃,等 . 柴胡疏肝散加减治疗肝气犯胃型胃脘痛疗效观察 . 现代中西医结合杂

志,2012,21(26):2923]

案例 12-36

　　焦树德教授曾用本方治疗因感冒初起发热时,未及时用解表发汗法而自购一些退热药片、丸药等治疗,当时基本上不发热了,1周以后因生气而又发低热,每发热前,先感到怕冷,发热时体温37.2～37.6℃,以发热待查治疗半年未愈。诊其脉弦而较细略数,观其舌质略红,苔薄白,月经量少,稍向后错。除低热以外,尚有两胁隐痛,

食欲不振,大便偏干,疲乏无力等症。据此知为外邪未全解,而入半表半里,留连不去,又因生气,肝气怫郁,新旧之邪相合而发为此证,治应采用和解疏肝之法。即用本方去川芎、陈皮,加细生地15g、玄参12g、秦艽12g、青蒿20g、地骨皮10g,进十多剂而痊愈。(焦树德.方剂心得十讲.北京:人民卫生出版社,1995:94～95)

　　其他理气剂如表 12-18 所示。

表 12-18 其他理气剂简表

	功用	主治	证治要点	药物组成
旋覆代赭汤(《伤寒论》)	降逆化痰,益气和胃	胃虚痰阻气逆证	胃脘痞闷或胀满,按之不痛,频频噫气,或见纳呆,呃逆、恶心,甚或呕吐。舌苔白腻,脉缓或滑	旋覆花、赭石、人参、生姜、炙甘草、半夏、大枣

　　理气剂相关中成药如表 12-19 所示。

表 12-19 理气中成药

药名	主治	功用	用法用量	药物组成
延胡止痛片	用于气滞或气滞血瘀所致的胃痛、胸痹痛、胁痛、头痛及月经痛等多种疼痛。现代多用于胃炎、胃及十二指肠溃疡、肋间神经痛、血管神经性头痛、三叉神经痛、月经痛,以及冠心病心绞痛等	理气,活血,止痛	口服。4～6片/次,3次/日	延胡索、白芷
十香暖脐膏	用于阴寒内盛之腹痛。证见腹痛暴急,冷则加重,得暖则减;或脐下腹痛,肠鸣泄泻,完谷不化,腰膝酸软,形寒肢冷;或少腹隐痛,白带清稀等。现代多用于慢性肠炎、慢性非特异性溃疡性结肠炎及慢性盆腔炎、宫颈糜烂等症有上述表现者	温中散寒,行气止痛	口服。6g/次,2次/日	当归、白芷、乌药、小茴香、八角茴香、香附、乳香、木香、母丁香、没药、肉桂、沉香、麝香

十二、理 血 剂

　　凡以理血药为主组成,具有调理血分的作用,治疗血分病的方剂,称为理血剂。这里主要介绍活血祛瘀与止血两类:活血祛瘀剂,适用于瘀血阻滞的病证,以血府逐瘀汤为代表方;止血剂,适用于各种出血证,以小蓟饮子为代表方。

　　活血逐瘀剂性多破泄,对于月经过多及孕妇当慎用或禁用。止血剂属于治标,病情缓解后,应审因论治。

血府逐瘀汤《医林改错》

　　【组成】 当归9g,生地9g,桃仁12g,红花9g,枳壳6g,赤芍6g,川芎6g,牛膝9g,桔梗6g,柴胡3g,甘草3g。

　　【用法】 水煎服。

　　【功用】 活血祛瘀,行气止痛。

　　【主治】 胸中血瘀证。胸痛头痛,痛如针刺而有定处,或呃逆日久不止,或内热烦闷,心悸失眠,急躁易怒,唇暗或两目暗黑。舌质暗红或有瘀点、瘀斑,脉涩或弦紧。

　　【方解】 方中当归活血养血,化瘀而不伤血,川芎活血行气,赤芍、桃仁、红花活血化瘀;牛膝祛瘀血,通血脉,引瘀血下行,同为君药。柴胡、枳壳疏肝理气,桔梗开宣肺气,使气行则血行,助君药活血祛瘀;生地助当归养血活血,使祛瘀而不伤阴血,为臣佐药。甘草调和诸药,为使药。故诸药配伍以活血祛瘀,行气止痛。

　　【方歌】 血府逐瘀芍桃红,归地牛膝与川芎,柴胡枳壳桔甘草,胸中瘀血此为功。

　　【临床报道】 将100例患者随机分为治疗组和对照组,治疗组在对照组治疗基础上加用血府逐瘀汤。结果:治疗组总有效率73.3%,对照组51.3%,有明显差异($P<0.05$)。对神经传导速度改善率治疗组为54.0%,较对照组20.0%有非常显著差异($P<0.01$)。提示:中药血府逐瘀汤加减治疗糖尿病周

围神经病变效果显著。(王爱军．血府逐瘀汤治疗糖尿病周围神经病变疗效观察．辽宁中医杂志,2007,34(8):1095)

案例 12-37

舒某,女,48 岁,1963 年 2 月 18 日初诊。失眠易醒,舌麻不能辨咸味,多说话后有咳嗽,稍有白沫痰,口渴,食纳及二便正常,脉沉弦细数,舌质暗。治以疏肝活血化瘀之剂,方宗血府逐瘀汤:赤芍一钱五分,干生地三钱,当归一钱五分,川芎一钱,桃仁(去皮)一钱五分,红花一钱五分,柴胡一钱,炒枳壳一钱,桔梗一钱,川牛膝二钱,服 3 剂,隔天 1 剂。25 日复诊:药后已稍知咸味,睡眠转佳,易咳嗽,鼻唇微干,近日腿肿明显,小便黄,大便正常,脉较初诊缓和,舌质转略暗,原方再进 3 剂,隔天服 1 剂。诸症消失。(中国中医研究院．蒲辅周医案．北京:人民卫生出版社,1972:23～25)

【按语】 用疏肝、化瘀、活血法,使血运畅顺、口知味、气血调和、舌暗转轻,诸症渐消。

【附方】 桂枝茯苓丸《金匮要略》

【组成】 桂枝、茯苓、丹皮、桃仁、白芍各 6g。

【用法】 炼蜜和丸,每丸 3g,每服 1 丸,日 3 次。亦可水煎服。

【功用】 活血化瘀,消癥除块。

【主治】 瘀阻胞宫证。腹痛拒按,或漏下不止,血色紫黑晦暗。

【方歌】 桂枝茯苓丸效奇,丹皮桃仁白芍宜,瘀阻胞宫之病证,消癥除块又化瘀。

【临床报道】 62 例子宫腺肌病患者随机分成治疗组和对照组,治疗组予以桂枝茯苓丸临证加味,对照组予以孕三烯酮胶囊口服,疗程均为 3 个月。治疗前后进行子宫体积、血清总 CA。水平检测,并对患者进行痛经评分及性交痛 VAS 评分。结果:治疗组总有效率为 71.88%,对照组总有效率为 86.67%,两组比较无明显差异。治疗组子宫体积无明显变化,对照组子宫体积较疗前明显缩小;两组治疗后血清 CA。水平均明显下降;两组治疗后痛经、性交痛评分均明显下降,治疗组较对照组更显著。结论:桂枝茯苓丸临证加味治疗子宫腺肌病有确切疗效。[郭英,等．中国中医药科,2010,17(4):348]

案例 12-38

陈某,女,成年,已婚,1963 年 5 月 7 日初诊。自本年 3 月底足月初产后,至今 4 旬,恶露未尽,量不多色淡红,有时有紫色小血块,并从产后起腰酸痛,周身按之痛,下半身尤甚,有时左少腹痛,左腰至大腿上 1/3 处有静脉曲张,食欲欠佳,大便溏,小便黄,睡眠尚可,面色不泽,脉上盛下不足,右关弦迟,左关弦大,寸尺俱沉涩,舌质淡红无苔,由产后调理失宜,以致营卫不和,气血紊乱,恶露不化,治宜调营卫,和血消瘀,处方:桂枝一钱五分,白芍二钱,茯苓三钱炒丹皮一钱,桃仁一钱(去皮),炮姜八分,大枣四枚,服五剂。16 日复诊:服药后恶露已尽,少腹及腰腿痛均消失,食欲好转,二便正常,脉沉弦微数,舌淡无苔,瘀滞已消,宜气血双补,十全大补丸四十九,每日早晚各服 1 丸,服后已恢复正常。(中国中医研究院．蒲辅周医案．北京:人民卫生出版社,1972:140～141)

【按语】 患者产后四旬,恶露不尽,腰及少腹痛,周身亦痛,便溏等症,今患者恶露色淡红,舌淡红无苔,脉上盛下不足等,由产后调理失宜,有冲任虚损之象,且兼有血瘀之象。又兼周身痛,则因瘀滞以致营卫不调之征,借用桂枝茯苓丸加味,用桂、芍、枣调营卫,用炮姜、茯苓温运经脉,桃仁、丹皮消瘀和血。药后瘀滞化而少腹痛消失,营卫和而身痛止,大便亦调,以后改用十全大补丸以双补气血而善其后。

补阳还五汤《医林改错》

【组成】 生黄芪 30～90g,当归尾 9g,赤芍 9g,地龙 9g,川芎 9g,桃仁 9g,红花 9g。

【用法】 水煎服。

【功用】 补气活血,祛瘀通络。

【主治】 中风后遗症。半身不遂,口眼㖞斜,语言謇涩,口角流涎,大便干燥,小便频数,或遗尿不禁。苔白,脉缓或细。

【方解】 本方是治疗气虚血瘀之中风后遗症的常用方。方中重用黄芪大补元气,使气旺血行,为君药;当归尾、川芎活血行气,赤芍、桃仁、红花活血化瘀,地龙通经活络,共为臣佐药。故诸药配伍以补气活血,祛瘀通络。

【方歌】 补阳还五赤芍芎,归尾地龙与桃红,重用黄芪为主药,血中瘀滞有奇功。

【临床报道】 将 168 例患者随机分为 2 组,对照组 80 例予肠溶阿司匹林、乙氧黄酮等并配合降压药物治疗;治疗组 88 例在对照组基础上加用补阳还五汤加减治疗,组方:生黄芪 50g,当归尾 15g,赤芍 15g,鸡血藤 10g,红花 15g,地龙 10g,桃仁 10g,大黄 10g,葛根 15g,丹参 15g,枸杞子 30g,白芍 15g,石菖蒲

15g,随症加减。治疗4个月后,治疗组总有效率98%,对照组78%,2组比较有显著性差异(P均$<$0.05);治疗组治疗后全血黏度、血细胞比积、血浆黏度与对照组比较有显著性差异(P均$<$0.05)。补阳还五汤加减治疗脑卒中后遗症临床疗效可靠。[武传昇.补阳还五汤加减治疗脑卒中后遗症疗效观察.现代中西医结合杂志,2011,20(6):675～676]

案例 12-39

段某,男,65岁,2001年3月5日初诊初诊。主诉:胸闷、心慌2年余,加重半年。曾在当地医院诊断为冠心病心绞痛。近半年来有时心前区疼痛,发作不定时,疼痛时心慌出汗,不能动,自感疲乏无力,纳少,消瘦。舌质淡而暗,苔薄白,脉细弱而涩。综合脉证,诊为胸痹,证属心脉痹阻,气虚血弱,治当益气除痹,畅通血行,方拟补阳还五汤加减:黄芪30g,当归12g,川芎18g,赤芍15g,桃仁6g,红花6g,地龙10g,瓜蒌15g,薤白10g,炒枣仁15g,生山楂15g。6剂水煎服。2001年4月5日二诊,患者述上方服6剂后感到有明显疗效,胸闷胸痛减轻,四肢有力,纳食增加。因路途较远,交通不便,当地医生建议不必更方,继续服上方约30剂。二诊时,诸症大减,胸闷偶发,胸痛已未发作,再求巩固之方,鉴于患者年岁偏大,按气虚血瘀治疗已获良效,故仍以上方为主加补肾药杜仲、寄生,作成散剂,每次冲服6g,以防再发。[张梅奎.张学文教授运用补阳还五汤的经验.北京中医药大学学报(中医临床版),2003,10(3):40～41]

【按语】 冠心病心绞痛临床有瘀血阻滞、痰湿痹阻、气阴两虚、胸阳不振等型,分型施治多有效验。然此例患者除心脉痹阻外,还有其他两种情况在治疗时应予以注意。第一,气虚症状甚为明显,气虚无力鼓动心脉,可造成心脉痹阻;第二,心气不足,饮食减少日久,心血亦虚,血不养心,则可出现心慌、心悸、脉细等症。故治以补阳还五汤补气活血为主,加瓜蒌、薤白以宽胸行气通痹,炒枣仁配当归以补养心血,生山楂既能活血化瘀又可以消食健胃。故用后效果十分显著。因此,只要抓住气弱乏力、纳差、脉弱、自汗等气虚之症,再加瘀血症状,即可放心使用。

小蓟饮子《丹溪心法》

【组成】 生地24g,小蓟15g,滑石12g,木通6g,蒲黄(炒)9g,藕节9g,淡竹叶6g,当归(酒浸)6g,山栀子(炒)9g,炙甘草6g。

【用法】 水煎服。

【功用】 凉血止血,利尿通淋。

【主治】 下焦热结之血淋。尿中带血,小便频数,赤涩热痛。舌红苔黄,脉数。

【方解】 方中重用生地凉血止血,养阴清热;小蓟为凉血止血之要药,共为君药。蒲黄、藕节凉血止血,且活血消瘀,可使血止而不留瘀,共为臣药。滑石、竹叶、木通清热利尿通淋;栀子清下焦之火,导热下行;当归养血活血,引血归经,共为佐药。使以甘草调和诸药。故诸药配伍以凉血止血,利尿通淋。

【方歌】 小蓟饮子藕蒲黄,木通滑石生地襄,归草黑栀淡竹叶,血淋热结服之良。

【临床报道】 将60例患者随机分成两组,对照组30例,予雷公藤多苷每次20mg,每日3次,口服;双嘧达莫50mg,每日3次,口服;中等剂量激素(泼尼松30～40mg)口服。治疗组在对照组基础上加用小蓟饮子加味观察临床疗效。结果:治疗组总有效率93.33%,对照组总有效率73.33%,临床疗效明显优于对照组。结论:小蓟饮子加味具有很好的消除IgA肾病血尿的功效。(谷燕,等.小蓟饮子加味治疗IgA肾病血尿30例疗效观察.云南中医药学报,2012,35(2):139)

案例 12-40

孔某,男,35岁,1976年6月10日初诊。近日工作较累,昨夜突感腹部不适,似有热感,尿血,尿道不疼,视其所用尿盆,如同宰鸡接血之盆,全无尿液,都是血。舌略红,脉象细数。辨为心移热于小肠膀胱热盛之证。当时嘱他曰:药方开好后,带着药,收住院治疗。处方:生地炭30g,蒲黄炭(布包)12g,川木通5g,小蓟炭30g,炒黄柏12g,茯苓25g,猪苓20g,泽泻20g,琥珀粉(装胶囊,随汤药服)3g,川黄连9g,麦冬9g,草红花6g。3剂。二诊:6月13日。今日查病房时,自云尿血已止住,小便通利,只是睡眠仍不佳,心烦不安,舌尖尚微红,脉象仍沉细略数。知病已减轻,仍加减上方。生地15g,川木通5g,蒲黄(布包)9g,小蓟炭30g,炒黄柏12g,茯苓15g,猪苓20g,车前子(布包)10g,桃仁10g,灯心草3g,乌药10g,三七粉2g,琥珀粉3g。二药装胶囊吞服。服上药后,未再发生血尿,身体恢复正常而出院。回家休息2周后即上班工作。(焦树德.树德中医内科.北京:人民卫生出版社,2005:425～426)

其他解表剂如表12-20所示。

表 12-20 其他理血剂简表

	功用	主治	证治要点	药物组成
生化汤（《傅青主女科》）	化瘀生新,温经止痛	产后瘀血腹痛,恶露不行,小腹冷痛	恶露不行,少腹冷痛	当归、川芎、桃仁、干姜、甘草(童便、黄酒)

理血剂相关中成药如表 12-21 所示。

表 12-21 中成药

	功用	主治	用法用量	药物组成
脉管炎片	活血通脉,理气止痛	用于冠心病、脑血栓、脉管炎等栓塞性疾病	口服。4 片/次,3 次/日。	丹参、红花、郁金、乳香、川芎、生地黄、降香、没药
冠脉宁	活血化瘀,疏通经络,行气止痛,宁心养阴,辟秽化浊	用于胸痹证,如冠心病、心绞痛、心血管供血不足、心肌细胞营养不良等,以及冠状动脉硬化引起的胸刺痛、肩背痛、少寐多梦、心悸不宁和脑动脉硬化引起的头晕头痛、脑梗死等症	糖衣片:10 片/板,口服,5 片/次,3 次/日,或遵医嘱。20 日为 1 个疗程,可连用 2 个疗程。注意孕妇忌服	丹参、当归、红、血竭、鸡血藤、延胡索、乳香、没药、桃仁、何首乌、黄精
地奥心血康	活血化瘀,宣痹通阳,行气止痛	用于胸痹、眩晕、胸闷、心悸、气短等症。目前临床多用于预防和治疗冠心病心绞痛、高血压、高血脂等心血管疾病	胶囊剂:100mg/粒,口服,100～200mg/次,3 次/日,2 个月为 1 个疗程	黄山药甾体总皂苷

十三、补 益 剂

凡以补益药为主组成,具有补养气、血、阴、阳等作用,治疗各种虚证的方剂,称为补益剂。属八法中的补法。补益剂可分为四类:补气剂,适用于肺脾气虚病证,以四君子汤为代表方;补血剂,适用于血虚病证,以四物汤为代表方;补阴剂,适用于阴虚病证,以六味地黄丸为代表方;补阳剂,适用于阳虚病证,以金匮肾气丸为代表方。

补气、补血、补阴、补阳虽各有重点,但气血相依,阴阳互根,因此补气时可配伍补血药,补血时常加补气药,补阴时可佐以补阳药,补阳时可佐以补阴药。注意事项:真实假虚证及正气未虚而邪气亢盛者,均不能使用补益剂。对虚不受补者,宜先调理脾胃。

四君子汤《太平惠民和剂局方》

【组成】 人参、炙甘草、茯苓、白术各等分。

【用法】 水煎服。

【功用】 益气健脾。

【主治】 脾胃气虚证。食少便溏,语音低微,倦怠无力。舌淡苔白,脉虚弱。

【方解】 方中人参味甘性温,益气健脾,为君药。脾虚失运易生湿,故以白术健脾燥湿,为臣药。茯苓健脾渗湿,为佐药。茯苓与白术合用则加强健脾祛湿之力。甘草益气和中,调和诸药,为佐使药。故诸药配伍有益气健脾之功。

【方歌】 参术苓草四君汤,脾胃气虚赖此方,体弱羸瘦兼便溏,益气健脾效相当。

【临床报道】 将喂养不耐受早产儿 90 例随机分为空白组(每次喂奶前予非营养性吸吮 10 min)、对照组(非营养性吸吮加小剂量红霉素)、治疗组(在对照组的基础上加用加味四君子汤)各 30 例。治疗 2 周后比较各组血红蛋白、血细胞比积、红细胞数及贫血发生率,并评估药物不良反应。结果:疗程结束后,对照组及治疗组血红蛋白、血细胞比积和红细胞数均较空白组高(P 均<0.05)。与对照组、空白组比较,治疗组治疗后贫血发生率降低(P 均<0.05)。治疗组喂服中药未见明显不良反应。结论:加味四君子汤治疗喂养不耐受早产儿贫血安全有效。(李朝晖,等. 加味四君子汤对喂养不耐受早产儿贫血的治疗作用. 山东医药,2014,17(10):154)

【名老中医经验】 焦树德教授常用四君子汤加陈皮、生麦芽、焦神曲、莲子肉、焦山楂、黄芪、香附等,治疗因患慢性胃肠炎而导致体倦神疲,面色无华,食欲不振,消化不良,舌苔薄白,或舌质较胖,脉象虚或濡者。治气虚而头痛加白芷、蔓荆子、川芎。治气虚而眩晕加天麻、白芷、钩藤、川芎、黄芪。治脾气虚而泄泻者,加车前子、桔梗(少量)、土炒白芍、肉豆蔻、茯苓加量,伏龙肝 60～120g 煎汤代水。治气虚咳喘加苏子、五味子、桑白皮、橘红、沉香、砂仁。

本方的人参在一般情况下,可用党参代之,用量可稍加大。对虚弱重证,仍需用人参。气虚兼手足畏冷、喜着衣者可用红人参。兼有口干者,可用白人参。(焦

树德．方剂心得十讲．北京：人民卫生出版社，1995：16）

案例 12-41

吕某，男，3 个月，因发热咳嗽于 1959 年 1 月 15 日住某医院，诊为小叶性肺炎，单纯性消化不良。经中西药治疗，至 1 月 26 日，肺炎已基本消失，腹泻仍不止，继服止涩之剂和饥饿疗法。于 1 月 30 日请蒲老会诊：患儿每日仍泄泻十余次之多，为黄色水样，不发热，不咳亦不呕，腹不满，精神委靡，舌质不红无苔，两手脉沉缓无力，按此证肺炎虽愈，脾阳下陷，治宜补中益气，升阳举陷。处方：党参一钱，白术（炒）一钱，茯苓二钱，炙甘草八分，陈皮一钱，升麻五分，柴胡三分，防风五分，粉葛根八分，泽泻八分，生姜二片，大枣二枚。连服 5 日而大便渐趋正常，痊愈出院。（中国中医研究院．蒲辅周医案．北京：人民卫生出版社，1972：214～215）

【按语】 小儿泄泻一证，致病之因各异，或乳食停滞不化，或感受寒暑外邪，或脾虚作泻，故其调治之法亦异。本例既非饮食停滞，故饥饿疗法无功，亦非久病滑泄，故止涩之剂不效。唯其脾阳下陷，转输无权，故升阳举陷，适中病机，不五日而病愈。可见详细辨证，是提高疗效的关键。

补中益气汤《脾胃论》

【组成】 黄芪 18g，人参 9g，白术 9g，炙甘草 3g，升麻 3g，柴胡 3g，当归 9g，陈皮 6g。

【用法】 水煎服。亦有丸剂，每服 6g，日 2 次。

【功用】 补中益气，升阳举陷。

【主治】 脾胃气虚证：食少便溏，少气懒言，神疲体倦，四肢乏力，舌淡苔白，脉弱。脾虚下陷证：在脾胃气虚证基础上见有头晕目眩，胃下垂，脱肛，子宫脱垂，久泻，久痢，崩漏等病证。

【方解】 方中重用黄芪补中益气，为君药；人参、白术、炙甘草益气健脾，为臣药，与黄芪合用，共收补中益气之功；陈皮理气和中，助白术燥湿健脾，当归补血，共为佐药；升麻、柴胡升阳举陷，升提下陷之中气，为佐使药。故诸药配伍有补中益气，升阳举陷之功。

【方歌】 补中益气芪术陈，升柴参草当归身，虚劳内伤中气陷，调补升阳效力神。

【临床报道】 采用补中益气汤加味治疗气虚型便秘，药物组成：黄芪 20g，党参 10g，炒白术 9g，当归 12g，升麻 5g，柴胡 5g，陈皮 10g，炙甘草 5g，生首乌 10g，肉苁蓉 10g。气虚者黄芪加至 30～50g，党参加至 20～30g；兼有血虚者加熟地 15g，首乌 15g；阴液不足者加生地 15g，麦冬 15g，郁李仁加至 30g；每日 1 剂，水煎服，每日 3 次。治疗 4 周后总有效率达 92.86%。［胡昌

珍，等．补中益气汤加减治疗老年气虚型便秘的疗效，中国老年学杂志，2012，32（3）：600～601］

案例 12-42

李某，男，57 岁，1961 年 4 月 17 日初诊。从 1952 年起头晕，当时头晕较剧，如立身车，感觉周围环境转动，呕吐，血压低，耳鸣如蝉声，于 1953 年、1957 年均同样发作过，西医检查有耳内平衡失调，为梅尼埃综合征。近 2 个月来头昏头晕，不能久看书，稍久则头痛头晕加重，胃部不适，有欲吐之感，并有摇晃欲倒，食纳减退，体重亦减，常嗳气，矢气多，大便正常，晚间皮肤发痒，西医认为荨麻疹，影响睡眠，噩梦多，小便稍频，有少许痰，有时脱肛，脉弦细无力，舌淡无苔，根据脉证认为属中虚脾弱夹痰，兼心气不足，治宜先益中气，调脾胃，佐以宁心理痰，用补中益气汤加味，处方：炙黄芪四钱，党参二钱，柴胡八分，升麻八分，白术二钱，当归一钱五分，陈皮一钱五分，炙甘草一钱，茯神二钱，炒远志一钱，法半夏二钱，生姜三片，大枣三枚，服五剂，隔天一剂。5 月 12 日二诊：服药后诸症均见轻，夜寐欠安，脉迟滑，舌正中心苔薄黄腻，似有食滞之象，仍宜调和脾胃，健强中气兼消胃滞，原方黄芪改为二钱，加枣仁二钱，焦山楂一钱，服 3 剂。5 月 31 日三诊：服上药后自觉很见效，食欲及睡眠好转，二便调，精神佳，看书写字能较前多些，但超过 1 小时就觉烦躁及头部发紧，小便正常，脉虚，舌正无苔，改用心脾肝并调，以丸剂缓治。补中益气丸八两，每早服二钱，归脾丸八两，每晚服二钱，感冒时停服。药后头晕失眠等症基本消失。（中国中医研究院．蒲辅周医案．北京：人民卫生出版社，1972：5～6）

【按语】 本例西医诊为梅尼埃综合征，时发时止，多用脑后易发，而且呕吐欲倒，并有脱肛等症，中医系眩晕为病。本例既非风、火、痰的实证，亦非肝肾不足之虚候，其脉弦细无力，其证纳差、脱肛、不能用脑等，系中虚劳伤兼心气不足，所以用补中益气汤，加茯神、远志安神宁心，法半夏、生姜降逆止呕，诸症均减，以后又加枣仁安神、宁心、养肝、补血，焦山楂助胃健脾而更好转，最后用补中、归脾丸而善其后。

【附方】 参苓白术散《太平惠民和剂局方》

【组成】 莲子肉 9g，薏苡仁 9g，砂仁 6g，桔梗 6g，白扁豆 12g，茯苓 15g，人参 15g，甘草 9g，白术 15g，山药 15g。

【用法】 为细末，每服 6g，大枣汤调下；亦可水煎服。

【功用】 益气健脾，渗湿止泻。

【主治】　脾虚湿盛证。脘腹痞闷,肠鸣泄泻,神疲体倦,四肢乏力,面黄消瘦。舌淡苔白腻,脉虚缓。

【临床报道】　采用参苓白术散加减,方药:黄芪30g,党参、白术各15g,茯苓、莲肉、山药、白扁豆各20g,当归、升麻及柴胡各12g,薏苡仁25g,陈皮9g,湿热者加白花蛇舌草20g,半枝莲30g,蒲公英12g,口渴者加芦根20g,知母3g,阴虚甚者加玉竹12g,石斛15g,黄精12g,呕吐严重者加竹茹12g,姜半夏12g,丹参12g,三七末6g。煎至250ml,早晚温服,1天1剂,连用3个月。配合化疗治疗本病56例,并设对照组单化疗,观察两组患者近期疗效及生活质量、消化道、血液系统毒副作用。结果:两组近期疗效较治疗前均有改善,治疗组治疗后生活质量及消化、血液系统毒副作用各项临床指标明显优于对照组,差异均有统计学意义($P<0.05$)。结论:本方法对本病有益气健脾,活血散结的功效,对中晚期胃癌有明显的疗效,有改善生存质量,减轻化疗的毒副作用。(李自强.参苓白术散加减配合化疗治疗中晚期胃癌27例.陕西中医,2011,32(1):4～6)

案例 12-43

　　高某,男性,60岁。慢性萎缩性胃炎病史10年,主诉胃脘胀满,食少便秘,形体消瘦,胃镜及病理活检示:慢性中、重度萎缩性胃炎。脉细弦,舌苔薄腻,质偏红,证属脾胃虚弱,气阴营血俱亏,法当益气健脾,调营和阴。处方:参苓白术散加川石斛10g、丹参10g、陈木瓜10g、炙乌梅10g、六神曲10g、香谷芽12g。进服上方2周后,食欲转旺。至3个月,脘胀显著减轻,面色转润,胃纳增进,形体亦见丰腴,脉弦象略和,舌质偏红转淡。6个月后门诊随访,诸症均瘥,胃镜及病理复查示:慢性浅表萎缩性胃炎。[张亚声,等.张镜人用参苓白术散的独到经验.上海中医药杂志,2000,(11):10～11]

【按语】　慢性胃炎的病位,虽在于胃,但其病机,却涉及肝脾两脏与少阳胆腑,且脾胃共居中焦,脾气宜升、胃气宜降,脾喜刚燥、胃喜柔润,两者的生理相反相成,最为密切。临床可见,慢性胃炎病起之初,常由肝胆郁热犯胃而致,然亦易侵及脾家。胃炎在浅表阶段时,多偏重肝胃失调,气滞热郁;日久易导致络损血瘀,加之病情迁延,伤戕中气,气血俱累,煦濡无能,遂易引起胃黏膜腺体萎缩。故慢性萎缩性胃炎,多偏重脾胃不和,而呈气虚血瘀的证候。其临床证候特点是胃脘胀满,少有疼痛,食欲减退等症。参苓白术散当属首选,再加活血和营、养血调营之品,往往能获良效。

玉屏风散《医方类聚》

【组成】　防风6g,炙黄芪、白术各12g。

【用法】　水煎服。

【功用】　益气固表止汗。

【主治】　表虚自汗。汗出恶风,体虚易感冒,神疲乏力,面白无华。舌淡苔薄白,脉浮虚。

【临床报道】　玉屏风散加减治疗自汗,主方为黄芪、白术、防风、煅牡蛎、浮小麦、夜交藤、太子参,在此基础上辨证加减。结果:38例患者,治愈29例,好转7例,总有效率为94.7%。玉屏风散加减治疗自汗疗效满意,可临床上选择应用。[乔宇,等.玉屏风散加减治疗自汗38例分析.吉林医学,2013,34(10):14]

案例 12-44

　　何某,男性,39岁。于1973年4月9日来诊。其证系甲状腺瘤摘除后,身体较弱,为疏活血消瘦之剂予之。4月19日复诊,自诉服前药几剂后,又服抗甲状腺肿西药,服后汗出不止,且恶风,每天感冒2～3次,虽处密室也不免,颇苦恼。诊其脉弦大,舌有齿痕而胖,断为疏解肌表有过,而伤表阳,致使不能卫外,津液因之不固而外泄,且畏风感冒。这与伤风的自汗不同,彼责之邪实,此责之表虚,彼宜散,此宜补,因投以玉屏风散,为粗末,每用9g,日煎服2次,服1个月为限,观后果如何。服前散剂20日后,又来复诊,云汗已基本不出,感冒亦无。诊其脉,弦大象亦减,唯舌仍胖大。嘱再续服10天,以竟全功。(陈可冀,等.岳美中医学文集.北京:中国中医药出版社,2000)

【按语】　本方的临床运用,岳美中既多心得且颇启迪心智。他说,"我往年尝以玉屏风散作汤用,大其量,治表虚自汗,3～5剂后。即取得汗收的效验。但不日又复发。再服再效,再复发,似乎此方只有短效而无巩固的长效作用。后见我院蒲辅周老医师治疗这种病证,用散剂。每日服9g,坚持服到1个月,不独汗止,且疗效巩固,不再复发。我才恍然悟到表虚自汗,是较慢性的肌表生理衰弱证。想以药力改变和恢复生理,必须容许它由量变达到质变,3～5剂汤剂,岂能使生理骤复?即复,也是药力的表现,而不是生理的康复。因之现在每遇表虚自汗证,唯取散剂持续治之,比较长期的服用,结果疗效满意。又蒲老用玉屏风散,白术量每超过黄芪量。考白术是脾胃药而资其健运之品,脾健则运化有权。慢性病注重培本,是关键问题。此方加重白术用量,是有其意义的。"

四物汤《太平惠民和剂局方》

【组成】　熟地12g,当归9g,白芍6g,川芎6g。

【用法】　水煎服。

【功用】　养血调经。

【主治】　血虚血滞证。心悸失眠,头晕目眩,面色无华,月经不调,量少不畅,或经行腹痛。舌淡,脉细或细涩。

【方解】　本方为补血调经的主方。方中熟地滋阴养血为君药;当归补血活血为臣药;白芍养血敛阴,川芎活血行气,共为佐药。故诸药配伍有养血调经之功。

【方歌】　四物地芍与归芎,血家百病此方宗,妇人经病常应用,临证之时在变通。

【临床报道】　四物汤加减治疗青春期女子痛经,组方:当归15g,白芍15g,熟地黄15g,川芎10g;气滞者加川楝子12g,香附12g;血瘀者加益母草10g;寒凝者加炮姜9g,炙甘草6g,每日1剂,水煎早晚分服。每月行经前5天开始服药,服至月经来潮1~2天,疼痛缓解后即停药。连续治疗3个月为1个疗程。总有效率89.94%。[钟亚莉.四物汤加减治疗痛经159例.中国中医急症,2012,21(8):1243]

【实验研究】　观察加味四物汤对特发性血小板减少性紫癜(ITP)模型小鼠的药效及免疫方面的影响。方法:用豚鼠抗小鼠血小板血清(GP-APS)建立免疫性ITP模型,并用相应药物进行治疗,按用药情况分模型生理盐水组,西药组(泼尼松治疗),中药组(加味四物汤治疗)。观察各组小鼠,骨髓有核细胞计数、血清IL-6含量变化及胸腺、脾脏指数等的变化情况。结果:与模型生理盐水组相比西药组与中药组外周血白细胞(WBC)、血小板(PLT)计数,骨髓有核细胞计数均显著升高($P<0.01$),血清IL-6含量也显著上升($P<0.01$),胸腺、脾脏指数明显升高($P<0.05$);西药组和中药组的外周血WBC、PLT,骨髓有核细胞计数,血清IL-6组间差异无统计意义($P>0.05$)。结论:加味四物汤可能通过调节细胞免疫、上调血清IL-6含量、提高机体免疫功能、改善骨髓造血微环境来实现对ITP模型小鼠的治疗作用。[冯晓燕,等.加味四物汤对血小板减少性紫癜小鼠影响的实验研究.重庆医学,2014,15(2):112]

案例12-45

　　汪石山治一妇,产后未经满月,怒气,血流如水,3日方止。随又劳苦,四肢无力,睡而汗出,日晡潮热,口干,五心如炙。诸医皆以柴、芩、薄荷之类,其热愈炽。诊其脉弦大无力,此蓐劳也。以四物汤一两,入胡黄连、秦艽、青蒿各五分,数服热退身凉。后以黄连八珍丸一料而安。(俞震,等.古今医案按·卷九.沈阳:辽宁科学技术出版社,1999)

【按语】　"血为气之母"。产后亡血伤津,阴血骤虚,阳无所依,浮越于外,而见潮热、口干、五心烦热如炙等虚热征象。前医误以外感发热治之,妄投柴、薄、芩等辛散苦燥之品,令阳气外浮之势益著,以致其热愈炽。后予四物汤补阴血虚损之本,俾血脉充盈阳气有所依附;再合胡黄连、秦艽、青蒿等清阳浮热盛之标,标本兼治而收热退身凉之效。

归脾汤《济生方》

【组成】　黄芪9g,人参6g,白术9g,炙甘草3g,当归9g,龙眼肉9g,茯神9g,酸枣仁12g,木香6g,远志6g,红枣3枚,生姜2片。

【用法】　水煎服。丸剂每服6g,日2次。

【功用】　健脾养心,益气补血。

【主治】　心脾两虚,气血不足。心悸怔忡,健忘失眠,食少体倦,面色萎黄,紫癜,崩漏,便血。舌淡,脉细弱。

【方解】　方中黄芪、人参、白术健脾益气,为君药;当归、龙眼肉养血补血;茯神、远志、酸枣仁养心安神;木香理气醒脾,使之补而不滞;姜、枣调和脾胃,共为臣佐药。炙甘草益气和中,调和诸药,为佐使药。故诸药配伍有健脾养心,益气补血之功。

【方歌】　归脾汤用参术芪,归草茯神远志宜,酸枣木香龙眼肉,煎加姜枣益心脾。

【临床报道】　选取100例心脾两虚型失眠患者随机分为治疗组和对照组,每组各50例,对照组采用艾司唑仑进行治疗,治疗组采用归脾汤加减治疗:黄芪20g,白术15g,茯苓15g,酸枣仁15g,龙眼肉10g,木香6g,当归12g,炙甘草10g,酸枣仁15g,远志12g,龙眼肉10g,生姜5片,大枣3枚。如心血不足者,可加熟地、白芍、阿胶以养心血。如不寐较重者,酌加五味子、柏子仁有助养心宁神,或加合欢花、夜交藤、龙骨、牡蛎以镇静安神。如兼见脘闷纳呆,苔滑腻者,加半夏、陈皮、厚朴等,以健脾理气化痰。水煎服,每日1剂,水煎汁200ml,早晚各服100ml,10天为1个疗程。结果:治疗组临床总有效率为98.0%,对照组临床总有效率为82.0%,两组疗效差异显著,具有统计学意义($P<0.05$)。结论:归脾汤加减治疗心脾两虚型失眠的临床疗效确切。[杨晓莲.归脾汤加减治疗心脾两虚型失眠50例的疗效观察.贵阳中医学院学报,2012,34(4):103~104]

案例 12-46

蔡某,女,25岁,1956年6月28日初诊。患者月经过多约1年,经某医院用黄体酮等治疗无效。最近7~8个月来经期尚准,唯经量逐渐增多,每次经行7~8日,夹有血块,经期有腰痛及腹痛。旧有胃病未愈,平时食纳欠佳,睡眠不好,梦多,大便时干时溏,小便黄热。并有头晕、面不华,久站或头向下垂之过久,则有恶心或呕吐现象。右下腹部有压痛。脉象弱软,舌淡无苔。此属冲任不固,气血失调,流血过多,五脏失营,治宜固冲任,调气血,并应增加营养及适当休息,节欲戒怒。处方:红人参二钱,茯神三钱,白术三钱,炙甘草二钱,龙眼肉五钱,炒枣仁五钱,炒远志二钱,绵黄芪一两,巴戟天五钱,杜仲五钱,破故纸三钱,牛膝二钱,龟板二两,鹿角霜一两,服五剂。7月3日复诊:于6月30日月经来潮,与上次无异,量多,色紫,有血块,并夹白色黏膜样物,精神欠佳,身乏无力,脉虚数,仍宜原法加减。处方:黄芪一两,当归二钱,川芎一钱五分,生地三钱,白芍三钱,潞党参三钱,生杜仲五钱,续断二钱,侧柏炭二钱,蒲黄炭二钱,炮姜炭一钱,地榆炭二钱,艾叶炭一钱,阿胶三钱(烊化),龙眼肉五钱,三剂。7月7日三诊:药后血量减少,内夹黏膜及血块均消失,睡眠转佳,唯腿软无力,经期6天即净,脉弦虚,宜气血两补。十全大补丸八两,每日早晚各服三钱,并以龙眼肉八两,每日用五钱煎汤送丸药。依上法经过4个月的治疗,经量及血块逐渐减少,而至恢复正常,并获得妊娠,足月顺产。(中国中医研究院.蒲辅周医案.北京:人民卫生出版社,1972:118~119)

【按语】 月经是一种正常的生理现象,如潮之有汛,故亦称月汛。若经行过多,则已失其常候,其因不外两种情形,一属血热妄行,治宜清热凉血,以遏其流;一属冲任受伤,血失统制,治宜调补冲任,以固其源。本例则属后者,故取甘温调养,以奇经为主,经4个月治疗,不仅月经渐复正常,而且受孕。

生脉散《内外伤辨惑论》

【组成】 人参6g,麦冬9g,五味子6g。

【用法】 水煎服。

【功用】 益气生津,敛阴止汗。

【主治】 热病气阴两伤证。汗多体倦,气短懒言,咽干口渴,干咳少痰。苔少,脉细或细数。

【方解】 方中人参味甘性温,益气生津,为君药;麦冬味甘性寒,养阴清热,为臣药;五味子味酸性温,敛肺止汗,生津止渴,为佐药。诸药配伍以益气生津,敛阴止汗。

【方歌】 生脉散中麦味参,气虚汗多口渴甚,病危脉绝急煎尝,此方益气又生津。

【临床报道】 选择82例患者随机分为治疗组和对照组,两组均予慢性充血性心力衰竭的标准治疗,治疗组在此基础上加生脉散加味,疗程2周。结果:中医证候疗效:治疗组和对照组总有效率分别为93.33%和75.68%,两组比较差异有统计学意义(P<0.05)。症状积分改善比较,治疗组和对照组有统计学差异(P<0.05)。心功能分级改善:治疗组和对照组总有效率分别为82.22%和64.86%,差异有统计学意义(P<0.05)。再次住院率:治疗组和对照组再次住院率分别为24.44%和48.65%,差异有统计学意义(P<0.05)。结论:对生脉散加味治疗45例慢性充血性心力衰竭气阴两虚兼心脉瘀阻证患者具有改善症状、提高生活质量、改善心功能、降低再住院率等作用。(曹玉军,等.生脉散加味治疗慢性充血性心力衰竭气阴两虚兼心脉瘀阻证临床观察.中国中医急症,2014,23(11):213)

案例 12-47

胡某,女,年龄8个月,因麻疹后16天继发高热而喘,于1961年3月18日住某医院。入院前16天出麻疹,继发高热为39~42℃,咳喘逐渐加重,发育差,营养不良,面色苍白,呼吸急促,无明显发绀,皮肤有色素沉着。化验血白细胞22300/mm³(22.3×10⁶/L),中性粒细胞0.67。胸透及摄片:左下肺野可见大片致密阴影。临床诊断:①麻疹后继发腺病毒肺炎;②重度营养不良。曾用青、链、金霉素和中药生脉散加味。3月20日请蒲老会诊:高热39.2℃,无汗,咳嗽多痰,喘促烦躁,胸腹满,大便干燥,面灰,口唇青紫,舌绛而脉细无力。属本体素禀不足,疹后肺胃阴液大伤,伏热未清,阴虚夹痰火之证。治宜养阴润肺,清热化痰,处方:玉竹二钱,麦冬一钱,知母一钱,黄连三分,清阿胶二钱,大青叶一钱,蛤粉三钱,天花粉一钱,粳米三钱,连服2剂。3月22日复诊:体温已降至37℃以下,烦减,喘憋亦减,面转黄,舌质已不绛无苔,脉虚。痰热虽减,阴液未充,续宜益气生津为治。处方:人参一钱,麦冬八分,五味子十枚,浮小麦三钱,大枣三枚,服2剂后,诸症悉平,停药观察3日出院。(中国中医研究院.蒲辅周医案.北京:人民卫生出版社.1972:158~159)

【按语】 蒲老常说:肺炎为病,解表宣透是首要治法,清热养阴不可用之过早,但有是证即当用是法。如本例本体素禀不足,兼之疹后伤阴,其舌绛,其脉细无力,其证高热、喘促,阴虚伏热现象十分明显,用玉竹、麦冬、阿胶以养其阴,黄连、知母、青叶以清其热,粳米、天花粉以生其津液,并用蛤粉一味咸镇化痰,2剂而热减阴复,说明治疗疾病不在某法之可不可用,在于其法用之当与不当。

六味地黄丸《小儿药证直诀》

【组成】 熟地24g,山萸肉12g,山药12g,茯苓9g,泽泻9g,丹皮9g。

【用法】 共研细末,炼蜜为丸,每服6g,日2次。或水煎服。

【功用】 滋补肾阴。

【主治】 肾阴虚证。腰膝酸软,头晕目眩,耳鸣耳聋,骨蒸潮热,盗汗,手足心热,遗精。舌红少苔,脉沉细数。

【方解】 方中重用熟地滋补肾阴为君药。山萸肉滋肾益肝,山药滋肾健脾,共为臣药。泽泻利湿泄浊,以防熟地之滋腻;丹皮清肝泻火,以制约山萸肉之温涩;茯苓渗健健脾利湿,助山药使脾健运,均为佐药。六药合用,三补三泻,其中补药用量重于泻药,是以补为主,是其配伍特点。故诸药配伍有滋补肾阴之功。

【方歌】 六味地黄益肾肝,萸茯山药泽泻丹,治疗腰酸晕耳鸣,遗精潮热与盗汗。

【临床报道】 选择90例亚健康患者为研究对象,将其平均分成研究组和对照组,所有患者都按照亚健康的常规治疗方式进行治疗,在此基础上采用六味地黄丸加减对研究组的患者进行治疗,处方组成为:熟地20g,山萸肉12g,山药18g,牡丹皮10g,茯苓8g,泽泻8g。对比两组的治疗效果,结果:研究组治疗各种类型亚健康的总有效率(88.89%)显著高于对照组(66.67%),差异有统计学意义($P < 0.05$)。六味地黄丸加减能有效改善亚健康状态,值得临床推广应用。(杨晓莲.六味地黄丸加减治疗亚健康疗效观察.亚太传统医药,2014,10(1):99~100)

> **案例 12-48**
>
> 东都王氏子,吐泻,诸医药下之,至虚,变慢惊。后又不语,诸医作失音治之。钱曰:既失音,开目而能饮食,又牙不紧,而口不紧也,诸医不能晓。钱以地黄丸补肾,治之半月而能言,一月而痊也。(宋·钱乙撰.小儿药证直诀卷中.鲁兆麟主校.沈阳:辽宁科学技术出版社,1995)

【按语】 小儿慢惊日久,肾阴渐损,肾水不能上润肺金而致失音,予六味地黄丸益肾养阴,滋水生金而瘥。

【名老中医经验】 焦树德教授对甲状腺功能亢进的患者,出现口渴引饮,小便频多,性急烦躁,颧红低热,心慌心悸,消谷善饥,大便干涩,脉细数或弦数,重按无力,尺脉较弱等症者,以此方加减常收佳效,举方例如下:生地30g,山萸肉10g,山药12g,泽泻10g,丹皮10g,玄参30g,生白芍12g,生石膏30g,天花粉15g,生牡蛎(先下)30g,川贝母10g,香附10g,炒黄芩10g,珍珠母30g,水煎服,须服用1~2个月,如有效,可继服。(焦树德.方剂心得十讲.北京:人民卫生出版社,1995:48)

肾气丸《金匮要略》

【组成】 干地黄24g,山药12g,山萸肉12g,泽泻9g,茯苓9g,丹皮9g,桂枝3g,附子(炮)3g。

【用法】 共研细末,炼蜜为丸,每服6g,日2次。或水煎服。

【功用】 补肾助阳。

【主治】 肾阳不足证。腰痛膝酸软,腰以下常有冷感,少腹拘急,小便清长,或夜尿多,阳痿,或水肿。舌淡苔薄白,脉沉细。

【方解】 方中附子、桂枝温补肾阳,共为君药。干地黄滋阴补肾、山萸肉滋肾益肝、山药补肾健脾;共为臣药。泽泻利湿泄浊,茯苓健脾渗湿,丹皮清泻肝火,使之补而不腻,均为佐药。全方阴阳并补,意在阴中求阳。故诸药配伍以补肾助阳。

【方歌】 肾气丸疗肾阳虚,桂附地黄加山萸,山药丹皮泽茯苓,引火归原热下趋。

【临床报道】 济生肾气丸加减治疗,药物有:附子、肉桂各10g,熟地20g,茯苓、山药各15g,泽泻、丹皮各9g,山茱萸12g,川牛膝18g,车前子30g。加减:胸闷憋闷者加瓜蒌皮、薤白各10g,丹参30g,降香6g,脾虚者加黄芪、薏仁各30g,生白术20g,枳壳12g。水煎服,每天2次。结果本组50例患者,显效26例,占52%,有效18例,占36%,有效率为88%。肾气丸加减治疗水肿有较好疗效。(黄耀生.济生肾气丸加减治疗水肿50例疗效观察.中医中药,2014,3:391~392)

> **案例 12-49**
>
> 张某,男,86岁,住某医院。1960年4月25日会诊。患者腰背酸痛,足冷,小便短而频,不畅

利,大便难,口干口苦,饮水不解。舌淡少津无苔,脉象右洪无力,左沉细无力。脉证兼参,属阴阳两虚,水火皆不足,治宜温肾阳滋肾阴,以八味地黄丸加减。处方:熟地三钱,云茯苓二钱,怀山药二钱,泽泻一钱五分,熟川附子一钱五分,肉桂(去粗皮盐水微炒)五分,怀牛膝二钱,杜仲(盐水炒)三钱,破故纸三钱 水煎取汁,加蜂蜜一两兑服,连服三剂。复诊:服前方,腰背酸痛、口干口苦俱减,足冷转温,大便畅,小便如前,舌无变化,脉略缓和,原方再服 3 剂。三诊:因卧床日久未活动腰仍微痛,小便仍频,西医诊断为前列腺肥大,其余无不适感觉,高年腰部痛虽减,但仍无力,宜继续健强肾气,以丸剂缓服。处方:熟地三两,山萸肉一两,茯苓二两,怀山药二两,泽泻一两,熟川附子一两,肉桂三钱,怀牛膝一两,破故纸二两,杜仲二两,菟丝子(炒)二两,巴戟天一两

共研为细末,和匀,炼蜜为丸(每丸重三钱),每晚服 1 丸,并每早服桑椹膏一汤匙,开水冲服连服 2 料而恢复健康,至今 5 年多未复发。(中国中医研究院. 蒲辅周医案. 北京:人民卫生出版社,1972:36~38)

【按语】 命门居肾中,统司水火,为人身生命之本,所以命门之火谓之元气,命门之水谓之元精。五液充则形体赖以强壮,五气治则营卫赖以和调。今以高龄之人,真阴本亏,元阳亦微,津润气馁,不能传送,致成尿频便结,阳虚阴结征象。故主以水火两调之剂。用桂附八味丸去丹皮凉血之品,加牛膝、杜仲、破故纸、菟丝子、巴戟天补肝肾,强筋骨之药,既育阴以滋干涸,复温化以培阳气,俾肾中水火渐充,而形体得健,营卫以和,故腰疼足冷,尿秘便难均能平治。

其他补益剂如表 12-22 所示。

表 12-22 其他补益剂简表

	功用	主治	证治要点	药物组成
当归补血汤(《内外伤辨惑论》)	补气生血	血虚发热证	肌热面红,烦渴欲饮,脉洪大而虚,重按无力,妇人经期,产后血虚,发热头痛,疮疡溃后,久不愈合	黄芪、当归
炙甘草汤(《伤寒论》)	滋阴养血,益气温阳,复脉止悸	阴血不足,阳气虚弱证,虚劳肺痿证	心动悸,脉结代,虚羸少气,舌光少苔,质干瘦,咳嗽,咳痰不多,涎唾多,虚烦不眠,自汗盗汗,大便干结,脉虚数,咽干舌燥	生地、炙甘草、生姜、人参、桂枝、阿胶、麦冬、火麻仁、大枣
一贯煎(《续名医类方》)	滋阴疏肝	肝肾阴虚,肝气不舒证	胸脘胁痛,吞酸吐苦,口咽干燥,舌红少苔,疝气瘕聚	生地、北沙参、麦冬、当归、枸杞子、川楝子
百合固金汤(《慎斋遗书》)	滋肾保肺,止咳化痰	肺肾阴虚,虚火上炎	咳嗽气喘,痰少而黏,甚则痰中带血,头晕潮热,舌红少苔,脉细数	百合、熟地黄、生地黄、当归、麦冬、白芍、贝母、玄参、桔梗、甘草

补益剂相关中成药如表 12-23 所示。

表 12-23 其他补益剂中成药

	功用	主治	用法用量	药物组成
左归丸	补肾滋阴,填精益髓	用于真阴肾水不足,不能滋养营卫,渐至衰弱,或肾阳不足之头晕目眩、耳鸣、腰膝酸软无力、遗精盗汗、骨蒸潮热等属于精髓内亏、津液枯涸的病症。现代常用于高血压、贫血、耳源性眩晕、腰肌劳损、性功能减退及神经官能症等见有上述表现者	小蜜丸:9g/次,2~3 次/日,饭前温开水送服。注意脾虚便溏、胃弱痰多者慎用	熟地黄、山药(炒)、山茱萸、菟丝子、鹿角胶、龟甲胶、枸杞子、牛膝(炒)、茯苓
乌须黑发丸(精)(七宝美髯丸)	滋养肝肾,补益精血,乌须黑发	用于肝肾亏虚、精血不足之须发早白、脱发、腰膝酸软、头晕耳鸣、神疲乏力、头痛、面色萎黄不华及失眠、健忘、遗精早泄、女子月经不调等症,但以治须发早白、脱发最宜。现代多用于神经衰弱、贫血、低血压、神经官能症、慢性前列腺炎、慢性盆腔炎、慢性肾炎、肾功能不全等属肝肾亏虚者	口服。①蜜丸剂:120g/瓶,成人 9g/次,3 次/日。②糖浆剂:10ml/支,成人 10ml/次,2~3 次/日。注意忌气恼;忌食寒凉及辛辣酒热之物	何首乌、当归、菟丝子、枸杞、茯苓、怀牛膝、补骨脂

续表

	功用	主治	用法用量	药物组成
十全大补丸	补养气血,温暖命门	用于气血两虚之面色苍白、气短心悸、食欲不振、头晕自汗、体倦乏力、四肢不温、妇女月经不调,以及疮疡由于气血两虚而不能透发、或疮疡溃破后脓液清稀日久不愈者	①大蜜丸:9g/丸,1丸/次,3次/日;②水蜜丸:120g/瓶,6g/次;③糖浆剂:120ml/瓶,10ml/次,3次/日。注意内有实热者不宜服用	党参、茯苓、白术(炒)、熟地黄、川芎、白芍(酒炒)、炙甘草、炙黄芪、肉桂、当归
知柏地黄丸	滋阴降火	用于肝肾阴虚、虚火上炎所致的腰膝酸软、头目昏晕、耳鸣耳聋、牙痛及口干咽痛、遗精、盗汗、小便短赤,或骨蒸潮热、颧红、喉燥等。现代多用于神经衰弱、肺结核、糖尿病、甲状腺功能亢进、肾结核、慢性肾炎、高血压、功能性子宫出血等属于肝肾阴虚、兼有内热者	①小蜜丸:120g/瓶,9g/次;②水蜜丸:6g/次;③大蜜丸:9g/次。均2次/日,空腹温开水送下。注意脾虚便溏、消化不良者不宜用	知母、黄柏、熟地黄、山茱萸、牡丹皮、山药、茯苓、泽泻
薯蓣丸	补益气血,调理脾胃	用于气血不足,脾胃不和引起的身体瘦弱、失眠健忘、精神倦怠、四肢麻木、气短乏力、自汗、盗汗、畏风、胃脘疼痛、食欲不振、咳嗽痰中带血、痹证疼痛,以及月经不调、闭经等症。现代多用于肺结核、风湿关节炎、类风湿关节炎见有虚损表现者	蜜丸剂:38/丸,2~3丸/次,2次/日,温开水送服。注意忌食生冷油腻	山药、大枣(去核)、甘草、地黄、当归、六神曲(麸炒)、大豆黄卷、桂枝、人参(去芦)、阿胶、白术(麸炒)、白芍、川芎、苦杏仁(去皮炒)、防风、麦冬、茯苓、柴胡、桔梗、干姜、白蔹

十四、固 涩 剂

凡以固涩药为主组成,具有收敛固涩作用,以治疗气、血、精、津液耗散滑脱之证的方剂,称为固涩剂。固涩剂分为:涩精止遗剂,适用于肾虚失藏,精关不固的遗精滑精等,以金锁固精丸为代表方;涩肠固脱剂,适用于内脏虚寒的久泻、久痢之滑脱证,以四神丸为代表方;收敛止带剂,适用于妇女带脉不固的赤白带下证,以清带汤为代表方。

注意事项:由实邪所致的热病多汗、火扰精室、热病初起、食滞泄泻、实热崩带等,均非固涩剂所宜。

金锁固精丸《医方集解》

【组成】 沙苑蒺藜、芡实、莲须各60g,煅龙骨、煅牡蛎各30g。

【用法】 共研细末,莲子粉糊为丸,每服6g,盐汤冲服。

【功用】 补肾涩精。

【主治】 肾虚精关不固。遗精滑泄,腰膝酸软,耳鸣耳聋,神疲乏力。舌淡苔白,脉细弱。

【方解】 方中沙苑蒺藜善于补肾固精,为君药;芡实、莲子长于补肾益精,为臣药;龙骨、牡蛎固涩止遗,莲须收敛固精,共为佐药。故诸药配伍以补肾涩精。

【方歌】 金锁固精沙蒺藜,龙骨牡蛎芡连须,莲粉糊丸盐汤下,专治滑精与精遗。

【临床报道】 将60例弱精子不育症患者以就诊顺序按简单数字法分为治疗组30例和对照组30例。对照组予氯米芬25mg/d,连服25天,停药5天。治疗组予金锁固精汤治疗。方药组成:沙苑蒺藜(炒)30g,芡实蒸20g,莲须20g,龙骨(酥炙)15g,每日1剂,水煎温服。牡蛎盐水煮一日一夜煅粉3g,冲服。隔1个小时后给予氯米芬25mg/d,连服25天,停药5天。两组均以1个月为1个疗程。连续治疗3个疗程后进行疗效判定。比较两组患者精子活动力、密度情况及配偶怀孕率。结果:两组差异有统计学意义($P<0.05$)。两组治疗后精子活动力和密度均显著提高($P<0.05$)。结论:金锁固精丸配合氯米芬治疗男性少精弱精症能提高精子活动力和密度,对男子弱精子不育症有较好的治疗作用。[朱德元.金锁固精丸治疗男性少精弱精症的临床研究.中国中医药咨讯,2010,2(1):17]

四神丸《内科摘要》

【组成】 补骨脂120g,肉豆蔻、五味子各60g,吴茱萸30g。

【用法】 共为细末,水适量,姜枣同煎,待枣煮烂,取枣肉,合药末捣为丸。每服6g,空腹温水送下,日2~3次。亦可水煎服。

【功用】 温肾暖脾,固肠止泻。

【主治】 脾肾阳虚泄泻证。五更泄泻,食饮不振,食物不化,腰膝酸软,脘腹冷痛,神疲乏力。舌淡苔薄白,脉沉迟无力。

【方解】 方中重用补骨脂善补命门之火,温运脾土,为君药;肉豆蔻温暖脾胃,涩肠止泻,为臣药;吴茱萸温中散寒,五味子酸敛固涩以止泻,为佐药;生姜暖胃散寒,大枣健脾益胃,为使药。故诸药配伍以温肾暖脾,固肠止泻。

【方歌】 四神故纸吴茱萸,肉蔻五味四药须,生姜大枣同煮烂,脾肾阳虚最适宜。

【临床报道】 92 例患者随机分为两组,对照组 30 例,治疗组 62 例。照组口服柳氮磺吡啶 1.5g,1 日 3 次,氢化可的松 100mg 加入 50g 植物油中每晚睡前做一次保留灌肠。治疗组口服四神丸煎剂与中药汤剂保留灌肠相结合,方药:禹余粮 20g,黄芪 15g,肉豆蔻、补骨脂、醋五味子、乌药、血余炭、吴茱萸各 10g,人参 8g。灌肠药基本方:三七、黄连各 10g,黄芩、白及各 15g,败酱草 20g 1 天 1 剂,加水 500ml,煎至 200ml,每日睡前保留灌肠,4 周 1 个疗程。1 个疗程后若症状消失,保留灌肠中药停用,继续口服上述四神丸煎剂 2～3 个疗程。结果:治疗组总有效率(90%)明显优于对照组(73%)(P＜0.05)。结论:四神丸煎剂合中药灌肠治疗慢性溃疡性结肠炎疗效显著。[杨荣生,等.四神丸煎剂配合中药灌肠治疗溃疡性结肠炎 62 例.陕西中医,2013,34(1):25～27]

案例 12-50

廷评曲汝为,食后入房,翌午腹痛,去后,似痢非痢,次日下皆脓血,烦热作渴,神思昏倦。用四神丸,一服顿减;又用八味丸加五味、茱萸、骨脂、肉蔻,2 剂痊愈。(明·薛己《薛立斋医案·内科摘要·卷上》)

【按语】 食后入房,当有劳伤脾肾之机;烦热作渴,神思昏倦,为精血已伤,阳气不足;病虽不足 3 日,但脾肾阳气已虚,故先以四神丸温补脾肾以止痢,继合八味丸补肾培本以收功。

清带汤《医学衷中参西录》

【组成】 生山药 30g,生龙骨、生牡蛎(包)各 15g,茜草 9g,海螵蛸 12g。

【用法】 水煎服。

【功用】 健脾收敛止带。

【主治】 脾肾不足带下证。赤白带下,清稀量多,绵绵不绝,腰膝酸软,四肢乏力。舌淡苔白,脉沉细。

【方解】 方中海螵蛸收敛止带为要药,生龙骨、生牡蛎固涩止带,共为君药;生山药补肾健脾,固冲任止带下,为臣药;茜草止血通瘀,使收涩而无留瘀之弊,为佐药。故诸药配伍以健脾收敛止带。

【方歌】 清带汤中海螵蛸,龙牡山药与茜草,脾肾不足带下证,收敛止带显奇效。

其他固涩剂如表 12-24 所示。

表 12-24 其他固涩剂简表

	功用	主治	证治要点	药物组成
牡蛎散(《太平惠民合剂局方》)	益气固表,敛阴止汗	自汗,盗汗	身常自汗,夜卧尤甚,心悸惊惕,短气烦倦,舌淡红,脉细弱	牡蛎、黄芪、麻黄根、浮小麦

固涩剂相关中成药如表 12-25 所示。

表 12-25 中成药

	功用	主治	用法用量	药物组成
水陆二仙丸	健脾补肾,收涩固精	用于肾虚阴亏,精关不固之遗精滑精,妇女经水淋漓、白带过多,以及小便频数清长、小儿遗尿等症	水丸剂,每 50 粒重 3g,9g/次,3 次/日。饭前服用。注意忌食生冷、刺激性食物,节房事	芡实、金樱子
金樱子膏	固精缩尿,止泻止带	用于脾肾不足,因摄、封藏失职所致的滑脱不禁之症,如遗精滑精、尿频遗尿、白带过多、久泻不止,并伴有食少倦怠、腰膝酸软、头晕目眩、脉虚弱等症。现代多用于性神经衰弱、慢性结肠炎等病症	膏滋剂:30g/瓶,15g/次,3 次/日,温开水送服。注意遗精由于相火妄动,下痢为湿热下注大肠,黄带由湿热下注者等,皆非本方所宜	金樱子
缩泉丸	温肾祛寒,缩尿止遗	用于下元虚冷之小便频数及小儿遗尿。现代多用于慢性尿路感染、膀胱调节失常、真性及应力性尿失禁者	120g/瓶,6～9g/次,2 次/日,饭前淡盐汤或温开水送服。注意忌食辛辣刺激性食物。	山药、益智仁、乌药

十五、安 神 剂

凡以安神药为主组成,具有安神定志作用,治疗神志不安的方剂,称为安神剂。安神剂分为两类:滋阴养血安神剂,适用于思虑过度,心血不足,心神失养;或阴虚火旺,内扰心神之证,以酸枣仁汤为代表方;重镇安神剂,适用于肝郁化火,火扰心神之证,以朱砂安神丸为代表方。

注意事项:重镇安神剂多由金石类药物组成,此类药物易伤胃气,宜中病即止,不宜久服。某些安神药如朱砂具有一定毒性,久服能引起慢性中毒。

酸枣仁汤《金匮要略》

【组成】 酸枣仁15g,茯苓9g,知母9g,川芎6g,炙甘草6g。

【用法】 水煎服。

【功用】 养血安神,清热除烦。

【主治】 肝血不足,虚烦不眠之证。心悸,心烦,头晕,失眠,口燥咽干。舌红,脉弦细。

【方解】 方中酸枣仁入心肝经,补养肝血,宁心安神为君药;茯苓宁心安神,知母滋阴清热,共为臣药;佐川芎调血养肝;使以甘草调和诸药。故诸药配伍以养血安神,清热除烦。

【方歌】 酸枣仁汤治失眠,茯苓知母芎草添,养血清热除心烦,服用睡眠自安然。

【临床报道】 酸枣仁汤加减治疗更年期失眠症,用酸枣仁汤加减。酸枣仁45g,甘草6g,知母12g,茯苓12g,川芎9g。肝火盛而心烦易怒者加丹皮、栀子,血虚甚而头晕目眩加当归、白芍;虚火重而口干咽燥甚者加麦冬、生地黄,寐而易惊者加龙骨、珍珠母,若盗汗甚者加浮小麦、麻黄根。水煎,日1剂,分别于下午3时、8时各温服200ml,1个月为1个疗程,1个疗程后统计结果。治愈3例,好转25例,无效2例,总有效率93.3%。酸枣仁汤加减治疗女性更年期失眠疗效显著。[李月,等.酸枣仁汤加减治疗更年期失眠症30例.实用中医药杂志,2014,30(4):289]

案例 12-51

许某,女,48岁,1960年9月24日初诊。患者素有头晕、目眩,汗多,1星期前突然昏倒,不省人事,当时血压80/20mmHg。经医务所大夫急救,很快即醒,是后仍有心慌、气短、头晕、目眩、嗜睡、汗多,以夜间汗出更甚,食欲尚佳,二便及月经正常。曾经针灸治疗过2月余,并服过归脾汤加川断、巴戟天、牡蛎、浮小麦、枸杞子、小茴香等,未见显效,脉两寸尺沉细有力,两关弦数,舌质正常无苔,认为属肝热阴虚,肝阳不潜,兼心

血不足,治宜滋阴潜阳,兼养血宁心。酸枣仁汤加味。处方:酸枣仁三钱,知母一钱,川芎一钱,茯神二钱,炙甘草一钱,白蒺藜三钱,珍珠母(打)四钱,石决明(打)四钱,女贞子三钱,怀牛膝二钱,地骨皮二钱,龟板(打)四钱 连服数剂。10月6日二诊:服药后诸证见好,汗出大减,尚有心慌及疲乏感,饮食及二便正常。改为丸剂以滋阴养血为主而缓治之。处方:柏子仁(炒)二两,枸杞子一两,麦冬八钱,当归六钱,石菖蒲六钱,玄参一两,茯神六钱,干地黄二两,炙甘草六钱,地骨皮一两,炒枣仁一两。共研细末,炼蜜为丸,每丸重三钱,每日早晚各一丸。以后渐愈,恢复正常。(中国中医研究院.蒲辅周医案.北京:人民卫生出版社,1972:50~51)

【按语】 本例汗症,素体阴虚,故头晕目眩,甚则昏倒,事后汗多,以夜间更甚。由阴虚而营阴不固,肝阴既虚,肝阳则不潜,加之心血不足。汗为心之液,今肝热,心虚而汗出,所以用滋阴潜阳,养心安神之剂,而收敛汗之功。

朱砂安神丸《医学发明》

【组成】 朱砂3g,黄连4.5g,炙甘草、生地黄、当归各1.5g。

【用法】 上四味为细末,另研朱砂,水飞,为衣,汤浸蒸饼为丸。每服6g,睡前服。

【功用】 重镇安神,清心泻火。

【主治】 心阴不足,心火亢盛失眠证。心悸,心烦,失眠,多梦易惊。舌红,脉细数。

【方解】 方中朱砂重镇安神,为君药;黄连清心泻火,为臣药;生地滋阴清热,当归补养心血,共为佐药;炙甘草益气和中,调和诸药,又防朱砂质重碍胃,为使药。故诸药配伍有重镇安神,清心泻火之功。

【方歌】 朱砂安神生地黄,黄连当归炙草酿,失眠多梦心烦乱,重镇安神用此方。

案例 12-52

阎某,女,58岁。失眠多梦10余天。患者于10天前因惊吓而致失眠,多噩梦易惊,常伴有心悸,心烦。舌质红少苔,脉弦细数。

【思考题】 结合上述病例,如何辨证治疗?

【参考答案】 辨证诊断:心阴不足,心火亢盛失眠证。治法:重镇安神,清心泻火。方药:朱砂安神丸。

其他安神剂如表12-26所示。

表 12-26　其他安神剂简表

	功用	主治	证治要点	药物组成
天王补心丹(《摄生秘剂》)	滋阴养血,补心安神	阴虚血少,神志不安证	心悸失眠,神疲健忘,梦遗虚烦,手足心热,口舌生疮,舌红少苔,脉细数	生地、人参、丹参、玄参、茯苓、五味子、远志、桔梗、当归、天冬、麦冬、柏子仁、酸枣仁、朱砂

安神剂相关中成药如表 12-27 所示。

表 12-27　其他安神剂中成药

	功用	主治	用法用量	药物组成
七叶神安片	镇静,镇痛,抗炎消肿,降温	用于神经衰弱,证见失眠、健忘、烦躁、多梦、头昏、心慌、少气无力,以及偏头痛和风湿性关节炎等	口服。1～2 片/次,3 次/日	20(S)-原人参二醇型皂苷
磁朱丸	镇心,安神,明目	用于心肾阴虚,心阳偏亢致心悸失眠、耳鸣耳聋、视物昏花。本品重镇潜降,交通心肾,除用于心悸失眠、耳聋,尚可用于圆翳内障、慢性单纯性青光眼、癫痫。临床报道可用于各种类型白内障	口服。3g/次,2 次/日	磁石(煅)、朱砂、六神曲(炒)
五味子糖浆	益气补肾,镇静安神	用于头晕、失眠等神经衰弱症	口服。5～10ml/次,3 次/日	五味子

十六、开　窍　剂

凡以芳香开窍药为主组成,具有开窍醒神作用,治疗神昏窍闭的方剂,称为开窍剂。开窍剂分为两类:凉开剂,适用于邪热内闭证,以安宫牛黄丸为代表方;温开剂,适用于寒邪痰浊闭塞气机证,以苏合香丸为代表方。

注意事项:开窍剂多芳香辛散,久服则伤阴耗气,故应中病即止,不可久服,临床多用于急救。孕妇慎用。

安宫牛黄丸《温病条辨》

【组成】　牛黄、郁金、黄连、朱砂、山栀、雄黄、黄芩各 30g,犀角(水牛角粉 30g 代)、冰片、麝香各 7.5g,珍珠母 15g。

【用法】　共研极细末,炼老蜜为丸,每丸 3g,金箔为衣,蜡护。每服 1 丸,日 1～2 丸,分 2～4 次服。

【功用】　清热解毒,开窍醒神。

【主治】　邪热内陷心包证。高热烦躁,神昏谵语,舌红或绛,脉数。亦治中风昏迷,小儿惊厥,属邪热内闭者。

【方解】　方中牛黄清热解毒,豁痰开窍,清心除烦;麝香通行十二经,为开窍醒神要药,二者共为君药。水牛角清热凉血解毒,黄连、黄芩、栀子清热泻火解毒,郁金、冰片辟秽开窍,同为臣药。朱砂、珍珠、金箔镇心安神,雄黄豁痰解毒,均为佐药。以蜂蜜为丸和胃调中,防朱砂金箔质重碍胃,为使药。故诸药配伍以清热解毒,开窍醒神。

【方歌】　安宫牛黄栀芩酿,朱郁冰片麝雄黄,黄连牛角珍珠箔,热闭心包开窍方。

【临床报道】　目的:观察安宫牛黄丸佐治新生儿中、重度缺氧缺血性脑病疗效及安全性。方法:治疗组(58 例)在对照组(39 例)常规治疗基础上加用安宫牛黄丸治疗,观察比较两组相应指标的变化。结果:治疗组在意识、肌张力、原始反射恢复、惊厥消失等方面疗效均优于对照组(P＜0.01)。结论:安宫牛黄丸可促进新生儿缺氧缺血性脑病病情的恢复,减少后遗症,安全性好。[苏卫东,等. 安宫牛黄丸佐治新生儿中重度缺氧缺血性脑病疗效观察. 中国中西医结合杂志,2005,25(7):215]。

案例 12-53

张某,女,1 岁半,因高热喘急 5 天于 1960 年 6 月 13 日住某医院。入院后曾用清热寒凉之剂治疗。于 6 月 15 日请蒲老会诊,患儿已呈深度昏迷状态,面色黧黄,痰壅咽间,咳嗽无力,高度喘急,并见下颌颤动及抬肩呼吸,四肢发凉,体温反降为 37.8℃,而脉速达 220 次/分,呼吸 72 次/分。唇焦、舌干、齿燥,舌质绛,苔老黄无津,脉细数无力,据此乃热厥,邪入包络闭证,肺之化源欲竭之象,虚实互见,治宜祛邪扶正并用,清热开窍,益气生津,并紧密配合西医抢救措施。处方:西洋参二钱,安宫牛黄散一钱,先将西洋参煎水,分 5 次将牛黄散送下,2 小时一服。抢救措施有:①随时吸出稠痰,硬如烂肉球;②持续给氧气吸入;③经脉点滴血浆与毒毛旋花子 K,并且在点滴器中段的小壶内加入 1ml(0.25g)洛贝林;④鼻饲,每日 3 次米汤或水,每 2～3 小时,徐徐灌入中药;⑤肌内注射氯丙嗪 2 号合剂。中药服半剂后,而患儿之反应性加大,渐见咳痰松活,皮肤转红润,手心潮汗,体温再度升高,达41℃。辅以热水擦浴,使全身微汗徐出。至次日原方再服1剂,患儿之神识渐清,病情遂趋稳定。6月17日复诊:体温已近正常,喘减,神清,仍有咳痰,舌色正苔减少,脉右滑左数,此热闭已开,正气渐复,余邪未净,治以养阴清热,处方:玉竹二钱,麦冬一钱五分,天冬二钱,玄参二钱,细生地二钱,石斛二钱,稻芽三钱,荷叶一钱,服一剂,次日以原方加减,续进一剂。6月20日三诊:除尚有咳嗽及散在性肺部水泡音存在外,余证悉除,脉亦缓和,遂改用保和丸加减调和肺胃,兼化湿痰,以善其后,越5日痊愈出院。(中国中医研究院.蒲辅周医案.北京:人民卫生出版社,1972:185~187)

【按语】 本例是中西医结合抢救的。中药方面用西洋参水,即本吴鞠通所谓"邪陷脉虚,人参汤下安宫牛黄丸"之义,送安宫牛黄散,当时患儿热闭包络,昏迷痰阻,乃邪盛之象;脉细数无力为虚,体温反降亦正虚之征,故治疗方法,扶正祛邪均为当务之急。若不祛邪,则邪愈炽而正愈衰;若不扶正,则正无力而邪益张。经用牛黄散开其热闭;西洋参益气生津,不待尽剂,而皮肤红润,体温反升,此时不可以体温之升高而生疑惑,乃是正邪相争的剧烈表现。

至宝丹《太平惠民和剂局方》

【组成】 犀角(水牛角粉30g代),朱砂、雄黄、玳瑁、琥珀各30g,麝香、冰片各3g,牛黄15g,安息香45g,金箔、银箔各50张。

【用法】 共为末,制成丸剂,每丸重3g。每服1丸,研碎开水调服。

【功用】 清热开窍,化浊解毒。

【主治】 痰热内闭心包证。神昏谵语,身热烦躁,舌红苔黄,脉滑数。也可治疗中风、中暑、小儿惊厥属于痰热内闭者。

【方解】 方中麝香、冰片、安息香芳香辟秽开窍,为君药。水牛角、牛黄、玳瑁清热解毒,为臣药。朱砂、琥珀、二箔镇心安神,雄黄豁痰解毒,为佐药。故诸药配伍以清热开窍,化浊解毒。

【方歌】 至宝朱砂麝息香,雄黄牛角琥牛黄,金银二箔玳冰片,痰热闭证开窍方。

案例 12-54

李某,女,3岁,因发热4天,嗜睡2天,于1964年8月26日住某医院。患者于8月23日

开始精神不振,呕吐,身热,第2日下午体温达39℃,再呕吐5~6次,诊断为流行性乙型脑炎(极重型)。入院后,先予黄连、香薷,冲服紫雪散,第二日体温升高至40℃,加服牛黄抱龙丸,注射安乃近,第三日体温仍持续在40℃左右,但汗出较多,呼吸发憋,频率50次/分,脉搏130次/分,呈现半昏迷状态,瞳孔对光反应迟钝,腹壁、膝腱反射消失,前方加至宝散二分,分2次服,病情继续恶化。8月28日请蒲老会诊:神志出现昏迷,不能吞咽,汗出不彻,两目上吊,双臂抖动,腹微满,大便日二次,足微凉,脉右浮数,左弦数,舌质淡红,苔白腻微黄,属暑湿内闭,营卫失和,清窍蒙蔽,治宜通阳开闭,处方:薏苡仁四钱,杏仁二钱,白蔻仁一钱,法半夏二钱,厚朴二钱五分,滑石四钱(布包煎),白通草一钱五分,淡竹叶一钱五分,鲜藿香一钱,香木瓜一钱,局方至宝丹半丸(分冲)水煎服250ml,每次服50ml,3小时服一次。8月29日复诊:药后汗出较彻,次日体温下降至37.6℃,目珠转动灵活,上吊消失,吞咽动作恢复,神志渐清,可自呼小便等,原方去藿香、竹叶,加酒芩八分,茵陈三钱,陈皮一钱五分,生谷芽四钱。药后3天,全身潮汗未断,头身布满瘰疹,双睑微肿,神志完全清醒,但仍嗜睡,舌苔渐化,二便正常,体温正常,神经反射亦正常,继以清热和胃,调理善后,痊愈出院。(中国中医研究院.蒲辅周医案.北京:人民卫生出版社,1972:90~92)

【按语】 本例湿重于热,故初起用黄连、香薷、紫雪丹等方,清热却暑,病不退而反进;施用三仁汤加味,从湿温治,病由重而转轻。可见乙型脑炎不仅偏热,亦有偏湿。偏热,黄连、香薷自是正治,偏湿则非芳香淡渗不效。

苏合香丸《太平惠民和剂局方》

【组成】 苏合香、冰片、乳香各30g,安息香、麝香、沉香、丁香、白术、青木香、香附、朱砂、诃子、白檀香、荜茇各60g,犀角(水牛角粉60g代)。

【用法】 共为细末,诸药研匀,用安息香膏并炼白蜜和剂,每丸重3g。每服1丸,研碎开水调服。

【功用】 芳香开窍,行气温中。

【主治】 寒闭证。突然昏倒,牙关紧闭,不省人事,舌苔白,脉迟。亦治心腹卒痛,甚则昏厥,以及中风、感受时行瘴疠之气,属于寒闭者。

【方解】 方中苏合香、安息香、麝香、冰片芳香开窍,通闭醒神,为君药。沉香、木香、檀香、香附、乳香、丁香、荜茇行气散寒,解郁开窍,为臣药。白术健脾燥

湿化浊,朱砂镇心安神,诃子收涩敛气,水牛角清心解毒,为佐药。诸药配伍以芳香开窍,行气温中。

【方歌】　苏合香丸麝息香,木丁朱乳荜檀香,沉

诃冰牛术香附,寒闭急救开窍方。

开窍剂相关中成药如表12-28所示。

表12-28　中成药

	功用	主治	用法用量	药物组成
通关散	通关,开窍,祛痰,复苏	用于中风、风痰、痰原所致的牙关紧闭、痰涎上壅、神志不清、昏迷不醒等气机阻滞、清窍闭塞之证。现代用治精神病、癔病、慢性鼻炎、鼻窦炎等见有上述表现者	1.5g/瓶,每用少许吹鼻取嚏	猪牙皂、细辛、鹅不食草
解暑片	辟秽开窍,止吐止泻	用于时行痧疫、头胀眼花、胸闷作吐、腹痛吐泻、手足厥冷,或受山岚瘴气、水土不服	8片/次,温开水化服	朱砂、大黄、腰黄、雌黄、苍术(麸炒)、天麻、硼砂、麻黄、山姑、红大戟、五倍子、千金子霜、卫矛、丁香、麝香、沉香、苏合香、檀香、降香、冰片、肉桂、细辛
牛黄至宝丸	清热解毒,镇惊开窍	用于温邪内陷、热入心包、神昏谵语、斑疹隐现、小儿急热惊风等	蜜丸剂:1.25g/丸,内服,1丸/次,用温开水化服。注意孕妇忌服	水牛角浓缩粉、人参、朱砂、天竺黄、琥珀、腰黄、玳瑁、制天南星、人工牛黄、麝香、冰片

十七、驱　虫　剂

凡以驱虫药为主组成,具有驱虫或杀虫等作用,治疗人体寄生虫病的方剂,称为驱虫剂。本类方剂主要用于蛔虫、蛲虫、钩虫等消化道寄生虫病,以乌梅丸为代表方。

驱虫药具有攻伐之力,驱虫后要注意调理脾胃。

乌梅丸《伤寒论》

【组成】　乌梅5g,细辛3g,干姜6g,当归6g,制附子6g,蜀椒4.5g,桂枝6g,黄柏6g,黄连6g,人参6g。

【用法】　共为末,乌梅用醋浸一宿,去核打烂,和入余药,拌匀,烘干或晒干,加蜜为丸,每服6g,日2次,空腹服。亦可作汤剂煎服。

【功用】　温脏安蛔。

【主治】　蛔厥证。腹痛时作,心烦呕吐,时发时止,常自吐蛔,手足厥冷,脉弦。

【方解】　方中乌梅味酸安蛔,使蛔静而痛止,为君药。蜀椒、细辛味辛可伏蛔,性温能祛寒;黄连、黄柏味苦能下蛔,性寒可清热;附子、桂枝、干姜温脏祛寒,人参、当归补气养血,共为臣佐药。蜜甘缓和中,为使药。故诸药配伍以温脏安蛔。

【方歌】　乌梅丸用细辛桂,当归黄连与黄柏,人参附子椒干姜,清上温下又安蛔。

【临床报道】　乌梅丸加减治疗腹泻型肠易激综合征,方药:乌梅10g,黄柏10g,党参15g,当归10g,

桂枝10g,花椒5g,黄连5g,干姜10g,细辛3g,附片10g。水煎服,每日3次,每次200ml。治疗8~16周后,痊愈62例,显效21例,有效25例,无效4例,总有效率96.4%。[刘建军.乌梅丸加减治疗腹泻型肠易激综合征112例.实用中医药杂志,2013,29(12):997]

案例12-55

许叔微医案:治一人。渴甚,饮水不能止,胸中热痛,气上冲心,八九日矣。或作中暍,或作奔豚。予诊之,曰:症似厥阴,曾吐蛔否?曰:昨曾吐蛔。予曰:审如是,厥阴证也。可喜者脉来沉而缓迟耳。仲景云:"厥阴之为病,消渴,气上冲心,饥不欲食,食则吐蛔。"又曰:"厥阴病,渴欲饮水者,少少与之愈。"今病人饮水过多,乃以茯苓桂枝白术甘草汤治之,得止后,投以乌梅丸,数日愈。处方:乌梅肉15g,细辛3g,干姜6g,黄连9g,当归6g,熟附片3g,蜀椒6g,桂枝6g,人参9g,黄柏6g。(熊寥笙.伤寒名案选新注.成都:四川人民出版社,1981:109~110)

【按语】　本案为厥阴上热下寒证。患者渴而吐蛔,气上冲心,胸中热痛,症状与厥阴提纲吻合,似可直投乌梅丸治疗。许氏先用苓桂术甘汤,以其人饮水多,当时必有水饮内停,小便不利之证可凭。继以乌梅丸治厥阴本病,此治法之有先后也。

十八、外 用 剂

凡以外用为主,通过体表起作用的方剂,称为外用剂。此类方剂具有收敛止血,化腐生肌,消肿解毒等作用。适用于皮肤疾患、疮疡肿毒以及烫伤、跌打损伤等证。以金黄散为代表方。

金黄散《外科正宗》

【组成】 大黄、黄柏、姜黄、白芷、各2500g,南星、陈皮、苍术、厚朴、甘草各1000g,天花粉5000g

【用法】 共研细末,任用醋、酒、蜂蜜或植物油调敷患处。

【功用】 清热解毒,消肿止痛。

【主治】 阳证疮疡初起。局部红肿,灼热疼痛,脓未形成。舌红苔黄,脉滑数。

【方解】 方中以大黄、黄柏、天花粉清热解毒,散瘀消肿,为君药。苍术、白芷、厚朴、陈皮、南星理气化湿,消肿止痛,为臣药。姜黄活血为佐药。甘草调和药性为使药。故诸药配伍以清热解毒,消肿止痛。

【方歌】 金黄大黄柏姜黄,白芷南星陈皮苍,厚朴甘草天花粉,阳证疮疡外用良。

其他外用剂如表12-29所示。

表12-29 中成药

	功用	主治	证治要点	药物组成
跌打万花油	止血止痛,解瘀消肿,生肌	用于跌打损伤肿痛、水火烫伤、外伤、出血,尤适于身体各部位之闭合性损伤而有瘀血肿痛者	搽剂:10ml/瓶,外搽、外敷。注意开放性损伤,深2度及3度烧伤不宜用	蔓荆子、木棉花、葱、松节油、野菊花、大蒜、入地金牛、马钱子、海风藤、红花、土田七
骨友灵搽剂(贴膏)	活血化瘀,消肿止痛	用于因受暴力或慢性劳损等造成的伤筋、软组织损伤,大骨节病引起的肿胀疼痛及骨质增生所引起的功能性障碍等。现代常用治颈椎病、肩周炎、膝关节扭挫伤等症	外用搽剂:50ml、100ml/瓶,外用。经按压药液可透过瓶口橡皮帽渗出,涂敷于患病部位,热敷20～30分钟,2～3次/日,14日为1个疗程。间隔1周,一般用药为2个疗程或遵医嘱。贴膏:每张5cm×6.5cm,洗净患处外贴,每日更换1次	鸡血藤、红花、川乌、威灵仙、防风、蛇蜕、延胡索、何首乌、续断、冰片、樟脑、陈醋、薄荷脑、冬青油、颠茄流浸膏

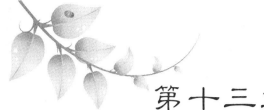

第十三章　针　灸

针灸是以中医理论为指导,运用针刺和艾灸防治疾病的一门学科。在临床上,针刺和艾灸常结合应用,故通称针灸。针灸治疗内容包括经络、腧穴基本知识及其刺法灸法技术及临床治疗等部分。

第一节　腧　穴

一、腧穴的基本概念

腧穴是人体脏腑、经络之气输注于体表的特殊部位,也是疾病的反应点和针灸等治法的刺激点。腧,又作"俞"、通"输",有输注、转输之意;穴,原意为"土室",引申指孔隙、空窍、凹陷之处。这些特定部位,在历代文献中还有"砭灸处"、"气穴"、"骨空"、"孔穴"、"输穴"等不同的名称。腧穴归于经络,经络通于脏腑,故腧穴与脏腑脉气相同。针灸刺激腧穴,通过经络的联络、传输、调节作用,以达到防治疾病的目的。所以,古代医家并不是把腧穴看成孤立于体表的部位,而是把它看成与脏腑密切相关,和经络不可分割的特定部分。

二、腧穴的分类

腧穴可分为三类:经穴、经外奇穴、阿是穴。

1. 经穴　凡归属于十二经脉和任、督二脉上的腧穴,亦称十四经穴。经穴均有具体的名称和固定的位置,分布在十四经循行路线上,有明确的针灸主治证。目前有 361 个经穴,穴位有单穴、双穴之分,任、督脉位于正中,是一名一穴;十二经脉左右对称分布,是一名双穴。目前有 361 个经穴,其中 309 对双穴,52 个单穴。

2. 经外奇穴　简称"奇穴",凡未归入十四经穴范围,而有具体的位置和名称的经验效穴,统称为经外奇穴。这类腧穴是历代医家在"阿是穴"基础上发展起来的,主治范围比较单一,但多数腧穴对某些病症有特殊的疗效。如定喘穴治疗哮喘,四缝穴治疗小儿疳积等。

3. 阿是穴　又称"天应穴"、"不定穴",此类穴既不是经穴,又不是奇穴,以压痛点取穴,古代称"以痛为腧"。即在身体上暂时出现的压痛点或反应点。这一类腧穴既无具体名称,又无固定位置。阿是穴多在病变附近,也可离病变较远处,如内脏疾病反应在脊柱旁的敏感点。临床上多用于疼痛性疾病。

三、腧穴的主治规律

> **案例 13-1**
>
> 辛帅旧患伤寒,已愈。食青梅既而牙痛甚,有道人为之灸屈手打指本节后陷中,灸三壮。初灸觉病牙痒,再灸觉牙有声,三壮痛止,近二十年矣。恐阳溪穴也。(南宋·王执中《针灸滋生经》)
>
> **【思考题】**　本案为什么采用手腕上的阳溪穴而没有选择牙痛部位的穴位?
>
> **【按语】**　阳溪乃手阳明大肠经之腧穴。《内经》云:"肉之小会为溪"。愚观凡经气行至凹陷处,多取名溪、谷、渊、池、泉、海,则知手阳明经气汇聚于此也。而齿痛取阳明为前贤之明训,毋庸赘言矣。(田从豁,等:古代针灸医案释按. 北京:人民军医出版社,2011:288)

每个腧穴都有较广的主治范围,是以经络学说为依据的,根据"经脉所过,主治所及"的原则总结而成的。同属一经的腧穴,均有共性,但每个腧穴因所处部位不同,故其主治各有特点。具体有以下主治规律:

1. 近治作用　这是所有腧穴所共有的主治特点,即腧穴均能治疗该穴所在部位及邻近部位的病证。如眼部的睛明、承泣、四白各穴,均能治眼病;耳部的听宫、听会、耳门诸穴,均能治耳病;胃部的中脘、梁门等穴,都能治胃病。

2. 远治作用　这是十四经穴主治作用的基本规律。十四经腧穴中,尤其是十二经脉在四肢肘、膝以下的腧穴,不仅能治疗局部病证,而且能治疗本经循行所到达的远隔部位的病证。既古人曰:"经脉所过,主治所及"。如合谷穴,不仅能治上肢病证,而且能治头面部等病证;足三里穴不但能治下肢病证,而且能治胃肠腹部等病证。

有曹通甫外郎妻萧氏,六旬有余,孤寒无依,春月忽患风疾,半身不遂,语言謇涩,精神昏愦,口眼㖞斜,与李仲宽证同。予刺十二经井穴,按其经络不通。又灸肩井、曲池,详病时月,处药服之,减半。予曰:不须服药,病将自愈。明年春,张子敬郎中家见行步如故。(元·罗天益《卫生宝鉴》)

【注释】 罗天益:字谦甫。真定(今河北正定县)人。生活于1220~1290年。元代著名医学家。罗氏从李东垣学医,且发展了李氏的学说,学术上极言寒凉峻利药物之害,大力倡导"土为万物之母"的观点,为"补土派"的得力继承人。著有《卫生宝鉴》和《内经类编》。

【思考题】 为什么选井穴治疗中风?

【按语】《灵枢·九针十二原》曰:"所出为井",井穴在根结理论中称为根,为十二经脉脉气交错衔接之处,故《灵枢·动输》曰:"夫四末阴阳之会者,此气之大络也。"刺之,能通经接气,凡阴阳气血逆乱皆能通之,故能"接其经络不通"。(田从豁,等.古代针灸医案释按.北京:人民军医出版社,2011:24)

3. 特殊作用 临床实践证明,针刺某些腧穴,可起到整体性的调节作用,这是远治作用的扩大,也称整体作用。有些穴在机体的不同状态下和运用不同的针刺手法,可产生双相良性调节作用。如心动过速时,针刺内关穴能减慢心率;心动过缓时,针刺内关穴则可加快心率;腹泻时,针刺天枢穴能止泻;便秘时针刺则能通便。还有些穴能调治全身性病证,如合谷、曲池、大椎穴可治外感发热;足三里、关元等穴,具有增强人体防卫、免疫功能的作用,故称强壮穴。

总之,十四经穴的主治作用,归纳起来大体是:本经腧穴能治本经病证;表里经腧穴能相互治疗表里两经病证;邻近经穴配合治疗局部病证。各经腧穴的主治既有其特殊性,又有其共同性。

四、特 定 穴

特定穴是指十四经中具有特殊治疗作用的腧穴,这些腧穴在十四经中不仅在数量上占有相当的比列,而且在针灸学的基本理论和临床应用方面有着极其重要的意义。按照它们不同的功能主治特点分为不同类别:

1. 五输穴 是指十二经脉分布在四肢肘、膝关节以下各自称为井、荥、输、经、合的五个腧穴,合称"五输穴"。《灵枢·九针十二原》曰:"所出为井,所溜为荥,所注为输,所行为经,所入为合"。古人把经气

运行过程用自然界的水流由小到大、由浅到深的变化来形容,把五输穴按井、荥、输、经、合的顺序,从四肢末端向肘膝方向排列。经气之源为"井",经气动出为"荥";经气灌注为"输";经气所过为"经";经气所汇为"合"。说明经气运行过程中每穴所具有的特殊作用。

2. 原穴、络穴 大部分分布在四肢腕、踝关节附近。

原穴是脏腑原气留止的部位,十二经脉在腕、踝关节附近各有一个原穴,合称"十二原"。"原"是本原、原气之意,是人体生命活动的原动力。阴经的原穴即五输穴中的"输穴",阳经则五输穴之外另有原穴。原穴主治五脏六腑的病证。

络脉由经脉分出之处各有一穴,称为络穴。"络"即联络之意,络穴大多位于表里两经相接之处,具有联络表里两经的作用。十四经各有一个络穴,加上脾之大络,共十五络穴。络穴除主治本经病证外,还主治其所络属的经脉的病证。

原穴、络穴可单独应用,亦可配合应用,称为原络配穴法,又叫主客配穴法。

3. 俞穴、募穴 俞穴是脏腑经气输注于背腰部的腧穴,又叫"背俞穴";募穴是脏腑经气汇聚于胸腹部的腧穴。俞、募穴是脏腑之气通达体表的部位,它们均分布于躯干部,与脏腑有密切的关系。俞穴、募穴配合应用治五脏六腑的病证,称为俞募配穴法。

4. 八会穴 是人体脏、腑、气、血、筋、脉、骨、髓的精气会聚的八个腧穴。分布于躯干部和四肢部。这是根据一些重要腧穴,按其特殊治疗作用进行归纳,定出八会的名称。它们是脏会章门、腑会中脘、气会膻中、血会膈俞、筋会阳陵泉、脉会太渊、骨会大杼、髓会绝骨。

5. 郄穴 是经脉气血汇集深入的部位。郄与"隙"通,是空隙、间隙之意。十二经脉,阴、阳维脉,阴、阳跷脉各有一个郄穴,共十六郄穴。多分布于四肢的肘膝关节以下。临床上常用郄穴来治疗本经循行部位及所属脏腑的急性病证。

6. 下合穴 是指手足三阳六腑之气下合于足三阳经的六个腧穴,说明六腑之气都通向下肢,故又称六腑下合穴。主要分布于下肢膝关节附近。下合穴是治疗六腑病证的主要穴位,如足三里治胃脘痛,下巨虚治泄泻,上巨虚治肠痈、痢疾,阳陵泉治胆痛,委阳、委中治三焦气化失常引起的癃闭、遗尿。

7. 八脉交会穴、交会穴 八脉交会穴是指奇经八脉与十二经脉之气相交会的八个腧穴,故称八脉交会穴,它们分布于肘膝关节以下。由于八穴与八脉相通,所以八脉交会穴既能治本经病证,又能治奇经病证。

交会穴是指两经或数经相交或会合处的腧穴,多分布于躯干部。其不但能治本经病证,还能兼治所相交经脉的病证。

五、腧穴的定位法

腧穴定位法,亦称取穴法,指确定腧穴位置的基本方法。每个腧穴有各自的位置,临床上腧穴定位是否准确,直接影响到治疗效果。要做到定位准确,就必须掌握定位的方法。常用的定位方法有三种:

1. 解剖标志取穴法 以人体有关的体表自然解剖标志作为取穴的依据,可分为固定标志和活动标志两类:

(1) 固定标志:不受人体活动影响,而固定不移的标志,如头面部以五官、眉发为标志;背部以脊椎棘突和肩胛骨(两肩胛冈平第 3 胸椎棘突;两肩胛下角平第 7 胸椎棘突)、肋骨(肋弓下缘平第 2 腰椎)、髂嵴(两髂嵴平第 4 腰椎)为标志;胸腹部以乳头、胸骨、脐孔、耻骨联合为标志;四肢以关节、骨突为标志。

(2) 活动标志:指必须采取相应的动作姿势才会出现的标志,包括皮肤的皱襞,肌肉的凹陷或隆起,关节间的孔隙,或手端所指的部位作定穴依据。如握拳于掌横纹头取后溪;垂手中指尽端取风市等。

2. 骨度分寸定位法 骨度分寸法,古称"骨度法",是将人体不同部位的长度或宽度,分别规定一定等份,每一等份为 1 寸,作为取穴的标准。不论男女老幼,高矮肥瘦均可适用。常见骨度分寸见表 13-1 及图 13-1。

表 13-1　常用骨度简表

	起止点	长度	量用法	说明
头部	前发际至后发际	12 寸	直量	如前后发际不明,从眉心至第 7 颈椎棘突 18 寸(即眉心至前发际 3 寸,第 7 颈椎棘突至后发际 3 寸)
胸腹部	胸剑联合至脐的中心	8 寸	直量	胸部直量,一般以肋骨计算,每一条肋骨为 1.6 寸
	脐的中心至耻骨联合上缘	5 寸	直量	
	两乳头之间	8 寸	横量	通用于胸腹部
腰背部	第 1 胸椎到骶尾联合	21 椎	直量	背部直量,数脊椎,两肩胛骨下角连线相当于第 7 胸椎,两髂嵴最高点连线相当于第 4 腰椎
	两肩胛骨脊柱缘之间	6 寸	横量	量时双手应下垂
上肢部	腋前皱襞至肘横纹	9 寸	直量	通用于手三阴、三阳经
	肘横纹到腕横纹	12 寸	直量	通用于前臂部经穴的纵向距离
下肢部	股骨大转子到腘窝	19 寸	直量	(1) 通用于足三阴、三阳经
	外膝眼至外踝的中心	16 寸	直量	(2) 外膝眼到外踝的中心适用于屈膝时,如伸膝则以膝髌骨中央到踝的中心计算
	外踝高点至足底	3 寸	直量	

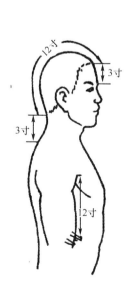

(1) 骨度分寸(头部)

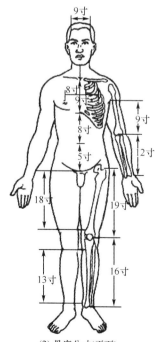

(2) 骨度分寸(正面)

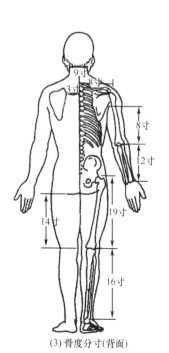

(3) 骨度分寸(背面)

图 13-1　骨度分寸法

3. 手指同身寸取穴法 手指同身寸法,亦称指量法,是以患者的手指为标准,进行测量定穴的方法。如果医生的手和病人的手大小相仿,也可用医生手指为标准。临床常用的指量法有三种(图13-2):

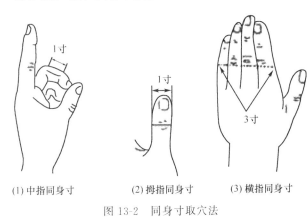

(1)中指同身寸　　(2)拇指同身寸　　(3)横指同身寸

图13-2　同身寸取穴法

中指同身寸:以患者中指中节屈曲时内侧两端纹头之间作为1寸,用于四肢部定穴的直寸和背部取穴的横寸。

拇指同身寸:以患者拇指关节的横度作为1寸,也适用于四肢部的直寸取穴。

横指同身寸:食、中两指并拢横量为1.5寸;食、中、无名、小四指并拢横量为3寸(以中指中节横纹处为准)。后者又名"一夫法"。用于四肢及腹部的取穴。

第二节　常用腧穴

腧穴包括十二经脉、任、督脉穴位及经外奇穴。掌握每条经脉的循行路线,了解腧穴的主治范围,是学习针灸的基础。

一、手太阴肺经

【经脉循行】 起于中焦(胃脘部),向下联络大肠,绕回沿着胃的上口上行,通过横膈,属于肺脏。再从喉部横出腋下,沿着上臂内侧,循行于手少阴经和手厥阴的前方,下抵肘窝中,沿着前臂内侧前缘,经寸口,沿着鱼际外缘,到大拇指桡侧的末端。其分支从列缺穴处分出,沿着手腕的桡侧一直到食指的末端与手阳明经相接(图13-3)。

【主治概要】 本经腧穴主治喉、胸、肺部疾患。

【本经腧穴】 本经从胸走手,经穴有:中府、云门、天府、侠白、尺泽、孔最、列缺、经渠、太渊、鱼际、少商等穴。

中府 Zhong fu 肺募穴,手、足太阴交会穴

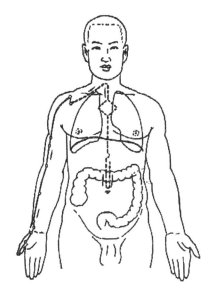

图13-3　手太阴肺经经脉循行

【定位】 在胸前壁外上方,前正中线旁开6寸,平第1肋间隙处(图13-4)。

【主治】 咳嗽,气喘,胸痛,肩背痛。

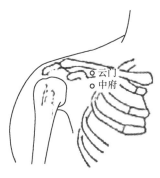

图13-4　中府穴

【操作】 向外斜刺或平刺0.5～0.8寸,可灸。注意不可向内深刺,以免伤及脏器。

尺泽 Chize

【定位】 微屈肘,在肘横纹上,肱二头肌腱的桡侧端(图13-5)。

【主治】 咳嗽,气喘,咯血,胸肋胀满,咽喉肿痛,急性腹痛,吐泻,肘臂痛。

【操作】 直刺0.5～1寸。或点刺出血。

列缺 Lieque 络穴,八脉交会穴,通任脉

【定位】 桡骨茎突上方,腕横纹上1.5寸。简便定位法:两手虎口交叉,桡骨茎突上方当食指尖所至凹陷处(图13-5)。

【主治】 头痛,项强,咳嗽,气喘,咽喉肿痛,口眼㖞斜,齿痛。

【操作】 向肘斜刺 0.5～1 寸。可灸。

【现代研究报道】

止痛 有报道在列缺穴埋针,每日 1 次,5 次为 1 个疗程,可用于治疗血管性头痛。[张滨农. 列缺穴埋针治疗血管性头痛 216 例. 上海针灸杂志,1999,(3):47]

产后尿潴留 取双侧列缺,用 15～25mm、粗 0.32mm 毫针,针尖沿经脉向上斜刺 0.5～0.8 寸,得气后留针 10 分钟。[欧锋. 针刺列缺治疗产后尿潴留 30 例. 河北中医,2000,(12):907]

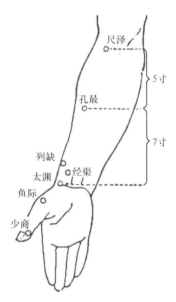

图 13-5 尺泽、列缺、太渊、少商穴

太渊 Taiyuan 输穴,原穴,八会穴之脉会

【定位】 腕横纹上,桡动脉外侧与拇长展肌腱之间(图 13-5)。

【主治】 咳嗽,气喘,咯血,胸痛,咽喉肿痛,腕臂痛,无脉症。

【操作】 直刺 0.3～0.5 寸,避开动脉。可灸。

【现代研究报道】

早搏 在左太渊穴向上斜刺 0.3 寸,捻转 30 秒,使患者有酸胀感,每隔 10 分钟行针 1 次。[隋康民,等. 针刺太渊穴为主治疗心脏早搏 32 例疗效观察. 中国针灸,1999,(5):269]

哮喘 针刺哮喘病人太渊穴可使患者二氧化碳释放量失衡度(ICEA)显著降低。[张维波,等. 疾病与穴位二氧化碳释放量失衡度关系的研究. 中国针灸,1996,(12):21]

少商 Shaoshang 井穴

【定位】 伸指取穴。拇指桡侧,距指甲角约 0.1 寸(图 13-5)。

【主治】 发热,咽喉肿痛,鼻衄,中风,昏迷,癫狂。

【操作】 斜刺 1～2 分或点刺出血。

【现代研究报道】

高热 以毫针或三棱针点刺治疗重症肺炎所致的高热、惊厥、呼吸急促患者,有较快的退热作用。

上肢麻木 可用三棱针点刺治疗中风后遗症之上肢或指端麻木,每日 1 次。[刘艳红,等. 少商穴针刺放血治疗高热 40 例. 吉林中医药,2000,(2):44]

手太阴肺经其他常用穴位见表 13-2。

表 13-2 手太阴肺经其他常用穴位

鱼际	仰掌,当第 1 掌骨中点之桡侧,赤白肉际处	咽喉痛,扁桃体炎,哮喘,咯血,发热,小儿疳积

二、手阳明大肠经

【经脉循行】 手阳明大肠经,起于食指桡侧端,经第一、二掌骨之间及手腕的桡侧,至肘外侧,再沿上臂外侧前缘上肩,经肩峰前缘向上合于第七颈椎棘突下(大椎穴),再向前下入缺盆,联络肺脏,下膈,入属大肠。其分支支脉从缺盆上行,经过面颊,进入下齿龈,回绕至上唇,交叉于人中,左侧的经脉向右,右侧的经脉向左,至鼻孔的两侧,与足阳明胃经相接(图 13-6)。

【主治概要】 本经腧穴主治头面、五官、消化系统、生殖系统病证。

【本经腧穴】 本经经穴有:商阳、合谷、阳溪、温溜、手三里、曲池、手五里、臂臑、肩髃、巨骨、扶突、迎香等穴。

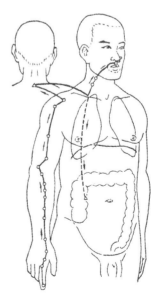

图 13-6 手阳明大肠经经脉循行

商阳　Shangyang　井穴

【定位】　食指桡侧端,距指甲角约 0.1 寸(图 13-7)。

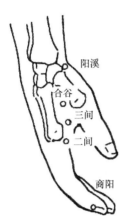

图 13-7　商阳、合谷穴

【主治】　咽喉肿痛,齿痛,鼻衄,热病,中风昏迷。

【操作】　浅刺或点刺出血。

合谷　Hegu　原穴

【定位】　手背面第一、二掌骨之间,近第二掌骨中点的桡侧(图 13-7)。

【主治】　感冒,头痛,面瘫及眼、耳、鼻、口齿、咽喉病证,中暑,发热,中风后遗症,多发性神经炎,阑尾炎,痛经,经闭,滞产,上肢疼痛、不遂等。

【操作】　直刺 0.5～1 寸(稍偏向第 2 掌骨)。可灸。

【现代研究报道】

镇痛　合谷穴为镇痛要穴,其镇痛作用可应用于临床各科。[韩健勇,等 . 浅谈合谷穴临床镇痛作用 . 针灸临床杂志 . 2011,(1):70]

调理胃肠道的功能　以拇指食指分别置于合谷穴上下按压,每次按压 3～5 分钟,每日 5 次,可止呕降逆,通降肠胃。[乔晓迪,等 . 合谷穴治疗作用研究进展 . 辽宁中医药大学学报,2014,(3):247]

预防产后出血　催产素穴位注射。[单宛平,等 . 合谷穴位注射催产素预防产后出血 . 临床医学,1998,(7):27]

催产　针刺双侧合谷穴,直刺 0.5～1 寸,捻转得气后每隔 15～30 分钟行刺 1 次。[闵远亮 . 针刺合谷穴在催产中的应用 . 现代中西医结合杂志,1999,8(5):783]

手三里　Shousanli

【定位】　肱桡肌凹陷处。即肘腕连线上,曲池下 2 寸(图 13-8)。

【主治】　上肢疼痛,麻痹或瘫痪,腹痛,腹泻。

【操作】　直刺 1～1.5 寸。可灸。

曲池　Quchi　合穴

【定位】　屈肘,肘窝横纹外端与肱骨外上髁连线之中点(见图 13-8)。

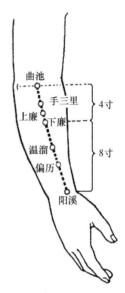

图 13-8　手三里、曲地穴

【主治】　发热,咽喉肿痛,齿痛,目赤痛,头痛,高血压,上肢疼痛,麻木,瘫痪,皮肤瘙痒,湿疹,腹痛,吐泻,月经不调。

【操作】　屈肘时,直刺 1～1.5 寸。可灸。

【现代研究报道】

高血压　针刺后原发性高血压患者的收缩压及舒张压均有不同程度的降低。[肖达,等 . 近五年来针灸治疗高血压病的临床研究概况 . 针灸临床杂志,2000,(1):50]

糖尿病　可以曲池、三阴交、阳陵泉三穴为主穴,结合分型配穴。[李凤玲 . 针灸治疗糖尿病的概况 . 中国针灸,1994,(3):53]

荨麻疹　胎盘组织液穴位注射,或加服氯苯那敏。[刘启华 . 慢性荨麻疹的治疗方法 . 江西医药,1994,(2):113]

臂臑　Binao

【定位】　垂臂屈肘取穴。在曲池穴与肩髃穴连线上,曲池穴上 7 寸处,当三角肌下端(图 13-9)。

【主治】　肘臂疼痛,上肢瘫痪,颈项强痛、瘰疬,目疾等。

【操作】　直刺或向上斜刺 1～1.5 寸。可灸。

【现代研究报道】

睑腺炎麦粒肿　单用此穴治疗麦粒肿。[张智龙 . 针刺臂臑穴治疗麦粒肿 32 例临床观察 . 新中医,1991,(6):33]

肩髃　Jianyu　手阳明、阳跷交会穴

【定位】　锁骨肩峰的下缘，当上臂外展平举时肩峰前下方凹陷处(图13-9)。

【主治】　上肢瘫痪，肩关节周围炎，荨麻疹，瘰疬。

【操作】　直刺或向下斜刺1～1.5寸。可灸。

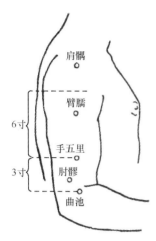

图13-9　臂臑、肩髃穴

迎香　Yingxiang　手、足阳明交会穴

【定位】　在鼻翼外缘中点旁开约0.5寸，当鼻唇沟中(图13-10)。

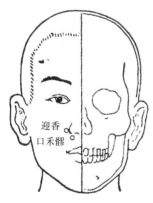

图13-10　迎香穴

【主治】　鼻塞，不闻香臭，鼻衄，鼻渊，面瘫，三叉神经痛，胆道蛔虫病。

【操作】　平刺或斜刺0.3～0.5寸。此穴不宜灸。

手阳明大肠经常用其他穴位见表13-3。

表13-3　手阳明大肠经常用其他穴位

穴名	位置	主治
阳溪	腕背桡侧，拇指向上翘时，在拇短伸肌腱与拇长伸肌腱之间凹陷中	头痛，目赤肿痛，齿痛，咽喉肿痛，手腕痛

三、足阳明胃经

【经脉循行】　起于鼻翼旁之迎香穴，挟鼻上行到鼻根部，入目内眦，与足太阳经脉交会于睛明穴，向下沿着鼻柱的外侧，进入上齿中，回出环绕口唇，下交唇下的承浆穴处，再沿下颌角上行，经耳前及发际抵前额。其下行支脉，从下颌部下行，沿喉咙进入缺盆，通过横膈，属胃，联络脾。直行的经脉由缺盆分出，经乳头，向下挟脐旁，到达腹股沟部。从胃口分出的支脉，再沿腹壁里面下行腹股沟部，和循行于体表的经脉相会合，再沿大腿前面及胫骨外侧至足背部，走向足第2趾外侧端；另一条支脉，从膝下3寸处分出走到足中趾外侧端。足跗部支脉由冲阳穴分出，进入足大趾内侧端，与足太阴脾经相接(图13-11)。

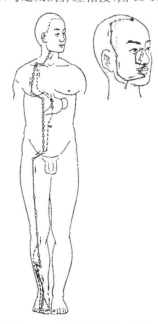

图13-11　足阳明胃经经脉循行

【主治概要】 本经腧穴主治胃肠病,头面五官病证,神志病及发热病为主。

【本经腧穴】 本经从头走足,经穴有:承泣、四白、巨髎、地仓、大迎、颊车、下关、头维、人迎、梁门、天枢、水道、归来、气冲、髀关、伏兔、梁丘、犊鼻、足三里、上巨虚、条口、丰隆、解溪、冲阳、内庭、厉兑等穴。

承泣 Chengqi 足阳明、阳跷、任脉交会穴

【定位】 正视时瞳孔直下,眼球与眶下缘之间(图13-12)。

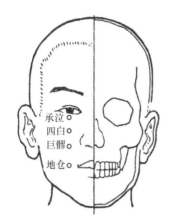

图13-12 承泣、四白、地仓穴

【主治】 眼睑跳(瞤)动,目赤肿痛,近视,视神经萎缩、口眼㖞斜,面肌痉挛等。

【操作】 紧靠眶下缘缓慢直刺0.3~0.5寸,不宜提插,以防刺破血管引起血肿。禁灸。

四白 Sibai

【定位】 承泣直下,当眶下孔凹陷处取穴(图13-12)。

【主治】 目赤痛痒,眼睑跳(瞤)动,近视,口眼㖞斜,三叉神经痛,胆道蛔虫症,头痛,眩晕。

【操作】 直刺0.2~0.3寸,不可深刺;不宜灸。

【现代研究报道】

面肌痉挛 用30号1寸毫针直刺四白穴,边捻边进,深0.2~0.3寸,有麻电感放射至上唇及口角即停止捻转,留针10~15分钟,出针后用特制撳针从原针孔刺入,胶布固定5~6天出针。隔2~3日,如上法再治,5次为1个疗程。[王天顺.撳针埋四白穴治疗面肌痉挛50例.中原医刊,1989,(5):39]

胆道蛔虫症 针刺四白透迎香穴,强刺激,留针30分钟,期间行针1次。[孙锦章,等.针刺迎香透四白穴治疗胆道蛔虫症22例.中国针灸,1986,(2):13]

地仓 Dicang

【定位】 承泣直下,在口角的外侧约4分处(图13-12)。

【主治】 口眼㖞斜,三叉神经痛,齿痛颊肿,流涎。

【操作】 直刺0.2~0.3寸,或向颊车方向透刺;可灸。

颊车 Jiache

【定位】 在下颌角前上方一横指凹陷中,咬紧牙齿时咬肌隆起处(图13-13)。

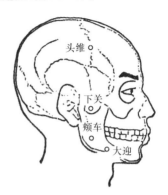

图13-13 颊车、下关、关维穴

【主治】 牙痛,口眼㖞斜,三叉神经痛,痄腮,咬肌痉挛,流涎。

【操作】 直刺0.3~0.4寸,或向地仓方向斜刺。可灸。

下关 Xiaguan 足阳明、少阳交会穴

【定位】 耳屏前约一横指,当颧骨弓与下颌切迹所形成的陷窝处,合口有孔,张口即闭。闭口取穴(图13-13)。

【主治】 牙痛,下颌关节痛,口眼㖞斜,三叉神经痛,耳鸣,耳聋。

【操作】 直刺0.3~0.5寸。

【现代研究报道】

三叉神经痛 用30号2.5寸毫针针刺下关穴,进针后针尖以80°角向后下方,朝对侧乳突方向深刺2寸左右,用紧提慢按手法,不捻转,使针感向下颌方向或四周扩散,留针30~60分钟,每10~15分钟,用提插手法行针1次,出针前再予提插手法行针30秒,每日1次,10次为1个疗程,每疗程间隔1周。[周继荣.深刺下关穴为主治疗原发性三叉神经痛32例.江苏中医,1989,(2):18]

下颌关节炎 下关配阿是穴,针后加灸,每次灸30分钟,每日1次。[陈杰.针刺加灸下关穴治疗颞下颌关节炎30例.江苏中医药,2004,(4):43]

头维 Touwei 足阳明、少阳、阳维交会穴

【定位】 额角发际,当鬓发前缘直上入发际0.5寸(图13-13)。

【主治】 头痛,眩晕,目痛,迎风流泪。

【操作】 针刺向下或向后平刺0.5~0.8寸;不

可灸。

【现代研究报道】

眩晕　采用针刺 $C_1 \sim T_4$ 夹脊穴、太阳穴、头维等穴进行综合治疗。[郭芳.针刺为主治疗眩晕疗效观察.辽宁中医杂志,2005,(1):63]

带状疱疹后遗症　疱疹愈后,遗留左侧前额及头顶前部针刺样疼痛,取头维、神庭为主穴,头临泣、百会、合谷为配穴。留针30分钟,间歇性行针2次,每日1次,10次为1个疗程。[赵银龙,等.应用神庭、头维穴治疗顽症二例.针灸临床杂志,2000,(10):51]

梁门　Liangmen

【定位】　在上腹部,当脐中上4寸,距前正中线2寸(图13-14)。

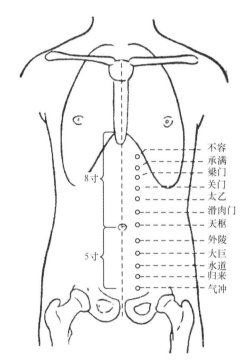

图13-14　梁门、天枢、归来穴

【主治】　胃痛,呕吐,急、慢性胃炎,胃、十二指肠溃疡,胃神经官能症。

【操作】　直刺0.5~1寸;可灸。

【现代研究报道】

胃溃疡　电针梁门穴可以保护胃黏膜、促进胃黏膜的修复,促进溃疡面的愈合,增强机体免疫力。[刘鹏.电针"梁门"、"足三里"对实验性胃溃疡疗效的比较.天津中医学院学报,1992,(4):27]

天枢　Tianshu　大肠募穴

【定位】　在腹中部,脐中(神阙穴、任脉)旁开2寸取穴(图13-14)。

【主治】　腹痛,腹胀,肠鸣,泄泻,痢疾,肠痈,便秘,月经不调,痛经。

【操作】　直刺0.8~1.2寸。可灸。

【现代研究报道】

慢性腹泻　隔姜灸双侧天枢穴,每日每穴7壮,每天1次,10次为1个疗程。[徐鸿达,隔姜灸天枢治疗慢性腹泻27例.针灸临床杂志,1997,(4):68]

月经过多　取双侧天枢穴,用30号1.5寸毫针,针尖略向外侧刺,留针40分钟,行补法,于经前5天开始至经期结束为1个疗程。[蔡明华,等.天枢穴的临床新用.中国中医药信息杂志,2000,7(4):85]

调整肠道功能　电针急性痢疾患者的天枢穴,在针后3分钟内即有肠鸣音的显著变化,15~30分钟后肠鸣音明显降低,停针后又恢复到针前水平。这与临床报道针刺天枢对急慢性肠炎、菌痢泄泻、便秘等疾病均有减轻症状、加快康复的治疗作用相吻合。[张琳珊,等.天枢穴在针灸治疗肠腑病症中的应用.江苏中医药,2004,(35):264]

归来　Guilai

【定位】　在下腹部,当脐中下4寸,距前正中线(任脉)2寸中(图13-14)。

【主治】　腹痛,痛经,闭经,慢性盆腔炎,子宫脱垂,急性附件炎。

【操作】　直刺0.8~1.2寸。可灸。

梁丘　Liangqiu　郄穴

【定位】　髂前上棘与髌骨外侧端的连线上,髌骨外缘上2寸(图13-15)。

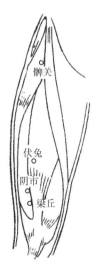

图13-15　梁丘穴

【主治】　胃痛,乳痈,膝关节及周围软组织疾患。

【操作】　直刺0.5~1寸。可灸。

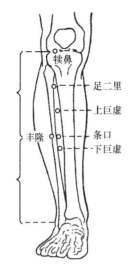

图 13-16 犊鼻、足三里、丰隆穴

犊鼻 Dubi

【定位】 屈膝,髌骨下缘,髌韧带外侧凹陷中(图 13-16)。

【主治】 膝关节及周围软组织疾患。

【操作】 向内上方刺 0.5～1 寸。

足三里 Zusanli 合穴

【定位】 在小腿前外侧,犊鼻下 3 寸,距胫骨前缘外一横指(图 13-16)。

【主治】 胃痛,呕吐,腹胀泄泻,便秘,发热,乳痈,高血压,失眠,休克,昏厥,下肢疼痛,瘫痪,虚劳羸瘦,咳嗽气喘,心悸气短,头晕。

【操作】 直刺 0.5～1.5 寸。可灸。

【现代研究报道】

高血压病 取双侧足三里穴常规消毒后,用 1.5 寸或 2 寸毫针刺入,得气后在针柄上放艾炷如杏核大,用火点燃,每次可灸,每日 1 次,10 日为 1 个疗程,疗程间隔 5 日。[黄效增. 温针灸足三里穴治疗原发性高血压. 中国社区医师,1994,(8):30]

增强机体免疫力 针刺人及兔的"足三里"穴能使血中裂解素、调理素及白细胞吞噬指数均有显著增加,从而增强了机体免疫力。[赵植桂,等. 针刺对提高机体免疫力的观察. 天津医药,1976,(7):323]

丰隆 Fenglong 络穴

【定位】 在小腿前外侧,足三里下 5 寸,在胫骨前缘外二横指处(图 13-16)。

【主治】 咳嗽、痰多,哮喘,头痛,眩晕,癫痫,下肢痿痹。

【操作】 直刺 1～1.5 寸。可灸。

内庭 Neiting 原穴

【定位】 足背第 2～3 趾间缝纹端(图 13-17)。

【主治】 头痛,牙痛,鼻衄,面瘫,发热,三叉神经痛,胃脘胀痛,泄泻,便秘,足背肿痛。

【操作】 直刺或斜刺 0.5～1.0 寸。可灸。

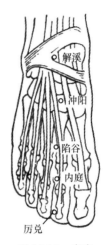

图 13-17 内庭

厉兑 Lidui 井穴

【定位】 足第 2 趾外侧,距指甲角约 0.1 寸(图 13-17)。

【主治】 面肿,面瘫,牙痛,扁桃腺炎,失眠,癔病,足背肿痛。

【操作】 毫针浅刺。可灸。

足阳明胃经其他常用穴位见表 13-4。

表 13-4 足阳明胃经其他常用穴位

穴名	位置	主治
巨髎	眼平视,瞳孔直下,与鼻翼下缘平齐处	鼻炎、三叉神经痛、面神经麻痹
大迎	颊车前约 1.3 寸,闭口鼓腮,当下颌边缘出现一沟处	腮腺炎、牙关紧闭、面神经麻痹、牙痛
下关	闭口,颧弓与下颌切迹所形成的凹陷处	牙痛、下颌关节炎、咬肌痉挛、面神经麻痹、三叉神经痛、中耳炎
关门	脐上 3 寸,建里旁开 2 寸处	腹胀、食欲不振、肠鸣腹泻、水肿
伏兔	髌骨上缘外直上 6 寸处	下肢瘫痪、麻痹、膝关节炎、荨麻疹
解溪	踝关节前横纹中点,两筋之间	头痛、肾炎、肠炎、癫痫、踝关节周围软组织疾病、足下垂

案例 13-4

【原文】 一人病伤寒,至六日。微发黄,一医与茵陈汤,次日更深黄色,遍身如栀子。此太阴证,误服凉药,而致肝木侮脾。余为灸命关五十壮,服金液丹而愈。(宋·窦材《扁鹊心书》)

【按语】　太阴为土，"土爰稼穑"(《尚书·洪范》)。今寒袭湿困，阳气本衰，温之可也，然医者误投凉药，徒伤脾阳，阳伤则阴霾满布，水湿泛滥，诸症剧矣。盖土为五脏之母，土旺则宜稼宜穑。命关"能接脾藏真气"(窦材语)，脾旺而木何能侮？命关亦窦材"试之极验"之穴，当可效之。阴黄日久，子病累母，肾水亏虚，取肾俞、关元、气海、复溜以滋水涵木亦效。(田从豁，等．古代针灸医案释按．北京：人民军医出版社，2011：3)

四、足太阴脾经

【经脉循行】　起于足大趾内侧端，沿足背内侧赤白肉际、内踝前缘上行，在内踝上8寸处交叉到足厥阴肝经的前面，经膝、股部内侧前缘进入腹部，属于脾脏，联络胃，上行通过横膈，沿食管两旁上行到舌根部，散布于舌下。其分支从胃部分出，通过横膈流注于心中，与手少阴心经相接(图13-18)。

【主治概要】　本经腧穴主治消化系统疾病，同时能治疗生殖、泌尿系统疾病。

【本经腧穴】　本经从足走胸，经穴有：隐白、太白、公孙、三阴交、阳陵泉、血海、箕门、大横、大包等穴。

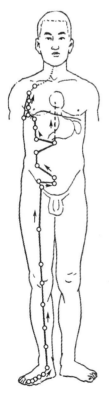

图13-18　足阳明胃经

隐白　Yinbai　井穴

【定位】　足大趾内侧缘，距趾甲角0.1寸(图13-19)。

【主治】　崩漏，月经过多，便血，尿血，腹胀，腹痛，鼻衄，癫狂，惊风。

【操作】　浅刺0.1寸。或用三棱针点刺挤压出血。可灸。

【现代研究报道】

功能性子宫出血：用三棱针点刺隐白、大敦穴出血2～3滴，每日或间日1次。[刘华．点刺井穴治疗功能性子宫出血．江苏中医杂志，1982，3(4)：48]

另有报道，艾条温和灸隐白穴，每次15～20分钟，每日3～5次，有较好疗效。[沈丽君．艾灸隐白止崩．浙江中医杂志，1981，16(9)：428]

婴幼儿腹泻：三棱针点刺隐白穴，放血7～10滴，左右交替，每日1次。[王占慧．隐白放血治疗婴幼儿腹泻32例．中国针灸，2000，(7)：416]

急性鼻出血：取隐白配合上星，用强刺激手法，疗效较好。[李恋英．针刺上星隐白速止急性鼻出血15例．中国针灸，1998，(12)：738]

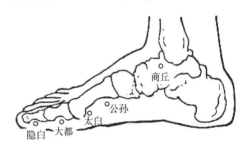

图13-19　公孙穴

公孙　Gongsun　络穴，八脉交会穴，通冲脉

【定位】　足内侧缘，第1跖骨基底部的前下方，赤白肉际处取穴(图13-19)。

【主治】　胃痛，呕吐，腹痛，泄泻，痢疾，心痛，胸闷。

【操作】　直刺0.5～1寸。可灸。

【现代研究报道】

单纯性肥胖　取梁丘、公孙穴，梁丘穴直刺1～1.5寸，公孙穴斜刺3～5分，治疗时每次取1穴，2穴交替使用，通电20分钟，10次为1个疗程，疗程间歇3天。[赵辉，等．针刺治疗单纯性肥胖126例分析．实用中医内科杂志，2003，17(2)：143]

原发性低血压　配合内关，针刺得气，用电针治疗仪分别连接于双侧同名穴，每次20分钟，10～20天为1个疗程。[尹士东，等．电针内关、公孙穴治疗原发性低血压100例临床观察．针灸临床杂志，2000，16(2)：34]

三阴交　Sanyinjiao　足太阴、少阴、厥阴经交会穴

【定位】　内踝尖直上3寸，胫骨内侧后缘取穴(图13-20)。

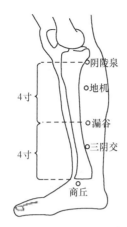

图 13-20 三阴交、阴陵泉穴

【主治】 月经不调,痛经,经闭,带下,滞产,阴挺等妇产科病证;遗精,阳痿,遗尿,尿潴留,外阴部瘙痒等生殖泌尿系统病证;肠鸣腹胀,泄泻脾胃虚弱诸证;神经衰弱,高血压,下肢痿痹等病证。

【操作】 直刺 0.5～1 寸。可灸。

【现代研究报道】

肾绞痛 将黄体酮 40mg,注入双侧三阴交穴,疗效优于单纯药物和针刺治疗。[林日武.黄体酮穴位注射治疗肾绞痛 60 例分析.浙江临床医学,2002,4(5):367]

小儿遗尿 将 1mg 654-2 稀释至 3ml,针刺三阴交 1.5 寸,关元穴 0.5～1.2 寸,待针感强烈后将药液快速注入,每穴 1ml,疗程 2～3 周。[朱学礼,等.穴位注射 654-2 治疗小儿遗尿的疗效观察.宁夏医学杂志,2003,25(6):372]

失眠 以三阴交为主穴,神门为配穴,三阴交深刺 2.0～2.5 寸,神门进针 0.5～0.8 寸,针刺得气,平补平泻,留针 30 分钟,每 5 分钟行针 1 次,同时嘱病人每晚睡前自灸三阴交 20 分钟,每日 1 次。[范丹,等.神门、三阴交治疗失眠作用探析.中国中医基础医学杂志,2012,18(2):205～206]

阴陵泉 Yinlingquan 合穴

【定位】 在小腿内侧,胫骨内侧髁下缘凹陷中(图 13-20)。

【主治】 腹胀,腹泻,痢疾,水肿,肝炎,尿潴留,尿路感染,遗尿,膝痛等。

【操作】 直刺 1～2 寸。可灸,不宜多灸。

【现代研究报道】

肩周炎 针刺双侧阴陵泉,留针 20 分钟,留针时活动肩关节,每日 1 次,10 次为 1 个疗程。[牛雅萍,等.针刺阴陵泉治疗肩周炎 92 例疗效观察.中医药研究,1995,(3):30]

尿潴留 取双侧阴陵泉,进针 1～1.5 寸,行提插泻法,以针感向上传导为佳,施手法 1～3 分钟,留针 15～30 分钟。[彭秀娟,等.针灸治疗尿潴留常用腧

穴文献研究.中医杂志,2013,54(23):17]

血海 Xuehai

【定位】 大腿内侧,髌骨内上缘上 2 寸。

简便取穴法:术者面对病人,用左(右)手掌心按在患者右(左)膝髌骨上,当拇指尖所至处定穴(图 13-21)。

【主治】 月经不调,崩漏,痛经,经闭,隐疹,湿疹,高血压,膝关节痛。

【操作】 直刺 1～1.5 寸。

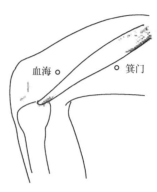

图 13-21 血海穴

五、手少阴心经

【经脉循行】 起于心中,走出后属心系,向下通过横膈,联络小肠。其分脉从心系,上夹咽喉,连系眼睛。直行的经脉,从心脏上行抵肺部,向下浅出腋下,沿着上肢掌侧面的尺侧缘下行,进入手掌中,经四、五掌骨之间到手小指桡侧端,与手太阳小肠经相接(图 13-22)。

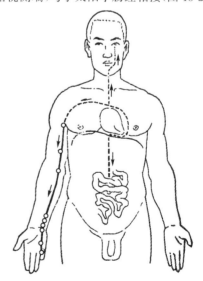

图 13-22 手少阴心经经脉循行

【主治概要】 本经腧穴主治心、胸、神经、精神病症为主。

【本经腧穴】 本经从胸走手,经穴有极泉、少海、灵道、通里、神门、少府、少冲等穴。

少海　Shaohai　合穴

【定位】　屈肘,在肘横纹内侧端与肱骨内上髁连线的中点处(图13-23)。

【主治】　心痛,肘臂挛痛,腋胁痛,头项痛,瘰疬。

【操作】　直刺0.5~1寸。可灸。

通里　Tongli　络脉

【定位】　腕横纹上1寸,尺侧腕屈肌腱桡侧缘(图13-23)。

【主治】　心动过速,心绞痛,失语,癔病,手腕痛。

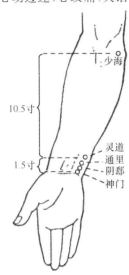

图13-23　通里、神门穴

【操作】　直刺0.3~0.5寸。可灸。

神门　Shenmen　腧穴,原穴

【定位】　在腕横纹上,当尺侧腕屈肌腱的桡侧凹陷处(图13-23)。

【主治】　失眠,癫狂,健忘,痴呆,心痛,心烦,惊悸怔忡,胁痛。

【操作】　直刺0.3~0.5寸。可灸。

少冲　Shaochong　井穴

【定位】　小指桡侧,距指甲角0.1寸(图13-24)。

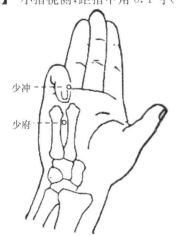

图13-24　少冲穴

【主治】　心痛,心悸,热病,癫狂,昏厥,胸胁痛。

【操作】　斜刺0.1寸或三棱针点刺出血。可灸。

六、手太阳小肠经

【经脉循行】　起于手小指外侧端(少泽),沿着手背外侧至腕部,出于尺骨茎突,直上沿着前臂外侧后缘,经尺骨鹰嘴和肱骨内上髁之间,沿上臂外侧后缘,出于肩关节,绕行肩胛部,交会于大椎(督脉),向下进入缺盆部,联络心脏,沿着食管,通过横膈达胃部,属于小肠。缺盆部支脉,沿着颈部,上达面颊,至目外眦,转入耳中(听宫)。颊部支脉,上行目眶下,抵于鼻旁,至目内眦(睛明),与足太阳膀胱经相接(图13-25)。

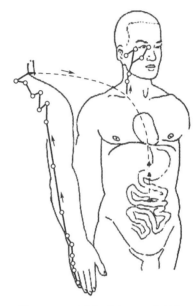

图13-25　手太阳小肠经经脉循行

【主治概要】　本经腧穴主治头、枕、项、背、肩胛部疼痛,五官病,热病,神志病证为主。

【本经腧穴】　本经从手走头,经穴有:少泽、后溪、腕骨、阳谷、养老、小海、肩贞、臑俞、天宗、肩外俞、肩中俞、颧髎、听宫等穴。

少泽　Shaoze　井穴

【定位】　小指尺侧,距指甲角0.1寸(图13-26)。

【主治】　产后乳少,乳痈,咽喉肿痛,发热,昏迷。

【操作】　斜刺0.1寸或点刺出血。可灸。

后溪　Houxi

【定位】　握拳,第5指掌关节尺侧,赤白肉际处(图13-26)。

【主治】　头项强痛,落枕,急性腰扭伤,肩胛痛,耳鸣耳聋,目赤,癔病,癫痫,疟疾,盗汗,手指及肘挛急臂。

【操作】　直刺0.5~0.8寸。可灸。

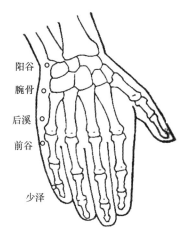

图 13-26　少泽、后溪穴

听宫　Tinggong　手足少阳、手太阳交会穴

【定位】　耳屏前,下颌髁状突的后方,张口时呈凹陷处(图 13-27)。

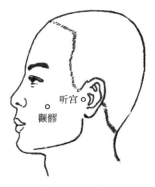

图 13-27　听宫

【主治】　耳鸣,耳聋,中耳炎,齿痛。

【操作】　张口,直刺 0.5～1 寸。可灸。

手太阳小肠经其他常用穴位见表 13-5。

表 13-5　手太阳小肠经其他常用穴位

穴名	位置	主治
养老	掌心向胸,当尺骨小头桡侧缘的骨缝中	视力减退,外眼炎症,落枕,肩背痛
小海	屈肘尺骨鹰嘴与肱骨下髁之间,正当尺神经沟处	尺神经痛,麻痹,癫痫,精神分裂症,舞蹈病,肩背痛
肩贞	在肩后,腋后皱襞上 1 寸处	肩关节软组织疾病,上肢瘫痪
臑俞	肩贞直上,当肩胛冈下缘处	肩关节软组织疾病,上肢瘫痪;还可治臂外展无力

七、足太阳膀胱经

【经脉循行】　起于目内眦,上行交会于头顶部。

直行的经脉:从头顶进入颅内联络于脑,回出向下到项后分开,一直沿着脊柱两侧到腰部,从脊旁进入内脏,联络肾脏,属于膀胱,再向下通过臀部,从大腿后侧外缘下行进入腘窝中央。后项支脉:从项分出沿肩胛骨的内侧缘下行,经过髋关节部,沿着大腿外侧后缘向下与腰部下行的支脉会合于腘窝中,再向下通过腓肠肌,经外踝后方,沿足背外侧到足小趾端,与足少阴肾经相接(图 13-28)。

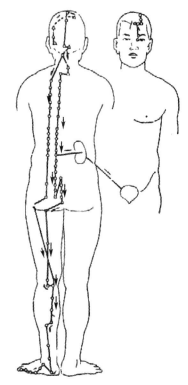

图 13-28　足太阳膀胱经经脉循行

【主治概要】　本经腧穴主治眼病和头、项、背、腰、骶部、下肢病及痔疮、脱肛、精神病、癫痫等。

【本经腧穴】　本经从头走足,经穴有:睛明、攒竹、承光、通天、天柱、大杼、风门、肺俞、心俞、督俞、膈俞、肝俞、胆俞、脾俞、胃俞、三焦俞、肾俞、气海俞、大肠俞、关元俞、小肠俞、膀胱俞、上髎、次髎、承扶、殷门、委阳、委中、膏肓俞、志室、秩边、承筋、承山、飞扬、跗阳、昆仑、申脉、金门、京骨、至阴等穴。

睛明　Jingming

【定位】　目内眦的上方 0.1 寸,靠近眼眶骨内缘处(图 13-29)。

【主治】　①急性结膜炎、近视、斜视、青光眼、视神经炎、视网膜炎、视神经萎缩、癔病性或者脑炎后遗症失明、精神病幻视等。②急性腰痛。

【操作】　嘱患者闭目,医者以左手食指轻轻将眼球推向外侧固定,沿眼眶缘缓缓进针,直刺 0.5～1 寸。行针不用大幅度捻转,出针后压迫局部 1～2 分钟,以防出血。

【现代研究报道】

功能性遗尿 针刺睛明穴,左手轻推眼球向外侧固定,右手缓慢刺入 0.5～0.8 寸,得气后留针 20～30 分钟。[董敖齐.针刺睛明治疗遗尿 168 例.浙江中医杂志,1996,(1):38]

坐骨神经痛 取患侧睛明、听宫,刺后活动患肢,每日 1 次,3 日后改隔日 1 次,10 次为 1 个疗程。[沈钦彦.针刺睛明、瞳子髎治疗坐骨神经痛.中医针灸,1992,(4):29]

泪囊炎 单刺睛明,缓慢刺入 0.5～1 寸,得气后留针 30 分钟。每日 1 次,5 次为 1 个疗程。[张全爱.针灸治疗泪溢症 30 例.中国针灸,2012,32 (1):38]

攒竹 Cuanzhu(Zanzhu)

【定位】 在眉毛内侧端,眶上切迹处(图 13-29)。

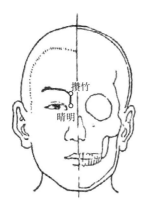

图 13-29 睛明、攒竹穴

【主治】 头痛目眩,眉棱骨痛,面瘫,三叉神经痛,目赤肿痛,近视,腰痛。

【操作】 横刺或刺 0.5～0.8 寸。禁灸。

【现代研究报道】

腰扭伤 刺攒竹向鼻尖方向,再刺水沟穴向上斜刺,均刺 5 分左右,得气后提插捻转 1～2 分钟,留针 20 分钟。[梁玉昌.针刺攒竹水沟穴治疗急性腰扭伤 50 例.中医杂志,1989,(3):19]

呃逆 两手拇指重按双侧攒竹穴,由轻到重向后上方用力,持续压 1～2 分钟,一般情况呃逆即止。[崔永杰,李志东.指压攒竹穴治疗呃逆.河北中医,2011,33(2):173]

风门 Fengmen 足太阳、督脉交会穴

【定位】 第 2 胸椎棘突下旁开 1.5 寸(图 13-30)。

【主治】 感冒,咳嗽,哮喘,项背疼痛。

【操作】 斜刺 0.5～0.8 寸。可灸,此穴多灸可预防感冒。

【现代研究报道】

支气管炎 选风门、定喘、大椎和肺俞等,每次取 2～3 穴,以黄芪注射液 6ml 和核酪注射液 4ml,每穴注入 1～2ml,每周注射 3 次,共注射 4 周。[郭艳明,等.穴位敷贴联合穴位注射治疗慢性支气管炎临床观察.上海中医药杂志,2010,44(4):50～51]

支气管哮喘 针风门、大杼、肺俞、大椎,配合辨证取穴,留针 20～30 分钟,用捻转补法;风门、肺俞、膈俞于起针时,再用三棱针点刺 3～5 点,然后用火罐拔之。

每 10 天为 1 个疗程,可连续治疗 2 个疗程。[沈燕融,等.刺络拔罐治疗支气管哮喘 68 例临床观察.现代康复,2001,5(3)]

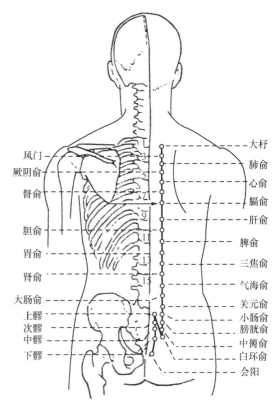

图 13-30 足太阳膀胱经穴位

肺俞 Feishu 背俞穴

【定位】 第三胸椎棘突下旁开 1.5 寸(图 13-30)。

【主治】 咳嗽,哮喘,肺结核,肺炎,胸膜炎,背部软组织劳损。

【操作】 斜刺 0.5～0.8 寸。可灸。

【现代研究报道】

慢性支气管炎 取肺俞、风门、大椎、定喘等穴,贴敷白芥子、甘遂、细辛等,于初伏、中伏、末伏的第一天各贴敷 1 次,连续贴治 3 年,为 1 个疗程。[代璐.中药穴位敷贴及护理对慢性支气管炎急性发作次数的影响.当代护士(学术版),2011,(2):91～92]

调节呼吸功能 选双侧肺俞、膈俞、定喘及大椎、

膻中等,穴位贴敷,每次 6～8 小时,每隔 10 天治疗 1 次,连续用药 2 个月。可有效改善哮喘患者症状,调节呼吸功能。[张泰伟．穴位贴联合中药治疗支气管哮喘慢性持续期临床疗效评价．亚太传统医药,2014,10,(22):89～90]

心俞　Xinshu　背俞穴

【定位】　第 5 胸椎棘突下旁开 1.5 寸(图 13-30)。

【主治】　心绞痛、心律不齐等心脏病,神经衰弱,精神病,癫病,咳嗽,吐血,盗汗。

【操作】　斜刺 0.5～0.8 寸。可灸。

膈俞　Geshu　血会

【定位】　第 7 胸椎棘突下旁开 1.5 寸(图 13-30)。

【主治】　慢性出血性疾患,贫血,胃病,膈肌痉挛,膈肌瘫痪,急性胆道感染。

【操作】　斜刺 0.5～0.8 寸。可灸。

【现代研究报道】

糖尿病　对 20 例糖尿病患者,取穴膈俞、脾俞、足三里、三阴交等,各穴分别进针 0.5 寸,得气后留针 20 分钟,不用灸法。每针灸 5 天休息 1 天,20 次为 1 个疗程。对糖尿病有良好调节作用。[季奎,等．针灸治疗糖尿病 20 例．吉林中医药,2007,27(4):46]

青光眼　针刺膈俞、肝俞、三阴交等,均为双侧,每周 3 次,每次 40 分钟,20 次为 1 个疗程。治疗青光眼合并高血压者 120 人次,治疗后眼压、血压均明显下降,临床症状明显改善。[吴泽森．针刺对慢性单纯性青光眼眼压与血压的影响．上海针灸杂志,1988,(1):6～7]

偏头痛　三棱针点刺膈俞,然后拔罐放血。每周 2 次,每次间隔 2 天,2 次为 1 个疗程,共 4 个疗程。痛甚者太阳穴刺血,加刺合谷、太冲,失眠者加三阴交、神门。[姜海威．膈俞刺络拔罐治疗偏头痛临床研究．现代养生,2014,(4):260]

案例 13-5

【原文】　太祖苦头风,每发,心乱目眩。佗针鬲,随手而差。(陈寿《三国志・魏书・方技传》)

【按语】　鬲即隔膜,"隔膜者,自心肺下,与脊、胁、腹周围相著,如幕不漏,以遮蔽浊气,不使熏清道是也"(《人镜经》)。"隔膜之系,附于脊之第七椎"(丹波元简语)。故针鬲,当为针膈俞穴。

考历代针灸专著,针膈俞而愈头风者鲜有记载。膈俞内应横膈,能祛胃肠寒痰,寒痰去则隔膜清,隔膜清则能司相隔之职,使浊气不致上熏清道,浊气下降则元神之府自当清宁。(田从豁,等．古代针灸医案释按．北京:人民军医出版社,2011:16)

肝俞　Ganshu　背俞穴

【定位】　第 9 胸椎棘突下旁开 1.5 寸(图 13-30)。

【主治】　胸胁痛,肝炎,胆囊炎,胃病,结膜炎,近视,青光眼,视神经萎缩,腰背痛。

【操作】　斜刺 0.5～0.8 寸。可灸。

【现代研究报道】

麦粒肿　取患侧或双侧肝俞,斜向下刺入 4～6 分深,得气后强刺激泻法,捻转数下不留针。缓出针摇大针孔,出针后挤压出血数滴。[吴速新,等．肝俞穴刺血法治疗复发性麦粒肿 12 例．中国针灸,1985,(3):27]

眼睑下垂　取肝俞、脾俞,用 1 寸长的不锈钢针直刺 0.5～0.8 寸,行捻转针法,局部出现轻微的酸胀感后继续捻转 2～3 分钟,针上加艾 3～5 壮,每日 1 次,7 天为 1 个疗程。[乐树生．针灸肝脾俞治疗眼睑下垂 52 例．针灸学报,1989,(3):29]

脾俞　Pishu　背俞穴

【定位】　第 11 胸椎棘突下旁开 1.5 寸(图 13-30)。

【主治】　胃脘痛,腹胀,消化不良,慢性腹泻,痢疾,浮肿,月经过多,慢性出血性疾病,贫血,神经衰弱。

【操作】　斜刺 0.5～0.8 寸。可灸。

胃俞　Weishu　背俞穴

【定位】　第 12 胸椎棘突下旁开 1.5 寸(图 13-30)。

【主治】　胃脘痛,消化不良,呕吐,胃下垂,慢性腹泻。

【操作】　斜刺 0.5～0.8 寸。可灸。

肾俞　Shenshu　背俞穴

【定位】　第 2 腰椎棘突下旁开 1.5 寸,(图 13-30)。

【主治】　男、女泌尿生殖系统病,耳鸣耳聋,肾虚气喘,慢性腹泻,腰背痛。

【操作】　直刺 0.5～1 寸。可灸。

承扶　Chengfu

【定位】　伏卧,臀下横纹中央(图 13-31)。

【主治】　坐骨神经痛,腰骶痛,下肢瘫痪,痔疮。

【操作】　直刺 1～2 寸。

委中　Weizhong　合穴,膀胱下合穴

【定位】　腘窝横纹中央(图 13-31)。

【主治】　腰痛,坐骨神经痛,急性腰扭伤,下肢瘫痪,膝关节及周围软组织疾患,急性吐泻,高热抽搐,小便不利,遗尿。

【操作】　直刺 1～1.5 寸,或刺出血。

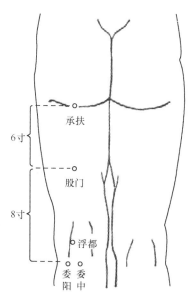

图 13-31　承扶、委中穴

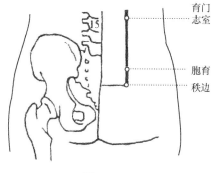

【原文】　一省掾,背项常有痤疖,愈而复生。戴人曰:太阳血有余也。先令涌泄之,吹于委中以䤵针出紫血,病更不复作也。(金·张子和《儒门事亲》)

【注释】　掾(yuàn):古代官署属员的通称。

【按语】　"太阳",足太阳膀胱之脉也。言有余,非血有余,乃邪热有余,邪热入血,故云血有余也。血热当于血郄求之。泻其有余,阴阳平和,焉有痤疖"愈而复生"之理耶。思《灵枢》名委中为血郄,则知凡血有余之证皆其所宜者也。(田从豁,等. 古代针灸医案释按. 北京:人民军医出版社,2011:194)

秩边　Zhibian

【定位】　平第四骶后孔,骶正中嵴旁开 3寸(图 13-32)。

【主治】　腰骶痛,坐骨神经痛,下肢瘫痪,小便不利,痔疮。

【操作】　直刺 1～1.5 寸。可灸。

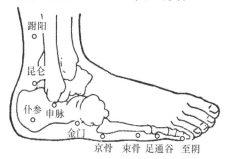

图 13-32

昆仑　Kunlun　经穴

【定位】　足外踝尖与跟腱之间的凹陷处(图 13-33)。

【主治】　头项强痛,目眩,鼻衄,背腰痛,下肢及踝关节病证滞产,癫痫。

【操作】　直刺 0.5～0.8 寸。可灸。

图 13-33　秩边、昆仑穴

至阴　Zhiyin　井穴

【定位】　足小趾外侧,距指甲角 0.1 寸(图 13-33)。

【主治】　头痛,鼻炎,胎位不正(艾条灸),难产。

【操作】　毫针浅刺 0.1 寸。可灸。

足太阳膀胱经其他常用穴位见表 13-6。

表 13-6　足太阳膀胱经其他常用穴位

穴名	位置	主治
大杼	第 1 胸椎棘突下旁开 1.5 寸	咳嗽,哮喘,颈项强直,肩背疼痛
胆俞	第10胸椎棘突下旁开 1.5 寸处	肝炎,胆囊炎,胃炎,胆道蛔虫症,淋巴结核,腹胀,胸胁痛
大肠俞	第4腰椎棘突下旁开 1.5 寸处	腰腿痛,腰扭伤,骶髂关节痛,肠炎,痢疾,便秘
小肠俞	第1骶椎棘突下旁开 1.5 寸处	腹痛,腹泻,痢疾,便秘,慢性腰背痛,急性腰扭伤,坐骨神经痛
膀胱俞	第 2 骶椎棘突下旁开 1.5 寸	膀胱炎,尿血,尿潴留,遗尿,腰骶痛
次髎	第2骶后孔凹陷中,约当髂后上棘与督脉的中点	痛经,月经过多,胎位不正,慢性盆腔炎,尿路感染,尿潴留,遗精,阳痿,早泄,腰骶痛,下肢痿痹等
飞扬	昆仑直上 7 寸、腓骨后缘,当承山斜下外开约 1 寸处	风湿性关节炎,肾炎,膀胱炎,脚气,痔,癫痫,腰腿痛
申脉	外踝直下方凹陷中	头痛,眩晕,失眠,癫痫,精神病,踝关节痛

八、足少阴肾经

【经脉循行】　起于足小趾下,斜向足心,沿舟骨粗隆下缘,内踝后缘,进入足跟,由小腿内侧后缘,过膝内侧,上行脊柱,属于肾脏,联络膀胱。直行的经脉从肾上行到肝,穿过横膈,进入肺脏,沿喉咙到舌根部。其支脉从肺脏分出,联络心脏,流注于胸中,与手厥阴心包经相接(图13-34)。

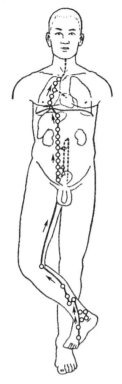

图 13-34 足少阴肾经经脉循行

【主治概要】 本经腧穴主治泌尿、生殖系统疾病为主,也可治疗呼吸系统和神经系统疾病。

【本经腧穴】 本经从足走胸,经穴有:涌泉、然谷、太溪、照海、复溜、阴谷、俞府等穴。

涌泉 Yongquan 井穴

【定位】 在足底,足趾跖屈时,约当足底(去趾)前 1/3 与后 2/3 交界处(图13-35)。

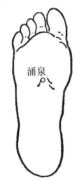

图 13-35 涌泉

【主治】 头痛,昏迷,休克,精神病,癔病,癫痫,小儿惊风,咽喉肿痛。

【操作】 直刺 0.5～1 寸。可灸。

太溪 Taixi

【定位】 内踝尖与跟腱之间的凹陷处(图13-36)。

【主治】 月经不调,遗精阳痿,小便频数,头疼,目眩,耳鸣耳聋,失眠腰痛,足跟痛,齿痛。

【操作】 直刺 0.5～0.8 寸。可灸。

照海 Zhaohai 原穴,络穴

【定位】 内踝下缘凹陷中(图13-36)。

【主治】 月经不调,带下,小便频数,慢性咽炎,吞咽困难,目赤肿痛、失眠,癫痫。

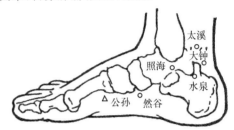

图 13-36 太溪、照海穴

足少阴肾经其他常用穴位见表13-7。

表 13-7 足少阴肾经其他常用穴位

穴名	位置	主治
然谷	足内踝前,舟骨粗隆下方凹陷处	咽喉炎,膀胱炎,月经不调,糖尿病,破伤风
复溜	太溪直上 2 寸处	肾炎,睾丸炎,功能性子宫出血,尿路感染,白带过多,腰痛

九、手厥阴心包经

【经脉循行】 起于胸中,属心包,向下通过横膈

联络三焦,外行支从胸部出来,经腋窝,沿手臂掌侧面的中间,进入手掌中,沿着中指到指端。另一条支脉从手掌中分出,走向无名指端,与手少阳三焦经相接(图 13-37)。

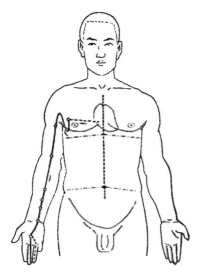

图 13-37 手厥阴心包经经脉循行

【主治概要】 本经腧穴主治心血管病为主,亦可治疗消化系统、神经系统的某些病证。

【本经腧穴】 本经从胸走手,经穴有:天池、曲泽、间使、内关、大陵、劳宫、中冲等穴。

曲泽 Quze 合穴

【定位】 肘窝横纹中,当肱二头肌腱尺侧(图 13-38)。

【主治】 心痛,心悸,胃痛,急性吐泻,高热,烦躁不安,肘臂疼痛。

【操作】 直刺 1~1.5 寸。高热、急性吐泻时,用三棱针点刺放血。可灸。

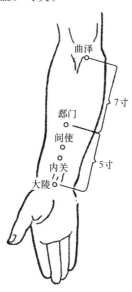

图 13-38 间使、内关穴

间使 Jianshi 经穴

【定位】 腕横纹上 3 寸,掌长肌腱与桡侧腕屈肌腱之间(图 13-38)。

【主治】 心痛,心悸,癫痫,精神病,胃脘痛,呕吐,肘臂疼痛。

【操作】 直刺 0.5~1 寸。可灸。

内关 Neiguan 络穴,八脉交会穴,通阴维脉

【定位】 腕横纹上 2 寸,掌长肌腱与桡侧腕屈肌腱之间(图 13-38)。

【主治】 心痛,心悸,胸闷,头痛,眩晕,癫痫,失眠,胃脘痛,呃逆,呕吐,肘臂疼痛。

【操作】 直刺 0.5~1 寸。可灸。

【现代研究报道】

休克 动物实验表明,电针家兔内关穴,对失血性休克模型有明显的升压作用,并可改善心泵的功能。[宋小鸽,等. 针刺内关对失血性休克家兔血压和心泵功能的影响. 安徽中医学院学报,1989,8(3):82~84]

心绞痛 针刺内关穴可使冠心病心绞痛患者全血黏度、血浆比黏度、血浆纤维蛋白原、血细胞比积、血沉等均有不同程度的下降,同时伴随着心电图及临床症状的改善。[胡乃珂,等. 针刺内关穴对冠心病心绞痛患者血流动力学的影响. 中西医结合实用临床急救,1997,16(3):116~117]

呕吐 对神经性呕吐、手术麻醉引起的恶心呕吐,针刺内关疗效较好。对晕车出现的恶心呕吐,用手指重按内关亦有效。[吕海. 针刺内关穴预防全身麻醉患者恶心呕吐 50 例临床观察. 内蒙古中医药,2011,(21):23]

中冲 Zhongchong 井穴

【定位】 中指尖端(图 13-39)。

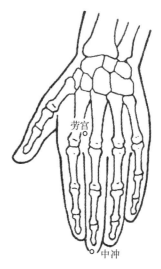

图 13-39 中冲穴

【主治】 发热,休克,昏迷,中暑,心痛,舌强不语。

【操作】 毫针浅刺0.1寸,或三棱针点刺出血。

表 13-8 手厥阴心包经其他常用穴位

穴名	位置	主治
大陵	仰掌,腕关节横纹正中,两筋之间	癫狂,喉痹,腋肿,吐血,疥癣,上肢湿疹,舌本痛
劳宫	掌中央,第二、三掌骨之间,当屈指握拳时,中指指尖所点处	中风昏迷,中暑,心绞痛,口腔炎,小儿惊厥,癔病精神病,手掌多汗症,手指麻木

案例 13-8

耳鸣案

王某,男,21岁。初诊:1964年10月6日初诊。

3年前,因跌仆伤及头部,当时曾昏迷2~3分钟。2年前踢球时又撞伤头部,迄今终日头昏作胀,记忆力减退。半年前剃头时头部受冷风吹袭,自后经常耳内风鸣,兼有眩晕,听力未减,曾经西医五官科检查,据称"阴性"。舌质淡红,脉弦,太冲、太溪脉大小相仿。症由髓海不足,宗脉空虚,为风邪所袭,正邪相击,以故鸣响不已。治拟疏通经气,以宁听神。处方:听宫-,双听会-,双翳风-,双中渚-,双侠溪-,双手法:捻转手法,留针5分钟。二诊:治疗后自感轻快,唯劳累后自感眩鸣。脉来弦滑,舌苔薄润。病系肝肾两亏,风邪袭于少阳宗脉之分所致,本在少阴厥阴,标在阳明少阳,治拟标本同调。奈久病正虚,疗治非易,除治疗外,宜多调养。处方:肝俞+,双肾俞+,双听宫-,双听会-,双中渚-,双侠溪-,双手法:捻转、提插,不留针。三诊:又针治3次,针后能保持2~3天效果,过后耳鸣又增,头晕亦加,甚时视物模糊,针已见效,但未巩固,再从前治。处方:肝俞+,双肾俞+,双听宫-,双听会-,双中渚-,双侠溪-,双手法:捻转、提插,不留针。四诊:针刺14次以来,精神渐振,耳鸣时轻时重,鸣声渐细。脉濡细,舌苔薄滑,质淡嫩。少阳气火渐降、风邪渐轻,唯肝肾不足,精气不能上济于耳,再从培补肝肾入手。处方:肝俞+,双肾俞+,双翳风-,双听会-,双太溪+,双曲泉+,双合谷+,双手法:捻转、提插,不留针。五诊:选授培补肝肾,疏泄少阳引阳明精气上济之法,睡眠渐酣,耳鸣渐轻。脉转缓,舌苔薄滑,再拟前方续治,手法同前。六诊:疗效渐趋稳定,睡眠良好,脉舌无变化,再宗前法。处方、手法同上。

【按语】 耳鸣之疾,早见于《内经》。《灵枢》论耳鸣有谓:"上气不足耳为之苦鸣","髓海不足,则脑转耳鸣","胃中空,则宗脉虚","脉有所竭,故耳鸣",又有"一阳独啸(耳鸣),少阳厥也"等论述。前三者皆为虚证,独后者气逆而鸣属实。后代医家论耳鸣之原因,有正虚为风邪所袭,正邪相搏而鸣者;有肾气不足,宗脉空虚而鸣者;有痰火上升,搏击清空而鸣者;有肾精不足,阴虚风动而鸣者。并有"痰火而鸣者其鸣甚,肾虚而鸣者其鸣微","鸣者聋之渐也"的说法。本例患者先伤头部,2年来头昏作胀,记忆减退,是髓海不足之象,尔后病起于新沐当风,是宗脉空虚为风邪所袭之故。邪与正搏,鼓击耳窍,是为致病之因。陆师取听宫、听会、翳风,施行捻转泻法以泄耳窍之邪,而疏经络之气,取中渚手少阳之荥,侠溪足少阳之荥,此"荥输治外经"之意,而手足少阳同用,冀收"同气相求"之功。故一诊鸣减。二诊仍宗前法,诊得劳累后眩鸣仍作,辨为肝肾两亏,故加肝俞、肾俞,施提插补法,以培补肝肾。四诊以前均同此法,症情逐渐改善,但鸣声转细,脉来濡细,是火气渐降、风邪已清而邪去正虚,精气不能上济之象,故陆师改翳风为先泻后补,加合谷补之以引阳明经气上注宗脉,补太溪肾原,曲泉肾合(水生木)以加强培补肝肾之力,最后经治17次后鸣止症愈。(吴绍德,等.陆瘦燕针灸论著医案选.北京:人民卫生出版社,2006:271~273)

十、手少阳三焦经

【经脉循行】 起于无名指端,经手背第4~5掌骨间,沿桡、尺骨之间向上通过鹰嘴突,再沿上臂外侧走向肩部,交出足少阳经的后面,向前进入锁骨窝,分布于胸中,联络心包,通过横膈,属于三焦。胸中支脉:从胸中向上,上出缺盆,循颈部至耳后,直上耳上方,由此屈曲下行至面颊部,到眼眶下。耳部支脉:从耳后进入耳中,出走耳前,与前条支脉交叉于面颊部,到达目外眦,与足少阳胆经相接(图13-40)。

【主治概要】 本经腧穴主治侧头部、耳、目、咽喉部疾病为主。还可治疗发热,胸胁痛等证。

【本经脸穴】 本经从手走头,经穴有:关冲、液门、中渚、阳池、外关、支沟、天井、臑会、肩髎、翳风、耳门、丝竹空等穴。

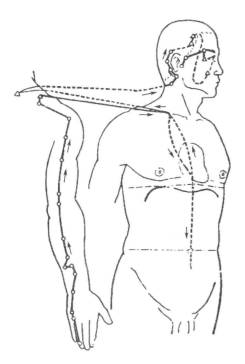

图 13-40　手少阳三焦经经脉循行

外关　Waiguan　络穴,八脉交会穴,通阳维脉

【定位】　腕背横纹上 2 寸,桡骨与尺骨之间(图 13-41)。

【主治】　感冒,发热,耳鸣,耳聋,偏头痛,胁肋痛,上肢痿痹。

【操作】　直刺 0.5～1 寸。可灸。

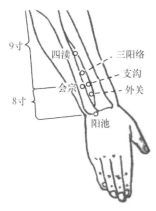

图 13-41　外关穴

支沟　Zhigou　经穴

【定位】　腕背横纹上 3 寸,桡骨与尺骨之间(图 13-41)。

【主治】　耳鸣,耳聋,失音,胁痛,落枕,肩臂部疼痛,腹胀,便秘。

【操作】　直刺 0.5～1 寸。可灸。

【现代研究报道】

习惯性便秘　用毫针直刺或斜刺(略向上),深度

1～1.5 寸,适当应用提插捻转手法,使针感向下达指端,向上达肘以上为佳,留针 15～20 分钟,其间行针 2～4 次。[宋禄法.针刺支沟治习惯性便秘.河北中医,1985,(6):31]

胁痛　治疗急性跌仆闪挫引起的胁痛,可针刺患侧支沟穴,两胁痛者取双穴,进针 0.8～1.2 寸,针尖斜向上肢,用泻法,强刺激,得气后让患者站立作深呼吸、咳嗽和活动患部,每日 1 次,1 周为 1 个疗程。[张瑜.针刺支沟穴治疗胁痛 18 例.陕西中医,1988,(4):186]

肩髎　Jianliao

【定位】　在肩部,上臂外展时,肩峰后下方呈凹陷处(图 13-42)。

【主治】　肩关节及上肢病证。

【操作】　直刺 1～1.5 寸。可灸。

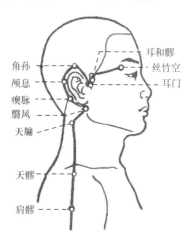

图 13-42　肩髎、耳门、丝竹空穴

翳风　Yifeng

【定位】　耳垂后方,下颌角与乳突之间凹陷(图 13-42)。

【主治】　耳鸣,耳聋,外耳道肿痛,面瘫,乳突部疼痛,痄腮。

【操作】　直刺 0.5～1 寸。可灸。

耳门　Ermen

【定位】　耳屏上切迹前方,下颌骨髁状突后缘,张口呈凹陷处(图 13-42)。

【主治】　耳鸣,耳聋,齿痛。

【操作】　直刺 0.5～1 寸。可灸。

丝竹空　Sizhukong

【定位】　眉毛外端凹陷处(图 13-42)。

【主治】　头痛,面瘫,斜视,目赤肿痛,齿痛。

【操作】　平刺 0.5～1 寸。不灸。

手少阳三焦经其他常用穴位见表 13-9。

表 13-9　手少阳三焦经其他常用穴位

穴名	位置	主治
关冲	第4指尺侧,指甲角旁约0.1寸	头痛,目赤咽喉,肿痛,昏厥
中渚	手背第4~5掌骨间,掌指关节后陷处	肩背肘臂酸痛,五指不能屈伸,头痛,视物不明
臑会	尺骨鹰嘴与肩髎穴的连线上,肩髎穴直下3寸,三角肌后缘	肩及上肢痹痛,甲状腺肿,淋巴结肿
翳风	耳垂后,乳突和下颌骨之间陷处	耳鸣,耳聋,腮腺炎,下颌关节炎,牙痛,眼痛,面神经麻痹
耳门	耳屏上切迹前,张口呈现陷处	耳鸣,耳聋,聋哑,中耳炎,牙齿痛,下颌关节炎

十一、足少阳胆经

【经脉循行】　起于眼外角,向上达额角部,经过耳后循颈部抵肩部,进入锁骨窝。耳部支脉:从耳后进入耳中,出走耳前至眼外眦后方。眼部支脉:从外眦部下行,与前一支脉会合于锁骨窝,向下进入胸中,通过横膈,联络肝脏,属于胆,沿着胁肋内,到达腹股沟部,经前阴部,横行入髋关节部。其直行的经脉:从锁骨窝发出的外行支,经过腋、胸、胁、季肋与前脉会合于髋关节部,再沿大腿外侧下行,经外踝前方至足背,止于足第4趾端。足背支脉:从足背分出,到达足大趾外侧,与足厥阴肝经相接(图13-43)。

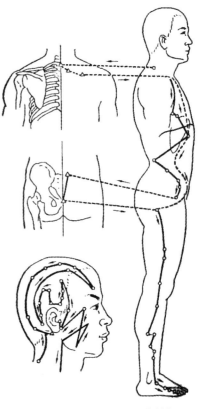

图 13-43　足少阳胆经经脉循行

【主治概要】　本经腧穴主治侧头、目、耳、咽喉病,神志病,热病病证为主。

【本经腧穴】　本经从头走足,经穴有:瞳子髎、听会、上关、率谷、阳白、头临泣、风池、肩井、日月、京门、带脉、居髎、环跳、风市、阳陵泉、光明、悬钟、丘墟、足临泣、侠溪、足窍阴等穴。

瞳子髎　Tongziliao　手足太阳、手足少阳经交会穴

【定位】　在目外眦外方,眶骨外侧缘凹陷中(图13-44)。

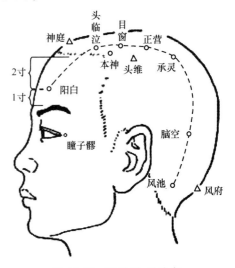

图 13-44　瞳子髎、风池穴

【主治】　偏头痛,近视,视神经萎缩,急性结膜炎。

【操作】　平刺 0.3～0.5 寸。

风池　Fengchi　足少阳、阳维脉交会穴

【定位】　枕骨粗隆直下凹陷处与乳突之间,当斜方肌与胸锁乳突肌上端之间处(图 13-44)。

【主治】　头痛,眩晕,失眠,高血压病,外眼炎症,近视,视神经萎缩,鼻炎,感冒,热病,颈项强痛。

【操作】　向鼻尖方向斜刺 0.5～1 寸。可灸。

【现代研究报道】

突眼症　以风池、上天柱(天柱上 0.5 寸)为主穴行导气法,隔 10 分钟 1 次,足三里、三阴交行补法,留针 30 分钟,每周 3 次,20 次为 1 个疗程,观察 3 个疗程。对突眼症的淤血状态、微循环、血液流变学、血流动力学有明显改善。[吴泽森.针刺治疗甲状腺功能亢进性突眼症及对尿 17-羟、17-酮的影响.中医杂志,1983,(10):51～53]

调节胃酸及胃蛋白酶　针刺风池穴、天柱、胃俞等,进针 1 寸左右,隔日治疗 1 次,9 次为 1 个疗程,每个疗程间休息 5 天,进行 5 个疗程。能使胃酸及胃蛋白酶高者降低,低者升高。[梁庆东,等.针刺结合走罐治疗颈胃综合征 53 例.中国临床康复,2006,(15):29～31]

居髎　Juliao　足少阳与阳跷脉交会穴

【定位】　髂前上棘与股骨大转子最高点连线之中点(图 13-45)。

【主治】　腰腿痛,下肢瘫痪,疝气,少腹痛。

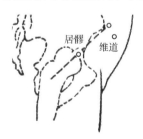

图 13-45　居髎

【操作】　直刺 1～1.5 寸。可灸。

环跳　Huantiao　足少阳与太阳经交会穴

【定位】　侧卧屈股,当股骨大转子最高点与骶管裂孔连线的外 1/3 与中 1/3 的交界处(图 13-46)。

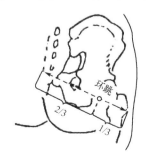

图 13-46　环跳穴

【主治】　坐骨神经痛,下肢疼痛,麻痹,瘫痪。

【操作】　直刺 2～3 寸。可灸。

阳陵泉　Yanglingquan　合穴　八会穴之筋会

【定位】　腓骨小头前下方凹陷处(图 13-47)。

【主治】　胸胁痛,胆囊炎,坐骨神经痛,膝关节及小腿疼痛,麻痹,瘫痪,血栓闭塞性脉管炎,高热抽搐。

【操作】　直刺 1～1.5 寸。可灸。

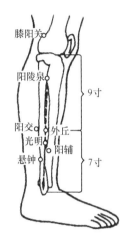

图 13-47　光明、悬钟穴

【现代研究报道】

胆囊炎、结石症　针刺阳陵泉可使胆囊收缩,胆总管规律性收缩,排出胆道造影剂,进入十二指肠。还能促进胆汁分泌,对奥狄括约肌有明显的解痉作用。对慢性胆囊炎、结石症有治疗效应。

光明　Guangming　络穴

【定位】　外踝尖上 5 寸,当腓骨前缘(图 13-47)。

【主治】　目痛,近视,夜盲,视神经萎缩等眼病,乳痛,乳汁少,膝痛,下肢痿痹。

【操作】　直刺 1～1.5 寸。可灸。

悬钟　Xuanzhong　又名绝骨 八会穴之髓会

【定位】　外踝中点,骨前缘腓上 3 寸(图 13-47)。

【主治】　落枕,胸胁痛,下肢痿痹,血栓闭塞性脉管炎,脚气。

【操作】　直刺 0.5～1 寸。可灸。

足窍阴　Zuqiaoyin　井穴

【定位】　足第四趾外侧,距趾甲角 0.1 寸处(图 13-48)。

【主治】　偏头痛、目赤肿痛,耳鸣,耳聋,咽喉肿痛,胸胁痛,足跗肿痛。

【操作】　毫针浅刺 0.1 寸。可灸。

足少阳胆经其他常用穴位见表 13-10。

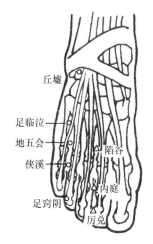

图 13-48　足窍阴穴

表 13-10　足少阳胆经其他常用穴位

穴名	位置	主治
肩井	大椎与肩峰连线中点，天髎前，肩部最高点	中风偏瘫，乳腺炎，功能性子宫出血，颈淋巴结核，肩背痛
风市	在大腿外侧中线，膝上7寸处	下肢瘫痪，腰腿痛，股外侧皮神经炎

十二、足厥阴肝经

【经脉循行】　起于足大趾上毫毛部，由足跗部向上，经过内踝前1寸处。沿胫骨内侧面上行，至内踝上8寸处交叉到足太阴脾经的后面，再沿大腿内侧中间上行，环绕阴部，达小腹部，夹胃旁，属肝脏，络胆。再向上通过横膈，分布于胁肋，并沿喉咙的后面上行，联接目系，上额到巅顶部与督脉会合。目系支脉：从眼睛下行到面颊部，环绕口唇。肝部支脉：从肝脏分出，通过横膈，向上联系肺脏，与手太阴肺经相接(图13-49)。

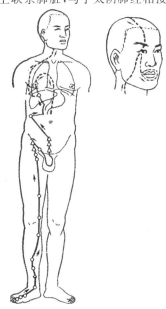

图 13-49　足厥阴肝经经脉循行

【主治概要】　本经腧穴主治头面、眼、肝、胆病及生殖、泌尿系统疾病。

大敦　Dadun　井穴

【定位】　足大趾末节外侧，距趾甲角0.1寸处(图13-50)。

【主治】　崩漏，睾丸炎，外阴部瘙痒，疝气，尿失禁。

【操作】　毫针浅刺0.1～0.2寸，点刺出血。可灸。

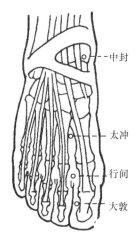

图 13-50　大敦、太冲穴

【现代研究报道】

调节肠功能　针刺大敦穴可使不蠕动或蠕动很弱的降结肠下部及直肠的蠕动加强。[刘立公，等. 古代针灸治疗便秘的特点分析. 中国中西医结合消化杂志，2007，15(1)：47～49]

降血压　针刺大敦穴可加强神门穴的降压效应。[车旭东，等. 手足耳头四联法治疗高血压36例. 双足与保健，2005，(5)：30～31]

太冲　Taichong　输穴，原穴

【定位】　在足背，第一、二跖骨结合部之前的凹陷处(图13-50)。

【主治】　头痛，眩晕，耳鸣，耳聋，咽喉肿痛，面瘫，精神病，癫痫，小儿惊风，胁痛，下肢痿痹。

【操作】　直刺0.5～0.8寸。

【现代研究报道】

鼻衄　针刺双侧太冲穴，施泻法，不断行针5分钟，留针20分钟，一般5～10分钟见效。[何金国. 针刺治疗鼻衄32例. 辽宁中医杂志，1992，9：15]

急性扁桃体炎　穴位注射，选用生理盐水，成人每穴3ml，小儿2ml，5次1个疗程。[柏树祥，等. 太冲穴注射治疗急性扁桃体炎689例疗效观察. 新中医. 2013，45(12)：147～148]

足厥阴肝经其他常用穴位见表13-11。

表 13-11 足厥阴肝经其他常用穴位

穴名	位置	主治
期门	乳头直下,第六肋间隙,前正中线旁开 4 寸	胸胁胀痛,腹胀,呃逆,乳痈

十三、督 脉

案例 13-10

执中母氏久病,忽泣涕不可禁,知是心病也。灸百会而愈。执中凡遇忧愁凄怆,亦必灸此,有此疾者,不可不信也。(南宋·王执中《针灸资生经》)

【按语】 突然忧愁悲伤,哭泣不止,为心神失主之象,故称心病或神志病。百会又称三阳五会,有清热开窍,镇惊宁神之功,取之无不效验。(田从豁,等. 古代针灸医案释按. 北京:人民军医出版社,2011:51)

【经脉循行】 起于小腹内,下出会阴部,向后沿脊柱之内上行到达项后,进入脑内,再上行头巅顶,沿前额下行鼻柱,止与唇系带处(图 13-51)。

【主治概要】 本经腧穴:主治热病,神志病,内脏有关病证及腰骶、背、头项局部病证。

【本经腧穴】 本经经穴有:长强、腰俞、腰阳关、命门、至阳、灵台、神道、身柱、陶道、大椎、哑门、风府、百会、上星、神庭、素髎、人中、龈交等穴。

长强 Changqiang 络穴,督脉、足少阳、足少阴经交会穴

【定位】 俯卧取穴,在尾骨尖端与肛门连线的中点(图 13-52)。

【主治】 脱肛,便血,痔核,泄泻,便秘,癫证,腰脊疼痛。

【操作】 向上斜刺 0.5～1 寸。不宜直刺,以免伤及直肠。可灸。

【现代研究报道】

婴幼儿腹泻 取长强穴弱刺激,便中水分明显减少。[张天录,等. 针刺长强穴治疗婴幼儿腹泻.内蒙古中医药,1994,9:32]

痔疮 配承山,留针 30 分钟,每 10 分钟行针 1 次,隔日 1 次。[张成英. 针刺长强承山治痔疮. 四川中医,1986,8:42]

癫痫 长强穴埋肠线,每埋一次 1 个疗程,2 次疗程之间间隔 30～45 天。[李福库,等. 长强穴埋线治疗癫痫. 实用中医内科杂志,1996,10(1):48]

命门 Mingmen

【定位】 俯卧,于后正中线,第二 2 腰椎棘突下凹陷中(图 13-52)。

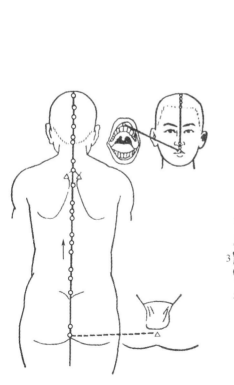

图 13-51 督脉经脉循行

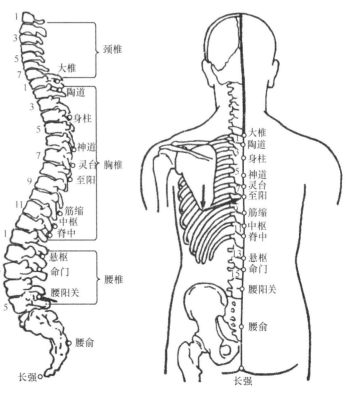

图 13-52 长强、命门、大椎穴

【主治】 腰痛,下肢瘫痪,遗精,阳痿,早泄,月经不调,带下,遗尿,泄泻。

【操作】 向上斜刺 0.5～1 寸。可灸。

【现代研究报道】

原发性肾上腺皮质功能低下 配关元,针刺得气后加灸 20 分钟,每日 1 次,12 次为 1 个疗程。[梁肇珍,等.针灸治疗原发性肾上腺皮质功能低下一例.贵阳中医学院学报,1986,4:14]

精子减少症 配肾俞、关元、中极、命门,采用补法。[王波.针灸治疗精液异常不育症近况.上海针灸杂志,2002,21(6):39～41]

阳虚 艾灸命门对羟基脲所致"阳虚"模型动物有增加体重、减少死亡率、提高耐冻能力、提高肝脾组织 DNA 合成率、促进细胞的 DNA 复制及改善细胞能量代谢的作用。[倪锦芳,等.艾灸命门穴对"阳虚"小鼠脱氧核糖核酸合成率影响的观察.世界针灸学会联合会成立暨第一届世界针灸学术大会论文摘要选编,1987,11:541]

大椎 Dazhui 督脉、手足三阳经交会穴

【定位】 后正中线上,第七颈椎棘突下凹陷中(图 13-52)。

【主治】 热证,中暑,咳嗽,气喘,癫痫,惊风,荨麻疹,项背部疼痛。

【操作】 向上斜刺 0.5～1 寸。可灸。

【现代研究报道】

感冒 取大椎穴,行散刺再拔罐。另可用隔姜灸大椎 3～5 壮,或艾条灸 20 分钟,每日 2～3 次。[王延群.搓大椎,防感冒.家庭医学,2014,2:56]

荨麻疹 取大椎穴,配至阳刺络拔罐,针后留罐 10～15 分钟,出血量 10～30ml。[孟向文.大椎至阳刺络拔罐治疗荨麻疹的临床观察.中医针灸学会 2009 学术年会论文集(下集),2009,9:823～825]

哮喘 配肺俞等穴,用白芥子、麻黄等调糊伏灸穴位,共 3 伏。[李永刚,等.伏灸法治疗哮喘病 489 例临床探析.中国社区医师,2008,24(351):48]

提高免疫功能 灸小白鼠大椎穴,可使免疫功能低下的小白鼠免疫功能提高。[李晓泓,等.大椎穴免疫调节作用的研究.中国临床康复,2004,8(2):342～343]

风府 Fengfu 督脉、阳维脉交会穴

【定位】 项部,后发际正中直上 1 寸(图 13-53)。

【主治】 感冒,头痛,项强,中风后遗症,精神分裂症,癫痫,咽喉肿痛,失音。

【操作】 伏案正坐位,使头微前倾,项肌放松,向下颌方向缓慢刺入 0.5～1 寸,针尖不可向上,以免刺入枕骨大孔,误伤延髓。禁灸。

百会 Baihui 督脉、足太阳经交会穴

【定位】 头顶正中,前发际正中直上 5 寸,约当两侧耳尖连线中点处(图 13-53)。

【主治】 头痛,眩晕,中风失语,癫狂痫,昏厥(灸),失眠,健忘,久泻,子宫脱垂(灸)。

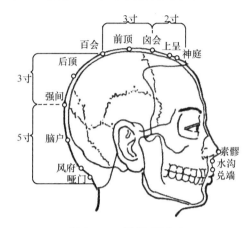

图 13-53 风府、百会穴

【操作】 平刺 0.5～1 寸。可灸。

【现代研究报道】

子宫脱垂 蓖麻膏外敷于百会、双子宫,3 天换一次,换前针灸,21 天为 1 个疗程。[孟常才.蓖麻膏百会穴外敷治疗子宫脱垂 11 例.新医学,1975,5:270]

小儿脱肛 配长强,先温和灸 5 分钟后,再行雀啄灸 15 分钟,每日 1 次,7 次为 1 个疗程。[石建民.艾灸百会、长强穴治疗小儿脱肛.黑龙江中医药,1988,4:25]

督脉其他常用穴位见表 13-12。

表 13-12 督脉其他常用穴位

穴名	位置	主治
腰阳关	俯卧,于后正中线,第四腰椎棘突下凹陷中,约与髂嵴相平	腰痛,下肢瘫痪,月经不调,遗精,阳痿
至阳	后正中线上,第 7 胸椎棘突下	黄疸,胸胁胀痛,咳嗽,气喘,腰脊疼痛
哑门	项部,第一颈椎下,后发际正中直上 0.5 寸	中风后遗症失语,聋哑,精神病,癫痫,头痛,颈项强直
上星	头正中线,前发际后 1 寸处	头痛,鼻炎,鼻出血,鼻息肉,角膜炎,眼痛
素髎	在鼻尖端正中	休克,低血压,心动过缓,酒渣鼻,鼻出血,鼻炎
龈交	上唇系带与齿龈相接处	牙龈肿痛,鼻塞,鼻炎,癫狂

十四、任 脉

> **案例 13-11**
>
> 【原文】 有一男子咳嗽,怒气出不绝声,病数日矣。以手按其膻中穴而应,微以冷针频频而刺之而愈。(南宋·王执中《针灸资生经》)
>
> 【按语】 咳嗽而气出不绝声,肺气上逆之甚者也。张景岳《类经》云:"上气海在膻中,下气海在丹田,而人之肺肾两脏,所以为阴阳生息之根本。"肺为华盖,禀清肃之体,性主乎降。今肺气之病当于上气海求之,以调气机闭滞而宽胸理气,降逆止咳。上气海者,膻中也,能治一切气分之病,故又称"气会"。(田从豁,等.古代针灸医案释按.北京:人民军医出版社,2011:6)

【经脉循行】 起于小腹内,出会阴部,上行于阴毛部,在腹内沿着前正中线上行,经胸达咽喉,再上行环绕口唇,经过面部,进入眼眶下(图 13-54)。

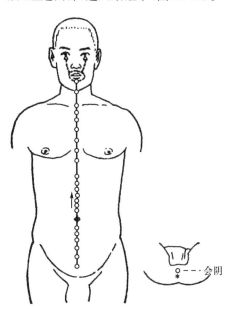

图 13-54 任脉经脉循行

【主治概要】 本经腧穴主治泌尿生殖系统疾患及肠道疾患。少数腧穴有强壮作用或可治疗神志病。

【本经腧穴】 本经经穴有:会阴、中极、关元、气海、神阙、水分、下脘、建里、中脘、上脘、膻中、天突、廉泉、承浆等穴。

中极 Zhongji 膀胱募穴,任脉、足三阴经交会穴

【定位】 前正中线上,脐下 4 寸(图 13-55)。

【主治】 月经不调,痛经,带下,子宫脱垂,外阴瘙痒,尿频,遗尿,尿潴留,遗精阳痿。

【操作】 直刺 1~1.5 寸。需在排尿后进针,孕

妇禁针。可灸。

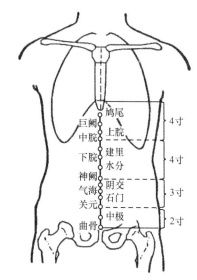

图 13-55 中极、关元、气海、神阙、中脘穴

关元 Guanyuan 小肠募穴,任脉、足三阴经交会穴

【定位】 前正中线上,脐下 3 寸(图 13-55)。

【主治】 遗精,阳痿,早泄,遗尿,尿潴留,月经不调,痛经,带下,子宫脱垂,眩晕,中暑,肾虚气喘,全身衰弱,腹痛,腹泻,

【操作】 直刺 1~2 寸。需在排尿后进针,孕妇慎用。可灸。

【现代研究报道】

老年性阴道炎 配复溜、三阴交,行弱刺激,留针30 分钟,每日 1 次,7 次为 1 个疗程,2 个疗程间隔2~3 天。[史朝珍.针刺治疗老年性阴道炎经验介绍.河北中医,1985,3:44]

子宫功能性出血 配足三里、三阴交等穴,平补平泻,每日 1 次,10 次为 1 个疗程,2 个疗程间隔 3天。[严红,等.针刺治疗功能性子宫出血 40 例疗效观察.新中医,2009,41(6):101~102]

痛经 用黄酒将香附、蒲黄、肉桂等调糊贴于穴位上,3~6 日后取下,每月 1 剂,痛经前 2~4 天贴,3个月 1 个疗程。[陈卫华,等.痛经贴外敷关元穴治疗痛经 188 例.安徽中医学院学报,2002,21(3):38～39]

休克 灸关元可提高休克患者的血压和体温。[杨日初.艾灸关元对休克患者血压和指温的影响.上海针灸杂志.1985,4:1~3]

气海 Qihai

【定位】 前正中线上,脐下 1.5 寸(图 13-55)。

【主治】 腹痛,腹泻,便秘,遗精,阳痿,遗尿,尿频,尿潴留,痛经,月经不调,子宫脱垂,带下,脱肛,胃下垂,休克,全身衰弱。

【操作】 直刺 1～2 寸。孕妇慎用。可灸。

【现代研究报道】

急性菌痢 针刺气海、天枢等穴,腹痛、里急后重可立即减轻或消失。[陈仓子.针灸治疗急性菌痢的研究进展.陕西中医,1986,7(9):410～411]

精子缺乏症 隔姜灸气海。[翁充辉.针灸治疗不育症一例.福建中医药,1986,1:39]

神阙 Shenque

【定位】 脐窝中央(图 13-55)。

【主治】 腹痛,腹胀,肠鸣,泄泻及其他虚脱证候。

【操作】 禁针,宜灸。大艾炷可灸;艾条灸 5～15 分钟。

【现代研究报道】

五更泻 将吴茱萸 5g 研细末,加少许醋及凡士林调匀,穴位处敷药并用胶布固定,1 日换 1 次。[苏本健,张凤娥.中药内服外用治疗五更泻 48 例.四川中医,2003,21(1):38～39]

慢性腹泻 隔药饼灸,取丁香、肉桂、甘松、山奈各等分,加入适量面粉,用温水合成药饼(用针将药饼刺数孔),药饼置神阙上,再将鸡蛋大小艾绒置药饼上,灸 3～5 壮,次日按原法,并加灸中脘穴即可。[翟虹燕.隔药饼灸加针刺治疗慢性腹泻 42 例.中国针灸,1989,7:61]

产后尿潴留 将盐炒黄填入神阙穴,再将葱压成 0.3cm 饼状置盐上,将艾炷置饼上,灸 1～4 壮。[赵梅.隔盐灸治疗产后尿潴留 35 例.江苏中医,2001,22(9):44]

荨麻疹 用闪罐法,每日 1 次,可连续治疗 3 次。[成路燕,刘艳.神阙穴闪罐结合针刺治疗急性荨麻疹 36 例.针灸临床杂志,2010,26(3):35]

中脘 Zhongwan 胃募穴,八会穴之腑会,任脉、手太阳、小肠、足阳明经交会穴

【定位】 前正中线上,脐上 4 寸(图 13-55)。

【主治】 胃痛,腹胀,呃逆,呕吐,食欲不振,腹泻等胃肠疾患。

【操作】 直刺 1～1.5 寸。可灸。

【现代研究报道】

胆绞痛 用解痉止痛膏贴中脘穴。取白芷 10g,花椒 15g,研成细末,韭菜兜、葱白各 20 个和苦楝子 50g 捣烂如泥,用白醋 50ml 将上药调成糊状,贴于中脘穴,24 小时换贴 1 次,连贴 2～4 次。[吴逸民.解痉止痛膏贴敷中脘穴治疗胆绞痛——附 78 例疗效观察.辽宁中医杂志,1989,13(1):13～15]

解除幽门痉挛 据报道,指压中脘后,在 X 线下发现胃蠕动增强,110 例患者中有 94 例波频增加,波速增快,幽门痉挛解除。[曹家轩,等.手指电压中脘穴解除幽门痉挛的 X 线观察.安徽中医临床杂志,

2001,13(1):75～75]

膻中 Shanzhong 心包募,八会穴之气会

【定位】 胸骨中线上,平第 4 肋间隙,正当两乳之间(图 13-56)。

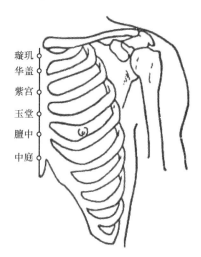

图 13-56 膻中穴

【主治】 气喘,呃逆,胸痛,心悸,乳痈,乳汁少。

【操作】 平刺 0.3～0.5 寸。可灸。

廉泉 Lianquan 任脉、阴维脉交会穴

【定位】 喉结上方,当舌骨上缘凹陷处(图 13-57)。

【主治】 舌强语言不利,暴喑,吞咽困难,咽喉肿痛,舌纵流涎。

【操作】 向舌根部斜刺 0.5～0.8 寸,不留针。可灸。

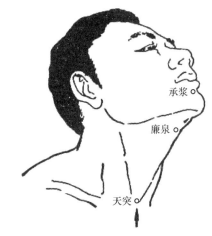

图 13-57 廉泉、承浆穴

承浆 Chengjiang 任脉、足阳明经交会穴

【定位】 颏唇沟正中凹陷处(图 13-57)。

【主治】 面瘫,三叉神经痛,流涎,癫狂。

【操作】 斜刺 0.3～0.5 寸。可灸。

任脉其他常用穴位见表 13-13。

表 13-13 任脉其他常用穴位

穴名	位置	主治
会阴	会阴部的中点,男子在阴囊根部与肛门连线的中点,女子为大阴唇后联合与肛门连线的中点	月经不调,阴挺,阴痒,遗精,阳痿,脱肛,痔疮,遗尿,遗精,溺水窒息,昏迷,癫狂痫
天突	胸骨上窝正中	咳嗽,哮喘,暴喑,咽喉肿痛,梅核气,呃逆,甲状腺肿大

第三节 经 外 穴

一、头 颈 部

四神聪 Sishencong

【定位】 正坐,头顶部,取百会前后左右各 1 寸处,共四穴(图 13-58)。

【主治】 头痛,眩晕,失眠,健忘,痫证,偏瘫,大脑发育不全。

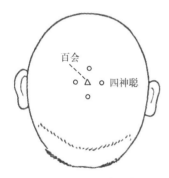

图 13-58 四神聪穴

【操作】 平刺 0.5～1 寸。

印堂 Yintang

【定位】 两眉头连线的中点(图 13-59)。

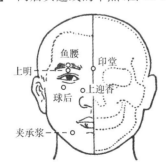

图 13-59 印堂、鱼腰穴

【主治】 头痛,眩晕,失眠,小儿惊风,鼻塞,鼻渊。

【操作】 提捏进针,向下平刺 0.3～0.5 寸,或点刺出血。

太阳 Taiyang

【定位】 眉梢与外眦连线的中点,向后约 1 横指的凹陷处(图 13-60)。

【主治】 头痛,面瘫,三叉神经痛,牙痛,目赤肿痛。

【操作】 直刺或向后斜刺 0.3～0.5 寸。禁灸。

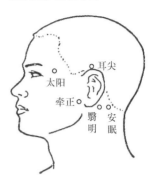

图 13-60 太阳穴

鱼腰 Yuyao

【定位】 目平视,当瞳孔直上眉毛正中处(图 13-59)。

【主治】 目疾,面瘫,三叉神经痛。

【操作】 平刺 0.3～0.5 寸。禁灸。

胸背部

定喘 Dingchuan

【定位】 第七颈椎棘突下(大椎)旁开 0.5 寸(图 13-61)。

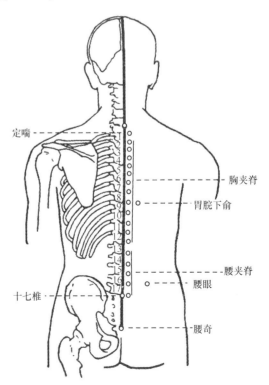

图 13-61 定喘、夹脊穴

【主治】 咳嗽,哮喘,肩背痛。

【操作】 向椎体方向斜刺 0.5～1 寸。

夹脊 Jiaji

【定位】 从第一胸椎到第五腰椎棘突下两侧,后正中线旁开 0.5 寸,左右共 34 穴(图 13-61)。

【主治】 胸 1～5 夹脊:心肺、胸及上肢病证。见表 31。胸 6～12 夹脊:胃肠、脾、肝胆病证。腰 1～5 夹脊:上肢疼痛、腰骶、小腹部病证。

【操作】 稍向内斜刺 0.5～1 寸,或用梅花针叩刺。可灸。

二、上 肢 部

十宣 Shixuan

【定位】 在手十指尖端,距指甲游离缘 0.1 寸处,左右共十穴(图 13-62)。

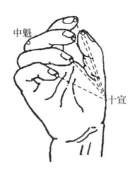

图 13-62 十宣穴

【主治】 中风,发热,昏迷,中暑及小儿惊风,癫痫,癔病发作,咽喉肿痛。

【操作】 浅刺 0.1～0.2 寸,或三棱针点刺出血。

四缝 Sifeng

【定位】 手掌,第二至第五指掌侧,近端指关节横纹中央,左右共 8 个穴(图 13-63)。

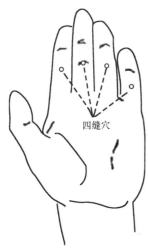

图 13-63 四缝穴

【主治】 小儿疳,百日咳。

【操作】 点刺,挤出少量黄白色透明样黏液或出血。

八邪 Baxie

【定位】 微握掌,手背第 1～5 指间的缝纹端取穴,左右共 8 穴(图 13-64)。

【主治】 手背肿痛,手指麻木,头项强痛,毒蛇咬伤(刺出血)。

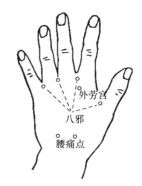

图 13-64 八邪、外劳宫穴

【操作】 向下斜刺 0.5～0.8 寸,或点刺出血。

外劳宫(落枕) Wailaogong

【定位】 手背第二、三掌骨间,当掌指关节后约 0.5 寸(图 13-64)。

【主治】 落枕,手臂痛。

【操作】 直刺或斜刺 0.5～0.8 寸。

下肢部

胆囊穴 Dannang

【定位】 正坐或侧卧位,在小腿外侧上部,当腓骨小头前下方凹陷处(阳陵泉)直下 2 寸(图 13-65)。

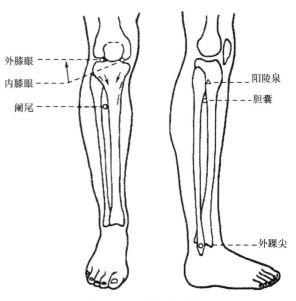

图 13-65 胆囊、阑尾穴

【主治】 急、慢性胆囊炎,胆石症,胆绞痛,胆道蛔虫症。

【操作】 直刺 1～1.5 寸。

阑尾穴 Lanwei

【定位】 正坐或仰卧屈膝,在小腿前侧上部,当犊鼻下 5 寸,胫骨前缘旁开一横指(图 13-65)

【主治】 急、慢性阑尾炎。

【操作】 直刺 1～1.5 寸。

八风 Bafeng

【定位】 足背第 1～5 趾间的缝纹端取穴,左右共 8 穴(图 13-66)。

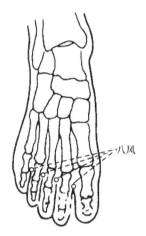

图 13-66 八风穴

【主治】 足背红肿,脚气,蛇咬伤(刺出血)。

【操作】 向上斜刺 0.5～0.8 寸,或点刺出血。可灸。

第四节 针灸方法

刺法和灸法是两种不同的治病方法,在临床上,针法和灸法常结合使用,故称针灸。本章主要叙述常用的针法和灸法。

一、针 法

针法是利用金属制成的针具,通过一定的手法,刺激人体腧穴,以治疗人体多种疾病的方法。临床常用的针具有毫针、皮肤针、三棱针、耳针、电针、头针等。

▶(一)针具与刺法

1. 针具

(1)构造:目前制针的原料,多是选用不锈钢,但也有用金、银、合金为原料的。用不锈钢制作的毫针具有较高的强度和韧性,针体挺直滑利,能耐热和防锈,不易被腐蚀,所以被临床上广泛应用。毫针的构造可分为针尖、针身、针根、针柄、针尾五个部分(图 13-67)。

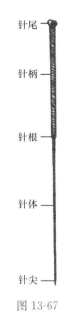

图 13-67

(2)规格:毫针的规格,是以针身的直径(粗细)和长度区分(表 13-14、表 13-15):一般临床以粗细为 28～30 号(0.32～0.38mm)和长短为 1～3 寸(25～75mm)者最为常用。短毫针主要用于耳穴和浅在部位的腧穴作浅刺之用,长毫针多用于肌肉丰厚部位的腧穴作深刺和某些腧穴作横向透刺之用。

表 13-14 毫针的长短

寸	0.5	1.0	1.5	2.0	2.5	3.0	4.0	4.5	5.0
毫米	15	25	40	50	65	75	100	115	125

表 13-15 毫针的直径

号数	26	27	28	29	30	31	32	33	34	35
直径(mm)	0.45	0.42	0.38	0.34	0.32	0.30	0.28	0.26	0.23	0.22

(3)修藏:针具在使用过程中,应注意保养。保养针具是为防止针尖受损、针身弯曲或生锈、污染等,因此对针具应经常进行检查和修理,并应当妥善保存。藏针的器具有针盒、针管和针夹等。若用针盒或针夹,可多垫几层消毒纱布,将消毒后的针具,根据毫针的长短,分别置于或插在消毒纱布上,再用消毒纱布敷盖,以免污染。若用针管,应在针管至针尖的一端,塞上干棉球(以防针尖损坏而出现钩曲),然后将针置入盖好,高压消毒后备用。

2. 针刺练习 主要是对指力和手法的锻炼。由于毫针针身细软,如果没有一定的指力和协调的动作,往往会造成进针困难和针刺疼痛,影响治疗效果。针刺的练习,一般分三步进行:

(1)指力练习:主要在纸垫上练习。用松软的纸张,折叠成 5cm×8cm,厚 2～3cm 的纸垫,用线如"井"字形扎紧,做成纸垫。练针时,左手平执纸垫,右手拇、食、中三指持针柄,使针尖垂直地抵在纸垫上,交替捻动针柄,并渐加一定的压力,反复练习。纸垫练习主要是锻炼指力和捻转的基本手法(图 13-68)。

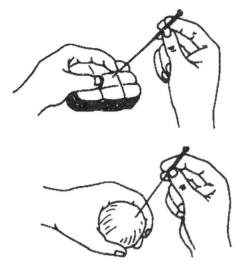

图 13-68　纸垫棉团练针示意图

(2)手法练习:手法的练习主要在棉团上进行。取棉团一团,外用纱布扎紧,做成直径 6～7cm 的圆球。因棉团松软,可以练习提插、捻转、进针、出针等各种毫针操作手法的模拟动作。作提插练针时,将针刺入棉球,在原处作上提下插的动作,要求深浅适宜,幅度均匀,针身垂直。在此基础上,可将提插与捻转动作配合练习,要求提插幅度上下一致,捻转角度来回一致,操作频率快慢一致,达到动作协调、得心应手、运用自如、手法熟练的程度(图 13-68)。

(3)自身练习:自身练针法:通过以上两种针法的练习,掌握了一定的指力和手法后,可以在自己身上进行试针练习,或学员之间相互试针,以亲身体会指力的强弱、针刺的感觉、行针的手法等。如此反复体会,以便提高临床针刺施术手法操作水平。

3. 针刺前的准备

(1)做好解释工作:对初诊病人应做好解释工作,使患者对针刺疗法有所了解,消除其思想顾虑,取得病人的积极配合,避免或减少异常情况的发生,使针刺治疗发挥更好的效果。

(2)检查针具:选择毫针应以针柄无松动,针身挺直、光滑、坚韧而富有弹性,针尖圆而不钝,但也不太尖,呈松针形者为好。如针体弯曲损伤,针尖钩毛者,应予剔除或修理。

(3)消毒:针具最好采用高压消毒,也可以煮沸消毒或用酒精浸泡消毒。用于某些传染病患者的针具应另外放置,严格消毒,或采用一次性用针。施术部位一般用酒精棉球消毒,消毒后的穴位皮肤,必须保持洁净,防止再污染。操作时医者的手指应在施术前先用肥皂水洗刷手,再用酒精棉球消毒手,才能持针操作。

(4)选择体位:为了便于操作和正确取穴,应尽量采用病人舒适、耐久和医者便于操作的体位。一般采用的体位有仰卧位、俯卧位、侧卧位、仰靠坐位、俯伏坐位、侧伏坐位等(图 13-69、图 13-70)。

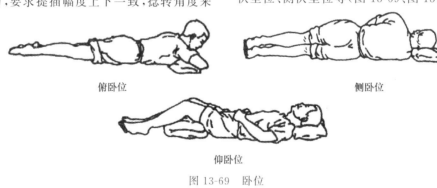

俯卧位　　　　　　　　侧卧位

仰卧位

图 13-69　卧位

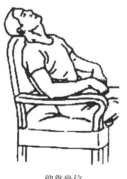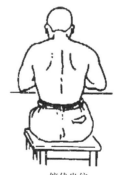

仰靠坐位　　　　　　　俯伏坐位

图 13-70　坐位

4. 毫针刺法

（1）进针法：在进行针刺操作时，临床上一般用右手持针操作，主要是以拇、食、三指挟针柄，故右手称为"刺手"，左手爪切按压所刺部位或辅助针身，故称左手为"押手"，常用的进针方法有以下四种：

1）指切进针法：用左手拇指指甲切按在穴位旁边，右手持针，紧靠左手指甲而将针刺入腧穴（图13-71）。此法适用于短针进针。

2）夹持进针法：用严格消毒的左手拇、食二指夹住针身下端，将针尖固定在所刺穴位上，右手捻动针柄，将针刺入腧穴（图13-71）。此法适用于长针进针。

3）提捏进针法：左手拇、食二指将针刺部位的皮肤捏起，右手持针从捏起的经穴上刺入（图13-71）。此法主要适用于皮肤浅表部位的进针。

4）舒张进针法：左手拇、食二指将针刺腧穴部位的皮肤向两侧撑开，使皮肤绷紧，右手持针将针刺入（图13-71）。此法主要适用于皮肤松弛或有皱纹部位（如腹部）的进针。

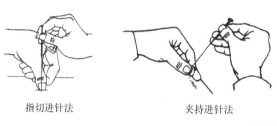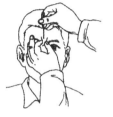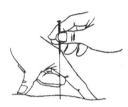

指切进针法　　　夹持进针法　　　提捏进针法　　　舒张进针法

图13-71　进针法

（2）针刺的角度：在针刺操作过程中，正确掌握针刺的角度和深度，是增强针感，提高疗效，防止意外事故发生的重要环节。针刺的角度是指进针时，针身与皮肤表面所形成的夹角。它是根据腧穴所在的位置和医者针刺时所要达到的目的结合起来而确定的。一般分为以下3种角度（图13-72）：

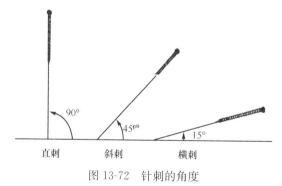

图13-72　针刺的角度

1）直刺：针身与皮肤表面呈90°角垂直刺入。此法适用于全身大多数腧穴，尤其是腰、腹、四肢部腧穴。

2）斜刺：针身与皮肤表面呈45°角倾斜刺入。此法适用于肌肉较浅薄处或内有重要脏器的胸、背部腧穴。

3）横刺：又称"沿皮刺"及"平刺"。针身与皮肤表面呈10～20°角左右沿皮刺入。此法适用于皮肉特别浅薄的头部及胸骨部等腧穴。

（3）深度：针刺的深度是指针身刺入人体的深浅程度。一般以既有针感而又不伤及重要脏器为原则。临床时多根据以下几种不同情况而定。

1）年龄：年老体弱，气血衰弱，小儿娇嫩，稚阴稚阳，都不宜深刺；中青年身强体壮者，可适当深刺。

2）体质：形瘦体弱者宜浅刺，形盛体强者可适当深刺。

3）部位：凡头面及胸背部皮薄肉少的腧穴宜浅刺；四肢及臀、腹部肌肉丰满处的腧穴，可适当深刺。

4）病情：阳证、新病宜浅刺；阴证、久病可深刺。

针刺的角度和深度之间有着相辅相成关系。一般而言，深刺多用直刺，浅刺多用斜刺或平刺。对重要脏器部位的腧穴，如哑门、风府、风池以及眼区、胸背部，尤须注意掌握好针刺的角度和深度。

（4）行针与得气：针刺入腧穴后，为了使病人产生针刺感应，而行使一定的手法，称为行针。针刺部位产生酸、麻、胀、重等感觉，医者指下有一种沉紧感，称为得气，亦称针感。

得气与否以及气至的迟速，不仅直接关系到针刺治疗效果，而且可以借此窥测疾病的预后。得气迅速，疗效颇佳；得气缓慢，疗效则差；如无得气，疗效更差或无效。因此，在针刺过程中如遇得气较慢或不得气者，可采用行针催气和留针候气的方法促使针下得气，以增强疗效。

（5）常用的行针手法

1）提插法：针刺入穴位后，从浅层插入深层为插；再由深层向上退到浅层为提。提插的幅度、频率，需视病情和腧穴而异，但不宜过大或过快。一般来说，提插幅度大、频率快，刺激量就大；提插幅度小、频率慢，刺激量就小。

2）捻转法：是将针刺入腧穴的一定深度后，以右手拇指和中、食二指持住针柄，进行左右来回旋转捻动。捻转的角度大、频率快，刺激量就大；捻转的角度小、频率慢,刺激量就小。

3)弹法:是将针刺入腧穴的一定深度后,用手指轻轻叩弹针柄,使针体微微震动,以加强针感。

4)刮法:是将针刺入腧穴的一定深度后,用拇、食两指由下而上轻刮针柄的方法。刮法可加强针感和促使针感的扩散。

5)震颤法:是将针刺入腧穴的一定深度后,以右手拇、食二指夹持针柄,用小幅度、快频率的提插抖动,使针身发生轻微震颤,以增强针感。

(6)针刺补泻:是提高疗效的一种手法。根据《内经》"实则泻之,虚则补之"的理论确立的治疗方法。临床上同一腧穴上运用不同的手法,即能产生完全相反的作用。例如,"合谷"既能发汗,又能止汗;"内关"既能催吐,又能止吐;"天枢"既能通便,又能止泻等。历代医家在长期医疗实践中,在运用补泻手法上积累了丰富的经验,创立了许多不同的手法,现将临床常用的几种补泻手法列表如下(表13-16)。

表 13-16 主要补泻手法

	补法	泻法
捻转补泻	捻转角度小、频率慢,用力较轻	捻转角度大,频率快,用力较重
提插补泻	先浅后深,重插轻提,提插幅度小、频率慢	先深后浅,轻插重提,提插幅度大,频率快
疾徐补泻	进针慢,少捻转,出针快	进针快,多捻转,出针慢
开阖补泻	出针后急按针孔	出针时摇大针孔而不按揉
迎随补泻	针尖随着经脉循行方向,顺经而刺	针尖迎着经脉循行方向,逆经而刺
呼吸补泻	呼气时进针,吸气时出针	吸气时进针,呼气时出针
平补平泻	进针后均匀地提插、捻转,得气后出针	进针后均匀地提插、捻转,得气后出针

(7)留针与出针

1)留针:指使针留置穴内,以加强针感和针刺的持续作用。留针的长短,依病情而定。一般病情,只要针下得气,即可出针。治疗慢性疾病,可留针10～30分钟,但对一些顽固性、疼痛性、痉挛性疾病,可适当增加留针时间,并间歇予以行针,保持一定刺激量,以增强疗效。

2)出针:出针时,先用左手拇、食指夹持消毒干棉球按住针孔周围皮肤,然后右手轻微捻针,缓缓退出,出针后以棉球按压针孔,防止出血,切不可一抽而出,否则会造成出血或痛感。如需出血者(泻法),亦应缓缓退针,而不按压针孔。

5. 针刺注意事项

(1)过饥,过饱,酒醉,大惊,劳累过度等,一般不宜针刺。

(2)久病体虚,大出血,大汗出者,针刺刺激不宜过强,并尽可能采取卧位。

(3)妊娠3个月以内,下腹部和腰骶部的穴位禁针;妊娠3个月以上,上腹部穴位以及一些能引起子宫收缩的腧穴如合谷、三阴交、至阴等,均不宜针刺。

(4)小儿囟门未闭时,头顶部腧穴不宜针刺。

(5)皮肤有感染、溃疡、瘢痕或肿瘤的部位,不宜针刺。

6. 针刺异常情况的处理和预防

(1)晕针

症状:病人出现头晕目眩,心烦欲吐,面色苍白,身出冷汗,脉象微弱,重则四肢厥冷,不省人事,呼吸细微。

原因:由于病人精神紧张、体质虚弱、疲劳、饥饿和体位不当或进针刺手法过重等原因,而发生晕针。

处理:立即停止针刺,并将针取出。使病人平卧,头部稍低,轻者予饮温开水或糖水后即恢复;重者可指掐或针刺人中、内关,或灸百会、足三里等穴。若仍昏迷不醒,即采取现代急救措施。

预防:对于初次受针和精神紧张的病人,应先作好解释,消除顾虑。对年老体弱者,应采取卧式体位,取穴宜少,手法宜轻。对于过度饥饿、疲劳的病人,应进食和休息后再予针刺治疗。医者在针刺过程中,应密切观察病人的神色,询问感觉,一旦出现晕针先兆,必须及时予以处理。

(2)滞针:是指在行针时或留针后医者感觉针下涩滞,捻转、提插、出针均感困难,而患者则感觉疼痛的现象。

现象:医者感觉针下非常紧涩,出现提插捻转和出针困难,若勉强捻转、提插时,患者痛不可忍。

原因:针刺后,患者精神紧张,致使局部肌肉强烈收缩;或因捻转幅度过大,或连续单向捻转,而致肌纤维缠绕针身;或进针后患者移动体位所致。

处理:应根据不同原因处理。如因精神紧张,而致局部肌肉暂时性挛缩者,可于刺穴周围指揉或在刺穴附近的腧穴再刺一针,以诱解滞针部的疼挛,即能顺利出针;如因单向捻转过度,需向反方向捻转;如因患者体位移动,需帮助其恢复原来体位。滞针时切忌强力硬拔。

预防:对初次接受针治者和精神紧张者,做好解释工作,消除紧张情绪。进针和行针时手法宜轻,避开肌腱,切忌单方向捻转。选择较舒适体位,避免移动体位。

(3)弯针:是指进针和行针时,或当针刺入腧穴及留针后,针身在体内形成弯曲的现象。

现象:针柄改变了进针时的方向和角度,针身在体内形成弯曲,提插、捻转、退针滞涩而困难,患者自觉疼痛或酸胀。

原因:进针手法不熟练,指力不均匀,用力过猛,或进针后病者体位有移动;或外力碰撞;或因滞针处理不当,造成弯针。

处理:左手按住针刺部,右手顺着针柄倾斜方向轻轻而缓慢地退针;体位移动所致的弯针,应先纠止体位之后始可退出;要避免强拔猛抽而引起折针、出血等。

预防:术者手法要轻巧,用力适当;患者体位适当,留针过程中不可移动体位;针刺部位防止受外物碰压。

(4)断针:又称折针,是指针体折断在人体内。

现象:在行针或退针过程中,突然针体折断,有时针身部分露于皮肤之外,有时全部没于皮肤之内。

原因:针具质量欠佳,或针根、针身有损伤,进针后病者体位有移动;或外力碰撞、压迫针柄;或弯针、滞针等异常,未及时处理,并强力抽拔而造成。

处理:术者应冷静,嘱患者要镇静。保持原有体位,以防残端下陷。如皮肤尚露有残端,可用镊子钳出。若残端与皮肤相平,则重压针孔两旁,使断端外露,用镊子拔出;如针体已陷入深部,则必须经手术取出。

预防:针前须仔细检查针具,剔除不合格的针具。针刺时针体不要全部进入,应留有皮外部分。如果发现有弯针、滞针等,应及时处理。

(5)血肿

现象:出针后针刺部位出血;针刺部位出现肿胀疼痛,或皮肤青紫、小肿块等。

原因:出血、青紫多是刺伤血管所致,有的则为凝血功能障碍。

处理:一般不需处理,数日后即自行消退。若局部肿胀疼痛较剧,青紫面积大而且影响活动功能时,可先做冷敷止血后,再做热敷,以促使局部瘀血消散吸收。

预防:熟悉人体解剖位置,避开血管针刺。行针手法要适当,出针时立即用消毒干棉球按压针孔。对男性病人,要注意排除血友病患者。

(6)针后异常感

现象:出针后患者不能挪动体位;或遗留酸痛、沉重、麻木、酸胀等不适的感觉;或原症状加重。

原因:多半是行针手法过重,或留针时间过长,或体位不适。

处理:一般出针后让患者休息片刻,不要急于离去。用手指在局部上下循按,或可加艾条施灸,即可消失或改善。

预防:行针手法要匀称适当,避免手法过强和留针时间过长。

(7)针刺引起创伤性气胸:是指针具刺穿胸腔且伤及肺组织,气体积聚于胸腔,从而造成气胸,出现呼吸困难等现象。

现象:轻者感胸痛、胸闷、心慌、呼吸不畅;重者则出现呼吸困难、心跳加快、发绀、出汗和血压下降、休克等危急现象。体检时可见患侧胸部肋间隙增宽,触诊时可有气管向健侧移位,患侧胸部叩诊呈鼓音,心浊音界缩小,肺部听诊呼吸音明显减弱或消失。

X线胸部透视可进一步确诊。有的病情轻的,出针后并不出现症状,而是过一定时间才慢慢感到胸闷、疼痛、呼吸困难。

原因:主要是针刺胸部、背部和锁骨附近的穴位过深,针具刺穿了胸腔且伤及肺组织,气体积聚于胸腔而造成气胸。

处理:一旦发生气胸,应立即出针,采取半卧位休息,让患者心情平静。漏气量少者,可自然吸收。对严重病例如发现呼吸困难、发绀、休克等现象需组织抢救,如胸腔排气、少量慢速输氧、抗休克等。

预防:针刺治疗时,术者必须思想集中,选择适当体位,熟悉解剖部位,掌握好针刺的方向、角度和深度。特别是胸部、背部及缺盆部位的腧穴,最好平刺或斜刺,不宜太深,避免直刺,不宜留针时间过长。

二、灸　法

案例 13-12

一人得伤寒证,七日热退而呃大作。举家彷徨。虞诊其脉,皆沉细无力,人倦甚。以补中益气汤大剂加姜、附,一日三帖,兼灸气海、乳根,当日呃止,脉亦充而平安。(俞震《古今医案按》)

【按语】《卫生宝鉴》载:"一切呃逆不止,男左女右,乳下黑尽处一韭叶许,灸三壮;病甚者,灸二七壮。"考所灸之处,当为乳根穴。气海乃元气发源之海,灸之能益气温中,以保养其源,为使气足;灸乳根可利膈降逆,为令气顺。气顺则呃止,气足则脉亦充而平安。(田从豁,等. 古代针灸医案释按. 北京:人民军医出版社,2011:62)

灸,灼烧的意思。灸法主要是借灸火的热力给人体以温热性刺激,通过经络腧穴的作用,以达到防治疾病目的的一种方法。施灸的原料很多,但以艾叶作为主要灸料。灸法是用叶捣制成艾绒,然后做成艾炷或艾条,点燃以后在腧穴上熏灼,通过温热刺激,起到行气通经、活血逐瘀、回阳救逆、防病保健等作用。

（一）常用灸法

灸法的种类很多,常用的灸法大致分为艾炷灸、艾条灸、温针灸等几类,可根据病情需要而选用。

1. 艾炷灸 是将纯净的艾绒,放在平板上,用手搓捏成圆锥形艾炷(图 13-73),如麦粒、或如苍耳子、或如莲子,大小不一。灸时每燃完一个艾炷,叫做一壮。灸治时,即以艾炷的大小和壮数的多少来掌握刺激量的大小。

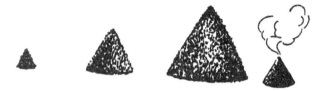

图 13-73　艾炷灸

艾炷灸可分为直接灸和间接灸两类:

（1）直接灸:是将艾炷直接放在皮肤上施灸。根据病情和燃烧程度的不同,又分为瘢痕灸和无瘢痕灸(图 13-74)。

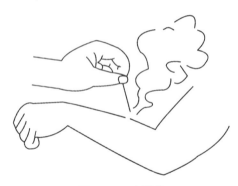

图 13-74　直接灸

1）瘢痕灸:又称"化脓灸"。施术前,用少量大蒜汁涂敷于腧穴部位,以增加黏附和刺激作用,然后放置艾炷施灸。每壮艾炷必须燃尽,除去灰烬后,方可继续加炷施灸。使局部皮肤灼伤,起泡化脓,5～6 周灸疮自愈,留有瘢痕。在施灸操作过程中,艾火烧灼皮肤而产生灼痛时,医者可用手在施灸部位周围不断叩打,以缓解灼痛。此法适用于某些顽固性疾患。

2）无瘢痕:将施灸部位涂以少量凡士林,以增加黏附作用,再放上艾炷,燃烧至半或 2/3 时,病人感到灼痛,即除去未燃尽的艾炷,更换新艾炷,继续施灸,以局部皮肤充血、红润为度。因为此灸法不致灼伤皮肤,灸后不留瘢痕,故其适应范围较广。

（2）间接灸:是在艾炷下面加一层间隔物,不致直接烧灼皮肤。根据不同病证,选用不同的间隔物。

1）隔姜灸:用鲜生姜切成 0.3cm 厚姜片,中间以针刺数孔,置于施术部位,再放艾炷灸之(图 13-75)。当病人感觉灼痛时,则换炷再灸,以局部红润为度。此法有温胃止呕,散寒止痛的作用,适用于虚寒性疾患。

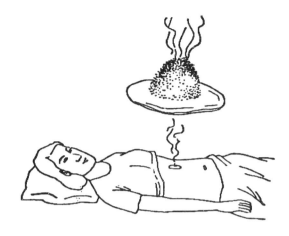

图 13-75　隔姜灸

2）隔蒜灸:用鲜大蒜切成大约 0.3cm 厚薄片,中间针刺几个小孔,灸法同上。此法有清热解毒,杀虫等作用,适用于痈疽初起、毒虫咬伤等证。

3）隔盐灸:用研细食盐填平脐部,置大艾炷施灸。此法有回阳救逆之功,凡腹泻、肢冷、脉伏、虚脱者甚效,并治虚寒性腹痛、下痢、疝痛等证。

2. 艾条灸 将艾条一端用火点燃后,对准腧穴施灸,保持一定距离熏灸,使病人有湿热感或轻微灼痛感。亦可一上一下如雀啄状熏灸,以灸致局部红润为度。此法使用简便,一般疾病皆可应用。

3. 温针灸 是在毫针留针时,将艾绒捏裹于针柄上,大如小枣,点燃后至艾绒燃尽再去灰换新炷,或在针炳上穿置 1.5cm 长的较细艾炷施灸(图 13-76)。此法是针法和灸法并用,使艾叶的温热之气通过针身而内达腧穴,适用于因寒湿所致的痹证。

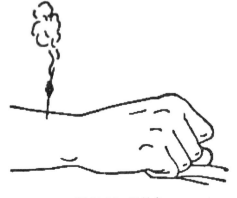

图 13-76　温针灸

（二）灸法的适应证和禁忌

1. 适应范围 凡属慢性久病及风寒湿邪所致的

病证,如久泻、久痢、久疟、痰饮、水肿、寒哮、阳痿、遗尿、疝气、脱肛、痿痹、腹痛、胃痛、妇女气虚血崩,老人阳虚多尿,以及虚脱急救、瘰疬等,总之,一切虚寒病证为宜。

2. 禁忌　凡实证、热证及阴虚发热证,一般不宜灸;颜面部、浅在血管部,不宜施瘢痕灸;妇女妊娠期下腹、腰骶部,均不宜施灸。

▶▶（三）灸法注意事项

（1）施灸次序,一般先灸阳经,后灸阴经;先灸上部、背部,后灸下部、腹部;先灸头身,后灸四肢。但在特殊情况下,也可例外。

（2）施灸时,体位要很好安排,以免移动烧伤皮肤。

（3）隔姜、蒜灸容易起泡,需加注意。如起泡大者,可用消毒的针抽出水液,再涂以龙甲紫,防止感染。对行瘢痕灸者,灸疮化脓期间,注意休息,保持局部清洁,防止感染,可用敷料保护灸疮,待其自然愈合。

（4）注意安全:防止艾脱落烧伤应灸腧穴部位的皮肤,并防止落艾烧灼衣物而引起火灾,必须将未用完的艾条或艾炷熄灭,以防火灾。

【灸法研究进展】　"973"计划项目"灸法作用的基本原理与应用规律研究"于2008年立项,来自上海中医药大学、江西中医学院、成都中医药大学、湖南中医药大学、南京中医药大学、北京中医药大学、安徽中医学院、湖北中医学院、复旦大学、美国马里兰大学、北京市药品检验所、中国科学院上海硅酸盐研究所、上海交通大学、中国中医科学院针灸所、四川省中医药研究院、浙江中医药大学、长春中医药大学、天津中医药大学等单位的117名专家及科研人员组成的研究队伍联合攻关。本项目组根据以往灸法研究成果和中医针灸学理论,基于艾灸临床有效病症(慢性浅表性胃炎、溃疡性结肠炎、肠易激综合征、高脂血症、类风湿关节炎、颈椎病、腰椎间盘突出症、膝骨性关节炎等)开展灸法作用的基本原理与应用规律研究,提出"人体对艾灸的温热刺激及其生成物的反应是灸效的科学基础;灸材、灸法、灸位、灸量及机体反应性是影响灸效的关键因素,合理运用是提高疗效的关键"的假说。[吴焕淦,等. 灸法作用的基本原理与应用规律研究.2011,中国针灸学会年会论文集(摘要)]

第五节　针　灸　治　疗

一、概　　述

针灸治疗是在中医四诊合参,诊断为相应的病证,确定了治疗原则后,采用针法、灸法或推拿、拔罐等方法,以疏通经络、调整阴阳、扶正祛邪,达到治病防病目的的一类治疗方法。

二、针灸的治疗原则

运用针灸方法治疗疾病必须遵循一定的基本原则,可概括为:补虚泻实、清热温寒、治病求本、三因制宜。

▶▶（一）补虚泻实

《素问·通评虚实论》说:"邪气盛则实,精气夺则虚。"虚指正气不足,实为邪气盛。《灵枢·经脉》云:"盛则泻之,虚则补之……陷下则灸之,不盛不虚以经取之。"补虚就是扶助正气,针刺采用补法治疗,如采用提插补法、捻转补法等;泻实就是祛除邪气,针刺采用泻法治疗,如采用提插泻法、捻转泻法等;不虚不实是指脏腑、气血的虚实表现不甚明显时,采用平补平泻的针刺手法,使经络的气血调和,脏腑功能恢复正常。

▶▶（二）清热温寒

清热就是热证用清法,温寒就是寒证用温法。《灵枢·经脉》说:"热则疾之,寒则留之。"

1. 热则疾之　热性疾病的治疗方法是浅刺疾出或点刺出血,手法宜轻而快,不留针或短留针。因为热证属实,治宜清泻,不宜用灸法之温热,故只针不灸。如风热感冒见发热时,取大椎、曲池、合谷等穴浅刺或点刺加拔火罐使邪气疾出,以达到泄热解表的目的。

2. 寒者留之　寒性疾病的治疗方法是深刺而留针宜久,以达到温经散寒的目的。因为寒性凝滞,针刺时不易得气,故应留针候气;寒邪常常凝滞脏腑,故针刺宜深而久留。结合温针灸及艾灸可助阳散寒,阳气得复。

▶▶（三）治病求本

针对引起疾病发生的根本原因而进行治疗的原则。如外感头痛,其原因为外感风邪,应以祛除风邪为治疗原则,选用列缺穴、风池穴宣散风邪;肾虚头痛选太溪、肾俞,而不只是头痛只选头部的穴位。

▶▶（四）三因制宜

根据患者所处的季节、地理环境的不同和患者的长幼体质的不同而采取适宜的治疗方法。即因时、因人、因地制宜。

▶▶（五）同病异治,异病同治

同一种疾病,因证候的不同,采用不同的选穴原则。如同为头痛,由于外感风邪所致的可选风池、百会、太阳、列缺;内伤头痛虚证则可选百会、足三里、太溪、肾俞。

不同的疾病,由于具有相同的证候,可以选择相同的治法,选择相同的穴位及配穴方法。如呃逆及呕吐,均为胃气上逆所致,针灸治疗时均可选用上下配穴法,选用中脘、内关、足三里。

三、针灸的选穴与配穴

依据中医理论尤其是经络学说的指导,依据病证的性质和特点,在针灸治疗原则的指导下,正确地选择经络穴位,并经行恰当的配伍,并采用恰当的刺灸方法,以达到治病求本、扶正祛邪、调整阴阳的目的。

(一)选穴原则

穴位是临证针灸处方的第一组成要素,穴位选择是否精当直接关系着针灸的治疗效果。选择穴位的基本法则为:近部选穴、远部选穴和辨证对证选穴。

1. 近部选穴 就是在病变局部就近选穴,是腧穴局部治疗作用的体现。如眼病取四白、攒竹,耳病取耳门、听宫,牙痛取颊车。

2. 远部取穴 也称循经取穴。就是在距离病位较远的本经或表里经所经过的部位选取穴位,是"经络所过,主治所及"治疗规律的体现。如牙痛取合谷,耳鸣取中渚,腰痛刺人中。

3. 辨证及对证取穴 辨证选穴是根据疾病的证候特点而取穴。如针对潮热、盗汗、乏力等全身症状,可辨证为肝肾阴虚证,确定滋补肝肾、养阴清热的治疗原则,而选取肝俞、肾俞、复溜、太溪等肝肾经的穴位,以达到滋补肝肾、养阴清热的功效而减轻症状。

对证选穴是根据疾病的特殊症状而取穴,是腧穴特殊治疗作用的应用。如哮喘选定喘穴,便秘选支沟穴。

(二)配穴方法

1. 前后配穴 是指将人体前部和后部的腧穴配合应用的方法。在《内经》中称"偶刺"。如俞募配穴法,取脏腑经络在腹部的募穴以及在背部膀胱经上的俞穴配合使用,以治疗脏腑病变,是前后配穴法的应用。如胃痛,在腹部取任脉上的中脘(胃的经气输注于腹部的募穴),以及膀胱经上的胃俞(胃的经气输注于背部的俞穴)。

2. 上下配穴 是将腰以上或上肢腧穴和腰部以下或下肢腧穴配合应用的方法。如胃痛可上取内关,下取足三里。肝火上炎型头痛可上取百会,下取太冲。

3. 左右配穴 是以经络的对称性分布为依据的配穴方法。如中风病的"补健侧、泻患侧"的选穴方法,泻患侧经穴,可使经络瘀滞得泄,以补法刺激健侧穴位,有利于激发气血的通行,而达到患侧气血通畅的治疗目的。

4. 表里配穴 是以脏腑、经络的阴阳表里配合关系为依据的配穴方法。

5. 远近配穴 是以腧穴的局部治疗作用及循经治疗作用为依据的配穴方法。如牙痛,近取下关、颊车,远取合谷。

临床上应灵活运用选穴方法和配穴方法。每一个疾病的治疗可能包括多种选穴方法及配穴方法。如面瘫,可以上下选穴(上部颊车、地仓,下部太冲),左右选穴(同侧面部颊车、巨髎,对侧合谷)。选穴原则和配穴方法是理论上提供的处方选穴的基本思路。

案例 13-13

水肿

徐某,女,54岁。肿由下肢而起,食欲不振,大便溏泄,小溲短涩,渐延腹面浮肿,神倦肢冷,脘闷腹胀。舌淡胖,苔白滑,脉沉细,是因脾肾阳虚,阳不化水,水气内停。治以温阳健脾,行气利水。处方:肺俞+,双脾俞+,双肾俞+,双气海+,水分△,手法:脾俞、肾俞(提插捻转,留针加温),气海(提插不留针),水分(熨灸5~10分钟)二诊:灸后小便增多,遍身水肿已去其半,脘闷腹胀也告缓减,仍有便溏,小溲清长。舌淡苔白,脉沉细,治已应手,仍以原方出入。处方:肺俞+,脾俞+,肾俞+,气海+,阴陵泉+,水分△,手法:阴陵泉±、双肾俞、脾俞(留针加温),其他穴位不留针;水分仍按上法。三诊:小溲通利,遍身浮肿基本消失,胃纳已旺,腹胀告和,二便正常,精神见振。舌质略淡,苔薄白,再以温阳和土为治。处方:脾俞+,双肾俞+,双气海+,双足三里+,手法:足三里(提插、捻转,留针加温),气海(提插,留针加温)。脾俞、肾俞(不留针)。

【按语】 水肿之成,巢元方论之甚详,其要旨多从脾胃虚弱,土不制水;命火衰微,不能化水立说。后代医家,又以肺为水之上源为依据,认为脾虚土不生金,肺虚气不化水,也是水湿泛溢的原因。并将水肿分为阳水、阴水两类。凡外因风湿而致者为阳水,内伤不足者为阴水。至其治法,有开鬼门(宣肺发汗),洁净府(通利小便),去菀陈莝(攻下)三大法则。陆老使用针灸治疗水肿也是以此为根据。本例病者,纳呆溲短,大便溏薄,脉沉细,舌淡胖,是脾肾阳虚之象。按脉论证,盖为阴水之候。陆老取肺俞以补肺行气,脾俞运土制水,肾俞益肾以温阳,加用气海补益真元,灸水分利小便以洁净府。故诊后小便增多,浮肿渐退,二诊加泻阴陵泉土经之水穴,补之以扶土,泻之以利水,补泻兼施,是陆老手法之妙用,故诊后小便通利,水肿消失,三诊邪去正虚,增加培土之法巩固之而愈。(吴绍德,等.陆瘦燕针灸论著医案选.北京:人民卫生出版社,2006,271~273)

第六节　其他疗法

一、耳针疗法

耳针疗法是用针刺或其他方法刺激耳穴从而防治疾病的一种疗法。耳与经络脏腑有密切联系,耳不单纯是个听觉器官,它是人体的一部分。因此,针刺耳部能起疏通经络,调和气血,治疗疾病的作用。耳穴是指分布在耳郭上的腧穴,是耳郭上的一些特定刺激点。当人体内脏或躯体有病时,往往会在耳郭的相应部位出现压痛敏感点、皮肤电特性改变、变形、变色等反应。可以作为诊断、治疗疾病的参考。

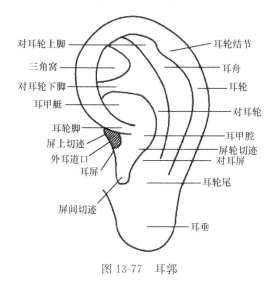

图 13-77　耳郭

▶（一）耳郭表面解剖（图 13-77）

耳轮:耳郭最外圈的卷曲部分。
耳轮脚:耳轮伸入耳甲腔的部分。
耳轮结节:耳轮后上方突起处。
耳轮尾:耳轮末端与耳垂的交界处。
对耳轮:与耳轮相对的内侧隆起部。
对耳轮上脚:是对耳轮向上分支的部分。
对耳轮下脚:是对耳轮向下分支的部分。
三角窝:对耳轮上脚、下脚及相连耳轮之间的三角形凹窝。
耳舟:耳轮与对耳轮之间的凹沟。
耳屏:耳郭前的瓣状突起。
屏上切迹:耳屏上缘与耳轮脚之间凹陷处。
对耳屏:对耳轮下方与耳屏相对的瓣状隆起。

屏间切迹:耳屏与对耳屏之间的凹陷处。
屏轮切迹:对耳屏与对耳轮之间凹陷处。
耳垂:耳郭下部无软骨的部分。
耳甲:部分耳轮、对耳轮、耳屏及外耳门之间的凹窝。
耳甲艇:耳轮脚以上的耳甲部。
耳甲腔:耳轮脚以下的耳甲部。
外耳门:耳屏后、耳甲腔前的孔窍。

▶（二）耳穴的分布、定位与主治

1. 耳穴的分布　有其一定的规律,耳穴在整个耳郭上的分布,像一个在子宫内倒置的胎儿。与头面部位相应的穴位在耳垂;与上肢相应的穴位居耳舟;与躯干和下肢相应的穴位分布在对耳轮体部和对耳轮上、下脚;与内脏相应的穴位集中在耳甲艇和耳甲腔。常用耳穴总的分布概况如下(图 13-78)。

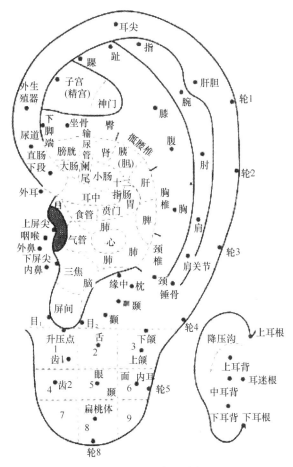

图 13-78　耳穴的分布

2. 耳穴的定位和主治（表 13-17）

表 13-17　常用耳穴定位和主治

分部	耳穴名	解剖定位	主治
耳轮脚	耳中	在耳轮脚处	呃逆,黄疸,荨麻疹等

分部	耳穴名	解剖定位	主治
耳轮	直肠下段	在耳轮脚棘前上方平大肠穴耳轮部	便秘、腹泻、脱肛、痔疮、里急后重
	尿道	在直肠上方平膀胱穴耳轮部	尿频、尿急、尿痛、尿潴留
	外生殖器	对耳轮下角平交感穴耳轮部	阳痿、睾丸炎、附睾炎
	肛门	对耳轮下角、三焦窝前方耳轮部	痔疮、肛裂
	耳尖	耳郭向耳屏对折时上部尖端处	发热、高血压、急性结膜炎、麦粒肿、牙疼
耳舟	指	耳舟上方耳轮结节以上的部位	相应部位疼痛
	腕	耳舟平平耳轮结节部	
	肘	在腕穴与肩穴之间	
	肩	在耳舟平屏上切迹部	
	锁骨	在耳舟平屏轮切迹部,偏耳轮尾侧	
对耳轮上脚	趾	在对耳轮上脚的外上角	相应部位疼痛
	踝	在对耳轮上脚的内上角	
	膝	在对耳轮上脚起始部,平对耳轮下脚上缘	
对耳轮下脚	臀	在对耳轮下脚内 1/3 处	相应部位疼痛
	坐骨神经	在对耳轮下脚外 2/3 处	
	交感	在对耳轮下脚与耳轮内缘交界处	胃肠疾病、心绞痛、自主神经功能紊乱
对耳轮	腹	在对耳轮体平对耳轮下脚下缘处	腹痛、腹胀、腹泻、痛经、产后腹痛
	胸	在对耳轮体平屏上切迹处	胸胁痛、肋间神经痛
	颈	在屏轮切迹偏耳舟侧处	落枕、颈部疼痛
	腰骶椎	对耳轮上角下,轮屏切迹间依次为腰骶椎、胸椎、颈椎三部	相应部位疼痛
	胸椎		
	颈椎		
三角窝	角窝上	在三角窝前1/3上部	高血压
	内生殖器	在三角窝前1/3中下部	月经不调、痛经、白带过多、盆腔炎、阳痿、遗精
	角窝中	在三角窝中1/3处	哮喘
	神门	在三角窝下1/3处近对耳轮上角部	镇静、安神、消炎、止痛
	盆腔	在三角窝下1/3处近对耳轮下角部	盆腔炎、附件炎
耳屏	外鼻	在耳屏外侧面的中部	鼻疖肿、鼻炎
	咽喉	在耳屏内侧面与外耳道上方相对处	咽炎、扁桃体炎
	内鼻	在耳屏内侧面,咽喉的下方	鼻炎、上颌窦炎、鼻衄
	屏尖	在耳屏上部外侧缘	咽炎、口腔炎
	肾上腺	在耳屏下部外侧缘尖端	低血压、休克、昏厥、哮喘
屏轮切迹	脑干	在屏轮切迹正中	眩晕、后头痛、脑膜炎后遗症
对耳屏	皮质下	在对耳屏的内侧面	镇静、止痛、消炎、无脉症
	额	在对耳屏外侧面前部	偏头痛、头晕
	颞	在对耳屏外侧面中部	偏头痛、头晕
	枕	在对耳屏外侧面后部	头晕、头痛、癫痫
屏间切迹	目1	在屏间切迹前下方	青光眼
	目2	在屏间切迹后下方	近视眼
	内分泌	在屏间切迹底部	生殖系统疾病,妇科疾病

续表

分部	耳穴名	解剖定位	主治
耳甲艇	口	在耳轮脚下方前 1/3 处	面瘫、口腔炎、舌炎
	食管	在耳轮脚下方中 2/3 处	食管炎、食管痉挛
	贲门	在耳轮脚下方后 1/3 处	恶心、呕吐
	胃	在耳轮脚消失处	胃痛、呃逆、呕吐、消化不良
	十二指肠	在耳轮脚上方外侧 1/3 处	胆囊炎、十二指肠溃疡、腹胀、腹痛
	小肠	在耳轮脚上方中 1/3 处	消化不良、腹痛、腹胀、心悸
	大肠	在耳轮脚上方内 1/3 处	腹泻、便秘、咳嗽
	阑尾	在小肠穴和大肠穴之间	单纯性阑尾炎、腹泻
耳甲艇	膀胱	在对耳轮下脚的下缘，小肠穴直上部	膀胱炎、尿潴留、遗尿
	肾	在对耳轮下脚的下缘，小肠穴直上部	腰痛、耳鸣、遗尿、遗精、阳痿等
耳甲艇	胰（胆）	在耳甲艇后上部，肝穴与肾穴之间，左耳为胰穴，右耳为胆穴	胰腺炎、糖尿病、胆道疾患、中耳炎
	肝	在耳甲艇后上部，在胃穴和十二指肠穴的后方	高血压、肝炎、眼病
	脾	在左耳肝穴的下部	腹胀、腹泻、便秘、功能性子宫出血
耳甲腔	心	在耳甲腔中心最凹陷处	心血管系统疾病
	肺	在心穴的上下周围	呼吸系统疾病、皮肤病
	气管	在口穴与心穴之间	气管炎
	三焦	在口、内分泌、皮质下和肺穴之间	便秘、利尿消肿
耳垂	齿 1	在耳垂前下部，即耳垂 1 区	拔牙麻醉、牙痛
	齿 2	在耳垂 4 区的中央	
	上颌	在耳垂 3 区正中处	牙痛、下颌关节炎
	下颌	在耳垂 3 区上的横线中点	
耳垂	眼	在耳垂 5 区的中央	眼病
	面颊	在耳垂 5、6 区交界处	面神经麻痹、三叉神经痛、痤疮
	内耳	在耳垂 6 区正中稍上方	内耳性眩晕、耳鸣、听力减退、中耳炎
	扁桃体	在耳垂 8 区正中	扁桃体炎、咽炎
耳郭背面	降压沟	在耳郭背面，由内上方斜向外下方行走的凹沟处	高血压
	上耳根	在耳前上方的软骨隆起处	鼻衄
	下耳根	在耳背下方的软骨隆起处	下肢瘫痪、小儿麻痹症
	耳迷根	耳轮脚后沟的耳根部	胆囊炎、胆道蛔虫症、腹泻、鼻塞

注：为使定位方便起见，在耳垂划分成"井"字形的九等份，由内向外，由上到下，分别为 1、2、3 区，4、5、6 区，7、8、9 区。

▶（三）耳穴的应用

1. 适应证

（1）各种疼痛性病证：各种疼痛如头痛、扭伤、挫伤、落枕、手术后等疼痛、各种神经痛（如肋间神经痛、带状疱疹、坐骨神经痛）。

（2）炎性疾病：如急性结膜炎、中耳炎、牙周炎、咽喉炎、扁桃体炎、急慢性肠炎、盆腔炎、面神经炎、末梢神经炎等。

（3）功能紊乱性疾病：如眩晕症、高血压、多汗症、肠功能紊乱、月经不调、遗尿、神经衰弱、癔病。

（4）过敏与变态反应性疾病：如过敏性鼻炎、哮喘、过敏性结肠炎、荨麻疹等。

（5）内分泌代谢性疾病：如甲状腺功能亢进、糖尿病、肥胖、更年期综合征等。

（6）其他病证：失眠、腰腿痛、肩周炎、便秘、痤疮等。

2. 选穴原则

（1）根据病变对应部位选穴：根据病变的部位，在耳郭上选取相应的耳穴。如胃病选胃穴、痔疮选肛门、肩周炎选肩穴等。

（2）根据脏腑、经络理论辨证选穴：如皮肤病按"肺主皮毛"的理论，选肺穴；腹泻因脾虚所致，故选脾穴；因"肝开窍于目"，故目疾选肝穴等。

（3）根据现代医学理论选穴：如交感穴与自主神经的功能有某些有关，故自主神经功能紊乱时常选交感穴;神经衰弱取皮质下穴;低血压选肾上腺穴等;内分泌功能紊乱的疾病选内分泌穴等。

(4) 根据临床经验选穴:如耳中穴治疗膈肌痉挛、血液病、皮肤病;神门穴用于镇静、安神;麦粒肿选耳尖穴消泄热邪等。

选穴应少而精。一般每次选穴 3～5 穴,多用单耳,可据疾病取同对侧耳穴。

3. 耳穴的应用 可以用压丸、耳针、皮内针、放血等方法刺激耳穴达到治疗目的。

(1) 寻找反应点:根据疾病确定处方,在选用的穴区寻找反应点,可用探针或针柄寻找明显痛点;亦可用耳穴探测仪进行探测。

(2) 用王不留行籽等贴耳以压迫刺激耳穴。或消毒后选用 0.5 寸短柄毫针或图钉型皮内针针刺,留针 20～40 分钟。

(3) 疗程:每天 1 次或隔天 1 次,连续 10 次为 1 个疗程;停针数日,再行新的疗程。

4. 注意事项

(1) 应注意预防晕针,如发生晕针要及时处理。初诊及体弱病人,最好采用卧位以防晕针。

(2) 严密消毒,防止感染。针刺前后,必须严格消毒。耳郭冻伤或有炎症的部位,宜禁针。针后如见针眼红、耳郭胀痛,需用 2% 碘酒涂擦,并服用消炎药。

(3) 有习惯性流产史的孕妇,不宜针刺。对年老体弱的高血压及动脉硬化病人,针时手法要轻,留针时间要短,以防意外。

(4) 轮流使用耳穴,同一个耳穴治疗次数以 5～10 次为宜。

案例 13-14

耳针治疗顽固性便秘

何某某,女,23 岁,工人,患习惯性便秘 1 年余。5～7 天排便 1 次,排便时艰涩不畅。体查无器质性病变,经服药治疗无效。治疗:双侧肺区埋耳针,嘱患者每日用指压耳针 4～5 次,埋针后次日早晨大便 1 次,再经 2 次埋针,大便正常每天 1 次,随访 8 个月再未复发。[刘炳权.耳针治疗习惯性便秘 25 例.实用医学杂志,1984,(4):32]

【思考题】 为什么选耳穴肺区治疗便秘?

【参考答案】 耳部与人体的脏腑经络有密切联系,当人体脏腑功能失常时,耳郭的相应部位出现压痛点、反应点。通过这些刺激反应点可治疗相应脏腑的疾病。耳穴肺区对应肺的功能,肺与大肠相表里,肺主肃降,因此针刺耳部肺区可以治疗大肠传导失司所致的便秘。

二、拔罐疗法

拔罐疗法是以罐为工具,借助燃火、抽气等方法排除罐内空气,造成罐内负压,使之吸附于腧穴或应拔部位的体表,使局部皮肤充血、瘀血,以防治疾病的方法。

▶(一)罐具种类

临床常用的有竹罐、陶瓷罐、玻璃罐三种(图 13-79)。

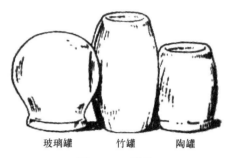

玻璃罐　　竹罐　　陶罐

图 13-79　罐具

1. 竹罐 选取粗毛竹,裁取 6～9cm 竹筒,留一头竹节,然后刮去青皮和竹内膜,制成形如腰鼓的圆筒,砂纸磨光即可,竹罐轻巧价廉,且可就地取材。缺点是易爆裂漏气。

2. 陶罐 为陶土烧制而成。形状两头小,中间大,形同腰鼓。陶罐吸力大,吸附时间长。缺点是易破碎。

3. 玻璃罐 质地透明,易于观察,现临床上多用。缺点是易破碎。

▶(二)拔罐方法

临床常用的拔罐方法有火罐、水罐、抽气法,并可采取留罐、走罐、刺络拔罐多种形式,达到治疗疾病的目的。

1. 火罐法(图 13-80) 即用火力将罐内的气体排出,从而产生负压吸附的拔罐方法。常用于竹罐、陶罐、玻璃罐。

(1) 闪火法:用镊子或止血钳夹住酒精棉球点燃后,在罐内绕 1～3 圈后,迅速退出,顺势将罐罩在应拔部位上。

(2) 投火法:将易燃棉花或小纸片点燃后,投入罐内底部,在纸条燃烧未尽时,迅速将罐罩在应拔部位上,此法适用于侧位拔罐,应注意未燃的一端应向下,以免烫伤皮肤。

(3) 贴棉法:将 1cm 见方薄的脱脂棉一块,略蘸少许酒精,贴在罐内壁的上中段上,点燃后,迅速罩在应拔部位。多用于侧身位。注意酒精不可蘸太多,以免流下烫伤皮肤。

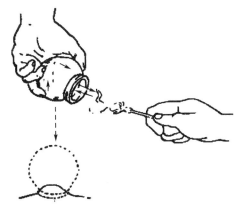
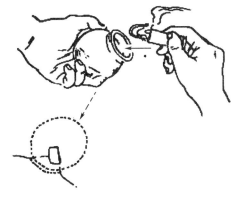

图 13-80　火罐法

2. 水罐法　用水煮或水蒸气使罐内产生负压吸附的拔罐法。此法一般用竹罐。将竹罐置于沸水中煮 2～3 分钟,甩去水液,用凉毛巾紧堵罐口,迅速扣在应拔部位上。

3. 抽气法　用抽气筒排出罐内气体,使之产生负压吸附的拔罐。此法避免烫伤,操作简便,负压大小可以调整。此法适用于任何部位。

▶（三）起罐方法

一般 5～15 分钟左右或视局部呈红紫色后即可起罐。起罐方法是一手持罐向一侧倾斜,另一手用指尖按压罐口皮肤,使空气进入罐内,罐则自行脱落。拔罐后局部红紫痕数日可消失,如起水疱,应注意不要擦破,一般 3～5 天即可吸收。

▶（四）适应证与禁忌证

拔罐法具有通经活络、行气活血、消肿止痛、祛风散寒等作用,其适应范围较为广泛,一般多用于风寒湿痹、腰背肩臂腿痛、关节痛、软组织闪挫扭伤及伤风感冒、头痛、咳嗽、哮喘、胃脘痛、呕吐、腹痛、泄泻、痛经、中风偏枯等。

拔罐疗法的禁忌证:大凡出血性和水肿疾病以及大血管部、孕妇腰腹部,均不宜拔罐。肌肉瘦削、骨骼高低不平及毛发过多处不宜使用。

案例 13-15

拔罐治疗顽固性呃逆

李超采用膻中穴闪火罐法治疗呃逆,观察 33 例患者,33 例中其原发病为胃肠道疾病 10 例,晚期肝硬化 6 例,脑血管病 4 例,尿毒症 3 例,胃修补术后 2 例,药物引起 8 例,原因不明 5 例。结果:33 例中拔罐一次停止呃逆的 25 例,2 次拔罐停止呃逆的 7 例,1 例无效。机制可能与膻中穴拔罐,疏通了膈间之气,平冲降逆而达到止呃效果。[李超. 拔火罐法治疗顽固性呃逆 33 例报道,甘肃中医,2003,16(2):37～38]

三、推　拿　疗　法

推拿是以中医理论为指导,推拿医生运用推拿手法或借助于一定的推拿工具作用于患者体表的特定穴位或病变部位的一种治疗方法,是中医学重要组成部分。此为作用于人体经脉和腧穴的传统按摩手法,属于中医的外治法范畴。在临床上广泛用于内、外、妇、儿、五官等科。

▶（一）推拿的作用原理

1. 调理疏通经络　通过推拿手法点按经穴及特定部位,激活和调整经气,使郁闭之气疏通,进而使百脉疏通。

2. 调和气血　依据中医气为血之帅,血为气之母的原理,通过手法推动气的运行,激发经络的作用来调整气血运行及影响脏腑的功能来调和气血。

3. 调理脏腑　推拿具有调理脏腑功能的作用,并可根据脏腑的不同状态,通过刺激与脏腑相关的穴位和经络及脏腑体表反射区特定点(耳部反应点及足底反射区),达到补虚泻实,调整脏腑的功能。

4. 舒筋活血　通过推拿手法舒缓紧张或痉挛的肌肉,加强局部气血的流畅,以消除局部组织疼痛不适。

5. 理筋整复　通过推拿按摩手法使粘连的肌肉关节得到松解,活动趋于正常,或通过扳法、弹拨法等手法可纠正筋出槽、关节脱位等。

6. 防病保健　通过推拿手法疏通经络、调整脏腑、调和气血,使全身的五脏六腑、四肢百骸得到气血的濡养,发挥最佳的功能状态,从而达到扶正祛邪、防病保健的目的。

▶（二）推拿的适应证与禁忌证

1. 适应证　推拿疗法的治疗范围广,涉及骨伤、内、妇、儿、外和五官各科临床常见病。

2. 禁忌证

（1）一些急性传染病,如肝炎、脑膜炎、肺结核等。

（2）外伤出血，骨折早期、截瘫初期以及内脏的损伤等。

（3）一些感染性疾病，如疔、丹毒、骨髓炎与化脓性关节炎等。

（4）各种出血症，如尿血、便血、吐血与衄血等。

（5）烫伤与溃疡性皮肤的局部等。

（6）肿瘤及脓毒血症等。

▶（三）常用推拿手法简介

推拿手法是操作者用手或肢体的其他部分，按照各种特定的技巧和规范化的动作，施力于体表进行操作的方法。其具体操作形式有很多种，包括用手指、手掌、腕部、肘部以及肢体其他部分如头顶、脚踩等，施力于患者体表进行的经络穴位或特定部位，而产生治疗作用。因主要是以手施力进行操作，故统称为手法。熟练的手法技术应该具备持久、有力、均匀、柔和这四大基本要求，从而达到"深透"作用而又不损伤机体。常用的推拿手法如下：

1. 一指禅推法　用大拇指指端、或指面着力于一定穴位或部位上，沉肩、垂肘、悬腕，通过前臂的主动摆动带动腕部的横向协调摆动和拇指关节的屈伸活动，使之产生的力持续地作用于穴位或部位上的一种手法。

动作要领：端坐位或站势，拇指自然着力，不要用力下压，推动时着力点要吸定，摆动幅度与速度要始终一致，动作要灵活。移动时应缓慢地循经或作直线的往返移动，即"紧推慢移"，推动时的速度一般以每分钟120～160次为宜（图13-81）。

2. 滚法　用手背近小指部分或小指、环指和中指的掌指关节着力于一定穴位或部位上，通过前臂的旋转摆动带动腕关节屈伸，使之产生的力持续不断地地作用于特定部位的一种手法。

动作要领：术者拇指自然伸直，手握空拳，沉肩、垂肘，肘关下屈呈130°，置动作要领于身体侧前方。操作时要吸定着力穴位或部位，发力要均匀、柔和，有明显的滚动感。动作要协调、连续、有节律，要循经渐渐移动或作直线往返移动。动作的速度每分钟以120～160次为佳（图13-82）。

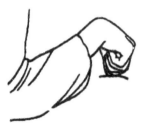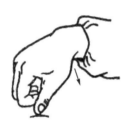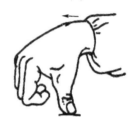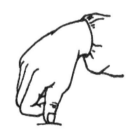

(1) 坐位姿势　　(2) 悬腕、手握空拳、拇指自然着力　　(3) 腕部向外摆动　　(4) 腕部向内摆动

图 13-81　一指禅推法

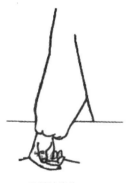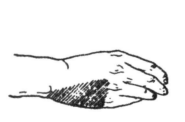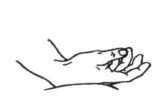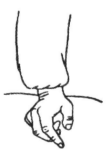

(1)滚法姿势　　(2)滚法吸定部位和接触部位　　(3) 屈腕和前臂旋后　　(4) 伸腕和前臂旋前

图 13-82　滚法

3. 揉法　用指、掌的某一部位吸定于体表一定的穴位或部位上，做轻柔缓和的回旋揉动的一种手法。

动作要领：取站势或坐势、沉肩垂肘，上肢放松置于身体前侧，腕部放松，手指自然伸开，前臂发力、摆动，带动腕部带动接触部位一起作回旋运动。揉动的幅度及所施压力要适中，以手术者舒适为度。揉穴位或部位时要固定，不能滑动、摩擦。移动揉动部位时要缓慢。揉法速度一般在 60～120 次/分钟（图13-83）。

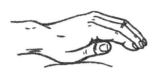

(1) 鱼际揉法

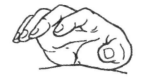

(2) 掌根揉法

图 13-83 推法

揉法最常与其他手法同时使用,组成众多的复合手法,如按揉、拿揉、点揉、掐揉、揉捏等,其目的在于增强手法的作用效果或缓解某种手法的反应。

4. 推法 用指端或掌根或大鱼际或小鱼际、肘面、肘后鹰嘴突起部着力于一定穴位或部位,缓缓地做单方向的直线或弧线移动的一种手法。

动作要领:站势,沉肩垂肘、肘关节屈曲,呼吸自然、深沉,气沉丹田,不能屏气。着力部贴于皮肤,做缓慢的直线推动,用力要平稳、均匀,切忌耸肩、左右滑动、忽快忽慢和用力下压。推动距离应尽量长,然后顺势返回,推法速度一般在 30～60 次/分钟(图 13-84)。

5. 摩法 用指、掌面为接触面,在体表作环形而有节奏的摩擦运动的一种手法。

动作要领:取坐势或站势,沉肩垂肘。上肢放松,呼吸均匀、自然,指、掌、腕、前臂同时做缓和协调的环旋抚摩而不带动皮下组织,可顺时针方向摩,亦可逆时针方向摩。用力平稳、均匀,轻快柔和,不得按压、滞着。其用力要领是上臂甩动来带动前臂及腕部,摩法速度一般在 60～120 圈/分钟(图 13-85)。

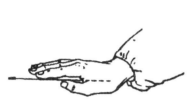

(1) 掌推法

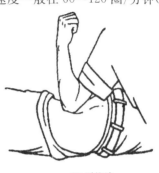

(2) 肘推法

图 13-84 推法

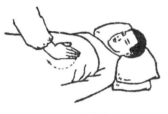

(1) 掌摩法

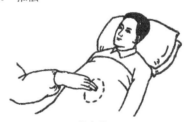

(2) 指摩法

图 13-85 摩法

另外,本法在操作时,常借用介质涂于施术部位(如药膏、药水等),然后进行手法操作,以增加治疗效果,此即是古代的"膏摩"。

6. 擦法 用手掌掌面及大小鱼际部位附着于一定的部位上,做直线往返的摩擦的一种手法。

动作要领:沉肩垂肘,肘关节屈曲,腕平指直,呼吸自然,气沉丹田,不要屏气。着力部要贴附肌肤上做稳实、均匀、连续的往返摩擦,不能用力下按或按压。擦法速度一般在 60～120 次/分钟(图 13-86)。

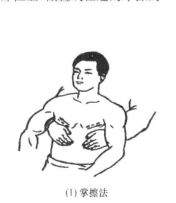

(1) 掌擦法

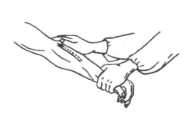

(2) 小鱼际擦法   (3) 大鱼际擦法

图 13-86 擦法

在临床运用时,借助介质(如按摩油、药膏等)以防擦破表皮、加强疗效,最常作为治疗结束时的最后一个手法。

7. 抹法 用拇指螺纹面贴紧皮肤,做上下、左右或弧形路径往返推动,称为抹法。

动作要领:取站势,沉肩垂肘,拇指指面着力而其余四指固定被操作的部位。用力轻柔、稳实、均匀,移动缓慢或轻快,不能往返撞压(图 13-87)。本法轻快柔和,常作为治疗时的开始或结束手法而使用。临床以头面、颈项、胸腹、腰背及骶部等部位应用较多。

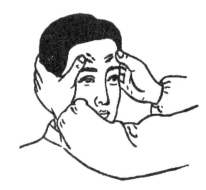

图 13-87 抹法

8. 搓法 用双手掌面对称地夹住肢体的一定部位,相对用力,自上而下地做快速搓揉的一种手法。

动作要领:沉肩垂肘,上肢放松,呼吸自然,气沉丹田,切忌屏气发力。掌与指自然伸直,挟持的部位

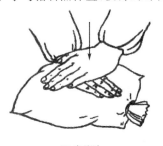

(1)掌按法

要松紧适宜。搓动时要轻快、柔和、均匀、连续,移动时要缓慢,并顺其势自然而下。搓法速度一般在 120 次/分钟以上(图 13-88)。

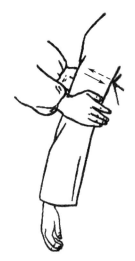

图 13-88 搓法

搓法常用于四肢,多作为推拿治疗结束时使用。

9. 按法 以手指或手掌面着力于体表特定的穴位或部位上,逐渐用力下压,称为按法。

动作要领:取站势或坐势,沉肩垂肘,气沉丹田,自然呼吸。所按穴位或部位要准确,用力须平稳并逐渐加重、不移位。以有"得气感"为度。按压时间在 10 秒至 2 分钟(图 13-89)。

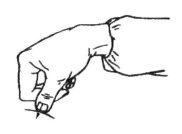

(2)指按法

图 13-89 按法

按法常和揉法结合使用,组成复合手法按揉法。

10. 点法 以指峰或关节突起部点压一定穴位或部位的一种手法。

动作要领:沉肩垂肘,气沉丹田,呼吸自然,意念在着力部位,选取的穴位或部位要准确。用力平稳,并随呼吸逐渐加重为度(图 13-90)。

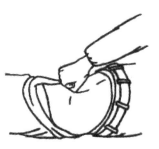

(1)屈拇指点法

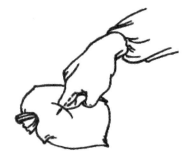

(2)屈食指点法

图 13-90 点法

点法较多用于穴位或压痛点,有"以指代针"和"点穴"之称,在点法的过程中应随时观察患者的反应,以防刺激太过,受术者感觉不适。

11. 拿法　用拇指与其他四指相对用力,提捏或夹持肢体或肌肤,称为拿法。

动作要领:沉肩垂肘,悬腕,以腕关节与掌指关节的协调活动为主导,对称用力一紧一松。拿取的穴位和部位要准,用力稳实,由轻渐重,不可屏气突然用力,整个操作要和缓而有节律(见图13-91)。

拿法应避免手指的指间关节屈曲,形成指端夹持肌肤或指甲抠掐的动作。

12. 捏法　用拇指与其他手指对称用于挤压施术部位,称为捏法。用于脊柱的捏法称"捏脊疗法",多用于小儿推拿。

动作要领:沉肩垂肘、自然呼吸,以腕关节活动带动掌指关节微连续不断地、灵活轻快地捻转挤捏,不能跳跃和间断。移动缓慢,用力柔和、均匀;速度可快可慢。

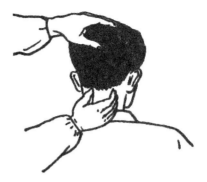

图13-91　拿法

在四肢运用时常与拿法结合同时操作,组成拿捏的复合手法。而用于脊柱时,用拇指指面顶住皮肤,食指、中指两指前按,二指同时对称用力提拿捻捏,双手交替移动向前;从尾部捏至大椎穴,一般每次捏3~5遍,对消化系统病证及增强体质有一定作用(图13-92)。

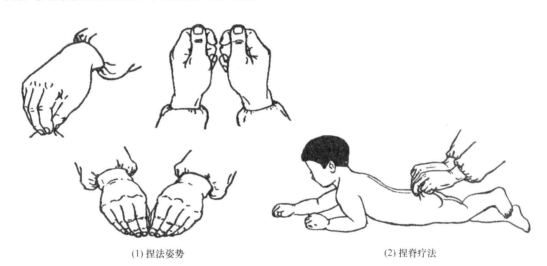

(1)捏法姿势　　　(2)捏脊疗法

图13-92　捏法

13. 掐法　用拇指指甲着力,按压选定的穴位或部位的手法。

动作要领:沉肩垂肘,用力平稳,以被掐压穴位或部位有得气感为度。掐取的穴位或部位要准确无误。临床急救使用时,要突然用力,快速掐取某穴位,如人中穴,或掐压某部位,以患者清醒为度,掐后常以揉法来缓解其对局部的刺激(图13-93)。

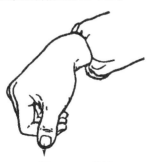

图13-93　掐法

以上是基本手法,还有踩跷法、震颤法、振法、抖法、拍法、击法、摇法、背法、扳法等手法,在临床上亦应用广泛。

案例 13-16

推拿治疗急性腰痛

谢某,女,61岁。

初诊:3月2号。腰骶部疼痛5天。患者自述5天前晨起买菜受凉,至下午出现发热症状,夜卧起床时即出现腰疼不能直立行走。现腰骶部疼痛难忍,拄单拐行走,不能直腰。查体见:老年女性,表情痛苦,腰椎后弓,L_4/S_1正中压痛,L_4/S_1右旁压痛,无放射感,深压痛(+),局部叩击痛(+),直腿抬高试验(-)。舌红苔白,脉沉紧。西医诊断:腰椎退行性病变;中医诊断:腰痛,证属寒邪阻络。患者晨起受凉,致寒邪侵袭经络,闭阻气血,不通则痛,使腰部气血、筋肉聚积,肌肉、韧带痉挛以致不能直腰,发为本病。舌脉皆为佐证。治宜温经散寒、通络止痛。拟用针刺配合推拿治疗。患者仰卧位,医者立于床侧,用㨰、揉、膊运等手法,放松其腰骶部痉挛的肌肉、韧带,促进局部气血循环。再弹拨腰骶部痉挛的肌肉、韧带,舒筋活血止痛。然后点按穴位,得气为度。擦八髎,透热为度。最后行腰椎斜扳法。治疗结束后,患者即可独立站起行走。虽仍有疼痛不能直腰,却可忍受,疼痛症状比治疗前大为缓解。

二诊:2013 年 3 月 5 日。表情自然,可独立行走,不用挂拐,行走时、直腰时稍疼。治疗方案同。

【按语】 本案患者因"腰骶部疼痛"5 天来推拿科就诊,经过 2 次推拿及针灸治疗后,表情自然,其腰骶部疼痛消失,1 次治疗后即可独立行走,不用挂拐;2 次治疗后,可正常直腰行走,无疼痛感觉。本案特点在于使用温经散寒推拿和针刺手法,促进局部气血循环,解除肌肉、韧带的痉挛,止痛效果明显。运用擦法、腰椎斜扳法,可舒筋活血、理筋整复,操作前应充分放松腰骶部痉挛的肌肉、韧带,以防斜扳时拉伤局部软组织,造成 2 次损伤。斜扳法可有助于恢复各椎体的正常序列及使腰部的活动恢复正常,疼痛感觉消失,疗效显著。针灸推拿对本病的治疗有奇效,做到了 1 次治疗缓解症状,2 次治疗症状消失,使患者得以康复,解除了挂拐带来的痛苦,恢复了正常的生活。

急性腰痛寒邪阻络证,治以温经散寒、通络止痛。针灸推拿治疗,疗效显著。

[姚乃礼,等. 当代名老中医典型医案集(第二辑)——针灸推拿分册. 北京:人民卫生出版社,2014,224~225)]

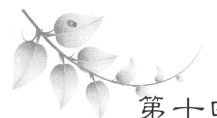

第十四章 内科病证

第一节 感 冒

感冒是因外邪侵袭体表肺卫所引起的以发热、恶寒、头痛、脉浮等为主要临床表现的外感病证,可伴有鼻塞、流涕、喷嚏和全身不适等症状。感冒四季均可发病,但以冬、春季节为多,有一定传染性。病情轻者称伤风或冒风;病情重者,在一个时期内引起广泛流行的,称为时行感冒。

西医学的上呼吸道感染或急性感染性疾病的初期,可参考本节进行辨证治疗。

(一)病因病机

1. 外感邪气 主要是外感风邪为主,并与当令时气相兼,多发于寒温失常之时。如冬季多风寒、春季多风热、夏季夹暑湿、秋季兼燥邪,其中尤以风寒、风热为多见。风邪合时令之邪,由皮毛、口鼻而入,侵犯肺卫,卫阳被遏,营卫失和,邪正相争,肺气失宣而致感冒。如在一个时期内流行范围广且全身症状较重者,称为时行感冒。

2. 正气不足 感受外邪是否发病,与人体抗御邪气能力的强弱有关。如正气不足,卫外能力减退,或起居失宜、过度劳累的情况下,更易感受外邪,内外相互为因而发病。

感冒病变部位主要在肺卫,肺卫失常、肺气失宣是本病的主要病机。

(二)辨证要点

1. 风寒风热 一般说,风寒感冒以恶寒重、发热轻、头痛身痛、鼻塞、流清涕为特征;风热感冒以发热、微恶风、头痛口渴、鼻涕黄稠、咽痛或红肿为特征。

2. 辨偏虚偏实 感冒一般多属实证,但也不尽然。在辨证中,首先须辨表虚、表实。一般说,发热汗出、恶风者属表虚;发热、无汗、恶寒、身痛者属表实。

(三)辨证论治

1. 风寒表证

【证候】 鼻塞流清涕,喉痒或咳嗽声重,痰白清稀,恶寒不发热,或有热不甚,头痛无汗,四肢酸痛。舌苔薄白,脉浮紧。

【分析】 风寒外袭、肺气失宣所致。寒为阴邪,其气凝闭,风寒束表,卫阳被遏,正邪相争,故见恶寒、发热轻、无汗;经络受阻,阳气不能宣通,故头身痛;外邪袭肺,上窍不利,故见鼻塞流涕,咳嗽痰清稀等;舌苔薄白,脉浮紧为风寒之邪在表之征。

【治法】 辛温解表,宣肺散寒。

【方药】 荆防败毒散(荆芥、防风、羌活、独活、柴胡、前胡、川芎、枳壳、茯苓、桔梗、甘草)加减。表寒重者,加麻黄、桂枝。鼻塞头痛明显,加薄荷、苍耳子。兼见头体困重、身热不扬、胸闷、纳呆或腹泻,舌苔白腻等,为风寒夹湿,可用羌活胜湿汤加藿香、神曲、厚朴、陈皮等。风寒兼气滞,用香苏散。

2. 风热表证

【证候】 鼻塞浊涕,发热或高热,微恶风,汗出口干微渴,咽痛,头痛且胀,咳嗽痰黄稠。舌苔薄微黄,脉浮数。

【分析】 风热为阳邪,阳从热化,风热邪气郁于肌表,故发热、恶风;风热犯表,热蒸肌肤,皮毛腠理开泄,故汗出;风热上扰,故头痛且胀,咽喉肿痛;风热犯表肺失宣肃,故咳嗽痰黄稠。热邪伤津,故口干微渴;舌苔微黄,脉象浮数,为风热袭于肺卫之征象。

【治法】 辛凉解表。

【方药】 银翘散(银花、连翘、淡豆豉、牛蒡子、薄荷、荆芥穗、桔梗、鲜芦根)加减。如头痛较甚,加蔓荆子、菊花。咽痛甚,加板蓝根、马勃、玄参等。兼见头重体倦,胸闷泛恶,小便黄,舌苔黄腻者,为风热夹湿,可加藿香、佩兰、滑石、芦根等。

3. 暑湿表证

【证候】 身热,汗出不解,身体酸重困痛,头重昏胀,痰黏浊涕,心烦口渴不多饮,胸闷泛恶。舌苔黄腻,脉濡数。

【分析】 暑邪侵犯肌表,表卫不和,腠理开泄,故身热、微恶风、汗出心烦等;暑邪灼伤津液,故见口渴、小便短赤;湿为阴邪,其性黏滞,暑湿相兼为病,病邪黏滞难解,故汗出而热不退,口虽渴而不多饮;暑湿袭表,肺卫不宣,鼻窍不利,故咳嗽痰黏,鼻流浊涕;湿性重浊,留滞肌肉筋骨,故肢体酸重或疼痛;清阳不升,故头重而昏;脾阳受遏,气机不行,故胸闷泛恶。舌苔黄腻,脉濡数为暑湿之征。

【治法】 解表清暑,芳香化湿。

【方药】 新加香薷饮(香薷、鲜扁豆花、厚朴、金银花、藿香、佩兰、生苡仁、荷叶、六一散)加减。

4. 气虚感冒

【证候】 恶寒发热,热势不盛,头痛无汗或有汗,咳嗽咯痰不力,倦怠无力,气短懒言。舌淡苔白,脉浮无力。

【分析】 素体气虚,卫外不固,腠理疏松,易感风寒之邪,为气虚感邪之特征。风寒袭表,营卫失调,邪正相争,肺气不宣,则见恶寒发热、头痛无汗或有汗、咳嗽、脉浮等。卫阳不足,邪正相争不甚,故热势不盛。肺气亏虚,故见倦怠无力、气短懒言、咯痰不力。舌淡苔白、脉浮无力均为气虚之象。

【治法】 益气解表。

【方药】 参苏饮(人参、苏叶、葛根、前胡、半夏、茯苓、陈皮、桔梗、枳壳、甘草、大枣、生姜)加减。对气虚易感冒者,平素宜常服玉屏风散等益气固表之品。

案例 14-1

张某,男,59岁,干部,患者因用脑过度,复感暑湿,发热数天服用西药热未退,出现头晕体倦乏力,汗出溱溱,身热,体温 38.3℃,纳少腹胀,大便不畅,小溲黄少,苔薄白,脉象细,遂于 1977 年 6 月 22 日求诊与邹云翔医生,以清暑益气、化湿和中法治疗(方药:苍术 3g,橘络 3g,党参 12g,佛手 9g,白蒺藜 5g,生姜 2.4g,炒白芍 5g,午时茶 1.5g,法半夏 3g,茯苓 12g,枸杞子 9g,红枣 5 个)。复诊:6 月 23 日。汗出而热不退,胃纳仍不开,大便转溏薄,日解 2 次,肢体倦怠乏力,体温 38℃,舌苔淡白,脉细无力。处方:炙黄芪 15g,炒潞党 15g,淡附片 2.4g,干姜 1.5g,炒白芍 5g,炒白术 9g,茯苓 15g,法半夏 5g,橘皮 5g。2 剂后热退,诸症大为改善。(邹燕勤,等. 中国百年百名中医临床家丛书·邹云翔. 北京:中国中医药出版社,2003)

【思考题】 按照中医理论,该患者属于何种病证?请分析其病机和治法。

【参考答案】 中医诊断:气虚感冒。病机:患者本体劳心气虚,卫外不固,腠理疏松,感受暑湿之邪,湿热蕴伏于气中,无力外达,故见头晕体倦乏力,汗出溱溱,身热,体温 38.3℃,纳少腹胀,大便不畅,小溲黄少;苔薄白,脉象细,均为气虚之象。第一方清暑化湿之中,虽有益气之党参,然药力单薄,难以退热。二诊时,汗出而热不退,胃纳仍不开,大便转溏薄,日解 2 次,肢体倦怠乏力,体温 38℃,舌苔淡白,脉细无力,均为气虚之象。故二诊予以益气解表、甘温除热,疗效明显。治法:益气解表、甘温除热。

---

5. 阴虚感冒

【证候】 身热,手足心热,微恶风,无汗或少汗,头晕心烦,口渴,干咳少痰。舌红少苔,脉细数。

【分析】 阴虚之体,肺有燥热。感邪之后,常常偏于风热之证,故见身热、微恶风寒。阴虚津少,不能作汗,故无汗或少汗。肺阴不足,肺气失于清肃,故干咳少痰。阴虚生内热,其病在阴分,故手足心热、口渴。虚火上扰于心,故心烦。阴不敛阳,虚阳上亢,故头晕。舌红少苔、脉细数为阴虚有热之象。

【治法】 滋阴解表。

【方药】 加减葳蕤汤(玉竹、生葱白、桔梗、白薇、淡豆豉、薄荷、炙甘草、大枣)化裁。如表证明显,加荆芥、桑叶。咳嗽咽干,咯痰不爽,加牛蒡子、瓜蒌皮。心烦口渴较甚,加沙参、花粉、竹叶、麦冬。

第二节 咳 嗽

咳嗽是肺气疾病的主要证候之一。分而言之,有声无痰为咳,有痰无声是嗽,一般为痰声并见,难以分开,故咳嗽并称。本证病位在肺,"五气为病……肺为咳"(《素问·宣明五气》),"五脏六腑皆令人咳,非独肺也"(《素问·咳论》),其他脏腑病变侵及肺脏,导致肺失宣降,肺气上逆时,均可引起咳嗽。所以,前人有咳嗽"不离乎肺,不止于肺"的观点。

西医学上呼吸道感染、急慢性支气管炎、肺炎等疾病出现以咳嗽为主症时,可参考本节辨证治疗。

一、病 因 病 机

1. 外感 六淫外邪侵袭于肺,清肃失常,肺气上逆,而致引起咳嗽。其中较常见的外邪有风寒、风热和燥热三种。

2. 内伤 内伤咳嗽原因很多,肺阴亏耗,失于清润,气逆于上,可致咳嗽;肺气不足,清肃无权,亦可致咳嗽;此外,脾失健运,水谷不化精微,而酿成痰浊,使肺失宣降;肝气郁结化火,火逆于肺,熏灼肺脏,炼津为痰,致肺失肃降;肾气亏虚,不能纳气,均可引起咳嗽。

二、辨 证 要 点

1. 分外感内伤 外感咳嗽,起病较急,病程短,并伴有外感表证;内伤咳嗽,发病较缓,病程较长,兼有不同的里证。

2. 辨虚实证候 风寒、风热和燥热三种外感属于实证;内伤咳嗽中,痰湿、痰热、肝火多为邪实,气虚、阴虚咳嗽则多虚中夹实。

三、辨证论治

（一）外感咳嗽

1. 风寒袭肺

【证候】　咽痒咳嗽声重,痰白稀薄,鼻塞流清涕,头痛无汗,恶寒或见发热,肢体酸痛。舌苔薄白,脉浮或浮紧。

【分析】　风寒束肺,肺失宣降,则咳嗽,喉痒声重。肺窍不利,故鼻塞流清涕。风寒束表,腠理闭阻,卫阳被遏,故见恶寒发热,无汗头痛,肢体酸痛。风寒犯肺,肺气不宣,故痰白而稀。舌苔薄白,脉浮或浮紧,为风寒在表之征。

【治法】　疏风散寒,宣肺止咳。

【方药】　三拗汤合止嗽散(杏仁、麻黄、甘草;橘皮、半夏、生姜、桔梗、前胡、茯苓、紫菀、百部)。

2. 风热犯肺

【证候】　咳嗽较剧,痰黄稠,发热恶风,头痛咽痛,汗出口干。舌苔薄黄,脉浮数。

【分析】　风热犯肺,肺失清肃,热炼津液成痰,故见咳嗽,咯痰黄稠,口干。风热之邪侵袭肌表,卫表不和,腠理开泄,故身热恶风汗出。风热上扰清窍,故头痛咽痛。舌苔薄黄,脉浮数,为风热在表之征。

【治法】　疏风清热,宣肺止咳。

【方药】　桑菊饮(桑叶、菊花、连翘、薄荷、桔梗、杏仁、芦根、甘草)。发热重,加黄芩、山栀子。咽喉痛重,加山豆根、牛蒡子。痰稠难咯者,加瓜蒌皮、冬瓜仁、花粉。

3. 燥热伤肺

【证候】　咽痒咳嗽,干咳无痰,或痰黏不易咯出,痰带血丝,鼻咽干燥喉痛。舌尖红,舌苔薄黄,脉细数。

【分析】　燥热之邪伤肺,津液耗损,肺失清肃,故见于咳痰少或无痰,或痰黏难咯,鼻燥咽干,喉痛。如燥热之邪灼伤肺络,则痰带血丝。舌尖红,舌苔薄黄,脉细数,是乃燥热伤津之征。

【治法】　清肺润燥。

【方药】　桑杏汤(桑叶、杏仁、沙参、浙贝母、豆豉、栀子、梨皮)。口渴者,加玉竹、麦冬。痰中带血者,加白茅根、生地。热重者,加知母、生石膏。

（二）内伤咳嗽

1. 痰湿蕴肺

【证候】　咳嗽反复,晨起咳甚,痰多而黏色白,胸闷脘痞,食少大便时溏,身困倦乏,舌体胖边有齿痕苔白腻,脉濡滑。

【分析】　痰湿上泛于肺,阻碍气机,肺气不利,故咳嗽痰多,白色而黏,胸脘作闷。湿困脾阳,脾失健运,则纳呆,身重易倦。舌体胖边有齿痕苔白腻,脉濡滑,乃痰湿内盛之象。

【治法】　燥湿健脾,化痰止嗽。

【方药】　二陈汤合三子养亲汤(半夏、陈皮、茯苓、甘草、苏子、莱菔子、白芥子)。寒痰者,痰白如泡沫,身寒背冷,加干姜、细辛温肺化痰。脾气虚者,加党参、白术健脾。伴痰郁发热,加鱼腥草、黄芩以清泻肺热。

2. 痰热壅肺

【证候】　咳嗽,或气促,或喉中有痰声,痰多色黄,质黏稠,咯痰不爽,或痰中带血,或咯痰有腥味,胸胁胀满,咳时引痛,或有身热面赤,口渴欲饮。舌质红,舌苔黄腻,脉滑数。

【分析】　痰热壅肺,肺失清肃,故咳嗽气促,痰多色黄,质黏稠,咯痰不爽。痰热郁滞,则咯痰有腥味。肺气不利,热伤肺络,则胸胁胀满,咳时引痛,痰中带血。热郁于内,灼伤津液,则身热面赤,口渴欲饮。舌质红,舌苔黄腻,脉滑数,为痰热之征。

【治法】　清热肃肺,化痰止咳。

【方药】　清金化痰汤(黄芩、山栀子、桔梗、麦冬、桑白皮、贝母、瓜蒌皮、橘红、茯苓)加减。若痰稠如脓而腥臭,加浙贝母、金荞麦根、苇茎、鱼腥草、冬瓜仁。咳逆而痰涌、便秘者,酌加三子养亲汤、大黄、厚朴。热伤津液,口干舌燥,加百合、麦冬、沙参等。

3. 肝火犯肺

【证候】　上气咳逆阵作,痰黏难咯,咳作面赤,咽干口苦,咳引胸胁作痛。舌苔薄黄少津,脉弦数。

【分析】　肝失条达,郁而化火,肝火犯肺,肺失清肃,上气咳嗽阵作;肝火上炎,灼伤津液,则面赤咽干口苦,痰黏难咯。胁肋为肝经循行部位,故咳引胸胁作痛。苔薄黄少津,脉弦数,是肝火犯肺津亏之征。

【治法】　清肝降火,泻肺止咳。

【方药】　泻白散合黛蛤散(桑白皮、地骨皮、生甘草、粳米、青黛、海蛤壳)。若肝火旺伤津加山栀、花粉。胸痛者,加郁金、橘络、丝瓜络。

4. 肺气虚损

【证候】　咳嗽痰清,面色虚浮,气短声怯,畏寒自汗,易感冒。舌质淡,脉虚弱。

【分析】　肺气虚弱,肃降失司,故咳嗽,咯痰清稀,面色虚浮,气短声怯。肺卫之气不足,腠理不密,肌表不固,则畏寒汗出,频繁感冒。舌淡,脉虚弱,均为肺气虚弱之表现。

【治法】　益气固表,止嗽化痰。

【方药】　香砂六君子汤(党参、白术、炙甘草、茯苓、木香、砂仁)。痰多胸脘满闷加枳壳、厚朴、法夏,宽胸理气,除满化痰。

张某,男,34岁,干部,患者 1971 年 12 月 13 日初诊:患慢性支气管炎 3～4 年,极易感冒,一吸入冷风即咳嗽,口罩常不离口,近时咳嗽复作,喉痒甚,日夜巨咳不已,咯痰牵涎,色白而稀,胸闷不舒,头昏目胀。又因患有胃黏膜脱垂,经常脘腹胀痛,不思饮食,神疲肢体倦。舌红苔薄,脉细弱。此前屡屡投以治肺为主的药无效,改投香砂六君子汤加味:广木香 10g,砂仁 10g,党参 15g,白术 10g,半夏 10g,茯苓 15g,甘草 5g,山楂 10g,神曲 10g,谷芽 30g,麦芽 30g,蛇胆陈皮末 2 支冲服。5 剂后症状明显改善。(万友生,等. 中国百年百名中医临床家丛书·万友生. 北京:中国中医药出版社,2003)

【思考题】 按照中医理论,该患者属于何种病证?请分析其病机和治法。

【参考答案】 中医诊断:咳嗽(肺气虚损)。病机:患者肺气虚弱,肃降失司,故极易感冒,一吸入冷风即咳嗽,口罩常不离口,咳嗽反复发作,喉痒,咯痰牵涎,色白而稀,胸闷不舒,头昏目胀。脾主肌肉四肢,脾虚则脘腹胀痛,不思饮食,神疲肢体倦。舌淡,脉虚弱,均为肺气虚弱之表现。治法:益气固表,止嗽化痰。

5. 肺阴亏耗

【证候】 干咳,或少痰,或痰中带血,咳声短促,咽干口燥,午后低热颧红,盗汗。舌红少苔,脉细数。

【分析】 肺阴亏虚,肺失润降,虚火内灼,损伤肺络,故干咳或痰少,咽干口燥,午后低热,盗汗,痰中带血。舌红少苔,脉细而数,为阴虚内热之象。

【治法】 养阴清热,润肺止咳。

【方药】 沙参麦冬汤(沙参、玉竹、麦冬、花粉、贝母、百合、甘草、桔梗、扁豆、桑叶)加减。虚火重,加地骨皮、知母等。咯血者,加生地、藕节、黄芩等。

第三节 哮 证

哮证是以发作性的呼吸急促、喉间哮鸣有声为主要特征的病证。哮必有喘,哮证在喘促时有哮鸣声,故一般通称哮喘,而喘未必有哮。本病证临床上具有渐进性或反复发作的特点。其主要病机是痰伏于内,肺失宣降所致。

西医学的支气管哮喘、慢性喘息性支气管炎、嗜酸粒细胞增多症和其他急性肺部过敏性疾病在病变过程中出现呼吸急促、喉间痰鸣时,可参考本节辨证论治。

▶ **(一)病因病机**

1. 痰浊内伏 饮食不节,恣食肥甘、生冷,或嗜酒伤中,脾失健运,痰浊内生是主要因素。病后失于调摄,忧思恼怒等造成肺脾肾脏腑机能失调,都可产生痰浊。脾为生痰之源,肺为贮痰之器,痰浊内伏,遂成哮证的宿根。

2. 肺失宣肃 外感风寒,侵袭于肺,内阻肺气,外闭皮毛,肺气失于宣肃;或风热犯肺,肺气壅实,清肃失司;或肺热内蕴,表寒外束,热不得泄,均可与痰气相搏,肺失宣肃而肺气上逆,发为哮证,哮鸣有声。

▶ **(二)辨证要点**

1. 辨虚实 一般哮证发作时主要表现为实证,呼吸急促,喉中有哮鸣声;哮证缓解期表现为虚证,但有肺、脾、肾的不同:肺气虚者,自汗畏风,少气乏力;脾气虚者食少便溏,痰多;肾气虚者,腰酸耳鸣,动则气喘。对于虚脱之危证,常需配合西医抢救方法。

2. 辨寒热 咳痰清稀,渴喜热饮,头痛,舌苔白滑,脉象浮紧为寒痰凝聚所致;胸闷气粗喘促,咳呛阵作,痰浊稠黄胶黏,舌质红苔黄腻,脉象滑数为痰火壅盛所致。

▶ **(三)辨证论治**

1. 冷哮

【证候】 呼吸急促,喉中有哮鸣声,咳痰清稀而少,色白呈泡沫状,胸膈满闷如窒,面色晦滞而青,口不渴,或渴喜热饮。舌苔白滑,脉象浮紧。

【分析】 痰浊伏于肺,气道受其阻遏,痰气相搏,故呼吸急促,喉中有哮鸣声;痰浊内阻,胸阳不宣,故胸膈窒闷,面色晦滞而青;寒痰内阻,邪未化热,故口不渴或渴喜热饮;舌苔白滑,脉象浮紧皆为寒痰凝聚之象。

【治法】 温肺散寒,豁痰利窍。

【方药】 射干麻黄汤(射干、麻黄、细辛、冬花、紫菀、五味子、生姜、大枣)加减。痰多清稀加三子养亲汤(苏子、白芥子、莱菔子)豁痰理气;若表解,喘渐平可用苏子降气汤(苏子、桔梗、法半夏、当归、前胡、肉桂、厚朴、炙甘草、生姜、沉香)以消痰理气。

唐某,女,32岁,1990 年 9 月 9 号初诊:患者久患哮喘,冬寒尤甚。近日剧作,咳喘急促,胸膈满闷如窒,喉中有水鸡声,步行 500m 困难,中途必须停歇几次,腹胀甚,大便不爽。舌苔白,脉象弦紧。处方:射干 10g,麻黄 5g,半夏 10g,细辛 2g,冬花 10g,紫菀 10g,五味子 5g,生姜 3 片,大枣 3 枚,厚朴 10g,大腹皮 10g。服用 20 余剂后,哮喘明显减轻,可以不停歇地缓慢行走 1000m,并不感到吃力,痰减少但仍不易咳出,腹胀已除,但大便仍不甚爽。守上方继续服用,12 月 3 日再诊时,哮喘已除。(万友生. 中国百年百名中医临床家丛书·万友生. 北京:中国中医药出版社,2003)

【思考题】　按照中医理论,该患者属于何种病证?请分析其病机和治法。

【参考答案】　中医诊断:哮证(冷哮)。病机:患者久病不愈,肺气虚寒,痰浊伏于肺,气道受其阻遏,受寒后痰气相搏,故咳喘急促,胸膈满闷如塞,喉中有水鸡声,步行500m困难,中途必须停歇几次;痰浊内阻,气机不降,故见腹胀甚,大便不爽;舌苔白,脉象弦紧皆为寒痰凝聚之象。治法:温肺散寒,豁痰利窍。

2. 热哮

【证候】　呼吸急促,喉中有哮鸣声,胸闷气粗喘促,咳呛阵作,痰浊稠黄胶黏,胸膈烦闷不安,面赤自汗,口渴喜饮。舌质红,苔黄腻,脉象滑数。

【分析】　痰气相搏,痰热交阻,肺失清肃而肺气上逆,故胸闷、气粗、息涌;咳呛阵作,痰浊稠黄胶黏,面赤自汗,为痰热内伏于肺。痰火郁蒸,热灼津液,故烦闷不安,口渴喜饮。舌质红,苔黄腻,脉滑数均为痰热内盛之征。

【治法】　宣肺清热,化痰降逆。

【方药】　越婢加半夏汤(麻黄、石膏、生姜、大枣、甘草、法半夏)。哮喘较剧者,加葶苈子、北杏和地龙等。若哮解,喘未平,痰热留恋于肺者,气急、痰黄和咳嗽者,可用定喘汤(白果、麻黄、冬花、法半夏、桑白皮、北杏、苏子、黄芩、甘草)。

3. 肺脾气虚

【证候】　咳嗽短气,痰液清稀,自汗恶风,纳呆便溏,头面四肢浮肿。舌淡有齿印,苔白,脉濡弱。

【分析】　哮证反复发作,正气日虚,脾虚则运化失职,食少便溏,痰多清稀浮肿;咳喘日久,肺气耗伤,脾气生化之源不足,则肺气更虚,皮毛不固,故自汗恶风,易感外邪;舌淡脉濡弱皆脾气虚之征。

【治法】　健脾益气,补肺固卫。

【方药】　四君子汤(党参、白术、茯苓、炙甘草)。表虚自汗明显者加炙北芪、浮小麦和五味子。

4. 肺肾两虚

【证候】　咳嗽短气,自汗恶风,动则气促,腰膝酸软,耳鸣,遗精盗汗。舌淡脉弱。

【分析】　肺为气之主,肾为气之根,久病不已,穷必及肾。肺气不足则咳嗽气短,自汗恶风;动则气喘,遗精盗汗,腰酸耳鸣则为肾不纳气、肾精亏损之象。

【治法】　肺肾双补。

【方药】　金水六君煎(陈皮、法半夏、茯苓、甘草、熟地、当归)。肺气虚明显者加党参、北芪;肾虚明显者加补骨脂、菟丝子和仙灵脾之类。

5. 阳气暴脱

【证候】　哮证发作期间,突见吐泻,筋惕肉瞤,神气怯倦,面色青紫,汗出如油,四肢厥冷,脉微欲绝。舌色青黯,苔白滑。

【分析】　反复哮证发作,正气亏虚。内外皆寒,格阳外越,阳气暴脱,阳浮于外,阴盛于内,故吐泻不止,汗出如油,神倦气怯,肢厥脉微。

【治法】　回阳救逆。

【方药】　四逆汤(附子、干姜、甘草)加人参、龙骨和牡蛎以回阳固脱。

第四节　喘　证

喘证是以呼吸困难,甚者张口抬肩、鼻翼煽动、不能平卧等为主要临床表现的病证。严重者可发生喘脱。

西医学的喘息型支气管炎、肺气肿、心源性哮喘、肺部感染等疾病出现喘证的主要临床表现时,可参照本节辨治。

一、病因病机

1. 外邪侵袭　外感风寒,侵袭于肺,内阻肺气,外闭皮毛,肺气失于宣肃;或风热犯肺,肺气壅实,清肃失司;或肺热内蕴,表寒外束,热不得泄,均可引起肺气上逆,发为喘证。

2. 饮食不节　恣食肥甘、生冷,或嗜酒伤中,脾失健运,痰湿内生。脾为生痰之源,肺为贮痰之器,痰浊干肺,肺气壅阻,升降不利,以致气逆喘促。若痰郁化热,或肺火素盛,痰火交阻,痰壅火迫,肺气不降而上逆,以致喘促。

3. 情志失调　情怀不遂,忧思气结,则气机不利,肺气阻胸;或郁怒伤肝,肝气横逆侮肺,致气机不利,升降失常,肺气不得宣肃,上逆而为喘证。

4. 久病劳欲　久咳伤肺,肺气虚弱,肺阴不足,气失所主,而短气喘促。若病久不愈,由肺及肾,则肺肾俱虚;或劳欲伤肾,精气内夺,根本不固,肾失摄纳,出多入少,逆气上奔而为喘。如肾阳衰弱,水无所主,射肺凌心,心阳受累,亦可发喘。

二、辨证要点

1. 辨虚实　实喘呼吸深长有余,呼出为快,气粗声高,脉数有力,病势骤急;虚喘呼吸短促难续,深吸为快,气怯声低,脉微弱或浮大中空,一般病势徐缓,时轻时重,过劳即甚。

2. 分部位　外邪侵袭,饮食痰湿,情志肝郁,病变在肺,邪实正不虚;久病劳欲,肺肾俱虚,心阳受累,病及肺肾,本虚标实。对于虚脱之危证,常需配合西医抢救方法。

三、辨证论治

▶▶▶（一）实喘

1. 风寒束肺

【证候】 喘气咳嗽,胸闷,痰色白清稀,口不渴;初起多兼恶寒,发热无汗,鼻塞流涕,头痛咽痒。舌苔薄白而滑,脉浮紧。

【分析】 外感风寒,寒邪束肺,肺郁不宣,肺气上逆,故喘咳胸闷。寒邪凝液成痰,则痰多清稀色白。风寒束表,卫阳被郁,故见恶寒发热,无汗。寒邪凝滞,经气不通,则头痛。肺气不宣,清窍不利,则鼻塞流涕。舌苔薄白而滑,脉浮紧为风寒在表之征。

【治法】 宣肺散寒。

【方药】 麻黄汤(麻黄、桂枝、杏仁、炙甘草)。喘重者,加白果、蔓荆子;痰多,加二陈汤、白芥子、莱菔子等;素有寒饮,选用小青龙汤。

2. 痰热遏肺

【证候】 喘咳气涌,胸部胀痛,痰多黏稠色黄,或夹血色,伴胸中烦热,身热有汗,渴喜冷饮,面红,咽干,尿赤,大便或秘。苔黄或腻,脉滑数。

【分析】 痰热郁于肺,肺气上逆故喘逆,息粗鼻煽,胸胀或痛,咳痰黄稠而不爽,里热内盛,故胸中烦热,身热有汗,渴喜冷饮,面红,咽干,尿赤,大便或秘。舌质红、舌苔黄腻,脉浮数或滑为痰热遏肺之象。

【治法】 清泄痰热。

【方药】 桑白皮汤(桑白皮、黄芩、黄连、栀子、杏仁、贝母、半夏、苏子)加减。对便秘喘促者,可加全瓜蒌、厚朴。热甚津伤,加知母、生石膏。

3. 痰浊阻肺

【证候】 喘咳痰多白黏,咯吐不利,胸中窒闷,伴有脘腹胀闷,恶心纳呆,口黏不渴,舌苔白腻,脉滑。

【分析】 饮食不调,脾失健运,积湿成痰,痰浊壅肺,肺气失降,故喘咳痰多胸闷。痰湿中阻,肺胃不和,而见恶心纳呆,脘腹胀闷,口黏不渴,舌苔白腻,脉滑,为痰浊阻肺之象。

【治法】 化痰降逆。

【方药】 三子养亲汤合二陈汤(半夏、陈皮、茯苓、炙甘草、苏子、白芥子、莱菔子)。若痰浊壅盛,气喘难平,加皂荚、白芥子等。

4. 肝气犯肺

【证候】 平素肝气郁结,每因精神刺激诱发,突然呼吸短促,咽中如窒,或胸闷胸痛,或失眠、心悸。舌质淡红,舌苔薄白,脉弦。

【分析】 郁怒伤肝,肝气横逆犯肺,肺气不降,故呼吸短促,咽中如窒。肝肺络气不和,则胸闷胸痛;肝气郁滞,心神不宁,则失眠,心悸;舌质淡红,舌苔薄白,脉弦,为肝气郁结之征。

【治法】 开郁降气平喘。

【方药】 五磨饮子(槟榔、沉香、乌药、木香、枳实)。喉中窒塞如梗,加半夏、厚朴、紫苏。若心悸失眠,加百合、夜交藤、酸枣仁。

▶▶▶（二）虚喘

1. 肺气虚弱

【证候】 喘促短气,气怯声低,咳声低弱,咳痰稀薄,自汗畏风,平素易感冒。舌质淡,脉细弱。

【分析】 肺为气之主,肺虚则气失所主,故短气而喘,气怯声低。肺气不足,则咳声低弱。气不化津,则咳痰稀薄。肺气虚弱,表卫不固,故自汗畏风,容易感冒。舌质淡,脉细弱,为肺气虚弱之征。

【治法】 补益肺气。

【方药】 补肺汤合玉屏风散(人参、熟地、五味子、紫菀、黄芪、白术、防风)。偏寒,加干姜、法半夏等。若咽干口燥,盗汗,舌红润,脉细数,为气阴两虚,可用生脉饮加沙参、玉竹、百合等。痰黏难咯,加花粉、杏仁、瓜蒌皮。

2. 肾气不足

【证候】 喘促日久,呼多吸少,动则喘甚,气不得续,形瘦神惫,小便常因咳甚而失禁,汗出,肢冷面青。舌质淡,脉沉细。

【分析】 喘促日久,肺病及肾,肾为气之根,下元不固,气失摄纳,故喘促,呼多吸少。动则耗气,故动则喘息更甚,气不得续。肾精耗损,形神失养,故形瘦神惫。肾气不固,膀胱失约,故咳甚则小便失禁。阳虚则卫外不固,故汗出,不能温养于外,故肢冷面青。舌质淡,脉沉细,为肾气衰弱之征。

【治法】 补肾纳气。

【方药】 金匮肾气丸合参蛤散(熟地黄、山萸肉、淮山药、茯苓、泽泻、制附子、肉桂、人参、蛤蚧)。若咽干口燥,喘则面红肢冷,舌红少苔脉细,为阴不敛阳,气失摄纳,可用麦味地黄汤加人参。本证到了肺肾心三脏同时衰竭,以致喘脱之候,急用参附汤送服黑锡丹回阳救逆,镇摄浮阳。

案例 14-4

李某,男,38 岁,患者 1952 年 11 月 12 日初诊:喘息已 8 年,近年发作频繁,稍动即喘,呼长吸短,不能自制,自汗,食减,身倦,消瘦,四末发凉。经诊断为支气管哮喘、慢性支气管炎、肺气肿,屡治未获显效。脉虚细,舌苔薄。处方:人参 3g(另炖兑服),陈橘络 5g,黑锡丹(大枣 5 枚去核,同布包)3g,陈橘红 5g,麦冬 10g,杏仁 6g,茯苓 10g,茯神 10g,五味子(打)10g,沙参 10g,炙甘草 3g。4 剂后汗出止,喘稍定,前方加胡桃肉 25g,蛤蚧尾 1 对,研细粉,分 2 次随药送服。8 剂后喘息平,改用丸药服用。(施小墨,等.中国百年百名中医临床家丛书·施今墨.北京:中国中医药出版社,2001)

【思考题】 按照中医理论,该患者属于何种病证?请分析其病机和治法。

【参考答案】 中医诊断:喘证(肾气不足)。病机:患者素本肺气虚,久病及肾,肾气虚则肾不纳气,故发作频繁,动则气喘,呼长吸短,不能自制,自汗,食减,身倦,消瘦,四末发凉。脉虚细,舌苔薄,为肾气衰弱之征。治法:补肺气,纳肾气。

第五节　血　　证

血证是血液不循常道,或上溢于口鼻诸窍,或下出于二阴,或渗出于肌肤,所形成的一类出血性病证。

西医学的肺部疾病、消化道疾病、泌尿系疾病、血液系统疾病等出现出血表现时,可参照本节辨证论治。

一、病因病机

1. 热伤血络　火热损伤血络,血得热则行,热迫血行,血溢脉外而出血。然而有实热和虚热之别。实热可由外感热邪,内蕴积热,气郁化火,心肝火盛所致;虚热多由久病热病伤阴,或七情劳欲,阴血暗耗,阴虚火亢,虚火妄动,损伤络脉而出血。

2. 气不摄血　久病或过于思虑劳倦,损伤中气,气虚不能统摄血液,血不循经而外溢。

3. 瘀血内阻　瘀血阻滞于内,血脉流行之正常通道不畅,血不循经而外溢。所以,由于瘀血的存在,可使出血加重或反复发作。在各种类型出血中,常可夹有瘀血。

二、辨证要点

1. 辨病症　由于引起出血的原因以及出血的部位的不同,应注意辨清不同的病症。如从口中吐出的血液,有吐血和咯血之分;小便出血有尿血和血淋之别;大便下血则有便血、痔疮之异。

2. 辨脏腑　同一血证,可以由不同的脏腑病变而引起。例如,鼻衄有病在肺、在胃及在肝的不同;吐血有病在胃及在肝之别;齿衄有病在胃及在肾之分;尿血有病在膀胱、在肾及在脾的不同。

3. 辨虚实　一般初病多实,久病多虚;火热破血所致者属实,阴虚火旺、气虚不摄、阳气虚衰所致者属虚。

三、辨证论治

凡出血的治疗总以止血为最终目的,而止血的原则应是:急则治其标,缓则治其本。《景岳全书·血证》说:"凡治血证,须知其要,而血动之由,唯火唯气耳。故察火者但察其有火无火,察气者但察其气虚气实,知此四者而得其所以,则治血之法无余义矣。"概而言之,对血证的治疗可归纳为治热、治气、治血三个原则。治热,实热当清热泻火,虚热宜滋阴降火。治气,多用于气虚宜益气摄血。至于出血暴急、量多以致气随血脱者,又当急则治其标,宜益气救脱。治血,血热妄行者,治以凉血止血;瘀血内阻者,治以化瘀止血。除瘀阻出血慎用炭类外,一般都可兼用炭类以收敛止血,止血注意不要留瘀。血证初起禁用大量凉血止血,防止瘀血内停;夹有紫黑血块者为已有瘀血,更忌用单纯止血剂。寒凉药久用,易损伤脾阳,脾阳伤则不能统血归经。

▶ **(一)鼻衄**

1. 肺热

【证候】　鼻衄鲜红,鼻燥口干,鼻中气息觉热,或咳嗽。舌红,舌苔薄黄,脉滑数。

【分析】　鼻为肺窍,肺有蕴热,肺津受灼,肺络受损,血热妄行,故鼻窍干燥而出血。邪热熏蒸,因而鼻中气息觉热。热伤津液则口干。热蕴于肺,气失宣肃,故咳嗽。舌红,苔黄脉滑数均为邪热阻于上焦之象。

【治法】　清热润肺,凉血止血。

【方药】　清燥救肺汤(桑叶、石膏、甘草、人参、胡麻仁、阿胶、麦冬、杏仁、枇杷叶)加白茅根、侧柏叶等。若伴发热恶寒,汗出,脉象浮数,用桑菊饮(桑叶、菊花、连翘、薄荷、桔梗、杏仁、芦根、甘草)加金银花、侧柏叶、仙鹤草等。

2. 胃热

【证候】 鼻衄,口渴引饮,鼻燥口臭,烦躁便秘。舌质红,苔黄,脉洪数。

【分析】 胃中积热,热循阳明经脉上延鼻额,脉络受伤,迫血妄行,故衄血;胃热熏蒸而致鼻燥口臭;阳明热炽,消烁胃阴,故口渴引饮;津液不足,大肠传导失司而便秘;热扰心神,故烦躁;舌红苔黄,脉洪数,为胃热壅盛之象。

【治法】 清胃凉血止血。

【方药】 玉女煎(石膏、熟地黄、知母、麦冬、牛膝)加侧柏叶、白茅根。大便秘结,加大黄。血热旺盛,加丹皮、白茅根、山栀子。

3. 肝火

【证候】 鼻衄,头痛,眩晕,口干心烦,目赤易怒。舌边红,苔黄,脉弦数。

【分析】 肝郁化火,火性上炎,灼伤脉络,迫血妄行,故衄血。肝火扰心,故心烦易怒。肝火上扰头目,所以头痛,眩晕,目赤。火盛灼津而口干。舌边红,苔黄,脉弦数,为肝火旺盛之象。

【治法】 清肝泻火,凉血止血。

【方药】 龙胆泻肝汤(龙胆草、生地黄、木通、泽泻、车前子、当归、柴胡、栀子、黄芩、甘草)加白茅根、侧柏叶、藕节。大便秘结的,加大黄、枳实以泻下导滞。口渴,加天花粉。肝肾阴虚,加麦冬、玄参、知母以养阴清热。

（二）齿衄

1. 胃热炽盛

【证候】 齿龈红肿疼痛出血,血色鲜红,头痛口臭,大便秘结。苔黄,脉洪数。

【分析】 齿龈为阳明胃经所过之处。若阳明炽热,循络上炎,络损血溢,则齿龈红肿疼痛而出血,其色鲜红。胃热上蒸,故头痛口臭。热结阳明,大肠传导失司故便秘。舌苔黄,脉洪数,为胃肠实热之象。

【治法】 清胃泻火,凉血止血。

【方药】 清胃散(生地黄、当归、牡丹皮、黄连、升麻)合泻心汤(大黄、黄芩、黄连)加减。

2. 阴虚火旺

【证候】 齿衄,血色淡红,肿痛不甚,龈浮齿摇。舌红,舌苔少,脉细数。

【分析】 肾阴虚,虚火上浮,灼伤脉络,故齿龈出血,血色淡红。肾主骨,齿为骨之余,阴虚火动则龈浮齿摇,微有疼痛。舌红少苔,脉细数,为阴虚火旺之象。

【治法】 滋阴降火。

【方药】 知柏地黄丸(知母、黄柏、熟地黄、山萸肉、淮山药、茯苓、泽泻、丹皮)加减。

（三）咯血

1. 燥热犯肺

【证候】 咳嗽喉痒,痰中带血,血色鲜红,咽干鼻燥。舌质红,舌苔薄黄,脉浮数。

【分析】 燥热伤肺,肺失清肃,所以咳嗽喉痒。燥热灼伤肺络,故咳嗽带血,血色鲜红。肺热津伤,故咽干鼻燥。舌质红,舌苔薄黄、脉浮数为燥热伤肺之象。

【治法】 宣肺清热,宁络止血。

【方药】 桑杏汤(桑叶、杏仁、沙参、浙贝母、豆豉、栀子、梨皮)加白茅根、侧柏叶、藕节、茜草等。若出血不止,纯血鲜红,可配合十灰散(大蓟、小蓟、侧柏叶、荷叶、茜草根、山栀、茅根、大黄、丹皮、棕榈皮)吞服。身热甚而口渴者,可加生石膏、花粉。

2. 肝火犯肺

【证候】 咯血,兼咳嗽气逆,胸胁引痛,烦躁易怒。舌边红,苔黄,脉弦数。

【分析】 肝火犯肺,肺络受伤,故咯血。肝气上逆,肺气失于肃降,因而气逆咳嗽。胁为肝之分野,胸为肺之廓,肝火犯肺,胸胁络脉壅滞,气血不和,因而胸胁引痛。肝火亢盛,扰及心神,故烦躁易怒。舌边红、苔黄,脉弦数,为肝火内炽之象。

【治法】 清肝泻肺,和络止血。

【方药】 黛蛤散(青黛、海蛤壳)合泻白散(桑白皮、地骨皮、生甘草、粳米)加侧柏叶、黄芩、山栀子、生地等。如出血如涌,其色鲜红,宜清热凉血,用犀角地黄汤(犀角、地黄、丹皮、芍药)加减。

3. 阴虚火旺

【证候】 咯血,或痰中带血,咳嗽少痰,口干咽燥,声音不扬,甚或失音,或兼见潮热,头晕耳鸣,腰酸遗精。舌红苔少,脉细数。

【分析】 肺肾阴虚,阴虚火旺,灼伤肺络,肺失宣降,故咯血,或痰中带血,咳嗽少痰。阴虚津液不足,失于濡润,故口干咽燥。肺阴亏虚,声道失润,金破不鸣,故声音不扬,甚或失音。肾阴亏虚,精髓不足,故头晕耳鸣,腰酸。虚火内扰,故遗精、潮热。舌红苔少,脉细数,为阴虚火旺之象。

【治法】 滋阴降火,宁络止血。

【方药】 百合固金汤(生地黄、熟地黄、麦冬、贝母、百合、当归、炒芍药、甘草、玄参、桔梗)加减。热甚,加黄芩、山栀。反复咯血,量多者,加阿胶、三七末、白及等。

案例 14-5

张某,女,73岁,1958年12月7日初诊:有支气管扩张病史30年,每逢冬季咳嗽频繁,并伴有咳血。近半月来,咳血又发,血量每次100～200ml。X线胸片示:慢性支气管炎,支气管扩张。白细胞计数12.4×10⁹/L,中性粒细胞0.76,淋巴细胞0.24。自觉乏力,口干烦热,咳血色鲜红。舌红苔少,脉细弦数。处方:太子参12g,生地12g,百合12g,南沙参12g,北沙参12g,麦冬12g,黄芩9g,炒赤芍9g,山药15g,五味子6g,川贝母10g,野荞麦根30g。3剂药后,咳血大减。守方继续服7剂,咳血止。(单书健,等.古今名医临证金鉴.北京:中国中医药出版社,2000)

【思考题】 按照中医理论,该患者属于何种病证?请分析其病机和治法。

【参考答案】 中医诊断:咯血(阴虚火旺)。病机:老年女性患者素本阴虚,肺肾阴虚,阴虚火旺,虚热内扰,灼伤肺络,肺失宣降,血络不宁,故咯血。阴虚津液不足,失于濡润,故口干。虚火内扰,故烦热。舌红苔少,脉细弦数,为阴虚火旺之象。治法:滋阴降火,宁络止血。

(四)吐血

1. 胃热壅盛

【证候】 吐血鲜红或紫暗,可夹有食物残渣,兼有胸腹闷痛,口臭唇红,大便秘结,或黑便,或柏油样便。舌质红,舌苔黄腻,脉滑数。

【分析】 胃热壅盛,积热内灼,损伤胃络,胃气上逆,血随气升,故吐血鲜红或紫暗。胃主受纳,胃中食物随血上溢,因而血中夹有食物残渣。胃失和降,气机不利,故兼有胸脘闷痛。胃中积热,熏蒸于上,则口臭,唇红;下迫大肠,损伤津液,传导失职,因而大便秘结。离经之血下趋大肠,随大便而下,故见黑粪或柏油样便。舌红苔黄腻,脉滑数,均为里热炽盛之象。

【治法】 清胃泻火,凉血止血。

【方药】 泻心汤(大黄、黄芩、黄连)合十灰散(大蓟、小蓟、侧柏叶、荷叶、茜草根、山栀、茅根、大黄、丹皮、棕榈皮)加减。恶心呕吐,加竹茹、代赭石。

2. 肝火犯胃

【证候】 吐血,口苦胁痛,心烦易怒,头痛目赤。舌边红,脉弦滑。

【分析】 肝火犯胃,损伤胃络,则吐血。火郁肝经,疏泄不利,故胁痛。肝火夹胆气上逆,故口苦;肝火上冲头目,故头痛目赤;火扰心神,故烦躁易怒。舌边红,脉弦滑,属肝火内盛之象。

【治法】 泻肝清胃止血。

【方药】 龙胆泻肝汤(龙胆草、生地黄、木通、泽泻、车前子、当归、柴胡、栀子、黄芩、甘草)加白及、藕节、茜草等。血热火盛,暴吐不止,加水牛角,并服三七末以凉血止血;久吐不止,加花蕊石以化瘀止血。

3. 脾胃虚弱

【证候】 吐血时轻时重,血色暗淡,心悸气短,面色苍白,厌食纳少,四肢欠温,大便色黑。舌质淡,脉细弱。

【分析】 脾主统血,脾虚统摄失职,则吐血绵绵不止,时轻时重。脾为气血生化之源,脾气虚弱,所以短气、纳少。脾虚饮食精微不能化气生血,则面色苍白,血色暗淡。气血虚衰,不能充达四末,故手足欠温;心失血养则心悸。内溢之血随大便而出,故大便色黑。舌质淡,脉细弱,均为气血不足之象。

【治法】 补气摄血,兼以止血。

【方药】 归脾汤(人参、白术、黄芪、炙甘草、远志、酸枣仁、茯神、龙眼肉、当归、木香、大枣、生姜)加白及、三七末等。

(五)尿血

1. 下焦热盛

【证候】 小便热赤带血,血色鲜红,心烦口渴,口舌生疮,夜卧不宁。舌尖红,苔薄黄,脉数。

【分析】 心肝火旺,移热下焦,灼伤血络,则尿血鲜红。火邪下迫膀胱和尿道因而小便热赤;上扰心神则心烦,夜卧不宁。火热伤津故口渴。舌乃心之苗窍,心火亢盛则舌尖红,口舌生疮。舌苔黄,脉数,均为热盛之象。

【治法】 清热利尿止血。

【方药】 小蓟饮子(小蓟、蒲黄、藕节、滑石、木通、生地黄、当归、甘草、栀子、淡竹叶)加白茅根。尿血夹有血块,加琥珀末。

2. 肾虚火旺

【证候】 小便短赤带血,目眩耳鸣,腰膝酸软,心烦失眠。舌质红,脉细数。

【分析】 肾阴亏虚,水不济火,虚火妄动,灼伤血络,见尿短赤带血。肾水不足,水不涵木,肝阳上亢,故目眩耳鸣。腰为肾之府,肾精虚少,不能濡养腰膝,则腰膝酸软,心烦失眠。舌质红,脉细数,为阴虚内热之象。

【治法】 滋阴清火。

【方药】 知柏地黄丸(知母、黄柏、熟地黄、山茱萸、淮山药、茯苓、泽泻、丹皮)加旱莲草、大蓟、小蓟等。

3. 中气虚弱

【证候】 小便频数带血,血色淡红,食欲不振,倦怠乏力,面色萎黄或苍白。舌质淡,脉虚弱。

【分析】 劳倦内伤,脾气虚弱,不能摄血,则小便数而带血,血色淡红。脾胃亏虚,运化不健,则食欲不振。中气不足则气血虚少不能外荣于肌肤,内养脏腑,因而面色萎黄或苍白,倦怠乏力。舌质淡,脉虚弱。

【治法】 补脾益气。

【方药】 补中益气汤(黄芪、人参、白术、炙甘草、当归、陈皮、升麻、柴胡)加减。

▶▶ (六)便血

1. 脾胃虚寒

【证候】 先大便后下血,或血夹杂在粪便中,或下纯血,血色紫黯,或便呈柏油样,腹部隐隐作痛,面色少华,神疲乏力,手足欠温。舌质淡,脉细弱。

【分析】 脾胃虚寒,中气不足,脾不统血,血溢肠中,故大便下血,先便后血;若胃肠脉络大伤,出血连续不断,则血便混杂,或下纯血,血色黯紫,或大便呈柏油样。脾胃虚寒,中气不足,气机不和,故腹部隐隐作痛;阳气不能温养四末故四肢欠温。脾虚气血不足,不能充盈血脉,荣润肌肤,故面色少华,神疲乏力;舌质淡,脉细弱。

【治法】 健脾温中摄血。

【方药】 黄土汤(灶心土、甘草、干地黄、白术、制附子、阿胶、黄芩)加白及、炮姜炭等。

案例 14-6

刘某,男,38 岁,1975 年 11 月 2 日初诊:患者 10 月 10 日在外院行球状内痔结扎摘除术,术后第 3～4 天各排一次黑粪,因量少未予注意,第 5 天矢气时流出鲜血约 100ml,予缝扎三针"加固",此后常有便血,量多时达 100ml 左右。为进一步明确诊断,于 10 月 29 日行剖腹探查,术中未找到出血部位。患者每隔两天大出血一次,每次输血 800ml,先后共输血 8 次,计 6400ml。11 月 2 日会诊。视形容憔悴,面色苍白,神疲懒言,语声低微,耳鸣额汗,四肢不温,舌淡苔白根浊,脉沉弦滑数。处方:西洋参(另炖)5g,阿胶(分冲)15g,白术 10g,姜炭 5g,升皮 10g,黄芩 6g,灶心黄土(包煎)30g,炙甘草 5g,黑地榆 15g,当晚服 1 剂,次晨肠鸣矢气,再进 1 剂。11 月 4 日复诊:精神转好,排便一次,仍为柏油样,量为前天一半,继之为中药汁色,故又输血 400ml,脉细缓,舌质淡。按原方加熟地 20g、黑槐花(布包)12g、黑荆芥 3g,前后共服 6 剂,至第 4 剂时便血转阴,继调饮食,静养 3 周康复出院。(单书健,等. 古今名医临证金鉴. 北京:中国中医药出版社,2000)

【思考题】 按照中医理论,该患者属于何种病证?请分析其病机和治法。

【参考答案】 中医诊断:便血(脾胃虚寒)。

病机:脾胃虚寒,中气不足,脾不统血,血溢肠中,故大便下血。脾胃虚寒,下血日久,气必随虚,中气不足,故形容憔悴,神疲懒言,语声低微。脾胃虚寒,阳气不能温养四末故四肢不温。脾虚气血不足,不能充盈血脉,荣润肌肤,故面色苍白。精脱者则耳鸣,阳气虚则额汗出。舌淡苔白根浊,脉沉弦滑数,也是脾胃虚寒之表现。治法:健脾温中摄血。

2. 湿热蕴蒸

【证候】 先下血后大便,血色鲜红,大便不畅,肛门灼热,口苦。舌苔黄厚,脉濡数。

【分析】 胃肠湿热,下移大肠,灼伤血络,故血色鲜红,先血后便;或由于直肠肛门病变,热毒蕴结,亦可见先血后便,下血色鲜红。湿热蕴积大肠,气机阻滞,传导功能失常,故大便不畅,肛门灼热。湿热熏蒸,浊气上逆而口苦。舌苔黄厚,脉濡数,乃湿热内蕴之象。

【治法】 清化湿热,凉血止血。

【方药】 槐花散(槐花、侧柏叶、荆芥穗、枳壳)合地榆散(地榆、茜根、黄芩、黄连、山栀、茯苓)加减。风热灼伤肠络,血色鲜红,血下如溅,舌红脉数者,称"肠风",加防风、生地。便血过久,兼阴血亏虚,加当归、阿胶。

第六节 心 悸

心悸是心中悸动、惊惕不安,甚则不能自主的一种自觉病证。包括惊悸、怔忡。惊悸多由惊恐、恼怒而诱发,病情较轻,日久可发展为怔忡;怔忡则并无外惊,而自觉心中惊惕,稍劳即发,病情较重。二者在病因、病机及程度上虽有差异,但关系密切故统称心悸。

现代医学的心律失常、贫血、神经官能症等以心悸为主要临床表现的疾病,可参考本节辨治。

一、病 因 病 机

1. 心神被扰 情志忧心,致心神不安。突受惊恐,惊则气乱、恐则气下,心无所倚,神无所归,而心惊神摇,动悸不安。

2. 气血不足 久病体弱或失血过多,心血不足;或思虑过度,劳伤心脾,阴血暗耗,脾失健运,化源不足,气血虚弱,心失所养,发为心悸。

3. 阴虚火旺 素体阴虚或热病伤阴,导致肾阴亏虚,心肾不交,心火妄动,上扰心神而心悸不安。

4. 心阳不振 久病大病之后,阳气虚弱,不能温养心脉,故心悸不安。

5. 心血瘀阻 风寒湿邪搏于血脉,内犯于心,心脉气血运行不畅,瘀血阻滞心脉而为心悸。

二、辨证要点

1. 辨虚实 一般是虚多实少,气血阴阳亏虚为其本,痰饮、郁火、瘀血是其标。

2. 辨脉象 脉促、数,多为阳热盛;脉迟、结、代,为虚寒之象。结脉为气滞血瘀,代脉是脏气虚、真气衰。

三、辨证论治

1. 心虚胆怯

【证候】 心悸不宁,善惊易恐,坐卧不安,少寐多梦易醒。舌苔如常,脉细数。

【分析】 由于突然惊恐,惊则气乱,恐则气下,以致心神不能自主,故心悸不宁,而坐卧不安。若渐至稍惊则心悸不已,形成善惊易恐,影响睡眠与饮食,往往为多梦易惊,惊则气乱,故脉细而数。

【治法】 镇惊定志,养心安神。

【方药】 安神定志丸(人参、茯苓、伏神、远志、石菖蒲、龙齿、朱砂、磁石、琥珀)。气虚明显,加黄芪、白术。夹瘀血加丹参、桃仁、红花等。兼气郁加百合、合欢皮、柴胡。

2. 气血不足

【证候】 心悸头晕目眩,面色不华,身困疲力,唇甲苍白,舌质淡,脉细而弱。

【分析】 心主血脉,其华在面,血虚故面色不华;心血不足,不能养心,故心悸不安,气血虚弱,不能上荣于头面,故头晕目眩,不能充养四肢,则身困疲力。唇甲不荣,舌质淡,脉细弱,均为气血虚损之象。

【治法】 补益气血,养心安神。

【方药】 归脾汤(人参、白术、黄芪、炙甘草、木香、大枣、生姜、远志、酸枣仁、茯神、龙眼肉、当归)。失眠重加用酸枣仁汤出入。心悸重,加生龙骨、生牡蛎、珍珠母镇静安神。

案例 14-7

陈某,女,30岁,患者1977年8月19日初诊:患者妊娠8月,近日时感心悸,动则益甚,头昏乏力,甚至卧床不起,又夜难成寐,饮食不馨,脉象细滑而数,心率116次/分钟,律齐,舌质黯有瘀斑,苔黄。处方:党参10g,白术5g,黄芪12g,全当归10g,龙眼肉10g,甘草5g,远志6g,茯神10g,生牡蛎(先煎)10g,竹叶6g,莲子心5g。服用6剂后心悸即止,仍睡眠不实,前方去莲子心,加莲子肉、生地,6剂,诸症均愈,后足月分娩,母子安康。(王永炎,等.中国百年百名中医临床家丛书·董建华.北京:中国中医药出版社,2001)

【思考题】 按照中医理论,该患者属于何种病证?请分析其病机和治法。

【参考答案】 中医诊断:心悸(气血不足)。病机:患者证属妊娠后期,气血不足,心神失养,故心悸,动则益甚,头昏乏力。血脉不充则血行涩滞,舌质黯有瘀斑。脉象细滑而数,苔黄,为阴血虚,虚火内扰之征。治法:补气养血,养心健脾。

3. 阴虚火旺

【证候】 心悸不宁,烦躁少寐,头晕目眩,耳鸣腰酸,手足心热,口咽干燥。舌红少苔,脉细数。

【分析】 肾水不足,不能上济于心火,致心火偏旺,扰动心神,出现心悸、烦躁、少寐。阴亏于下,阳亢于上,则眩晕、耳鸣腰酸、手足心热。阴虚津亏,故口干咽燥,舌质红,脉象细数,均为阴虚火旺之象。

【治法】 滋阴降火,养心安神。

【方药】 黄连阿胶汤加减(黄芩、黄连、阿胶、芍药、鸡子黄、麦冬、酸枣仁、生地黄、生龙骨)。如肾阴亏损,兼有遗精、腰酸,可用知柏地黄汤化裁。

4. 心阳不振

【证候】 心悸不安,胸闷气短、自汗,形寒肢冷、面色苍白,胸部憋闷。舌质淡,舌体胖嫩,脉细弱或结代。

【分析】 久病体虚,损伤心阳,心失温养,故心悸不安;心气不足则气短、自汗;心阳虚衰,血液运行迟缓,肢体失于温养,故形寒肢冷,面色苍白;心阳不振,心脉迟滞,故胸部憋闷;舌质淡,舌体胖嫩,脉结代,属心阳不足,鼓动无力之征。

【治法】 温通心阳,安神定悸。

【方药】 桂枝甘草龙骨牡蛎汤(桂枝、炙甘草、生龙骨、生牡蛎)。出现汗出肢冷,气促,脉结代,加人参、熟附子、山萸肉。

5. 心血瘀阻

【证候】 心悸,怔忡,胸闷不舒,心痛时作,气短喘息,或见唇甲青紫,舌质紫暗或有瘀斑,脉涩或结代。

【分析】 心血瘀阻,气机不畅,心失所养,神不安定,故心悸怔忡;气滞血瘀,脉络瘀阻,故胸闷不舒,刺痛阵作,气短喘息;唇甲青紫,舌质紫暗或有瘀斑,脉象涩或结代,均为气血瘀阻之象。

【治法】 活血祛瘀,理气止痛。

【方药】 桃仁红花煎(桃仁、红花、生地、赤芍、当归、川芎、丹参、香附、青皮、元胡)。胸闷明显,舌苔腻、有痰浊者,加瓜蒌薤白半夏汤。气虚者,加党参、黄芪。阳虚加熟附片、淫羊藿。

第七节 胸 痹

胸痹,又称"胸痛"、"真心痛",是以胸部闷痛,甚则胸背彻痛,气短喘息为主要临床表现的病证。胸阳不振、气滞血瘀、寒凝痰邪是胸痹的主要病机。

西医学的冠状动脉粥样硬化性心脏病、胸膜炎、大叶性肺炎等疾病以胸痛为主症时,可参照本节辨治。

一、病因病机

1. 气滞血瘀 情志所伤,气机郁结,气滞日久,血运不畅,则脉络瘀滞;或久病入络,气滞血瘀,心脉瘀阻,均可发为胸痛。

2. 胸阳痹阻 素体阳虚,心肺气虚,或长期伏案少动,胸阳不展,气血运行不畅,寒邪乘虚侵袭,寒凝痹阻胸阳;或饮食不节,嗜酒成癖,脾胃损伤,生湿成痰,阻痹胸阳,均可发生胸痛。

3. 痰热阻肺 肺中蕴热,或外感风热,热灼津液为痰,痰热结于胸中,气机不利,阻滞胸阳,引起胸痛。

二、辨证要点

1. 辨性质 刺痛,部位限于胸膺,多为气滞血瘀;闷痛且胀,为气滞;天阴加重,多是痰邪;灼痛为痰热;冷痛是寒凝。

2. 看兼证 胸痛而兼见咳喘、痰多、身热者,多属痰热所致;若痛连肩背,兼见憋闷,甚则汗出肢冷者,多属寒凝心脉。

三、辨证论治

1. 心血瘀滞
【证候】 胸部刺痛,固定不移,入夜更甚,时或心悸不宁。舌质紫暗,脉象沉涩。
【分析】 气郁日久,瘀血内停,血脉凝滞,不通则痛,故胸部刺痛,痛处不移。血属阴,夜间属阴,故疼痛入夜更甚。瘀血阻络,血脉不通,心失所养,故心悸不宁。舌质紫暗,脉象滞涩乃瘀血内停之候。
【治法】 活血化瘀,通络止痛。
【方药】 血府逐瘀汤(生地黄、赤芍药、枳壳、牛膝、柴胡、当归、川芎、桃仁、桔梗、红花)。瘀血重者,可酌加乳香、没药、元胡、丹参、三七;气滞者,加沉香、檀香、荜茇。

2. 胸阳痹阻
【证候】 胸痛彻背,遇寒痛甚,胸闷气短,心悸,甚至喘息不能平卧,面色苍白,自汗四肢厥冷。舌苔白,脉沉细。
【分析】 阳气主温煦,推动气血运行,寒邪内侵,阳虚少运,气机阻塞,故见胸痛彻背,遇寒则气机凝滞加剧而痛甚。胸阳不振,气机受阻,故见胸闷气短,心悸,甚则喘息不能平卧。阳气不足,失于温照则面色苍白,四肢厥冷。阳气不固则自汗出。舌苔白,脉沉细,均为阴寒凝滞,阳气不振之候。
【治法】 通阳宣痹,散寒化浊。
【方药】 枳实薤白桂枝汤合参附汤(人参、附子、桂枝、枳实、薤白、当归、赤芍、细辛、川芎)。若心痛彻背,背痛彻心,痛剧不止,身寒肢冷,脉象沉紧,为阴寒极盛,胸痹之重证,用乌头赤石脂丸合苏合香丸。若胸痛短气,汗出肢冷,面色苍白,甚至昏厥,舌淡苔白,脉沉细无力,为阳气虚衰,心阳欲脱,急服参附龙牡汤。

3. 心气不足
【证候】 心胸阵阵隐痛,胸闷气短,动则益甚,心中动悸,倦怠乏力,神疲懒言,面色㿠白或易出汗。舌质淡红,舌体胖且边有齿痕,苔薄白,脉虚细缓或结代。
【分析】 久病体虚,心气不足,无力鼓动心脉,胸中气机不畅,心胸阵阵隐痛,胸闷气短,动则益甚,心中动悸,倦怠乏力,神疲懒言,面色㿠白或易出汗。舌质淡红,舌体胖且边有齿痕,苔薄白,脉虚细缓或结代,为心气虚弱,心脉运行不利之象。
【治法】 补养心气,鼓动心脉。
【方药】 保元汤合甘麦大枣汤(人参、黄芪、炙甘草、肉桂或桂枝、大枣、小麦)。可酌情加当归、丹参等养血活血。

4. 心阴亏损
【证候】 心胸疼痛时作,或灼痛,或闷痛,心悸怔忡,五心烦热,口干盗汗,颜面潮热。舌红少津,苔薄或剥,脉细数或结代。
【分析】 病人素体阴虚,心之阴血不足,心脉失荣,不荣则痛,心神失养,则证见心胸疼痛时作,或灼痛,或闷痛,心悸怔忡,五心烦热。口干盗汗,颜面潮热。舌红少津,苔薄或剥,脉细数或结代为心阴亏损、心血失荣之征。
【治法】 滋阴清热,活血养心。
【方药】天王补心丹(生地、玄参、天冬、麦冬、人参、炙甘草、茯苓、柏子仁、酸枣仁、五味子、丹参、当归、桔梗、辰砂)加减。

符某，女，50 岁，患者心绞痛多年，屡经治疗，只能缓解一时，病难根除，两年前曾大痛一次，病情严重，入院治疗数月。近年来经常心绞痛发作，发作时脉缓慢，每分钟不足六十至，血压波动，一度增高至 180/130mmHg，现 110/70mmHg。症见头晕，气短，胸闷，心烦，不能起床，只能睡卧，食欲饮食和二便正常。一年前断经。舌质绛红，脉细弱。处方：党参 10g，麦冬 6g，五味子（打）5g，柏子仁 12g，炒远志 5g，丹参 20g，全瓜蒌（打）15g，薤白 6g，朱茯神 12g，卧蛋草 6g，醋柴胡 3g，白芍 10g，炒枳壳 5g，炙甘草 3g。服用 4 剂后，已能起床，散步 15 分钟，每日散步二三次，心绞痛未发作，前方巩固加减治疗。（施小墨，等．中国百年百名中医临床家丛书·施今墨．北京：中国中医药出版社，2001）

【思考题】　按照中医理论，该患者属于何种病证？请分析其病机和治法。

【参考答案】　中医诊断：胸痹（心阴亏损）。病机：患者发病多年，耗伤阴血。心主血脉，阴血不足，血脉不充则血行涩滞，故见胸痛；阴血不足，肝失所养，故头晕、心烦、疲乏多卧；舌质绛红，脉细弱为阴虚火旺之征。治法：滋阴养心，活血舒肝。

第八节　失　眠

失眠，是指经常不能获得正常睡眠为特征的病证。亦称"不寐"或"目不瞑"。临床可见，病轻者入睡困难，或睡而易醒，醒后不能入睡，或时睡时醒；病重者则整夜不能入睡。不寐主要为机体阴阳失调，阳不入阴，使心神不安所致。

西医学的神经官能症、睡眠障碍、抑郁症、更年期综合征等疾病出现失眠，可参考此内容辨证治疗。

一、病因病机

1. 心脾两虚　思虑劳倦太过，伤及心脾，心血暗耗；脾伤运化失常，气血生化不足，血不养心，以致心神不安而不寐。

2. 心肾不交　禀赋不足，或久病之人，肾阴亏损，不能上济于心，心火独亢，不能下交于肾，阳不入阴，心肾不交，火胜神动，形成不寐。

3. 心虚胆怯　体质虚弱，心虚胆怯，遇事易惊，或暴受惊骇，情绪紧张，渐至心虚胆怯，导致心神不宁

而不寐。

4. 肝火扰心　情志内伤，肝郁化火；或五志过极化火，心火内炽，扰动心神，使心神不宁，阳不入阴而不寐。

5. 痰热扰心　饮食不节，肥甘厚味太过，损伤脾胃；或劳倦久病，中气亏虚，致脾失健运，聚湿生痰化热，痰热扰心，心神不宁，出现不寐。

二、辨证要点

1. 辨脏腑　失眠的主要病位在心，由于心神失养，神不守舍而失眠，并与肝、脾、胆、胃、肾的阴阳气血失调相关。

2. 辨虚实　失眠虚证：多属阴血不足，心失所养，责在心、脾、肝、肾；实证：多因肝瘀化火，食滞淡浊，胃腑不和。

三、辨证论治

1. 心脾两虚

【证候】　多梦易醒，心悸健忘，头晕目眩，神疲乏力，纳差食少。面色少华，舌淡苔薄，脉细无力。

【分析】　心主血，脾为气血之源，心脾亏虚，血不养心，心神不宁，故多梦易醒，心悸，健忘；脾失健运，气血生化之源，则纳差食少，神疲乏力，头晕目眩，面色少华。舌色淡，脉细无力，均为心脾两虚之象。

【治法】　补益心脾。

【方药】　归脾汤（人参、白术、黄芪、炙甘草、远志、酸枣仁、茯神、龙眼肉、当归、木香、大枣、生姜）。如失眠较重，加柏子仁、夜交藤、龙骨、珍珠母、合欢皮。

刘某，男，43 岁，患者 1955 年 5 月 9 日初诊：解放战争期间，曾受重伤，出血过多，多次输血，现患失眠，不服安眠药即难以入睡，近数月来，大便经常溏泄，食欲不佳，腹胀嗳气，头晕昏沉不清而痛，易烦躁而发怒。面色苍白少华，语声低微，舌苔白质暗胖，脉沉弱。处方：党参 10g，白术炭 10g，茯苓 10g，熟地炭 10g，酒当归 10g，酒川芎 4.5g，白芍 10g，生地炭 10g，苍术炭 10g，茯神 10g，黄芪 12g，酒柴胡 3g，薏苡仁 18g，清半夏 10g，陈皮 6g，炙甘草 3g，磁朱丸（北秫米 12g 同布包）6g。服用至第 10 剂时，不用安眠药也能入睡，每晚能睡 6 小时，大便转好，食欲转佳，继续前方加减巩固疗效。（施小墨，等．中国百年百名中医临床家丛书·施今墨．北京：中国中医药出版社，2001）

【思考题】 按照中医理论,该患者属于何种病证?请分析其病机和治法。

【参考答案】 中医诊断:不寐(心脾两虚)。

病机:患者曾受重伤出血过多,血虚不养心神,故失眠,不服安眠药即难以入睡。脾虚运化无权,故大便经常溏泄,食欲不佳,腹胀嗳气。脾虚心生血之源受损,血虚缠绵难愈;血不上荣,清窍失于滋养,故失眠,头晕昏沉不清,面色苍白少华,语声低微。血不养肝,故易烦躁而发怒。舌苔白质暗胖,脉沉弱,为气血不足之征。治法:补益心脾。

2. 心肾不交

【证候】 心悸不安,心烦失眠健忘,头晕耳鸣,五心烦热,腰酸膝软。舌红少苔欠津,脉细数。

【分析】 肾阴不足,水不济火,心火独亢,神不内敛,故心烦失眠,心悸。肾精不足,髓海空虚,故头晕耳鸣健忘。腰为肾之府,肾精血不足,则腰酸膝软。五心烦热,舌红,脉细数,均为阴虚火旺之象。

【治法】 滋阴清火,交通心肾。

【方药】 黄连阿胶汤合六味地黄丸(黄连、阿胶、黄芩、鸡子黄、芍药、山萸肉、山药、熟地、茯苓、泽泻、牡丹皮)。若心烦心悸,梦遗失精,加肉桂引火归元。

3. 心胆气虚

【证候】 心烦不得眠,多梦易惊醒,胆怯心悸,易恐善惊,气短自汗。舌质淡,脉弦细。

【分析】 心虚则神摇不安,胆虚则善惊易恐,故心烦不得眠,心悸多梦,善惊易恐;心胆气虚,则短气乏力;舌质淡,脉弦细,均为心胆气虚、血虚的表现。

【治法】 益气镇惊,安神定志。

【方药】 安神定志丸合酸枣仁汤(人参、龙齿、茯苓、茯神、石菖蒲、远志、酸枣仁、知母、川芎、炙甘草)加减。

4. 肝火扰心

【证候】 失眠,急躁易怒,胸闷胁痛,口渴,不思饮食,口干苦,目赤耳鸣,甚或彻夜不眠,头晕目眩,头痛欲裂,小便短赤,大便秘结。舌质红,舌苔黄,脉弦滑数。

【分析】 五志过极,恼怒伤肝,肝郁化火,上扰心神,则不寐而易怒。肝气郁结,化火犯胃,则胸闷胁痛,不思饮食,口渴喜饮。肝火上扰,故口苦、目赤、耳鸣。或肝胆实火,上扰清窍,则彻夜不眠,头晕目眩,头痛欲裂。热灼津液,故小便短赤,大便秘结。舌质红,舌苔黄,脉弦滑数皆为肝火内盛之象。

【治法】 清肝泻火,佐以安神。

【方药】 龙胆泻肝汤(龙胆草、生地黄、木通、泽泻、车前子、当归、柴胡、栀子、黄芩、甘草)加减。如彻夜不眠,头痛欲裂,大便秘结,可用泻青丸加川芎、钩藤、白蒺藜、石决明、珍珠母。

5. 痰热内扰

【证候】 心烦不寐,胸闷痰多,泛恶,嗳气,恶心厌食,口苦。舌红苔黄腻,脉滑数。

【分析】 土壅木郁,肝胆疏泄不利,聚湿生痰化热,痰热上扰则心烦失眠,口苦,目眩。痰食停滞,气机不畅,胃失和降,故见胸闷痰多,恶心厌食,嗳气吞酸。苔黄腻,脉滑数,均为痰热扰心之象。

【治法】 化痰清热,和胃安神。

【方药】 黄连温胆汤或半夏泻心汤(黄连、半夏、陈皮、枳实、竹茹、生姜、甘草、茯苓)。若惊悸不安,加珍珠母、龙骨镇静定志。

第九节 郁 证

郁证是以心情抑郁、情绪不宁、胸部满闷、胁肋胀痛,或易怒善哭,或咽如有异物感等为主症的一类病证。情志不畅、气机郁滞是郁证的主要病机,与心、肝、脾关系密切。

西医学的神经官能症、抑郁症、更年期综合征、反应性精神病等疾病中出现郁证,参照本节辨证治疗。

一、病 因 病 机

(1)忧思郁怒,肝气郁结,肝主疏泄,性喜条达,忧思郁怒等精神刺激,使肝失疏泄,气机郁结。气郁日久化火,形成火郁;气滞则血行不畅,致血脉瘀阻,形成血郁。

(2)思虑过度,劳伤脾气,忧愁思虑,耗伤脾气;脾失健运或肝郁乘脾,或劳倦伤脾,蕴湿生痰,形成湿郁、痰郁;若脾胃虚弱,不能消磨水谷,致食积不消,形成食郁。

(3)情志过极,心失所养,情志不遂,忧愁悲哀等因素,耗伤心血,心失所养,心气不足,神无所藏,耗伤心神,导致心神不宁,情绪不定。

二、辨 证 要 点

1. 脏腑与六郁的关系 气郁、血郁、火郁主要关系于肝;食郁、湿郁、痰郁主要关系于脾;虚证与心的关系最为密切。

2. 辨虚实 六郁病变,即气郁、血瘀、化火、食积、湿滞、痰结属实;心、脾、肝的气血或阴精亏虚所导致的证候属虚。

三、辨 证 论 治

1. 肝气郁结

【证候】 精神抑郁,情绪不宁,善太息,胸胁胀痛,痛无定处,脘闷嗳气,腹胀纳呆,大便不调。舌苔薄腻,脉弦。

【分析】 情志所伤,肝失条达,故精神抑郁,情绪不宁,善太息。肝气郁结,气机不畅。肝络失和,故见胸胁胀痛,痛无定处。肝气犯胃,胃失和降,故脘闷嗳气。肝气乘脾,脾失健运,则腹胀纳呆,大便失常。苔薄腻,脉弦为肝气郁结之象。

【治法】 疏肝理气解郁。

【方药】 柴胡疏肝散(柴胡、香附、枳壳、川芎、芍药、甘草)加减。嗳气频繁,加旋覆代赭石汤。腹胀者加保和丸。

2. 肝郁化火

【证候】 性情急躁易怒,胸闷胁胀,口干而苦,大便秘结,小便黄,或头痛,目赤,耳鸣。舌红苔黄,脉弦数。

【分析】 肝郁化火,循肝经上炎,则急躁易怒,头痛,目赤,耳鸣。肝火犯胃,胃失和降,耗伤津液,故胸闷胁胀,口干而苦,大便秘结,小便黄。舌红苔黄,脉弦数,均为肝郁化火之象。

【治法】 疏肝解郁,清肝泻火。

【方药】 丹栀逍遥散(丹皮、山栀、柴胡、当归、白芍、白术、茯苓、炙甘草、薄荷、吴茱萸、黄连)。肝火旺者,加龙胆草、大黄。

3. 痰气郁结

【证候】 胸中闷塞,胁胀或痛,咽中不适,如有物梗阻,吐之不出,咽之不下。苔白腻,脉弦滑。

【分析】 肝郁乘脾,脾失健运,内生湿痰,痰气郁结于咽喉,故自觉咽中不适如有物梗阻,吐之不出,咽之不下,亦称"梅核气"。肝气郁结,气失舒达,则胸中窒闷,胁痛。苔白腻,脉弦滑,为气滞痰郁之征。

【治法】 解郁理气化痰。

【方药】 半夏厚朴汤(半夏、厚朴、茯苓、紫苏、生姜、制香附、枳壳、佛手、旋覆花、代赭石)加减。

4. 心神耗伤

【证候】 精神恍惚,心神不宁,多疑善惊,悲忧喜哭。舌质淡,苔薄白,脉弦细。

【分析】 忧郁不解,耗伤心之气血,心神失养,故见精神恍惚,心神不宁,多疑善惊,悲忧喜哭等症,此即《金匮要略》所论"脏躁"证,多发于女子。舌质淡,苔薄白,脉弦细,为气郁血虚神伤之象。

【治法】 养心安神。

【方药】 甘麦大枣汤(甘草、浮小麦、大枣、柏子仁、枣仁、茯神、夜交藤、合欢花)加减。

案例 14-10

岳某,男,55岁,患者1991年6月15日初诊:诉1988年3月受刺激后哭笑无常,喜欢说话,心中明白,口中说不清,稍激动即难以控制,甚至昏厥,须臾自醒,口感喜冷饮,胃纳可,失眠,心中烦热,头昏乏力,心悸易醒,神情抑郁,畏缩,面色晦暗,形体消瘦,舌红苔白腻,多齿痕,脉沉细弱。处方:甘草10g,小麦30g,大枣10枚,百合30g,生地30g,党参30g,麦冬30g,五味子15g,酸枣仁30g,柏子仁30g,石菖蒲10g,远志10g,生龙骨30g,生牡蛎30g。服用30剂,病获痊愈,上班工作。(万友生,等.中国百年百名中医临床家丛书·万友生.北京:中国中医药出版社,2003)

【思考题】 按照中医理论,该患者属于何种病证?请分析其病机和治法。

【参考答案】 中医诊断:郁证(心神耗伤)。病机:受刺激后耗伤心之气血,心神失养,故见精神恍惚,心神不宁,哭笑无常,喜欢说话,心中明白,口中说不清,稍激动即难以控制等症;阴血耗伤,虚热内生,故见口感喜冷饮,失眠,心中烦热;舌红苔白腻,多齿痕,脉沉细弱,为气郁血虚神伤之征。治法:养心安神。

第十节 胃 痛

胃痛,又称胃脘痛,多种病因导致气机瘀滞,胃失所养所致。是以上腹胃脘部近心窝处经常发生疼痛为主症的病证。亦有"心下痛"、"心痛"、"胃心痛"等说法。

西医学急慢性胃炎、消化性溃疡、胃痉挛和胃下垂等疾病,当出现上腹部疼痛为主要表现时,可参照本节辨治。

一、病 因 病 机

1. 情志不畅 忧思恼怒,郁怒伤肝,肝郁气滞,疏泄失职,横逆犯胃,气机不利,不通则痛,日久气滞导致血瘀,瘀阻络脉,则痛有定处,甚者络脉损伤,见吐血、便血等症。

2. 饮食不节 暴饮暴食,饥饱无常,损伤脾胃。或过食生冷,寒邪客胃,气血凝滞不通,胃寒作痛;或恣食肥甘厚味,过饮烈酒,以致湿热中阻,壅滞胃脘,而见胃热作痛。

3. 禀赋不足　素体脾胃虚弱;或劳倦内伤,或久病不愈,脾胃受累;或用药过于寒凉,损伤脾胃;中阳不运,寒从内生者多为虚寒胃痛。若胃阴受伤,胃失涵养,则为阴虚胃病。

二、辨证要点

1. 辨急缓、寒热　胃痛暴发,多为寒邪客胃,过食生冷;胃痛渐作,常是肝郁气滞,脾胃虚弱。

2. 辨气血、虚实　胃痛且胀,拒按,喜冷者为实;胃痛不胀,喜按喜温者是虚。初期在气,久痛入血。

三、辨证论治

1. 肝气犯胃

【证候】　胃脘胀痛,连及胁肋,胸闷,食后胀甚,嗳气频繁,善太息,情绪波动可诱发或加重。舌苔薄白,脉弦。

【分析】　肝郁气滞,横逆犯胃,气滞不行,故胃脘胀痛、胸闷;胁为肝之分野,故痛连胁肋。肝气犯胃,胃失和降,故嗳气、善太息。进食则气滞增加,故食后胀甚,脉弦亦为肝气郁滞之象。

【治法】　疏肝理气,和胃止痛。

【方药】　柴胡疏肝散(柴胡、香附、枳壳、川芎、芍药、甘草)加减。痛甚者可加金铃子。嗳气重,加旋覆代赭汤。胀甚者可加平胃散。

2. 瘀血阻滞

【证候】　胃脘刺痛,痛有定处,痛如针刺或刀割,疼痛拒按,食后痛剧,入夜甚,或伴有呕血黑粪。舌质紫暗或有瘀斑,脉涩。

【分析】　胃病日久,反复发作,气滞血瘀,瘀血阻络,脉络不通,不通则痛,故胃痛如针刺或刀割。瘀血为有形,故痛处固定,痛甚拒按。食入触动瘀血,故食后痛甚。血分为病,入夜加重,瘀久伤络,血不循经,上溢则吐血,下泻则便血。舌紫暗,脉涩,是为瘀血阻络之象。

【治法】　活血化瘀,通络止痛。

【方药】　失笑散合丹参饮(五灵脂、蒲黄、丹参、砂仁、檀香)加减。痛重者,加乳香、三棱、莪术。呕血、便血多,加白及、大黄炭、三七,或按血证处理。

3. 食积胃脘

【证候】　胃脘胀痛拒按,嗳腐吞酸,或呕吐不消化之食物,吐后较舒,大便不爽。舌苔厚腻,脉滑。

【分析】　食滞中焦,脾胃纳运失常,胃失和降,故胃脘胀痛拒按,呕吐不思食。食积胃脘,浊气上逆,故嗳腐吞酸,呕吐不消化食物。腑气不畅,故大便不爽。苔厚腻,脉滑均为食积内阻之象。

【治法】　消导食滞,和胃止痛。

【方药】　保和丸(茯苓、半夏、陈皮、山楂、莱菔

子、连翘、神曲)。胀痛甚者,加香附、枳实、槟榔。食积化热者,用小承气汤。

4. 脾胃虚寒

【证候】　胃脘隐痛,喜暖喜按,饿时痛加,得食则减,呕吐清水,肢冷畏寒,神疲乏力,大便溏薄。舌质淡白,脉虚或细弱。

【分析】　脾胃虚寒,胃失温煦,故胃脘隐痛,喜暖喜按;得食则阳复寒气稍散,故痛轻。寒停中焦,升降失常,水湿不运上逆则呕吐清水。脾胃虚寒,湿浊下注则大便溏薄。脾主四肢、脾胃虚寒,阳气不能达于四肢,故肢冷畏寒。脾胃为后天之本,气血生化之源,脾虚、化源不足,神疲乏力。舌质淡白,脉虚或细弱均为脾胃虚寒之象。

【治法】　温补脾胃止痛。

【方药】　黄芪建中汤(黄芪、白芍、桂枝、炙甘草、生姜、大枣、饴糖)。胃痛偏寒者,加高良姜、香附。泛吐清水多,加用吴茱萸汤。

> **案例 14-11**
>
> 　　万某,女,44 岁,患者 1991 年 3 月 28 日初诊:患浅表性胃炎,胃痛年余,近周加重,进食即作,作则脘胀而喜按,得呕稍舒,此次呕也不舒,坠胀痛甚,痛时伴肢冷出汗,畏寒喜暖。舌质薄白,脉沉细弱。处方:黄芪 30g,桂枝 15g,炒白芍 15 枚,炙甘草 10g,生姜 3 片,大枣 5 枚,饴糖(冲化)60g,香附 10g,高良姜 10g。服用 4 剂后,胃痛止,再进 7 剂,诸症悉除。(万友生,等. 中国百年百名中医临床家丛书·万友生. 北京:中国中医药出版社,2003)
>
> 　　【思考题】　按照中医理论,该患者属于何种病证?请分析其病机和治法。
>
> 　　【参考答案】　中医诊断:胃痛(脾胃虚寒)。病机:脾胃虚寒,胃失温煦,故胃脘隐痛,喜暖喜按。脾胃虚寒无力化谷,食滞胃脘,升降失常,故进食即作,得呕稍舒。脾胃虚寒,湿浊下注则大便溏薄。脾主四肢,脾胃虚寒,阳气不能达于四肢,故肢冷畏寒喜暖。舌质薄白,脉沉细弱均为脾胃虚寒之象。治法:温补脾胃止痛。

5. 胃阴亏虚

【证候】　胃脘隐隐灼痛,口渴思饮、口咽干燥,饥不欲食,五心烦热,大便干结。舌红少苔,脉细数或弦细。

【分析】　胃痛日久,郁热化火,或胃热素盛,或久用温燥之药,灼伤胃阴,故症见胃脘灼痛,口渴思饮,口燥咽干,饥不欲食;阴伤肠燥则大便干;五心烦热。舌红少津、脉弦细数,均是阴虚内热的征象。

【治法】 养阴益胃

【方药】 一贯煎合芍药甘草汤(生地黄、枸杞子、沙参、麦冬、当归、川楝子、芍药、甘草)。日久肝肾阴虚加山萸肉、玄参。胃热盛者,加用清胃散。

第十一节 呕 吐

呕吐是由于胃失和降,胃气上逆,以呕吐食物或痰涎为主要表现的病证。前人以有声有物为呕,有物无声为吐,有声无物是干呕。临床上呕与吐常同时发生,很难截然分开,故合称呕吐。

西医学的急性胃炎、胆囊炎、肝炎、幽门痉挛等疾病表现以呕吐为主证时,可参考本节辨证治疗。

一、病 因 病 机

1. 外邪侵袭 风、寒、暑、湿之邪,以及秽浊之气,侵犯胃腑,以致胃失和降,水谷随气上逆,发生呕吐。

2. 饮食不节 暴饮暴食,或过食生冷油腻不洁等食物,皆可伤胃滞脾而致食停不化,胃失和降,上逆而为呕吐。

3. 情志失调 恼怒伤肝,肝失条达,肝气犯胃,胃气上逆;忧思伤脾,脾失健运,食停难化,胃失和降,均可发生呕吐。

4. 脾胃虚弱 劳倦太过,耗伤中气,或久病中阳不振,健运失职,水谷不能化生精微,湿浊中生,或酿成痰饮,停伏于胃,胃失和降而为呕吐。也有热病之后,胃阴耗伤,胃失通降,上逆而为呕吐。

二、辨 证 要 点

1. 辨虚实 实证多为外邪,饮食所伤,发病较急,病程较短;虚证多为脾胃虚弱,发病缓慢,病程较长。

2. 辨呕吐物 清稀无味,多属虚寒;黏稠黄水臭秽,常见实热;呕吐酸腐,多为积食;呕吐脓血腥臭,为内有溃疡出血。

三、辨 证 论 治

1. 外邪犯胃

【证候】 突然呕吐,呕吐物为不消化食物或痰涎清水,可伴有发热恶寒。头身疼痛或胸脘满闷。舌苔薄白或腻,脉浮。

【分析】 外感风寒、暑湿、秽浊之气,扰乱胃腑,胃失和降,浊气上逆,故突然呕吐;外邪干胃,胃阳被遏,不能腐熟水谷,故呕吐不消化食物;胃寒津液不能

转输,则呕吐清水痰涎。邪束肌表,营卫不和故发热恶寒,头身疼痛。湿浊中阻,气机不利,故胸脘满闷。舌苔薄白,脉浮为外邪在表之象,苔腻则为夹湿之象。

【治法】 解表和胃,芳香化浊。

【方药】 藿香正气散(藿香、紫苏、白芷、白术、厚朴、半夏曲、大腹皮、茯苓、陈皮、生姜、大枣)。胸闷腹胀者,去白术、大枣,加槟榔、山楂、鸡内金。夹暑湿者,加香薷、扁豆花、银花、连翘。

2. 饮食停滞

【证候】 呕吐酸腐,胃脘饱闷胀痛,嗳气厌食,大便秽臭,或溏薄,或秘结,舌苔厚腻,脉滑实。

【分析】 饮食不节,食滞胃脘,胃气受阻,运化失常,故胃脘饱胀闷痛,厌食。浊气上逆,故呕吐酸腐,嗳气。运化失常,传导失司,则大便秽臭或溏薄或秘结。苔厚腻,脉滑实,为食滞胃脘之象。

【治法】 消食化滞,和胃降逆。

【方药】 保和丸(茯苓、半夏、陈皮、山楂、莱菔子、连翘、麦芽、神曲)。积滞较重,腹满便秘,合用小承气汤。脘腹胀满,加枳实、槟榔。食滞兼脾虚,加党参、白术。

3. 痰饮内停

【证候】 呕吐清水痰涎,脘闷不食,头晕心悸。舌苔白腻,脉滑。

【分析】 脾失健运,水湿停聚而为痰饮,痰饮停滞,气机不利,胃失和降,则呕吐清水痰涎,脘闷不食。水饮上犯,清气不升,故头晕。水气凌心则心悸。舌苔白腻,脉滑均为痰饮内停之象。

【治法】 温化痰饮,和胃降逆。

【方药】 小半夏汤合苓桂术甘汤(半夏、生姜、茯苓、桂枝、白术、甘草)。如有郁热,去桂枝,加黄连、竹茹。

案例 14-12

叶某,男,31 岁,患者 1972 年 1 月 10 日初诊:呕吐时作时止已 20 年,常发作于冬春季节。近时呕吐月余不止,每日午饭后必呕吐一次,呕吐物为酸、苦水和白痰,呕吐前有时脐腹剧痛,呕吐后其痛即止,但早晚饭后不呕吐,口干渴喜热饮,虽尚知饥思食,而口淡乏味,食下脘胀,嗳气,肠鸣,大便软条色黄日行两次,舌心苔黑而润,根部黄腻,舌质红,脉稍滑。处方:半夏 30g,茯苓 30g,陈皮 30g,生姜 15g,甘草 10g,黄连 5g,黄芩 5g。服用 1 剂后,午饭后未再呕吐,再进 5 剂,诸症悉除。(万友生,万兰清. 中国百年百名中医临床家丛书·万友生. 北京中国中医药出版社,2003)

【思考题】 按照中医理论,该患者属于何种病证?请分析其病机和治法。

【参考答案】 中医诊断:胃痛(脾胃虚寒)。病机:痰饮停滞胃脘,气机不利,胃失和降,则呕吐;郁而化热,痰热中阻,胃失和降,呕吐物为酸、苦水和白痰,故食下脘胀,噫气,呕吐物为酸、苦水和白痰。舌心苔黑而润,根部黄腻,舌质红,脉稍滑为痰饮内停有化热之象。治法:温化痰饮,清胃降逆。

4. 肝气犯胃

【证候】 呕吐吞酸,嗳气频繁,胸胁胀痛,胃脘胀闷。舌边红,白苔薄腻,脉弦。

【分析】 肝气不舒,横逆犯胃,胃失和降,因而呕吐吞酸,嗳气频繁,胃脘胀闷。肝脉分布于两胁,肝气郁结,故胸胁胀痛。舌边红,脉弦,为肝郁化热之象。

【治法】 疏肝和胃,降逆止呕。

【方药】 左金丸合旋覆代赭汤(吴茱萸、黄连、旋覆花、代赭石、人参、半夏、炙甘草、生姜)。

5. 脾胃虚寒

【证候】 饮食稍不慎即易呕吐,时作时止,面色㿠白,倦怠乏力,口干而不欲饮,四肢不温,大便溏薄。舌质淡,舌苔薄白,脉濡弱。

【分析】 脾胃虚寒,中阳不振,升降失和,故饮食稍不慎即呕,时作时止。脾虚失运,气血精微无以温养肢体,则面色㿠白,四肢不温,倦怠乏力。中焦虚寒,气不化津,故口干而不欲饮。脾虚水湿运化失常,故大便溏薄。舌质淡,舌苔薄白,脉濡弱,为脾胃虚寒之象。

【治法】 温中健脾,和胃降逆。

【方药】 理中丸(党参、白术、干姜、炙甘草)加半夏、砂仁。如呕吐清水,加吴茱萸。

6. 胃阴不足

【证候】 呕吐反复,或干呕无物,口燥咽干,似饥而不欲食,胃中嘈杂。舌红津少,脉细数。

【分析】 胃阴不足,胃失濡润,和降失职,故呕吐反复发作,或干呕无物。胃中虚热,似饥而不欲食,胃中嘈杂。胃阴不足,津液不能上承,因此口燥咽干。舌红少津,脉细数,为津伤虚热之象。

【治法】 滋养胃阴,降逆止呕。

【方药】 麦门冬汤(麦冬、人参、半夏、甘草、粳米、大枣等)。阴虚甚,加石斛、花粉、知母。便秘者,加麻仁、瓜蒌仁。

第十二节 泄 泻

泄泻是指大便次数增多,粪便稀薄,甚至泻出水样便的病证。"泄",便溏而势缓慢;"泻",指暴迫下注如水,发病急骤,二者有缓急轻重之分,统称泄泻。本病一年四季均可发病,但以夏秋两季多发。

西医学的急慢性肠炎、肠结核、胃肠神经功能紊乱等病,可参考本节辨证治疗。

一、病 因 病 机

1. 感受外邪 外感寒湿,暑热之邪均能引起泄泻,其中尤以湿邪为主,脾喜燥而恶湿,湿邪困阻脾土,脾失健运,清浊不分,水谷混杂而下,则成泄泻,故有"无湿不成泻"之说。寒、暑、热之邪引起泄泻,往往与湿邪相兼而致病,故又有寒湿、湿热、暑湿之别。

2. 饮食所伤 饮食过量,停滞不化;或过食肥甘厚味,影响脾胃功能;或误食生冷不洁之物,损伤脾胃,都能引起泄泻。

3. 情志失调 郁怒伤肝,肝气犯脾;或因思虑伤脾,致脾之运化失常,因而发生泄泻。

4. 脾胃虚弱 脾主运化,胃主受纳,若因长期饮食失调,劳倦内伤,久病缠绵,均可导致脾胃虚弱,不能受纳水谷和运化精微,清浊不分,混杂而下,而成泄泻。

5. 肾阳虚衰 久病之后.损伤肾阳,或年老体衰,命门火衰,脾失温煦,运化失常,而致泄泻。泄泻日久,脾损及肾,脾肾阳虚。

二、辨 证 要 点

1. 辨虚实寒热 粪便清稀,腹痛喜温按,水谷不化,多为虚寒;粪便黄褐秽臭,泻下急迫,肛门灼热,腹胀痛拒按,多属实热。

2. 辨轻重缓急 泄泻但饮食如常,多是轻证;不能饮食,消瘦,泄泻无度等属于重证。发病急、病程短,为外感、饮食不节所致;发病缓、病程长,受凉、劳累复发,是脾虚肾虚。

三、辨 证 论 治

1. 寒湿(风寒)

【证候】 泄泻清稀,甚至如水样,腹痛肠鸣,来势较急,或兼寒热头痛,肢体酸楚。舌苔薄白或白腻,脉浮或濡缓。

【分析】 外感寒湿或风寒之邪,侵犯肠胃,或过食生冷,寒伤脾胃,脾失健运,清浊不分,并走大肠,故肠鸣泄泻而清稀。寒湿内盛,肠胃气机受阻,故腹痛,如兼寒邪束表,则见寒热头痛,肢体酸楚,苔薄白,脉浮。舌苔白腻,脉濡缓,为寒湿内盛之象。

【治法】 解表散寒、芳香化湿。

【方药】　藿香正气散(藿香、紫苏、白芷、桔梗、白术、厚朴、半夏曲、大腹皮、茯苓、陈皮、甘草、生姜)加减。表邪重者,伴寒热者,可用荆防败毒散。湿阻较重可用胃苓汤。寒重者,用理中丸加味。

2. 湿热(暑湿)

【证候】　泄泻腹痛,泻下急迫,或泻而不爽,粪色黄褐而臭,肛门灼热,发热口渴,小便短黄。舌质红,舌苔黄腻,脉滑数或濡数。

【分析】　湿热之邪,或夏令暑湿伤及肠胃,传化失常,而发生泄泻腹痛。暴注下迫,皆属于热,肠中有热,故泻下急迫。湿邪黏滞,湿热互结,则泻而不爽。湿热下注,故肛门灼热,粪便色黄褐而臭。小便短黄,发热口渴,为暑湿伤津之候。舌红苔黄腻,脉滑数或濡数,为暑湿内盛之象。

【治法】　清热燥湿。

【方药】　葛根芩连汤(葛根、黄芩、黄连、炙甘草)。湿邪偏重,加平胃散。夹食滞者可加保和丸。夹暑者加滑石、香薷、荷叶、扁豆衣等。

3. 食积肠胃

【证候】　腹痛肠鸣,泻下粪便臭如败卵,泻后痛减,脘腹胀满,嗳腐吞酸,不思饮食。舌苔垢浊或厚腻,脉滑。

【分析】　食滞胃肠,气机不畅,传导失职,运化失司,食物停滞不化而腐败,故腹痛肠鸣,泻下臭如败卵。泻后浊气下泄,故泻后病减。食滞胃肠,中焦失运,受纳无权,故腹痛胀满,嗳腐吞酸,不思饮食。舌苔垢浊或厚腻,脉滑数,是为宿食停滞之象。

【治法】　消食导滞。

【方药】　保和丸(茯苓、半夏、陈皮、山楂、莱菔子、连翘、神曲)。食滞化热．脘腹胀满,泻而不爽者,可用枳实导滞丸。

4. 肝气犯脾

【证候】　腹痛即泻,每与情志波动有关,或兼嗳气食少,胸胁不舒。舌质淡红,少苔,脉弦。

【分析】　肝失条达,横逆犯脾,脾失健运,故腹痛泄泻。恼怒则伤肝,肝气横逆,故每因情志波动加剧。肝郁气滞犯胃,胃失和降,肝胃不和,则见胸胁不舒,嗳气食少。舌质淡红少苔,脉弦,都是肝旺脾虚之象。

【治法】　抑肝扶脾。

【方药】　痛泻要方(白术、炒陈皮、炒白芍、防风)。脾虚明显者可加党参、山药、扁豆。腹胀满痛甚者可加元胡、柴胡、枳壳、香附。久泻者,加诃子肉、乌梅。

5. 脾胃虚弱

【证候】　大便时溏时泄,水谷不化,反复发作与进食物质地有关,腹胀隐痛,神疲倦怠,面色萎黄,舌质淡,苔白,脉缓或弱。

【分析】　脾胃虚弱则脾气不清,清浊不分,并走大肠,故大便溏泻。脾运薄弱,故不思饮食,食后腹胀隐痛。久泄不止,脾胃损伤,气血不足,是以神疲倦怠,面色萎黄。舌淡苔白,脉缓弱,均属脾胃虚弱之象。

【治法】　健脾益气,化湿止泻。

【方药】　参苓白术散(人参、白术、茯苓、甘草、山药、桔梗、白扁豆、莲子肉、砂仁、薏苡仁、陈皮、大枣)。脾阳虚,可选用理中丸。伴脱肛,中气下陷者,可用补中益气汤。

6. 肾阳虚衰

【证候】　黎明前脐腹作痛,肠鸣即泻,泻后即安,兼肢冷畏寒,腰膝酸困。舌质淡,苔薄白,脉沉细。

【分析】　久病之人,脾虚及肾,肾阳不足,阳气不振,黎明前,阳气欲升不能,阴寒又盛,不能固摄,故而脐腹作痛,肠鸣即泻,泻后即安。脾肾阳虚,阴寒内盛,故畏寒怕冷。舌质淡,苔薄白,脉沉细,乃脾肾阳虚之象(又名五更泄)。

【治法】　温肾暖脾,固涩止泻。

【方药】　四神丸(补骨脂、肉豆蔻、吴茱萸、五味子、生姜、大枣)。如年老体衰,气陷于下,可加黄芪、党参、白术补益中气。命门火衰,加附子、炮姜。

案例 14-13

吴某,男,29岁,患者1952年4月6日初诊:4年前曾患腹泻,未经医生诊治,服用成药数日,腹泻次数减少,以后逐渐形成晨醒即入厕便泄一次。初不介意,近2年则感体力日虚,消化无力,时有恶心,小便短少。舌苔白垢,脉沉弱。处方:补骨脂6g,肉豆蔻6g,炒吴茱萸5g,五味子3g,党参10g,附子5g,苍术炭6g,赤茯苓12g,白术炭6g,赤小豆12g,血余炭(禹余粮10g同布包)6g,干姜炭5g。服用2剂后,症状无明显变化。前方附子加量至10g,干姜炭加量至10g,再进10剂,诸症明显减轻,大便可延至中午如厕。(施小墨,等.中国百年百名中医临床家丛书·施今墨.北京:中国中医药出版社,2001)

【思考题】　按照中医理论,该患者属于何种病证?请分析其病机和治法。

【参考答案】　中医诊断:泄泻(肾阳虚衰)。病机:久病之人,脾虚及肾,肾阳不足,阳气不振,黎明前,阳气欲升不能,阴寒又盛,不能固摄,故而脐腹作痛,肠鸣即泻,泻后即安。脾阳虚,肌失所养,故感体力日虚;脾失健运,故消化无力,时有恶心,小便短少。舌苔白垢,脉沉弱,乃脾肾阳虚水湿不化之象。治法:温肾暖脾,固涩止泻。

第十三节 便 秘

便秘是指大便秘结不通,或排便周期延长,或排便困难的病证。

西医学的习惯性便秘、胃肠神经官能症、药物性便秘等各种疾病引起的便秘,可参考本节辨证治疗。

一、病因病机

1. 肠胃积热 素体阳盛,或饮酒过多,或过食辛辣厚味,以致肠胃积热;或热病之后,余热留恋,津液耗伤,导致津伤肠燥,传导失常,均可形成热结便秘。

2. 气机郁滞 忧愁思虑,情志不舒,或久坐少动,致气机郁滞,不能通降,传导失职,糟粕内停,形成气滞便秘。

3. 气血阴亏 病后、产后及年老虚弱之人,气血两虚,或劳倦内伤、房劳过度,损伤气血阴精,气虚则大肠传导无力,阴血不足,则肠道干涩,形成虚损便秘。

4. 阳虚寒凝 素体阳虚或年高体衰,命火温照无权,不能蒸化津液,温润肠道,阴寒内生,凝结肠道,致传导失职,糟粕不行,形成虚寒便秘。

二、辨 证 要 点

1. 辨粪质 干燥坚硬,排便困难,肛门灼热,为燥热便秘;大便干结,排便艰难,是阴寒凝滞;便质不太干,排泄不畅,多气滞;粪质不干,排便无力,属于气虚。

2. 辨舌 舌红苔黄或黄燥,是肠胃积热;舌红少苔、无苔少津,阴精亏虚;舌淡苔白,多阴寒阳虚。

三、辨 证 论 治

1. 肠胃积热

【证候】 大便干结,腹胀腹痛,小便短赤,面红身热,心烦不安,口干口臭。舌红苔黄燥,脉滑数。

【分析】 肠胃积热,耗伤津液,则大便干结,小便短赤。邪热内盛,熏蒸于上,故面红身热,口干口臭,心烦不安。热积肠胃,腑气不通,故腹胀腹痛。舌红苔黄燥,脉滑数为肠胃积热之象。

【治法】 清热导滞 润肠通便。

【方药】 麻子仁丸(麻子仁、芍药、炙枳实、大黄、炙厚朴、杏仁)。津伤明显,可加增液汤,养阴生津。兼郁怒伤肝,见易怒目赤等,用泻青丸治疗。

2. 气机郁滞

【证候】 大便干或不干结,欲便不出,或不畅,肠鸣矢气,胸胁痞满,甚则腹中胀痛,纳食减少。苔薄腻脉弦。

【分析】 情志失和,肝脾气机郁滞,传导失常,大便干或不干结,欲便不出,或不畅。腑气不通,浊气不降,胃气上逆,故肠鸣矢气,胸胁满闷。气机郁滞,脾失健运,糟粕内停,则腹胀腹痛,纳食减少。苔薄腻,脉弦,为气滞腑气不通之象。

【治法】 顺气行滞。

【方药】 六磨汤(沉香、木香、槟榔、乌药、枳实、大黄)。气郁化火,口苦咽干,苔黄,脉弦数者,可用龙胆泻肝汤。对滞下不利者,亦可用柴胡疏肝散加薤白、槟榔。

📖 案例 14-14

陈某,男,72岁,患慢性萎缩性结肠炎,便秘非灌肠不解,脉弦而有力。处方:桔梗50g,枳实15g,枳壳15g,甘草15g,赤芍30g,白芍30g,生姜5片,红枣10枚,陈皮50g,生大黄10g,肉苁蓉50g。服用3剂后,大便畅通无阻(无须灌肠)。(万友生.中国百年百名中医临床家丛书·施今墨.北京:中国中医药出版社,2003)

【思考题】 按照中医理论,该患者属于何种病证?请分析其病机和治法。

【参考答案】 中医诊断:便秘(气机郁滞)。病机:患者年事已高,脾肾已虚;肺脾气机郁滞,肺气不升则胃气不降,传导失常,故见便秘非灌肠不解。脉弦,为气滞腑气不通之象。治法:升肺气,降胃气,滋肾通关。

---

3. 肺脾气虚

【证候】 大便或干或并不干结,虽有便意而临厕努挣乏力、难于排出,挣则汗出气短,神疲乏力加重。舌淡嫩苔白,脉弱。

【分析】 肺脾气弱,宗气不足,肺与大肠相表里,肺气虚则大肠传导无力,故虽有便意而努挣乏力,难以排出。努挣则肺气耗伤,肺卫不固,而汗出气短。脾气虚气血不足,故神疲乏力。舌淡嫩脉弱,均为气虚之象。

【治法】 补肺健脾。

【方药】 黄芪汤(黄芪、陈皮、火麻仁、白蜜)。气虚明显者加用四君子汤。气虚下陷肛门坠胀,加用补中益气汤。肾气不足,可用大补元煎。

4. 血虚肠燥

【证候】 大便干结,面唇苍白无华,头晕目眩,心悸气短,失眠健忘。舌质淡,脉细。

【分析】 血虚不能下润大肠,肠道干涩,故大便干结。血虚不能上荣,见面唇苍白无华,不能上荣清窍,则头晕目眩;心失所养,则心悸失眠健忘。舌淡白,脉细是血虚之象。

【治法】 养血润燥。

【方药】 润肠丸合五仁丸(当归、生地黄、麻仁、桃仁、枳壳、杏仁、柏子仁)。若血虚内热,心烦,舌红苔,脉细数,加用清骨散出入。若津液虚盛,加增液汤增水行舟。

5. 肾阴亏虚

【证候】 大便干结,如羊矢状,形体消瘦,两颧红赤,潮热盗汗,眩晕耳鸣,腰膝酸软。舌红少苔,脉细数。

【分析】 肾水不足,不能滋润大肠,肠道燥涩,故大便干结、如羊矢状。阴精亏虚,不能上荣,故眩晕耳鸣。虚火内动,故见两颧红赤,潮热盗汗。腰为肾之府,肾阴不足,故腰膝酸软。肾阴亏虚,虚火内耗,肌肉失充,则形体消瘦。舌红少苔,脉数细,为肾阴不足之象。

【治法】 滋阴补肾。

【方药】增液汤加味(玄参、麦冬、生地、芍药、玉竹、麻仁、瓜蒌仁)。阴虚燥结化热,可用调胃承气汤。

6. 阳虚便秘

【证候】 大便排出困难,或不干燥,小便清长。面色㿠白,腹部冷痛,喜热怕冷,四肢不温,腰背酸冷。舌淡苔白,脉沉迟。

【分析】 肾阳虚弱,温煦无权,阴寒内结,凝于肠道,致传导失司,糟粕不行,故阴寒内盛,气机阻滞,故腹中冷痛,喜热怕冷。阳虚不能温煦,故四肢不温,面色㿠白,腰膝酸冷。肾阳虚弱,气化不利,膀胱失约,故小便清长。舌淡苔白,沉迟,为阳虚内寒之象。

【治法】 温阳通便。

【方药】 济川煎(肉桂、锁阳、当归、牛膝、肉苁蓉、泽泻、升麻、枳壳)。老年人虚冷便秘,可选用半硫丸。脾阳不足者,用温脾汤治疗。

第十四节 胁 痛

胁痛是以一侧或两侧胁肋疼痛为主要表现的病证。

西医学的急、慢性肝炎、胆囊炎、胆石症等疾病的过程中出现胁痛,可参考本节辨证治。

一、病 因 病 机

1. 肝气郁结 情志抑郁,或恼怒伤肝,肝失条达,疏泄不畅,气阻络痹而致胁痛。

2. 瘀血停着 气机郁滞,久则致血流不利,瘀血停积,胁络痹阻;或强力负重,伤及胁络,瘀血停留,阻滞胁肋,致使胁痛。

3. 肝胆湿热 外邪湿热内侵,或饮食损伤,则脾失健运湿浊中阻,郁而化热,湿热结滞,影响肝胆疏泄条达,而为胁痛。

4. 肝阴不足 久病或劳欲过度,耗伤精血,肝阴不足,血虚不能养肝,脉络失荣,不荣则痛,出现胁痛。

二、辨 证 要 点

1. 辨疼痛性质 一般胀痛多属气郁,疼痛游走不定;刺痛多属血瘀,痛有定所;隐痛多属阴虚,其痛绵绵;湿热胁痛,多疼痛剧烈。

2. 辨外感内伤 外感胁痛,湿热邪气侵犯肝胆,伴有寒热,发病急,恶心呕吐,发黄;内伤胁痛,又以气滞、血瘀为主,或肝阴不足,无寒热,发病缓,病程长。

三、辨 证 论 治

1. 肝气郁结

【证候】 两胁胀痛,疼痛走窜不定,情志变化波动为诱因,胸闷善太息,脘腹胀满、纳呆嗳气。苔薄脉弦。

【分析】 肝气郁结,失于条达,胁肋胀痛。气属无形,聚散无常,故疼痛走窜不定。情志异常,则气机紊乱,故疼痛因情志变化而波动。肝气不畅,横逆犯胃,故胸闷,脘腹胀满、纳差嗳气。脉弦为肝郁之象。

【治法】 疏肝理气止痛。

【方药】 柴胡疏肝散(柴胡、香附、枳壳、川芎、芍药、陈皮、甘草)。胁痛重者,加金铃子散,增强理气止痛之功。恶心呕吐,可加二陈汤,和胃降逆。

案例 14-15

余某,男,21 岁,患者 1987 年 12 月 8 日初诊:患慢性肝炎,肝功能不正常,肝区时痛,夜间尤甚,小便混浊不清,劳累后尿色淡黄。舌质边淡红,苔薄黄,脉沉细稍弱。处方:柴胡 10g,枳实 10g,白芍 15g,炙甘草 5g,太子参 30g,焦白术 10g,陈皮 10g,青皮 10g,当归 10g,五味子 10g。坚持服用此方至患者 1988 年 1 月 12 日,共服用 35 剂,诸症消失,肝功能正常,表面抗原阴转。(万友生. 中国百年百名中医临床家丛书·施今墨. 北京:中国中医药出版社,2003)

【思考题】 按照中医理论,该患者属于何种病证? 请分析其病机和治法。

【参考答案】 中医诊断:胁痛(肝气郁结)。病机:患者年事已高,肝气郁结,失于条达,故肝区时痛,夜间尤甚。脾虚运化失常,故小便混浊不清,劳累后尿色淡黄。舌质边淡红,苔薄黄,脉沉细稍弱,为脾虚肝郁之象。治法:疏肝理气止痛,佐以健脾。

2. 瘀血停着

【证候】 胁肋刺痛,痛有定处,入夜更甚。舌质紫暗,脉象沉涩。

【分析】 肝郁日久,气滞血瘀,或跌仆损伤致瘀血停着,瘀阻胁络故胁痛如针刺、痛处不移。血属阴,夜主阴时,故入夜痛甚。舌质紫暗,脉象沉涩均属瘀血内停之征。

【治法】 活血祛瘀止痛。

【方药】 血府逐瘀汤(柴胡、枳壳、生地黄、赤芍、当归、川芎、桃仁、红花、牛膝、桔梗、甘草)加减。

3. 肝胆湿热

【证候】 胁肋胀痛拒按,口干苦,腹满纳呆,恶心呕吐,黄疸。舌苔黄腻,脉弦滑数者。

【分析】 湿热蕴结于肝胆,肝失疏泄,胆气上逆故胁痛口苦。湿热中阻,脾胃升降失常,故腹满纳呆、恶心呕吐。湿热交蒸,胆汁不循常道而外溢,故出现目黄、身黄,小便黄赤。舌苔黄腻,脉弦滑数,均是肝胆湿热之征。

【治法】 清利湿热,疏肝利胆。

【方药】大柴胡汤(柴胡、黄芩、大黄、枳实、白芍、法半夏、生姜、大枣)加减。黄疸重者,可加茵陈蒿汤,以清热利湿退黄。有结石者,可加金钱草、海金沙、郁金、鸡内金等以利胆排石。

4. 肝阴不足

【证候】 胁肋隐痛,绵绵不休,遇劳加重,口干咽燥,心中烦热,头晕目眩。舌红少苔,脉弦细而数。

【分析】 肝郁化热,日久耗伤肝阴,或久病体虚,肝血亏损,不能濡养肝络,故胁肋隐痛,绵绵不休,遇劳加重。阴虚内热,津伤躁扰,故口干咽燥,心中烦热。精血亏虚,不能上荣,头晕目眩。舌红少苔,脉细弦而数,均为阴虚内热之象。

【治法】 养阴柔肝。

【方药】 一贯煎(生地、枸杞子、沙参、麦冬、当归、川楝子)加减。心中烦热可加炒栀子、丹皮、夜交藤、合欢皮以清热安神。晕眩,可加山茱萸、枸杞子、菊花、钩藤以益肾清肝。

第十五节 黄 疸

黄疸是以目黄、身黄、小便黄为主要表现的常见肝胆病证。黄疸的危重证候称之为"急黄"。

西医学的细胞性黄疸、阻塞性黄疸、溶血性黄疸。病毒性肝炎、肝硬化、胆石症、胆囊炎、钩端螺旋体病、某些消化系统肿瘤等疾病的过程中出现黄疸,可参考本节辨证治疗。

一、病 因 病 机

1. 感受外邪 外感时邪疫毒湿热由口而入,内阻中焦,脾胃运化失常,湿热交蒸,熏蒸肝胆,迫使胆汁外溢,浸淫肌肤,下注膀胱,使身目小便俱黄。若湿热夹时邪疫毒,热毒炽盛,入侵营血,内陷心包,迅速发黄,病情危急,属于急黄。

2. 饮食不节 饥饱失常,嗜酒过度,或嗜食肥甘厚腻,损伤脾胃运化功能,导致湿郁化热,熏蒸肝胆,胆汁不循常道而外溢。

3. 脾胃虚寒 素体脾胃阳虚,或病后脾阳受伤,或阳黄失治,迁延日久,过用苦寒药物致阳气受伤,湿从寒化,寒湿阻滞中焦,胆汁排泄失常,溢于肌肤而发黄。

4. 积聚日久 积聚日久不消,瘀血内结阻滞胆道,胆汁不循常道外溢,发为黄疸。

二、辨 证 要 点

1. 辨阳黄与阴黄 阳黄因湿热所致,起病急,病程短,黄色鲜明如橘色,口干发热,小便短赤,大便秘结,舌苔黄腻,脉弦数,预后多好;阴黄由寒湿引起,起病缓,病程长,黄色晦暗如烟熏,脘闷腹胀,畏寒神疲,口淡不渴。舌淡白,苔白腻,脉濡缓或沉迟,病程缠绵,不易速愈。

2. 辨湿热轻重 热重于湿,身目俱黄,黄色鲜明,发热口渴,小便短少黄赤,便秘,舌苔黄腻,脉弦数;湿重于热,身目俱黄不如前者明显,头重身困,胸脘痞满,便溏。舌苔厚腻微黄,脉弦滑。

三、辨 证 论 治

▶▶ **(一)阳黄**

1. 热重于湿

【证候】 初起目黄,继而全身发黄,色鲜明如橘皮,发热口渴,胁胀腹满或疼痛,恶心呕吐,小便黄赤,大便秘结。舌苔黄腻,脉弦数。

【分析】 湿热熏蒸肝胆,胆汁外溢肌肤发黄,因热为阳邪,故黄色鲜明。湿热之邪耗伤胃津,故见发热口渴;湿热下结膀胱,气化不利故见小便黄赤。热湿蕴结大肠,传导失司,腑气不通,则大便秘结。湿热熏蒸,肝失疏泄,脾失健运,胃失和降,故见胁胀腹满或疼痛,恶心呕吐。苔黄腻,脉象弦数皆为湿热蕴结,肝胆热盛之象。

【治法】 清热利湿。

【方药】 茵陈蒿汤(茵陈蒿、山栀子、大黄)加柴胡、郁金、川楝子、橘皮、竹茹、猪苓、生薏米。

毒壅盛，气机受阻，故胁痛腹满。热入营血，内陷心包，故见神昏谵语。热毒迫血妄行，故尿血、便血、肌肤发斑。舌质红绛，苔黄而燥，脉弦滑数，均为毒盛伤津，热入营血之象。

【治法】 清热解毒，凉血开窍。

【方药】 犀角地黄汤合清营汤（犀角、生地、玄参、丹皮、赤芍、黄连、升麻、栀子、茵陈等）。神昏谵语，用"温病三宝"清心开窍。

（二）阴黄

1. 寒湿内困

【证候】 身目黄，色晦暗如烟熏，食少脘满，腹胀便溏，神疲畏寒，口淡不渴。舌质淡苔腻，脉濡缓或沉迟。

【分析】 寒湿为阴邪，寒湿阻遏脾胃阳气，胆汁不循常道外泄，故黄色晦暗如烟熏。湿困脾土，脾阳不振，运化失常，故见脘满、腹胀、食少、便溏等症。寒伤阳气，故见口淡不渴、畏寒神疲等症。舌质淡苔腻，脉濡缓或沉迟系阳虚湿浊不化、寒湿留于阴分之象。

【治法】 健脾和胃，温化寒湿。

【方药】 茵陈术附汤（茵陈蒿、附子、白术、干姜、炙甘草、桂枝）。如脘腹胁肋胀痛，加柴胡疏肝散。

2. 瘀血内阻

【证候】 黄疸日久迁延，胁下痞块胀痛，痛有定处，按之硬，形体逐渐消瘦，体困乏力，面色少华，或纳呆便溏。舌质暗紫，或有瘀斑，脉涩或细弦。

【分析】 阴黄日久，气滞不行，脉络阻塞，瘀血内结，故胁下痞块胀痛，痛有定处，按之硬，痛而拒按。阴黄日久，脾阳受伤，运化失调，气血生化乏源，内无以充养脏腑，外无以濡润肌肤，故形体日渐消瘦，体困乏力，纳呆便溏，面色少华。舌质暗紫，或有瘀斑，脉涩，均为瘀血内停征象。

【治法】 活血化瘀，软坚通络。

【方药】 血府逐瘀汤（柴胡、当归、川芎、桃仁、生地、赤芍、红花、元胡、香附、枳壳、牛膝）加减。注意健脾和胃，保护胃气。可酌加鳖甲、牡蛎，或土元、水蛭、三棱、莪术等。

第十六节 鼓 胀

鼓胀是以腹部胀大、皮色苍黄、甚则腹皮脉络暴露为特征的一种病证，因腹部膨胀如鼓而命名。鼓胀又有"水蛊"、"蛊胀"、"蜘蛛蛊"等名称。其主要为肝、脾、肾功能失调，气结、血瘀、水裹于腹中所致。

现代医学的肝硬化、腹腔内肿瘤、结核性腹膜炎

黄某，男，52 岁，患者 2009 年 2 月 19 日初诊：黄疸半月，患者半月前无明显诱因出现皮肤、巩膜和小便发黄，查肝功能：AST 87 U/L，Tbil 156 μmol/L。入院后因诊断不明确，且对不明治疗药物过敏，停一切西药治疗，黄疸继续上升。诊时见：皮肤、巩膜和小便发黄，疲乏，口干不欲饮，牙宣，纳寐可，大便正常。舌略红苔腻微黄，脉弦滑小数。处方：茵陈蒿 60g，大黄（后下）9g，金钱草 30g，黄芩 15g，车前子（包）30g，虎杖 30g，太子参 15g，胡黄连 6g，丹皮 15g，赤芍 30g，茯苓 12g，白术 15g，薏苡仁 30g，半夏 9g，瞿麦 15g，石斛 30g，仙鹤草 30g。坚持服用此方 15 日后，黄疸逐渐消退，病情趋于稳定。（王灵台，等．王灵台肝病论治经验集．上海：上海科学技术出版社，2009）

[思考题] 按照中医理论，该患者属于何种病证？请分析其病机和治法。

[参考答案] 中医诊断：黄疸（阳黄热重于湿）。病机：湿热熏蒸肝胆，胆汁外溢肌肤发黄，故皮肤、巩膜和小便发黄。湿邪内困，故见疲乏，口干不欲饮；热伤胃络，故见牙宣。舌略红苔中腻微黄，脉弦滑小数，皆为湿热蕴结之象。治法：清热利湿退黄。

2. 湿重于热

【证候】 身目俱黄，不热或身热不扬，头身困重，胸脘痞满，食欲不振，恶心呕吐，腹胀，或大便溏稀。舌苔厚腻微黄，脉象弦滑或濡缓。

【分析】 湿遏热伏，胆汁不循常道，溢于肌肤，故身目色黄。因湿重于热，湿为阴邪，故其色不如热重者鲜明。湿热内阻，清阳不得宣发，故头重身困。湿浊困脾胃，运化失常，气机阻滞，故见胸脘痞满，食欲不振，腹胀便溏。湿邪不化，浊阴上逆，故见恶心呕吐。舌苔厚腻微黄，脉象弦滑或濡缓为湿重热轻征象。

【治法】 利湿化浊，清热退黄。

【方药】 茵陈五苓散或用甘露消毒丹（茵陈蒿、藿香、滑石、栀子、白术、桂枝、茯苓、猪苓、泽泻）。湿盛腹胀者，加平胃散。

3. 疫毒发黄（急黄）

【证候】 起病急骤，黄疸迅速加深，身目深黄色，壮热烦渴，胁痛腹满，神昏谵语，尿血，便血，肌肤发斑。舌质红绛，苔黄褐干燥，脉弦滑数。

【分析】 湿热疫毒，炽盛化火，热毒迫使胆汁外溢肌肤，故见发病急骤，高热烦渴，黄疸迅速加深。热

等疾病的过程中出现腹部膨胀如鼓,可参考本节进行辨证论治。

一、病因病机

1. 酒食不节 嗜酒过度,饮食不节,或嗜肥甘厚腻之品,致酒湿浊气蕴聚不行,损伤脾胃运化功能。土壅木郁,肝失条达,气血郁滞,水湿逐渐增多,而成鼓胀。

2. 情志所伤 情志抑郁,肝失条达,肝气横逆乘脾,脾失运化,水湿内停;肝气郁结,久则气滞血瘀;终致水裹、气结、血瘀于腹中,侵于肾,肾开阖不利,水湿内停,而成鼓胀。

3. 血吸虫感染 血吸虫感染后,未及时治疗,内伤肝脾,脉络瘀阻,气机升降失常,气滞、血瘀、痰饮搏结于腹中,日久而成鼓胀。

4. 脉络阻塞 黄疸、积聚等迁延日久,久则肝脾俱伤,肝失疏泄,脾失健运,气血凝滞,水湿内停,脉络瘀阻,或气郁与痰瘀凝结,终至肝脾肾三脏俱病,气、血、水停于腹中而成鼓胀。

鼓胀的病机首先在于肝脾的功能失调,肝气郁结,阻滞气机,脾失健运,湿浊内生,出现气滞湿阻的病证,如热化则出现湿热蕴结的病证,如寒化则出现寒湿困脾的病证。肝气郁结,气血凝聚,隧道壅塞,可出现肝脾血瘀证。肝脾日虚,水谷之精微不能输布以奉养他脏,进而累及肾脏,出现脾肾阳虚证或肝肾阴虚证。

二、辨 证 要 点

1. 辨虚实 腹大胀满以晚上加重者,多属脾肾阳虚证;腹大胀满不舒,多属肝肾阴虚。实证多表现为气滞湿阻、湿热蕴结和肝脾血瘀等证。

2. 辨气滞、血瘀、湿热和寒湿的偏盛 腹胀按之不坚、胁下胀满疼痛多属气滞湿阻证;腹大胀满、按之如囊裹水多属寒湿困脾证;腹大坚满、脘腹撑急多属湿热蕴结证;腹大坚满、胁腹刺痛、脉络怒张多属肝脾血瘀证。

三、辨 证 论 治

▶ **(一)实证**

1. 气滞湿阻

【证候】 腹大胀满,按之不坚,胁下胀满或疼痛,纳呆嗳气,大便不爽,小便短少。舌苔白腻,脉弦。

【分析】 情志抑郁,肝失条达,气机郁滞,气滞湿阻,浊气充塞中焦,故腹胀不坚,胁下胀满疼痛。气滞湿阻中满,脾胃运化失职,故纳呆嗳气,大便不爽;水

道不利,故小便短少。脉弦,苔白腻,为肝郁湿阻之象。

【治法】 疏肝理气,行气化湿。

【方药】 柴胡疏肝散(柴胡、香附、枳壳、川芎、芍药、甘草)加减。如纳呆嗳气,大便不爽可加枳实、焦白术、厚朴和法半夏等理气除湿之品。小便短少,可加茯苓、泽泻利尿。

案例 14-17

罗某,男,46 岁,1979 年 6 月 12 初诊:患者久患慢性肝炎,渐至肝硬化。诉右胁及心下硬满疼痛拒按,腹肿大,头面手足也肿,面色萎黄,食欲不振,咳嗽痰多。舌紫暗,脉象缓弱。处方:枳实 10g,焦白术 15g,法半夏 10g,厚朴 10g,陈皮 15g,杏仁 10g,山楂 15g,六曲 10g,麦芽 30g,鳖甲 30g,大蒜子 15g。服用 6 剂后,头面手足腹肿全消,右胁及心下硬满疼痛减轻,咳痰减少,但胃纳仍差。上方加减继续服用,1 年后随访,未再复发。(万友生. 中国百年百名中医临床家丛书・万友生. 北京:中国中医药出版社,2003)

【思考题】 按照中医理论,该患者属于何种病证? 请分析其病机和治法。

【参考答案】 中医诊断:鼓胀(气滞湿阻)。病机:患者久患慢性肝炎,渐至肝硬化,肝失条达,气机郁滞,气滞湿阻,浊气充塞中焦,故头面手足腹肿,右胁及心下硬满疼痛;气滞湿阻中满,脾胃运化失职,故面色萎黄,食欲不振,咳嗽痰多。舌紫暗,脉象缓弱,为气滞湿阻之象。治法:理气消胀,行气化湿。

---

2. 寒湿困脾

【证候】 腹大胀满,按之如囊裹水,得热稍舒,头身困重,甚则颜面及下肢浮肿,神疲畏寒,小便少,大便溏。舌苔白腻而滑,脉濡缓或弦迟。

【分析】 寒湿停聚,困阻中焦,脾阳不运,故腹大胀满,按之如囊裹水,得热稍舒。脾为寒湿所困,阳气失于舒展,故神疲畏寒。寒湿困脾,水湿不行,故小便少,大便溏,下肢浮肿。舌苔白腻而滑,脉濡缓或弦迟均是寒湿困脾之候。

【治法】 温阳散寒,化湿利水。

【方药】 实脾散(白术、附子、干姜、甘草、木瓜、槟榔、茯苓、厚朴、木香、草果、大枣、生姜)。如浮肿明显,可加肉桂、猪苓、泽泻以助膀胱之气化而利小便。如胁腹胀痛,可加郁金、青皮、砂仁等以理气宽中。

3. 湿热蕴结

【证候】 腹大坚满,拒按,脘腹撑急,烦热口苦,渴不欲饮,小便赤涩,大便秘结或溏垢。舌边尖红,苔

黄腻,脉象弦数。

【分析】 湿热互结,浊水停聚故腹大坚满,脘腹撑急。湿热上蒸,故烦热口苦,渴不欲饮。湿热阻于肠道,故大便秘结或溏垢。湿热下注膀胱,气化不利,故小便赤涩。舌边尖红、苔黄腻,脉弦数,均为湿热蕴结肝脾之象。

【治法】 清热利湿,攻下逐水。

【方药】 中满分消丸(黄芩、黄连、知母、厚朴、枳实、半夏、陈皮、茯苓、猪苓、泽泻、砂仁、干姜、姜黄、甘草、人参、白术)加减。如大便秘结或溏垢明显者,加茵陈蒿汤(茵陈蒿、山栀子、大黄)。如小便赤涩不利者,可加陈葫芦、滑石、蟋蟀粉(另吞服)以行水利窍。逐水峻剂可暂用,但注意不宜攻伐过猛,应遵循"衰其大半而止"的原则。

4. 肝脾血瘀

【证候】 腹大坚满,按之硬,脉络怒张,胁腹刺痛,面色黧黑,面颈胸臂有朱丝赤缕,手掌赤痕,唇色紫褐,口渴,饮水不能下,大便色黑。舌质紫暗或有瘀点、瘀斑,脉细涩。

【分析】 瘀血阻于肝脾脉络之中,经隧脉道不通,致水气内聚,故腹大坚满,脉络怒张,胁腹刺痛。病邪日深,瘀阻下焦,入肾则面色黧黑,入血则面颈胸臂等处出现朱丝赤缕,手掌赤痕,唇色紫褐。阴络之血外溢,则大便色黑。水浊聚而不行,故口渴饮水不能下。舌质紫暗或有瘀点、瘀斑,脉细涩,皆血瘀停滞之征。

【治法】 活血化瘀,行气利水。

【方药】 调营饮(当归、川芎、赤芍、莪术、延胡索、大黄、瞿麦、槟榔、葶苈子、赤茯苓、桑白皮、甘草、细辛、官桂、陈皮、大腹皮)加减。本方为急则治其标之法,须注意固护脾胃功能,不可攻伐太过。

▶ **(二)虚证**

1. 脾肾阳虚

【证候】 腹大胀满不舒,早宽暮急,入夜尤甚,面色苍黄,脘闷纳呆,神倦怯寒,肢冷或下肢浮肿,小便短少不利。舌质胖淡紫,脉沉弦无力。

【分析】 脾肾阳虚,水寒之气不化,早上阳气初生,入夜阴寒内盛,故腹胀大不舒,早宽暮急,入夜尤甚。脾阳虚不能运化水谷,故脘闷纳呆,面色苍黄。脾肾阳虚,失于温养,故神倦怯寒肢冷。肾阳不足,膀胱气化不行,故小便短少,下肢浮肿。舌体胖淡紫,脉沉弦无力,均为脾肾阳虚,内有瘀阻之象。

【治法】 温补脾肾,化气行水。

【方药】 附子理中丸(白术、炮附子、炮姜、炙甘草、人参)或《济生》肾气丸(熟地黄、山茱萸、山药、丹皮、茯苓、泽泻、炮附子、牛膝、车前子、肉桂)合五苓散(白术、桂枝、茯苓、猪苓、泽泻)加减。偏于脾阳虚的,用附子理中丸合五苓散,以温中扶阳化气行水。偏于肾阳虚的,用《济生》肾气丸以温肾化气行水。

2. 肝肾阴虚

【证候】 腹大胀满,青筋暴露,形体消瘦,面色晦滞,口干舌燥,心烦,失眠,易牙龈出血、鼻衄,小便短少。舌质红绛少苔,脉弦细数。

【分析】 肝肾阴虚,阴液失于输布,水湿停聚中焦,故见腹大胀满,小便短少。血瘀阻滞于脉络,故见青筋暴露,面色晦滞。阴虚内热,扰乱心神,伤及脉络故见心烦,失眠,衄血。阴虚津液不能上承,故口燥。舌红绛少苔,脉弦细数,为肝肾阴血亏损之象。

【治法】 滋养肝肾,凉血化瘀。

【方药】 一贯煎(生地黄、枸杞子、沙参、麦冬、当归、川楝子)加减。瘀血明显者,加膈下逐瘀汤(桃仁、丹皮、赤芍、乌药、延胡索、甘草、当归、川芎、五灵脂、红花、枳壳、香附)。口燥心烦、舌绛少津,可加石斛、玄参。尿少,可加猪苓、茯苓。齿鼻衄血,可加仙鹤草、鲜茅根。

第十七节 头 痛

头痛是指由于外感六淫、内伤杂病而引起的,以病人自觉头部疼痛为特征的一类病证。本病证可单独出现,也可见于多种急、慢性疾病的过程中。

现代医学的高血压病、神经血管性头痛、周期性偏头痛、紧张性头痛、丛集性头痛、慢性阵发性偏头痛、三叉神经痛等以头痛为主要表现的疾病,可参考本节辨证治疗。

一、病 因 病 机

1. 感受外邪 多因起居不慎,感受风、寒、湿、热之邪,邪气上犯巅顶,清阳之气受阻,气血凝滞,而发为头痛。因风为百病之长,故六淫之中,以风邪为主要病因,每多兼夹寒、热、湿邪而致病。

2. 肾精亏虚 禀赋不足,或房劳过度,肾精久亏,致脑髓失养,而出现头痛。

3. 肝阳上亢 情志不和,肝失疏泄,郁而化火,上扰清窍;或肾水亏虚,水不涵木,肝阴不足,阴不敛阳,致肝阳上亢,上扰头目,而发生头痛。

4. 痰浊内扰 饮食失宜,脾不健运,痰浊内生,清阳不升,浊阴不降,清窍不利而致头痛。

5. 瘀血阻脉 跌仆外伤之后,瘀血内阻,或久病入络,使气血瘀滞,发生头痛。

二、辨证要点

1. 辨疼痛部位 一般气血、肝肾阴虚者，多以全头作痛；阳亢者多枕部疼痛，且多连项肌；寒厥者痛在巅顶；肝火者痛在两颞。就经络而言，前部为阳明经，后部为太阳经，两侧为少阳经，巅顶为厥阴经。

2. 辨疼痛性质 肝火者，多跳痛；阳亢者，多胀痛；寒厥者，冷而刺痛；痰湿者，头重如裹；气血、肝肾阴虚者，空痛或隐痛绵绵。

3. 辨外感内伤 一般来说，外感头痛，病程短暂，痛势较剧，痛无休止，并伴有其他外感症状，多属实证。内伤头痛，病程较久，痛势多缓，时作时止，多与肝脾肾三脏的病变及气血失调有关，病情有虚有实。

三、辨证论治

▶ **（一）外感头痛**

1. 风寒头痛

【证候】 头痛起病较急，连及项背，常伴拘急收紧感，遇风寒而加重，恶风畏寒。苔薄白，脉多浮紧。

【分析】 风寒外袭，上犯巅顶，凝滞经脉。太阳经脉主一身之表，足太阳膀胱经循项背，上行巅顶。当风寒外袭时，邪客太阳经脉，且循经上犯，阻滞经脉，经气不通，则头痛头胀，连及项背。寒性收引，经脉收缩而挛急，故头痛常伴拘急收紧感。风寒束于肌表，营卫失调，故恶风寒。苔薄白、脉浮紧乃风寒在表之象。

【治法】 疏风散寒。

【方药】 川芎茶调散（川芎、荆芥、白芷、羌活、防风、细辛、薄荷、甘草、清茶）加减。若寒犯厥阴，巅顶头痛，干呕，吐涎，加吴茱萸、细辛；头痛剧烈，加制川乌、制草乌、僵蚕；夹湿，加苍术、藁本。

案例 14-18

刘某，女，30 岁，患者 1953 年 8 月 5 日初诊：睡卧当风，发热、恶寒 2 天，头痛如裂，周身酸楚，恶心欲呕，不思饮食。苔薄白、脉浮紧。处方：酒川芎 4.5g，羌活 3g，蔓荆子 6g，吴茱萸（黄连水炒）4.5g，白芍 10g（桂枝 3g 同炒），白僵蚕 4.5g，薄荷 4.5g，桑叶 10g，桑枝 24g，白芷 4.5g，白蒺藜 12g，龙胆草 4.5g，炙甘草 3g，生姜 3g，红枣 3 枚。服用 4 剂后，头痛大减，寒热已退。（施小墨，等．中国百年百名中医临床家丛书·施今墨．北京：中国中医药出版社，2001）

【思考题】 按照中医理论，该患者属于何种病证？请分析其病机和治法。

【参考答案】 中医诊断：头痛（风寒头痛）。病机：风寒外袭，上犯巅顶，凝滞经脉。太阳经脉主一身之表，足太阳膀胱经循项背，上行巅顶。当风寒外袭时，邪客太阳经脉，且循经上犯，阻滞经脉，经气不通，则发热、恶寒 2 天，头痛如裂，周身酸楚。风寒束于肌表，营卫失调，故恶风寒。苔薄白、脉浮紧，均为风寒在表之象。治法：疏风散寒。

---

2. 风热头痛

【证候】 头部胀痛，甚则头胀欲裂，发热或兼恶风，面红目赤，口渴欲冷饮，便秘溲黄赤。舌边尖红，苔薄黄，脉浮数。

【分析】 风热外袭，上扰清空，窍络失和。热为阳邪，挟风上扰清窍，窍络不和，故头痛而胀，甚则胀痛欲裂。风热之邪客表，邪正相争，故发热恶风。邪热上炎，故面红目赤。热邪伤津，故口渴欲饮。舌红，苔薄黄，脉浮数为风热在表之象。

【治法】 疏风清热。

【方药】 芎芷石膏汤（川芎、白芷、石膏、菊花、藁本、羌活）加减。藁本辛温，可改用薄荷、蔓荆子、葛根、黄芩、山栀等。若热盛腑气不通，大便燥结，口鼻生疮，加大黄、芒硝。

3. 风湿头痛

【证候】 头痛如裹，昏沉欲睡，肢体困倦，胸闷纳呆，小便不利，大便或溏。苔白腻，脉濡。

【分析】 风湿外袭，上蒙头窍，困遏清阳。湿属阴邪，有重浊黏滞之性。外感风湿，则使清窍被蒙，清阳不升，故头痛如裹，昏胀沉重。湿浊内蕴，则肢体困倦。湿浊中阻，气机不畅，故胸闷纳呆；气机升降失常，清浊不分，故小便不利，大便或溏。苔白腻，脉濡均为湿邪的表现。

【治法】 祛风胜湿。

【方药】 羌活胜湿汤（羌活、独活、川芎、蔓荆子、防风、藁本、炙甘草）加减。若湿重纳呆胸闷，加厚朴、苍术、陈皮等；若恶心加半夏。

▶ **（二）内伤头痛**

1. 肝阳头痛

【证候】 头目胀痛而眩，两侧为重，心烦易怒，夜寐不安，面红目赤，口苦泛恶，或胁肋作痛。舌红苔黄，脉沉弦有力。

【分析】 肝失条达，气郁化火，阳亢风动。风阳上扰头目，故头痛而眩。肝胆互为表里，少阳胆经循行两颞部，故头痛以两侧为主。肝火偏亢，热扰心神，则心烦易怒,睡眠不安。肝开窍于目,肝阳偏亢,故见面红目赤。肝胆之气横逆,胃失和降,故出现泛恶口苦。胁乃肝经循行部位,肝火内郁,故胁痛。舌红苔黄,脉弦有力,均为肝火偏旺之征。

【治法】 平肝潜阳。

【方药】 天麻钩藤饮(天麻、钩藤、石决明、川牛膝、桑寄生、杜仲、山栀、黄芩、益母草、茯神、夜交藤)加减。肝郁化火,头痛剧烈,目赤口苦,急躁,便秘者,加夏枯草、龙胆草、大黄。若兼口干,腰膝酸软,舌红少苔,肝肾亏虚者,可酌加何首乌、枸杞子、旱莲草、女贞子等滋养肝肾。

2. 痰浊头痛

【证候】 头痛昏重,或兼目眩,胸脘满闷,泛泛欲吐,或呕吐痰涎。苔白腻,脉沉弦或滑。

【分析】 脾失健运,痰浊中阻,上蒙清窍。清阳不展,故头痛昏矇,或头目昏眩。痰浊内蕴,气机不利,气机阻滞则胸脘满闷,痰随气逆则欲吐或呕恶痰涎。舌苔白腻,脉滑或沉弦为痰浊内停之象。

【治法】 健脾化痰,降逆止痛。

【方药】 半夏白术天麻汤(半夏、白术、天麻、陈皮、茯苓、甘草、大枣、生姜)。胸闷,苔白厚腻加厚朴。头痛,干呕,吐涎沫,加吴茱萸、生姜。痰湿郁久化热,口苦,舌苔黄浊,大便不畅,去白术加陈胆星、竹茹、黄芩、枳实等。

3. 瘀血头痛

【证候】 头痛日久不愈,痛如针刺,痛有定处,入夜加重,或有头部外伤史。舌紫暗或有瘀斑、瘀点,脉细涩。

【分析】 瘀血阻窍,络脉涩滞,不通则痛。跌仆损伤,瘀血内阻,或久病入络,气滞血瘀,致络脉瘀阻,故头痛如针刺。瘀血留滞不散,故痛有定处。血属阴,夜间阴气盛,故夜间症状加重。舌质紫暗或有瘀点,脉细涩均为瘀血阻滞之象。

【治法】 通窍活络,化瘀止痛。

【方药】 通窍活血汤(赤芍、川芎、桃仁、红花、麝香、老葱、大枣、鲜姜、酒)加减。若久病气血不足,加当归、党参、黄芪等。若痛甚加全蝎、蜈蚣等虫类药搜风剔络止痛。

4. 血虚头痛

【证候】 头痛隐隐,或兼头晕,心悸失眠,面色少华,神疲乏力,遇劳则重。舌淡苔薄白,脉细而弱。

【分析】 气血不足,不能上荣,清窍失养。头窍不得血濡养故头痛隐隐,或眩晕。血不养心,故心悸寐不安。气血不能上荣于面,则面色少华,不能充养机体,则神疲乏力。劳可耗伤气血,故遇劳则重。舌淡苔薄白,脉沉细而弱,为气血不足之象。

【治法】 益气养血。

【方药】 四物汤(当归、白芍、川芎、熟地黄)加减。可加首乌、酸枣仁等血虚气弱,加党参、黄芪、白术等。阴血亏虚,阴不敛阳,肝阳上扰,加菊花、天麻、钩藤等。

5. 肾虚头痛

【证候】 头脑空痛,眩晕耳鸣,腰膝酸软,或滑精、带下,舌嫩红少苔,脉沉细无力。

【分析】 肾精亏虚,髓海不足,脑窍失养。肾虚精髓不足,脑海失养,故头脑空痛,头晕耳鸣。肾虚,腰府筋骨失养,则腰膝酸软。肾气不足,精关不固则滑精、带下。舌嫩红少苔,脉沉细无力乃肾精亏虚之象。

【治法】 补肾养阴。

【方药】 大补元煎(人参、山药、熟地黄、杜仲、枸杞子、当归、山茱萸、炙甘草)加减。若头痛而晕,面红潮热,盗汗,肾阴虚,虚火上炎者,去人参,加知母、黄柏,或方用知柏地黄丸加减;若头痛畏寒,四肢不温,腰膝酸冷,舌淡,肾阳不足者,宜右归丸或金匮肾气丸加减。

第十八节 眩 晕

眩为眼花,晕指头晕,两者同时出现,统称眩晕。眩晕是由于风、火、痰、瘀、虚导致脑髓空虚,清窍失养,以头晕、目眩为主要特征的一类病证。轻者闭目即止,重者旋转不定,不能站立,或伴有恶心、呕吐、出汗,甚则昏倒等症状。该病须与中风病、厥证、痫病相鉴别。

西医学中的梅尼埃综合征、高血压、低血压、脑动脉硬化、椎-基底动脉供血不足等疾病,表现以眩晕为主要症状时,可参考本节辨证治疗。

一、病 因 病 机

1. 肝阳上亢 素体阳盛,肝阳上亢,发为眩晕;忧郁恼怒,气郁化火,肝阴暗耗,肝阳偏盛,风阳升动,上扰清空,发为眩晕;或肾水不足,水不涵木,致肝阴不足,肝阳上亢,发为眩晕。

2. 肾精不足 肾主藏精生髓,若先天不足,肾阴不充,或年老肾虚,或房劳过度,均使肾精亏耗,不能生髓,髓海空虚,发生眩晕。

3. 气血亏虚 久病不愈,耗伤气血,或失血之后,虚而不复,或脾胃虚弱,健运失职,生化乏源,以致气血两虚,气虚则清阳不升,血虚则脑失所养,皆能发生眩晕。

4. 痰浊中阻 嗜食肥甘,劳倦太过,伤于脾胃,健运失司,水谷不化,聚湿生痰,痰浊中阻,则清阳不升,浊阴不降,发为眩晕。

总之,眩晕病证病变部位主要在清窍,以内伤为主,尤以肝阳上亢、气血亏虚、痰浊中阻最为常见,故有"诸风掉眩,皆属于肝"、"无虚不作眩"、"无痰不作眩"之说。

二、辨证要点

1. 辨脏腑 眩晕虽病位在清窍,但多与肝、脾、肾功能失调有关。肝阳亢盛者,眩晕多兼见头目胀痛,面部潮红等症。脾失健运,多兼见纳呆,乏力。痰湿中阻,兼有头重,耳鸣,呕恶等。肾精不足,多兼耳鸣如蝉,腰膝酸软等症。

2. 辨标本 眩晕以肝肾阴虚、气血不足为本,风、火、痰、瘀为标。肝肾阴虚者多为舌红少苔,脉弦细数;气血不足多见舌淡嫩,脉细弱。标实中,风主动,火炎上,痰浊黏滞,瘀血留着,当根据其各自特点,加以辨识。

3. 辨虚实 眩晕以虚证居多,而实证多由痰浊阻遏、痰火气逆所致。实证多为新病,体壮,症兼呕恶、面赤、头目胀痛、耳鸣如潮;虚证多为久病,体弱,兼见少气懒言,神倦乏力,耳鸣如蝉;发作期多实证,缓解期多虚证。眩晕病程较长者,尚可形成虚实相兼,阴损及阳,阴阳两虚等证。

三、辨证论治

眩晕多系本虚标实之证,肝肾阴虚、气血不足,为病之本;风、火、痰、瘀为病之标。各类临床眩晕,可单独出现,也可相互并见,须详察病情,才能正确辨治。治疗上,一般须标本兼顾,或在标证缓解之后,从本而治。

1. 肝阳上亢

【证候】 眩晕,耳鸣,甚则头目胀痛,常遇烦劳恼怒而加重,面色潮红,口苦,烦躁易怒,失眠多梦。舌红苔黄,脉弦或弦数。

【分析】 肝阳风火,上扰清窍。肝为刚脏,体阴用阳,肝肾之阴不足,阴不敛阳,或肝郁化火,肝阳升发太过,阳亢风动,上扰清空,故眩晕,耳鸣,头目胀痛,面色潮红。恼怒烦劳致肝失条达,故使眩晕加重。肝失柔性,则烦躁易怒。热扰心神,则失眠多梦。肝失疏泄,胆气上逆,则口苦。舌红苔黄,脉弦滑为肝阳上亢之征。

【治法】 平肝潜阳。

【方药】 天麻钩藤饮(天麻、钩藤、石决明、川牛膝、桑寄生、杜仲、山栀、黄芩、益母草、茯神、夜交藤)加菊花、白蒺藜。若肝火偏盛,加龙胆草、夏枯草、丹皮;若肝风偏盛,眩晕急剧,手足震颤,加珍珠母、龙骨、牡蛎、地龙等镇肝息风。兼肝肾阴虚,眩晕,神倦,腰膝酸软,加枸杞子、何首乌、白芍等。

2. 肾精不足

【证候】 眩晕日久不愈,耳鸣耳聋,精神委靡,腰膝酸软,神倦健忘。偏于阴虚者,伴烦热少寐,口咽干燥,或遗精早泄,舌红苔少,脉细数。偏于阳虚者,伴见畏寒肢冷,阳痿早泄;舌质淡,脉沉细。

【分析】 肾精不足,髓海空虚,脑失所养。脑为髓之海,肾开窍于耳,肾虚精少,则脑髓、耳窍失于充养,故眩晕耳鸣,精神委靡,神倦健忘,耳鸣耳聋。腰为肾府,肾主骨,肾精不足,腰府、筋骨失养,则腰膝酸软。肾阴虚者,肾阴不足,阴虚火旺,上扰心神,则烦热少寐;下扰精室,则遗精、早泄。阴虚内热,津阴亏耗,则口咽干燥、舌红苔少、脉细数。阳虚者,阳气不足,温煦失司,故畏寒肢冷。命门火衰,精关不固,则阳痿早泄。舌质淡,脉沉细为肾阳不足之象。

【治法】 滋养肝肾,益精填髓。偏阴虚者,宜滋阴清热;偏阳虚者,宜温阳补肾。

【方药】 左归丸(熟地黄、山茱萸肉、淮山药、枸杞子、菟丝子、鹿角胶、龟板胶、川牛膝)。肾阴虚,阴虚内热,可加炙鳖甲、知母、黄柏、丹皮、地骨皮;温补肾阳可用右归丸(熟地黄、山茱萸、淮山药、枸杞子、菟丝子、杜仲、附子、肉桂、当归、鹿角胶)。

3. 气血两虚

【证候】 头目眩晕,久立或动则加重,遇劳易发,气短懒言,神疲纳减,面色苍白,唇甲淡白,心悸少眠,或便溏。舌质淡,脉细弱。

【分析】 气血不足,清阳不升,清空失养。脾主运化、升清。脾虚不能升清,水谷不能运化,气血生化不足,清空失于荣养,故作眩晕。久立、劳累均使气血耗伤,故可引发或加重眩晕。脾气虚,运化失职,则气短懒言,神疲纳减,便溏。心主血脉,其华在面,血虚不能养心,心血不足,则面色苍白,唇甲淡白,心悸少眠。舌质淡、脉细弱乃气血两虚之象。

【治法】 补气养血。

【方药】 归脾汤(人参、白术、黄芪、炙甘草、远志、酸枣仁、茯神、龙眼肉、当归、木香、大枣、生姜)加减。常加补气升阳药,如升麻、柴胡。若脾虚湿盛,腹泻、便溏,加薏苡仁、莲子、炒扁豆。若血虚较甚,加阿胶、何首乌;心悸少眠,加柏子仁、夜交藤、龙骨、牡蛎。

> **案例 14-19**
>
> 程某,女,34 岁,怀孕 5 个月,只是头晕,别无他症。淡红舌,薄白苔,脉滑,但不满指。处方:炙黄芪 10g,当归身 5g,酒生地 10g,阿胶 6g,桑叶 6g,黑芝麻 18g,鹿角胶 6g,白薇 5g,炒远志 5g,桑寄生 15g,菊花 10g。服用 4 剂后,头晕大减,嘱留此方,若再头晕可再服用数剂。(施小墨,等. 中国百年百名中医临床家丛书·施今墨. 北京:中国中医药出版社,2001)

【思考题】 按照中医理论,该患者属于何种病证?请分析其病机和治法。

【参考答案】 中医诊断:眩晕(气血两虚)。病机:怀孕 5 个月,气血多养胎儿,不能上荣于脑,清空失养,故致头晕。气血不足,清阳不升。脾主运化、升清。脾虚不能升清,水谷不能运化,气血生化不足,清空失于荣养,故作眩晕。久立、劳累均使气血耗伤,故可引发或加重眩晕。脾气虚,运化失职,则气短懒言,神疲纳减,便溏。心主血脉,其华在面,血虚不能养心,心血不足,则面色苍白,唇甲淡白,心悸少眠。淡红舌,薄白苔,脉滑,但不满指,为气血两虚之象。治法:补气养血。避免应用伤胎动血之品。

4. 痰浊上蒙

【证候】 头重昏蒙,或兼视物旋转,胸脘满闷,泛恶,呕吐痰涎,少食神倦多寐。舌苔白腻,脉濡滑。

【分析】 痰浊中阻,上蒙清窍,清阳不展。脾失健运,痰湿内生,痰浊上犯,蒙闭清窍,故眩晕,且头重如蒙,甚则视物旋转。湿浊中阻,胃失和降,则胸脘满闷,不思饮食,泛恶,或呕吐痰涎。痰浊蒙蔽心神,则神倦多寐。舌苔白腻,脉弦滑为痰湿内阻之象。

【治法】 化痰祛湿,健脾和胃。

【方药】 半夏白术天麻汤(半夏、白术、天麻、陈皮、茯苓、甘草、大枣、生姜)。若眩晕较甚,呕吐频作,加代赭石、旋覆花、生姜等。脘闷纳呆,加砂仁、蔻仁。若兼耳鸣者,可加菖蒲、郁金通阳化痰开窍。痰郁化火,口苦心烦,加黄连、竹茹、陈胆星。

第十九节 中 风

中风病是以突然出现口眼㖞斜,语言不利,半身不遂,甚则卒然昏倒,不省人事为特征的病证。本病多见于中老年人,根据脑髓神机受损程度的不同,又有中经络和中脏腑之分。该病四季皆可发病,但以冬春两季为多。须与痫证、厥证、痉病、痿证相鉴别。

西医学的出血性脑血管疾病、缺血性脑血管疾病等,可参考本节辨证治疗。

一、病 因 病 机

1. 积损正衰 《景岳全书·非风》说:"卒倒多由昏愦,本皆内伤积损颓败而然。"年老体弱,或久病气血亏损,元气耗伤,脑脉失养。气虚行血无力,血流不畅,致使脑脉瘀滞不通;阴血亏虚,无以制阳,内风动越,夹痰浊、瘀血上扰清窍,突发本病。

2. 劳倦内伤 烦劳过度,耗伤精血,或病后体虚,年老体弱,阴精不足,致肝肾阴虚,肝失所养,肝阳偏亢。在人体阳气偏盛的情况下,加以情志过极,劳倦过度,或嗜酒劳累,气候影响等因素的作用,致阴亏于下,肝阳鸱张,阳亢风动,气血上冲,发为中风。

3. 痰湿阻络 过食肥甘醇酒,脾胃受损,脾失健运,聚湿生痰,痰郁化热,阻滞经络,蒙蔽清窍;或肝阳素旺,横逆犯脾,脾失健运,内生痰浊;或肝郁化火,灼津成痰,以致肝风夹痰火,横窜经脉,蒙蔽清窍而致卒然昏仆,发为本病。

4. 情志所伤 气机郁滞,血行不畅,瘀结于脑;心火暴盛,或郁怒伤肝,肝阳暴动,引动心火,风火相煽,血随气逆,上冲于脑,心神昏冒而卒倒无知,发为本病。

总之,中风病病位在脑,与心、肝、脾、肾密切相关。风(肝风、外风)、火(肝火、心火)、痰(湿痰、风痰)、气(气虚、气逆)、血(瘀血)、虚(阴虚、气虚)等因素相互影响,在一定条件下,突然发病,致阴阳失调,气血逆乱,上犯于脑,这是中风常见的发病因素及病理机制。

二、辨 证 要 点

1. 辨虚实与病邪性质 中风病为本虚标实,急性期以标实证为主。症见突然半身不遂,甚或神昏、肢体拘急、抽搐,属内风旋动;病后咯痰量多或神昏、喉中痰鸣者,舌苔白腻,为痰浊壅盛;面红目赤,口干口苦,或身热,烦躁不宁,便秘,尿黄赤,属邪热内蕴;若肢体瘫软,舌质紫暗为气虚瘀血阻络。

2. 辨中脏腑、中经络 依据有无神识昏朦可分中脏腑与中经络。一侧肢体无力或半身不遂,口眼㖞斜或舌强言謇,无神识昏朦者,属中经络,病情较轻,病位较浅;兼有神识恍惚或神昏,属中脏腑,多病位深,病情重。病程中,中脏腑和中经络可互相转化。病由中脏腑转向中经络,病势为顺,预后多好;若病由中经络转向中脏腑,则病情加重,预后不良。

3. 辨闭证、脱证 闭证为邪气内闭清窍,属实证,证见神昏,牙关紧闭,口噤不开,肢体强痉。若兼见面赤身热,躁扰不宁。舌红苔黄腻,脉弦滑数,则为阳闭证,由痰热郁闭清窍所致;若兼见面白,静卧不烦,四肢不温,痰涎壅盛,舌苔白腻,脉弦滑,则为阴闭证,属痰浊内闭清窍。脱证是五脏真阳耗散,症见昏愦无知,气息微弱,目合口开,肢瘫手撒,肢冷汗多,二便自遗,属中风危候。

三、辨 证 论 治

(一)中经络

1. 风邪入络

【证候】 突然口眼㖞斜,肌肤手足麻木不仁,口角流涎,舌强语謇,甚则半身不遂,或兼见恶寒发热,肢体拘急,关节酸痛等症。舌苔薄白,脉浮弦。

【分析】 络脉空虚,风邪乘虚入中,气血痹阻。经气阻滞不通,肢体筋脉肌肤失于气血荣养,则口眼㖞斜,口角流涎,舌强语謇,肌肤不仁,肢体拘急,甚则半身不遂。恶寒发热为外风袭表,营卫不和所致。风邪入络,故舌苔薄白,脉浮弦。

【治法】 祛风通络,养血和营。

【方药】 牵正散(全蝎、白附子、僵蚕)与大秦艽汤(秦艽、独活、羌活、防风、白芷、细辛、当归、生地黄、熟地黄、白芍、川芎、白术、茯苓、甘草、石膏、黄芩)合方加减。偏于风寒者,去石膏、黄芩、生地。偏于风热者,去防风、羌活、细辛、白芷,加桑叶、菊花、薄荷。

2. 风阳上扰

【证候】 常有头晕头痛,耳鸣目眩,腰酸软,突然出现口眼㖞斜,言语不利,或手足重滞,半身不遂。舌质红,脉弦数。

【分析】 肝肾阴虚,阳亢化风,风阳上扰。肝肾不足,则头晕、耳鸣、腰酸。肝阳上亢,故头痛,目眩。肝阳亢盛无制而化风,风阳上扰,横窜经络,则口眼㖞斜,言语不利,或手足重滞,半身不遂。舌质红,脉弦数为肝阳偏盛之征。

【治法】 滋阴潜阳,息风通络。

【方药】 镇肝息风汤(生龙骨、生牡蛎、生龟板、代赭石、玄参、白芍、天冬、淮牛膝、麦芽、川楝子、茵陈、甘草)加减。可加天麻、钩藤平肝息风。阴虚阳亢,肝火偏盛,加菊花、黄芩、山栀清肝泻火。风阳夹痰,苔黄腻者,加竹沥、陈胆星、贝母清热化痰。

▶▶ **(二)中脏腑**

Ⅰ．**闭证**

1. 阳闭

【证候】 突然昏仆,不省人事,牙关紧闭,口噤不开,肢体强痉,两手握固,大小便闭,兼有面赤身热,气粗口臭,躁扰不宁。舌苔黄腻,脉弦滑而数。

【分析】 肝阳暴涨,阳亢风动,痰热壅盛,神窍闭阻。气血上逆,风痰上扰,蒙蔽清窍,故突然昏仆,不省人事。肝风夹痰火为患,横窜经络,则牙关紧闭,口噤不开,两手握固,肢体强痉;火热伤津,筋脉失养而拘急。腑热内结,则大小便闭。痰热壅盛,故面赤身热,气粗口臭,躁扰不宁。舌苔黄腻,脉弦滑而数。

【治法】 辛凉清热开窍,平肝息风豁痰。

【方药】 至宝丹(朱砂、麝香、安息香、金银箔、犀牛、牛黄、琥珀、雄黄、玳瑁、龙脑)或安宫牛黄丸(牛黄、郁金、犀角、黄连、朱砂、冰片、珍珠、山栀、雄黄、黄芩、安息香、金箔衣)灌服(或鼻饲),以辛凉开窍;羚角钩藤汤(羚羊角、桑叶、川贝、生地黄、钩藤、菊

花、白芍、生甘草、鲜竹茹、茯神)加减,以平肝息风豁痰。痰阻气道,喉间痰鸣,加竹沥、天竺黄、胆南星;痉厥、抽搐,加全蝎、蜈蚣、僵蚕;腑实热结,腹胀便秘,加大黄、芒硝、枳实。痰热伤津,舌干红,苔黄糙,加沙参、麦冬。

2. 阴闭

【证候】 突然昏仆,不省人事,目闭口噤,喉中痰鸣,肢体瘫软或强痉,兼见面白唇暗,静卧不烦,四肢不温。舌苔白腻,脉沉滑缓。

【分析】 湿痰偏盛,上蒙清窍,内蒙心神,神窍闭塞。肝风夹痰,横窜经络,闭塞清窍,故突然昏仆,不省人事,目闭口噤,喉中痰鸣,尿失禁。风痰窜络,筋脉失养,故肢体强痉或瘫软。痰浊阴邪,闭塞阳气,阳气不能温煦,故面白唇青,四肢不温,静卧不烦。舌苔白腻,脉沉滑缓乃痰浊偏盛之象。

【治法】 辛温开窍,除痰息风。

【方药】 苏合香丸(白术、青木香、犀角、香附、朱砂、诃子、檀香、安息香、沉香、麝香、丁香、冰片、荜茇、苏合香油、熏陆香)灌服(或鼻饲),以辛温开窍;涤痰汤(制法夏、陈皮、茯苓、竹茹、石菖蒲、制南星、枳实、人参、甘草、生姜)加减,可加天麻、钩藤、郁金、僵蚕息风豁痰开窍。

Ⅱ．**脱证**

【证候】 突然昏仆,不省人事,目合口开,气息微弱,手撒肢瘫,四肢逆冷,汗出淋漓,大小便自遗,舌痿,脉细弱或脉微欲绝。

【分析】 正不胜邪,元气衰微,阴阳欲绝。正气亏虚,清窍失养,神无所倚,故出现突然昏仆,不省人事。阳气衰微,故目合口开,气息微弱,肢瘫手撒,四肢逆冷。阴不恋阳,阳浮于外,固摄无权,则二便自遗,汗多。舌痿,脉细弱或脉微欲绝为阳气暴绝,元气虚脱之危候。

【治法】 回阳救逆,益气固脱。

【方药】 参附汤(人参、熟附子)和生脉散(人参、麦冬、五味子)加味。可加黄芪、龙骨、牡蛎、敛汗回阳。

▶▶ **(三)恢复期**

1. 气虚络瘀证

【证候】 肢软无力,偏枯不用,舌强语謇,面色萎黄,舌淡紫或有瘀斑,苔薄白,脉细涩或虚弱。

【分析】 气虚血滞,脉络瘀阻。由于气虚血亏,血滞脉络,经脉肌肉失养,故致肢软无力,半身不遂,舌强语謇,或偏瘫。气血不能荣养于面,故面色萎黄。气血亏虚,瘀阻脉络,则舌淡紫或有瘀斑,脉来细涩或虚弱。

【治法】 益气养血,化瘀通络。

【方药】　补阳还五汤(黄芪、当归尾、赤芍、地龙、川芎、桃仁、红花)加味。血虚甚，加鸡血藤、枸杞子。若肢冷，加桂枝温经通脉。腰腿痿软，加杜仲、川断、牛膝、桑寄生等。若痰浊偏盛，口眼㖞斜，舌强语謇者，加白附子、全蝎、僵蚕等搜风化痰通络。

案例 14-20

程某，男，48 岁，1988 年 7 月 4 号初诊：患脑血栓病右半身不遂 1 年余，现右手足仍欠灵活，感觉迟钝，右足行走时内旋，伸舌歪斜。舌质暗有瘀斑，脉细涩。处方：黄芪 50g，当归 10g，川芎 5g，白芍 50g，甘草 10g，生地 15g，地龙 15g，桃仁 5g，红花 10g，葛根 50g，桂枝 10g，生姜 5 片，红枣 10 枚。服用 6 剂后，右足行走内旋明显好转。上方加减服用至 9 月中旬，右足行走正常，伸舌已不歪斜。(万友生．中国百年百名中医临床家丛书·施今墨．北京：中国中医药出版社，2003)

【思考题】　按照中医理论，该患者属于何种病证？请分析其病机和治法。

【参考答案】　中医诊断：中风(气虚络瘀证)。病机：气虚血滞、脉络瘀阻。由于气虚血亏，血滞脉络，经脉肌肉失养，故致右手足仍欠灵活，感觉迟钝，右足行走时内旋，伸舌歪斜。舌质紫暗有瘀斑，脉细涩，乃气血亏虚、瘀阻脉络之象。治法：益气养血，化瘀通络。

---

2. 肝肾亏虚证

【证候】　半身不遂，肢体麻木，拘挛变形，腰酸腿软，舌强语謇。舌淡红，或少苔，脉沉细。

【分析】　肝肾不足，阴血亏耗，筋脉失养。精血不足，不能荣养筋脉，故见肢体偏枯、麻木、拘挛变形，舌强语謇。肝肾亏虚，不能充养腰府筋骨，故腰酸腿软。舌淡红，脉来沉细，为肝肾不足之象。若肝肾阴虚，则舌红少苔。

【治法】　滋养肝肾。

【方药】　地黄饮子(地黄、山茱萸、石斛、麦冬、巴戟天、肉苁蓉、附子、肉桂、茯苓、远志、菖蒲、五味子)合左归丸加减(地黄、山药、山茱萸、菟丝子、枸杞子、鹿角胶、龟板、川牛膝)加味。可加若肝肾当归、鸡血藤养血和络，或加杜仲、川断、桑寄生补肾壮腰，强健筋骨。

第二十节　水　　肿

水肿是指因感受外邪、饮食失调、或劳倦过度，使肺失通调、脾失转输、肾失气化、膀胱开合不利，导致体内水湿停留，泛溢肌肤，表现以头面、眼睑、四肢甚至全身浮肿为特征的一类病证。其病理变化主要在肺、脾、肾三脏，以肾为本，以肺为标，以脾为制水之脏。而瘀血阻滞、三焦水道不利，往往可使水肿顽固难愈。本病证须与鼓胀相鉴别。

西医学的急、慢性肾小球肾炎、肾病综合征、充血性心力衰竭、内分泌失调、营养障碍等病出现水肿时，可参考本节辨证治疗。

一、病因病机

1. 风邪外袭　风邪外袭，内舍于肺，肺失宣降，水道不通，风水相搏，流溢肌肤，发为水肿；或风邪夹湿，上袭于肺，下扰于肾，肺失通调，肾失气化，水溢肌肤，发为水肿。

2. 湿毒浸淫　肌肤疮疡痈毒未得清解消退，湿毒内归于脾肺，水液代谢受阻，溢于肌肤，发为水肿。

3. 水湿浸渍　久居潮湿环境，或冒雨涉水，水湿之气内侵；或平素酒食不节，过食生冷，湿蕴于中，脾为湿困，运化失职，不能升清降浊，以致水湿停留，泛溢肌肤，而成水肿。若水湿久蕴化热，湿热交蒸，中焦脾胃失于升清降浊，三焦壅滞，水道不通，也能导致水肿。

4. 脾阳虚弱　劳倦过度，或饮食失节，或久病损伤脾土，致脾阳虚弱，运化失职，转输无权，不能制水，发为水肿。

5. 肾阳衰微　生育不节，或房劳过度，或久病缠绵，肾精内耗，日久致肾阳亏虚。肾失气化，开阖不利，则水液停聚，泛溢肌肤，形成水肿。

二、辨证要点

1. 辨外感与内伤　由外感所致者，病程短，起病急，常有恶寒、发热、头身疼痛、脉浮等表证，病以邪实为主；内伤者，病程迁延反复，以虚为本，多虚中夹实，常伴有气虚、阳虚或阴虚表现。

2. 辨阳水与阴水　阳水证起病急，每成于数日之内，肿始于颜面，继及四肢与胸腹，腰以上为剧，肿处皮肤绷急光亮，按之凹陷即起，兼见发热、口渴、尿短赤、便秘等表、热、实证，多因风邪外袭，水湿浸渍导致肺失宣降，脾失健运而成，一般病程较短。阴水证多逐渐发生，迁延反复，或有阳水转化而来，肿始起于下肢，继及腹胸、上肢、头面，以下肢为甚，皮肤松懈，按之凹陷不易恢复或按之如泥，兼见神疲乏力，尿少，大便溏薄等里、虚、寒证，多因脾肾亏虚，气化不利而成。

三、辨证论治

水肿的治疗，《素问·汤液醪醴论》篇提出"开鬼门"、"洁净府"、"去菀陈莝"三条基本原则,《金匮要略·水气病》篇指出"诸有水者,腰以下肿,当利小便;腰以上肿,当发汗乃愈。"这些治疗原则,迄今对临床仍有指导意义。其具体治疗方法,历代医家都有补充和发展,归纳起来主要有发汗、利尿、燥湿、温化、理气、逐水、固本等法。

▶ (一) 阳水

1. 风水相搏

【证候】 眼睑浮肿,继则四肢及全身皆肿,来势迅速,小便不利,多伴恶风、恶寒、发热等症。偏于风热者,伴有咽喉红肿疼痛,舌质红,脉浮滑数;偏于风寒者,咳喘,舌苔薄白,脉浮紧。水邪泛滥,肿势较重时,可见沉脉。

【分析】 风邪袭表,肺气不宣,通调失司,风遏水阻。风邪外侵,肺气闭塞,肺失通调水道,水津不能下输膀胱,风水相搏,泛溢肌肤,发为水肿。风性轻扬,易袭头面与肌表,且善行数变,风水相搏,则水肿常自睑面而起,迅速遍及全身。肺卫失和,则恶风或恶寒、发热。肺失宣降,则咳嗽而喘。膀胱气化失常,则小便不利。风水偏寒邪者,舌苔薄白,脉浮紧;风水偏热者,舌质红,脉浮滑数;肿势甚,阳气被遏,则见脉沉。

【治法】 祛风解表,宣肺行水。

【方药】 越婢加术汤(麻黄、石膏、白术、大枣、生姜、甘草)加减治疗。表邪甚而偏寒的,去石膏加桂枝、苏叶、防风。咳喘可加杏仁、前胡、桑白皮、葶苈子。尿少热重者,可加白茅根。

案例 14-21

张某,女,12岁,1962年11月5号初诊:全身浮肿,尿量减少已十余天。浮肿先见于眼睑,继则遍及全身皆肿,低热咳嗽,大便不实。苔薄黄,脉浮大。尿检:蛋白(＋＋),红细胞0～1,白细胞少许。体温38℃,血压146/100mmHg。处方:净麻黄1.2g,杏仁5g,苏子5g,苏叶1.5g,防风3g,生黄芪15g,莱菔子5g,茯苓15g,薏苡仁12g,陈橘皮3g,生姜皮3g,炙鸡内金3g,杜仲9g,续断5g,车前子(包)9g,生甘草1g。服用4剂后,水肿消退,低热亦除,大便调实。尿检:蛋白(＋),体温38℃,血压138/96mmHg。风水已去,后以扶脾益肾方药服用20余剂后,血压正常,尿检蛋白阴性,随访2年,未见复发。(邹燕勤,等.中国百年百名中医临床家丛书·邹云翔.北京:中国中医药出版社,2003)

【思考题】 按照中医理论,该患者属于何种病证?请分析其病机和治法。

【参考答案】 中医诊断:水肿(阳水 风水相搏)。病机:风邪袭表,肺气闭塞,肺失通调水道,水津不能下输膀胱,风水相搏,泛溢肌肤,发为水肿。风性轻扬,易袭头面与肌表,则水肿常自睑面而起;风善行数变,风水相搏,迅速遍及全身。肺卫失和,则低热。风邪袭表,肺气不宣,则咳嗽。苔薄黄,脉浮大,乃风水相搏之象。治法:祛风解表,宣肺行水。

2. 湿毒浸淫

【证候】 眼睑浮肿,延及全身,尿短色赤,身发疮痍,甚则溃烂,恶风发热。舌红,苔薄黄,脉浮数或滑数。

【分析】 湿毒内归于脾肺,三焦气化不利,水湿内停,溢于肌肤,发为水肿。湿毒客于肺卫,营卫不和,则恶风发热;蕴于肌肤,则身发疮痍,甚则溃烂。湿热内侵,膀胱气化失司,则尿短色赤。舌红,苔薄黄,脉浮数或滑数为湿热疮毒侵袭之象。

【治法】 宣肺解毒,利湿消肿。

【方药】 麻黄连翘赤小豆汤(麻黄、杏仁、桑白皮、连翘、赤小豆、甘草、生姜、大枣)合五味消毒饮(金银花、野菊花、蒲公英、紫花地丁、紫背天葵)加减。风盛瘙痒,加白鲜皮、地肤子。湿盛糜烂,加苦参、土茯苓。湿热下注膀胱,热伤血络,尿痛、尿血者,加石韦、大蓟、荠菜花、白茅根。

3. 水湿浸渍

【证候】 全身水肿,下肢肿甚,按之没指,小便短少,身体困重,胸脘痞闷,纳呆,泛恶。舌苔白腻,脉沉缓。

【分析】 水湿内侵,湿困脾阳,脾不制水。水湿浸渍肌肤,故肢体浮肿。湿性重浊,趋下,故身体困重,下肢肿甚,按之没指。水湿内聚,膀胱气化失职,故小便不利。脾为湿困,脾阳不振,运化不健,湿阻气机,升降失常,可见胸脘痞闷、纳呆、泛恶等症。苔白腻,脉沉缓为水湿内困之象。

【治法】 健脾化湿,通阳利水。

【方药】 五皮饮(桑白皮、陈皮、茯苓皮、大腹皮、生姜皮)合胃苓汤(苍术、厚朴、陈皮、甘草、生姜、大枣、白术、桂枝、茯苓、猪苓、泽泻)加减。肿甚而喘者,加麻黄、杏仁、葶苈子宣肺平喘。湿困中焦,脘腹胀满者,加川椒目、砂仁、蔻仁等。

4. 湿热壅盛

【证候】 遍身浮肿,皮肤光亮绷急,胸闷腹胀,烦热口渴,小便短赤,大便干结。舌红苔黄腻,脉沉数。

【分析】 水湿之邪从热而化,三焦壅滞,气滞水停。湿热淫溢肌肤,故见遍身浮肿,皮薄而亮。湿热郁蒸,气机阻滞,故胸闷腹胀而烦热。湿热蕴结,三焦气化不利,津液不能上承于口,故口渴。湿阻气滞,传导失司,则大便干结;膀胱气化不利,则小便短赤。舌苔黄腻、脉沉数为湿热内蕴之象。

【治法】 分利湿热。

【方药】 疏凿饮子(商陆、泽泻、赤小豆、椒目、木通、茯苓、大腹皮、槟榔、羌活、秦艽、生姜)加减。关木通因具有肾毒性,宜去之,可加滑石、车前子、石韦等清利湿热。若肿甚喘促不得平卧,加葶苈子、桑白皮泻肺利水。腹满,便秘,加大黄、枳实。热甚加连翘、竹叶。

▶ (二)阴水

1. 脾阳虚

【证候】 水肿日久,腰以下为甚,按之凹陷不易恢复,脘腹满胀,纳减便溏,面色萎黄,肢体倦怠,小便短少。舌质淡,舌苔白滑,脉沉缓。

【分析】 脾阳不振,温化无权,土不制水,水湿泛溢。水湿盛,则身肿,尤腰以下为甚,按之没指不易恢复。脾阳虚,则运化无力,水谷不化,水湿不行,故脘腹胀满,纳减便溏,小便短少,肢体倦怠,面色萎黄。舌淡,苔白滑,脉沉缓是脾阳水湿不化之象。

【治法】 温运脾阳,行气利水。

【方药】 实脾饮(附子、干姜、白术、甘草、木瓜、槟榔、茯苓、厚朴、木香、草果、大枣、生姜)加减。可加人参、黄芪健脾益气。小便短少者,加桂枝、泽泻、猪苓通阳化气行水。

2. 肾阳虚

【证候】 水肿反复消长,迁延不愈,面浮身肿,腰以下尤甚,按之凹陷不起,腰酸冷痛,畏寒肢冷,尿少,甚者心悸气短,喘促难卧,腹大胀满。舌质淡胖,苔白滑,脉沉细或沉迟无力。

【分析】 肾阳衰微,不能温煦脾阳,脾肾阳虚,寒水内聚,故见面浮身肿,且反复迁延。阴水盛于下,故腰以下为甚,按之凹陷不起。肾失蒸腾气化,肾虚水泛,水气凌心犯肺,故心悸气短,喘促难卧。水聚中州,则腹大胀满。肾虚,膀胱气化失司,故尿少。肾阳不足,不能温养腰府,则腰酸冷痛;不能温煦肌体,故畏寒肢冷。舌淡胖,苔白滑,脉沉细或沉迟无力为肾阳衰微,水湿不化之象。

【治法】 温肾助阳,化气行水。

【方药】 济生肾气丸(附子、肉桂、山茱萸、山药、车前子、牡丹皮、熟地黄、牛膝、茯苓、泽泻)合真武汤(附子、白术、生姜、茯苓、白芍)加减。虚寒甚,加仙灵脾、巴戟天。若肾阳久衰,阳损及阴,水肿反复,兼有口干咽燥、五心烦热、舌红苔少、脉细弱等,宜左归丸加猪苓汤(猪苓、茯苓、泽泻、阿胶、滑石),以滋补肾

阴,兼利水湿。

第二十一节 淋 证

淋证是指因肾、膀胱气化失司、水道不利而导致的以小便频急短涩,滴沥刺痛,小腹拘急,或痛引腰腹为主要临床表现的一类病证。临床中将淋证分为"石淋、气淋、热淋、膏淋、劳淋"五种,故也称"五淋"。须与癃闭、尿血、尿浊相鉴别。

西医学的泌尿系感染、泌尿系结石、尿道综合征、乳糜尿等疾病出现上述症状时,可参考本节辨证治疗。

一、病因病机

1. 膀胱湿热 外阴不洁,秽浊之邪上犯膀胱,或嗜酒食肥甘厚味,湿热内生,下注膀胱;或心火下移小肠,热迫膀胱,使膀胱气化失司,水道不利,遂发为热淋。或湿热久蕴,煎熬尿液,炼液成石,为石淋;湿热灼伤血络,迫血妄行,为血淋;或湿热滞留脉络,肾与膀胱气化不利,无以分清别浊,脂液随尿液而下,为膏淋。

2. 肝郁气滞 恼怒伤肝,气滞不宣,气郁化火,热移下焦,致膀胱气化失职,发为气淋。

3. 脾肾亏虚 久淋不愈,湿热耗伤正气,或年老体弱,或劳累过度,房劳伤肾,思虑伤脾,致肾虚下元不固,或脾虚中气下陷,因而小便淋沥不已。若遇劳即发者,则为劳淋;中气不足,气虚下陷者,则为气淋;肾气亏虚,下元不固,封藏失职,脂液下泄者,为膏淋;若阴虚而火旺,扰动阴血,迫血妄行,则为血淋。

二、辨证要点

1. 辨淋证类型 淋证皆以湿热蕴结下焦,膀胱气化不利为病机,但有热伤血络、炼液成石、分清别浊失司之不同,需辨明是热淋,还是石淋、血淋、膏淋,以利针对病因病机对症治疗。热淋以尿热涩刺痛为特点;石淋尿中时有砂石;血淋为尿色红赤,或有血块;气淋兼有小腹胀满或坠胀;膏淋尿浊如米泔水;劳淋则有反复而作,遇劳即发的特点。

2. 辨证候虚实 一般初起或在急性发作阶段,以膀胱湿热、砂石结聚、气机阻滞为主,多属实证;久病,以脾虚、肾虚、气阴两虚为主,多属虚证。各淋证既有实证,又可见虚证或虚实相兼证。如血淋,湿热下注,热伤血络为实证;阴虚火旺,灼伤血络为虚证。热淋治疗后湿热未尽,又出现气阴两虚或肾阴不足时,可见虚实并见的证候。

3. 辨标本缓急 淋证有虚有实,尤其为虚实相

兼时,应注意辨标本缓急。劳淋以正虚为本,急性发作时,湿热蕴结,邪实为标,当详辨邪正关系,以急则治标,缓则治本为原则,采取相应的治疗。

三、辨证论治

1. 热淋

【证候】 小便频急,热涩刺痛,尿短黄赤,小腹拘急胀痛,或腰痛拒按,或恶寒发热,口苦,呕恶,大便秘结。舌苔黄腻,脉滑数。

【分析】 湿热蕴结下焦,膀胱气化不利,故小便频数,热涩刺痛,尿短黄赤,小腹拘急胀痛。湿热蕴结,肠腑传导失司,故大便秘结。腰为肾府,湿热之邪侵犯于肾,故腰痛拒按。若湿热蕴蒸,邪犯少阳,则寒热往来,口苦、呕恶。舌苔黄腻,脉滑数,为湿热之象。

【治法】 清热利湿通淋。

【方药】 八正散(木通、车前子、萹蓄、瞿麦、滑石、甘草、大黄、山栀、灯心草)加减。伴寒热,口苦者,加柴胡、黄芩和解少阳。尿涩不利,小腹拘急甚者,加石韦、冬葵子、青皮、乌药。便秘,腹胀者,加枳实、大黄通腑泄热。

2. 石淋

【证候】 尿中夹有砂石,小便艰涩,或排尿突然中断,尿道窘迫刺痛,少腹拘急,或一侧腰腹绞痛难忍,尿中带血,舌苔黄腻,脉弦。若病久砂石不去,可兼见面色少华,精神委顿,少气乏力,舌淡边见齿痕,脉细弱;或兼见手足心热,口干,舌红少苔,脉细数。

【分析】 湿热蕴结下焦,尿液煎熬成石,膀胱气化失司。砂石下行,则随尿而泄。如砂石阻滞尿道,则尿道窘迫刺痛,排尿艰涩或中断。若湿热、砂石阻滞气机,则腰腹绞痛,少腹拘急。砂石损伤血络,则尿中带血。舌苔黄腻、脉弦,为湿热内蕴,气滞疼痛之象。如湿热久恋膀胱,耗气伤血,则面色少华,精神委顿,少气乏力,舌淡边见齿痕,脉细弱。若湿热久蕴、损伤阴液,阴虚内热,则手足心热,口干,舌红少苔,脉细数。

【治法】 清热利湿,排石通淋。

【方药】 石韦散(石韦、冬葵子、瞿麦、滑石、车前子)加金钱草、鸡内金、海金沙等。如腹胀或拘急,加延胡索、木香、乌药行气通淋。腹部绞痛,加白芍、甘草缓急止痛。尿血加小蓟、生地、白茅根凉血止血。兼气血亏虚者,合用八珍汤;兼阴液亏耗者,合用六味地黄丸。

3. 气淋

【证候】 实证表现小便涩滞,淋漓不畅,少腹胀满疼痛,舌苔薄白,脉沉弦。虚证表现少腹坠胀,尿有余沥,面色㿠白。舌质淡,脉细无力。

【分析】 肝失疏泄,气机郁滞,膀胱气化不利。足厥阴肝经循少腹,络阴器。故情志怫郁,肝气不舒,则小便涩滞淋漓,少腹胀满疼痛,脉象沉弦。若为脾气虚弱,中气下陷者,常病程日久,且少腹坠胀,尿余沥不尽。气虚不能温养肌体,则伴有面色㿠白,乏力。舌质淡,脉细无力为气虚之象。

【治法】 实证宜理气疏导,通淋利尿;虚证宜补中益气,升阳举陷。

【方药】 实证用沉香散(沉香、石韦、滑石、当归、陈皮、白芍、冬葵子、甘草、王不留行)。腹胀及于胸胁者,加郁金、川楝子、青皮等。病久兼有瘀滞者,加红花、赤芍、益母草活血化瘀。虚证用补中益气汤(黄芪、人参、白术、炙甘草、当归、陈皮、升麻、柴胡)。

4. 血淋

【证候】 小便频急热涩刺痛,尿色深红,或夹有血块,疼痛满急加剧。舌红苔黄,脉滑数。

【分析】 湿热下注,蕴结膀胱,热甚灼络,迫血妄行。湿热阻滞,膀胱气化不利,故尿频、灼热涩痛。湿热炽盛,损伤血络,血随尿出,故尿中带血,或夹有血块。热瘀互结,阻于尿道,致小便疼痛胀满急加剧。舌红苔黄,脉滑数为实热之象。

【治法】 清热通淋,凉血止血。

【方药】 小蓟饮子(小蓟、蒲黄、藕节、滑石、木通、生地黄、当归、甘草、栀子、淡竹叶)加减。便秘者,加大黄泄通腑热。出血不止者,加仙鹤草、琥珀末收敛止血。兼有瘀血之象,加三七、牛膝、桃仁化瘀止血。若日久肾阴不足,虚火内扰,症见尿色淡红,尿痛涩滞不著,腰膝酸软,神疲乏力,舌红苔少,脉细数者,知柏地黄丸(知母、黄柏、熟地黄、山茱萸、淮山药、茯苓、泽泻、丹皮)加减,以滋阴清热,补虚止血。若久病脾虚气不摄血,归脾汤加仙鹤草、旱莲草、小蓟、泽泻、滑石等益气养血通淋。

5. 膏淋

【证候】 小便浑浊,乳白或如米泔水,上有浮油如脂,置后沉淀如絮状,或夹有凝块,或混有血液,尿道热涩疼痛。舌质红,苔黄腻,脉濡数。

【分析】 湿热下注,阻滞经脉,脂液不循常道,下溢膀胱,故小便浑浊如米泔水。膀胱湿热,气化不利,故尿道热涩疼痛。若热伤血络,可尿中带血。湿热内蕴,故舌质红,苔黄腻,脉濡数。

【治法】 清利湿热,分清泄浊。

【方药】 程氏萆薢分清饮(川萆薢、车前子、黄柏、茯苓、白术、石菖蒲、丹参、莲子心)加减。若久病不愈,反复发作,淋出如脂,溏滞不甚,形体消瘦,头昏乏力,腰膝酸软,舌淡,苔腻,脉细无力,为脾肾两虚,宜补脾益肾固涩,用膏淋汤(党参、淮山药、芡实、龙骨、牡蛎、生地黄、白芍)加连须、金樱子、菟丝子等。

案例 14-22

许某,男,56 岁,1989 年 12 月 4 号初诊:患乳糜尿 3 年,时作时止,小便浑浊,乳白或如米泔水,上浮膏脂,纳差,神疲,口干渴喜热饮,夜寐不安,梦多,近日咳嗽左胸胁微痛。舌质红,苔白黄,脉细弱。处方:萆薢50g,石菖蒲 10g,乌药 10g,益智仁 10g,党参 30g,白术 15g,茯苓 30g,桔梗 15g,枳壳 15g,生甘草 10g。另用山楂 100g 煎水冲蜂蜜代茶饮。服用 3 剂后,乳糜尿减大半,咳嗽胸胁痛减轻。服用上方加减治疗至 1990 年 1 月 19 号,乳糜尿全消。(万友生．中国百年百名中医临床家丛书·万友生．北京:中国中医药出版社,2003)

【思考题】 按照中医理论,该患者属于何种病证? 请分析其病机和治法。

【参考答案】 中医诊断:淋证(膏淋 脾肾两虚、湿热内蕴)。病机:患者久病不愈,反复发作,淋出如脂,纳差,神疲,脉细弱,为脾肾两虚、失于固摄。湿热下注,阻滞经脉,脂液不循常道,下溢膀胱,故小便浑浊如米泔水。湿热内蕴,故见口干渴喜热饮,夜寐不安,梦多。舌质红,苔白黄。总的病机为脾肾两虚、湿热内蕴。治法:补脾益肾固涩,分清泄浊。

6. 劳淋

【证候】 小便赤涩不甚,尿痛不著,但淋沥不已,时作时止,遇劳即发,腰膝酸软,神疲乏力,病程缠绵。舌质淡,脉细弱。

【分析】 湿热久恋膀胱,腑病及脏,脾肾两虚。脾虚中气下陷,肾虚固摄无权,则小便淋沥不止。劳则气耗,正气益损,故遇劳即发。脾不能充养四肢肌肉,肾虚不能充养腰府筋骨,故神疲乏力、腰膝酸软。舌质淡,脉细弱为阳虚气弱之象。

【治法】 补益脾肾。

【方药】 无比山药丸(淮山药、肉苁蓉、干地黄、山茱萸、茯神、菟丝子、五味子、赤石脂、巴戟天、泽泻、杜仲、牛膝)加减。若少气懒言,小腹胀坠,尿频涩而余沥难尽,为中气下陷,补中益气汤加减。若兼畏寒肢冷,加附子、肉桂、巴戟天温补肾阳。若肾阴不足,阴虚火旺,面红烦热,尿黄赤伴有灼热者,宜滋阴清热,知柏地黄丸加减。

第二十二节　腰　痛

腰痛是指以腰部疼痛为主要症状的病证,可以是一侧或者两侧,常伴有酸楚感。腰为肾之府,腰痛与肾的关系最为密切。

现代医学的肾脏疾病、腰椎疾病、腰肌劳损等病症的过程中出现以腰痛为主症者,可参考本节进行辨证论治。

一、病 因 病 机

1. 感受寒湿 由于坐卧或者久居冷湿之地,涉水冒雨,衣着湿冷,劳汗当风,寒湿之邪入侵,致腰部经脉气血运行不畅而发生疼痛。

2. 感受湿热 湿热交蒸之季,感受湿热之邪,或寒湿内蕴日久,郁而化热,湿热阻遏,腰部经脉气血运行不畅,引起腰痛。

3. 跌仆外伤 跌仆闪挫,体位不正,用力失当,经络气血阻滞不通,瘀血阻络,留着腰部而痛。

4. 肾精亏虚 素体先天禀赋不足,或久病失治,或年老体虚,或房劳过度,致肾精气亏虚,无以濡养肾经而发生腰痛。

总之,腰痛的病因病机以肾虚为本,感受外邪,跌仆闪挫是标,两者又互为因果。

二、辨 证 要 点

1. 辨外感内伤 发病急,病程短,伴感受外邪,为外感。内伤病程较长,反复发作,疼痛较轻,多为内伤。

2. 辨虚实 虚证病情缠绵、反复发作,多由肾虚所致,疼痛较轻;实证多感受外邪,或跌仆闪挫而致,疼痛较为明显。

三、辨 证 论 治

1. 寒湿腰痛

【证候】 腰部冷痛重着,转侧不利,静卧疼痛不减或遇阴雨天加重。苔白腻,脉沉迟缓。

【分析】 寒湿邪气侵袭腰部,寒性收引、凝滞,痹阻经络,湿性重着、黏滞,气血运行不畅,故腰部冷痛重着、转侧不利。寒湿为阴邪,静卧则寒湿邪气更易停滞,故虽卧疼痛不减。阴雨天则寒湿更盛,经络更加痹阻,疼痛加剧。苔白腻,脉沉迟缓均为寒湿停聚之象。

【治法】 散寒化湿,温经通络。

【方药】 甘姜苓术汤(干姜、甘草、茯苓、白术)加味。若冷痛痛甚,拘急不舒,可加麻黄、熟附片以温阳祛寒。若痛而沉重,可加羌活、苍术以燥湿散邪。若腰痛左右游走不定,牵引关节两足,或连肩背,可加独活、防风、桑枝以祛风通络。

2. 湿热腰痛

【证候】 腰部疼痛,痛处伴有热感,或伴肢体关节红肿,口渴烦热,小便短赤。苔黄腻,脉濡数。

【分析】 湿热壅于腰部,经络痹阻,故腰部疼痛,痛处伴有热感。湿热易于流注关节,故见肢体关节红肿。湿热下注膀胱,故小便短赤。苔黄腻,脉濡数,均为湿热之象。

【治法】 清热利湿,通络止痛。

【方药】 三妙散(苍术、黄柏、牛膝)加味。腰痛伴坠胀明显时,可加防己、萆薢以加强祛湿通络之功。

3. 瘀血腰痛

【证候】 腰痛如刺,痛有定处,痛处拒按,转侧不利,寒冷天气加重。舌质暗紫,或有瘀斑,脉涩。或有外伤史。

【分析】 瘀血阻滞于腰部,痹阻经络,故腰痛如刺,痛有定处,痛处拒按,转侧不利。寒性收引凝滞加重血瘀,故寒冷天气加重。舌质暗紫,或有瘀斑,脉涩,均为瘀血内停征象。

【治法】 活血化瘀,通络止痛。

【方药】 身痛逐瘀汤(秦艽、当归、桃仁、红花、乳香、五灵脂、香附、牛膝、地龙、羌活、甘草、川芎、没药)加减。若有腰部外伤病史则加土鳖虫、乳香以增强活血止痛之功。若疼痛伴畏寒,可加麻黄、熟附片以温阳祛寒止痛。

4. 肾虚腰痛

【证候】 腰部以隐痛为主,常伴酸软感,绵绵不绝,喜揉喜按,腿膝无力,遇劳更甚,卧则减轻。偏阳虚者,则少腹拘急,手足不温,少气乏力,舌质淡,脉沉细;偏阴虚者,则五心烦热,失眠多梦,口燥咽干,面色潮红。舌红少苔,脉弦细数。

【分析】 肾精气亏虚,腰府失养,故见腰部以隐痛为主,常伴酸软感,绵绵不绝,喜揉喜按;劳则耗气,故遇劳更甚,卧则减轻。肾阳虚不能温煦下元,则少腹拘急;肾阳虚不能温养四末,故手足不温。舌淡,脉沉细皆为阳虚有寒之象。肾阴虚则阴津不足,虚火上炎,故五心烦热,失眠多梦,口燥咽干,面色潮红。舌质红少苔,脉弦细数,均为阴虚有热之征。

【治法】 滋肾壮腰,偏阳虚者温阳补肾,偏阴虚者滋肾益阴。

【方药】 偏阳虚者以右归丸(熟地黄、山茱萸、淮山药、枸杞子、菟丝子、杜仲、附子、肉桂、当归、鹿角胶)为主方加减。偏阴虚者以左归丸(熟地黄、山茱萸、淮山药、枸杞子、菟丝子、鹿角胶、龟板胶、川牛膝)为主方加减。房劳过度致肾虚腰痛者,选用河车大造丸补肾。

案例 14-23

郭某,男,46岁,1977年6月20日初诊:患者诉腰痛乏力2年。2年前因头部受伤致昏迷,清醒后常觉头痛,某医院诊断为脑震荡,给服安

乃近2片,2小时后,全身发过敏性荨麻疹,高热39~40℃,继则面目、全身浮肿。尿检:尿蛋白(+++),红细胞2~4个,颗粒管形少许,脓细胞少许。舌质淡苔白腻,脉象细。处方:熟附子4.5g,薏苡仁9g,茯苓9g,炒山药12g,潞党参15g,十大功劳叶30g,炒桃仁9g,红花9g,半枝莲15g。8月10日二诊:仍觉腰痛,胃纳不馨,舌质淡苔白腻,脉象细。尿检:尿蛋白(+++),红细胞3~5个,白细胞0~3个,颗粒管形0~1个。上方加续断9g继续服用。8月25日三诊:腰痛、头晕逐渐减轻,气短耳鸣,舌质淡苔白厚,脉象细。尿检:尿蛋白(+),脓细胞少许,上皮细胞少许,颗粒管形0~1个。上方加减服用巩固疗效。(邹燕勤,王钢.中国百年百名中医临床家丛书·邹云翔.北京:中国中医药出版社,2003)

【思考题】 按照中医理论,该患者属于何种病证?请分析其病机和治法。

【参考答案】 中医诊断:腰痛(肾虚腰痛)。病机:药毒伤肾,肾虚络瘀,脾虚湿困。肾之精气亏虚,络脉瘀阻,腰脊失养,故见腰痛乏力、头晕逐和气短耳鸣;脾虚湿困,故见胃纳不馨,苔白腻。脉象细为肾阳虚之象。治法:益肾和络,健脾化湿。

第二十三节 消 渴

消渴是因禀赋不足,饮食情志失调或劳欲过度,导致阴液亏损,燥热偏胜,表现多饮、多食、多尿、身体消瘦或尿有甜味为主症的病证。又称消瘅。其病位主要与肺、胃(脾)、肾有关,尤以肾关系最为密切。须与口渴症、瘿病相鉴别。

西医学的糖尿病、尿崩症可参考本节辨证治疗。

一、病 因 病 机

1. 禀赋不足 先天禀赋不足是引起消渴病重要的内在因素。《灵枢·五变》说"五脏皆柔弱者,善病消瘅。"其中尤以阴虚体质最易罹患。

2. 饮食不节 长期过食肥甘,醇酒厚味,辛辣香燥,损伤脾胃,致脾胃运化失职,积热内蕴,化燥伤津,发为消渴。如《素问·奇病论》说:"此肥美之所发也,此人必数食甘美而多肥也,肥者令人内热,甘者令人中满,故其气上溢,转为消渴。"

3. 情志失调 长期过度的精神刺激,导致肝气郁结,郁久化火,火热内炽,消烁肺胃阴津,发为消渴。正如《临证指南医案·三消》篇说:"心境愁郁,内火自然,乃消症大病。"

4. 劳欲过度　房劳过度,肾精亏损,虚火内生,上蒸肺胃,致肾虚与肺燥、胃热俱现,发为消渴。

消渴病病位有在肺、在胃、在肾的不同,但常相互影响,肺燥津伤,津液失于敷布,则脾胃不得濡养,肾精不得滋助;脾胃燥热偏胜,上可灼伤肺津,下可耗伤肾阴;肾阴不足则阴虚火旺,也可上灼肺胃,终致肺燥胃热肾虚。

消渴病日久,易出现眼疾、痈疽、心脑病证等并发症。消渴虽以阴虚为本,燥热为标,但日久阴损及阳,可致阴阳两虚,且以肾阳虚、脾阳虚较为多见;阴虚内热,耗津灼液,影响气血的正常运行,可使血行不畅,血脉瘀滞,出现久病入络的病理现象。

二、辨证要点

1. 辨病位　消渴病多饮、多食、多尿的三多症状,往往同时存在,但因肺燥、胃热、肾虚程度的不同,而有上、中、下三消之分。肺燥为主,多饮症状较突出的,称为上消;胃热为主,多食症状较突出的,称为中消;肾虚为主,多尿症状较突出的,称为下消。

2. 辨标本　本病以阴虚为本,燥热为标,两者互为因果,常因病程长短、病情轻重的不同,阴虚与燥热之表现各有侧重。一般初病多以燥热为主,病程较长者阴虚与燥热并见,日久则以阴虚为主。

3. 辨本症与并发症　多饮、多食、多尿、消瘦为消渴病本症的基本临床表现,但日久可并发痈疽、眼疾、心脑病证。多数患者,先见本症,随病情发展而出现并发症。但部分患者,三多等本症不甚明显,常因痈疽、眼疾、心脑病证的出现,继而确诊本病,尤为中老年患者当仔细辨识。

三、辨证论治

（一）上消

肺热津伤

【证候】　口渴多饮,口干舌燥,尿频量多,烦热多汗。舌边尖红,苔黄,脉洪数。

【分析】　肺为水之上源,敷布津液。肺为燥热所伤,肺不布津,故口渴多饮,口干舌燥。津液不能敷布而直趋下行,故尿频量多。燥热盛,迫使津液外泄,则烦热汗出。舌边尖红,为燥热在肺;苔黄,脉洪数由里热所致。

【治法】　清热润肺,生津止渴。

【方药】　消渴方(花粉末、黄连末、生地汁、藕汁、人乳汁、姜汁、蜂蜜)加减。若烦渴引饮,舌苔黄燥,脉洪大,为肺胃炽热,津阴耗伤,可用石膏、知母、黄芩、甘草清热降火、生津止渴。若烦渴不止,小便频数,脉数乏力者,为肺热津亏,肾气阴两虚,可加人参、天冬、麦冬、天花粉、知母等。

（二）中消

胃热炽盛

【证候】　多食易饥,口渴,尿多味甘,形体消瘦,大便秘结。舌苔黄燥,脉滑实有力。

【分析】　胃主腐熟,脾主运化,脾为胃行其津液。胃火炽盛,脾阴不足,致口干多饮,多食易饥。脾虚不能转输水谷精微与津液,则精微下行注入小便,故尿多味甘。水谷精微不能充养肌肉,故形体消瘦。津枯肠燥,则大便秘结。舌苔黄燥,脉滑实有力是胃热炽盛之象。

【治法】　清胃泻火,养阴生津。

【方药】　玉女煎(石膏、熟地黄、知母、麦冬、牛膝)加黄连、山栀子。大便秘结者,加生地、麦冬、玄参、大黄以清热生津通便。

（三）下消

1. 肾阴亏虚

【证候】　尿频量多,混浊如脂膏,或尿味甘,头晕耳鸣,烦渴,腰膝酸软,或皮肤干燥瘙痒,或消谷多食。舌红少苔,脉沉细数。

【分析】　肾主藏精,寓元阴元阳。肾阴亏损,肾失濡养,开阖固涩失司,故尿频量多。若精微与津液直趋下泄,随尿而排出,则小便混浊如脂,或尿味甘甜。肾精气不足,清窍失养,则头晕耳鸣。肾虚腰府筋脉失养,则腰膝酸软。精血不能荣养滋润肌肤,则皮肤干燥瘙痒。肾阴亏,虚火旺,上燔心肺则烦渴;中灼脾胃则消谷。舌红少苔,脉沉细数为阴虚内热之象。

【治法】　滋阴益肾,润燥止渴。

【方药】　六味地黄丸(熟地黄、山茱萸、淮山药、丹皮、泽泻、茯苓)治疗。若出现烦躁、失眠、盗汗、遗精等症,为虚火偏盛,可加黄柏、知母滋阴泻火。尿多混浊者,加益智仁、桑螵蛸益肾缩尿。

> **案例 14-24**
>
> 满某,男,48 岁,1952 年 4 月 6 号初诊:患消渴病多年,铁路医院检查空腹血糖265mg%,尿糖(+++),诊断为糖尿病。现烦渴引饮,小便频数,多食易饥,形体消瘦,身倦乏力,大便微结,头晕心跳,夜寐不实,多梦纷纭。舌苔薄白,脉数,重按不满。处方:生黄芪30g,党参 10g,麦冬10g,怀山药 18g,五味子 10g,玄参 12g,乌梅4.5g,绿豆衣12g,花粉 12g,山萸肉 12g,桑螵蛸10g,远志 10g,何首乌 15g,茯苓 10g,生地 12g。服用 7 剂后,烦渴解,尿次减,饮食如常,夜寐转佳,精神舒畅,空腹血糖 155mg%,尿糖(+)。效不更方,继续上方巩固疗效。(施小墨,等.中国百年百名中医临床家丛书·施今墨.北京:中国中医药出版社,2001)

2. 阴阳两虚

【证候】 小便频数,混浊如膏,甚则饮一溲一,面容憔悴,耳轮干枯,腰膝酸软,畏寒肢冷,甚则阳痿或月经不调。舌淡苔白而干,脉沉细无力。

【分析】 消渴日久,阴损及阳,阴阳两虚,肾失固摄,精微与津液下泄,故小便频数,混浊如膏,甚至饮一溲一;精微下注,精血亏虚,不能充养肌肤,故面容憔悴,耳轮干枯。肾虚则腰膝酸软;命门火衰,则畏寒肢冷,或阳痿或月经不调。舌淡苔白而干,脉沉细无力为阴阳两虚之象。

【治法】 滋阴温阳,补肾固涩。

【方药】 金匮肾气丸(熟地黄、山茱萸、淮山药、茯苓、泽泻、丹皮、附子、肉桂)加减。尿多而混浊者,加益智仁、金樱子、覆盆子、桑螵蛸。身体困倦,气短乏力,加党参、黄芪。命门火衰阳痿,加巴戟天、淫羊藿、肉苁蓉。

第二十四节 痹 证

痹,即痹阻不通。痹证是指肢体经络为风寒湿热之邪所闭塞,导致气血不通,经络痹阻,引起肌肉、关节、筋骨疼痛、酸楚、麻木、重着以及活动障碍,甚或关节肿大变形为主要表现的病证。本病证临床上具有渐进性或反复发作的特点。其主要病机是气血痹阻不通,筋脉关节失于濡养所致。须与痿病相鉴别。

西医学的风湿病、风湿性关节炎、类风湿关节炎、强直性脊柱炎、骨性关节炎、感染性关节炎、痛风等,可参考本节辨证治疗。

一、病 因 病 机

1. 体虚感邪 素体虚弱,卫外不固,或先天禀赋不足,外无御邪之能,内乏抗病之力,腠理空虚,风寒湿邪则易乘虚而入,留于肌表关节、筋骨血脉,致气血运行不畅,经络阻滞,筋脉关节失于濡养而为痹证。

2. 外邪入侵 风、寒、湿邪是引发本病的外在因素。风为阳邪,开泄腠理,寒借风性内犯,风借寒性凝积,使邪附病位,成为致病的基础。若久居潮湿或严寒之地而又缺乏防潮保暖措施,或长期冒雨涉水,或水中作业,日久则致风、寒、湿邪相互胶着,侵害于经络肢体。或在卫外功能低下的情况下,感受风、寒、湿邪,阻滞经络筋脉,致气血痹阻不通。而成行痹、痛痹、着痹。素体阳盛,或阴虚内热,或风、寒、湿邪郁久,邪从热化,与气血相搏,气血壅滞,筋脉拘急而转为热痹。若风寒湿痹或热痹经久不愈,内舍脏腑,耗伤气血,损及肝肾,痰瘀凝滞,可导致关节肿胀变形及脏腑相应病变。

二、辨 证 要 点

1. 辨病邪 肢体关节疼痛为痹证的基本特征,以风寒湿三邪合而为病。但三邪在体有所偏胜,因而有不同的症状学特点,据此,可分不同的证型。风邪胜者为行痹,其痛游走不定,恶风寒;寒邪胜者为痛痹,痛剧,遇寒则甚,得温则缓;湿邪偏胜为着痹,重着而痛,肌肤麻木;热邪偏胜为热痹,肢体关节灼痛,或痛处焮红,肿胀剧烈。

2. 辨虚实 行痹、痛痹、着痹、热痹虽起病缓慢,但病程短者多为实证。久治不愈,肝肾亏虚,痰瘀阻络,则为虚中夹实,如尪痹,以关节剧痛、肿大、变形、屈伸受限为特点,同时兼有脏腑相应病变。若久病气血亏虚者,关节酸沉,绵绵而痛,麻木尤著,心悸气短,四肢乏力,则以虚证为主。临证不可无问虚实,一概使用祛风通络之品。

三、辨 证 论 治

1. 行痹

【证候】 肢体关节酸楚疼痛,屈伸不利,游走无定处,多见于腕、肘、踝、膝等处关节。或伴有发热、恶风或恶寒。舌苔薄白,脉浮。

【分析】 风邪兼夹寒湿,留滞经脉骨节,闭阻气血,不通则痛,故肢体关节酸痛。经脉失于气血濡养,故关节屈伸不利。风性善行而数变,故腕、肘、踝、膝多处关节游走疼痛无定处。若风邪或挟寒湿侵袭肌表,卫阳郁闭失宣,营卫失和,则见恶风或恶寒,发热。舌苔薄白,脉浮为邪在卫表之象。

【治法】 祛风散寒,除湿通络。

【方药】 防风汤(防风、麻黄、秦艽、桂枝、葛根、当归、茯苓、甘草、生姜、大枣、杏仁、黄芩)加减。湿邪著,加防己、羌活、独活。寒邪盛,加川草乌、白芷、细辛。

2. 痛痹

【证候】 肢体关节疼痛较剧，痛有定处，遇寒则痛甚，得热则痛减，关节屈伸不利，舌苔薄白或薄白腻，脉弦紧。

【分析】 寒邪兼夹风湿外袭，留滞关节，气血痹阻。寒为阴邪，其性凝滞，经络气血凝结，阻滞不通，故肢节疼痛较剧，且遇寒则加重，得热痛减。寒性收引，经脉收缩拘挛，故关节屈伸不利。舌苔薄白、脉弦紧或沉迟而弦为寒凝疼痛之象。兼有湿邪则苔薄白而腻。

【治法】 温经散寒，祛风除湿。

【方药】 乌头汤(麻黄、制川乌、黄芪、白芍、甘草、蜂蜜)加减。若关节皮肤冷感，疼痛剧烈，可加附子、细辛、桂枝、白芷、干姜等。

案例 14-25

唐某，女，32 岁，1990 年 9 月 9 号初诊：患者左腰腿硬痛近五年，腰痛有沉重感，近年又右膝关节酸胀痛甚，不能平卧，怯寒易感。舌苔白黄而腻，脉沉迟弱。处方：熟附子 30g，党参 30g，白术 30g，茯苓 30g，炒白芍 30g，当归 15g，鸡血藤 30g，葛根 50g，桑寄生 30g，杜仲 15g，续断 15g。服用 3 剂后，腰腿痛明显减轻(腿痛减半，腰痛减 1/3)，硬感稍有转软，可以平卧 1 小时。守上方再进 5 剂，腰腿痛基本解除，硬感转软，可以平卧 2～3 小时。(万友生·中国百年百名中医临床家丛书·万友生·北京：中国中医药出版社，2003)

【思考题】 按照中医理论，该患者属于何种病证？请分析其病机和治法。

【参考答案】 中医诊断：痹证(痛痹)。病机：患者久病不愈，肾阳虚衰，寒湿凝滞，留滞腰膝关节，气血痹阻。寒为阴邪，其性凝滞，经络气血凝结，阻滞不通，故腰膝疼痛；寒性收引，经脉收缩拘挛，故关节屈伸不利、不能平卧。湿性重浊黏滞，易闭阻气血，阻滞经脉，故肢体关节出现沉重酸胀。舌苔白黄而腻，脉沉迟弱，为肾阳虚寒凝湿滞之象。治法：温肾散寒，除湿通络。

---

3. 着痹

【证候】 肢体关节沉重酸楚、疼痛，甚则关节肿胀，肌肤麻木不仁，关节活动不利，舌淡，苔白腻，脉濡缓。或肢体疼痛，足胫肿热，苔黄厚腻。

【分析】 湿性重浊黏滞，兼夹风寒入侵，则闭阻气血，阻滞经脉，故肢体关节出现沉重酸楚而痛。若湿邪壅滞于骨节，则关节肿胀。湿邪阻滞气血不行，

肌肤、经脉失于濡养，则肢体麻木不仁，活动不利。舌淡，苔白腻，脉濡缓为湿邪致病之象。

【治法】 除湿通络，祛风散寒。

【方药】 薏苡仁汤(薏苡仁、瓜蒌仁、川芎、当归、麻黄、桂枝、羌活、独活、防风、制川乌、甘草、苍术、生姜)加减。若肌肤麻木不仁，加海桐皮、豨莶草祛风通络。若寒湿甚，佐附子、细辛、干姜温经散寒。若兼见足胫肿热，苔黄厚腻，湿邪化热者，加黄柏、苍术清热除湿。

4. 热痹

【证候】 关节疼痛，焮红灼热，肿胀，痛不可触，屈伸不利，多兼发热、恶风、口渴、汗出、心烦。舌质红，苔黄或黄腻，脉浮数或滑数。

【分析】 风湿热邪侵袭于肌腠，壅滞于经络，留滞于骨节，热郁气滞，故关节肿胀，焮红灼热，痛不可触，得冷则缓。经脉不通，气血不畅，故关节肢体屈伸不利。邪郁肌表，卫阳郁遏，则发热、恶风。风热袭表，腠理开泄，故汗出。热盛伤津，热扰心神，故口渴、心烦。舌质红，苔黄或黄腻，脉浮数或滑数为风湿热邪致病之象。

【治法】 清热通络，祛风除湿。

【方药】 白虎加桂枝汤(知母、石膏、粳米、甘草、桂枝)合宣痹汤(防己、杏仁、滑石、连翘、薏苡仁、半夏、蚕砂、赤小豆、山栀)加减。若发热、恶风、咽痛者，加金银花、牛蒡子、薄荷、荆芥，以疏风清热，解毒利咽。若热毒炽盛，关节红肿热痛，入夜尤著，壮热烦渴者，可选用五味消毒饮(金银花、野菊花、蒲公英、紫花地丁、紫背天葵)合犀黄丸(牛黄、麝香、没药、乳香、黄米饭)，以清热解毒、凉血止痛。

5. 尪痹

【证候】 痹证日久，肢体关节疼痛时轻时重，关节僵硬、变形，屈伸不利，筋脉拘急，肌肉萎缩，肘膝不能伸，甚至肢体关节强直残废。舌质暗红不鲜，脉细涩。

【分析】 风寒湿邪久恋，伤津耗血，肝肾两亏。津液凝滞，聚而成痰；脉络阻滞，血滞为瘀；血虚津亏，内风遂起。风痰瘀互结，留着肢体关节，痹阻经脉，则肢体关节疼痛时轻时重，关节肿大、僵硬、变形。肝肾亏虚，筋骨失养，则屈伸不利，筋脉拘急，肘膝不能伸，甚至肢体关节强直残废。瘀血阻络，血行不畅，血脉空虚，则舌质暗红不鲜，脉细涩。

【治法】 补肝益肾，搜风涤痰，活血通络。

【方药】 双合汤(桃仁、红花、地黄、芍药、当归、川芎、半夏、茯苓、陈皮、甘草、白芥子、鲜竹沥、生姜汁)加减。久治不愈，可加蜂房、全蝎等搜风通络。痰浊偏胜，加制南星、白芥子豁痰。瘀血明显，加乳香、没药、地鳖虫、炮山甲等活血散瘀。肝肾亏虚，筋骨不

健者,加鹿角霜、苁蓉、狗脊、桑寄生、杜仲、牛膝等。

第二十五节 内伤发热

内伤发热是指以内伤为病因,脏腑功能失调和阴阳气血虚损引起的,以发热为主要表现的病证。临床上多表现为低热,有时可见高热,或患者自觉发热而体温不高。本证一般起病较缓,病程较长。

现代医学中的功能性低热、结缔组织疾病、肿瘤、血液病、内分泌疾病和慢性感染性疾病等所引起的发热,可参考本节进行辨证论治。

一、病因病机

1. 阴血亏虚 素体阴虚,或失血伤阴,或温热病经久不愈,或因久泻伤阴,或因用温燥药过多,导致阴血亏损,阴不济阳,阳气偏盛,引起阴虚内热。

2. 中气不足 饮食不节,脾胃气虚,或者过度劳累,中气虚损,虚阳外越,阴火上冲,或卫外不固,营卫失和,引起发热。

3. 气郁化火 情志抑郁,肝气不能条达,气郁于内,郁而化火而致发热。

4. 瘀血内结 外伤、气滞、寒凝和出血等原因导致瘀血内结,痹阻经络,气血不通,营卫壅遏,引致发热。

5. 内伤湿滞 饮食不节,嗜食生冷、肥甘厚味,或忧思气结等,损伤脾胃运化功能,水湿不运,积聚郁久而化热。

二、辨证要点

1. 辨虚实 内伤发热一般病程较长,发热缓慢,发热而不恶寒,或怯冷得衣被则解,应依据病史、症状、脉象等辨明证候的虚实,由气虚、血虚、阴虚、阳虚所致的内伤发热属虚,由气郁、血瘀、湿停所致的内伤发热属实。若邪实伤正及因虚致实者,表现虚实夹杂的证候者,应分析其主次。

2. 辨病情轻重 病程长久,热势亢盛,持续发热或反复发作,经治不愈,胃气衰败,正气虚甚,兼夹病证多,均为病情较重的表现;一般体虚所致内伤发热,热势必较轻、病程较短,病情较轻。

三、辨证论治

1. 阴虚发热

【证候】 午后潮热或夜间发热,五心烦热,畏热喜凉,颧红,盗汗,口燥咽干,或见失眠多梦。舌质红少苔,脉细数。

【分析】 阴血亏虚,内热自盛,且午后或夜间阴气当令,阳来入阴,阴虚不能制阳,则阳气偏旺,故发热,或午后潮热或夜间发热,五心烦热。虚热内蒸,迫津外泄而盗汗。阴虚失于濡润,故口燥咽干。阴虚虚火上扰,故失眠多梦,两颧潮红。舌质红少苔,脉细数,乃属阴虚内热之象。

【治法】 滋阴清热。

【方药】 清骨散(银柴胡、胡黄连、秦艽、鳖甲、地骨皮、青蒿、知母、甘草)。若发热出现头晕眼花,身倦乏力,心悸不宁等血虚症状者,用归脾汤(人参、白术、黄芪、炙甘草、远志、酸枣仁、茯神、龙眼肉、当归、木香、大枣、生姜)治疗。

2. 气虚发热

【证候】 发热以上午为常见,热势或低或高,声低气短,倦怠乏力,纳谷不馨,劳倦易于复发或加重,或兼恶风自汗。舌质淡,边尖有齿痕,舌苔薄,脉细弱。

【分析】 气虚发热多由脾胃气虚所引起。李杲《脾胃论》中指出:它是由于"脾胃气虚,则下流于肾,阴火得以乘其土位"(阴火:离位的相火)而发热。上午阳气初生而未盛,故以上午常见,且劳则气耗,故劳倦易于复发或加重。脾胃虚弱,运化失职,则纳谷不馨,声低气短。脾主四肢,气虚则肢体乏力。气虚卫外不固则恶风、自汗。舌质淡舌苔薄,边尖齿痕,脉细弱,皆属气虚之象。

【治法】 益气健脾,甘温除热。

【方药】 补中益气汤(黄芪、人参、白术、炙甘草、当归、陈皮、升麻、柴胡)。自汗较多者,加浮小麦、龙骨和牡蛎。

> **案例 14-26**
>
> 李某,男,35岁,1980年11月24日初诊:患者自幼体弱多病,常感头晕乏力,容易失眠,多愁善感。近因精神受到刺激,失眠1周,低热不退,于1980年10月16日入院治疗,查血发现幼淋巴细胞0.42,白细胞2.9×10⁹/L,骨穿确诊为急性淋巴性白血病,接受化疗1个疗程后,合并大叶性肺炎,高热不退,白细胞降至0.6×10⁹/L,经用多种抗生素和清肺消炎中西药治疗无效,体温持续在40℃上下不退。现在虽然高热而多汗肢冷,心背微寒,面白如纸,唇舌淡白,神疲肢倦,卧床不起,少气懒言,声低息微,脉虚数无力。伴咳嗽胸痛,咯铁锈色痰,恶心厌食。处方:黄芪50g,党参50g,白参15g,洋参15g,升麻10g,白术15g,柴胡10g,陈皮10g,炙甘草10g。2剂,因上方有争议,延迟至26日才开始服用,服药当天体温降至38.7℃,第二天降至38.3℃,精神少有好转。11月28日晚上6时40分二诊:当天医院停药观察,体温升至38.7℃,继续以前方加减治疗,服药11剂,12月9日复诊时体温已正常3天,诸症大为改善。(万友生.中国百年百名中医临床家丛书·万友生.北京:中国中医药出版社,2003)

【思考题】 按照中医理论,该患者属于何种病证?请分析其病机和治法。

【参考答案】 中医诊断:内伤发热(气虚发热)。病机:患者自幼体弱多病,脾胃气虚。气虚发热多由中气不足、阴火内生所引起。李杲《脾胃论》中指出:它是由于"脾胃气虚,则下流于肾,阴火得以乘其土位"(阴火:离位的相火)而发热。脾胃气虚,故见高热而多汗肢冷,心背微寒,面白如纸,唇舌淡白,神疲肢倦,卧床不起,少气懒言,声低息微。热伤肺络,故见咳嗽胸痛,咯铁锈色痰。舌淡白,脉虚数无力,皆属气虚之象。治法:益气健脾,甘温除热。

3. 气郁发热

【证候】 发热不甚,低热或者潮热,常随情绪波动而起伏,情绪低落,喜叹息,烦躁易怒,胸胁胀痛,口苦咽干,大便秘结,或妇女月经不调。舌质淡红,舌苔薄黄,脉弦细数。

【分析】 情志不畅,肝气不疏,郁久化热,故出现发热,低热或者潮热,发热随情绪波动而起伏。肝气郁结,疏泄失常,故情绪低落,喜叹息,胸胁胀痛。肝气郁结,则血行不畅,故见妇女月经不调。肝火上扰心神,故烦躁易怒。肝火烁津,则口苦咽干。舌质淡红,舌苔薄黄,脉象弦细数,为肝郁化火之象。

【治法】 疏肝理气,清肝化郁。

【方药】 丹栀逍遥散(柴胡、当归、白芍、白术、茯苓、炙草、薄荷、煨姜、丹皮、山栀)加减。发热甚,加地骨皮、青蒿、白薇。月经不调者,加益母草、泽兰。

4. 瘀血发热

【证候】 午后发热,入夜尤甚,或沿着经络的身体某些固定位置觉得发热,胁腹刺痛,痛有定处,拒按,甚则面色黧黑,肌肤甲错,烦躁不安。舌质紫暗,或有瘀点、瘀斑,脉弦或涩。

【分析】 气郁日久而血瘀,或经络损伤,或因疮疡气血凝结,这些离经之血停滞在内,瘀久必化热。瘀热互结则见午后发热,入夜尤甚,或沿着经络的身体某些固定位置觉得发热。瘀热停于脉络,气血阻滞,故胁腹刺痛。气血不能上荣于面与外达肌肤,故见面色黧黑,肌肤甲错。瘀热内扰心神,故烦躁不安甚。舌质紫暗,瘀斑,脉沉弦或涩,皆为瘀血内阻之象。

【治法】 活血化瘀,疏肝通络。

【方药】 血府逐瘀汤(桃仁、红花、当归、生地黄、牛膝、川芎、桔梗、赤芍、枳壳、甘草、柴胡)。瘀热内扰心神,烦躁不安和便秘者,可选用桃仁承气汤(桃仁、桂枝、甘草、大黄、芒硝)。

5. 湿郁发热

【证候】发热轻,午后明显,身热不扬,胸闷脘痞,头身困重,纳呆,渴而不欲饮,大便溏薄不爽。舌苔黄腻或者白腻,脉濡稍数。

【分析】 湿浊内生,郁而化热,故见发热。湿为阴邪,阴邪自旺于阴分,故出现午后发热明显。湿性黏滞,易蒙蔽清窍,故身热不扬,头重如裹。湿邪阻滞气机,则胸闷脘痞,头身困重。湿阻中焦,脾失健运,故不欲饮食。湿停于内,故渴而不欲饮。湿热停滞肠道,则大便溏薄不爽。舌红苔黄腻、脉濡数,为湿郁化热之象。

【治法】 宣气化湿,清热和中。

【方药】 三仁汤(杏仁、白蔻仁、薏苡仁、半夏、厚朴、通草、淡竹叶、滑石)加减。口干口苦明显,加柴胡、黄芩。

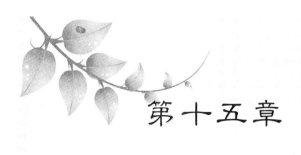

第十五章 妇产科病证

第一节 月经不调

一、月经先期

月经先期是指月经周期提前 7 天以上,甚至半月一行,连续 2 个周期以上者称为月经先期。如果仅提前 3～5 天,或偶尔提前 1 次,但下次月经仍然如期的,不做先期论述。月经先期是生育期、更年期妇女常见的月经病,亦见于青春期。月经先期病在胞宫冲任,多虚多热。青春期多为脾肾之虚,中年妇女多见虚热、痰郁或瘀血。若日久不愈,可发展为崩漏证。

西医学的功能失调性子宫出血和盆腔炎所致的子宫出血可参照本篇的内容辨证治疗。

▶▶**(一)病因病机**

1. 气虚 饮食失节,或思虑、劳倦过度,损伤脾胃,以致脾胃虚弱统摄无权,冲任不固而则月经先期而至。

2. 血热 有虚实之别,实热多由素体阳盛,或过食辛辣助阳之品;或情志郁结,郁火内生;热扰冲任,血海不宁,月经先期而至。虚热多由素体阴虚,或久病失血伤阴,或房劳多产,伤精耗血而至阴虚,阴虚阳盛,热迫血行,冲任不固,血海不宁发为月经先期。

3. 血瘀 气虚、气滞或寒邪凝滞,或热灼血稠,运行失畅而致胞宫瘀滞,瘀血不去,新血难安,气机逆乱,冲任不固,故经血先期而下。

▶▶**(二)辨证要点**

月经先期的辨证,着重于周期的提前及经量、经色、经质的情况,结合形、气、色、脉,辨其属虚、属热。一般以周期提前或兼量多,色淡,质清稀,唇舌淡,脉弱的属气虚;周期提前或兼量多,经色紫红或深红,质稠,舌质红,脉数者为血热;如月经提前,经色紫暗,夹有血块,舌暗有瘀斑,脉涩者,为血瘀。

▶▶**(三)辨证论治**

Ⅰ. 气虚

【证候】 月经提前,经血量多、色淡、质稀,神疲乏力,倦怠嗜卧,气短懒言,或脘腹胀满,食少便溏,或小腹空坠。舌淡红,苔薄白,脉虚弱无力。

【分析】 脾气虚统摄无权,冲任不固而致月经先期量多;失血日久则血虚故色淡、质稀;阳气不足则神疲乏力,倦怠嗜卧,气短懒言;脾虚失运故脘腹胀满,食少,中气不升故小腹空坠、便溏。舌淡红,苔薄白,脉虚弱无力为气虚之征。

【治法】 健脾益气,摄血调经。

【方药】 补中益气汤(白术、甘草、人参、黄芪、当归、陈皮、升麻、柴胡)加减。如失血量多,加乌贼骨、艾叶炭、炮姜炭、阿胶等;脾虚及肾,腰冷腹痛,小便频,加杜仲、菟丝子、益智仁、制附子等;心脾两虚,心悸失眠者,去柴胡、升麻,加炒枣仁、远志、大枣等;腹痛加白芍。

Ⅱ. 血热

1. 实热

【证候】 经行提前,经血量多,色深红或紫黑,质稠,心烦面赤,口干,便秘尿黄。舌红,苔黄,脉数。

【分析】 阳气过盛,热扰冲任,血海不宁,发为先期。血分热盛,迫血妄行,经血量多;血为热灼故色深红或紫黑,质稠;热扰心胸故心烦面赤,热灼津液故口干,尿黄便结。舌红,苔黄,脉数为实热之象。

【治法】 清热凉血。

【方药】 清经散(熟地、白芍、丹皮、青蒿、黄柏、地骨皮、茯苓)加减。如热已伤津去茯苓,加天花粉,肾水不亏以生地易熟地,经血量多,加地榆、槐花、马齿苋;心烦尿黄加木通、黄连。

2. 虚热

【证候】 月经提前,经血量少,色红质稠,心烦少寐,咽干口燥,手足心热,颧红潮热。舌红,少苔,脉细数。

【分析】 阴虚水亏,虚热内扰,冲任不固,血海失宁,以致月经先期,色红,量少;阴虚内热则手足心热,颧红潮热;虚热扰心故心烦少寐,阴液不足故口燥咽干。舌红,少苔,脉细数为阴虚内热之征。

【治法】 养阴清热。

【方药】 两地汤(生地、地骨皮、玄参、麦冬、阿胶、白芍)加减。如见头晕目眩,潮热耳鸣,加龟板、鳖甲、刺蒺藜、菊花;经血量多者,加知母、旱莲草。

Ⅲ.肝郁化热

【证候】　经期提前,量多少不定,血色紫红,胸胁、乳房、小腹胀痛,头晕目眩,心烦易怒,口苦咽干,喜叹息。舌红,苔黄,脉弦数。

【分析】　肝郁化火,热扰冲任,血海不宁,以致月经先期,经色深红,质稠有块;肝郁气滞,经行不畅,故量或多或少;气滞肝经,故胸胁、乳房、小腹胀痛;头晕目眩,心烦易怒,口苦咽干,舌红,苔黄,脉弦数均为肝郁化热之象。

【治法】　疏肝清热。

【方药】　丹栀逍遥散(柴胡、丹皮、栀子、当归、白芍、白术、茯苓、薄荷、煨姜、甘草)加减。如经血量多,去当归,加大小蓟、黄芩、旱莲草;经行不畅,加泽兰、丹参;胸腹胀痛,加青皮、川楝子;咽干口渴,便秘,加天花粉、麦冬;心烦易怒,不眠,加合欢花、夜交藤。

Ⅳ.血瘀

【证候】　月经先期,经血量多,紫红有块,小腹疼痛,块下痛缓,面色暗滞,肌肤不荣。舌紫暗,有瘀点或瘀斑,脉涩。

【分析】　瘀血阻滞胞宫,新血难安,故经血量多,先期而下;瘀血阻滞少腹,故小腹疼痛,经血有块,块下痛缓;瘀血阻滞脉道,肌肤失养故面色暗滞,肌肤不荣。舌紫暗,有瘀点或瘀斑,脉涩均为瘀血之征。

【治法】　活血化瘀。

【方药】　桃红四物汤(当归、白芍、川芎、熟地、桃仁、红花)加减。如热盛,加丹皮、益母草;寒盛者,加炮姜、艾叶;经血量多,加茜草、蒲黄、三七粉,腹痛,加延胡索、川楝子、郁金;兼气滞者,加香附、青皮。

二、月经后期

月经后期是指月经周期延长7天以上,甚至40～50天一行,连续2个周期以上,称为月经后期。如偶尔延后一次,但此后如期来潮者,不做月经后期论述。

▶(一)病因病机

1.血虚　素体气血不足,久病体虚,耗伤阴血,或饮食劳倦损伤脾胃,化源不足,血海空虚,胞宫不能按时满盈,以致月经迟延。

2.血寒　经期产后,调摄失宜,过食生冷,或冒雨涉水,寒邪内侵,血为寒凝;或素体脾肾阳虚,脏腑失于温养,气血运行迟滞,冲任胞络受阻而致月经后期。

3.气滞　情志抑郁,气机不畅,气滞血瘀,经血运行不畅,冲任受阻以致月经周期延后。

4.痰湿　脾气虚衰,运化失职,水湿不化,聚湿生痰,流注冲任;或嗜食膏粱厚味,痰脂滋生,阻滞胞

脉,经脉不利,血海不能按时满盈下泄,以致月经延后。

▶(二)辨证要点

本病辨证,应从经色、经量、经质及全身证候,辨其虚实。一般以后期,量少,色暗有块,小腹冷痛拒按为血寒;量少,色淡暗,质清稀,小腹冷痛,喜暖喜按为虚寒;量少,色淡,质稀薄属血虚;量少或正常,色暗红或有小块,小腹胀满而痛者,属气滞。

▶(三)辨证论治

1.血虚

【证候】　月经错后,经血量少,色淡质稀,面色萎黄无华,伴头晕眼花,心悸少寐,皮肤爪甲不荣。舌淡,苔薄白,脉细弱无力。

【分析】　营血亏虚,血海不能按时满盈,故见月经错后,经血量少,色淡质稀;血虚内不能濡养脏腑,外不能润泽肌肤,故见面色萎黄无华,伴头晕眼花,心悸少寐,皮肤爪甲不荣。舌淡,苔薄白,脉细弱无力为血虚之象。

【治法】　补气养血。

【方药】　大补元煎(人参、山药、甘草、熟地、当归、枸杞子、山萸肉)加减。如脾肾阳虚加附子、炮姜;气虚乏力加炙黄芪、白术;食少便溏,去当归加砂仁、茯苓、补骨脂;心慌失眠,加酸枣仁、远志。

2.血寒

【证候】　月经迟延,经血量少,色暗有块,小腹冷痛,喜热畏寒,面色苍白,小便清长,大便溏泻。舌淡暗,苔白,脉沉紧。

【分析】　寒客下焦,血为寒凝,气血运行不畅,冲任阻滞,故月经迟延,经血量少,色暗有块;寒凝胞宫,经脉失煦,故小腹冷痛,喜热畏寒,面色苍白,小便清长,大便溏泻。舌淡暗,苔白,脉沉紧为血虚寒凝之象。

【治法】　温经散寒。

【方药】　温经汤(当归、白芍、川芎、人参、肉桂、莪术、牛膝、丹皮、甘草)加减。若经血量多者,加炮姜炭、艾叶炭;腹痛,加蒲黄、五灵脂、延胡索;气滞腹胀,加香附;便溏,加白术、山药、神曲;肾阳亏虚,加杜仲、仙茅。

3.气滞

【证候】　月经延后,经量偏少,色正常或暗红有块,排出不畅,伴胸胁乳房小腹胀痛。舌质正常或稍暗,苔薄白,脉弦或涩。

【分析】　情志抑郁,气机不畅,气滞血瘀,故月经延后,经量偏少,色正常或暗红有块;气机不舒,肝失调达,故肝经走行部位胀痛。舌暗,脉弦或涩为气机阻滞,经行不利之象。

【治法】　开郁行气,活血调经。

【方药】 柴胡疏肝散(柴胡、枳壳、川芎、香附、白芍、陈皮、当归)加减。若经行腹痛重者,加延胡索、川楝子;小腹冷痛,加炮姜、小茴香;胸胁满痛,加柴胡、郁金、木香;小腹胀满,加茴香、乌药;心烦不眠,加丹皮、栀子;经期下血量多,加卷柏炭、血余炭。

三、月经先后不定期

月经先后不定期是指月经周期提前或延后 7 天以上,连续 3 个周期以上者。如果仅提前或延后 3～5 天,或偶尔提前或延后 1 次,但下次月经仍然如期的,不做"月经先后不定期"论。月经先后不定期是育龄期、更年期妇女常见的月经病,亦见于青春期。本病若伴有月经涩少,则可形成闭经;若伴有经量增多、经期延长,常可发展为崩漏。

现代医学的功能失调性子宫出血出现月经先后不定期症状者可参照本篇的内容辨证论治。

▶(一)病因病机

1. 肝郁 情志抑郁,或忿怒伤肝,以致肝气逆乱,气乱则血乱,冲任失司,血海蓄溢失常。如疏泄太过,则月经先期而至;如疏泄不及,则月经后期而来;如疏泄失常,时而太过,时而不及,则气机紊乱,气乱则血乱,血海蓄溢失常,遂致月经先后不定期。

2. 脾虚 劳倦过度、或饮食失节、或思虑过度,损伤脾气,脾虚生化不足,统摄无权,冲任失调,血海蓄溢失常。若血海过期不满,则可致月经后期;若统摄失职,血溢妄行,则血海不及期而满,又可致月经先行;若时而生化不足,时而统摄失常,则月经先后不定期。

2. 肾虚 素体肾气不足,房劳多产,大病久病伤肾,年少肾气未充,绝经之年肾气渐衰。应藏不藏则经水先期而至,当泻不泻则经水后期而来,藏泻紊乱则月经先后不定期。

▶▶(二)辨证要点

月经先后不定期的辨证,应结合月经的量、色、质及脉证综合分析。一般以量或多或少,色黯红,有血块,少腹胀甚连及胸胁,舌苔正常,脉弦者属肝郁;以量或多或少,色淡红,质清稀,面色萎黄不华,食少纳呆,脘腹胀满,大便溏薄者属脾虚;以经量少,色淡质清,腰部酸痛,舌淡脉细弱者属肾虚;以量或多或少,色黯红或黯淡,有血块,少腹胸胁胀满,腰膝酸软者属肝郁肾虚。

▶▶(三)辨证论治

1. 肝郁

【证候】 经来先后不定,经量或多或少,色黯红或紫红,或有血块,或经行不畅,胸胁、乳房、少腹胀痛,脘闷不舒,时叹气,嗳气少食。舌质正常或红,苔薄白或薄黄,脉弦。

【分析】 郁怒伤肝,疏泄失常,血海蓄溢失常,故月经周期先后不定,经量或多或少;气郁血滞则经行不畅、有血块;肝脉循少腹布胁肋,肝郁气滞,经脉不利,故胸胁、乳房、少腹胀痛;郁气欲舒,则叹气;肝气犯胃,则嗳气食少;气郁化火,可见经色紫红等症,苔薄黄等症,脉弦为肝郁气滞之象。

【治法】 疏肝理气调经。

【方药】 逍遥散(柴胡、白术、茯苓、当归、白芍、薄荷、煨姜)加减。若经行少腹胀痛,经血有块者,酌加丹参、益母草、香附、元胡等;若肝郁化热,经量增多,色红质稠者,去当归、煨姜,酌加丹皮、栀子、茜草等;肝郁克脾,纳呆脘闷者,酌加厚朴、陈皮等。

2. 脾虚

【证候】 经行先后不定,量或多或少,色淡红,质清晰,面色萎黄不华,少气懒言,四肢倦怠,消瘦,食少纳呆,脘腹胀满,大便溏薄。舌淡,苔白,脉缓弱。

【分析】 脾气虚弱,时或生化不足,血海不充,时或统摄无权,血海不固,故经行先后不定,经量或多或少;生化不足,气血俱虚,故经色淡质清稀,面色萎黄不华;肌肉四肢无以充养,故消瘦,四肢倦怠;脾气运化失职,故食少纳呆,食后腹胀,大便溏薄;气血不足,故舌淡,苔白,脉缓弱。

【治法】 补益脾气,养血调经。

【方药】 归脾汤(白术、茯苓、黄芪、龙眼肉、酸枣仁、人参、木香、当归、远志、甘草、生姜、大枣)加减。若气短下陷,小腹下坠,酌加黄芪、升麻、乌贼骨等;生化不足,月经多见延后,经量过少者,酌加熟地黄、枸杞等。

3. 肾虚

【证候】 经行先后不定,量少,色黯淡,质清,头晕耳鸣,腰骶酸痛,小便频数。舌淡苔白,脉细弱。

【分析】 肾气虚弱,封藏失司,冲任不调,血海蓄溢失常,以致月经先后不定期;肾气亏损,阴阳两虚,阴不足则经血少,阳不足则经色淡、质清稀;腰骶酸痛、头晕耳鸣、舌淡苔白、脉细弱均为肾气不足之征。

【治法】 补肾益气,养血调经。

【方药】 固阴煎(菟丝子、熟地、山茱萸、人参、山药、炙甘草、五味子、远志)加减。若腰骶酸痛甚者,酌加杜仲、续断等;若带下量多者,酌加鹿角霜、金樱子等。

4. 肝郁肾虚

【证候】 经行先后不定,经量或多或少,色黯红或黯淡,或有块;经行乳房、少腹胀痛,心烦易怒,腰膝酸软,或精神疲惫;舌淡苔白,脉弦细。

【分析】 肝为肾之子,肝之疏泄功能失常,子病及母,而致肾之封藏失司,肝肾功能失调,冲任功能紊乱,血海蓄溢失常,以致月经周期先后不定,经量或多或少;气郁血滞则经行不畅,有血块;肝脉循少腹布胁肋,肝郁气滞,经脉不利,故乳房、少腹胀痛;外府失荣,筋骨不坚,故腰膝酸软;精神疲惫,舌淡苔白,脉弦细均为肝郁肾虚之征。

【治法】　补肾疏肝调经。

【方药】　定经汤(柴胡、炒荆芥、当归、白芍、山药、茯苓、菟丝子、熟地)加减。若腰痛甚者,酌加续断、杜仲;若带下量多者,酌加鹿角霜、金樱子;兼气滞者,酌加香附、青皮等。

案例 15-1

李某,女,31岁,工人,已婚。初诊:月经量多,后期而至5个月。既往月经尚规律,今年病前因家人病故,情绪抑郁,月经期推后20多天来潮,量较前增多,带经9天方净。近3次月经来潮前心烦易怒,胁胀乳痛,口干苦,夜寐多梦,末次月经于前天来潮,量多,伴血块,顺腿下流,面色苍白,苔薄黄,脉细弦数。辨证分型:肝郁化热,迫血妄行,冲任不固。治疗法则:疏肝清热凉血,固涩冲任。方药:丹栀逍遥散加减。生地20g,柴胡10g,白芍15g,丹皮10g,焦山栀10g,山药15g,乌贼骨15g,炒蒲黄(包)10g,地榆炭15g,益母草15g,三七粉(冲)3g。7剂,水煎服。二诊:服前方后,经量渐少,带经7天净,前方去地榆炭、乌贼骨、蒲黄、益母草,加当归10g、阿胶(烊)10g、党参15g、黄精15g,继服7剂。经前两胁乳房胀痛,仍以丹栀逍遥散为主,加橘叶核,调治3个月恢复正常。

【思考问题】

1. 月经后期的病因病机特点?

2. 如何理解中医中"女子以肝血为用"及"肝为女子之先天"之说?

【按语】　本例病因感情抑郁,肝气不舒,气机阻滞以致月经后期,郁而化热,迫血妄行,故用丹皮、栀子、生地凉血清肝,柴胡、白芍养血疏肝解郁,加炒蒲黄、地榆炭、益母草、三七粉化瘀止血。经后则去止血之品,因经后气血虚弱,故加党参、当归身、黄精益气养血扶脾,以补肝之体。中医理论中,经前多气多血,故加疏肝之橘叶核等,如此调治3个月,月经周期准而愈。

(王阿丽,等.王子瑜妇科临证经验集.北京:人民卫生出版社,2008:74~75)

第二节　崩　漏

崩漏是经血非时暴下不止,或淋漓不净。前者称崩中或经崩,后者称经漏或漏下。崩与漏出血情况虽有不同,但两者常交替出现,故合称崩漏。

西医无排卵型功能失调性子宫出血临床特点与崩漏相似,可参考本病辨证施治。

(一)病因病机

1. 血热

(1)虚热:素体阴虚,或久病、失血以致阴伤,阴虚水亏,心肝失养,虚火内扰,损伤冲任,扰动血海,致经血非时妄行。

(2)实热:素体阳盛,肝火易动,或素性抑郁,郁久化火,或感受热邪,或过服辛辣、助阳之品,酿成实火,实热伏于冲任,扰动血海,迫经妄行,致成崩漏。

2. 肾虚　先天不足,肾气未充,天癸初至,冲任不固;或因更年期肾气渐虚,或因手术不当,损伤胞宫冲任以致肾虚。肾气虚,失于封藏,不能约制经血,血下不止。

3. 脾虚　忧思、饮食、劳倦损伤脾胃,中气不振,气失统摄,不能制约经血,故成崩漏。

4. 血瘀　七情内伤,冲任郁滞,或经行产后,外感六淫,迁延日久,滞留冲任,致胞脉郁结,血瘀不行,冲任脉道不畅,血不循经,病为崩漏。

(二)辨证要点

崩漏以无周期性的阴道出血为辨证要点,临证时结合出血的量、色、质变化和全身证候辨明寒、热、虚、实。

(三)辨证论治

Ⅰ. 血热

1. 虚热

【证候】　经血非时突然而下,量多如注,或量少淋漓不止,血色鲜红而质稠,伴心烦,潮热,尿黄,便干。苔薄黄,脉细数。

【分析】　阴虚血热,热迫经血,故经血非时妄行;阴虚血量可少,热炽血量增多;尿黄,便干,苔薄黄,脉细数为阴虚有热之象。

【治法】　滋阴清热。

【方药】　保阴煎(生地、熟地、白芍、黄芩、黄柏、续断、山药、甘草)加减。若体瘦、咽干、唇焦加沙参、麦冬、五味子双补气阴;血多加阿胶,滋阴养血止血;血不止加地榆、乌梅、槐花;夜卧身热加地骨皮;小便热频加栀子、木通。

2. 实热

【证候】 经血非时忽然大下,或淋漓日久不净,色紫红,质稠,两侧小腹胀痛,上连胸胁,口渴烦热,或有发热,尿黄,便结。舌质红,苔黄,脉数。

【分析】 热盛于内,损伤冲任,血海沸溢,迫血妄行,故经血崩下或淋漓不净,血色深红质稠;热扰心神则烦热;热伤胃津,故口渴;热邪内蕴可有发热。尿黄,便结,舌质红,苔黄,脉数为血热之象。

【治法】 清热凉血。

【方药】 清热固经汤(黄芩、焦栀子、地榆、藕节、地骨皮、龟板、甘草、生地、阿胶、牡蛎、棕榈炭)加减。若口苦身热,肝经火盛加柴胡、夏枯草;血多有块加三七、丹皮;胸胁痛加白芍、川楝子。

Ⅱ. 肾虚

1. 肾阴虚

【证候】 经乱无期,出血淋漓不尽或量多,色鲜红,质稍稠,头晕耳鸣,腰酸膝软,五心烦热。舌红苔少或无苔,脉细数。

【分析】 肾水阴虚,冲任失守,故经乱无期,量多或淋漓不尽;阴虚血热则色鲜红,质稍稠;肾阴不足,不能上荣于脑,故头晕耳鸣;精亏则腰酸膝软;水不济火,故五心烦热;舌红苔少或无苔,脉细数为肾水亏虚之象。

【治法】 滋阴补肾。

【方药】 左归丸(熟地、山药、枸杞子、山茱萸、菟丝子、龟板、鹿角胶、川牛膝)加减。若面部烘热去枸杞子、鹿角胶,加麦冬、女贞子;干咳加百合;夜热骨蒸加地骨皮;头晕耳鸣加菊花;腰酸痛加寄生、杜仲;便秘加肉苁蓉、知母。

2. 肾阳虚

【证候】 经来无期,出血量多或淋漓不尽,色淡质清,畏寒肢冷,面色晦暗,腰酸膝软,小便清长。舌质淡,苔薄白,脉沉细。

【分析】 肾气不足,肾阳虚弱,封藏不固,冲任失约,故经来无期,量多或淋漓;阳虚则真火不足,经血失煦,故色淡质稀,畏寒肢冷,面色晦暗,腰酸膝软,小便清长。舌质淡,苔薄白,脉沉细均为阳虚失煦之象。

【治法】 温补肾阳。

【方药】 右归丸(鹿角胶、制附子、肉桂、当归、熟地、山萸肉、枸杞、杜仲、菟丝子、山药)加减。若阳气虚衰,加人参;带浊便溏,加补骨脂、茯苓、姜炭;五更泄泻,加五味子、肉豆蔻;腰膝酸痛,加胡桃肉;青春期肾气未盛,加紫河车、仙茅、仙灵脾;肉桂、当归辛温易动血,经血淋漓不止者宜去之,选加茜草、百草霜、艾叶炭、棕榈炭、赤石脂等。血多有块,小腹痛加乳香、没药、五灵脂、炒蒲黄。

Ⅲ. 脾虚

【证候】 经血非时而下,崩中继而淋漓,血色淡而质薄,气短神疲,面色㿠白,或面浮肢肿,手足不温,或纳呆便溏。舌色淡,边有齿痕,苔薄白,脉沉弱。

【分析】 脾虚气陷,统摄无权,故忽然暴下,或日久不止,遂成漏下;气虚火不足,故血色淡而质薄;中气虚故气短神疲;脾阳不振,故四肢不温,面色㿠白,纳呆便溏;脾虚不运,可有浮肿。舌色淡,边有齿痕,苔薄白,脉沉弱为气虚脾阳不足之象。

【治法】 健脾益气。

【方药】 固本止崩汤(人参、黄芪、白术、当归、熟地、干姜)加减。若中气下陷,加升麻以升提阳气,加大枣、山药健脾生血。血多血不止,加乌贼骨、芥穗炭、棕炭、珍珠母;血少,加蒲黄、灵脂;小腹胀痛者,加益母草、炒荆芥、炒香附;血虚面白,加白芍、何首乌;心悸失眠,加五味子、酸枣仁。

Ⅳ. 血瘀

【证候】 经血非时而下,或淋漓不净,或停闭日久又突然崩中下血,继而淋漓不断,色紫黑有块,小腹部阵痛或胀痛拒按,血下痛缓。舌体紫暗,或有瘀斑、瘀点,脉涩。

【分析】 胞宫瘀滞,新血不安,经乱无期,离经之血时瘀时流,故经血时来时止;若冲任阻隔,经血不至,蓄极而满,但瘀血不去,新血难安,故血又暴下;血瘀故血色紫黯有块;瘀阻则气血不畅,故小腹作痛,拒按,血下痛缓。舌体紫暗,或有瘀斑、瘀点,脉涩为有瘀之征。

【治法】 活血化瘀。

【方药】 四物汤合失笑散(熟地、白芍、当归、川芎、炒蒲黄、五灵脂)加减。若腹胀满不适加川楝子、香附子;小腹冷痛去大黄、丹皮,加炮姜、艾叶炭;漏下日久不净加益母草、红花;血崩量多加人参、仙鹤草、三七;寒客少腹,血瘀崩漏者,以桃红四物汤选加三七、茜草、乌贼骨、炒蒲黄、炮附子等。

> **案例 15-2**
>
> 张某,女,16 岁。初诊:1993 年 1 月 12 日。主诉:月经周期紊乱 1 年多,阴道出血 10 天。现病史:13 岁月经初潮,开始 1 年多月经常有推后,30～40 天 1 次,偶有对月来潮,经量不多。1 年多前,因中考学习紧张月经停闭 3 个月,后服中药来潮,量多,服止血药 10 天干净。自此以后月经周期紊乱,常淋漓不净,半年前月经量多晕厥,在某医院输血抢救,服已烯雌酚止血。病历记录:诊断为青春期功血,用人工周期 3 个疗程,停药后月经正常来潮 1 次。刻下:停经后 40 天后

经来10天不净,量多。面色苍白,神疲乏力,心悸心慌,手足不温。舌质淡胖,舌苔薄白,脉沉细无力。实验室检查:血红蛋白90g/L。诊断:崩漏。证型:肝肾亏虚气血不足,冲任不固。治法:益气固冲,收涩止血。处方:固冲汤加减。黄芪30g,党参15g,炒白术12 g,煅龙骨30g,煅牡蛎30g,乌贼骨15g,陈棕炭15g,艾叶炭12g,山萸肉12g,赤石脂30g,茜草10g,鹿角胶(烊化)15g,仙鹤草15g,3剂,水煎内服。告知患者注意休息,减轻学习压力。二诊:1993年1月15日阴道出血减少约1/2,上方不变,续服5剂。三诊:1993年1月20日阴道流血干净1天。感神疲乏力,手足不温,纳谷不香,夜寐多梦,上方去煅龙骨、煅牡蛎、赤石脂,加龙眼肉15 g,酸枣仁15g,砂仁10g,川断15g,10剂。四诊:1993年2月2日一直无阴道流血,以上症状明显改善。实验室检查:血红蛋白100g/L;用妇科再造丸服至下次月经来潮,视月经来潮情况复诊。四诊:1993年4月12日,月经来潮两次,约35天的周期,7～8天干净,量不多,患者面色红润,精神尚好。

【思考问题】

1. 崩漏常见于现代医学的哪一类疾病,常见的病因有哪些?

2. 本病案中,基于什么,医者三诊时加用龙眼肉、酸枣仁、砂仁?

【按语】 青春期功血多为无排卵性功血,属于中医崩漏范畴。患者13岁初潮,肾气不足,天癸未充,至经来之初推后并有经量不多;后因学习紧张,身心疲惫,使气虚不摄,冲任不固,精血失于制约,出现月经周期紊乱,量多或淋漓不净。久致气血两伤,出现神疲腰酸、心悸气短、头晕肢冷、经血色淡清晰诸证。治疗以固冲汤,该方源自张锡纯《医学衷中参西录》,主治脾虚不摄,肾虚不固,冲脉滑脱所致的崩漏。方中黄芪、白术补气健脾,固冲摄血;山萸肉补益肝肾;白芍敛阴养血、煅龙骨、煅牡蛎、海螵蛸、棕榈炭收摄止血;茜草祛瘀止血使止血不留瘀。三诊时,阴道出血停止,但是患者失眠、纳差,因为心主神明,心血不足可致失眠多梦,脾主运化,为气血生化之源,故加用龙眼肉,酸枣仁,砂仁以健脾、养心血之品,同时减去止血药。(丁丽仙.丁启后妇科经验.北京:中国中医中药出版社,2014:45～46)

第三节　闭　　经

女子年逾18周岁,月经尚未来潮,或月经来潮后又中断6个月以上者,称为"闭经"。前者称原发性闭经,后者称继发性闭经,古称"女子不月"、"月事不来"、"经水不通"、"经闭"等。妊娠期、哺乳期或更年期的月经停闭属生理现象,不作闭经论。

本病属难治之症,病程较长,疗效较差,因此,必要时应采用多种方法的综合治疗以提高疗效。因先天性生殖器官缺如,或后天器质性损伤致无月经者,因药物治疗难以奏效,不属于本节讨论范围。

▶ **(一)病因病机**

发病机理主要是冲任气血失调,有虚、实两个方面。虚者由于冲任亏败,源断其流;实者因邪气阻隔冲任,经血不通。导致闭经的病因复杂,有先天因素,也有后天获得;也可由月经不调发展而来,也有因他病致闭经者,常见的分型有肾虚、脾虚、血虚、气滞血瘀、寒凝血瘀和痰湿阻滞。

1. 肾虚 先天不足,少女肾气未充,精气未盛,或房多多产,久病伤肾以致肾精亏损,冲任气血不足,血海不能满溢,遂致月经停闭。

2. 脾虚 饮食不节,思虑或劳累过度损伤脾气,气血生化之源不足,冲任气血不充,血海不能满溢,遂致月经停闭。

3. 血虚 素体血虚,或数伤于血,或大病久病,营血耗损,冲任血少,血海不能满溢,遂致月经停闭。

4. 气滞血瘀 七情内伤,素性抑郁,或恼怒过度气滞血瘀,瘀阻冲任,气血运行受阻,血海不能满溢,遂致月经停闭。

5. 寒凝血瘀 经产之时,血室正开,过食生冷,或涉水感寒,寒邪乘虚客于冲任,血为寒凝成瘀,滞于冲任,气血运行阻隔,血海不能满溢,遂致月经停闭。

6. 痰湿阻滞 素体肥胖,痰湿内盛,或脾失健运,痰湿内生,痰湿壅塞冲任,气血运行受阻,血海不能满溢,遂致月经停闭。

▶ **(二)辨证要点**

在确诊闭经之后,尚须明确是经病还是他病所致,因他病致经闭者先治他病然后调经。辨证重在辨明虚实或虚实夹杂的不同情况。

▶ **(三)辨证论治**

Ⅰ. 肾虚型

1. 肾气虚证

【证候】 月经初期来迟或月经后期量少,渐至闭经,头晕耳鸣,腰酸腿软,小便频数,性欲淡漠。舌淡红,苔薄白,脉沉细。

【分析】 肾气不足,精血衰少,冲任气血不足,血海不能满溢,故月经初潮来迟,或后期量少,渐至停闭;肾虚不能化生精血,髓海、腰府失养,故头晕耳鸣,腰酸腿软;肾气虚,阳气不足,故性欲淡漠;肾虚不能温化膀胱,故小便频数。舌淡红,苔薄白,脉沉细,也为肾气虚之征。

【治法】 补肾益气,养血调经。

【方药】 大补元煎(人参、山药、熟地、杜仲、当归、山茱萸、枸杞、炙甘草)加丹参、牛膝。若闭经日久,畏寒肢冷甚者,酌加菟丝子、肉桂、紫河车;夜尿频数者酌加金樱子、覆盆子。

2. 肾阴虚证

【证候】 月经初潮来迟,或月经后期量少,渐至闭经,头晕耳鸣,腰膝酸软,或足跟痛,手足心热,甚则潮热盗汗,心烦少寐,颧红唇赤。舌红,苔少或无苔,脉细数。

【分析】 肾阴不足,精血亏虚,冲任气血虚少,血海不能满溢,故月经初潮来迟,或后期量少,渐至停闭;精亏血少,上不能濡养空窍,故头晕耳鸣;下不能濡养外府,故腰膝酸软,或足跟痛;阴虚内热,故手足心热,热劫阴液外泄,故潮热盗汗;虚热内扰心神,则心烦少寐;虚热上浮,则颧红唇赤。舌红,少苔或无苔,脉细数也为肾阴虚之征。

【治法】 滋肾益阴,养血调经。

【方药】 左归丸(熟地、山药、枸杞子、山茱萸、菟丝子、龟板、鹿角胶、川牛膝)加减,潮热盗汗者,酌加青蒿、鳖甲、地骨皮;心烦不寐者,酌加柏子仁、丹参、珍珠母;阴虚肺燥,咳嗽咯血者,酌加白及、仙鹤草。

3. 肾阳虚证

【证候】 月经初潮来迟或月经后期量少,渐至闭经,头晕耳鸣,腰痛如折,畏寒肢冷,小便清长,夜尿多,大便溏薄,面色晦暗或目眶暗黑。舌淡,苔白,脉沉弱。

【分析】 肾阳虚衰,脏腑失于温养,精血化生之源不足,冲任气血不足,血海不能满溢,故月经初期来迟,或后期量少渐至停闭;肾阳虚衰,阳气不布,故形寒肢冷;肾阳虚,不足以温养髓海、外府,故头晕耳鸣,腰痛如折;肾阳虚膀胱气化失常,故小便清长,夜尿多;肾阳虚不能温运脾阳,运化失司,故大便溏薄;肾在色为黑,肾阳虚,故面色晦暗,目眶黯黑。舌淡,苔白,脉沉弱,也为肾阳虚之征。

【治法】 温肾助阳,养血调经。

【方药】 十补丸(熟地、山药、山茱萸、泽泻、茯苓、丹皮、肉桂、五味子、炮附子、鹿茸)。腹冷甚,可酌加补骨脂、艾叶。

Ⅱ. 脾虚型

【证候】 月经停闭数月,肢倦神疲,食欲不振,脘

腹胀闷,大便溏薄,面色淡黄。舌淡胖有齿痕,苔白腻,脉缓弱。

【分析】 脾虚生化之源匮乏,冲任气血不足,血海不能满溢,故月经停闭数月;脾虚运化失职,湿浊内盛,故食欲不振,脘腹胀闷,大便溏薄,脾主四肢,脾虚中阳不振,故肢倦神疲。舌淡胖,有齿痕苔白腻,脉缓弱,也为脾虚之征。

【治法】 健脾益气,养血调经。

【方药】 参苓白术散(人参、白术、茯苓、白扁豆、甘草、山药、莲子肉、桔梗、薏苡仁、砂仁)加当归、牛膝。若出血量多者,酌加人参、升麻;久漏不止者,酌加藕节、炒蒲黄。

Ⅲ. 血虚型

【证候】 月经停闭数月,头晕目花,心悸怔忡,少寐多梦,皮肤不润,面色萎黄。舌淡,苔少,脉细。

【分析】 营血亏虚,冲任气血衰少,血海不能满溢,故月经停闭;血虚上不能濡养脑髓清窍,故头晕目花;血虚内不养心神,故心悸怔忡,少寐多梦;血虚外不荣肌肤,故皮肤不润,面色萎黄。舌淡,苔少,脉细,也为血虚之征。

【治法】 补血养血,活血调经。

【方药】 小营煎(当归、熟地、白芍、山药、枸杞子、炙甘草)加鸡内金、鸡血藤。若血虚日久,渐至阴虚血枯经闭者,症见月经停闭,形体羸瘦,骨蒸潮热,或咳嗽唾血,两颧潮红,舌绛苔少,甚或无苔,脉细数者,治宜滋肾养阴,壮水制火,方用左归丸汤(熟地黄、山茱萸、淮山药、枸杞子、菟丝子、鹿角胶、龟板胶、川牛膝)。

> **案例 15-3**
>
> 张某,女,37岁。
>
> 初诊:1975年3月20日。主诉:闭经5个月。现病史:患者末次月经为1974年10月10日。以后月经未行,曾经治疗无效。现症头晕、健忘,心慌,气短,出虚汗,睡眠不实,多梦,全身乏力,身痛,腿酸易抽筋,阴道分泌物减少。舌质黯淡,脉沉细。西医诊断:继发性闭经。中医诊断:闭经。辨证分型:脾虚血亏,心气不足。治疗法则:健脾益气,养血安神。方药:当归9g,白芍9g,川芎4.5g,熟地9g,桃仁9g,红花6g,益母草9g,党参15g,莲子肉9g,山药12g,生黄芪30g,远志9g,牛膝9g,炒枣仁9g。5剂水煎服。二诊:3月24日。服前方后,精神体力显著好转,汗出减少,前方加桂圆肉12g,继服5剂。三诊:4月4日,汗出减少,阴道分泌物增多,月经仍未来潮。上方加附子9g,肉桂3g,继服5剂。四诊:4月21日,

药后汗止,舌质黯淡,脉沉细,进一步辨证为肝肾不足,血虚经闭。拟滋补肝肾,养血调经办法。方药:当归9g,川芎4.5g,白芍9g,熟地12g,菟丝子9g,覆盆子9g,枸杞子12g,五味子9g,车前子9g,党参9g,生黄芪30g,仙灵脾15g,牛膝9g,继服8剂。五诊:5月8日,服上药8剂后,月经仍然未至。纳食增加,白带增多,易急躁、疲乏无力仍然在。上方去覆盆子、枸杞子、五味子、车前子、仙灵脾,加莲子肉9g,炒枣仁9g,山药12g,肉桂3g。如此反复调理。11月5日复诊,诉分别于9月20日,10月27日月经来潮,行经5天。

【思考问题】

1. 闭经的中医分型?

2. 如何理解中医"四物汤为女子之圣药"?

3. 心主神明、心主血脉、肝藏血、肾藏精之间的内在关系?

【按语】　本例初诊时,刘老并未以催经为主要目的,而是以健脾益气、养血安神为治疗法则,以桃红四物汤合养心安神之品,续以四物汤合五子衍宗丸调补肝肾,并重用生黄芪,与当归配伍,有当归养血汤之意,前后以上述两法出入治疗,使月经恢复正常周期。女子以气血为用,四物汤为调经补血的常用方剂,一般调经助孕之方多在此方基础上加减出入。人体是一个整体,中医注重整体观念,其中心肝脾肾与气血的化生、月经来潮有直接的关系,中医有"精血同源"、"肝肾同源"之说。

(北京中医医院.刘奉五妇科临证.北京:人民卫生出版社,2006:124～126)

第四节　痛　经

凡在经期或经行前后,出现周期性小腹疼痛,或痛引腰骶,甚至剧痛晕厥者,称为"痛经"。亦称"经行腹痛"。

西医学把痛经分为原发性痛经和继发性痛经,前者又称功能性痛经,系指生殖器官无明显器质性病变者;后者多继发于生殖器官的某些器质性病变,如盆腔子宫内膜异位症、子宫腺肌病、慢性盆腔炎、妇科肿瘤、宫颈口粘连狭窄等。本节讨论的痛经,包括西医学的原发性痛经和继发性痛经。功能性痛经容易痊愈,器质性病变导致的痛经病程较长,缠绵难愈。

(一)病因病机

1. 肾气亏损　先天肾气不足,或房劳多产,或久病虚损,伤及肾气,肾虚则精亏血少,冲任不足,经后

血泻,胞脉愈虚,失于濡养,"不荣则痛",故致痛经。

2. 气血虚弱　素体虚弱,气血不足,或大病久病,耗伤气血,或脾胃虚弱,化源不足,气虚血少,经行血泻,冲任气血更虚,胞脉失于濡养,"不荣则痛",故致痛经。

3. 气滞血瘀　素性抑郁,或忿怒伤肝,肝郁气滞,气滞血瘀;经期产后,余血内留,蓄而成瘀,瘀滞冲任,血行不畅,经前经时气血下注冲任,胞脉气血更加壅滞,"不通则痛",故致痛经。

4. 寒凝血瘀　经期产后,感受寒邪,或过食寒凉生冷,寒客冲任,与血搏结,以致气血凝滞不畅,经前经时气血下注冲任,胞脉气血更加壅滞,"不通则痛",故致痛经。

5. 湿热蕴结　素有湿热内蕴,或经期产后,感受湿热之邪,与血搏结,稽留于冲任、胞宫,以致气血凝滞不畅,经行之际,气血下注冲任,胞脉气血更加壅滞,"不通则痛",故致痛经。

(二)辨证要点

以伴随月经来潮而周期性小腹疼痛发作为辨证要点,一般痛在经前多属实,痛在经后多属虚;痛甚于胀多为血瘀,胀甚于痛多为气滞;剧痛多为实证,隐痛多为虚证。本病以实证居多,虚证较少,也有虚实夹杂者。

(三)辨证论治

1. 肾气亏损型

【证候】　经期或经后,小腹部隐隐作痛,喜按,月经量少,色淡质稀,头晕耳鸣,腰酸腿软,小便清长,面色晦暗。舌淡,苔薄,脉沉细。

【分析】　肾气本虚,精血不足,经期或经后,精血更虚,胞宫、胞脉失于濡养,故小腹隐隐作痛,喜按;肾虚冲任不足,血海满溢不多,故月经量少,色淡质稀;肾精不足,不能上养清窍,故头晕耳鸣;肾亏则腰腿失养,故腰酸腿软;肾气虚,膀胱气化失常,故小便清长。面色晦暗,舌淡苔薄,脉沉细,也为肾气亏损之征。

【治法】　补肾填精,养血止痛。

【方药】　调肝汤(当归、白芍、山茱萸、巴戟天、甘草、山药、阿胶)加减。若经量少者,酌加鹿角胶、熟地、枸杞子;腰骶酸痛剧者,酌加桑寄生、杜仲、狗脊。

2. 气血虚弱型

【证候】　经期或经后,小腹隐痛喜按,月经量少色淡质稀,神疲乏力,头晕心悸,失眠多梦,面色苍白。舌淡,苔薄,脉细弱。

【分析】　气血本虚,经血外泄,气血更虚,胞宫、胞脉失于濡养,故经期或经后小腹隐痛喜按;气血虚冲任不足,血海满溢不多,故月经量少,色淡质稀;气虚中阳不振,故神疲乏力;血虚不养心神,故心悸,失

眠多梦;气血虚不能上荣头面,故头晕,面色苍白。舌淡,苔薄,脉细弱,也为气血虚弱之征。

【治法】 补气养血,和中止痛。

【方药】 黄芪建中汤(黄芪、白芍、桂枝、炙甘草、生姜、大枣、饴糖)加当归、党参。头晕心悸、失眠者,加炒枣仁、鸡血藤;小腹下坠者,加柴胡、升麻。

3. 气滞血瘀型

【证候】 经前或经期,小腹胀痛拒按,胸胁、乳房胀痛,经行不畅,经色紫黯有块,块下痛减。舌紫黯,或有瘀点,脉弦或弦涩有力。

【分析】 肝郁气滞,瘀滞冲任,气血运行不畅,经前经时,气血下注冲任,胞脉气血更加壅滞,"不通则痛",故经行小腹胀痛拒按;肝气郁滞,故胸胁、乳房胀痛;冲任气滞血瘀,故经行不畅,经色紫黯有块;血块排出后,胞宫气血运行稍畅,故腹痛减轻。舌紫黯或有瘀点,脉弦或弦涩有力,也为气滞血瘀之征。

【治法】 行气活血,祛瘀止痛。

【方药】 膈下逐瘀汤(炒五灵脂、当归、川芎、桃仁、丹皮、赤芍、乌药、延胡索、甘草、香附、红花、枳壳)加减。治痛经剧烈伴有恶心呕吐者,酌加吴茱萸、半夏、莪术;若兼小腹胀坠或痛连肛门者,酌加姜黄、川楝子;兼寒者小腹冷病,酌加艾叶、小茴香;夹热者,口渴、舌红、脉数者,酌加栀子、连翘、黄柏。

4. 寒凝血瘀型

【证候】 经前或经期,小腹冷痛拒按,得热则痛减,经血量少,色黯有块,畏寒肢冷,面色青白。舌黯,苔白,脉沉紧。

【分析】 寒客冲任,血为寒凝,瘀滞冲任,气血运行不畅,经行之际,气血下注冲任,胞脉气血壅滞,"不通则痛",故痛经发作;寒客冲任,血为寒凝,故经血量少,色黯有块,得热则寒凝暂通,故腹痛减轻;寒伤阳气,阳气不能敷布,故畏寒肢冷,面色青白。舌淡,苔白,脉沉紧,为寒凝血瘀之征。

【治法】 温经散寒,祛瘀止痛。

【方药】 温经汤(吴茱萸、当归、白芍、川芎、人参、桂枝、阿胶、丹皮、生姜、甘草、半夏、麦冬)加减。若痛经发作时,酌加延胡、小茴香;小腹冷凉,四肢不温者,酌加熟附子、巴戟天。

5. 湿热蕴结型

【证候】 经前或经期,小腹灼痛拒按,痛连腰骶,或平时小腹痛,至经前疼痛加剧,经量多或经期长,经色紫红,质稠或有血块,平素带下量多,黄稠臭秽,或伴低热,小便黄赤。舌红,苔黄腻,脉滑数或濡数。

【分析】 湿热蕴结,冲任气血运行不畅,经行之际气血下注冲任,胞脉气血壅滞,"不通则痛",故痛经发作;湿热瘀结胞脉,胞脉系于肾,故腰骶坠痛,或平时小腹痛,至经前疼痛加剧;湿热伤于冲任,迫血妄

行,故经量多,或经期长;血为热灼,故经色紫红,质稠或有血块;湿热下注,伤于带脉,带脉失约,故带下量多,黄稠臭秽;湿热熏蒸,故低热,小便黄赤。舌红,苔黄腻,脉滑数或濡数,为湿热蕴结之征。

【治法】 清热除湿,化瘀止痛。

【方药】 清热调血汤(牡丹皮、黄连、生地、当归、白芍、川芎、红花、桃仁、莪术、香附、延胡索)加红藤、败酱草、薏苡仁。若月经过多或经期延长者,酌加槐花、地榆、马齿苋;带下量多者,酌加黄柏、白芷。

案例 15-4

周某,女,17 岁。初诊:1989 年 9 月 5 日。主诉:痛经 1 年余。现病史:14 岁月经初潮,1 年前因月经正值来潮,参加游泳比赛受凉,从此月经后错 7~10 天,每次经前 2 天小腹冷痛,近 3 个月来经行腹痛逐月加重,曾在西医院治疗半年,开始能临时止痛,后来无效,昨晚月经来潮,量少,色黯,挟有小血块,腹痛剧烈,喜温拒按,面色苍白,畏寒肢冷,身出冷汗,呕吐清水,腹泻 2 次,曾发昏厥,舌质黯有瘀点,苔白腻,脉沉紧。诊断:痛经。证型:寒湿凝滞胞宫,血行不畅。治法:温经散寒,活血化瘀止痛。处方:少腹逐瘀汤加减。炒小茴香 10g,乌药 10g,酒炒当归 10 g,川芎 10g,赤芍 10g,干姜 10g,肉桂 6g,吴茱萸 6g,制没药 10g,延胡索 10g,五灵脂 10g,生蒲黄(包煎)10g,6 剂,水煎经前服。服法:每次 1 袋(6g),日服 2 次。二诊:1989 年 9 月 12 日,服上方 2 剂后,经水畅下,并夹有大血块,腹痛显减,脉沉转弦,按之无力,今值经后,气血虚弱,再拟益气养血,温经调冲。处方:党参 15 g,当归 10g,炒白芍 15g,炒艾叶 3 g,川芎 10 g,制香附 10g,益母草 15g,炙甘草 6g 3 剂,水煎服。三诊:1989 年 9 月 28 日,经期将临,腹痛未作,继续第一方 6 剂,并用暖脐膏 1 张,贴小腹正中部。四诊:1989 年 10 月 9 日。10 月 6 日月经来潮,经量较前增多,色黯转红,血块较少,腹痛未作,但小腹仍有冷感,为了巩固疗效,嘱以后再月经前 3 天再服第一方 3 剂,经后用八珍益母丸合女金丹,早晚各服 1 丸,连治 3 个月经周期,随访半年痛经至今未犯。

【思考问题】

1. 中医有"痛则不通"之说,痛经是典型的痛证,常见的病因有哪些?

2. 本病案中,在不同的就诊时机,如何理解医者所采用的不同治疗法则?

【按语】 患者适值经潮时,胞宫空虚,阳气不足,下水游泳,寒湿之邪乘虚而入,客于胞宫,血遇寒冷则凝,血行不畅,故月经量少,色黯有块,小腹痛,喜温拒按,脉沉紧,均为寒湿内阻胞宫,气血瘀滞之象,故方用小茴香、肉桂、干姜、吴茱萸通达下焦,温经散寒燥湿;当归、川芎、赤芍、生蒲黄活血化瘀;延胡索、五灵脂、乌药、没药行气活血止痛。经前以温经散寒为主,佐以活血祛瘀。二诊时,处于经后期,故调整治疗法则以养血行气为主;三诊是又执经前期,当再度以少腹逐瘀汤为主治疗;四诊时,确定治疗方案,经后血去正虚当以八珍益母丸合女金丹益气养血暖宫调冲,如此调理而痛经治愈。中医治疗痛经,宜在辨证分型的基础上,同时按照月经周期气血阴阳的盈亏,在不同的时段加以调理;其他的与月经周期有关的妇科疾病都应该考虑这一生理特点。(王阿丽,等整理.王子瑜妇科临证经验集.北京:人民卫生出版社,2008:115~116)

第五节　带　下　病

带下量明显增多,或色、质、气味异常,或伴有全身、局部症状者称为带下病。

西医学的生殖器炎症及肿瘤引起的白带异常可参考本节辨证治疗。

▶（一）病因病机

1. 脾阳虚弱　如饮食不节,忧思劳倦,损伤脾气,脾阳虚而运化失职,水湿内停,流注下焦,伤及任带而成带下病。

2. 肾阳不足　其人素体肾虚,或年老体衰,或久病及肾,肾阳虚损,气化失常,水湿内聚,下注任带而发为带下病;或封藏失职,阴液滑脱而致带下病。

3. 湿热下注　若脾虚湿盛,郁久化热,或肝气内郁,郁久化热,热与湿蒸,均可导致湿热互结,流注下焦,损伤任脉而成带下病。

4. 湿毒蕴结　如经期产后,胞脉空虚,加之下阴忽视清洁,或房室不禁,或手术受损,均能使湿毒乘虚内侵,损伤任带,秽浊之液下注,而成带下病。

▶（二）辨证要点

本病辨证首先根据带下的量、色、质、气味等辨其寒、热、虚、实。带下量多,色白质稀,多属脾阳虚;带下量多,色白质稀如水,伴畏寒肢冷,多属肾阳虚;带下量多,色黄质稠,有臭味,为湿热下注;带下量多,色黄绿如脓,恶臭难闻,属湿毒蕴结。

▶（三）辨证论治

1. 脾阳虚弱

【证候】 带下量多色白,质稀薄,无臭气,绵绵不断,纳少便溏,体倦乏力。舌淡,苔白腻,脉缓弱。

【分析】 脾阳虚弱,运化失职,水湿内停,流注于下,损伤任带二脉,发为带下,则带下量多,色白,质稀薄,无臭气,绵绵不断;湿浊内盛,则两足跗肿;脾虚中阳不振,则体倦乏力,纳少便溏。舌淡,苔白腻,脉缓弱为脾阳虚之象。

【治法】 健脾益气,除湿止带。

【方药】 完带汤加减(山药、白术、党参、柴胡、白芍、苍术、车前子、陈皮、黑荆穗)。腰痛者,加杜仲、鹿角胶;带下量多,日久不止者,加芡实、莲须、金樱子。

2. 肾阳不足

【证候】 带下冷如蛋清,淋漓不断,头晕耳鸣,腰痛如折,畏寒肢冷,小腹冷感,尿频便溏。舌淡,苔薄白,脉沉细而迟。

【分析】 肾阳不足,命门火衰,气化失职,寒湿内盛,致带脉失和,任脉不固,发为带下,则带下冷如蛋清,淋漓不断;肾虚髓海不足,则头晕耳鸣;肾阳虚外府不荣,则腰痛如折;阴寒从内生,则畏寒肢冷;肾阳不足,膀胱气化失常则尿频;命门火衰,火不温土则便溏。舌淡,苔薄白,脉沉细而迟为肾阳虚之象。

【治法】 温肾助阳,涩精止带。

【方药】 内补丸(鹿茸、菟丝子、潼蒺藜、黄芪、白蒺藜、肉桂、桑螵蛸、肉苁蓉、制附子)加减。带下清冷如水,畏寒腹冷甚者,加艾叶、补骨脂;便溏者,加肉豆蔻、白术。

3. 湿热下注

【证候】 带下量多,色黄质稠,有臭味,或豆腐渣状,伴外阴瘙痒,口苦咽干,小便短黄。舌红,苔黄腻,脉濡数。

【分析】 湿热之邪损伤任带二脉而发为带下,则带下量多,色黄质稠,有臭味,或豆腐渣状;湿热留连阴户,则外阴瘙痒;湿热熏蒸,则口苦咽干;湿热伤津,则小便短黄。舌红,苔黄腻,脉濡数为湿热下注之象。

【治法】 清热利湿止带。

【方药】 止带方(茯苓、猪苓、车前子、泽泻、茵陈、赤芍、丹皮、黄柏、栀子、牛膝)加减。烦躁易怒,口苦咽干,头晕耳鸣者,加苦参、黄连、柴胡;湿浊甚者,加苍术、藿香。

4. 湿毒蕴结

【证候】 带下量多,黄绿如脓,或赤白相兼,状如米泔,臭秽难闻,伴阴部瘙痒,阴中灼热,小腹痛,口苦咽干。舌红,苔黄腻,脉滑数。

【分析】 湿毒内侵,伤及任带二脉发为带下,则带下量多;湿热毒邪蕴蒸胞络,损伤气血,则带下黄绿如脓,或赤白相兼;湿毒蕴结于阴户,则阴户瘙痒,阴中灼热。舌红,苔黄腻,脉滑数为湿毒蕴结之象。

【治法】 清热解毒,除湿止带。

【方药】 五味消毒饮(蒲公英、金银花、野菊花、紫花地丁、天葵子)加味。腰痛,带下恶臭者,加半枝莲、鱼腥草;大便秘结者,加瓜蒌仁、丹皮、知母。

案例 15-5

张某,女,29 岁,已婚,工人。因白带量多,阴痒 5 天。于 2000 年 5 月 12 日初诊。自述孕 2 产 1,用安全套避孕。平时月经正常,白带正常。10 天前开始白带渐渐增多,色黄臭秽,瘙痒不重。某医院妇科检查记录:外阴阴道充血明显,阴道内带多色黄,清稀呈泡沫状。子宫颈光滑,充血,子宫前位,大小正常,无压痛,双侧附件(-)。白带化验检查有滴虫。自购洁尔阴外洗,口服妇科千金片等治疗,症状稍有减轻。就诊时白带量多色黄,有异味。患者疲乏无力,心烦易怒,口苦咽干,经来乳房胀痛,食后腹胀,大便不实。末次月经:2000 年 5 月 2 日。中医诊断:带下病。西医诊断:滴虫性阴道炎。辨证分型:肝经湿热,脾气不足。治疗法则:清肝利湿,健脾益气,除湿止带。选用方剂:龙胆泻肝汤加味。处方用药:党参 15g,龙胆草 15g,黄芩 15g,栀子 15g,泽泻 12g,木通 10g,车前子(另包)12g,当归 12g,生地 15g,柴胡 10g,薏苡仁 15g,苍术 15g,甘草 6g。7 剂,水煎服,每日 1 剂,每日 3 次,每次 200ml。所剩药渣煎水熏洗坐浴 15～20 分钟。嘱其少食辛辣之品,禁生活。二诊:5 月 20 日,用药后白带减少,食后腹胀、大便不实等症状减轻。上方不变,续用 1 周,用法同上。三诊:5 月 28 日,用药后上症状明显好转,白带正常,带色淡黄。方不更张,续用 7 天。停药 3 天后复查白带未检出滴虫。

【思考问题】

1. 带下病的中医分型?

2. 本案中在治疗中除运用清利肝胆湿热的药物之外,为什么加健脾、养肝之品?

3. 在临床上肝郁可以引起脾虚吗?

【按语】 滴虫性阴道炎是由阴道毛滴虫引起的常见阴道炎症,属于中医带下病,以阴道分泌物增多、稀薄脓样、黄绿色、泡沫状、有臭味及外阴瘙痒为特点。本案确诊为滴虫性阴道炎,并伴心烦易怒、口苦咽干、经来乳房胀痛、食后腹胀、大便不实等症,中医辨证属肝经湿热,夹脾虚。先父用龙胆泻肝汤加味,方中龙胆草泻肝胆之火,并清下焦湿热;黄芩、栀子、柴胡苦寒泻火;车前子、木通、泽泻清利湿热,使湿热从小便而解,肝为藏血之脏,因以上诸药过于苦寒,有伤阴之虑,故佐以生地、当归养血益阴;甘草调和诸药;加党参补中益气,健脾助运;炒薏苡仁、苍术燥湿健脾,醒脾祛湿。全方共奏泻肝胆之火、清肝经湿热、补气健脾之功,使湿热下注、脾虚湿困之带下证治愈。脾虚湿重者先父喜用炒薏苡仁,以健脾利湿而解郁。(丁丽仙.丁启后妇科经验.北京:中国中医药出版社,2014:160～161)

第六节 妊娠恶阻

妊娠早期出现恶心呕吐,头晕倦怠,甚至食入即吐者,称为“妊娠恶阻”。亦称为“子病”、“病儿”、“阻病”。妊娠早期的轻度恶心择食,头晕,或晨起偶有呕吐者,为早孕反应,不属病态,一般 3 个月后逐渐消失。若呕吐日久,浆水不入,伤及气阴,可继发气阴两虚的恶阻重证。

西医学的妊娠剧吐可参照本篇的内容辨证治疗。

(一)病因病机

1. 脾胃虚弱 素体脾胃虚弱,受孕后血聚子宫以养胎,子宫内实,冲脉气盛,冲气循经上逆犯胃,胃失和降而致。若脾虚痰饮内停者,痰饮亦随之上泛而呕恶。

2. 肝胃不和 素性抑郁,或大怒伤肝,肝气郁结,郁而化热。孕后血聚养胎,肝血益虚,肝火愈旺,火性炎上,上逆犯胃,胃失和降,遂致恶阻。

呕则伤气,吐则伤阴,呕吐日久,浆水不入,气阴两虚。胃阴伤不能下润大肠,便秘益甚,腑气不通,加重呕吐;肾阴伤则肝气急,肝气急则呕吐愈剧,如此因果相干,出现阴亏气耗之恶阻重证。

(二)辨证要点

恶阻的辨证,主要根据呕吐物的性状和患者的口感,结合全身情况、舌脉综合分析,辨其虚实。口淡、呕吐清涎者,多为脾胃虚弱;口中淡腻、呕吐痰涎者,多为脾虚痰湿;口苦、呕吐酸水或苦水者,多为肝胃不和;干呕或呕吐血性物者,多为气阴两虚。

(三)辨证论治

1. 脾胃虚弱

【证候】 妊娠早期,呕恶不食,甚则食入即吐,口淡,呕吐清涎,头晕体倦,脘腹胀满。舌淡、苔白、脉缓滑无力。

【分析】　脾胃素虚,升降失常,孕后阴血下聚养胎,冲气上逆犯胃,胃失和降,故恶心呕吐不食,甚则食入即吐;脾胃虚弱,运化失司,水湿内停随胃气上行,或湿聚成痰,故口淡,呕吐清涎,脘腹胀满;中阳不振,清阳不升,则头晕体倦;舌淡、苔白、脉缓滑无力为脾胃虚弱之征。

【治法】　健脾和胃,降逆止呕。

【方药】　香砂六君子汤(人参、白术、茯苓、法半夏、陈皮、木香、砂仁、生姜、甘草)加减。如脾虚夹痰浊,症见胸闷泛恶,呕吐痰涎,舌淡苔厚腻,脉缓滑,原方加全瓜蒌、苏叶、橘红易陈皮以宽胸理气,化痰止呕。

2. 肝胃不和

【证候】　妊娠初期,恶心,呕吐苦水或酸水,恶闻油腻,烦渴,口干口苦,头胀而晕,胸满胁痛,嗳气叹息,精神抑郁。舌淡红,苔微黄,脉弦滑。

【分析】　素体肝旺,孕后阴血下聚养胎,肝失血养,肝体不足而肝阳偏亢,且肝脉挟胃贯膈,肝火上逆犯胃,胃失和降。则恶心呕吐,恶闻油腻;肝胆互为表里,肝气上逆则胆火随之上升,胆热液泄,故呕吐酸水或苦水,烦渴口苦;肝热气逆,上扰空窍则头胀而晕;胸满胁痛,嗳气叹息,精神抑郁。舌淡红,苔微黄,脉弦滑均为肝胃不和、肝热犯胃之征。

【治法】　清肝和胃,降逆止呕。

【方药】　橘皮竹茹汤(橘皮、竹茹、大枣、生姜、甘草、人参)加法夏、白芍、枇杷叶、柿蒂、乌梅。

上述二证,经治未愈,呕吐剧烈,持续日久,变为干呕或呕吐苦黄水甚则血水,精神委靡,形体消瘦,眼眶下陷,双目无神,四肢乏力,或发热口渴,尿少便秘,唇舌干燥,舌质红,苔薄黄而干或光剥,脉细滑数无力,为气阴两虚之象。治宜益气养阴,和胃止呕。方用生脉散合增液汤。

案例 15-6

肖某,23岁,工人,已婚。

初诊:1987年2月25日。停经82天,恶心呕吐3周。患者既往月经错后,6～7/35～40天,末次月经1986年12月5日,1987年2月3日出现恶心、呕吐、厌油腻,少腹隐痛,于北京市某医院门诊就诊,查尿妊娠实验(+)。2月7日因呕恶加重,另一医院门诊就诊,输液治疗(用药不详),疗效欠佳。2月13日来本院门诊就诊,

查尿酮体(++++),于急诊室静脉滴注葡萄糖、甲氧氯普安、维生素B_6,疗效不满意。就诊时恶心、呕吐,食入即吐,呕吐物为胃内容物或清水,其味酸,口干黏,不欲饮,胃脘部疼痛不适,时有小腹坠痛,头晕乏力,肢软神疲,失眠,二便少。舌淡,苔薄腻,脉滑。孕产史:孕1产0。既往史:7年前曾患有"胃神经官能症"。诊断:妊娠恶阻。辨证分型:脾胃虚弱,冲脉上逆,胃失和降。治疗法则:健脾和胃,调冲止呕。太子参25g,炒白术15g,茯苓10g,砂仁(后下)6g,苏梗10g,陈皮10g,竹茹10g,清半夏10g,芦根10g,炒川断10g,白芍10g,炒稻芽10g,炙甘草3g。7剂,水煎服,日1剂,少量多次频服。嘱:宜清淡饮食,注意休息,调情志,注意保暖,避风寒,忌辛辣,禁房事。二诊:1987年3月5日。服药5剂后恶心、呕吐明显好转,偶有小腹下坠感,舌质淡红,苔薄白,脉滑。治法不变,上方减去茯苓。7剂,水煎服,1日剂,少量多次频服。三诊:1987年3月13日。偶有恶心,无呕吐,饮食好转,无腹痛,舌质淡红,苔薄白,脉滑。B超检查胎儿发育良好。

【思考问题】

1. 妊娠恶阻的病机特点是什么?

2. 如何理解处方中运用"白芍"?

【按语】　患者素有"胃神经官能症",脾胃素虚,妊娠后阴血下注冲任,胞宫以滋养胎元,冲脉之气较盛,冲脉隶于阳明,冲气夹胃气上逆,胃失和降,导致孕后恶心呕吐。治以健脾和胃,降逆止呕,方选香砂六君子汤加减。由于肝主疏泄,肝气不调可以致胃气上逆,故王老于方中加用白芍,意在养血柔肝,平冲降逆;酌加稻芽,健脾开胃,止呕。(王阿丽,等. 王子瑜妇科临证经验集. 北京:人民卫生出版社,2008:174～175)

第七节　妊娠腹痛

妊娠期,因胞脉阻滞或失养,发生小腹疼痛者,称为"妊娠腹痛",亦名"胞阻"。也有称"痛胎"、"胎痛"、"妊娠小腹痛"者。多因阳虚寒凝、血虚胞脉失养、气滞胞脉而气血运行失畅所致。

西医学的先兆流产的腹痛症状可参照本篇的内容辨证治疗。

▶（一）病因病机

1. 血虚　素体血虚或脾虚化源不足,孕后血聚养胎而阴血愈虚,胞脉失养致小腹疼痛。若血虚气

弱,血少乏于畅行,气虚无力帅血,胞脉滞迟作痛。

2. 气滞 素体忧郁,孕后血下聚养胎,肝血偏虚,肝失血养而疏泄失司;或孕后情志内伤,肝失条达,气行不畅;或胎体渐大,阻碍气机升降,而生郁滞。气滞则血行受阻,胞脉不通,遂致小腹疼痛。

3. 虚寒 素体阳虚,孕后复感寒邪,胞脉失于温煦,有碍气血畅行,遂致腹痛。

4. 血瘀 宿有癥瘕,孕后或因气滞、或因寒凝,使瘀阻冲任、子宫、胞脉、胞络,不通则痛,遂致腹痛。

▶**(二)辨证要点**

妊娠腹痛的辨证,主要根据腹痛的性质、结合兼证及舌脉辨其虚实。

▶**(三)辨证论治**

1. 血虚

【证候】 妊娠后小腹绵绵作痛,按之痛减,面色萎黄,头晕目眩或心悸少寐。舌淡,苔薄白,脉细滑弱。

【分析】 素体血虚,孕后血聚养胎而气血愈虚,胞脉失养,故小腹绵绵作痛,按之痛减;血虚髓海失养,则头晕;血不养心,则心悸;神不安舍,则少寐多梦;血虚不能上荣于面,故面色萎黄。舌淡,苔薄白,脉细滑弱均为血虚之征。

【治法】 养血安胎止痛。

【方药】 当归芍药散(当归、芍药、川芎、白术、茯苓、泽泻)加首乌、桑寄生。若血虚甚者,酌加枸杞子、菟丝子滋肾养血,濡养胞脉;心悸失眠者,酌加酸枣仁、龙眼肉、五味子养血宁心安神。

2. 气滞

【证候】 妊娠后小腹胸胁胀痛,或少腹胀痛,情志抑郁,嗳气吐酸,或烦躁易怒。舌红,苔薄黄,脉弦滑。

【分析】 肝之经脉绕阴器,至少腹,上贯膈布胁肋。素性忧郁,肝失条达,气机不畅,孕后胞脉气血阻滞,故小腹胸胁胀痛,或少腹胀痛;气郁无以宣达,气机不畅,故情志抑郁,或烦躁易怒。舌红,苔薄,脉弦滑均为肝郁气滞之征。

【治法】 疏肝解郁,养血安胎。

【方药】 逍遥散(柴胡、当归、白芍、白术、茯苓、薄荷、煨姜、甘草)加减。临证时加苏梗宽中行气安胎;郁而化热,加栀子、黄芩清热除烦;肝血偏虚而气滞者,宜加枸杞子、首乌、桑寄生以养血柔肝,香附疏肝解郁,行气止痛。

3. 虚寒

【证候】 妊娠后小腹冷痛,绵绵不休,喜温喜按,形寒肢冷,纳少便溏,面色白。舌淡,苔白滑,脉沉细滑。

【分析】 素体阳虚,寒从内生,孕后胞脉失于温煦,气血运行不畅,故小腹冷痛,绵绵不休;血得热则

行,寒遇热而散,气血暂通,腹痛缓解,故喜温喜按;阳气不能外达,故形寒肢冷;纳少便溏,面色白,舌淡,苔白滑,脉沉细滑均为虚寒之征。

【治法】 暖宫止痛,养血安胎。

【方药】 胶艾汤(阿胶、艾叶、当归、川芎、白芍、干地黄、甘草)加减。若肾阳虚衰,兼腰痛者,酌加杜仲、巴戟天、补骨脂以温肾助阳,使阴寒消散,气血流畅,则腹痛可止而胎安。

4. 血瘀

【证候】 妊娠后小腹常感隐痛不适,或刺痛,痛处不移,或宿有癥瘕,舌黯有瘀点,脉弦滑。

【分析】 宿有癥瘕痼疾,或寒凝气滞,孕后胞脉气血运行不畅,故小腹隐痛不适,或刺痛,痛处不移;舌黯有瘀点,脉弦滑均为血瘀之征。

【治法】 养血活血,补肾安胎。

【方药】 桂枝茯苓丸(桂枝、茯苓、芍药、桃仁、丹皮)加减。

案例 15-7

杜×,女,23岁,初诊:1965年5月24日。末次月经2月24日,停经40+天,感头昏,食欲不振,心悸,并伴有阵发性腹痛,痛无定处,如转气痛,痛甚时自述不能忍受;平时烦躁易怒,两胸胁胀痛,大便2~3日一次,小便色黄,口干喜冷饮,乍冷乍热,腰痛不明显;舌质淡红,苔薄白,脉弦滑。妇检:外阴、阴道正常;宫颈:光滑,着色;子宫:前位,呈手拳大,质软,活动可;附件:未见异常。去年6月曾作剖腹探查手术,术后诊断为双侧卵巢滤泡囊肿、急性输卵管炎。辨证分型:妊娠气郁腹痛。治疗法则:疏肝解郁,理气行滞。处方用药:柴胡6g,白术10g,茯苓10g,当归身10g,黄芩9g,白芍10g,陈皮6g,苏梗6g,甘草6g。用上方加减22剂,一般情况尚好,宫底脐下三指,无阴道出血,无宫缩,亦无明显腹痛,大便隔日一次,食欲尚好,无先兆流产之征。拟带固肾安胎之剂出院,处方如下:川断10g,杜仲10g,桑寄生10g,菟丝子10g,黄芪10g,桑椹10g,砂仁6g。

【思考问题】

1. 妊娠腹痛常见的病因有哪些?

2. 本案初诊辨证特点是什么?结合案例15-7,如何理解"女子以肝为先天"?

【按语】 《医宗金鉴·妇科心法要诀》云:"孕妇腹痛,名为胞阻"。其病因病机主要是胞脉阻滞,不通则痛。此患者禀性躁,孕后血以养胎,

肝藏血,肝血不足,则肝气易郁,又加之孕后,腹中增一障碍,升降之气必滞,肝郁气滞则血行不畅,因此患者烦躁易怒,两胁胀痛,阵发性腹痛,痛无定处,如转气痛,气郁化火则便结,尿黄,口干喜冷饮。此乃气郁腹痛,治宜疏肝解郁,调理气血,气机调畅则胎自安。名医沈绍九说:"疏得一分气,养得一分胎"。《香易塘医话》曰:"妇人善怀而多郁……肝经一病,则月事不调,艰于产育"。叶天士亦曰:"女子以肝为先天,阴性凝结,易于怫郁,郁则气滞血亦滞"。既是肝郁为病,治疗上首先要顺其条达之性,开其郁遏之气,选用何方?《医贯·郁病论》曰:"予以一方治其木郁,而诸郁皆因而愈,一方者何?逍遥散是也。"故以逍遥散化裁。方中柴胡乃肝胆要药,功能疏肝达郁;当归、白芍养肝血以柔肝;白术、茯苓、甘草健脾,助土以升木也;黄芩清热,苏梗、陈皮宽中理气,苏梗又为安胎之要药,用上方 20 余剂,腹痛好转,余症消失,故拟固肾安胎之剂以善其后。

(梅乾茵.黄绳武妇科经验集.北京:人民卫生出版社,2004:162~164)

第八节 胎动不安,胎漏

妊娠期间出现腰酸、腹痛、小腹下坠,或伴有少量阴道出血者,称为"胎动不安"。妊娠期间阴道少量出血,时出时止、或淋沥不断而无腰酸、腹痛、小腹小坠者称为"胎漏"。

胎动不安是堕胎、小产的先兆,多发生在妊娠早期,少数在妊娠中期。西医称之为"先兆流产"。流产是一个动态变化的过程,在先兆流产阶段,如胚胎或胎儿正常,并经过适当的安胎治疗,可继续妊娠,正常分娩。若病情发展可成为"难免流产"、"完全流产"、"不全流产"或"稽留流产"。

西医学的先兆流产可参照本篇的内容辨证治疗。

(一)病因病机

1. 肾虚 父母先天禀赋不足,或房劳多产,大病久病穷必及肾;或孕后房事不节,伤肾耗精,肾虚冲任不固,胎失所系,以致胎动不安。

2. 血热 素体阳盛血热或阴虚内热;或孕后过食辛燥助阳之品;或外感热邪,热扰冲任,扰动胎元,遂致胎动不安。

3. 气血虚弱 母体气血素虚,或久病大病耗伤气血,或孕后思虑过度,劳倦伤脾,气血生化不足,气血虚弱,冲任匮乏,不能固摄滋养胎元,遂致胎元不固。

4. 血瘀 宿有癥瘕瘀血占据子宫,或孕后不慎跌仆闪挫,或孕期手术创伤,均可致气血不和,瘀阻胞脉,使胎失摄养而不固,发为胎动不安。

(二)辨证要点

本病以腰酸、腹痛为主,或伴少量阴道流血,故辨证中应注意腰腹疼痛的性质、程度,阴道流血的量、色、质等征象,以及出现的兼证、舌脉,进行综合分析,指导治疗。对有外伤史、他病史、服药史者,应在诊察胎儿状况的基础上确定安胎还是去胎的原则。安胎大法以补肾固冲为主,并根据不同情况辅以益气、养血、清热等法,总宜辨证施治。若经治疗后腰酸、腹痛加重,阴道流血增多,以致胎堕难留者,又当胎下益母。

(三)辨证论治

1. 肾虚

【证候】 妊娠期阴道少量出血,色淡黯,腰酸腹痛,胎动下坠,或曾屡孕屡堕,头晕耳鸣,两膝酸软,小便频数,眼眶黯黑或有面部黯斑。舌淡黯,苔白,脉沉细滑尺脉弱。

【分析】 肾主系胞,为冲任之本,肾虚冲任不固,胎失所系,因而腰酸、腹痛、胎动下坠,或有阴道少量流血;肾失温煦,血失阳化,故色淡黯;肾虚髓海不足,故头晕耳鸣;肾主骨,肾虚则两膝酸软;肾与膀胱相表里,肾虚膀胱失约,故小便频数;肾虚冲任不固,无力系胎,故屡孕屡堕。眼眶黯黑或有面部黯斑,舌淡黯,苔白,脉沉细滑尺脉弱均为肾虚之征。

【治法】 补肾健脾,益气安胎。

【方药】 寿胎丸(菟丝子、桑寄生、续断、阿胶)加党参、白术。若腰痛明显,小便频数或夜尿多,加杜仲、覆盆子、益智仁加强补肾安胎、固摄缩尿之功;若小腹下坠明显,加黄芪、升麻益气升提安胎或高丽参另炖服;若阴道出血不止,加山萸肉、地榆固冲止血,若大便秘结,选加肉苁蓉、熟地、桑椹子滋肾增液润肠。

临证时结合肾之阴阳的偏虚,选加温肾(如杜仲、补骨脂、鹿角霜)或滋阴(如山萸肉、二至丸、淮山药)安胎之品。

2. 血热

【证候】 妊娠期阴道少量出血,血色深红或鲜红,质稠,或腰酸腹痛,口苦咽干,心烦不安,便秘溲赤。舌红,苔黄,脉滑数。

【分析】 热伤冲任,迫血妄行,内扰胎元,而致腰酸腹痛,阴道少量出血;血为热灼故血色深红或鲜红,质稠;热扰心神,故心烦不安;口苦咽干、便秘溲赤。舌红、苔黄、脉滑数,均为血热之征。

【治法】 清热凉血,固冲安胎。

【方药】 保阴煎(生地、熟地、芍药、山药、续断、黄芩、黄柏、甘草)加减。若下血较多者,酌加阿胶、旱莲草、地榆炭凉血止血;腰痛甚者,酌加菟丝子、桑寄生固肾安胎。

3. 气血虚弱

【证候】 妊娠期少量阴道出血,色淡红,质清稀。腰酸腹痛,小腹空坠,面色㿠白,心悸气短,精神倦怠。舌质淡,苔薄白,脉细弱略滑。

【分析】 气血虚弱,冲任不固,胎失摄载,胎元不固,气不摄血,故孕后腰酸腹痛,阴道少量出血;气血虚弱,本源不足,故血色淡质稀。气虚提挈无力,故小腹空坠。面色㿠白,心悸气短,精神倦怠。舌质淡,苔薄白,脉细弱均为气血虚弱之征。

【治法】 益气养血,固肾安胎。

【方药】 胎元饮(人参、当归、杜仲、白芍、熟地、白术、陈皮、炙甘草)加减。若阴道出血量多者,酌加乌贼骨、艾叶炭以固冲止血;若气虚明显,小腹下坠,加黄芪、升麻益气升提,固摄胎元,或加服高丽参6～10g另炖服,每周1～2次,连服1～2周以大补元气。若腰酸明显,或有堕胎史,亦可与寿胎丸合用,加强补肾安胎之功。

4. 血瘀

【证候】 宿有癥积,孕后阴道不时少量出血伴有腰酸腹痛,色黯红,或妊娠期跌仆闪挫,少腹拘急或少量阴道出血,皮肤粗糙,口干不欲饮。舌黯红或有瘀斑,苔白,脉沉弦或弦滑。

【分析】 宿有癥积,瘀血内滞小腹或胞脉,孕后新血不得下归血海以养胎元,反离经而走,故阴道不时少量出血伴有腰酸腹痛,色黯红;或跌仆闪挫,瘀血内阻,气机不畅,故少腹拘急;瘀血内阻,肌肤失荣,故皮肤粗糙;瘀血内阻,津液不得上承,故口干不欲饮。舌黯红或有瘀斑,苔白,脉沉弦或弦滑均为血瘀之征。

【治法】 活血化瘀,固冲安胎。

【方药】 桂枝茯苓丸(桂枝、茯苓、丹皮、芍药、桃仁)合寿胎丸(菟丝子、桑寄生、续断、阿胶)加减。若妊娠期跌仆闪挫伤胎,属新病,治宜调气和血安胎,方选圣愈汤(生地、熟地、川芎、人参、当归、黄芪)。

附:滑 胎

凡堕胎、小产连续发生3次或3次以上者,称为"滑胎",亦称"数堕胎"、"屡孕屡堕"。有些明代以前的古代医著所言滑胎,是指临产催生的方法,不是"滑胎"病证,不属本节讨论范围。

西医学的习惯性流产可参照本篇的内容辨证治疗。

▶ **(一) 病因病机**

1. 肾虚 先天禀赋不足,肾气未充,或孕后房事不节,

损伤肾气,冲任不固,胎失所系而致滑胎;或肾中真阳受损,命门火衰,宫寒胎元不固,屡孕屡堕而致滑胎;或大病久病及肾,肾精匮乏,冲任精血不足,胎失濡养而致堕胎,小产反复发生而成滑胎。

2. 气血虚弱 母体平素脾胃虚弱,气血不足;或饮食失宜,孕后过度忧虑,劳倦损伤脾胃,气血生化乏源;冲任不足,以致不能摄养胎元而滑胎。

3. 血热 素体阳盛血热或阴虚内热;或孕后外感热邪,或肝郁化火,热扰冲任,扰动胎元,屡孕屡堕。

4. 血瘀 母体子宫宿有癥瘕瘀血,瘀阻胞脉,损伤冲任,使气血失和,胎失摄养而不固,屡孕屡堕,遂致滑胎。

▶ **(二) 辨证要点**

本病主要以滑胎及伴见的症状、舌象、脉象作为辨证的依据。借助相关检查,排除男方因素或女方非药物因素,针对病因辨证施治。

▶ **(三) 辨证论治**

1. 肾虚

甲. 肾气不足

【证候】 屡孕屡堕,甚或如期而堕,头晕耳鸣,腰酸膝软,夜尿频多,目眶黯黑,或面色晦暗。舌质淡,苔薄白,脉细滑尺脉沉弱。

【分析】 胞脉者系于肾,肾气虚冲任不固,胎失系载,故屡孕屡堕;肾虚髓海不足,清空失养,则头晕耳鸣;腰为肾之府,肾虚则腰酸膝软;肾气虚膀胱失约,气化失职,则小便频数,夜尿尤多;面色晦暗,舌质淡,苔薄白,脉沉弱均为肾气不足之征。

【治法】 补肾健脾,固冲安胎。

【方药】 补肾固冲丸(菟丝子、续断、巴戟天、杜仲、当归、熟地、鹿角霜、枸杞子、阿胶、党参、白术、大枣、砂仁)。

乙. 肾阳亏虚

【证候】 屡孕屡堕,腰膝酸软,甚则腰痛如折,头晕耳鸣,畏寒肢冷,小便清长,夜尿频多,大便溏薄。舌淡白,苔薄润,脉沉迟或沉弱。

【分析】 先天禀赋不足,命门之火虚衰,冲任失于温煦,致胞宫虚寒,胎元不固,则屡孕屡堕;腰为肾之府,肾阳虚则腰酸膝软,甚则腰痛如折;肾阳不足,阳气不达于四肢末梢,则畏寒肢冷;阳气虚弱,气血运行无力,不能上荣于清窍,则头晕耳鸣;命火不足不能温煦脾土,脾失健运,则大便溏薄;膀胱气化失约,则小便清长,夜尿频多;舌淡白,苔薄润,脉沉迟或沉弱为肾阳虚之征。

【治法】 温肾补阳,固冲安胎。

【方药】 肾气丸(干地黄、山药、山茱萸、丹皮、泽泻、茯苓、附子、桂枝)去泽泻,加菟丝子、杜仲、白术。若肾虚及脾,则宜补肾健脾,养血安胎,方用安奠二天汤(人参、熟地、白术、山药、山萸肉、炙甘草、杜仲、枸杞、扁豆)。

丙. 肾精亏虚

【证候】 屡孕屡堕,腰膝酸软,甚或足跟疼痛,头晕耳鸣,手足心热,两颧潮红,大便秘结。舌红,少苔,脉细数。

【分析】 先天肾精不足,胎失所荫,则屡孕屡堕;腰为

肾之府,肾精不足,不能濡养腰之外府,则腰酸膝软;足少阴肾经斜走足跟,肾精虚则足跟疼痛;精亏血少,髓海不充,则头晕耳鸣;肾精亏虚,阴虚内热,虚阳浮越,则手足心热,两颧潮红;阴津不足则大便秘结。舌红,少苔,脉细数均为肾精亏虚之征象。

【治法】 补肾填精,固冲安胎。

【方药】 育阴汤(熟地、白芍、续断、桑寄生、杜仲、山萸肉、山药、海螵蛸、龟甲、牡蛎、阿胶)。

2. 气血虚弱

【证候】 屡孕屡堕,头晕目眩,神疲乏力,面色㿠白,心悸气短。舌质淡,苔薄白,脉细弱。

【分析】 气血虚弱,冲任不足,不能载胎养胎,故屡孕屡堕;气血虚弱,上不能濡养清窍则头晕目眩,外不能濡润肌肤则面色㿠白,内不能濡养脏腑则神疲乏力,心悸气短;舌质淡,苔薄白,脉细弱均为气血虚弱之征。

【治法】 益气养血,固冲安胎。

【方药】 泰山磐石散(人参、黄芪、当归、续断、黄芩、川芎、白芍、熟地、白术、炙甘草、砂仁、糯米)加减。

3. 血热

【证候】 屡孕屡堕,孕后阴道出血,血色深红质稠;伴有腰酸腹痛,面赤唇红,口干咽燥,大便秘结,小便色黄。舌红苔黄,脉弦滑数。

【分析】 热伤冲任,胎元受扰不固,故屡孕屡堕,孕后阴道出血,伴有腰酸腹痛;热灼血凝,血色深红质稠;面赤唇红,口干咽燥,大便秘结,小便色黄,舌红苔黄,脉弦滑数均为血热之征。

【治法】 清热养血,滋肾安胎。

【方药】 保阴煎(生地、熟地、芍药、山药、续断、黄芩、黄柏、甘草)合二至丸(女贞子、墨旱莲)加白术。

4. 血瘀

【证候】 素有癥积,屡孕屡堕;肌肤无华,舌质紫黯或有瘀斑,脉弦滑或涩。

【分析】 子宫宿有癥瘕,有伤胎元,冲任损伤,则屡孕屡堕;瘀血阻滞,不能荣养肌肤,则肌肤无华;舌质紫黯或有瘀斑,脉弦滑或涩均为血瘀之征象。

【治法】 祛瘀消积,固冲安胎。

【方药】 桂枝茯苓丸(桂枝、茯苓、丹皮、芍药、桃仁)合寿胎丸(菟丝子、桑寄生、续断、阿胶)加减。

案例 15-8

王某,女,28 岁,已婚。因停经 60 多天,阴道不规则流血 6 天,于 1993 年 6 月 5 日初诊。婚后 1 年多未孕,平时月经周期 30 天左右,经量中等,带多无臭,容易疲劳。末次月经 1993 年 4 月 1 日,已停经 60 多天,月经不来 40 多天时在贵阳市妇产医院确诊为早孕。伴有恶心呕吐,择食厌油等症状。6 天前现阴道少量流血,血色淡红,腰腹偶有轻微坠胀。流血第 2 天到同一医院

诊为先兆流产,未用西药。就诊时阴道流血量少色淡红,偶腰腹轻微坠胀,神疲乏力,恶心呕吐每日达数次,呕吐清涎,纳谷不香。舌淡胖,苔薄白,脉沉细。尿妊娠试验(+)(妇科检查未做)。中医诊断:胎动不安(胎漏)。西医诊断:先兆流产。辨证分型:脾肾气虚,肝胃不和,胎元不固。治疗法则:健脾和胃,固冲止血,补肾安胎。选用方剂:香砂六君子汤加味。处方用药:党参 15g,炒白术 15g,陈皮 12g,姜半夏 12g,茯苓 10g,砂仁(后下)15g,苏梗 10g,桑寄生 15g,川断 15g,木香 6g,艾叶炭 12g,仙鹤草 15g,甘草 6g。5 剂,每日 1 剂,水煎服,少量频服。嘱其卧床休息,情绪放松。二诊:6 月 11 日,阴道流血呈点滴状,呕吐清涎减少,余症有改善。查尿 HCG(+),方不更张,7 剂,服法同前。三诊:6 月 19 日,阴道流血干净 2 日,其余症状均有减轻,查尿 HCG(+)。上方去艾叶炭、仙鹤草、木香,加菟丝子 15g,白芍 15g,杜仲 15g,续服 2 周。后随访,正常妊娠。

【按语】 患者本为脾胃虚弱,气血不足之体,孕后气血荫养胎元,愈加重本虚之症。气虚不摄,血虚不养,冲任不固,致胎漏下血;孕期冲气上逆犯胃,脾胃不和,则恶心呕吐清涎、纳谷不香等。方中用香砂六君子汤补脾益气,和胃止呕;加艾叶炭、仙鹤草、苏梗、桑寄生、川断固冲止血,补肾安胎。血止后仍以健脾益气、补肾安胎善后获效。(丁丽仙.丁启后妇科经验.北京:中国中医中药出版社,2014;65)

第九节　产后恶露不绝

产后血性恶露一般持续时间为 3~4 天,若血性恶露持续 2 周以上,仍淋漓不绝者,称为"恶露不绝",又称"恶露不尽""恶露不止"。

西医学中产后子宫复旧不全、胎盘胎膜残留、晚期产后出血等疾病,可与本病互参。

▶ (一)病因病机

(1)气虚:素体气虚,正气不足,加之产时气随血耗,其气益虚,或因产后操劳过早,劳倦伤脾,脾虚失于固摄,乃致恶露日久不止。

(2)血热:素体阴虚内热,产后阴血亏损,内热更甚,或产后过食辛辣温燥之品,或产后感受热邪,或肝郁化热,以致热扰冲任,迫血妄行,恶露不止。

(3)血瘀:产后胞脉空虚,寒邪趁虚而入,寒凝血瘀,或七情内伤,气滞血瘀,或因产留瘀,胞衣胎膜残

留,瘀阻冲任,不得归经,乃致恶露不绝。

(二)辨证要点

本病应根据恶露的量、色、质、气味等来辨别病证的寒热虚实,如量多、色淡红、质地清稀、无臭秽气味者,多为气虚;如色红或深红或紫,质地黏稠而臭秽者,多为血热;色紫黯,有血块,小腹疼痛拒按者,多为血瘀。

(三)辨证论治

Ⅰ.气虚

【证候】 恶露过期不止,量多,色淡,质稀,无臭味,伴见精神倦怠,四肢乏力,气短懒言,小腹空坠,面色㿠白。舌淡,苔薄白,脉缓弱。

【分析】 气虚统摄失权,冲任不固,则恶露过期不止且量多;气虚血失温煦,则色淡、质稀、无臭;气虚中阳不振,则精神倦怠,四肢乏力,气短懒言,清阳不升则面色㿠白;气虚下陷,则小腹空坠。舌淡,苔白,脉缓弱,为气虚之征。

【治法】 健脾益气,摄血固冲。

【方药】 补中益气汤(白术、甘草、人参、黄芪、当归、陈皮、升麻、柴胡)加减。失血量多者,加阿胶、艾叶、乌贼骨;伴腰膝酸软,头晕耳鸣者,乃为肝肾不足,酌加菟丝子、金樱子、川断、巴戟天等补益肝肾,固摄冲任。

Ⅱ.血热

1.虚热

【证候】 恶露过期不止,量多,色深红或紫红,质地黏稠,伴有臭秽气味,口燥咽干,面色潮红。舌红苔少,脉细数。

【分析】 素体阴虚,加之产后营阴耗损,虚热内生,或感热邪,迫血妄行,故恶露过期不止,量多;血被热灼,故色深红或紫红,质黏稠,味臭秽;热灼津液,津不上乘,则口干咽燥;虚热上浮,则面色潮红。舌红苔少,脉细数,为血热内扰之故。

【治法】 养阴清热,凉血止血。

【方药】 保阴煎(生地、熟地、白芍、黄芩、黄柏、续断、山药、甘草)加煅牡蛎、炒地榆。若见盗汗,加地骨皮、五味子、枣仁;腰膝酸软,加杜仲、枸杞。

2.肝郁化热

【证候】 恶露过期不止,量或多或少,色深红,质黏稠有血块,心烦易怒,胸胁、乳房、少腹胀痛,口苦咽干,舌红苔黄,脉弦数。

【分析】 肝气郁结,化热生火,热迫血行,则恶露不止;疏泄不畅,则经量或多或少;肝气郁滞,血行不畅,则恶露夹块;肝经循行之处气滞,则胸胁、乳房、少腹胀痛。心烦易怒,口苦咽干,舌红苔黄,脉弦数,均为肝郁化火之象。

【治法】 疏肝解郁,清热止血。

【方药】 丹栀逍遥散(柴胡、丹皮、栀子、当归、白芍、白术、茯苓、薄荷、煨姜、甘草)加生地、旱莲草、茜草。肝火较盛者,加龙胆草、黄芩;小便短赤不畅,加滑石、通草;胃中灼热,烧心者,加黄连、黄芩、半夏。

Ⅲ.血瘀

【证候】 恶露过期不尽,量少淋漓,或时多,色暗有块,小腹疼痛拒按,块下痛减。舌质紫黯,或有瘀斑瘀点,脉涩。

【分析】 瘀阻冲任,新血不得归经,则恶露过期不止,量少,淋漓不尽,或突然量多,色暗有块;瘀血内阻,经脉不畅,则小腹疼痛拒按,块下痛减。舌质紫黯,有瘀斑瘀点,脉涩,均为瘀血阻滞之征。

【治法】 活血化瘀,理血归经。

【方药】 生化汤(川芎、当归、桃仁、炮姜、炙甘草、黄酒)加益母草、茜草、蒲黄、三七。若瘀久化热,兼口干咽燥,舌红,脉弦数,加地榆、黑黄柏以清热止血;若气虚明显,小腹空坠者,加黄芪、党参补气摄血;若为胞衣残留者,可视具体情况行清宫术,并配以中西药物治疗,或以上方加三棱、莪术,加强化瘀破血之力。

案例 15-9

唐某,女,26 岁,已婚,工人。因产后阴道流血不止 2 个月,于 1997 年 2 月 21 日初诊。2 个月前足月顺产一女婴,产时失血不多,但阴道流血淋漓不尽,色淡红清稀,夹有小血块。乳汁不多,人工喂养为主,孩子夜间常有哭闹,渐感体力不支,头昏神疲,产后流血不净。曾到贵阳市妇幼保健院就诊,考虑宫缩不良,用缩宫剂、止血药(药名不详),阴道流血仍未止。就诊时面色无华,形体略胖,气短懒言,腰膝酸软,阴道流血量少,色淡红,时觉小腹坠胀刺痛。舌淡黯胖,苔薄白,脉细无力。中医诊断:恶露不绝。西医诊断:产后宫缩不良。辨证分型:气血虚弱,瘀血阻胞。治疗法则:益气养血,祛瘀止血。选用方剂:加参生化汤加味。处方用药:党参 30g,黄芪 15g,当归 12g,川芎 12g,桃仁 12g,炮姜 15g,荆芥炭 12g,白术 15g,仙鹤草 15g,益母草 30g,枸杞 15g,川断 15g,山楂炭 15g,炙甘草 6g。5 剂,水煎服,每日 1 剂,每日 3 次,每次 200ml。嘱其忌食生冷之品,忌房事。二诊:2 月 26 日,服上药后流血渐减少,可不用纸垫,精神有好转。方药同前续服 1 周。三诊:3 月 6 日,服上药后阴道流血干净4天,其余症状均有改善,唯感纳谷不香,腰酸不适。血已止数日,上方去荆芥炭、仙鹤草、桃仁、山楂炭、益母草,加砂仁15g、巴戟天15、枸杞15g、大枣5枚,健脾开胃,养血固冲,服10剂善后,告知患者注意休息和营养。

【按语】 产后恶露不绝是指产后血性恶露持续10天以上,仍淋漓不尽者。相当于西医"产后子宫复旧不全"、"晚期产后出血"等病。隋代《诸病源候论》首列"产后恶露不尽候",提出"新产所取风冷,皆令风冷搏于血,致使血不宣消,蓄积在内,则有时血露淋沥不尽"的病机。患者产后本为"多虚多瘀"之体,加之劳累,调摄不好,伤于气血,气虚不摄,冲任不固而致恶露2个月淋漓不尽;流血日久,必致阴血耗伤,瘀血阻胞;余症均为脾肾亏虚、气血不足之候。所用加参生化汤源于《傅青主女科》,由生化汤加人参组成。本案例还加黄芪、白术助人参补脾益气,固冲止血;加荆芥炭、仙鹤草收敛止血,引血归经,益母草、山楂炭祛瘀止血;加枸杞、川断养血固冲。全方益气养血,化瘀生新,止血止痛,使产后恶露不绝日久案例获效。丁丽仙.丁启后妇科经验.北京:中国中医中药出版社,2014:170～171

第十节 缺 乳

哺乳期间,产妇乳汁甚少或全无,称为"缺乳",亦称"乳汁不行"或"乳汁不足"。

▶(一)病因病机

乳汁由气血所化生,有赖于肝气的疏泄和气机的调达。该病的发病机理,其一为化源不足,其二肝气郁结,乳汁阻滞不通,均可造成乳汁不足,或不行通。若素体气血虚弱,复因产时失血耗气,气血亏虚,或脾胃虚弱,气血生化不足,以致气血虚弱无以化乳,则产后乳汁甚少或全无。平素性情抑郁,或产后七情所伤,肝失条达,气机不畅,气血失调,以致经脉涩滞,阻碍乳汁运行,因而缺乳。

▶(二)辨证要点

缺乳不外虚实两端。若乳房柔软、乳汁清稀者,多为虚证;而乳房胀满、硬结而痛,乳汁浓稠者,多为实证。虚者补气养血,实者疏肝解郁,均宜佐以通乳之品。

▶(三)辨证论治

1. 气血虚弱型

【证候】 产后乳少,甚或全无,乳汁清稀,乳房柔软,无胀满感,神倦食少,面色无华。舌淡,苔少,脉细弱。

【分析】 气血虚弱,乳汁化源不足,无乳可下,故乳少或全无;乳腺空虚,故乳房柔软,无胀满感;气血不足,阳气不振,脾失健运,故神倦食少;气虚血少,不能上荣,则面色无华。舌淡,苔少,脉细弱,为气血不足之征。

【治法】 补气养血,佐以通乳。

【方药】 通乳丹《傅青主女科》(人参、生黄芪、当归、麦冬、木通、桔梗、猪蹄)。若纳少、便溏者,酌加炒白术、茯苓、山药以健脾止泻。

2. 肝气郁滞型

【证候】 产后乳汁涩少,浓稠,或乳汁不下,乳房胀满、硬结疼痛,情志抑郁,胸胁胀闷,食欲不振,或身有微热,舌质正常,苔薄黄,脉弦细或弦数。

【分析】 情志不舒,肝气郁结,气机不畅,乳脉瘀滞,致令乳汁不得出而乳汁涩少;乳汁瘀积,则乳房胀硬、疼痛,乳汁浓稠;肝脉布胁肋,肝气郁滞,失于宣达,则胸胁胀闷;肝气不舒,则情志抑郁;木郁克土,脾失健运,则食欲不振;乳瘀日久化热,则身有微热。舌质正常,苔薄黄,脉弦细或弦数,为肝郁气滞或化热之征。

【治法】 疏肝解郁,活络通乳。

【方药】 下乳涌泉散《清太医院配方》(当归、川芎、天花粉、白芍药、生地黄、柴胡、青皮、漏芦、桔梗、通草、白芷、穿山甲、王不留行、甘草)。若乳房胀痛明显者,加路路通、香附、丝瓜络以加强理气通络之功;乳房硬结、发热,并有触痛,可加夏枯草、蒲公英、忍冬藤、赤芍等清热散结。若局部发热、疼痛明显,且有波动感,应该警惕发展为"乳痈"。

案例 15-10

王某,27岁,已婚,农民。1959年9月生第3胎,产后45天,头眩腰酸,胸闷腹胀,乳汁缺乏,以致婴儿闹饥,时常啼哭,使产妇烦闷不堪,乃来就诊。初诊:10月22日。产后乳水不足,面色萎黄,头晕目眩,精神疲乏,脉象细软,舌质淡苔薄白。诊断:缺乳。辨证分型:气血虚亏,乳源不足。治疗法则:健脾益血,充养乳汁。选用方剂:黄芪八物汤加减。处方用药:当归6g,黄芪9g,川芎4.5g,焦白术6g,白芍6g,陈皮6g,郁金6g,路路通6g,炒枳壳4.5g,通草6g,茯苓9g。二诊:10月26日。服药充养后,乳汁渐增,头眩胸闷等症状亦次第好转,可尚有腰酸肢软,大便不爽。此乃肝肾虚亏,血少肠燥。治宜固肾养血,通乳润肠。处方:当归9g,黄精9g,川芎4.5g,黄芪9g,怀山药9g,甜苁蓉9g,黑芝麻9g,杜仲9g,狗脊9g,白术6g,丝瓜络9g

【思考题】

1. 乳汁生成与那些脏器相关,缺乳的常见病因有哪些?

2. 中医常有"药食同源",针对本病案如何从食物上进行指导?

【按语】 产后气血虚亏者乳汁常感不足,《妇人良方》谓:"妇人乳汁不行,皆由气血虚弱、经络不调所致。"乳汁为血生化,血虚则乳源不充,乳汁不多,此乃一定之理。此时若单用行乳药疏通,无济于事;必须在调养气血中,稍佐一两味行血通乳即效。本例处方,乃根据黄芪八物汤(《医略六书》方:熟地、黄芪、白术、茯苓、当归、川芎、白芍、炙草)化裁。用当归、白芍、川芎补血养血活血,黄芪补气,白术、陈皮、茯苓健脾胃以充气血之源,郁金宽中解闷,枳壳行气除胀,路路通、通草乃性质缓和的通乳药,服药后效颇显著。二诊乃以调补培本,仅加丝瓜络一味行乳,盖气血足,化源生,而乳汁自增,不必依赖通乳药,即能奏效。虚证乳汁不足,除服药外尚可配合食疗,作为辅助,如用猪蹄煎汤或多饮赤小豆汤均可。此外,尚有一简便有效的方法,即多饮米汤。

(朱南孙等. 朱小南妇科经验选. 北京:人民卫生出版社,2005:118~120)

第十一节 不 孕 症

育龄妇女,夫妇同居一年以上,其配偶生殖功能正常,未避孕而未能受孕者;或曾孕育过,而后未避孕,又同居一年以上而未再受孕者,称不孕症;前者为原发性不孕,后者为继发性不孕。

▶▶（一）病因病机

1. 肾虚不孕 先天禀赋不足,肾气虚弱,或早婚房室不节,损伤肾精,或久病大病,反复流产皆能导致肾虚,或高龄,肾气渐虚。若肾阳虚弱偏重,则不能化血行血,使冲任不充,血海不能如期满盈或不能触发氤氲乐育之气而致不孕;如肾阴亏损偏重,则精血不足,冲任血海虚衰,胞脉失于滋养,不能摄精成孕。

2. 肝郁气滞 因情志不畅,或久不受孕,继发肝气郁结,疏泄失常,血行不畅,月经不调,冲任不能相资,不能摄精成孕。

3. 瘀滞胞宫 由于经期、产后余血未净,房事不节,或涉水感寒,致使邪与血结,瘀阻胞脉,瘀血阻滞,经脉不通,不能成孕。

4. 痰湿壅阻 素体肥胖或恣食膏粱厚味,痰湿内盛,阻塞气机,冲任失司,躯脂满溢,闭塞胞宫,不能

摄精成孕;或脾失健运,痰湿内生,湿浊流注下焦,滞于冲任,壅塞胞脉,导致不能摄精成孕。

▶▶（二）辨证要点

不孕症的辨证,主要根据月经、带下及舌脉等的变化,明确脏腑、虚实、气血、寒热。月经初潮较迟,月经后期、量少、腰膝酸软,多属肾虚;月经先后不定期,心烦易怒,多属肝郁;少腹刺痛,经色紫暗有块,多属血瘀;形体肥胖,带下量多,多属痰湿。临床上分为肾虚不孕、肝郁气滞、瘀滞胞宫、痰湿壅阻等证。

▶▶（三）辨证论治

Ⅰ. 肾虚不孕

1. 肾阳虚证

【证候】 不孕,初潮晚,经期错后,经量偏少,色晦暗,性欲淡漠,带下量多,清晰如水,小便频多,大便稀溏,伴头晕耳鸣,神疲肢冷,腰酸膝软。舌淡,苔白滑,脉沉迟无力。

【分析】 肾阳虚弱,不能化血行血,冲任不充,血海不能如期满盈,则经期错后,经量少,血色晦暗;命火不足,外府、周身失养,则神疲肢冷,腰膝酸软。舌淡,苔白滑,脉沉迟无力为肾阳虚之象。

【治法】 温肾壮阳,调补冲任。

【方药】 右归丸(熟地黄、怀山药、当归、附子、肉桂、鹿角胶、菟丝子、山茱萸、枸杞、杜仲)加减。带下量多,色淡质稀者,加金樱子、桑螵蛸;月经后期,量少者,加丹参、当归、益母草,若性欲淡漠,加淫羊藿、肉苁蓉、仙茅等。

2. 肾阴虚证

【证候】 不孕,经量少或停闭,色红质稠,常先期而至,平素带下偏少,或伴头晕耳鸣,腰膝酸软,五心烦热,失眠多梦,大便偏干。舌质偏红,苔少,脉弦细或细弦数。

【分析】 肾阴亏虚,精血不足,冲任空虚,不能凝精成孕,故不孕,经量少,色红质稠;阴虚阳气偏旺,血海蕴热,则月经先期而至;阴亏火旺,则五心烦热;阴虚精血亏少,清窍失养,则头晕耳鸣。舌红,苔少,脉弦细为肾阴虚之象。

【治法】 滋阴养血。

【方药】 左归丸(熟地、山药、菟丝子、枸杞子、山茱萸、鹿角胶、龟板胶、川牛膝)加减。阴虚甚者,加枸杞、龟板;阴虚火旺者,加女贞子、旱莲草、丹皮;心火偏旺,心烦失眠者,加夜交藤、炒枣仁、青龙齿(先煎)。

Ⅱ. 肝郁气滞

【证候】 不孕,月经先后不定期,经量或多或少,或经来腹痛,经前烦躁易怒,乳房、胁肋胀痛,精神抑郁。舌红,苔薄,脉弦细。

【分析】 肝气不疏,气血失调,冲任不能相资,故不孕;肝失疏泄,血海蓄溢失常,故月经先后不定期;肝郁气滞,则经前烦躁易怒,乳房、胁肋胀痛,精神抑郁。舌红,苔薄,脉弦细为肝郁之象。

【治法】 疏肝解郁,理血调经。

【方药】 逍遥散(柴胡、当归、白术、白芍、茯苓、煨姜、薄荷、甘草)加减。乳胀明显者,加橘皮、穿山甲;经行腹痛甚者,加元胡、蒲黄、五灵脂。

Ⅲ. 瘀阻胞宫

【证候】 不孕,下腹隐痛、刺痛,疼痛拒按,腰酸或下腰坠胀感,月经失调,经行不畅,色紫暗,有血块。舌紫黯或舌边有斑点,脉弦涩。

【分析】 瘀阻冲任,胞脉不通,则不孕;瘀血内阻,不通则痛,则下腹隐痛、刺痛、胀感;瘀阻冲任,胞宫旧血不去,新血不得归经,则月经失调,经行不畅。舌紫暗或舌边有瘀点,脉弦涩为血瘀之象。

【治法】 活血化瘀,调理冲任。

【方药】 膈下逐瘀汤(桃仁、红花、赤芍、当归、川芎、五灵脂、牡丹皮、乌药、元胡、香附、甘草)加减。腹胀明显者,加香附、乌药;瘀久成块者,加三棱、莪术、夏枯草、穿山甲。

Ⅳ. 痰湿壅阻

【证候】 婚久不孕,多自青春期始即形体肥胖,月经常推后、稀发,甚则停闭不行,面白少华、头晕气短,带下量多质稠。舌淡胖,苔白腻,脉滑。

【分析】 形体肥胖,痰湿内盛,气机不畅,冲任不通、胞宫、胞脉受阻,不能摄精成孕,致日久不孕;痰湿中阻,清阳不升,则面色少华,头晕;湿浊下注,则白带黏稠量多。舌淡胖,苔白腻,脉滑为痰湿之象。

【治法】 燥湿化痰,调理冲任。

【方药】 苍附导痰汤(香附、苍术、制南星、制半夏、枳壳、神曲、茯苓、陈皮、滑石)加减。若月经减少,甚至闭经者,酌加鹿角霜、仙灵脾、丹参;痰瘀互结者,加海藻、昆布、穿山甲;若胸闷泛恶,酌加厚朴、枳壳、竹茹等;若面目虚浮或㿠白,酌加仙灵脾、巴戟、黄芪、党参等;若痤疮,酌加黄连、黄芩、焦栀子、牡丹皮等。

第十二节　绝经前后诸证

绝经前后诸证是指妇女在绝经前后,月经紊乱,出现烘热出汗、烦躁易怒、潮热面红、眩晕耳鸣、心悸失眠、腰背酸楚、面部及四肢浮肿,皮肤蚁行样感等症状。

现代医学围绝经期综合征,或双侧卵巢切除或放射治疗后,或早发绝经卵巢功能衰竭而致诸证,可参照本篇的内容辨证治疗。

(一)病因病机

1. 肾阴虚 "七七"之年,肾阴不足,天癸渐竭;若素体阴虚,或多产,房劳损伤,复加忧思失眠,营阴暗耗,肾阴益亏,致脏腑失养,遂发经断前后诸证。

2. 肾阳虚 绝经之年,肾气渐衰,若素体阳虚,或过用寒凉及过度贪凉,可致肾阳虚惫,出现断经前后脏腑功能失衡,表现出诸多临床症状。

3. 肾阴阳俱虚 肾藏元阴而寓元阳,阴损及阳,或阳损及阴,真阴真阳不足,不能濡养、温煦脏腑或激发、推动机体的正常生理活动而致诸症丛生。

(二)辨证要点

绝经前后诸证以肾虚为本,由肾中阴阳平衡失调所致。本病症状繁多,临床宜辨清肾中阴阳偏颇,或偏于肾阴虚,或偏于肾阳虚,治疗大法因以平调肾中阴阳为主。偏于肾阴虚者滋阴补肾,偏于肾阳虚者温阳补肾。同时,治疗中注意阴阳的互根互用关系,正如张景岳所言:"善补阳者,必欲阴中求阳,则阳得阴助而生化无穷;善补阴者,必欲阳中求阴,则阴得阳升而泉源不竭。"

(三)辨证论治

1. 肾阴虚

【证候】 绝经前后,月经紊乱,量少或多,经色鲜红,头晕耳鸣,腰膝酸软,烘热汗出,五心烦热,失眠多梦,口燥咽干,或皮肤干燥瘙痒,口干便结,尿少色黄。舌红,苔少,脉细数。

【分析】 绝经前后,肾阴虚冲任失调,则月经紊乱,多少不定。肾阴日衰,阴虚不能上荣于头目脑髓,故头晕耳鸣;阴不维阳,虚阳上越,故烘热汗出,五心烦热;肾虚则腰膝酸软;阴虚血燥生风,故皮肤干燥瘙痒;阴虚内热,故口干便秘溺短赤;舌红少苔,脉细数为肾阴虚之象。

【治法】 滋肾益阴,育阴潜阳

【方药】 左归丸合二至丸加制首乌、龟甲(熟地、山药、枸杞、山茱萸、菟丝子、鹿角胶、龟甲胶、川牛膝、女贞子、墨旱莲、制首乌、龟甲)加减。若头痛、眩晕较甚者,酌加天麻、钩藤、珍珠母等;若双目干涩,以杞菊地黄丸加减;若心烦不宁,失眠多梦,甚至情志异常,舌红少苔或薄苔,脉细数,以百合地黄汤合甘麦大枣汤合黄连阿胶汤加减。

2. 肾阳虚

【证候】 经断前后,月经不调,量多或少,带下量多,色淡质稀,头晕耳鸣,腰痛如折,形寒肢冷,甚者冷汗淋漓,面色晦暗,精神委靡,小便频数。舌淡,苔白滑,脉沉细而迟。

【分析】 肾阳虚冲任失司,故月经不调,量多或少;气化失常,水湿内停,下注冲任,损伤带脉,约固无力,故带下量多;血失阳气温化,故舌淡质稀;肾主骨生髓,腰为肾府,肾虚则髓海、外府失养,故头晕耳鸣,腰痛如折;肾阳虚命火衰,中阳不振,卫表不固,故形寒肢冷,精神委靡,甚者冷汗淋漓;肾色黑,肾阳虚,肾水上犯,故面色晦暗;膀胱气化失常,关门不固,故小便频数;舌淡,苔白滑,脉沉细迟,为肾阳虚之象。

【治法】 温肾扶阳,填精养血

【方药】 右归丸(制附子、肉桂、熟地、山药、山茱萸、枸杞、菟丝子、鹿角胶、当归、杜仲)加减。若月经量多或崩中漏下者,酌加赤石脂、补骨脂等;若腰背冷痛明显者,酌加川椒、鹿角片;若胸闷痰多,酌加瓜蒌、丹参、法夏等;肌肤面目浮肿,酌加茯苓、泽泻、冬瓜皮。

3. 肾阴阳俱虚

【证候】 经断前后,月经紊乱,量少或多,乍寒乍热,烘热汗出,头晕耳鸣,五心烦热,健忘,腰背冷痛;舌淡,苔薄,脉沉弱。

【分析】 肾阴阳俱虚,冲任失调,月经紊乱,量少或多;阴阳失衡,营卫不和,则乍寒乍热,烘热汗出,肾虚精亏,脑髓失养,则头晕耳鸣,健忘,肾阳不足,失于温煦,则腰背冷痛;舌淡,苔薄,脉沉弱均为肾阴阳俱虚之征。

【治法】 补肾扶阳,滋肾养血

【方药】 二仙汤合二至丸加菟丝子、制何首乌、龙骨、牡蛎(仙茅、仙灵脾、巴戟天、当归、盐知母、盐黄柏、女贞子、墨旱莲、菟丝子、何首乌、龙骨、牡蛎)加减。若便溏者,去润肠之当归,酌加茯苓、炒白术以健脾止泻。

案例 15-11

李某,女,49 岁,已婚。

初诊:1995 年 8 月 23 日。2 年前月经紊乱,每次行经量多似崩,以后逐渐减少,现已绝经 1

年余,阵发潮热汗出,气短乏力,心悸怕冷,饥则胃疼,入夜咽干口燥,失眠多梦,智力以及记忆力显著下降,尿清。舌淡苔薄,脉象虚弱。诊断:绝经前后诸证。辨证分型:阴阳两虚证。治疗法则:阴阳双补。处方:仙灵脾 15g,太子参 20g,五味子 10g,天麦冬各 10g,熟地 15g,白芍 15g,炒枣仁 15g,婆罗子 10g,莲子心 6g,浮小麦 30g。7 剂,水煎服,日 1 剂。二诊:1995 年 9 月 2 日。谓进药 2 剂,潮热汗出显著减轻,胃疼亦舒,上方去熟地再服 5 剂。三诊:1995 年 9 月 10 日,潮热汗出已平,精神如常。舌淡,苔薄,脉象正常。效不更方。

【思考题】

1. 围绝经期综合征的病因病机特点是什么?

2. 如何理解治疗法则中的阴阳双补?

【按语】 辨证分型上讲,女子七七肾气渐衰,基于中医"肾主生殖",故患者出现月经紊乱,内经云:"人过四十,阴气自半",阴精渐亏,阴阳平衡失调,阴阳失去维系,阴阳不相交不调和,阴虚不能潜阳,阳气易于浮越,故可出现潮热,阳虚不能摄液,阴液外泄而汗出。若先天禀赋不足,以及后天诸多原因损伤,而使肾气更衰,冲任更亏,精血更为不足,阴阳皆虚,本患者伴阳虚,故气短乏力、心悸怕冷、智力记忆力下降、多梦、入夜咽干、尿清。治疗法则上讲,阴阳互根互用,本证治疗以滋阴为主,加用仙灵脾以予阳中求阴,同时阴精充足阳气得以维系。王阿丽,等.王子瑜妇科临证经验集.北京:人民卫生出版社,2008:165~166)

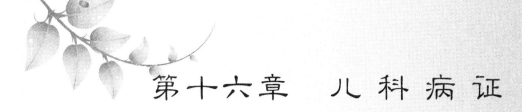

第十六章 儿科病证

第一节 肺炎喘嗽

肺炎喘嗽是小儿时期常见的肺系疾病之一，临床以发热、咳嗽、痰壅、气急、鼻煽为主要症状，重者可见张口抬肩、呼吸困难、面色苍白、口唇青紫等症。本病尤以冬春两季为多。好发于婴幼儿，年龄越小，发病率越高，病情越重。现代医学中的小儿肺炎可参考本节辨治。

一、病因病机

1. 风寒闭肺 肺主皮毛，风寒之邪外侵，由皮毛而入，寒邪束肺，肺气郁闭，失于宣降，其气上逆，则致呛咳气急；卫阳为寒邪所遏，阳气不得敷布全身，则见恶寒发热而无汗；肺气郁闭，水液输化无权，凝而为痰，则见痰涎色白而清稀。

2. 风热闭肺 风热之邪侵袭，由皮毛或口鼻而入，热邪闭肺，肺气郁阻，失于宣肃，则致发热咳嗽；邪闭肺络，水道通调失职，水液输化无权，留滞肺络，凝聚为痰，或温热之邪，灼伤肺津，炼液为痰，痰阻气道，壅遏于肺，则见咳嗽剧烈，喉间痰鸣，气促鼻煽。

3. 痰热闭肺 邪热闭阻于肺，肺气失于宣发肃降，肺津因之熏灼凝聚，熬炼成痰。痰热相结，壅阻于肺，则致发热咳嗽，气促鼻煽，喉间痰鸣；痰堵胸宇，胃失和降，则胸闷胀满，泛吐痰涎；热毒壅盛，则见面赤口渴；气滞血瘀，血流不畅，则致口唇发绀。

4. 毒热闭肺 邪气炽盛，毒热内闭肺气，或痰热炽盛化火，熏灼肺金，则致高热持续，咳嗽剧烈，气促喘憋，烦躁口渴，面赤唇红，小便黄短，大便干结；毒热耗灼阴津，津不上承，清窍不利，则见涕泪俱无，鼻孔干燥如煤烟。

5. 阴虚肺热 小儿肺脏娇嫩，邪伤肺卫，正虚邪恋，久热久咳，耗伤肺阴，余邪留恋不去，则致低热盗汗，舌苔黄，脉细数；肺阴亏损，则见干咳、无痰，舌红乏津。

6. 肺脾气虚 体质虚弱儿或伴有其他疾病者，感受外邪后易累及脾，且病情迁延不愈。病程中肺气耗伤太过，正虚未复，余邪留恋，则发热起伏不定；肺

为气之主，肺虚气无所主，则致咳嗽无力；肺气虚弱，营卫失和，卫表失固，则动辄汗出；脾主运化，脾虚运化不健，痰湿内生，则致喉中痰鸣，食欲不振，大便溏；肺脾气虚，气血生化乏源，则见面色无华，神疲乏力，舌淡苔薄，脉细无力。

二、辨证要点

邪热闭肺是肺炎喘嗽的基本病机，"热、咳、痰、喘"是肺炎喘嗽的典型症状。病初多有表证，但在表为时短暂，很快入里化热，主要特点为咳嗽、气喘、发热。初起辨证应分清风热还是风寒，风寒者多恶寒无汗，痰多清稀；风热者则发热重，咳痰黏稠。痰阻肺闭时应辨清热重还是痰重，热重者高热稽留不退，面红唇赤，烦渴引饮，便秘尿黄；痰重者喉中痰声辘辘，胸高气急。若高热炽盛，喘憋严重，张口抬肩，为毒热闭肺重症。若出现心阳虚衰或热陷厥阴，见肢厥脉微或神昏抽搐，为邪毒炽盛，正气不支的危重症。

三、辨证论治

本病治疗，以开肺化痰，止咳平喘为主法。开肺以恢复肺气宣发肃降功能为要务，宣肃如常则咳喘自平。

▶ **（一）常证**

1. 风寒闭肺

【证候】 恶寒发热，无汗，呛咳不爽，呼吸气急，痰白而稀，口不渴，咽不红。舌质不红，舌苔薄白或白腻，脉浮紧，指纹浮红。

【分析】 本证多见于发病的初期，常在寒冷季节发生，由风寒之邪外袭于肺而致。多有恶寒发热，无汗之表寒证，年幼儿蜷缩母怀，年长儿可自述恶寒身痛，也常有痰涎色白清稀。口和不渴，咽红不著，舌不红，苔薄白，脉浮紧，指纹浮红，是本证特征。

【治法】 辛温宣肺，化痰止咳。

【方药】 华盖散加减。常用麻黄、杏仁散寒宣肺；荆芥、防风解表散寒；桔梗、白前宣肺止咳；苏子、陈皮化痰平喘。寒散则表解，肺开则喘平。

恶寒身痛重者加桂枝、白芷温散表寒；痰多，苔白

腻者加半夏、莱菔子化痰止咳。如寒邪外束,内有郁热,证见呛咳痰白,发热口渴,面赤心烦,苔白,脉数者,则宜用大青龙汤表里双解。

2. 风热闭肺

【证候】 初起证稍轻,见发热恶风,咳嗽气急,痰多,痰黏稠色黄,口渴咽红。舌红、苔薄白或黄,脉浮数。重证则见高热烦躁,咳嗽微喘,气急鼻煽,喉中痰鸣,面色红赤,便干尿黄。舌红苔黄,脉滑数,指纹紫滞。

【分析】 本证可因风热犯肺而发病,也可由外感风寒之证转化而来。多见发热转重,或有其他明显的热证表现,如发热恶风,咽红口渴,舌红苔黄等。其轻证、重证,又有程度上的差异,临证不可不辨。轻者发热咳嗽,气急痰多;重者则见高热烦躁,咳嗽剧烈,气急鼻煽等。

【治法】 辛凉宣肺,清热化痰。

【方药】 银翘散合麻杏石甘汤加减。常用麻黄、杏仁、生石膏、甘草宣肺清热;金银花、连翘、薄荷解表清热;桑叶、桔梗、前胡宣肺止咳。

发热、头痛、咽痛,加牛蒡子、蝉蜕、板蓝根清热利咽;咳嗽剧烈,痰多者,加瓜蒌皮、浙贝母、天竺黄清化热痰;热重者,加黄芩、栀子、鱼腥草清肺泄热。

3. 痰热闭肺

【证候】 发热烦躁,咳嗽喘促,呼吸困难,气急鼻煽,喉间痰鸣,口唇发绀,面赤口渴,胸闷胀满,泛吐痰涎。舌质红,舌苔黄,脉象弦滑。

【分析】 本证多见于肺炎喘嗽的中期,痰热俱甚,郁闭于肺,而见上述诸症。临床以发热、咳嗽、痰壅、气急、鼻煽典型的本病主证为特征。严重者肺气闭塞,可致气滞血瘀,见口唇发绀,胸高气急,痰壅如潮,闷乱烦躁,证属危急,必须及时救治,否则易因邪盛正虚转为变证。

【治法】 清热涤痰,开肺定喘。

【方药】 五虎汤合葶苈大枣泻肺汤加减。常用麻黄、杏仁、前胡宣肺止咳;生石膏、黄芩、鱼腥草、甘草清肺泄热;桑白皮、葶苈子、苏子泻肺涤痰;细茶肃肺化痰。

热甚者加栀子、虎杖清泄肺热;热盛便秘,痰壅喘急加生大黄,或用牛黄夺命散涤痰泻火;痰盛者加浙贝母、天竺黄、鲜竹沥清化痰热;喘促而面唇青紫者,加紫丹参、赤芍活血化瘀。

4. 毒热闭肺

【证候】 高热持续,咳嗽剧烈,气急鼻煽,甚至喘憋,涕泪俱无,鼻孔干燥如烟煤,面赤唇红,烦躁口渴,溲赤便秘,舌红苔干,舌苔黄腻,脉滑数。

【分析】 本证邪势炽盛,毒热内闭肺气,常为痰热闭肺证发展而成。热炽肺气郁闭而见高热不退,咳嗽剧烈,气急喘憋;毒热耗灼阴津故见涕泪俱无,鼻孔干燥如烟煤。毒热闭肺证病情重笃,容易发生变证,

因邪热化火内陷或正虚心阳不支,迅速转为邪陷厥阴、心阳虚衰之危证。

【治法】 清热解毒,泻肺开闭。

【方药】 黄连解毒汤合麻杏石甘汤加减。常用炙麻黄、杏仁、枳壳宣肺开闭;黄连、黄芩、栀子清热解毒;生石膏、知母、生甘草清解肺热。

热毒重加虎杖、蒲公英、败酱草清解热毒;便秘腹胀加生大黄、玄明粉通腑泄热;口干鼻燥,涕泪俱无,加生地、玄参、麦冬润肺生津;咳重加前胡、款冬花宣肺止咳;烦躁不宁加白芍、钩藤清心宁神。

5. 阴虚肺热

【证候】 病程较长,低热盗汗,干咳无痰,面色潮红,舌质红乏津,舌苔花剥、苔少或无苔,脉细数。

【分析】 本证多见于病程迁延,阴津耗伤,肺热减而未清者。常由痰热闭肺证未经有效治疗转化而成。以病程较长、干咳无痰、舌红少津为主要表现。临证需要辨明阴伤轻重,轻者咳嗽声作,干咳无痰;重者口干舌燥,干咳咯血,伴全身症状。还要辨明有无余热,有者表现低热潮热,舌苔黄。

【治法】 养阴清肺,润肺止咳。

【方药】 沙参麦冬汤加减。常用沙参、麦冬、玉竹、天花粉养阴清肺;桑白皮、炙冬花肃肺润燥止咳;扁豆、甘草益气和胃。

余邪留恋,低热反复者,选加地骨皮、知母、黄芩、鳖甲滋阴退热;久咳者,加百部、百合、枇杷叶、诃子敛肺止咳;汗多加龙骨、牡蛎、酸枣仁、五味子敛阴止汗。

6. 肺脾气虚

【证候】 低热起伏不定,面白少华,动则汗出,咳嗽无力,纳差便溏,神疲乏力。舌质偏淡,舌苔薄白,脉细无力。

【分析】 本证多见于肺炎恢复期,或体质素弱的病儿,病程迁延。临证以咳嗽无力,动则汗出为主要证候。偏肺气虚者面白少华,反复感冒;偏脾气虚者纳差便溏,神疲乏力。

【治法】 补肺健脾,益气化痰。

【方药】 人参五味子汤加减。常用人参、茯苓、炒白术、炙甘草益气健脾,培土生金;五味子敛肺止咳;百部、橘红止咳化痰。

咳嗽多痰去五味子,加半夏、陈皮、杏仁化痰止咳;咳嗽重者加紫菀、款冬花宣肺止咳;虚汗多,动则汗出,加黄芪、龙骨、牡蛎固表止汗,若是汗出不温加桂枝、白芍温卫和营;大便不实加怀山药、炒扁豆健脾益气;纳差加焦山楂、焦神曲和胃消食。

(二)变证

1. 心阳虚衰

【证候】 骤然面色苍白,口唇发绀,呼吸困难或

呼吸浅促,额汗不温,四肢厥冷,虚烦不安或神委淡漠,右胁下出现痞块并渐增大。舌质略紫,苔薄白,脉细弱而数,指纹青紫,可达命关。

【分析】 本证常出现于婴幼儿,或素体虚弱而患肺炎喘嗽者,即邪盛正虚患儿,来势急、病情重。由于邪毒炽盛,损伤原本不足之心阳,肺闭气郁导致血滞而络脉瘀阻。临床以突然出现面色苍白,发绀,四肢不温或厥冷,右胁下痞块增大,脉细弱疾数为辨证要点。

【治法】 温补心阳,救逆固脱。

【方药】 参附龙牡救逆汤加减。常用人参大补元气;附子回阳救逆;龙骨、牡蛎潜阳敛阴;白芍、甘草和营护阴。

气阳虚衰者亦可用独参汤或参附汤少量频服以救急,还可用参附注射液静脉滴注。若气阴两竭,可加用生脉注射液静脉滴注,以益气养阴救逆。若出现面色苍白而青,唇舌发紫,右胁下痞块等血瘀较著者,可酌加红花、丹参等活血化瘀之品,以祛瘀通络。

2. 邪陷厥阴

【证候】 壮热烦躁,神昏谵语,四肢抽搐,口噤项强,双目上视,舌质红绛,指纹青紫,可达命关,或透关射甲。

【分析】 本证由于邪热炽盛,内陷手厥阴心包经和足厥阴肝经而致。临证以病情突然加重,见壮热、烦躁、神昏、四肢抽搐、口噤项强等心肝二经诸症为要点,病情危重。

【治法】 平肝息风,清心开窍。

【方药】 羚角钩藤汤合牛黄清心丸加减。常用羚羊角粉(冲服)、钩藤平肝息风;茯神安神定志;白芍、生地、甘草滋阴而缓急解痉;黄连、黄芩、栀子清热泻火解毒;郁金解郁开窍。另服牛黄清心丸。

昏迷痰多者,加菖蒲、胆南星、竹沥、猴枣散等豁痰开窍;高热神昏抽搐,可选加紫雪丹、安宫牛黄丸、至宝丹等成药。

案例 16-1

杨某,男,8岁。1981年4月18日诊。其母代述:咳嗽、发热已历月余。患儿于3月上旬患支气管炎,经中西医结合治疗,病情好转,仍遗低热咳嗽。今症见咳嗽气短,发热,体温38.9℃,右肺可闻及散在湿性啰音,查白细胞$1.3×10^9$/L,中性0.78,大便未见虫卵,舌淡,脉细数无力。伴有形体消瘦,厌食纳呆,懒怠自汗,时见腹痛。辨证为痰热壅肺。治以葶苈大枣泻肺汤加桔梗、黄芩、栀子、瓜蒌皮、知母,2剂。药后咳嗽减轻,俨若微效,虑为药不胜病,宗上续进3剂。不料诸症未减,且体温上升(39.4℃),查血象依然,肺

部啰音增多,虚烦不宁,动则气喘,胃脘胀痛,精神更差,大便溏泄。遂细诊之。脉细数无力,舌质淡,苔薄黄,更诉发热自汗、咳嗽气短、虚烦不宁、动则气喘、胃脘胀痛、大便溏泄,继参以往病历,尝屡用银翘散。故断为中阳虚弱,肺气失宣。药用:黄芪15g,桂枝、白芍、法半夏、焦白术、五味子、炙甘草、干姜、熟附片各6g。服3剂,诸症见减,效不更方,续进5剂,药后病已七八,但见咳嗽。遂处方:黄芪10g,桂枝3g,白芍、法半夏、五味子各6g,杏仁、白芥子、前胡各10g,黄芩、炙甘草各3g。5剂药已,诸恙咸除,查体温、血象正常,肺部啰音消失,病告痊愈。【上海中医药杂志,1985,(5):28】

【按语】 本案之误,一是询问病情不详(如忽略前医的用药);二是受西医诊断的影响;三是拘泥常法,不知达变。后经仔细审辨,方悟本案实属《内经》"阳气者,烦劳则张"之范畴,其病机是久服寒凉之剂,致中阳受伤,故用黄芪建中汤,其中生姜易干姜,加附片、焦白术益气助阳,甘温建中,冀中阳振兴,土旺生金,肺气得振,宣降自调,咳嗽当止。观黄芪建中汤治愈了肺炎,前人称甘温除大热,洵不诬也。(陈平,等. 中医古今误案评析. 北京:科学技术文献出版社,2008:427~428)

第二节 哮 喘

哮喘是小儿时期的常见肺系疾病,是一种反复发作的痰鸣气喘疾病。哮指声响言,喘指气息言,哮必兼喘,故通称哮喘。临床以发作时喘促气急,喉间痰鸣,呼气延长,严重者不能平卧,呼吸困难,张口抬肩,摇身撷肚,唇口青紫为特征。常在清晨或夜间发作或加剧。现代医学的喘息性支气管炎、支气管哮喘参考本节辨证治疗。

一、病 因 病 机

小儿哮喘发生的原因,主要有内因和外因两大类。内因责之于肺、脾、肾三脏功能不足,导致痰饮留伏,隐伏于肺窍,成为哮喘之宿根。外因责之于感受外邪,接触异物、异味以及嗜食咸酸等。病变部位主要在肺,病机关键为痰饮内伏,遇外来因素感触而发,反复不已。

1. 寒性哮喘 多由外感风寒而诱发,外寒内饮为其基本病因。小儿外感风寒之邪,内伤生冷,或素体阳虚,寒痰内伏,易引动伏邪壅阻肺气,宣降失职,

气道受阻,则咳嗽气喘,痰稀有沫;痰浊留伏于肺,气道受其阻遏,因而痰气相搏,则呼吸急迫,喉间可闻哮鸣声;痰邪内郁,阳气不能宣畅,故面色晦滞,四肢不温。

2. 热性哮喘 多为外感风热,引动伏痰,痰热相结,阻于气道而发作。小儿素体阳盛,感受热邪,或因肥甘积滞,热自内生,痰因热动。痰热交阻,壅盛于肺,肺气不利,肃降失司,故咳嗽喘促,喉间可闻哮鸣声;气盛有余,故胸闷膈满,呼气延长;肺气上逆,腑气不通,故大便干燥;肺胃热甚,故发热面红,渴喜冷饮;肺失通调,热蒸津液,故小便黄赤。

3. 外寒内热 外寒多由外感风寒所致;内热常因外邪入里化热和素蕴之痰饮郁遏而化热,或常为平素体内有热邪蕴积,被外邪引动而诱发。外感风寒重,则见气急,喉间哮鸣,恶寒怕冷,鼻塞流清涕;若表寒未解,邪已入里化热时,则见喘促,喉间哮鸣,发热,口渴引饮,咯痰黏稠色黄,大便秘结。

4. 肺实肾虚 多因先天禀赋不足或久病不愈,痰饮壅肺未消,肾阳虚衰已现,正虚邪恋,虚实夹杂。上盛肺实,则见喘促胸满,喉间痰吼;下虚肾亏,则见喘息无力,动则尤甚,畏寒肢冷。

5. 肺脾气虚 基本病机是肺气虚而卫表不固,脾气虚而运化失健。肺主表,卫表不固则多汗,易感冒;肺主一身之气,肺虚则气短,咳嗽无力;脾主运化,脾虚运化失健则食欲不振,大便溏,失于充养则形瘦。

6. 脾肾阳虚 由脾肾两脏阳气虚衰,运化失司,摄纳无权所致。小儿脾常不足,寒痰伤及脾,脾阳虚弱,运化失司,则致腹胀纳差,大便溏薄;寒痰伤及肾,肾阳虚不能运化敷布全身,则致面色苍白,形寒肢冷,脚软无力,动则气短;肾气不固,则遗尿或夜尿增多。

7. 肺肾阴虚 由久病不愈肺气耗散,痰热耗灼肺肾二阴所致。肺娇易病,久病痰热耗灼肺阴,余邪留恋不去,则致咳嗽时作,喘促乏力,气短,干咳少痰;肾虚易损,久病痰热耗灼肾阴,虚火内生,则致形瘦,夜尿多,或大便秘结。阴虚生内热,则致面色潮红,夜间盗汗,手足心热。

二、辨 证 要 点

哮喘临床分发作期与缓解期,辨证主要从寒热虚实和肺脾肾三脏入手。发作期以邪实为主,进一步辨寒热:咳喘痰黄,身热面赤,口干舌红为热性哮喘;咳喘畏寒,痰多清稀,舌苔白滑为寒性哮喘。缓解期以正虚为主,辨其肺脾肾三脏不足,进一步再辨气血阴阳:气短多汗,易感冒多为气虚;形寒肢冷面白,动则心悸为阳虚;消瘦盗汗,面色潮红为阴虚。

三、辨 证 论 治

▶ **(一) 发作期**

1. 寒性哮喘

【证候】 咳嗽气喘,喉间有痰鸣音,痰多白沫,形寒肢冷,鼻流清涕,面色淡白,恶寒无汗。舌淡红,苔白滑,脉浮滑。

【分析】 本证多由外感风寒而诱发,外寒内饮是其基本病机。辨证要点,除喘咳气促、喉间哮鸣痰吼等哮喘发作的表现之外,患者外有风寒在表之象,见恶寒无汗,鼻流清涕,脉浮紧等;内因痰湿内阻,阳气不能宣畅,见面色淡白,痰多白沫,舌淡苔白等。本证亦有表证不著者,以寒饮伤肺证候为主。

【治法】 温肺散寒,化痰定喘。

【方药】 小青龙汤合三子养亲汤加减。常用麻黄、桂枝宣肺散寒;细辛、干姜、半夏温肺化饮;白芥子、苏子、莱菔子行气化痰。白芍药配桂枝,有解表和营、缓急平喘之功;五味子与细辛相伍,一酸一辛,一收一散,共达敛肺平喘之力。一般本证不单用白芍、五味子,以免酸敛收涩留邪之弊。

咳甚加紫菀、款冬花、旋覆花化痰止咳;哮吼甚加射干、地龙解痉祛痰平喘。若外寒不甚,表证不著者,可用射干麻黄汤加减。

2. 热性哮喘

【证候】 咳嗽喘息,声高息涌,喉间哮吼痰鸣,咯痰稠黄,胸膈满闷,身热,面赤,口干,咽红,尿黄,便秘。舌质红,苔黄,脉滑数。

【分析】 本证多为外感风热,引动伏痰,痰热相结,阻于气道而发作。临证以咳嗽喘急,声高息涌,咯痰稠黄,身热咽红,舌红苔黄为特征。痰热内盛是本证辨证的关键,外感风热之象,可轻可重。

【治法】 清肺涤痰,止咳平喘。

【方药】 麻杏石甘汤合苏葶丸加减。常用麻黄、生石膏、黄芩宣肺清热;杏仁、前胡宣肺止咳;葶苈子、苏子、桑白皮泻肺平喘;射干、瓜蒌皮、枳壳降气化痰。

喘急者加地龙清热解痉、涤痰平喘;痰多者,加胆南星、竹沥豁痰降气;咳甚者,加炙百部、炙冬花宣肺止咳;热重者选加栀子、虎杖、鱼腥草清热解毒;咽喉红肿者选加蚤休、山豆根、板蓝根解毒利咽;便秘者,加瓜蒌仁、枳实、大黄降逆通腑。若表证不著,喘息咳嗽,痰鸣,痰色微黄,可选用定喘汤加减,方中银杏与麻黄相伍,有很好的敛肺平喘作用,是为主药。

3. 外寒内热

【证候】 喘促气急,咳嗽痰鸣,鼻塞喷嚏,流清涕,或恶寒发热,咯痰黏稠色黄,口渴,大便干结,尿黄。舌红,苔白,脉滑数或浮紧。

【分析】 本证之外寒多由外感风寒所致;其内热一则常因外邪入里化热或素蕴之痰饮郁遏而化热,一则常为平素体内有热邪蕴积,被外邪引动而诱发。临床辨证以外有风寒之表证,内有痰热之里证为要点。外寒重者见恶寒怕冷,头痛身重,喷嚏,鼻塞流清涕;内热重者见热势较高,口渴引饮,咯痰黏稠色黄,便秘等症。本证常见于先为寒性哮喘,表寒未解,邪已入里化热者。

【治法】 解表清里,定喘止咳。

【方药】 大青龙汤加减。常用麻黄、桂枝、白芍散寒解表和营;细辛、五味子、半夏、生姜蠲饮平喘;重用生石膏、黄芩清泄肺热;生甘草和中;葶苈子、苏子、射干、紫菀化痰平喘。此方尤其适宜于外寒内饮,饮郁化热者。

热重者,加栀子、鱼腥草清其肺热;咳喘哮吼甚者,加射干、桑白皮、葶苈子泻肺清热化痰;痰热明显者,加地龙、黛蛤散、竹沥清化痰热。

4. 肺实肾虚

【证候】 病程较长,哮喘持续不已,喘促胸满,动则喘甚,面色欠华,畏寒肢冷,神疲纳呆,小便清长,常伴咳嗽痰多,喉中痰吼。舌淡苔薄腻,脉细弱。

【分析】 本证多见于禀赋不足及哮喘久病不愈之患儿,表现为正虚邪恋,虚实夹杂,上盛下虚。上盛肺实,可见喘促胸满,咳嗽痰鸣;下虚肾衰,可见喘息无力,动则尤甚,畏寒肢冷,神疲纳呆。

【治法】 泻肺补肾,标本兼顾。

【方药】 偏于上盛者用苏子降气汤加减。常用苏子、杏仁、前胡、半夏降气化痰;厚朴、陈皮理气燥湿化痰;肉桂温肾化气,以行水饮;配当归活血调营;紫菀、款冬花温润化痰平喘。亦可加人参、五味子益气敛肺。

偏于下虚者用都气丸合射干麻黄汤加减。常用山茱萸、熟地、补骨脂益肾培元;怀山药、茯苓健脾益气;款冬花、紫菀温润化痰;半夏、细辛、五味子化饮平喘;麻黄、射干宣肺祛痰平喘,动则气短难续,加胡桃肉、紫石英、诃子摄纳补肾;畏寒肢冷,加附片、仙灵脾温肾散寒;畏寒腹满者,加椒目、厚朴温中除满;痰多色白,屡吐不绝者,加白果、芡实补肾健脾化痰;发热咯痰黄稠,加黄芩、冬瓜子、金荞麦清泄肺热。

▶ **(二)缓解期**

1. 肺脾气虚

【证候】 多反复感冒,气短自汗,咳嗽无力,神疲懒言,形瘦纳差,面白少华,便溏。舌质淡,苔薄白,脉细软。

【分析】 本证的基本病机是肺气虚而卫表不固,脾气虚而运化失健。临证以肺脾两脏气虚诸症为辨证要点:肺主表,表卫不固故多汗,易感冒;肺主气,肺虚则气短,咳嗽无力;脾主运化,脾气虚运化失健故纳差,便溏,失于充养则形瘦。

【治法】 健脾益气,补肺固表。

【方药】 人参五味子汤合玉屏风散加减。常用人参、五味子补气敛肺;茯苓、白术健脾补气;黄芪、防风益气固表;百部、橘红化痰止咳。

汗出甚加煅龙骨、煅牡蛎固涩止汗;痰多加半夏、桔梗、僵蚕化痰;纳谷不香加焦神曲、炒谷芽、焦山楂消食助运;腹胀加木香、枳壳、槟榔理气降气;便溏加怀山药、炒扁豆健脾化湿。

2. 脾肾阳虚

【证候】 动则喘促咳嗽,气短心悸,面色苍白,形寒肢冷,脚软无力,腹胀纳差,大便溏泄。舌质淡,苔薄白,脉细弱。

【分析】 本证为脾肾两脏阳气虚衰,运化失司,摄纳无权所致。偏肾阳虚者动则喘促咳嗽,面色苍白,形寒肢冷,脚软无力;偏脾阳虚者腹胀纳差,大便溏薄。较大儿童可询及腰酸膝软,畏寒,四肢欠温,夜尿多等肾气不足的表现。

【治法】 健脾温肾,固摄纳气。

【方药】 金匮肾气丸加减。常用附子、肉桂、鹿角片温肾补阳;山茱萸、熟地黄、仙灵脾补益肝肾;怀山药、茯苓健脾;胡桃肉、五味子、银杏敛气固摄。

虚喘明显加蛤蚧、冬虫夏草补肾纳气;咳甚加款冬花、紫菀止咳化痰;夜尿多者,加益智仁、菟丝子、补骨脂补肾固摄。

3. 肺肾阴虚

【证候】 咳嗽时作,喘促乏力,咳痰不爽,面色潮红,夜间盗汗,消瘦气短,手足心热,夜尿多。舌质红,苔花剥,脉细数。

【分析】 本证见于哮喘久病不愈,肺肾两亏,阴虚内热的患儿。以咳嗽时作,喘促乏力,动则气短,干咳少痰,消瘦气短,舌质红,舌苔少或花剥为辨证要点。部分患儿阴虚而生内热者,见面色潮红,夜间盗汗,手足心热等症。

【治法】 养阴清热,补益肺肾。

【方药】 麦味地黄丸加减。常用麦门冬、百合润养肺阴;五味子益肾敛肺;山茱萸、熟地黄、枸杞子、怀山药、紫河车补益肾阴;丹皮清热;茯苓健脾。

盗汗甚加知母、黄柏育阴清热;呛咳不爽加百部、北沙参润肺止咳;潮热加鳖甲、青蒿清虚热。

故外感泄泻以夏秋多见,其中又以湿热泻最常见,风寒致泻则四季均有。

2. 伤于饮食 小儿脾常不足,运化力弱,饮食不知自节,若调护失宜,乳哺不当,饮食失节或不洁,过食生冷瓜果或难以消化之食物,皆能损伤脾胃,发生泄泻。如《素问·痹论》所说:“饮食自倍,肠胃乃伤。”

3. 脾胃虚弱 小儿素体脾虚,或久病迁延不愈,脾胃虚弱,胃弱则腐熟无能,脾虚则运化失职,不能分清别浊,因而水反为湿,谷反为滞,水湿水谷合污而下,而成脾虚泄泻。亦有暴泻实证,失治误治,迁延不愈,虽风寒、湿热外邪已解而脾胃损伤,转成脾虚泄泻者。

4. 脾肾阳虚 脾虚致泻者,一般先耗脾气,继伤脾阳,日久则脾损及肾,造成脾肾阳虚。阳气不足,脾失温煦,阴寒内盛,水谷不化,并走肠间,而致澄澈清冷,洞泄而下的脾肾阳虚泻。

由于小儿稚阳未充,稚阴未长,患泄泻后较成人更易于损阴伤阳发生变证。重症泄泻患儿,泻下过度,易于伤阴耗气,出现气阴两伤,甚至阴伤及阳,导致阴竭阳脱的危重变证。若久泻不止,脾气虚弱,肝旺而生内风,可成慢惊风;脾虚失运,生化乏源,气血不足以荣养脏腑肌肤,久则可致疳证。

二、辨 证 要 点

本病以八纲辨证为纲,常证重在辨寒、热、虚、实;变证重在辨阴、阳。常证按起病缓急、病程长短分为暴泻、久泻,暴泻多属实,久泻多属虚或虚中夹实。暴泻辨证,湿热泻发病率高,便次多,便下急迫,色黄褐气秽臭,或见少许黏液,舌苔黄腻;风寒泻大便清稀多泡沫,臭气轻,腹痛重,伴外感风寒症状;伤食泻有伤食史,纳呆腹胀,便稀夹不消化物,泻下后腹痛减。久泻辨证,脾肾阳虚泻较脾虚泻病程更长,大便澄澈清冷,完谷不化,阳虚内寒症状显著。变证起于泻下不止,精神委软、皮肤干燥,为气阴两伤证,属重症;精神委靡、尿少或无、四肢厥冷、脉细欲绝,为阴竭阳脱证,属危证。

三、辨 证 论 治

泄泻治疗,以运脾化湿为基本法则。实证以祛邪为主,根据不同的证型分别治以清肠化湿、祛风散寒、消食导滞。虚证以扶正为主,分别治以健脾益气、温补脾肾。泄泻变证,总属正气大伤,分别治以益气养阴、酸甘敛阴、护阴回阳、救逆固脱。

▶ **(一) 常证**

1. 湿热泻

【证候】 大便水样,或如蛋花汤样,泻下急迫,量

案例 16-2

李某,男,7岁。初诊:2010年1月16日。主诉:间断咳喘2年,近2日咳喘发作。近2年反复发作咳喘,每于冬季发作频繁。曾予抗生素、平喘药及麻杏石甘汤、定喘汤等治疗,取效不速,发作时间每达1周。近2日感寒后咳喘再发作,夜间明显,痰多涎沫,纳佳,便调。患儿平素易感,形态偏胖,面色㿠白。查体:神清,精神可,咽不红,双肺听诊可闻少许哮鸣音,心音有力,律齐。舌淡红,苔薄白湿滑,脉滑。西医诊断:支气管哮喘;中医诊断为哮喘,证属寒饮伏肺。患儿平素面白体胖,此为素体脾虚失健,水谷不能化生气血,反酿生痰浊,饮伏于肺,于冬季感寒,触动伏痰,痰气交阻于气道而发咳喘。方拟小青龙汤加减以温肺化饮。处方:麻黄6g、细辛3g、干姜6g、炙甘草6g、杏仁10g、桃仁6g、白果10g、款冬花10g、葶苈子10g、半夏10g、瓜蒌20g、胆南星6g、石韦10g、五味子6g、射干10g、辛夷10g、防风10g。3剂,日1剂,水煎服。二诊:2010年1月20日。服药3剂后,患儿喘息止,偶有咳嗽,双肺哮鸣消失,继以原方4剂以善其后。三诊:2010年1月25日。患儿服药4剂后,咳喘止。

【按语】 患儿面色㿠白,形体肥胖,此为痰湿内盛体质,入冬屡感风寒,致咳喘反复发作,医者常以麻杏石甘汤或定喘汤,配合西药治疗,往往取效缓慢,待寒邪入里化热后,痰祛热清而发作止。本次发作,患儿痰湿内盛,又感风寒,故以小青龙汤温肺化饮,疗效显著。贺光东,等.[当代名老中医典型医案集(第二辑)儿科分册·陈宝义医案.北京:人民卫生出版社,2014:46]

第三节 泄 泻

泄泻是以大便次数增多,粪质稀薄或如水样为特征的一种小儿常见病。本病一年四季均可发生,以夏秋季节发病率为高,不同季节发生的泄泻,证候表现有所不同。2岁以下小儿发病率高。

一、病 因 病 机

1. 感受外邪 小儿脏腑柔嫩,肌肤薄弱,冷暖不知自调,易为外邪侵袭而发病。外感风、寒、暑、热诸邪常与湿邪相合而致泻,盖因脾喜燥而恶湿,湿困脾阳,运化失职,湿盛则濡泻,故前人有“无湿不成泻”、“湿多成五泻”之说。由于时令气候不同,长夏多湿,

多次频,气味秽臭,或见少许黏液,腹痛时作,食欲不振,或伴呕恶,神疲乏力,或发热烦躁,口渴,小便短黄。舌质红,苔黄腻,脉滑数,指纹紫。

【分析】　本证以起病急、泻下急迫,量多次频,舌质红,苔黄腻为特征。偏热重大便气味秽臭,或见少许黏液,发热;偏湿重便如稀水,口渴尿短;兼伤食大便夹不消化物,纳呆。若泻下过度,本证易于转为伤阴甚至阴竭阳脱变证。失治误治,迁延日久,则易转为脾虚泄泻。

【治法】　清肠解热,化湿止泻。

【方药】　葛根黄芩黄连汤加减。常用葛根解表退热,生津升阳;黄芩、黄连清解胃肠湿热;地锦草、豆卷清肠化湿;甘草调和诸药。

热重泻频加鸡苏散、辣蓼、马鞭草清热解毒;发热口渴加生石膏、芦根清热生津;湿重水泻加车前子、苍术燥湿利湿;泛恶苔腻加藿香、佩兰芳化湿浊;呕吐加竹茹、半夏降逆止呕;腹痛加木香理气止痛;纳差加焦山楂、焦神曲运脾消食。

2. 风寒泻

【证候】　大便清稀,夹有泡沫,臭气不甚,肠鸣腹痛,或伴恶寒发热,鼻流清涕,咳嗽。舌质淡,苔薄白,脉浮紧,指纹淡红。

【分析】　本证以大便清稀夹有泡沫,臭气不甚,肠鸣腹痛为特征。风象重便多泡沫,鼻流清涕;寒象重腹部切痛,恶寒;兼伤食大便夹不消化物,纳呆。风寒化热则便次增多,气转臭秽,发热加重。寒邪易伤阳气,见大便不化,肢冷神委,需防伤阳变证。

【治法】　疏风散寒,化湿和中。

【方药】　藿香正气散加减。常用藿香、苏叶、白芷、生姜疏风散寒,理气化湿;半夏、陈皮、苍术温燥寒湿,调理气机;茯苓、甘草、大枣健脾和胃。

大便质稀色淡,泡沫多,加防风炭以祛风止泻;腹痛甚,里寒重,加干姜、砂仁、木香以温中散寒理气;腹胀苔腻,加大腹皮、厚朴顺气消胀;夹有食滞者,去甘草、大枣,加焦山楂、鸡内金消食导滞;小便短少加泽泻、车前子渗湿利尿;恶寒鼻塞声重加荆芥、防风以加强解表散寒之力。

3. 伤食泻

【证候】　大便稀溏,夹有乳凝块或食物残渣,气味酸臭,或如败卵,脘腹胀满,便前腹痛,泻后痛减,腹痛拒按,嗳气酸馊,或有呕吐,不思乳食,夜卧不安。舌苔厚腻,或微黄,脉滑实,指纹滞。

【分析】　以起病前有乳食不节史,便稀夹不消化物,气味酸臭,脘腹胀痛,泻后痛减为特征。伤乳者稀便夹乳凝块;伤食者夹食物残渣。本证可单独发生,更常为他证兼证。调治不当,病程迁延,积不化而脾气伤,易转为脾虚泻,或脾虚夹积,甚至疳证。

【治法】　运脾和胃,消食化滞。

【方药】　保和丸加减。常用焦山楂、焦神曲、鸡内金消食化积导滞;陈皮、半夏理气降逆;茯苓健脾渗湿;连翘清解郁热。

腹痛加木香、槟榔理气止痛;腹胀加厚朴、莱菔子消积除胀;呕吐加藿香、生姜和胃止呕。

4. 脾虚泻

【证候】　大便稀溏,色淡不臭,多于食后作泻,时轻时重,面色萎黄,形体消瘦,神疲倦怠。舌淡苔白,脉缓弱,指纹淡。

【分析】　本证常由暴泻失治迁延而成,以病程较长,大便稀溏,多于食后作泻,以及全身脾虚证象为特征。偏脾气虚者面色萎黄,形体消瘦,神疲倦怠;偏脾阳虚者大便清稀无臭,神委面白,肢体欠温。本证进一步发展,则由脾及肾,易转成脾肾阳虚泻,或久泻而成疳证。

【治法】　健脾益气,助运止泻。

【方药】　参苓白术散加减。常用党参、白术、茯苓、甘草补脾益气;山药、莲子肉、扁豆、薏苡仁健脾化湿;砂仁、桔梗理气和胃。

胃纳呆滞,舌苔腻,加藿香、苍术、陈皮、焦山楂以芳香化湿、消食助运;腹胀不舒加木香、乌药理气消胀;腹冷舌淡,大便夹不消化物,加炮姜以温中散寒、暖脾助运;久泻不止,内无积滞者,加煨益智仁、肉豆蔻、石榴皮以固涩止泻。

5. 脾肾阳虚泻

【证候】　久泻不止,大便清稀,澄澈清冷,完谷不化,或见脱肛,形寒肢冷,面色㿠白,精神委靡,睡时露睛。舌淡苔白,脉细弱,指纹色淡。

【分析】　本证见于久泻,以大便澄澈清冷,完谷不化,形寒肢冷为特征。偏脾阳虚者大便清稀,或见脱肛,面色㿠白;偏肾阳虚者大便清冷,滑脱不禁,腹凉肢冷,精神委靡。本证继续发展,则成重症疳泻,终则阳脱而亡。

【治法】　温补脾肾,固涩止泻。

【方药】　附子理中汤合四神丸加减。常用党参、白术、甘草健脾益气;干姜、吴茱萸温中散寒;附子、补骨脂、肉豆蔻温肾暖脾、固涩止泻。

脱肛加炙黄芪、升麻升举中阳;久泻滑脱不禁加诃子、石榴皮、赤石脂收敛固涩止泻。

▶▶**(二)变证**

1. 气阴两伤

【证候】　泻下过度,质稀如水,精神委软或心烦不安,目眶及囟门凹陷,皮肤干燥或枯瘪,啼哭无泪,口渴引饮,小便短少,甚至无尿,唇红而干。舌红少津,苔少或无苔,脉细数。

【分析】 本证多起于湿热泄泻,以精神委软,皮肤干燥,小便短少为特征。偏耗气者大便稀薄,神委乏力,不思进食;偏伤阴者泻下如水,量多,目眶及前囟凹陷,啼哭无泪,小便短少甚至无尿。本证若不能及时救治,则可能很快发展为阴竭阳脱证。

【治法】 健脾益气,酸甘敛阴。

【方药】 人参乌梅汤加减。常用人参、炙甘草补气健脾;乌梅涩肠止泻;木瓜祛湿和胃,以上四药合用且能酸甘化阴;莲子、山药健脾止泻。

泻下不止加山楂炭、诃子、赤石脂涩肠止泻;口渴引饮加石斛、玉竹、天花粉、芦根养阴生津止渴;大便热臭加黄连、辣蓼清解内蕴之湿热。

2. 阴竭阳脱

【证候】 泻下不止,次频量多,精神委靡,表情淡漠,面色青灰或苍白,哭声微弱,啼哭无泪,尿少或无,四肢厥冷。舌淡无津,脉沉细欲绝。

【分析】 本证常因气阴两伤证发展,或久泻不止阴阳俱耗而成,以面色青灰或苍白,精神委靡,哭声微弱,尿少或无,四肢厥冷,脉沉细欲绝为特征。阴竭证皮肤枯瘪,啼哭无泪,无尿;阳脱证神委而悄无声息,四肢厥冷,脉细欲绝。本证为变证危证,不及时救治则迅即夭亡。

【治法】 挽阴回阳,救逆固脱。

【方药】 生脉散合参附龙牡救逆汤加减。常用人参大补元气;麦冬、五味子、白芍、炙甘草益气养阴,酸甘化阴;附子回阳固脱;龙骨、牡蛎潜阳救逆。

案例 16-3

陈某,男,9岁,初诊:2009年4月12日。主诉:反复腹泻6年。患儿3岁时患痢疾,以后经常出现腹泻,大便每日2～3次,不成形,消瘦,面黄,纳呆,小便正常。舌淡红,苔白,脉滑,大便常规及小便培养未见异常。消化道钡餐正常。本患儿发病初期患痢疾,以后经常腹泻,肠胃湿热始终未除为其反复发病的原因所在。西医诊断:消化不良。中医诊断:泄泻,证属湿热中阻,迫注大肠。治以清热利湿止泻。方以白头翁汤合葛根黄芩黄连汤加减。处方:秦皮10g,白头翁10g,谷稻芽各10g,浮小麦30g,莲子心4g,钩藤12g,草豆蔻4g,砂仁4g,六一散10g,葛根4g,黄芩4g,黄连4g,生山药30g,橘核9g。14剂,水煎服,日2次。二诊:2009年4月26日。精神好转,面色仍黄,大便已成形,每日一次,舌淡红,苔薄白,脉滑,原方继服14剂。三诊:2009年5月1日。精神佳,面色较前红润,大便正常。随后电话随访,患儿纳食逐渐增加,体重渐增。

【按语】 泄泻是由脾胃失调,引起大便稀薄,次数增多为主的病证。多由外感六淫,内伤饮食而致脾胃运化功能失常所致。古人有"湿多成五泄"之说。脾与胃互为表里,脾主升清,胃主降浊,脾胃功能失调则清浊不分而致泄泻。本患儿发病初期患痢疾,以后经常腹泻,肠胃湿热始终未除为其反复发病的原因所在,故健脾与清利肠胃湿热并用,祛邪不伤正,扶正不留邪,方中用苦寒专入大肠经之白头翁,清热解毒,凉血治痢,尤善清胃肠湿热和血分热毒,黄连苦寒,泻火解毒,燥湿厚肠,秦皮苦涩而寒,清热燥湿,收涩止泻,葛根主入阳明经,外解肌表之邪,内清阳明之热,并升发脾胃清阳而止泻生津。(贺兴东,等. 当代名老中医典型医案集(第二辑)儿科分册·裴学义医案. 北京:人民卫生出版社,2014:96～97)

第四节 厌 食

厌食是小儿时期的一种常见病症,临床以较长时期厌恶进食,食量减少为特征。各年龄儿童均可发病,以1～6岁为多见。长期不愈者,影响生长发育转化为疳证。

一、病 因 病 机

1. 喂养不当 小儿脏腑娇嫩,脾常不足,乳食不知自节。若家长缺乏育婴保健知识,婴儿期未按期添加辅食;或片面强调高营养饮食,如过食肥甘、煎炸炙煿之品,超越了小儿脾胃的正常纳化能力;或过于溺爱,纵其所好,恣意零食、偏食、冷食;或饥饱无度;或滥服滋补之品,均可损伤脾胃,产生厌食。如《素问·痹论》云:"饮食自倍,肠胃乃伤。"

2. 他病伤脾 脾为阴土,喜燥恶湿,得阳则运;胃为阳土,喜润恶燥,得阴则和。若患他病,误用攻伐;或过用苦寒损脾伤阳;或过用温燥耗伤胃阴;或病后未能及时调理;或夏伤暑湿脾为湿困,均可使受纳运化失常,而致厌恶进食。

3. 先天不足 胎禀不足,脾胃薄弱之儿,往往生后即表现不欲吮乳,若后天失于调养,则脾胃怯弱,乳食难于增进。

4. 情志失调 小儿神气怯弱,易受惊恐。若失于调护,卒受惊吓或打骂,或所欲不遂,或思念压抑,或环境变更等,均可致情志抑郁,肝失调达,气机不畅,乘脾犯胃,形成厌食。

二、辨证要点

本病应以脏腑辨证为纲,主要从脾胃辨证而区别是以脾至运化功能失健为主,还是以脾胃气阴亏虚为主。凡病程短,仅表现纳呆食少,食而乏味,饮食稍多即感腹胀,形体尚可,舌质正常,舌苔薄腻者为脾失健运;病程长,食而不化,大便溏薄,并伴面色少华,乏力多汗,形体偏瘦,舌质淡,苔薄白者为脾胃气虚;若食少饮多,口舌干燥,大便秘结,舌红少津,苔少或花剥者为脾胃阴虚。

三、辨证论治

本病治疗,以运脾开胃为基本法则。宜以轻清之剂解脾胃之困,拨清灵脏气以恢复转运之机,俟脾胃调和,脾运复健,则胃纳自开。须要注意的是,消导不宜过峻,燥湿不宜过寒,补益不宜呆滞,养阴不宜滋腻,以防损脾碍胃,影响纳化。在药物治疗的同时应注意饮食调养,纠正不良的饮食习惯,方能取效。

1. 脾失健运

【证候】　食欲不振,厌恶进食,食而乏味,或伴胸脘痞闷,嗳气泛恶,大便不调,偶尔多食后则脘腹饱胀,形体尚可,精神正常。舌淡红,苔薄白或薄腻,脉尚有力。

【分析】　本证为厌食初期表现,除厌恶进食症状外,其他症状不著,精神、形体如常为其特征。若失于调治,病情迁延,损伤脾气,则易转为脾胃气虚证。

【治法】　调和脾胃,运脾开胃。

【方药】　不换金正气散加减。常用苍术燥湿运脾;陈皮、枳壳、藿香理气醒脾和中;神曲、炒麦芽、焦山楂消食开胃。

脘腹胀满加木香、厚朴、莱菔子理气宽中;舌苔白腻加半夏、佩兰燥湿醒脾;暑湿困阻加荷叶、扁豆花消暑化湿;嗳气泛恶加半夏、竹茹和胃降逆;大便偏干加枳实、莱菔子导滞通便;大便偏稀加山药、薏苡仁健脾祛湿。

2. 脾胃气虚

【证候】　不思进食,食而不化,大便偏稀夹不消化食物,面色少华,形体偏瘦,肢倦乏力。舌质淡,苔薄白,脉缓无力。

【分析】　本证多见于脾胃素虚,或脾运失健迁延失治者,以不思乳食、面色少华、肢倦乏力、形体偏瘦为辨证依据。若迁延不愈,气血耗损,形体羸瘦,则应按疳证辨治。

【治法】　健脾益气,佐以助运。

【方药】　异功散加味。常用党参、白术、茯苓、甘草健脾益气;陈皮、佩兰、砂仁醒脾助运;神曲、鸡内金消食助运。

苔腻便稀者,去白术,加苍术、薏苡仁燥湿健脾;大便溏薄加炮姜、肉豆蔻温运脾阳;饮食不化加焦山楂、炒谷芽、炒麦芽消食助运;汗多易感加黄芪、防风益气固表;情志抑郁加柴胡、佛手解郁疏肝。

3. 脾胃阴虚

【证候】　不思进食,食少饮多,皮肤失润,大便偏干,小便短黄,甚或烦躁少寐,手足心热。舌红少津,苔少或花剥,脉细数。

【分析】　本证见于温热病后或素体阴虚,或嗜食辛辣伤阴者,以食少饮多、大便偏干、舌红少苔为特征。

【治法】　滋脾养胃,佐以助运。

【方药】　养胃增液汤加减。常用沙参、麦冬、玉竹、石斛养胃育阴;乌梅、白芍、甘草酸甘化阴;焦山楂、炒麦芽开胃助运。

口渴烦躁者,加天花粉、芦根、胡黄连清热生津除烦;大便干结加火麻仁、郁李仁、瓜蒌仁润肠通便;夜寐不宁,手足心热加丹皮、莲子心、酸枣仁清热宁心安神;食少不化者,加谷芽、神曲生发胃气;兼脾气虚弱加山药、太子参补益气阴。

> **案例 16-4**
>
> 梁某,女,1岁。初诊:2010年3月20日。主诉:感冒愈后不思饮食3天,病发于1周前略感风寒。刻下不思饮食,大便有不消化食物,双手食指指纹色青,大便略干,舌淡红,苔薄,脉细。中医诊断为厌食,证属脾虚食滞。脾虚则不思饮食,食滞则大便有不消化食物;脾胃虚寒则双手食指指纹色青。治宜益气健脾,消食行气,方用异功散加减。处方:陈皮6g,党参12g,茯苓6g,白术6g,焦三仙各12g,焦槟榔10g,草决明10g,炙甘草6g,生姜3片,大枣3枚。5剂,水煎服,日1剂,早晚饭后1小时服。嘱其多食易消化之食品,忌辛辣生冷等刺激性之品。二诊:2010年4月11日。药后纳食有所增加,大便通畅,食欲仍欠佳,双手食指指纹色已转淡,精神较前转佳,有时流清涕,舌淡红,苔薄,脉细。药已对症,前方去草决明,减槟榔至6g,减党参至6g,加行气散6g,以温胃行气。上方加减服用两周后,食欲增加,精神转佳,临床治疗显效。嘱其多食易消化之食品,忌辛辣生冷等刺激性之品。[贺兴东,等.当代名老中医典型医案集(第二辑)儿科分册·王道坤医案.北京:人民卫生出版社,2014:59~60]

【按语】 本病不思饮食属脾虚食滞。故用异功散加减以益气健脾，消食行气。服用2周后，食欲增加，精神转佳，方中党参、茯苓、白术等合用益气健脾；陈皮、焦三仙、槟榔等合用燥湿消食行气；槟榔、消痞散等合用理气消痞。

第五节 疳 积

疳积，是"疳"和"积"的合称。疳，干也，指形体羸瘦，肌肤干瘪，发枯面黄，临床称为疳证。积者，滞也，指乳食停积，滞而不通，脾胃受损，临床称食积或积滞。由于疳证、积证可互为因果，且疳证多由食积日久而成，并有"积为疳之母，无积不成疳"之说，故常称为疳积。本病易发生于5岁以下，尤其是3岁以下小儿。现代医学的营养不良、消化不良等疾病可参考本节辨证治疗。

一、病 因 病 机

1. 喂养不当 饮食不节，喂养不当是引起本证最常见的病因，小儿"脾常不足"，神识未开，乳食不知自节，若喂养不当，乳食太过或不及，均可损伤脾胃，形成本证。太过指乳食无度，过食肥甘厚味、生冷坚硬难化之物，或妄投滋补食品，以致食积内停，积久成疳。正所谓"积为疳之母"也。不及指母乳匮乏，代乳品质量低下，未能及时添加辅食，或过早断乳，摄入食物的数量、质量不足，或偏食、挑食，致营养失衡，长期不能满足生长发育需要，气液亏损，形体日渐消瘦而形成疳证。

2. 疾病影响 多因小儿久病吐泻，或反复外感，罹患时行热病、肺结核诸虫，失于调治或误用攻伐，致脾胃受损，津液耗伤，气血亏损，肌肉消灼，形体羸瘦，而成本证。

3. 禀赋不足 先天胎禀不足，或早产、多胎，或孕期久病、药物损伤胎元，致元气虚惫。脾胃功能薄弱，纳化不健，水谷精微摄取不足，气血亏耗，脏腑肌肤失于濡养，形成本证。

二、辨 证 要 点

积滞病位以胃脾为主，病属实证，但若患儿素体脾气虚弱，可呈虚实夹杂证，积滞内停，又有寒积或化热的演变，可根据病史、伴随症状以及病程长短以辨别其虚、实、寒、热。初病多实，积久则虚实夹杂，或实多虚少，或实少虚多。由脾胃虚弱所致者，初起即表现虚实夹杂证候。若素体阴盛，喜食肥甘辛辣之品，

致不思乳食，脘腹胀满或疼痛，得热则甚，遇凉稍缓，口气臭秽，呕吐酸腐，面赤唇红，烦躁易怒，大便秘结臭秽，手足胸腹灼热，舌红苔黄厚腻，此系热证；若素体阳虚，贪食生冷，或过用寒凉药物，致脘腹胀满，喜温喜按，面白唇淡，四肢欠温，朝食暮吐，或暮食朝吐，吐物酸腥，大便稀溏，小便清长，舌淡苔白腻，此系寒证；若素体脾虚，腐熟运化不及，乳食停留不消，日久形成积滞者为虚中夹实证。疳证初起面黄发疏，食欲欠佳，形体略瘦，大便不调，精神如常者，谓之疳气，属脾胃失和，病情轻浅之虚证轻症；病情进展，而见形体明显消瘦，肚腹膨隆，烦躁多啼，夜卧不宁，善食易饥或嗜食异物者，称为疳积，属脾虚夹积，病情较重之虚实夹杂证；若病程久延失治，而见形体极度消瘦，貌似老人，杳不思食，腹凹如舟，精神委靡者，谓之干疳，属脾胃衰败，津液消亡之虚证重证。

三、辨 证 论 治

本病治疗原则以健运脾胃为主，通过调理脾胃，助其纳化，以达气血丰盈、津液充盛、肌肤得养之目的。疳气以和为主；疳积以消为主，或消补兼施；干疳以补为要。

1. 乳食内积

【证候】 不思乳食，嗳腐酸馊或呕吐食物、乳片，脘腹胀满疼痛，大便酸臭，烦躁啼哭，夜眠不安，手足心热，舌质红，苔白厚或黄厚腻，脉象弦滑，指纹紫滞。

【分析】 有乳食不节史，以不思乳食，脘腹胀满，嗳吐酸腐，大便酸臭等为证候特点。从患儿所伤乳、食种类，可以区别伤乳与伤食以及所伤食物品种之不同。食积不消可化热，症见肚腹热甚，低热，舌苔黄腻。

【治法】 消乳化食，和中导滞。

【方药】 乳积者，选消乳丸加减。常用麦芽、砂仁、神曲消乳化积；香附、陈皮理气导滞；谷芽、茯苓和中健脾。

食积者，选保和丸加减。常用山楂、神曲、鸡内金、莱菔子消食化积，其中山楂善消肉积，神曲、鸡内金善消陈腐食积，莱菔子善消面食之积。配香附、陈皮、砂仁行气宽中；茯苓、半夏健脾化湿；连翘清解郁热。

腹胀明显加木香、厚朴、枳实行气导滞除胀；腹痛拒按，大便秘结加大黄、槟榔下积导滞；恶心呕吐加竹茹、生姜和胃降逆止呕；大便稀溏加扁豆、薏苡仁健脾渗湿，消中兼补；舌红苔黄，低热口渴加胡黄连、石斛、天花粉清热生津止渴。

2. 脾胃虚损

【证候】 形体明显消瘦，面色萎黄，肚腹膨胀，甚则青筋暴露，毛发稀疏结穗，精神烦躁，夜卧不宁，或见揉眉挖鼻，吮指磨牙，动作异常，食欲不振或善食易

饥,或嗜食异物,舌淡苔腻,脉沉细而滑。

【分析】 本证属脾胃虚损,积滞内停,虚实夹杂之证,病情较为复杂。证见形体明显消瘦,四肢枯细,肚腹膨胀,烦躁不宁。辨别疳之有积无积,须视腹之满与不满,腹大肢细是本证的典型体征。若脘腹胀满,嗳气纳差为食积;大腹胀满,叩之如鼓为气积;腹胀有块,推揉可散为虫积;腹内痞块,触之质硬,推之不减为血积。本证重者也可出现兼证,若疳积失于调治而发展,则成干疳之证。

【治法】 消积理脾。

【方药】 肥儿丸加减。常用人参、白术、茯苓健脾益气;神曲、山楂、麦芽、鸡内金消食化滞;大腹皮、槟榔理气消积;黄连、胡黄连清心平肝,退热除烦;甘草调和诸药。

腹胀明显加枳实、木香理气宽中;大便秘结加麻仁、郁李仁润肠通便;烦躁不安,揉眉挖鼻加栀子、莲子心清热除烦,平肝抑木;多饮善饥加石斛、天花粉滋阴养胃;恶心呕吐加竹茹、半夏降逆止呕;胁下痞块加丹参、郁金、山甲活血散结;大便下虫加苦楝皮、雷丸、使君子、榧子杀虫消积药。治疗过程中须注意消积药、驱虫药不可久用,应中病即止,积去、虫下后再调理脾胃。

3. 气血衰败

【证候】 形体极度消瘦,皮肤干瘪起皱,大肉已脱,皮包骨头,貌似老人,毛发干枯,面色㿠白,精神委靡,啼哭无力,腹凹如舟,杳不思食,大便稀溏或便秘。舌淡嫩,苔少,脉细弱。

【分析】 本证为疳证后期表现,由脾胃虚衰,津液消亡,气血两败所致。以形体极度消瘦,精神委靡,杳不思食为特征。

【治法】 补益气血。

【方药】 八珍汤加减。常用党参、黄芪、白术、茯苓、甘草补脾益气;熟地黄、当归、白芍、川芎养血活血;陈皮、扁豆、砂仁醒脾开胃。

四肢欠温,大便稀溏去熟地、当归,加肉桂、炮姜温补脾肾;夜寐不安加五味子、夜交藤宁心安神;舌红口干加石斛、乌梅生津敛阴。

案例 16-5

余某,男,3岁。因疳泻久治不止前来就诊。患儿为7个月早产儿,母乳缺乏,生后一直人工喂养。大便经常溏薄,发育迟缓,语迟行迟,2个月前因饮食不慎,消化不良就诊于某医,见其腹部虚膨,误为积滞实证,遂用山楂、枳实、槟榔、三棱、莪术、大黄等攻积消胀治疳之品,遂致大便洞泄不止,神疲乏力,四肢不温。后改四君子加楂

曲枳朴之类,消补兼施,病情不减。每日便溏3~4次,完谷不化,四肢厥冷,体倦嗜睡。刻诊患儿面色㿠白,唇舌俱淡,精神疲惫,目睛少华,腹部虚膨,脉沉细无力。投掷附子5g,炮姜炭1.5g,炒白术6g,炒党参6g,怀山药10g,补骨脂6g,煨肉蔻5g,炙甘草3g,五味子3g,广木香5g,胡黄连3g,五谷虫6g,青花桂(分冲)1.5g。5剂药尽,泄泻渐止,四肢转温。补火救逆,已见显效,改拟标本同治,以末药缓图之。半月后,饮食增,腹膨消,肌肉渐丰,脸转红润,疳积基本治愈。[辽宁中医杂志,1984,(7):27]

【按语】 疳泻一证,系指疳积患儿,长期腹泻不止。疳积本由虚起,或由先天不足,或后天失调,总为虚中之积。若过用消疳攻积之品,损伤胃气,败坏脾阳,常致腹泻不止。疳积未除,泻又未止,二者互为因果,恶性循环,造成全身虚衰,命火将熄。治宜急温脾阳,大补命火以救垂危下脱之元阳。上案中患儿先天不足,后天失调,却没有引起医者的重视,终致误诊。(宋振江,等. 中医古今误案评析. 北京:科学技术文献出版社,2008:437~438)

第六节 惊 风

惊风是小儿时期常见的急重病证,临床以抽搐、昏迷为主要症状。惊风是一个证候,可发生在许多疾病之中,以1~5岁的儿童发病率最高,一年四季均可见到。临床抽搐时的主要表现,可归纳为八种,即搐、搦、掣、颤、反、引、窜、视,古人称之为惊风八候。

惊风一般分为急惊风、慢惊风两大类。凡起病急暴、属阳属实者,称为急惊风;凡病久中虚、属阴属虚者,称为慢惊风;慢惊风中若出现纯阴无阳的危重证候,称为慢脾风。现代医学的小儿惊厥可参本节辨证治疗。

急 惊 风

急惊风痰、热、惊、风四证俱备,临床以高热、抽风、昏迷为主要表现,多由外感时邪、内蕴湿热和暴受惊恐而引发。

一、病 因 病 机

1. 外感时邪 时邪包括六淫之邪和疫疠之气。小儿肌肤薄弱,卫外不固,若冬春之季,寒温不调,气候骤变,感受风寒或风热之邪,邪袭肌表或从口鼻而入,易于传变,郁而化热,热极生风;小儿元气薄弱,真

阴不足,易受暑邪,暑为阳邪,化火最速,传变急骤,内陷厥阴,引动肝风;暑多夹湿,湿蕴热蒸,化为痰浊,蒙蔽心窍,痰动则风生;若感受疫疠之气,则起病急骤,化热化火,逆传心包,火极动风。

2. 内蕴湿热 饮食不洁,误食污秽或毒物,湿热疫毒蕴结肠腑,内陷心肝,扰乱神明,而致痢下秽浊,高热昏厥,抽风不止。甚者肢冷脉伏,口鼻气凉,皮肤花斑。

3. 暴受惊恐 小儿元气未充,神气怯弱,若猝见异物,乍闻异声,或不慎跌仆,暴受惊恐,惊则气乱,恐则气下,致使心神失守舍,神无所依,轻者神志不宁,惊惕不安;重者心神失主,痰涎上壅,引动肝风,发为惊厥。

二、辨证要点

1. 辨表热、里热 昏迷、抽搐为一过性,热退后抽搐自止为表热;高热持续,反复抽搐、昏迷为里热。

2. 辨痰热、痰火、痰浊 神志昏迷,高热痰鸣,为痰热上蒙清窍;妄言谵语,狂躁不宁,为痰火上扰清空;深度昏迷,嗜睡不动,为痰浊内陷心包,蒙蔽心神。

3. 辨外风、内风 外风邪在肌表,清透宣解即愈,如高热惊厥,为一过性证候,热退惊风可止;内风病在心肝,热、痰、风三证俱全,反复抽搐,神志不清,病情严重。

4. 辨外感惊风,区别时令、季节与原发疾病 六淫致病,春季以春温为主,兼加火热,症见高热、抽风、昏迷、呕吐、发斑;夏季以暑热为主,暑必夹湿,暑喜归心,其症以高热、昏迷为主,兼见抽风,常热、痰、风三证俱见;若夏季高热、抽风、昏迷,伴下痢脓血,则为湿热疫毒,内陷厥阴。

5. 辨轻证、重证 一般说来,抽风发作次数较少(仅1次),持续时间较短(5分钟以内),发作后无神志障碍者为轻证;若发作次数较多(2次以上),或抽搐时间较长,发作后神志不清者为重证。尤其是高热持续不退,并有抽风反复发作时,应积极寻找原发病,尽快早期治疗,控制发作,否则可危及生命。

三、辨证论治

急惊风的主证是热、痰、惊、风,因此,治疗应以清热、豁痰、镇惊、息风为基本法则。

1. 风热动风

【证候】 起病急骤,发热,头痛,鼻塞,流涕,咳嗽,咽痛,随即出现烦躁、神昏、惊风。舌苔薄白或薄黄,脉浮数。

【分析】 本证多发于5岁以下小儿,尤以3岁以下小儿更为常见。一般先见风热表证,很快出现抽

搐,持续时间不长,体温常在38.5℃以上,并多见于体温的上升段,一般一次发热只抽一次,抽两次者少见。

【治法】 疏风清热,息风定惊。

【方药】 银翘散加减。常用金银花、连翘、薄荷、荆芥穗、防风、牛蒡子疏风清热;钩藤、僵蚕、蝉蜕祛风定惊。

高热不退者加生石膏、羚羊角粉清热息风;喉间痰鸣者,加天竺黄、瓜蒌皮清化痰热;咽喉肿痛,大便秘结者,加生大黄、黄芩清热泻火;神昏抽搐较重者,加服小儿回春丹清热定惊。

2. 气营两燔

【证候】 多见于盛夏之季,起病较急,壮热多汗,头痛项强,恶心呕吐,烦躁嗜睡,抽搐,口渴便秘,舌红苔黄,脉弦数。病情严重者高热不退,反复抽搐,神志昏迷。舌红苔黄腻,脉滑数。

【分析】 本证多见于夏至之后,壮热不退,头痛项强抽搐,常见神昏,同时见恶心呕吐为本证特征。暑热重者高热,多汗而热不退,烦躁口渴;暑湿重者嗜睡神昏,呕恶苔腻。

【治法】 清气凉营,息风开窍。

【方药】 清瘟败毒饮加减。常用生石膏、知母、连翘、黄连、栀子、黄芩清气解热;赤芍、玄参、生地、水牛角、牡丹皮清营保津;羚羊角粉、钩藤、僵蚕息风止惊。

昏迷较深者,可选用牛黄清心丸或紫雪丹息风开窍;大便秘结加大黄、玄明粉通腑泄热;呕吐加半夏、玉枢丹降逆止呕。

3. 邪陷心肝

【证候】 起病急骤,高热不退,烦躁口渴,谵语,神志昏迷,反复抽搐,两目上视。舌质红,苔黄腻,脉数。

【分析】 疫邪病发一方,传变迅速,相互染易,起病急骤,迅速见到发热、神昏、抽搐是本证特征。其证候陷心为主者谵语,神昏;陷肝为主者反复抽搐。本证以惊、风二证为主,热、痰二证则可重可轻。

【治法】 清心开窍,平肝息风。

【方药】 羚角钩藤汤加减。常用羚羊角粉、钩藤、僵蚕、菊花平肝息风;石菖蒲、川贝母、广郁金、龙骨、胆南星豁痰清心;栀子、黄芩清热解毒。

神昏抽搐较甚者加服安宫牛黄丸清心开窍;便秘者加大黄、芦荟通腑泄热;头痛剧烈加石决明、龙胆草平肝降火。

4. 湿热疫毒

【证候】 持续高热,频繁抽搐,神志昏迷,谵语,腹痛呕吐,大便黏腻或夹脓血。舌质红,苔黄腻,脉滑数。

【分析】 本证多见于夏秋之季,由饮食不洁、感

受湿热疫毒产生。初起即见高热,继而迅速神昏、抽搐反复不止。早期可无大便或大便正常,须灌肠或肛门内采取大便方见脓血,此后才出现脓血便。

【治法】 清热化湿,解毒息风。

【方药】 黄连解毒汤合白头翁汤加减。常用黄连、黄柏、栀子、黄芩清热泻火解毒;白头翁、秦皮、马齿苋清肠化湿;羚羊角粉、钩藤息风止痉。

呕吐腹痛明显者,加用玉枢丹辟秽解毒止吐;大便脓血较重者,可用生大黄水煎灌肠,清肠泄毒。

本证若出现内闭外脱,症见面色苍白,精神淡漠,呼吸浅促,四肢厥冷,脉微细欲绝者,改用参附龙牡救逆汤灌服或参附注射液静脉滴注,回阳固脱急救。

5. 惊恐惊风

【证候】 暴受惊恐后惊惕不安,身体战慄,喜投母怀,夜间惊啼,甚至惊厥、抽搐,神志不清,大便色青,脉律不整,指纹紫滞。

【分析】 本病患儿常有惊吓史,平素情绪紧张,胆小易惊,或在原有惊风病变基础上因惊吓而诱使发作、加重。证候以惊惕战慄,喜投母怀,夜间惊啼为特征。

【治法】 镇惊安神,平肝息风。

【方药】 琥珀抱龙丸加减。常用琥珀粉、远志镇惊安神;石菖蒲、胆南星、天竺黄豁痰开窍;人参、茯苓健脾益气;全蝎、钩藤、石决明平肝息风。

呕吐者加竹茹、姜半夏降逆止呕;寐中肢体颤动、惊啼不安者,加用磁朱丸重镇安神;气虚血少者,加黄芪、当归、炒枣仁益气养血安神。

案例 16-6

孙某,男,7 个月。1996 年 6 月 17 日初诊。主诉(代):阵发性四肢抽搐、惊惕不安 3 天。病史:患儿 6 月 14 日因暴受惊恐而致四肢抽搐、双眼上翻,大声啼哭。经其母安抚后,神志恢复正常。此后,病情反复发作,每次发作约几秒钟,每天 10 余次。曾自服王氏保赤丸,无明显好转。现症:烦躁不安,时发惊惕,低热,盗汗。检查:体温 37.6℃,前囟未闭,按之较软,枕部有脱发圈。唇周及印堂色青,舌质红,苔薄黄,指纹青紫。诊断:中医:急惊风(惊恐痉厥)。西医:维生素 D 缺乏性手足搐搦症。治法:镇惊安神,益肾平肝。

方药:朱砂安神丸加减。朱砂 0.2g,黄连 2g,龟板(先煎)6g,生龙骨 10g,生牡蛎 10g,钩藤(后下)6g,茯神 4g,灯心草 2g,甘草 3g。服 3 剂。

二诊:6 月 20 日。患儿体温正常,四肢抽搐渐缓解,每日发作 4～5 次,舌尖红,苔薄白。仍予益肾平肝、镇惊安神之剂。处方:朱砂 0.2g,龟板

(先煎)6g,生龙牡各 10g,钩藤(后下)6g,茯神 4g,灯心草 2g,蝉蜕 6g,甘草 3g,竹叶 4g。服药 5 剂。三诊:6 月 25 日。上方服 5 剂后,病情明显好转。患儿表情活泼,近 3 日来,诸症未再发作,唯夜间时有盗汗。予龙牡壮骨冲剂 1 盒,每日 2 次,每次 6g。

【按语】 患儿有受惊史,发作时四肢抽搐,两目上翻,惊惕不安,符合急惊风的临床表现。小儿脏腑娇嫩,元气未充,神气怯弱,卒受大惊大恐,惊则气乱,恐则气下,造成气机逆乱,进而损伤脏腑。心气散乱,神不内守,则时发惊惕,夜寐不宁。肝肾受损,阴不敛阳,化热生风,故见四肢抽搐、两目上视、发热。烦躁不安,舌红为心肝火旺之象。治宜镇惊安神,滋补肝肾,兼清心火,方选朱砂安神丸加减。方中朱砂重镇安神,黄连清心泻火除烦;再加龟板滋阴潜阳,补肾健骨;龙牡平肝潜阳,镇惊安神;钩藤、灯心草清心肝之热,息风止痉;茯神养心安神;甘草缓急调药。经初诊治疗,患儿诸症减轻,舌苔由黄转白,心火已减,故二诊中去苦寒之黄连,加味淡之竹叶清心除烦,加蝉蜕以增熄风止痉之力。药证合拍,切中病机,故短期内即获痊愈。(宋传英.中医儿科学教学病案精选.长沙:湖南科学技术出版社.2000:38～39)

慢 惊 风

慢惊风来势缓慢,抽搐无力,时作时止,反复难愈,多伴昏迷、瘫痪等症。

一、病因病机

1. 脾胃虚弱 由于暴吐暴泻,或他病妄用汗、下之法,导致中焦受损,脾胃虚弱。脾土既虚,则脾虚肝旺,肝亢化风,致成慢惊之证。

2. 脾肾阳衰 若胎禀不足,脾胃素虚,复因吐泻日久,或误服寒凉,伐伤阳气,以致脾阳式微,阴寒内盛,不能温煦筋脉,而致时时搐动之慢脾风证。

3. 阴虚风动 急惊风迁延失治,或温热病后期,阴液亏耗,肝肾精血不足,阴虚内热,灼烁筋脉,以致虚风内动而成慢惊。

二、辨证要点

慢惊风病程较长,起病缓慢,神昏、抽搐症状相对较轻,有时仅见手指蠕动。辨证多属虚证,继辨脾、肝、肾及阴、阳。脾胃虚弱者,证见精神委靡,嗜睡露

睛,不欲饮食,大便稀溏,抽搐无力,时作时止;脾肾阳衰者,证见神委昏睡,面白无华,四肢厥冷,手足震颤;肝肾阴虚者,证见低热虚烦,手足心热,肢体拘挛或强直,抽搐时轻时重,舌绛少津。

三、辨 证 论 治

1. 脾虚肝亢

【证候】 精神委靡,嗜睡露睛,面色萎黄,不欲饮食,大便稀溏,色带青绿,时有肠鸣,四肢不温,抽搐无力,时作时止。舌淡苔白,脉沉弱。

【分析】 本病以脾胃虚弱为主,常发生于婴幼儿,初期有精神委靡,面色萎黄,嗜睡露睛等临床症状,继而脾不制肝而动风,出现抽搐反复发作,但程度较轻。一般不伴有高热,此点可与急惊风鉴别。

【治法】 温中益气,缓肝理脾。

【方药】 缓肝理脾汤加减。常用人参、白术、茯苓、炙甘草健脾益气;白芍、钩藤柔肝止痉;干姜、肉桂温运脾阳。

抽搐频发者,加天麻、蜈蚣息风止痉;腹泻日久,将干姜改为煨姜,加山楂炭、葛根温中止泻;纳呆食少者,加焦神曲、焦山楂、砂仁开胃消食。

2. 脾肾阳衰

【证候】 精神委顿,昏睡露睛,面白无华或灰滞,口鼻气冷,额汗不温,四肢厥冷,溲清便溏,手足蠕动震颤。舌质淡,苔薄白,脉沉微。

【分析】 本病多发生在暴泻久泻之后,体内阳气衰竭,病至于此,为虚极之候,阳虚极而生内风。临床除上述阳气虚衰症状外,还可见心悸气促、脉微细欲绝等危象。

【治法】 温补脾肾,回阳救逆。

【方药】 固真汤合逐寒荡惊汤加减。常用人参、白术、山药、茯苓、黄芪、炙甘草健脾补肾;炮附子、肉桂、炮姜、丁香温补元阳。

汗多者加龙骨、牡蛎、五味子收敛止汗;恶心呕吐者,加吴茱萸、胡椒、半夏温中降逆止呕。

3. 阴虚风动

【证候】 精神疲惫,形容憔悴,面色萎黄或时有潮红,虚烦低热,手足心热,易出汗,大便干结,肢体拘挛或强直,抽搐时轻时重,舌绛少津,苔少或无苔,脉细数。

【分析】 本病多发于急惊风之后,痰热炼灼阴津,筋脉失养,故证见抽搐反复发作,低热,舌红少苔,脉细数等症。部分患儿可伴有筋脉失养之肢体活动障碍,甚至痿废不用。

【治法】 育阴潜阳,滋肾养肝。

【方药】 大定风珠加减。常用生白芍、生地黄、麻仁、五味子、当归滋阴养血;龟板、鳖甲、生龙骨、生牡蛎潜阳息风。

日晡潮热者,加地骨皮、银柴胡、青蒿清热除蒸;抽搐不止者,加天麻、乌梢蛇息风止痉;汗出较多者,加黄芪、浮小麦固表止汗;肢体麻木,活动障碍者,加赤芍、川芎、地龙活血通络;筋脉拘急,屈伸不利者,加黄芪、党参、鸡血藤、桑枝益气养血通络。

案例 16-7

马某,男,3岁。1994年10月28日初诊。主诉(代):腹泻1个月,抽搐2天。病史:1个月来,大便稀薄,有时呈水样,每日少则5次,多则10余次,经输液治疗,泄泻次数渐减,每日仍泻下2次。近2日来,患儿又出现嗜睡露睛,四肢抽搐,急来院求中医治疗。检查:精神委靡,面色萎黄,四肢不温,抽搐无力,舌淡苔白,脉沉弱。血常规:血红蛋白90g/L,白细胞$9×10^9$/L,中性粒细胞0.58,淋巴细胞0.4。大便常规:稀便,黏液(+),脓球0~1个/高倍视野。诊断:中医:①慢惊风(脾阳虚弱)。②泄泻。西医:小儿腹泻。治法:温运脾阳,平肝息风。方药:理中汤加味。人参2g,白术8g,茯苓8g,附子1g,干姜2g,山药8g,白扁豆8g,薏苡仁10g,焦三仙各6g,天麻6g,钩藤9g,炙甘草3g。服药4剂。二诊:11月1日。服药后腹泻停止,抽搐发作明显减少,四肢渐温,效不更方,继进6剂。三诊:11月7日。服药4剂后,抽搐未再发作,饮食渐增,四肢转温,改服人参健脾丸以巩固疗效。(宋传英.中医儿科学教学病案精选.长沙:湖南科学技术出版社.2000:41~43)

【按语】 患儿因泄泻日久不愈,致脾虚肝旺而生风。脾为后天之本,气血生化之源。久泻损伤脾阳,以致生化乏源,营养不足,故见面色萎黄,精神委靡,嗜睡露睛。脾虚运化失健,故饮食减少,大便稀薄。脾阳不足,阳气不达四肢,故四肢不温。由于脾土阳虚,肝木偏旺,土虚木克,此为虚证,故抽搐无力,时作时止。舌淡苔白,脉沉弱,皆为脾阳虚之象。治当温运脾阳,平肝息风。理中汤为治疗中焦虚寒之主方,以此方加味,正合病机。方中附子、干姜、炙甘草温中散寒;人参、白术、茯苓、山药、薏苡仁、白扁豆健脾益气,除湿止泻;天麻、钩藤平肝息风;焦三仙开胃消食。脾土得健,阴寒得散,肝木不得乘之,故虚风自止。

第七节 痄腮

痄腮又名"大头瘟"、"蛤蟆瘟"等。临床以发热,耳下腮部漫肿疼痛为其主要特征。一年四季均可发生,尤以冬春季易于流行,多发于3岁以上儿童,2岁以下婴幼儿少见。本病一般预后良好。患病后可获终身免疫。现代医学的流行性腮腺炎可参考本节辨证治疗。

一、病因病机

1. 邪犯少阳 时邪病毒从口鼻而入,侵犯足少阳胆经。胆经起于目外眦,经耳前耳后下行于身之两侧,终止于两足第四趾端。邪毒循经上攻腮颊,与气血相搏,凝滞于耳下腮部,则致腮部肿胀疼痛;邪毒郁于肌表,则致发热恶寒;邪毒郁阻经脉,关节不利,则致咀嚼不便;邪毒上扰清阳,则头痛;邪毒内扰脾胃,则致纳少、恶心、呕吐。

2. 热毒壅盛 时邪病毒壅盛于少阳经脉,循经上攻腮颊,气血凝滞不通,则致腮部肿胀、疼痛、坚硬拒按,张口咀嚼不便;热毒炽盛,则高热不退;邪热扰心,则烦躁不安;热毒内扰脾胃,则致纳少、呕吐;热邪伤津,则致口渴欲饮,尿少而黄。

足少阳胆经与足厥阴肝经互为表里,热毒炽盛者,邪盛正衰,邪陷厥阴,扰动肝风,蒙蔽心包,可见高热、抽搐、昏迷等证,此为邪陷心肝之变证。足厥阴肝经循少腹络阴器,邪毒内传,引睾窜腹,可见睾丸肿胀、疼痛,或少腹疼痛等证,此为毒窜睾腹之变证。

二、辨证要点

本病辨证,以经络辨证为主,同时辨常证、变证。根据全身及局部症状,凡发热、耳下腮肿,但无神志障碍,无抽搐,无睾丸肿痛或少腹疼痛者为常证,病在少阳经为主;若高热不退、神志不清、反复抽搐,或睾丸肿痛、少腹疼痛者为变证,病在少阳、厥阴二经。

三、辨证论治

流行性腮腺炎(痄腮)治疗,以清热解毒,软坚散结为基本法则。

(一)常证

1. 邪犯少阳

【证候】 轻微发热恶寒,一侧或双侧耳下腮部漫肿疼痛,咀嚼不便,或有头痛、咽红、纳少。舌质红,苔薄白或薄黄,脉浮数。

【分析】 本证以轻微发热,耳下腮部漫肿疼痛,咀嚼不便为特征,全身症状不重。

【治法】 疏风清热,散结消肿。

【方药】 银翘散加减。常用牛蒡子、荆芥、桔梗疏风利咽;金银花、连翘清热解毒;板蓝根专解温毒;夏枯草、赤芍疏肝散结;僵蚕祛风通络散结;浙贝母清热解毒,软坚散结。

热甚加葛根、黄芩、石膏清热;咽喉肿痛加马勃、玄参清热利咽;纳少呕吐加竹茹、陈皮清热和胃。

2. 热毒壅盛

【证候】 高热,一侧或两侧耳下腮部肿胀疼痛,坚硬拒按,张口咀嚼困难,或有烦躁不安,口渴欲饮,头痛,咽红肿痛,颌下肿块胀痛,纳少,大便秘结,尿少而黄。舌质红,舌苔黄,脉滑数。

【分析】 本证以耳下腮部肿痛,坚硬拒按,张口咀嚼困难,同时见高热、烦躁、口渴、头痛等全身症状为特征。本证容易产生变证,须及早辨识。

【治法】 清热解毒,软坚散结。

【方药】 普济消毒饮加减。常用柴胡、黄芩清利少阳;黄连、连翘、板蓝根、升麻清热解毒;牛蒡子、马勃、桔梗、玄参、薄荷清热利咽,消肿散结;陈皮理气,疏通壅滞;僵蚕解毒通络。

热甚者加生石膏、知母清热泻火;腮部肿胀甚者加夏枯草、蒲公英软坚散结;呕吐加竹茹清胃止呕;大便秘结加大黄、芒硝通腑泄热。

(二)变证

1. 邪陷心肝

【证候】 高热,耳下腮部肿痛,坚硬拒按,神昏,嗜睡,项强,反复抽搐,头痛,呕吐。舌红,苔黄,脉弦数。

【分析】 本证以高热,耳下腮部肿胀,同时见神昏嗜睡、头痛项强、恶心呕吐、反复抽搐为特征。

【治法】 清热解毒,息风开窍。

【方药】 清瘟败毒饮加减。常用栀子、黄连、连翘、生甘草清热解毒;水牛角、生地黄、生石膏、牡丹皮、赤芍清热凉营;竹叶、玄参、芦根清热生津;钩藤、僵蚕平肝息风。

头痛剧烈,恶心呕吐者加用龙胆草、天竺黄、车前子清肝泻火;神志昏迷者加服至宝丹清热镇惊开窍;抽搐频作者加服紫雪丹解毒平肝息风。

2. 毒窜睾腹

【证候】 腮部肿胀消退后,一侧或双侧睾丸肿胀疼痛,或脘腹疼痛,少腹疼痛,痛时拒按。舌红,苔黄,脉数。

【分析】 本证以腮部肿胀消退后,睾丸肿胀疼痛,或脘腹、少腹疼痛为特征。

【治法】 清肝泻火,活血止痛。

【方药】 龙胆泻肝汤加减。常用龙胆草、栀子清泻肝胆实火;黄芩、黄连清热解毒;柴胡、川楝子疏肝利胆;荔枝核、延胡索理气散结止痛;桃仁活血消肿。

睾丸肿大明显者加青皮、莪术理气消肿;脘腹痛甚伴呕吐者加郁金、竹茹清肝止呕;少腹痛甚伴腹胀便秘者加大黄、川楝子、枳壳、木香理气通腑。

【药物外治】

(1) 如意金黄散:适量,以醋或茶水调,外敷患处,每日 1～2 次。用于腮部肿痛。已破溃者禁止外用。

(2) 玉枢丹:每次 0.5～1.5g,以醋或水调匀,外敷患处,每日 2 次。用于腮部肿痛。已破溃者禁止外用。

(3) 新鲜仙人掌:每次取一块,去刺,洗净后捣泥或切成薄片,贴敷患处,每日 2 次。用于腮部肿痛。

(4) 新鲜败酱草:每次 50g,煎汤熏洗患处,每日 2 次。用于腮部肿痛及毒窜睾腹变证。

案例 16-8

杜某,女,7 岁。旬余日来,头晕头痛,呃逆黄水,日来右颐肿大,曾服普济消毒饮 1 剂,次晨病情似有转剧之象,体温当时 38.2℃,头痛嗜睡,呕吐 7～8 次,两耳下肿大如杏,并出现病理反射,脑脊液检查:细胞数 98 个,糖 1～4 管阳性,蛋白(±)。诊断:流行性腮腺炎(痄腮)并发脑炎。辨证:舌苔薄黄,脉浮数,证属湿毒内扰灼伤肝胃,热扰神明之象。治法:清温解毒。处方:广犀角(先煎)3g,银花 12g,连翘 10g,丹皮 6g,赤芍 6g,生石膏 18g,竹叶 6g,全蝎 3g,蜈蚣 2 条,青竹茹 6g,玄参 6g。服药 2 剂,体温大减,诸症已退,神经系统检查正常,仅腮腺肿大尚未消失,继服原方数剂而痊愈。(赵心波.儿科临床经验选编.北京:人民卫生出版社,1979)

【按语】 腮腺炎脑炎(痄腮)一般投以普济消毒饮及银翘散等每能获效。但重证则非普济消毒饮所能解决,盖因方中升麻、柴胡宣散温提,芩连苦寒化燥,皆非温颐肿的适宜方药,必须投以清热、解毒、养阴的清瘟败毒饮,并佐用芳香化秽的紫雪丹或安宫牛黄丸等方能显效。

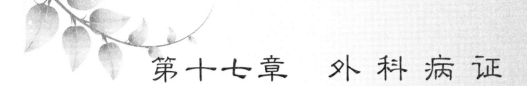

第十七章 外科病证

第一节 概 述

一、外科病因

中医外科疾病致病因素包括外因与内因两个方面。其中,外因者有外感六淫邪毒、感受特殊之毒、外来伤害等,内因者有情志内伤、饮食不节、房室损伤等。

1. 外感六淫邪毒 六淫指风、寒、暑、湿、燥、火。所致的疾病大多具有一定的季节性,如春季多风温、风热;夏季多暑热,易生暑疖、暑湿流注;秋季多燥;冬季多寒,易患冻疮、脱疽等。其次,六淫邪毒致病与环境有关,如北方多风寒,患脱疽、冻疮者多;南方多湿热,患足癣、痱子者多。六淫邪毒致病,可一邪独犯,亦可合邪致病。另外,六淫所致外科疾病,多直接化火生毒。

2. 感受特殊之毒 特殊之毒包括蛇毒、虫毒、疯犬毒、漆毒、药毒、食物毒和疫毒、无名毒。如毒蛇咬伤、狂犬病;因虫螯刺伤后引起的虫咬皮炎;接触生漆后而发漆疮;未能找到明确致病的病邪称为毒,如无名肿毒;还有金刀竹木创伤后所致的疮疡也属毒,如外伤染毒等。外科特殊之毒的种类诸多,致病特点是:多为阳证、实证、里证,发病急骤,病势进展快,有的具有传染性,局部红肿热痛,疼痛剧烈,或发疹,或麻木不仁,或很快侵及全身,常伴明显的全身中毒症状,如发热、高热、神昏谵语、惊厥等。

3. 外来伤害 凡跌打损伤、火焰、沸水、冷冻、交通事故等,都可直接伤害人体,引起局部气血凝滞、热盛肉腐等,而发生瘀血流注、水火烫伤、冻伤等外伤性疾病。同时也可因外伤而再感受毒邪发生破伤风或手足疔疮等,或因损伤,导致筋脉瘀阻,气血运行失常,而发生脱疽等。

4. 情志内伤 情志是指人的内在精神活动,包括喜、怒、忧、思、悲、恐、惊,故又称七情。在一般情况下,属于生理活动的范围,不会致病;相反,由于长期精神刺激或突然受到剧烈的精神创伤,超过了人体生理活动所能调节的范围,可使体内的气血、经络、脏腑功能失调,而发生外科疾病。如瘿病、乳痈的发生多由忧思气郁所伤。情志内伤的致病特点:发病缓慢,病程长,伴有郁郁寡欢,或急躁易怒,焦虑失眠等精神症状,因为肝主疏泄,故病变部位常见于肝胆经循行部位,如乳腺、胸胁、颈部;肝气郁结与痰凝、血瘀并见,所以出现局部肿胀,或坚硬如石,或软绵绵,或胀痛,皮色不变。

5. 饮食不节 恣食辛辣肥甘厚味、烧烤、醇酒炙煿或刺激之品,可使脾胃湿热火毒内蕴,同时感受外邪就易发生痈、有头疽、疔疮、疖等;而且由饮食不节、脾胃火毒所致的痈、有头疽、疔疮等病,较单由外邪所引起的更为严重,如消渴病合并有头疽、脱疽。皮肤病中的痤疮、粉刺、酒渣鼻、湿疮、大肠癌的发生,与过食醇酒炙煿、烟酒过度、辛辣刺激有关,也属发病因素之一。饮食不节的致病特点:表现急性的,多见痛吐胀闭或泄泻;发作缓慢的,多见积证,如肿瘤、结石等常伴局部包块,舌苔厚腻,脉滑。

6. 房室损伤 主要是指房事过度、早婚、手淫过度,与妇女生育过多等因素,导致肾精亏损,肾气耗伤,冲任失调;或因小儿先天不足,肾精不充,发育迟缓均能引起身体衰弱,正气不足,易致外邪侵袭。肾主骨,肾虚则骨骼空虚易于骨折,如肾阴不足,虚火上炎,灼津为痰,痰火瘀血凝结颈部,而生瘰疬,且瘰疬治愈之后,每因体虚而复发。由房室损伤而致的外科疾病,多为慢性疾患,病变可深入骨与关节,虚寒证象多见,患部肿胀不著,不红不热,隐隐酸痛,化脓迟缓;或见阴分火旺证象,患部皮色暗红,微热,精浊常伴头晕腰酸、神疲乏力、遗精、月经不调、消瘦等全身症状。房室损伤的致病特点:多因虚致病,往往与房事过度、早婚、手淫过度,与妇女生育过多有关,呈慢性。

7. 痰浊瘀血 痰浊、瘀血均是阴阳失和、脏腑失调的病理产物,在一定条件下,又能直接或间接作用于某些脏腑,引发新的病症,故痰、瘀又属致病因素之一。在临床上痰与瘀常相兼致病,互为因果。外科之痰主要指凝聚于皮里膜外、肌肉、经络、骨节之间,有征可凭的有形之痰、局部包块、结节状硬块或囊性肿块,皮色不变,有的溢流痰浊样脓液,病缓慢,病程长,早期症状多不明显。其具体表现因痰凝部位和所致病证的不同而各异。痰阻颈项,致瘰疬;痰凝乳络,可生乳核、乳癖;痰凝肌肤,可发为皮肤结节肿块;痰留骨节可发为流痰等。总之,由于某些外科疾病是由痰引起的,所以直接以痰命名,如子痰、流痰、阴茎痰核等;还有一些疾病非以痰命名,但其发病与痰有关,如气瘿、肉瘿、石瘿、气瘤、肉瘤、骨瘤等;西医学所称的一些囊肿性病变,如肝囊肿、肾囊肿、腱鞘囊肿、结节囊肿等,中医认为也与痰有关。脉络壅塞,血液循环不畅,或溢出脉外,局部蓄积凝滞,均可造成血瘀。其致病范围广,病种多,症状复杂,涉及人体脏腑、经络内外、上下、皮肉筋脉。瘀阻皮肤,可发生痰核、瘰疬、油风、瓜藤缠、药毒等;瘀阻肌肤,营养不从,逆于肉理,乃生痈肿、疮疡等;瘀阻经脉,血行闭塞,可发生脱疽;脉络滞塞不通,则发恶脉;瘀血滞留肛门不散,脉络曲张,则发为痔;下焦蓄血,瘀阻膀胱,则致癃闭;瘀血阻于肠胃,血热相结,可发肠痈、肠结。此外,男子前阴病中之子痈、囊痈、阴茎痰核等与瘀血也常相关。肺岩、乳岩等恶性肿瘤,瘀血更是其重要致病原因。瘀血所致证特点是:包块,固定不移,痛如针刺,出血紫暗或夹有血块,面唇青紫或鳖黑肌肤甲错,舌质紫暗或有瘀斑、瘀点,脉涩或迟或弦。

以上各种致病因素可以单独致病,也可以几种因素同时致病,并且内伤和外感常结合而成。所以对每一种外科疾病的致病因素应该具体分析,审因论治。此外,外科疾病的发生原因与部位也有一定的联系,同一疾病如发生于不同部位,其病因也不尽相同,发于头面颈项者多夹风邪,如颜面丹毒;发于两胁者多兼气郁,如缠腰火丹;发于下肢者多兼湿邪,如小腿丹毒与臁疮、湿疮。

二、外 科 病 机

外科疾病总的发病机理主要是气血凝滞,营气不从,经络阻塞,脏腑功能失调。人身气血相辅而行,循环全身,周流不息,当人体感受六淫邪毒、特殊之毒、承受外来伤害,或情志内伤、饮食失节、房室损伤,破坏了气血的正常运行,局部气血凝滞,或阻于肌肤,或留于筋骨,或致脏腑失和,即可发生外科疾病,经络分布于人体各部,内源于脏腑,外通于皮、肉、筋、骨等处,具有运行气血、联络人体内外器官的作用,当各种致病因素引起局部气血凝滞后,则形成经络阻塞,从而反应到人体的体表,产生局部的红肿热痛和功能障碍。

当病邪炽盛,通过经络的传导,由外传里,内侵脏腑;或脏腑内在的病变,由里出表。在邪正斗争过程中,即可产生一系列的全身症状,如恶寒、发热、头昏、头痛、骨节酸楚、食欲不振、大便秘结、小

便短赤、苔或白或黄、脉或紧或数,甚则出现烦躁不安、神昏谵语、苔黄糙或灰腻、舌质红绛、脉滑数或弦数等。

三、外 科 辨 证

1. 辨病与辨证 辨病就是辨识具体的疾病,辨病的目的在于掌握疾病发生发展的规律,并与相关疾病鉴别诊断。如局部红肿热痛是阳证疮疡的共同特征,而痈是局部光软无头,结块范围多在 6～9cm,易脓、易溃、易敛,一般不会造成陷证。有头疽初起即在肿块上有粟米状脓头,疮面渐渐腐烂,形似蜂窝,范围常超过 10cm,难脓、难溃,常可合并内陷。肉瘿与石瘿均为瘿,但前者是良性肿瘤,后者是恶性肿瘤,其转归预后决然不同,必须及早分明。所以,在外科领域中,辨病尤为重要。

辨证是在中医辨证理论指导下,依据四诊收到的材料运用八纲辨证、脏象辨证、病因辨证、经络辨证等进行综合分析和归纳,进而对其病变的病因病位、病变机理、功能状态及演变趋势等作出综合性的评定,从而得出一个证的概念。外科疾病多有局部症状及体征,因此辨证不仅要辨全身症状,还要辨局部症状。如瘰疬发病缓慢,局部不红不热,化脓也迟,溃后脓稀薄如痰,不易收口,以阳证阴证来辨属阴证疮疡。但结合全身症状来辨,病的后期,如见低热、日渐消瘦、精神委顿、面色无华、形体畏寒、心悸、失眠、自汗、舌淡红、苔薄白、脉细或虚大者,属气血两亏证;如见午后潮热、夜间盗汗、口燥咽干、食欲减退,或咳嗽、痰中带血,舌红少苔,脉细数者,属阴虚火旺证。又如脱疽,根据疾病发展和临床表现特点,临床上常分为寒湿阻络证、血脉瘀阻证、湿热毒盛证、热毒伤阴证和气血两虚证。

2. 辨阴证阳证 阴阳是八纲辨证中的纲领,欲使外科疾病的辨证正确,首先必须辨清其阴阳属性,是阳证。辨别阴证、阳证的要点如下:

(1)发病缓急:急性发作的病属阳;慢性发作的病属阴。

(2)肿形高度:肿胀形势高起的属阳;平坦下陷的属阴。

(3)皮肤颜色:红活焮赤的属阳,如丹毒;紫暗或皮色不变的属阴。

(4)皮肤温度:灼热的属阳;不热或微热的属阴。

(5)病位深浅:病发于皮肉的属阳;发于筋骨脉的属阴。

(6)肿胀范围:肿胀局限,根脚收束的属阳;肿胀范围不局限,根脚散漫的属阴。

(7)包块硬度:肿块软硬适度,溃后渐消的属阳;

坚硬如石,或柔软如棉的属阴。

(8)疼痛感觉:疼痛比较剧烈的属阳;不痛、隐痛、酸痛或抽痛的属阴。

(9)分泌物稀稠:溃后脓液稠厚的属阳;稀薄或纯血水的属阴。

(10)病程长短:阳证的病程较短;阴证的病程较长。

(11)全身症状:阳证初起常伴有形寒发热、口渴、纳呆,大便秘结,小便短赤,溃后症状逐渐消失,如乳痈;阴证初起一般无明显症状,酿脓期常有骨蒸潮热、颧红,或面色㿠白、神疲、自汗、盗汗等症状,溃脓后更甚,如瘰疬。

(12)预后顺逆:阳证易消,易溃,易敛,预后多良好;阴证难消,难溃,难敛,预后多不良。

辨阴证阳证是以类比的方法将常见的一些症状,概括地分别归纳为阴阳两类,而且大多是以疮疡为代表。在辨证过程中,要四诊合参,进行全面分析。既要重视局部,又要关注全身。由于每一个病的症状表现复杂,而且病情又在不断发展和变化,所以一个病所表现的症状,往往是许多症状综合在一起,因而就不会表现出单纯的阳证或阴证,而是阴中有阳,阳中有阴;且疾病的属阴属阳不是固定不变的,而是随着病情的变化而转化,有因误治而阳证转为阴证的,有初起阳证日久正虚而变为阴证的,亦有因治之得法而阴证变为阳证的。如有头疽初起本属阳证,因病处脓血大泄而正虚不复,从而由阳转阴;反之,因治之得法,经使用补托之法,病邪由里向外,使正气渐复,阴证又转为阳证。因此,在辨阴证阳证的过程中,不要形而上学,要掌握疾病的全部发展变化过程,以动态观察。

3. 辨肿、痛、痒、脓、麻木、溃疡 外科疾病中的疮疡与皮肤病,局部必有不同程度的自觉症状与他觉症状,主要包括肿、痛、痒、脓、麻木以及皮肤病的各种损害,而引起这些症状的原因不同,程度有异。因此,根据这些不同情况,可以分辨疾病的性质与发展阶段,有利于诊断和治疗。

四、外科治法

分内治和外治两大类。内治之法基本与内科相同,从整体观念出发,进行辨证施治,但其中透脓、托毒等法以及结合疾病应用的某些方药,则有显著区别,也为外科的特点。而外治中的外用药物、手术疗法和其他疗法中的药线、垫棉,则为外科所独有。有些皮肤疾病,单用外治可以获效,但大部分外科疾病必须内、外治并重。在具体应用时,必须根据患者的体质和不同的致病因素,辨别阴阳表里、寒热虚实,然后立出内治和外治的法则。

1. 内治法 根据外科疾病发展过程中一般分为初起、成脓、溃后三个阶段,立出消、托、补三个总的治疗法则,然后循此治则运用具体的治疗方法,如解表、清热、和营等法。消法是指运用不同的治疗方法和方药,使初起的肿疡得以消散,是一切肿疡初起的治法总则。此法适用于没有成脓的初期肿疡。托法是用补益气血和透脓的药物,扶助正气,托毒外出,以免毒邪内陷的一种治疗大法。此法适用于外疡中期,正虚毒盛,不能托毒外达,疮形平塌,根脚散漫,难溃难腐的虚证。补法是用补养的药物,恢复正气,助养新生,使疮口早日愈合的一种治疗大法。此法适用于溃疡后期,毒势已去,精神衰疲,元气虚弱,脓水清稀,疮口难敛者。以上各种内治疗法,虽每法均各有其适应证,但病情的变化错综复杂,在具体运用时需数法合并使用。因此,治疗时应根据全身和局部情况、病程阶段,按病情的变化和发展,抓住主要矛盾,辨证选方用药。

2. 外治法 是运用药物和手术或配合一定的器械等,直接作用于患者体表某部或病变部位以达到治疗目的的一种治疗方法。根据疾病不同的阶段,选用不同的治疗方法;对不同的证候,采用不同的处方。现将常用的方法归纳为药物疗法、手术疗法和其他疗法三大类。药物疗法,就是用药物制成不同的剂型施用于患处,使药物直达病所,从而达到治疗目的的一种治疗方法。有膏药、油膏、箍围药、掺药、草药等。手术疗法,就是运用各种器械和手法操作进行治疗的一种治疗方法。常用的方法有切开法、烙法、砭镰法、挂线法、结扎法等,可针对疾病的不同情况选择应用。手术操作时必须严格消毒,无菌操作,正确使用麻醉,并注意防止出血和刀晕等手术并发症的发生。

第二节 疖

疖是一种生于皮肤浅表的急性化脓性疾患,随处可生,小儿、青年多见。本病多发于夏秋季节,突起根浅,肿势局限,焮红疼痛,范围多在3cm左右,易肿,易溃,易敛。以颈后、腋窝、臀部多发。初起可分为有头、无头两种,一般症状轻而易治。但亦有因治疗或护理不当形成"蝼蛄疖",或反复发作、日久不愈的。多发性疖病,则不易治愈。本病相当于西医的单个毛囊及其皮脂腺或汗腺的急性化脓性炎症。

▶ (一)病因病机

由于内郁湿热火毒,外感风邪,两相搏结,蕴阻肌肤而成;或由于在夏秋季节感受暑湿热毒之邪而生;

或因天气闷热,汗出不畅,暑湿热毒蕴蒸肌肤,引起痱子,复经搔抓,破伤染毒而发。患疖肿后,若处理不当,疮口过小,脓液引流不畅,致使脓液潴留;或由于搔抓碰伤,以致脓毒旁窜,在头皮较薄之处蔓延,窜空而成蝼蛄疖。消渴病患者或正气亏虚、脾虚便溏患者,病久后气阴双亏,容易感染邪毒,并可反复发作,迁延不愈,而致多发性疖病。

▶ (二)辨证论治

1. 热毒蕴结

【证候】 疖肿红肿高突,突起根浅,直径约3cm,轻者疖肿只有1~2个,也可散发全身,或簇集一处,或此愈彼起;伴发热,口渴,溲赤,便秘;舌红,苔黄,脉数。

【治法】 内治清热解毒,外治箍毒消肿。

【方药】 五味消毒饮加减。大便干结者,加生大黄、芒硝、枳实泻热通腑。外治用玉露散以水 调敷或金黄膏外敷。

2. 暑热浸淫

【证候】 好发于夏秋季节,可见头面、颈、背、臀部,单个或多个成片,疖肿红、热、胀、痛,抓破流脓水;伴心烦,胸闷,口苦咽干,便秘,溲赤等;舌红,苔黄而腻,脉滑数。

【治法】 内治清暑化湿解毒,外治提脓祛腐。

【方药】 黄连解毒汤、清暑汤加味。热毒盛者,加黄芩、黄连、生山栀清热泻火;小便短赤者,加六一散清热利尿;大便秘结者,加生大黄泻热通腑。

3. 体虚毒恋

【证候】 疖肿散发于全身各处,此愈彼起,不断发生,疖肿较大,易转变成有头疽,疖肿颜色暗红,脓水稀少;常伴低热,烦躁口渴,或乏力肢软;舌质红,苔薄黄,脉细数。

【治法】 扶正养阴解毒,透脓托毒。

【方药】 四妙汤加减。阴虚口渴甚者,加天冬、玄参、麦冬、生地养阴生津。如有消渴等病者,应积极治疗原发疾病。遍体发疖,脓成则切开排脓,用九一丹掺太乙膏盖贴。破流脓水成片者,用青黛散,麻油调敷。脓尽改用生肌散收口。

> **案例 17-1**
>
> 缪仲淳治一妇人,生疮臂上,用连翘、白芷、白及、花粉各二钱,甘菊一两,紫花地丁、金银花各五钱,甘草、生地、茜草各三钱,地榆四钱,角刺、牛蒡各一钱,服之半日,立出脓血而愈。(明·缪希雍《先醒斋医学广笔记》)

> **案例 17-2**
>
> 邹某,男,25岁,7月10日就诊。发现左侧颈后肿块伴疼痛3天。诉3天前左侧后颈部出现1个红色肿块,感灼热疼痛,现疼痛逐渐加重,有触痛,无发热,伴口渴,大便便秘,小便黄。查体左侧颈后可见一个直径3cm红色肿块,肿块中央稍有波动感,隐约可见粟状脓点,局部皮温稍有增高,疼痛拒按。舌红,苔黄,脉浮数。
>
> 【思考题】
>
> 1. 此病患者的中医诊断、辨证?
>
> 2. 分析本病案的辨证依据?
>
> 3. 确定本病患者的治法、方药?
>
> 【参考答案】
>
> 1. 疖肿,热毒蕴结。
>
> 2. 外感热毒之邪,热毒蕴于肌肤以致营卫不和,经络受阻,故见疖肿;热毒内蕴,故有口渴,小便黄,大便秘结等症。
>
> 3. 治法:清热解毒。方药:五味消毒饮加减。金银花15g,野菊花10g,蒲公英30g,紫花地丁10g,天葵子10g,大黄6g。

第三节　疔

疔是指发病迅速而且危险性较大的急性感染性疾病,多发生在颜面和手足等处。若处理不当,发于颜面者易引起走黄危证而危及生命,发于手足者则可损筋伤骨而影响功能。疔的范围很广,包括西医的疖、痈、坏疽的一部分,皮肤炭疽及急性淋巴管炎。因此名称繁多,证因各异,按照发病部位和性质不同,分为颜面部疔疮、手足部疔疮、红丝疔、烂疔、疫疔五种。

一、颜面部疔疮

颜面部疔疮是指发生在颜面部的急性化脓性疾病。相当于颜面部疖、痈。其特征是疮形如粟,坚硬根深,状如钉之状。该病病情变化迅速,易成走黄危证。颜面部疔疮由于发生部位不同,名称各异。如生在眉心的,叫眉心疔;生在眼胞的,叫眼胞疔;生在鼻部的,叫鼻疔;生在迎香穴的叫迎香疔;生在人中的,叫人中疔;生在人中两旁的,叫虎须疔;生在口角的,叫锁口疔;生在唇部的,叫唇疔;生在颏部的,叫承浆疔;生在地角穴的,叫地角疔等。

▶ (一)病因病机

本病总以火热之毒为患,常见有下列两种原因。

(1)外感火热毒邪,蕴结肌肤:感受火热之气,或因抓破染毒,毒邪蕴蒸肌肤或因昆虫咬伤,以致经络阻隔、气血凝滞而成本病。

(2)脏腑蕴热,火毒结聚:七情内伤,气郁化火成毒,或恣食膏粱辛辣烧烤厚味、醇酒炙煿,损伤脾胃,运化失常,脏腑蕴热,发越于外,火毒结聚于肌肤而发为本病。头面乃诸阳之首,火毒蕴结于此,则反应剧烈,变化迅速,如不及时治疗或处理不当,毒邪易于扩散,有引起走黄的危险。

(二)辨证论治

1.内治法

甲.热毒蕴结

【证候】　疮形如粟粒,或痒或麻,可见红肿热痛,肿胀范围3~6cm,顶高根深坚硬;伴恶寒发热;舌红,苔黄,脉数。

【治法】　清热解毒。

【方药】　五味消毒饮加减。恶寒发热者,加蟾酥丸3粒,吞服;毒盛肿甚者,加大青叶,重用黄连。

乙.火毒炽盛

【证候】　疔肿增大,四周浸润明显,疼痛加剧,出现脓头;伴发热口渴,便秘溲赤;舌红,苔黄,脉数。

【治法】　泻火解毒。

【方药】　黄连解毒汤加减。若壮热口渴者,加生石膏、知母清热泻火;大便秘结者,加生大黄、玄参泻热通腑。

2.外治法

初起箍围消肿,用玉器散以金银花露或水调敷,或千捶膏盖贴。

脓成则提脓去腐,用九一丹、八二丹撒于疮顶部,再用玉器膏或千捶膏敷贴。若脓出不畅,用药线引流;若脓已成熟,中央已软,有波动感时,应切开排脓。

脓尽宜生肌收口,用生肌散、太乙膏或红油膏盖贴。

二、手足部疔疮

手足部疔疮是指发生于手足部的急性化脓性疾患。由于发病部位、形态及预后不同,而有多种病名。生于指头顶端者,叫蛇头疔;生于指甲周围者,叫沿爪疔;发于指甲旁的,叫蛇眼疔;生于甲后者,叫蛇背疔;生于手指螺纹的,叫螺疔;生于手指骨节间的,叫蛀节疔;一指通肿者,叫泥鳅疔;生于指中节前,肿如鱼肚者,叫鱼肚疔或蛇腹疔;生于手掌中心者,叫托盘疔;生在足掌中心者,叫足底疔。临床较为常见的有蛇眼疔、蛇头疔、蛇腹疔、托盘疔等,分别相当于西医的甲沟炎、化脓性指头炎、手指化脓性腱鞘炎、掌中间隙感染等。本病若治疗失误,容易损伤筋骨,继而影响手足功能。

(一)病因病机

由火毒蕴结,血凝毒滞,经络阻隔,热盛肉腐而成。其诱因常为外伤,如针尖、竹、木、鱼骨刺伤或昆虫咬伤等,感染毒气;内因脏腑蕴热蓄积,两邪相搏,阻于皮肉之间,以致气血凝滞,经络阻隔而发病。

(二)辨证论治

1.内治法

甲.火毒蕴结

【证候】　局部焮热疼痛、肿胀、麻木作痒;伴恶寒发热、周身不适等症;舌红,苔黄,脉弦数。

【治法】　清热解毒。

【方药】　五味消毒饮或黄连解毒汤加减。

乙.脓毒蕴结

【证候】　患处肿势增大,红肿显著,疼痛剧烈如鸡啄,患部中软而应指,功能受限;伴恶寒发热,食少纳呆,大便秘结,小便黄;舌红,苔黄,脉数。

【治法】　清热解毒透脓。

【方药】　五味消毒饮合透脓散加减。或黄连解毒汤加皂角刺、白芷。

2.外治法

(1)初期用金黄膏外敷。蛇眼疔可用10%黄柏溶液湿敷。蛇头疔可用鲜猪胆1枚套住患指,每日1次。

(2)成脓期脓成应切开排脓,一般应尽可能循经切开,根据患病部位不同,而选择不同的切口。

蛇眼疔宜用刀尖沿甲旁切开排脓。如指甲周围有脓,应在甲根两侧近端各作一切口,并用一横切口将其连接起来。甲下积脓应切除部分指甲,重者如指甲溃空,需要拔除整个指甲。蛇头疔有脓后应及早切开,在指掌侧面作一纵形切口,贯穿指端直至对侧,保持引流。

蛇腹疔应在手指侧面作纵形切口,其长度不得超越上下指关节面。托盘疔应依掌横纹切开,切口应足够大,以保持引流通畅。切开后,可用药线蘸八二丹或九一丹插入疮口,外敷金黄膏或红油膏。

(3)收口期脓尽用生肌散、白玉膏外敷。若胬肉高突、疮口难愈者,修剪胬肉后,用平胬丹外敷。若溃烂肿胀,久不收口,是为损骨,可用2%~10%的黄柏溶液浸泡患指,每日1~2次,每次10~20分钟。如有死骨存在,用镊子钳出死骨或整节指骨,方可愈合。

三、烂　　疔

烂疔是一种发于皮肉之间,易于腐烂,病势凶险的急性传染性疾病。本病多见于农民和士兵,发病者有手足等部位的创伤和泥土脏物等接触史,发病急骤,皮肉腐败,腐烂卸脱,容易合并走黄,危及生命。

相当于西医的气性坏疽。

▶（一）病因病机

多因皮肉破损,接触潮湿泥土,感染特殊毒气,加之湿热火毒内蕴,以致毒凝肌肤,气血凝滞,热盛肉腐而成。湿热火毒炽盛,热盛肉腐,毒气弥漫,则易并发走黄之症。

▶（二）辨证论治

Ⅰ.内治法

1.湿火蕴结

【证候】 患部灼热肿胀剧痛,皮肤出现水疱或大疱,疮面皮肉腐烂,有浅棕色混浊脓水溢出,臭秽,混有气泡;伴寒战高热,胸闷呕恶,头身疼痛,纳差;舌红,苔黄,脉滑数。

【治法】 清热解毒,利湿消肿。

【方药】 黄连解毒汤合萆薢渗湿汤汤加减。

2.毒入营血

【证候】 寒战高热,神昏谵语,烦躁不安,气促呃逆,胸闷呕吐,黄疸;局部高度水肿发亮,迅速成暗紫色,间有血疱,肌肉腐烂,气味恶臭;舌红绛,苔黄而干,脉弦滑数。

【治法】 清营凉血解毒。

【方药】 犀角地黄汤合黄连解毒汤加减。神昏谵语者,加服安宫牛黄丸2粒,分2次化服;或紫雪丹4.5g,或紫雪散4.5g,分3次吞服。

Ⅱ.外治法

（1）初起用玉器膏或金黄膏外敷。如皮色紫黑,加用蟾酥合剂。

（2）腐肉与正常组织分界明显时,改用蟾酥合剂或五五丹。

（3）腐肉脱净,周围肿势渐退,肉色鲜红者,改用生肌散、生肌玉红膏外敷。

四、疫 疔

疫疔是皮肤接触疫畜染毒而生的一种特殊疔疮,具有传染性。其特点是初起如虫叮水疱,很快干枯坏死如脐凹,全身症状明显,有传染性、职业性,或疔发走黄。本病多见于从事畜牧业者。相当于西医的皮肤炭疽。

▶（一）病因病机

由于感染疫畜之毒,阻于皮肤之间,以致气血凝滞,毒邪蕴结而成。疫毒内传脏腑则致走黄。

▶（二）辨证论治

内治法参照"颜面部疔疮"。另内服蟾酥丸6粒,分2次吞服。

外治法初起用玉露膏掺蟾酥合剂;腐肉未脱,掺10%蟾酥合剂或五五丹;腐脱新生,掺生肌散。

案例17-3

立斋治上林陈静溜面患疔,脉洪数有力,属邪气蕴结,用清热解毒散二粒未应,或用黄芪、玉桂等药两剂,反益其势,致耳目唇口俱肿闭,头面如斗,由邪气外实也。前脉按之无力,由元气内虚也,连进托里消毒之药,及数砭患处,出黑血碗许,已而脓与腐肉并溃而出,复用托里之药,疮势渐愈。七日后复因调护失宜,以致烦渴不食,两尺脉如丝欲绝,急用八味丸料煎服,其脉顿复,手足自温。使非砭以泄其外,托里散以祛其内,八味丸以回其阳,则治之失宜,必致不救,慎之慎之。（清·魏之琇《续名医类案》）

案例17-4

王某,女,40岁。右手食指疼痛5天,加重3天。5天前不慎将右手食指指甲一侧边缘刺破,之后未予以处理,仍进行日常劳作。近3天来,感食指指甲边缘疼痛,并出现红肿,且红肿范围逐渐扩大至整个食指指甲周围,颜色鲜红,疼痛剧烈,影响夜间睡眠,伴恶寒发热,大便偏干,小便黄,舌红,苔黄,脉弦数。

【思考题】

1.此病患者的中医诊断、辨证?

2.分析本病案的辨证依据?

3.确定本病患者的治法、方药?

【参考答案】

1.蛇眼疔,火毒蕴结。

2.火毒炽盛,蕴结于肌肤,以致局部气血凝滞,经络阻隔,故焮红肿胀疼痛;火毒蕴结,与正气相搏,故伴恶寒发热;舌红、苔黄、脉弦数均为火毒蕴结之象。

3.治法:清热解毒。方药:黄连解毒汤加减。黄连6g,黄芩10g,黄柏10g,栀子10g,大黄6g,金银花10g。

第四节 痈

痈是气血为毒邪壅塞而不通之意,是一种发生于皮肉之间的急性化脓性疾病。其特点是局部光软无头,红肿胀痛,病变范围为6～10cm,起病迅速,易肿、易脓、易溃、易敛。

中医学的痈不是现代医学所称的痈,绝大多数相当于现代医学的体表浅部脓肿、蜂窝组织炎、急性化脓性淋巴结炎等,可参考本节辨证治疗。

(一)病因病机

本病多因外感六淫邪毒,或过食辛辣肥甘厚味,湿热火毒内生,或外伤邪毒导致经络阻隔,营卫不和,气血凝滞,毒邪壅塞而不通所致。热毒蕴结,故患部赤热。热毒较盛,腐血烂肉乃成脓。气血虚弱之体,因毒滞难化,不易透毒外出,常致病情加重。一般发于头面的,多夹风邪;发于胁肋的,多夹肝经郁热;发于身体下部的,多夹湿邪。

(二)辨证论治

1. 风热毒盛(初期)

【证候】 初起时皮肉间突然肿胀,表皮灼红、疼痛,逐渐高肿,可伴发热、头痛等热象。舌红,苔薄黄,脉浮数。

【治法】 内治:疏风清热,行气活血。用仙方活命饮加减。大便秘结者,加大黄、玄参。外治:以清热消肿为主,用金黄散、玉露散外敷。

2. 湿热火毒(成脓期)

【证候】 患处肿热高突,痛如鸡啄,壮热不退,纳呆口苦。若局部中软应指,示脓已成。舌红,苔黄腻,脉滑数。

【治法】 内治:清热解毒,活血、托毒透脓。用仙方活命饮合透脓散加连翘、蒲公英、牡丹皮。外治:宜切开排脓。初溃时可用九一丹纱条填塞引流,再外敷金黄散。

3. 脓泄邪退(溃后期)

【证候】 患处脓出,症状减轻。若排脓通畅,则肿消痛止。若脓出而疮口四周仍坚硬,或脓水稀薄,疮面新肉不生,为流脓不畅,或体质虚弱,不易收口。此时一般全身症状消失。

【治法】 内治:一般不需内治。但体虚者宜调补气血,用八珍汤。局部肿硬不消者,可用托里消毒散。外治:脓尽腐去后改用生肌散外敷,直至疮口痊愈。

案例 17-5

马元仪治沈氏妇,左胁忽患肿疡,长五寸许,治已2个月,发表托里,剂多功少。诊其两脉弦数兼涩,肿处低陷作痛,寒热经行不止,收敛艰食。此症颇危,必得之劳郁且怒,邪热结聚厥阴之位,荣卫不行,周身火邪,独彻上下,表敛俱所不宜,用生首乌一两,滋其内燥,柴胡一钱,疏以气怒,枳壳、桔梗各一钱舒通肺气,以制肝木,杏仁、苏子各二钱,调气化痰,以清上焦,丹皮一钱,清其血,半夏曲一钱,和其中,两剂寒热减而经止,患处焮肿溃稠脓,饮食少进,病医以溃后当行大补,投芪术之属,复致疮口内陷,食少。曰:痛

木自伤,既乃转载脾胃,以不循常度,分肉不温,经隧不行而欲疮之敛也,其可得乎?夫荣不通,须以血药和之,当归、桃仁、红花、延胡索是也,白术、枳壳一补一泻,所以推陈气以致新气,干姜暖胃而和血,楂肉消滞而和中,服两剂,复大溃,出稠浓碗许,食进神旺而安。(清·魏之琇《续名医类案》)

案例 17-6

李某,男,33 岁。左侧臀部肿痛伴发热 3 天。5 天前,患者左侧臀部起一小红疙瘩,轻微肿痛;后逐渐加重,伴有发热,注射头孢唑啉钠数日未见明显好转。现见左侧臀部红肿范围为8cm×5cm,皮温略高,压痛明显,触之稍软,但无波动感,影响走路;发热,口干,小便黄赤,大便干,舌质红苔黄厚,脉浮数。

【思考题】

1. 此病患者的中医诊断、辨证?

2. 分析本病案的辨证依据?

3. 确定本病患者的治法、方药?

【参考答案】

1. 臀痈,风热毒盛。

2. 痈是急性阳证,故发病迅速,局部红肿,皮温增高,乃风热之象;红肿、疼痛乃气血凝滞,邪热壅聚所致;热毒壅盛,邪正相搏,故发热;舌质红,苔黄厚,脉浮数,均为风热毒盛之征。

3. 治法:内治祛风清热,行气活血。方药:仙方活命饮加减;用金黄膏外敷。金银花15g、连翘15g、丹皮10g、赤芍10g、蒲公英30g、紫花地丁10g、防风10g、白芷10g、皂角刺10g、当归10g、浙贝母10g、大黄10g。

第五节 丹 毒

丹毒是溶血性链球菌侵入皮肤或黏膜内的网状淋巴管所引起的急性感染疾患。其特征是,皮肤突然发红,色如涂丹,迅速蔓延扩大,其特点是患处焮红灼热迅速向外扩大,可发于头面部、躯干及下肢,新生儿多发于臀部。

西医学的急性网状淋巴管炎可参考本节辨证治疗。

(一)病因病机

以火热之毒为主,多由于素体血分有热,外受火毒,内外热毒搏结,郁阻肌肤而发病;或由于皮肤黏膜损伤,脚湿气糜烂、毒虫咬伤,致使毒邪乘隙入侵而

致病。

(二)辨证论治

1. 风热犯表

【证候】 发于头面部,皮肤灼红,肿胀热痛,甚则有水疱,可伴有发热恶寒。舌红,苔薄黄,脉浮数。

【治法】 内治:疏风清热解毒。用普济消毒饮加减。大便干结加生大黄、火麻仁;咽痛加生地、玄参、牛蒡子、麦冬。外治:用金黄散冷开水调敷。

2. 湿热毒蕴

【证候】 发于下肢,全身发热,局部红赤肿胀、灼热疼痛为主。亦可发生水疱、紫斑,甚至结毒化脓或皮肤坏死,舌红,苔黄腻,脉弦数。若热毒炽盛,毒邪内攻,可出现高热烦躁,神昏谵语。

【治法】 内治:清热利湿解毒。用五神汤合草薢渗湿汤加减。外治:用金黄散冷开水调敷。若皮肤坏死有积脓时,可于坏死部位切一小口引流脓液,掺九一丹。毒邪内攻,用普及消毒饮加减。

> **案例 17-7**
>
> 一女孩年 5 岁,深秋患赤游风,甫起一日,即就予治。见其左大腿内外俱肿,色深红,恶寒发热,神识昏迷。外用乌金散,菜汁调敷。内服:川连钱五,连翘三钱,马勃一钱,薄荷一钱,淡苓二钱,桔梗钱五,玄参三钱,升麻五分,陈皮一钱,大力子二钱,银花二钱,僵蚕二钱,甘草一钱,板蓝根五钱。此方服一剂后,次早复来就诊,尚未见甚功效。祝令再服一剂,看其如何光景。越日又来就诊,见其大腿红肿已退大半,身亦不热,神识亦清。外仍敷前药,内服改方用:连翘二钱,银花二钱,桔梗一钱,炙僵蚕二钱,薄荷一钱,桑叶二钱,甘菊二钱,大青叶一钱,川连一钱,淡苓钱五,甘草一钱。此方连服两剂,大腿红肿全消,上剥浮一层,大半脱落。可不服药,靠以静养,数日即瘥。(清·张贞庵《外科医镜》)

> **案例 17-8**
>
> 杨某,女,58 岁,左下肢红疼肿痛 1 周。1 周前突发左下肢局部红赤肿胀、灼热疼痛,伴低热,无恶心呕吐,食欲欠佳,大小便基本正常。查体体温 37.5℃,左下肢膝关节以下患处皮肤成片状鲜红,灼热,疼痛拒按。舌红,苔黄腻,脉滑数。
>
> 【思考题】
> 1. 此病患者的中医诊断、辨证?
> 2. 分析本病案的辨证依据?
> 3. 确定本病患者的治法、方药?

> 【参考答案】
> 1. 丹毒,湿热毒蕴。
> 2. 湿热下注,复感外邪,湿热毒邪瘀结于下肢,郁阻肌肤,经络阻塞,故局部红赤肿胀、灼热疼痛;热毒炽盛,腐化肌肉,故有疼痛拒按;湿邪中阻,故见胃纳不香;舌红、苔黄腻、脉滑数为湿热蕴结之象。湿性黏滞,与热胶结,故易反复发作。
> 3. 治法:清热利湿解毒。方药:草薢渗湿汤加减;外用金黄膏外敷。草薢 15g、薏苡仁 30g、土茯苓 30g、丹皮 10g、泽泻 10g、黄柏 10g、茯苓 10g、滑石 20g、苦参 10g、通草 10g。

第六节 乳 痈

乳痈是由热毒侵入乳房而引起的一种最常见急性化脓性疾病,其临床特点为乳房局部结块,红肿热痛,伴全身发热。好发于产后 3～4 周的哺乳期妇女,尤以初产妇多见。

西医学的急性乳腺炎可参考本节辨证治疗。

(一)病因病机

因多乳或挤压、乳头皲裂、畸形、内陷等,导致乳汁排泄不畅、郁积,乳络阻塞不通,郁结成块;或因七情化火,肝气郁结;或产后饮食不节,脾胃失调,阳明积热,胃热壅滞导致乳络闭阻不畅;再有外感风热、火毒,或乳儿含乳头而睡,口中热毒之气侵入乳孔导致乳汁不畅。以上各种原因,均可使乳汁不通而郁积,致使乳房局部结块,热盛肉腐成脓,红肿热痛或高热。

(二)辨证论治

1. 气滞热结

【证候】 乳房肿胀触痛,皮色不变或微红,内有肿块,乳汁排泄不畅,伴恶寒发热、头痛及口渴,食欲不振。舌红,苔薄黄,脉浮数。

【治法】 内治:疏肝清胃,通乳散结消肿。用瓜蒌牛蒡汤加减。乳汁壅塞者加王不留行、路路通、通草;肿块明显者加玄参、赤芍、桃仁。外治:初起乳汁郁滞,乳房初痛可用热敷加乳房按摩,将郁积乳汁渐渐推出,再用金黄膏外敷。

2. 热毒炽盛

【证候】 乳房肿痛,皮肤焮红灼热,肿块变软,有应指感,壮热;或切开排脓后,红肿热痛不消,有传囊现象。舌红,苔黄,脉滑数。

【治法】 内治:清热解毒,通乳透脓。用透脓散加白芷、蒲公英、金银花、连翘。外治:对脓肿成熟者,应在波动感和压痛感最明显处及时切开排脓。脓肿小而浅者,可针吸抽脓,外敷金黄膏或芒硝。

3. 正虚毒恋

【证候】 溃脓后脓水不断,脓汁清稀,愈合缓慢,低热不退,倦怠乏力。舌淡,苔薄,脉弱。

【治法】 内治:益气和营托毒。用四妙汤加减。外治:一般在溃后用九一丹提脓拔毒并用药线引流。外敷金黄膏。脓净则可用生肌散收口。

案例 17-9

一妇人暴怒,左乳结肿疼痛,自服仙方活命饮,二服疼痛稍止,结肿不消;仍服清凉败毒之剂,肿痛反作,形体日弱。予诊之脉浮数而无力,此属真气虚而邪气实也,非补不可,以益气养营汤四五服,其肿始高,寒热亦退;又十余服而脓溃,兼以十全大补汤,两月而瘥。此非全补之功,其疾岂能得愈。(明·陈实功《外科正宗·乳痈论第二十六》)

案例 17-10

刘某,28岁,产后20天。右乳房红肿热痛3天。患者新产后,每日鱼肉各半斤,食量大增。母乳喂养,喂养时间不固定,自觉经常有乳涨溢乳,乳房胀痛。3天前出现右侧乳房肿胀疼痛加剧,体温升高,最高为38℃,伴口渴、心烦、尿黄、便秘。查体右侧乳房外3/4象限压痛,可扪及葡萄大小肿块,局部皮肤发热发红,乳汁排泄不畅。舌红,苔薄黄,脉浮数。

【思考题】

1. 此病患者的中医诊断、辨证?

2. 分析本病案的辨证依据?

3. 确定本病患者的治法、方药?

【参考答案】

1. 乳痈 气滞热蕴。

2. 肝气郁结,郁久化热,产后恣食厚味,胃内积热,以致肝胃蕴热,气血凝滞,乳络阻塞,不通则痛,故乳房胀疼痛有块;毒热内蕴,故患侧乳房皮肤微红;邪热内盛,正邪相争,营卫失和,故恶寒发热,头痛骨楚;胃经热盛,故口渴、便秘、舌红苔薄黄;弦脉属肝,数脉主热。

3. 治法:疏肝清胃,通乳消肿。方药:瓜蒌牛蒡汤加减。瓜蒌仁10g、牛蒡子10g、天花粉15g、黄芩10g、栀子10g、金银花10g、连翘10g、皂角刺10g、青皮6g、陈皮10g、柴胡10g、王不留行10g、路路通10g、生山楂10g、蒲公英30g

第七节 瘰疬

瘰疬是一种发生于颈项部的慢性化脓性疾病。因其结核成串,累累如贯珠状,故名瘰疬。又名"老鼠疮"。多见于儿童或青年人,其特点好发于颈部及耳后,病程进展缓慢,初起结核如豆,皮色不变,无疼痛,逐渐增大窜生,相互融合成串,成脓时皮色转为暗红,溃后脓水清稀,夹有败絮状物质,此愈彼溃,经久难敛,形成窦道,愈合后形成凹陷性瘢痕。

相当于西医的颈部淋巴结结核。

▶ **(一)病因病机**

肝气郁结:忧思恚怒,情志不畅,致肝气郁结,气郁伤脾,脾失健运,痰湿内生,结于颈项;日久痰湿化热,或肝郁化火,下烁肾阴,热盛肉腐成脓,或溃后脓水淋漓,耗伤气血,虚损难愈。

肺肾阴亏:肺肾阴亏,以致阴虚火旺,肺津不能输布,灼津为痰,痰火凝结而形成本病。患肺结核者易患本病。

西医认为本病系结核杆菌感染所致。

▶ **(二)辨证论治**

1. 气滞痰凝

【证候】 多见于瘰疬初期,颈部一侧或两侧结核如豆,一个或数个不等,皮色不变,肿块坚实;无明显全身症状;舌苔腻,脉弦滑。

【治法】 疏肝解郁,化痰散结。

【方药】 逍遥散合二陈汤加夏枯草、海藻。肝火偏盛者,加牡丹皮、山栀。

2. 阴虚火旺

【证候】 结核逐渐增大,皮核相连,皮色转暗红,推之不动;伴午后潮热,盗汗;舌质红,少苔,脉细数。

【治法】 滋阴降火。

【方药】 知柏地黄丸合清骨散加减。咳嗽者,加半夏、浙贝母、海蛤壳。

3. 气血两虚

【证候】 疮口脓出清稀,夹有败絮样物,创面肉芽灰白;形体消瘦,精神倦怠,面色无华,头昏;舌质淡,舌苔薄,脉细。

【治法】 益气养血,生肌。

【方药】 香贝养营汤加减。

瘰疬外治:①初期:外敷冲和膏或阳和解凝膏掺黑退消。②脓成:外敷冲和膏,如脓成未熟,改用千捶膏。脓熟宜切开排脓,创口宜大,或作十字形切口,以充分引流。③溃后:已溃者一般先用五五丹或七三丹,次用八二丹药线引流,或药棉嵌入疮口,外敷红油膏或冲和膏;肉芽鲜红,脓腐已尽时,改用生肌散、白玉膏;若创面肉芽高突,可先用千金散棉嵌,待胬肉平整后改用生肌散、白玉膏;如有空腔或窦道时,可用千金散药线,也可用扩创或挂线手术,去除坏死组织。

案例 17-11

江应宿治休宁吴氏子,年十七,患瘰疬三年矣。病医用烂药刀砭破取,疮口甫平,即复肿,累累如贯珠,遍体疮疥,两胁肿核如桃。予诊之,微弦而数,即语之曰:肝肾虚热则生病矣,当从本治内消。(可法可师。)以柴胡、当归、连翘、黄芩、黄连、牛蒡、三棱、桔梗、花粉、红花十余剂,再与黄连、海藻、昆布、干葛、石膏、山栀、龙胆、连翘、花粉为丸,以清其上,更令空心,服六味地黄丸,以滋化源。(二者兼治,药无遗憾。)未尽一料,病消疮愈,不复作矣。(明·薛己等吴琯辑《薛氏医案·瘰疬》)

案例 17-12

张某,女,58岁,发现右侧颈部肿块进行性增大3个月。3个月前发现右侧颈部出现3个黄豆大小肿块,局部无压痛,无红肿,不影响吞咽,未予以治疗。3个月来,肿块逐渐增大,连成一字形。经询问,患者平素性格内向,丈夫去年去世,子女在外地工作,独居在家,很少出门。查体右侧颈部可见3个蚕豆大小肿块,按之坚实,推之能动,无红肿疼痛,局部无溃破。舌淡红,苔白腻,脉弦滑。

【思考题】

1. 此病患者的中医诊断、辨证?

2. 分析本病案的辨证依据?

3. 确定本病患者的治法、方药?

【参考答案】

1. 瘰疬 气滞痰凝。

2. 情志内伤,肝气不舒,脾失健运,痰热内生,随经络循至颈部,痰凝气结而成结块;病在初期,尚未化热,故皮色不变,不热不痛,苔腻,脉弦滑为气滞痰凝之象。

3. 治法:疏肝养血,健脾化痰。方药:逍遥散合二陈汤加减。柴胡10g、当归10g、白芍15g、白术15g、茯苓10g、生姜10g、薄荷10g、炙甘草10g、陈皮10g、半夏10g、夏枯草30g、海藻30g。

第八节 缠腰火丹

缠腰火丹(蛇串疮)是一种皮肤上出现成簇水疱,呈身体单侧带状分布,痛如火燎的急性疱疹性皮肤病。其特点是皮肤上出现红斑、水疱或丘疱疹,累累如串珠,排列成带状,沿一侧周围神经分布区出现,局部刺痛,发于头面部者较重。多数患者愈后很少复发,极少数病人可多次发病。好发于春秋季节,四季皆有发生。好发于成人,老年人病情尤重。本病好发于胸胁部,故又名缠腰火丹,亦称火带疮、蛇丹、蜘蛛疮等。

相当于西医的带状疱疹。

▶ (一)病因病机

1. 肝经郁热 七情内伤,肝气郁结,久而化火,肝经火毒蕴积,夹风热上袭头面而发;火毒炽盛或肝胆湿热者多发于躯干;或夹湿邪下注,发于阴部及下肢。

2. 脾虚湿蕴 脾胃虚弱,脾失健运,内湿化热,湿热搏结肌肤。

3. 气滞血瘀 体弱多病者常因气血亏虚,肝火旺盛,湿热结聚,导致气血凝滞,经络阻塞不通,以致剧烈疼痛,病程迁延。

总之,本病病机初期以火毒湿热为主,后期是正虚血瘀兼夹湿邪为患。

▶ (二)辨证论治

1. 肝胆湿热

【证候】 水疱,累累如串珠,皮损鲜红,灼热刺痛;咽干口苦,心烦易怒,大便干燥或小便黄;舌质红,苔黄腻,脉弦滑数。

【治法】 清肝胆火,祛湿解毒。

【方药】 龙胆泻肝汤加减。发于头面者加牛蒡子、羌活、板蓝根;有血疱者加水牛角粉、紫草、赤芍、牡丹皮;疼痛明显者加白芍、玄胡索、制乳香、制没药。

2. 脾虚湿蕴

【证候】 皮损色淡,疼痛不显,疱壁松弛;口不渴,腹胀食少,大便时溏;舌淡,苔白腻,脉濡或滑。

【治法】 健脾利湿,解毒止痛。

【方药】 除湿胃苓汤加减。发于下肢者加四妙散;水疱大而多者加薏苡仁、土茯苓、萆薢、车前子。

3. 气滞血瘀

【证候】 皮疹减轻或消退后局部疼痛不止,放射到附近部位,痛不可忍,坐卧不安,影响睡眠,重者可持续数月或更长时间;舌黯,苔白,脉弦细。

【治法】 理气活血,通络止痛。

【方药】 血府逐瘀汤加减。心烦眠差者加柏子仁、夜交藤、酸枣仁;疼痛剧烈者加玄胡索、蜈蚣、全蝎、制乳香、制没药等。

外治:①初起用二味拔毒散调浓茶水外涂;或外敷玉露膏;或外搽双柏散、三黄洗剂,每天3次;或鲜大青叶、马齿苋、野菊花叶捣烂外敷。②水疱破后用黄连膏、四黄膏或青黛膏外涂;有坏死者用九一丹或海浮散换药。③若水疱不破或水疱较大者,可用三棱针或消毒空针刺破,吸尽疱液或使疱液流出,以减轻胀痛。

案例 17-13

火丹者,心火妄动,三焦风热乘之,故发于肌肤之表,有干湿不同,红白之异。干者色红,形如云片,上起风粟,作痒发热,此属心、肝二经之火,治以凉心泻肝,化斑解毒汤是也。湿者色多黄白,大小不等,流水作烂,又且多疼,此属脾、肺二经湿热,宜清肺、泻脾、除湿,胃苓汤是也。腰胁生之,肝火妄动,名曰缠腰丹,柴胡清肝汤。外以柏叶散、如意金黄散敷之。(明·陈实功《外科正宗》)

案例 17-14

胡某,男,70 岁,左侧肋下水疱伴疼痛 2 天。2 天前突然出现左侧肋下数个点状隆起性红斑,伴疼痛,红斑逐渐变大成水疱,排列成条带状,色鲜红,灼热刺痛,疼痛剧烈,甚至影响夜间睡眠。患者平素有高血压病史,性格急躁易怒。查体左侧肋下可见十来个大小不一水疱,排列成带状,沿肋下神经分布,水疱中心有脐窝,颜色鲜红,疱壁紧张。自觉口苦咽干、口渴,烦闷易怒,食欲不佳,小便赤,大便干或不爽。舌质红,舌苔薄黄,脉弦滑微数。

【思考题】

1. 此病患者的中医诊断、辨证?

2. 分析本病案的辨证依据?

3. 确定本病患者的治法、方药?

【参考答案】

1. 缠腰火丹 肝火湿热。

2. 情志内伤,肝失调达,肝气郁滞,郁而化火,致肝火旺盛;又复感湿毒之邪,湿热内蕴,蕴积肌肤,火毒外溢肌肤而发病,肝经所经过的胸胁部位出现鲜红疱疹,成串发作,疼痛难忍;肝火上炎,耗伤津液,挟胆热上蒸而见口苦咽干;火热内扰心神,故夜寐不安;热盛津耗,则大便干,小便赤;舌质红,舌苔薄黄,脉弦滑微数均为湿热蕴结之象。

3. 治法:清肝泻火,解毒利湿。方药:龙胆泻肝汤加减。龙胆草 10g、黄芩 12g、泽泻 10g、木通 10g、赤芍 12g、生地 15g、紫草 10g、板蓝根 30g、郁金 10g、川楝子 10g、元胡 10g。

第九节 脱 疽

脱疽是发于四肢末端,严重时趾(指)节脱落的一种慢性血管疾病。其临床特点是好发于四肢末端,以下肢多见,初起患肢末端发凉、怕冷、苍白、麻木,可伴间歇性跛行,继则疼痛剧烈,日久患肢趾(指)坏死变黑,甚至趾(指)节脱落。

西医学的血栓闭塞性脉管炎、动脉硬化闭塞症和糖尿病足可参照本病治疗。

▶ (一)病因病机

本病的发生与长期吸烟、饮食不节、环境、遗传及外伤等因素有关。主要由于脾气亏虚,肾阳不足,又加外受寒湿寒冻,阴邪入侵血脉而发病。脾气不健,化生不足,气血亏虚,气阴两伤,内不能荣养脏腑,外不能充养四肢。脾肾阳气不足,不能温养四肢,复受寒湿之邪,则气血凝滞,经络阻塞,不通则痛。四肢气血不充,失于气血濡养,故出现患肢皮肤色淡、干燥、肌肉萎缩、趾(指)甲变厚变形、趾部汗毛脱落等营养障碍征象,甚则皮肉枯槁,坏死脱落。若寒邪久蕴,则郁久化热,湿热浸淫,则患趾(指)红肿溃脓。热邪伤阴可致阴虚火旺。病久正气虚不能抗邪,坏疽、高热、剧痛持续日久,可出现不思饮食、形体消瘦、乏力倦怠、精神疲惫、神昏、高热等危重证候。

总之,本病的发生以寒湿外伤为标,脾肾亏虚为本,正虚血瘀,日久气血凝滞、经脉阻塞为其主要病机。

▶ (二)辨证论治

Ⅰ.内治

1. 寒湿阻络

【证候】 患肢沉重,酸痛,患趾(指)喜暖怕冷,麻木,坠胀疼痛,多走则疼痛加剧,稍歇痛减,皮肤苍白,触之发凉,趺阳脉搏动减弱;舌质淡,舌苔白腻,脉沉细。

【治法】 温阳散寒,化湿通脉,活血化瘀。

【方药】 阳和汤加鸡血藤、桂枝、桃仁、红花、牛膝、丹参等。

2. 血脉瘀阻

【证候】 患趾(指)皮色暗红或紫暗,下垂更甚,患趾(指)坠胀疼痛,夜难入寐,步履艰难,皮肤发凉干燥,肌肉萎缩,趺阳脉搏动消失;舌质暗红或有瘀斑,舌苔薄白,脉弦涩。

【治法】 活血化瘀,通络止痛。

【方药】 桃红四物汤加水蛭、炮山甲、泽兰、益母草等。

3. 湿热毒盛

【证候】 患肢剧痛,日轻夜重,局部肿胀,皮肤紫暗,破溃腐烂,浸淫蔓延;身热,口干,便秘,溲赤;舌质红,苔黄腻,脉滑数。

【治法】 清热解毒,利湿,活血。

【方药】 四妙勇安汤加虎杖、土茯苓、川芎、泽泻、牛膝等。

4. 热毒伤阴

【证候】 皮肤干燥,汗毛脱落,趾(指)甲增厚变形,肌肉萎缩,趾(指)干黑坏疽;口干欲饮,便秘溲赤;舌质红,苔黄干少津,脉弦细数。

【治法】 清热解毒,养阴活血。

【方药】 顾步汤加减。

5. 气阴两虚

【证候】 病程日久,坏死组织脱落后疮面久不愈合,肉芽暗红或淡而不鲜;倦怠乏力,口渴不欲饮,面色无华,形体消瘦,五心烦热;舌质淡尖红,少苔,脉细无力。

【治法】 益气养阴,活血通络。

【方药】 黄芪鳖甲汤(《医学入门》)加丹参、木瓜。

Ⅱ. 外治

①未溃期:可选用冲和膏、红灵丹油膏外敷。或用毛冬青 30g、木瓜 10g、当归 20g、独活 30g、桑枝 30g、威灵仙 30g,煎汤熏洗,每日 1 次。或附子、干姜、肉桂、吴茱萸各等分研末,蜜调,敷于患足涌泉穴,每日换药 1 次,如发生皮肤过敏即停用。亦可用红灵酒少许揉搽患肢足背、小腿,每次 20 分钟,每日 2 次。如局部红肿,可选用金黄膏等外敷。②溃破期:溃疡面积较小者,可用上述中药熏洗后外敷生肌玉红膏。③蚕食疗法:溃疡面积较大,坏死组织难以脱落者,可先用冰片锌氧油(冰片 2g,氧化锌油 98g)软化疮面硬结痂皮,待局部脓肿渐消,坏疽软化,分期分批按疏松的程度依次清除坏死痂皮,然后依次清除坏死的皮下组织、肌腱及腐骨待局部炎症大部消退后再行彻底的清创术。

案例 17-15

凡丁肿生于手足指,或足溃而自脱,故名脱疽。有发于手指者,名曰蛀节丁,重者腐去本节,轻者筋挛。痛或不痛者,急用隔蒜灸,更用解毒药。若色黑,急刮去,速服补剂,庶可灸。黑延上者,不治。痛者,除湿攻毒,隔蒜灸至不痛。色赤痛者,托里消毒,更兼灸。作渴者,滋阴降火。色黑者,不治。一人足指患毒,痛色赤发热,隔蒜灸之,更以人参败毒散,去桔梗,加金银花、白芷、大

黄,二剂痛止。又十宣散,去桔梗、官桂,加天花粉、金银花,数剂愈。一人年四十,左足大指赤肿痛,此脾经积毒下注而然,名曰脱疽,喜色赤而肿。以人参败毒散去人参、桔梗,加金银花、白芷、大黄,二剂,更以栝蒌、金银花、甘草节,四剂顿退。再以十宣散去桔梗,加金银花、防己,数剂愈。一膏梁之人年五十,患足疽,色紫黑,脚痛。孙真人云:脱疽之证,急斩之,若毒延入腹必不治,色黑不痛亦不治。喜其饮食如故,动息自宁,为疮善证。遂以连翘败毒六剂,更以金银花、瓜蒌、甘草节,二十余剂,患指溃脱。更以川芎、当归、生地、连翘、金银花、白芷二十剂而愈。次年忽发渴,服生津药愈甚,用八味丸而止。一芜左足指患一泡,麻木色赤,次日指黑,五日连足黑冷,不知疼痛,脉沉细。此脾胃受毒所致。与飞龙夺命丹一服,望日令割去死黑肉,割后始痛,可救,治以十全大补汤而愈。(明·徐春甫《古今医统大全》)

案例 17-16

陈某,女,68 岁,右足足趾趾端皮肤变黑伴疼痛 3 个月。3 个月前出现右足趾端麻木疼痛,之后右足第一足趾趾端皮肤颜色逐渐变黑、溃烂,不能落地行走,疼痛难忍,夜间尤其明显。有糖尿病史。查体右足第一足趾趾端黑腐溃烂,伴恶臭流脓,足背皮温降低,触之冰凉,足背动脉搏动明显减弱。舌红伴有瘀点,苔薄白,脉细涩。

【思考题】

1. 此病患者的中医诊断、辨证?

2. 分析本病案的辨证依据?

3. 确定本病患者的治法、方药?

【参考答案】

1. 脱疽 瘀阻脉络。

2. 久病不愈,气血俱虚,肢体不荣,津亏失养,故有趾端麻木疼痛;病邪郁久化热,热毒内盛,耗精伤津,则皮肤变黑、溃烂;筋脉失养,疮面经久不愈,皮温降低,足背动脉减弱;舌红伴有瘀点,苔薄白,脉细涩均为瘀阻脉络之象。

3. 治法:活血化瘀,通络止痛。方药:桃红四物汤加减。熟地 10g、当归 10g、白芍 10g、川芎 10g、桃仁 10g、红花 10g、元胡 10g、丹参 10g、皂角刺 10g。

第十节 骨 伤 病

骨伤病是骨关节及其周围肌肉筋膜的损伤与疾病。古属"疡医"范畴,又称"接骨"、"正体"、"正骨"、"伤科"等。

一、病 因 病 机

(一)病因

1. 外因 损伤的外因是指外界因素作用于人体而造成伤害的各种原因,包括外力作用伤害、虫兽伤害、外感六淫及邪毒感染伤害等。

(1)外力作用:是指各种暴力导致机体组织结构、生理功能失常,可出现肿痛瘀斑、皮肉开裂、损伤出血或筋断骨折脱位等。根据力的性质不同分为直接暴力、间接暴力、肌肉强烈收缩力、持续劳损力等。

(2)外感六淫及邪毒感染:外感六淫与慢性劳损有密切关系,损伤同时兼有六淫侵袭,易至腰背、四肢关节疼痛。邪毒感染多见于开放性损伤,可引起局部和全身感染,出现各种变证。

(3)虫兽伤害:包括毒蛇、猛兽、狂犬、毒虫等动物的伤害。

2. 内因 是指人体内部影响损伤发病的各种因素,包括七情内伤、瘀血、生理因素、病理因素、职业工种等。

(二)病机

(1)皮肉筋骨病机:皮肉筋骨损伤在骨伤病中最为多见,分为"伤皮肉"、"伤筋"、"伤骨",三者之间相互联系。

(2)气血精津病机:气、血、津液之间关系密切,三者组成和功能活动各有特点,相互联系,相互促进,相互制约。损伤导致气血运行紊乱,津液消耗过多。

(3)脏腑经络病机:脏腑是主持人体生命活动的主要器官,经络是运行全身气血,联络脏腑肢节,沟通各部分功能活动的通路。损伤造成脏腑生理功能紊乱,经络运行阻滞。

二、辨 证 论 治

(一)手法

在骨伤病治疗中占有重要地位,需根据辨证施治的原则来掌握应用,依照伤的轻重和皮肉、筋骨、关节之分,以及不同的解剖位置选择相应的手法。

1. 手法适应证及禁忌证 骨伤病中骨折、脱位、筋伤、骨关节退行性病变、损伤后遗症和内伤,除绝对手术适应证之外的损伤,都可以手法治疗。急性传染病、高热、肿瘤、妊娠、皮肤感染、急性脊柱损伤及严重内科疾病者不适于手法治疗。

2. 手法分类 按作用可分为正骨手法和理筋手法两大类。正骨手法是运用手法将断骨接正,其中包括上髎手法,即运用手法将脱臼之骨恢复到原位,又称复位手法。理筋手法是运用推拿按摩对筋伤进行矫治,包括舒筋镇痛和活络关节两方面。

(1)骨折复位手法(正骨八法)

1)手摸心会:骨折整复前后,仔细触摸患处,先轻后重,由浅及深,从远到近,两头相对,了解骨折移位情况或整复结果。

2)拔伸牵引:矫正患肢的短缩移位,恢复肢体长度。按照"欲合先离,离而复合"的原则。

3)旋转屈伸:矫正骨折断端间的旋转及成角移位,使移位骨折得以整复。

4)端挤提按:矫正有侧方移位的骨折。

5)摇摆触碰:用于横断形、锯齿形和短斜形骨折。

6)夹挤分骨:矫正两骨或多骨并列部位的骨折。

7)折顶回旋:折顶手法用于矫正肌肉较发达部位的横断或锯齿形骨折,回旋手法用于矫正背向移位的斜形骨折、螺旋骨折或骨折端有软组织嵌入者,也可用于关节内骨折有游离骨。

8)按摩推拿:适用于骨折复位后,调理骨折周围的软组织,使歪曲扭转的肌肉、肌腱随骨折复位而得到整理还原。

(2)脱臼(位)复位手法

1)手摸心会:手法仔细触摸,辨明脱臼是全脱、半脱、后脱侧方移位等。

2)拔伸牵引:是整复脱臼的基本手法,按照"欲合先离,离而复合"的原则。

3)屈伸收展与旋转回绕:常用于肩、髋关节的脱臼复位。

4)端提捺正:是各种脱臼复位时的重要步骤,常与拔伸牵引配合。

5)按摩推拿:关节脱臼复位前常用点穴、按摩及推拿手法做准备,术后需用按摩、推拿、理筋手法作为后续治疗及康复手段。

(3)理筋手法

1)理筋手法功效:手法治疗作用是多方面的,包括活血散瘀,消肿止痛;舒筋活络,解除痉挛;顺理筋络,整复错位;松解粘连,通利关节;通经活络,祛风散寒。

2)理筋手法分类:按主要部位、作用及操作的不同,可分为舒筋通络和活络关节法两类。舒筋通络法包括按摩法、推摩法、揉法、弹筋法等,活络关节法包括屈伸法、旋转摇晃法、腰部背伸法、拔伸牵引法等。

（二）固定

固定是治疗骨折的重要方法,目的是为了防止骨折手法整复后的再移位,有利于骨折的愈合,防止关节再脱位,并可促进肌肉、韧带、关节囊等软组织的修复。临床上常用夹缚和牵引两种方法。

1. 夹缚 骨折复位后采用不同的材料,根据肢体塑形制成适用于各部位的夹板,并用横带扎缚,以固定垫配合保持复位后的位置,该方法称为夹缚固定。夹缚需夹板、固定垫、扎带等固定。

（1）夹缚固定的适应证及禁忌证:适应于四肢闭合骨折;开放性骨折,创面较小或已愈合者;陈旧性骨折适合手法复位者。禁用于较严重的开放性骨折;难以整复的关节内骨折;固定不易牢固部位的骨折。

（2）夹缚固定的包扎方法:包括续增包扎法和一次包扎法。

2. 牵引 用于克服肌肉的收缩力,矫正重叠移位和肢体挛缩。持续牵引有皮肤牵引、骨牵引及布托牵引等。

（三）药物治疗

药物治疗是在对损伤做出正确诊断以后,运用祖国医药学理论选择方药,内、外应用,治疗骨伤病的一种重要方法。

1. 内治法 临床常应用下、消、清、开、和、续、补、舒等内治方法,根据疾病的不同可分为骨伤内治法和骨病内治法。

（1）损伤三期辨证治法:三期分治方法是以调和疏通气血、生新续损、强筋壮骨为主要目的,结合患者体质及损伤情况辨证施治。

1）初期治法:以活血化瘀与理气止痛兼顾,调阴与和阳并重。

攻下逐瘀法:适用于损伤早期蓄瘀,大便不通,腹胀拒按,苔黄,脉洪大而数的体实患者。方剂有大成汤、桃核承气汤、鸡鸣散加减等。

行气消瘀法:适用于损伤后有气滞血瘀,局部肿痛,无里实热证,或有某种禁忌而不能猛攻急下者。常用方剂为桃红四物汤、柴胡疏肝散、血府逐瘀汤等。

清热凉血法:包括清热解毒和凉血止血两法。适用于跌仆损伤后热毒蕴结于内,引起血液离经妄行,或创伤感染,邪毒侵袭,火毒内攻等证。常用方剂有五味消毒饮、龙胆泻肝汤、普济消毒饮、四生丸等。

开窍活血法:适用于跌仆损伤后气血逆乱,气滞血瘀、瘀血攻心、神昏窍闭等危重证的急救方法。常用方剂有黎洞丸、夺命丹、三黄宝蜡丸、苏合香丸等。

2）中期治法:宜和营生新,接骨续损,以达祛瘀生新,接骨续筋之目的。

和营止痛法:适用于损伤后,虽经消、下等法治

疗,但仍气滞瘀凝,肿痛尚未尽除,而继续运用攻下之法又恐伤正气之证。常用方剂有大成汤、橘术四物汤、定痛和血汤等。

接骨续筋法:适用于损伤中期,筋骨已有连接但未坚实者。常用方剂有续骨活血汤、新伤续断汤、接骨丹、接骨紫金丹等。

3）后期治法:损伤日久,正气必虚,以补法为治则,同时舒筋活络。

补气养血法:适用于外伤筋骨,内伤气血以及长期卧床,出现气血亏损、筋骨萎弱等证。常用方剂有四君子汤、四物汤、八珍汤、参附汤、补中益气汤等。

补益肝肾法:适用于骨折、脱位、筋伤后期,年老体虚,筋骨萎弱,肢体关节屈伸不利,骨折持久不愈,骨质疏松者。常用方剂有壮筋养血汤、六味地黄汤、金匮肾气丸、壮筋续骨丹等。

补养脾胃法:适用于损伤后期而致脾胃气虚,运化失职,饮食不消,四肢疲乏无力,肌肉萎缩者。常用方剂有补中益气汤、参苓白术散、归脾汤、健脾养胃汤等。

舒筋活络法:适用于损伤后期,气血运行不畅,瘀血未尽,腠理空虚,复感外邪,以致风寒湿邪入络,气候变化时症状加重。常用方剂有大活络丹、麻桂温经汤、疏风养血汤、宽筋散、独活寄生汤等。

（2）骨病内治法:损伤部位辨证治法:损伤虽同属瘀血,但由于损伤的部位不同,治疗方药也有所不同。临床上根据损伤部位选用方药:头面部用通窍活血汤、清上瘀血汤;四肢损伤用桃红四物汤;胸胁部损伤用复元活血汤;腹部损伤用膈下逐瘀汤;腰及小腹部损伤用少腹逐瘀汤、大成汤;全身多处损伤用血府逐瘀汤等。根据损伤部位的不同加入几味引经药,使药力作用于损伤部位,加强治疗效果。

2. 外治法 是指对损伤局部进行治疗的方法。临床上大致可分为敷贴药、搽擦药、熏洗湿敷药与热熨药。

（1）敷贴药:将药物制剂直接敷贴在损伤局部,使药力发挥作用,可收到较好疗效。常用剂型有药膏、膏药和药散三种。

（2）搽擦药:可直接涂搽在伤处,或在施行理筋手法时配合推擦等手法使用,或在热敷熏洗后进行自我按摩时涂搽。常用剂型有酒剂、油膏和油剂。

（3）熏洗湿敷药:分为热敷熏洗和湿敷洗涤两种。

（4）热熨药:是一种热疗方法,将药物用布包裹后热烫患处,借助热力作用于局部。主要剂型有坎离砂和熨药。

（四）练功疗法

练功疗法又称功能练习,是治疗骨伤病的一种有

效方法,是骨伤病治疗过程中的重要内容,是利用呼吸吐纳来疏导气血,使之流通,利用全身运动来引伸肢体使之柔韧。采用局部和全身练功相结合的方法进行运动锻炼,可推动气血流通和加速祛瘀生新,改善血液与淋巴循环,促进肢体水肿的吸收消散,能促进骨折的愈合,使关节筋络得到濡养,防止筋肉萎缩、关节僵硬、骨质疏松,有利于功能恢复。

▶ (五)针灸

针灸分为针和灸两种治法,针刺法是用不同的金属针刺激人体一定部位,灸法事用艾条点燃后熏灼人体皮表一定部位。这两种疗法都是通过腧穴、经络的传导和调节作用而调整人体机能,调整经络脏腑气血功能,达到治疗疾病的目的。

> **案例 17-17**
>
> 治落马坠车。诸伤折臂脚。痛不止。呼叫不绝。服此药,呼吸之间。不复大痛。三日筋骨相连。当归散黄公实、钱季毅。皆曾合以救人。当归(炒)桂心蜀椒(炒出汗)附子(各二分炮制去皮脐)泽兰(一分)芎(六分)甘草(五分)上并熬令香。制下筛。酒服方寸匕。日三九。是伤损皆服之。十日愈。小儿被奔车马所损裂其膝。皮内决见骨即绝死。小儿啼不可听闻。服之便睡。十数日便行。兹具神验如此。一方有槟榔一两。忌生葱、猪肉、冷水、菘菜、海藻。(明·朱梓《普济方》)

> **案例 17-18**
>
> 邹某,男,47岁,左下肢行走乏力半年。半年前因车祸外伤出现左下肢胫骨骨折,之后行手术内固定术。术后复查,胫骨骨折处愈合良好。患者自觉左下肢行走乏力,走路超过 15 分钟则有左下肢酸胀不适。查体左下肢胫前可见手术瘢痕,局部无明显水肿,左下肢肌肉稍有萎缩。舌淡红,苔白,脉缓。
>
> 【思考题】
> 1. 此病患者的中医诊断、辨证?
> 2. 分析本病案的辨证依据?
> 3. 确定本病患者的治法、方药?
>
> 【参考答案】
> 1. 骨伤病,气虚血瘀。
> 2. 病久气血俱虚,肢体不荣,肌肉萎缩;气血不和,气虚血瘀,肌肉失养,故有下肢痿软乏力;舌淡红,苔白,脉缓均为气虚血瘀之象。

> 3. 治法:补气活血,化瘀通络。方药:补阳还五汤加减。黄芪20g、当归 10g、赤芍 10g、地龙 10g、川芎 10g、红花 10g、桃仁 10g、杜仲 10g、补骨脂 10g、狗脊 10g、骨碎补 10g。

第十一节 湿 疮

湿疮是一种有明显渗出倾向的过敏性炎症性皮肤病。通常分为急性、亚急性、慢性三类。其特点是反复发作,对称分布,多形损害,剧烈瘙痒,易成慢性,全身各部均可发生。

西医学的湿疹可参考本章节辨证治疗。

▶ (一)病因病机

本病可由禀赋不耐,风湿热邪客于肌肤所致;也可由饮食失节、嗜酒或过食辛辣荤腥动风之品,脾失健运,湿热内生,内外两邪相搏而成。最终导致湿热蕴阻肌肤而发病。急性者以湿热为主;亚急性者以脾虚湿蕴为主;慢性则以久病伤阴耗血,血虚生风生燥为主。

▶ (二)辨证论治

湿疮根据病程和皮损特点,分急性、亚急性、慢性三种,可根据临床表现分证论治。湿热浸淫证,属湿热之邪流溢肌肤所致,多为急性湿疮的表现;脾虚湿蕴证,属脾虚健运,湿邪内生,蕴积肌肤所致,多为亚急性湿疮的表现;血虚风燥证,属湿疮反复发作,数年不愈,伤阴耗血,血燥生风所致,多为慢性湿疮的表现。

1. 湿热浸淫

【证候】 发病急,皮肤潮红灼热,水疱渗液瘙痒,可泛发全身,伴身热,心烦。舌红,苔黄腻,脉滑数。

【证候分析】 本证由湿热内生,兼外受风邪,客于肌肤所致。风性轻扬,善行而数变,故发病急,泛发全身;湿为阴邪,其性黏滞,重浊而趋下,袭于肌腠,水湿蕴内,而见水疱糜烂,渗液;风湿夹热蕴结,故致皮肤潮红、灼热、瘙痒,身热、心烦。舌红、苔黄腻、脉滑数为湿热内生,外受风邪之象。

【治法】 清热利湿。

【方药】 内治用萆薢渗湿汤(萆薢、薏苡仁、黄柏、赤芍、牡丹皮、泽泻、滑石、通草)加减。水疱多,破后渗液多者,可加土茯苓、鱼腥草。瘙痒重者,加紫荆皮、地肤子、白鲜皮。外治应避免刺激,用苦参汤温洗。

2. 脾虚湿蕴

【证候】 发病较缓,皮肤潮红,瘙痒有糜烂、渗出及鳞屑,伴纳呆,倦怠乏力。舌淡胖,苔黄腻,脉濡细。

【证候分析】 脾胃虚弱,运化失调,故纳呆、倦怠乏力;脾失健运,湿热内生,蕴积肌肤,故皮肤潮红,瘙痒有糜烂、渗出;舌淡胖,苔白腻,脉濡细为脾虚湿重之象。

【治法】 健脾利湿。

【方药】 内治用除湿胃苓汤(苍术、厚朴、陈皮、猪苓、泽泻、赤茯苓、白术、滑石、防风、栀子、木通、肉桂、甘草、灯心草)合参苓白术散(人参、白术、茯苓、甘草、山药、桔梗、白扁豆、莲子肉、砂仁、薏苡仁、陈皮、大枣)加减。外治可用苦参汤温洗;也可外搽黄连膏。

3. 血虚风燥

【证候】 病处皮损色暗或色素沉着,皮肤肥厚、粗糙脱屑,奇痒难熬,入夜尤甚。舌淡苔白,脉细。

【证候分析】 风湿热邪久蕴化热,耗伤阴血,肌肤失养,故皮损脱屑;血虚化燥生风,故奇痒难熬;风湿热壅阻,入而不散,局部气血瘀滞,故皮损色暗肥厚,色素沉着;舌淡,苔白,脉细为血虚之象。

【治法】 养血润肤,祛风止痒。

【方药】 内治用四物汤(熟地黄、当归、白芍、川芎)加制首乌、胡麻仁、防风、蝉蜕、白鲜皮。外治用青黛散油膏外搽。

案例 17-19

徐××,男,30 岁。1971 年 4 月 12 日初诊。主诉:身上起红疙瘩,瘙痒流水半月余。现病史:半个月前腹部出现红色疙瘩,瘙痒,晚间尤甚,搔后皮疹增大,流黄水,局部皮肤大片发红,逐渐延及腰部、躯干等处。诊断为急性湿疹。曾服苯海拉明。静脉注射溴化钙,用醋洗,均未见效。大便干,小便黄,口渴思饮。检查:胸、背部皮肤轻度潮红,有散在红色小丘疹,自米粒大至高粱米粒大,下腹部至腰部呈大片集簇性排列,并掺杂有水疱,部门丘疹顶部抓破,有少量渗出液结痂,臀部也有类似皮疹。舌质正常。脉沉细稍数。西医诊断:急性湿疹。中医辨证:湿热蕴久化热,发为急性结痂,热重于湿。治法:清热凉血利湿。处方:胆草三钱、黄芩三钱、栀子三钱、生地一两、赤芍五钱、茵陈五钱、紫草根四钱、地肤子五钱、茅根五钱、生甘草二钱、上方服 21 剂后,皮疹逐渐消退,疹色变淡,腹部、股内侧偶尔出现红色小丘疹,兼间有风团样损害。按前法佐以养血凉肝之剂。胆草三钱、黄芩三钱、生地一两、赤芍五钱、当归四钱、茵陈五钱、女贞子一两、旱莲草四钱、刺蒺藜五钱、生甘草二钱、上方继服 15 剂,皮损消失,临床治愈。(北京中医医院. 现代著名

老中医名著重刊丛书(第二辑):赵炳南临床经验集. 北京:人民卫生出版社,2006:130)

【按语】 本例急性湿疹,赵氏根据患者大便干,小便赤,口渴思饮,皮肤发红等临床特点,辨为湿热之证,其病机要点是湿热蕴久化热,热重于湿。以标本而论,蕴湿为本,化热为标。故治疗本着"急则治其标,缓则治其本"、"治病必求其本"的原则,用大剂清热凉血药为主治其标,佐清利湿热药为辅治其本,而标本兼顾。药后热势减退,即改为清热凉血,养阴利湿之剂而病愈。

第十二节 隐 疹

隐疹是一种过敏性皮肤病。其体征是皮肤上出现瘙痒性风团,发无定处,忽起忽消,消退后不留痕迹。

(一)病因病机

禀性不耐,气血不足,血虚风动;或因风寒、风热之邪侵于肌表;或由先天禀赋不足,对某些鱼、虾、蛋等食物或药物敏感所致,皆可导致脾胃湿热,郁于肌肤,与气血相搏结,发生风团。

(二)辨证论治

隐疹根据病程特点可分为急性和慢性,急性者发病急骤,慢性者可反复发作,可根据临床表现分证论治。风热犯表证,属风热之邪,客于肌表所致;风寒束表,属风寒之邪,蕴积肌肤所致,两者皆为风邪致营卫失调,风邪善行速变,起病急骤,多为急性隐疹的表现。脾胃湿热,属脾胃虚弱,不能运化水湿,湿邪内生,蕴积肌表,缠绵不愈;气血两虚,属病久耗伤气血,致血虚生风,反复发作,两者多为慢性隐疹的表现。

1. 风热犯表

【证候】 风团色赤,遇热则发,得冷则减,患处灼热剧痒。舌红,苔薄黄,脉浮数。

【证候分析】 风热之邪,客于肌表,致营卫失调,邪气郁于腠理,外不得透达,内不得疏泄,故见风团;风为阳邪善行而数变,故起病急骤,时隐时现,发无定处,遇热则发,得冷则减,患处灼热剧痒。舌红,苔薄黄,脉浮数为风热犯表之征。

【治法】 内治宜疏风清热凉血,外治可用苦参汤温洗。

【方药】 消风散(当归、生地黄、防风、蝉蜕、知母、苦参、胡麻、荆芥、苍术、牛蒡子、石膏、甘草、木通)加减。风热袭肺者,加金银花、连翘。

2. 风寒束表

【证候】 风团色白,遇冷则发,遇热缓解,剧痒。

舌淡红,苔薄白,脉浮紧。

【证候分析】　风寒外袭,蕴积肌肤,致营卫不和,邪气郁于腠理,故起淡红色或白色风团,遇冷则发,遇寒加重,得温则缓。舌淡苔白,脉浮紧或迟缓皆为风寒束表之征。

【治法】　内治宜祛风散寒,调和营卫,外治同风热犯表。

【方药】　荆防败毒散(荆芥、防风、羌活、独活、柴胡、前胡、川芎、枳壳、茯苓、桔梗、甘草)合桂枝汤(桂枝、白芍、炙甘草、生姜、红枣)加减。恶寒怕冷者,加炙黄芪、炒白术、防风。

3. 湿热内蕴

【证候】　出现风团时,作脘腹疼痛,神疲纳呆,大便秘结或泄泻。舌红,苔黄腻,脉滑。

【证候分析】　脾胃不能运化水湿,复受风热之邪刺激或湿热之邪伤及脾胃故见风团迭发不愈,脾失健运,运化失职,食滞中焦,则脘闷纳呆,腹痛;热结脾胃肠腑,则大便秘结;完谷不化则便滞。舌红,苔黄腻,脉滑为脾胃湿热之征。

【治法】　内治宜清热除湿,祛风通里;外治同风热犯表。

【方药】　防风通圣散(防风、荆芥、连翘、麻黄、薄荷、川芎、当归、白芍、白术、山栀、大黄、芒硝、石膏、黄芩、桔梗、滑石、甘草)加减。大便泄泻者,去大黄,加春砂;腹脘胀痛或恶心呕吐者,加枳壳、厚朴。

4. 气血两虚

【证候】　风团反复发作,迁延数年,神疲乏力,舌淡,苔薄,脉濡细。

【证候分析】　病久耗伤气血,气血被耗,血虚生风故见皮疹反复发作,迁延数年,神疲乏力,舌淡,苔薄,脉濡细皆为气血两虚之征。

【治法】　内治宜养血祛风,益气固表。外治同风热犯表。

【方药】　当归饮子(当归、生地黄、白芍、川芎、何首乌、荆芥、白蒺藜、黄芪、生甘草)合玉屏风散(黄芪、白术、防风)加减。兼血瘀者,加丹参、红花、桃仁。

案例 17-20

张×,男,40 岁,1973 年 6 月 9 日住院。主诉:周身起红色风团伴发热 4 天。现病史:4 天前,劳动后出汗较多,到室外乘凉受寒,下肢突然出现红色风团,臀部及腰部相继出现,昨天开始发冷、发热,体温 38℃ 左右,上肢及前胸、后背均起同样大片风团,4 天来时起时落,但始终未能全部消退,头面部及上肢也感发胀、发红。风团初起时色淡,并高出皮肤表面,继而肿胀稍消,留有红斑,痒感特别明显,影响食欲及睡眠,大便干。1969 年曾有类似发作,后来关节疼又引起化脓性关节炎,生病前未吃过其他药。检查:体温 38℃,内科检查未见明显异常。全身散在红色风团,新发皮疹高出皮面,陈旧性皮疹留有红斑,皮疹呈大片不规则形,头面、躯干、四肢等处泛发,有明显搔痒抓痕,头面部及上肢明显肿胀。脉弦滑稍数。舌苔薄白,舌质正常。西医诊断:急性荨麻疹。中医辨证:内有蕴热,风寒束表,发为瘾瘰。治法:散风、清热、通里。方药:荆芥三钱、防风三钱、黄芩三钱、栀子三钱、白鲜皮一两、地肤子一两、苦参五钱、刺蒺藜一两、车前子(包)一两、泽泻五钱、川军三钱、全瓜蒌一两。6 月 11 日复诊:服上方 2 剂后,体温恢复正常,全身皮疹大部分已消退,但仍有新起的小片风团,肿胀已消。再按前方去川军继服 3 剂。6 月 12 日皮疹已全部消退,夜间仅有散在新起小风团,其他均属正常。出院后继服 3 剂。经门诊随访,临床痊愈,未再复发。(北京中医医院．现代著名老中医名著重刊丛书(第二辑):赵炳南临床经验集．北京:人民卫生出版社,2006:182)

【按语】　荨麻疹是一种过敏性皮肤病,相当于中医之"瘾瘰"或"隐疹"。本案患者有荨麻疹病史,因受风寒而发作,寒邪部分化热入里,与内热搏结,故以散风凉血为主,佐以祛湿通里之剂,治法近乎表里双解,但仍以祛风邪为主。

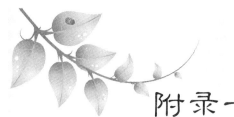

附录一　方剂索引

止带方(《世补斋·不谢方》):猪苓 茯苓 车前子 泽泻 茵陈 赤芍 丹皮 黄柏 栀子 牛膝

内补丸(《女科切要》):鹿茸 菟丝子 潼蒺藜 黄芪 白蒺藜 紫菀茸 肉桂 桑螵蛸 肉苁蓉 制附子

丹栀逍遥散(《内科摘要》):柴胡 当归 白芍 白术 茯苓 炙草 薄荷 煨姜 丹皮 山栀

丹参饮(《时方歌括》):丹参 砂仁 檀香

少腹逐瘀汤(《医林改错》):小茴香 干姜 延胡索 当归 川芎 肉桂 赤芍药 蒲黄 五灵脂

升麻葛根汤(《阎氏小儿方论》):升麻 葛根 芍药 甘草

乌头赤石脂丸(《金匮要略》):乌头 附子 蜀椒 干姜 赤石脂

乌头汤(《金匮要略》):麻黄 白芍 黄芪 制川乌 甘草 蜂蜜

乌梅丸(《伤寒论》):乌梅肉 黄连 黄柏 人参 当归 附子 桂枝 蜀椒 干姜 细辛

乌及散(《中医方剂手册新编》):乌贼骨 白及

六一散(《宣明论方》):滑石 甘草

六君子汤(《妇人良方》):人参 炙甘草 茯苓 白术 陈皮 制半夏

六味地黄丸(《小儿药证直诀》):熟地黄 山茱萸 山药 丹皮 泽泻 茯苓

六神丸(《中药制剂手册》):牛黄 蟾酥 雄黄 冰片 麝香 珍珠 百草霜

六磨汤《证治准绳》:沉香 木香 槟榔 乌药 枳实 大黄

双合汤(《医学发明》):黄芪 熟地黄 当归 川芎 芍药 甘草 肉桂 人参

五 画

玉女煎(《景岳全书》):石膏 熟地黄 知母 麦冬 牛膝

玉屏风散(《丹溪心法》):黄芪 白术 防风

玉露膏(《经验方》):玉露散配凡士林

玉露散(《经验方》):芙蓉叶

玉真散(《外科正宗》):防风 白芷 羌活 天麻 天南星 白附子

玉泉散(《证治准绳》):犀角 川芎 黄连 冰片

玉泉丸(《杂病源流犀烛》):葛根 天花粉 麦冬 人参 茯苓 乌梅 生黄芪 炙黄芪 甘草

甘麦大枣汤(《金匮要略》):甘草 浮小麦 大枣

甘草干姜汤(《伤寒论》):炙甘草 干姜

甘露消毒丹(《温热经纬》):滑石 黄芩 茵陈 石菖蒲 川贝母 木通 藿香 射干 连翘 薄荷 白豆蔻或 加神曲

石韦散(《证治汇补》):石韦 冬葵子 瞿麦 滑石 车前子 制附子

左归丸(《景岳全书》):熟地黄 山茱萸 淮山药 枸杞子 菟丝子 鹿角胶 龟板胶 川牛膝

左金丸(《丹溪心法》):吴茱萸 黄连

右归丸(《景岳全书》):熟地黄 山茱萸 山药 枸杞子 菟丝子 杜仲 附子 肉桂 当归 鹿角胶

龙胆泻肝汤(《医宗金鉴》):龙胆草 生地黄 木通 泽泻 车前子 当归 柴胡 栀子 黄芩 甘草

平胃散(《太平惠民和剂局方》):苍术 厚朴 陈皮 甘草 生姜 大枣

四物汤(《太平惠民和剂局方》):熟地黄 当归 白芍 川芎

四神丸(《证治准绳》):补骨脂 肉豆蔻 吴茱萸 五味子 生姜 大枣

四逆汤(《伤寒论》):附子 干姜 甘草

四君子汤(《太平惠民和剂局方》):人参 白术 茯苓 甘草

四逆散(《伤寒论》):甘草 枳实 柴胡 芍药

四苓散(《明医指掌》):白术 茯苓 猪苓 泽泻

四妙丸(录自《成方便读》):黄柏 薏苡仁 苍术 川牛膝

归脾汤(《济生方》):人参 白术 黄芪 炙甘草 远志 酸枣仁 茯神 龙眼肉 当归 木香 大枣 生姜

生脉散(《内外伤辨惑论》):人参 麦冬 五味子

生肌散(《经验方》):制炉甘石 滴乳石 滑石 血竭 朱砂 冰片

失笑散(《太平惠民和剂局方》):五灵脂 蒲黄

白虎汤(《伤寒论》):石膏 知母 甘草 粳米

白虎加人参汤(《伤寒论》):石膏 知母 粳米 甘草 人参

白虎加桂枝汤(《金匮要略》):知母 石膏 粳米 甘草 桂枝

白头翁汤(《伤寒论》):白头翁 黄柏 黄连 秦皮

仙方活命饮(《校注妇人良方》):金银花 甘草 赤芍 穿山甲 皂角刺 白芷 当归尾 天花粉 贝母 防风 乳香 没药 陈皮

半夏白术天麻汤(《医学心悟》):半夏 白术 天麻 陈皮 茯苓 甘草 大枣 生姜

半夏厚朴汤(《金匮要略》):半夏 厚朴 茯苓 紫苏 生姜

半夏泻心汤(《伤寒论》):半夏 黄芩 干姜 人参 甘草 黄连 大枣

半硫丸(《太平惠民和剂局方》):半夏 硫黄

加减葳蕤汤(《通俗伤寒论》):玉竹 生葱白 桔梗 白薇 淡豆豉 薄荷 炙甘草 大枣

瓜蒂散(《伤寒论》):瓜蒂 赤小豆

瓜蒌薤白白酒汤(《金匮要略》):瓜蒌实 薤白 白酒

六 画

地黄饮子(《宣明论》):生地黄 熟地黄 巴戟天 山茱萸 石斛 肉苁蓉 五味子 肉桂 茯苓 麦冬 炮附子 石菖蒲 远志 薄荷 生姜 大枣

芍药汤(《素问病机气宜保命集》):芍药 当归 黄连 槟榔 木香 甘草 大黄

芍药甘草汤（《伤寒论》）：芍药　甘草

芎芷石膏汤（《医宗金鉴》）：川芎　白芷　石膏　菊花　藁本　羌活

耳聋左慈丸加减（《全国中药成药处方集》）：生磁石　五味子　熟地　山药　山萸肉　丹皮　茯苓　泽泻　柴胡

托里消毒散（《医宗金鉴》）：生黄芪　当归　金银花　皂角刺　白芷　川芎　白芍　桔梗　人参　白术　茯苓　甘草

至宝丹（《太平惠民和剂局方》）：朱砂　安息香　金箔　银箔　犀角　冰片　牛黄　琥珀　雄黄　玳瑁　麝香

百合固金汤（《医方集解》）：生地黄　熟地黄　麦冬　贝母　百合　当归　炒芍药　甘草　玄参　桔梗

当归龙荟丸（《丹溪心法》）：当归　龙胆草　黄芩　黄连　黄柏　大黄　栀子　青黛　芦荟　木香　麝香

朱砂安神丸（《医学发明》）：朱砂　黄连　炙甘草　生地黄　当归

血府逐瘀汤（《医林改错》）：生地黄　亦芍药　枳壳　牛膝　柴胡　当归　川芎　桃仁　桔梗　甘草　红花

安宫牛黄丸（《温病条辨》）：牛黄　郁金　犀角　黄连　黄芩　山栀　朱砂　雄黄　冰片　麝香　珍珠　金箔衣

安神定志丸（《医学心悟》）：人参　龙齿　茯苓　茯神　石菖蒲　远志

交泰丸（《韩氏医通》）：黄连　肉桂

冰硼散（《外科正宗》）：冰片　硼砂　玄明粉　朱砂

导赤散（《小儿药证直诀》）：生地黄　木通　生甘草　淡竹叶

导痰汤（《济生方》）：制半夏　陈皮　茯苓　甘草　枳实　制南星

异功散（《小儿药证直诀》）：人参　白术　茯苓　炙甘草　陈皮

阳和汤（《外科全生集》）：鹿角胶　肉桂　姜炭　熟地　麻黄　白芥子　甘草

防风汤（《宣明论方》）：防风　甘草　当归　赤茯苓　杏仁　肉桂　黄芩　秦艽　葛根　麻黄

七　画

麦门冬汤（《金匮要略》）：麦冬　人参　半夏　甘草　粳米　大枣

两地汤（《傅青主女科》）：生地　玄参　地骨皮　麦冬　阿胶　白芍

杏苏散（《温病条辨》）：杏仁　紫苏叶　橘皮　半夏　生姜　枳壳　桔梗　前胡　茯苓　甘草　大枣

苍术导痰丸（《叶天士女科诊治秘方》）：茯苓　半夏　陈皮　甘草　苍术　香附　天南星　枳壳　生姜　神曲

苏合香丸（《太平惠民和剂局方》）：苏合香　乳香　白檀香　白术　青木香　犀角　香附　朱砂　诃子　安息香　沉香　麝香　丁香　冰片　荜拨

苏子降气汤（《太平惠民和剂局方》）：苏子　桔梗　法半夏　当归　前胡　肉桂　厚朴　炙甘草　生姜

杞菊地黄丸（《医级》）：枸杞子　菊花　熟地黄　山萸黄　山药　牡丹皮　泽泻　茯苓

牡蛎散（《太平惠民和剂局方》）：煅牡蛎　黄芪　麻黄根　浮小麦

羌活胜湿汤（《内外伤辨惑论》）：羌活　独活　川芎　蔓荆子　防风　藁本　炙甘草

沉香散（《金匮翼》）：沉香　石韦　滑石　当归　陈皮　白芍　冬葵子　甘草　王不留行

沙参麦门冬汤（《温病条辨》）：沙参　麦冬　玉竹　桑叶　甘草　天花粉　白扁豆

补中益气汤（《脾胃论》）：黄芪　人参　白术　炙甘草　当归　陈皮　升麻　柴胡

补阳还五汤（《医林改错》）：当归尾　川芎　黄芪　桃仁　红花　地龙　赤芍

补肺汤（《永类钤方》）：人参　黄芪　熟地　五味子　桑白皮　紫菀

完带汤（《傅青主女科》）：白术　山药　人参　白芍　苍术　甘草　陈皮　黑芥穗　柴胡　车前子

附子理中丸（《太平惠民和剂局方》）：白术　炮附子　炮姜　炙甘草　人参

八　画

青蒿鳖甲汤（《温病条辨》）：青蒿　鳖甲　细辛　知母　丹皮

青黛散（《验方》）：青黛　石膏　滑石　黄柏

苓桂术甘汤（《金匮要略》）：茯苓　桂枝　白术　甘草

固冲汤《医学衷中参西录》（生黄芪　白术　海螵蛸　茜草　龙骨　牡蛎　山茱萸　生杭芍　棕边炭　五倍子

固本止崩汤（《傅青主女科》）：熟地　白术　黄芪　当归　黑姜　人参

肥儿丸（《医宗金鉴》）：人参　茯苓　白术　黄连　胡黄连　使君子　神曲　麦芽　山楂　芦荟　甘草

知柏地黄丸（《医宗金鉴》）：知母　黄柏　熟地黄　山茱萸　淮山药　茯苓　泽泻　丹皮

金黄膏（《经验方》）：金黄散配凡士林

金黄散（《外科正宗》）：南星　苍术　甘草　白芷　花粉　厚朴　陈皮　黄柏　姜黄　大黄

金锁固精丸（《医方集解》）：沙苑蒺藜　芡实　莲须　龙骨　牡蛎　莲肉

金铃子散（《素问病机气宜保命集》）：金铃子　元胡

《金匮》肾气丸（《金匮要略》）：熟地黄　山茱萸　淮山药　茯苓　泽泻　丹皮　制附子　肉桂

参苏饮（《太平惠民和剂局方》）：人参　苏叶　葛根　前胡　半夏　茯苓　陈皮　甘草　桔梗　枳壳　木香　生姜　大枣

参苓白术散（《太平惠民和剂局方》）：人参　白术　茯苓　甘草　山药　桔梗　白扁豆　莲子肉　砂仁　薏苡仁　陈皮　大枣

参附汤（《正体类要》）：人参　熟附子

参附龙牡汤（《验方》）：人参　附片　龙骨　牡蛎

参蛤散（《普济方》）：人参　蛤蚧

实脾饮（《世医得效方》）：附子　干姜　白术　厚朴　槟榔　木瓜　草果　木香　炙甘草　茯苓　大枣

透脓散(《外科正宗》):生黄芪 炒山甲 川芎 皂角刺

十 一 画

理中丸(《伤寒论》):人参 白术 干姜 炙甘草

萆薢渗湿汤(《疡科心得集》):萆薢 薏苡仁 黄柏 赤芍 丹皮 泽泻 滑石 通草

黄芪汤(《金匮翼》):黄芪 陈皮 火麻仁 白蜜

黄芪建中汤(《金匮要略》):黄芪 白芍 桂枝 炙甘草 生姜 大枣 饴糖

黄连阿胶汤(《伤寒论》):黄连 阿胶 黄芩 鸡子黄 芍药

黄连解毒汤(《外台秘要》):黄连 黄芩 黄柏 山栀

黄芪桂枝五物汤(《金匮要略》):黄芪 桂枝 芍药 生姜 大枣

黄连温胆汤加减(《六阴条辨》):黄连 陈皮 半夏 茯苓 甘草 枳实 竹茹

银翘散(《温病条辨》):银花 连翘 淡豆豉 牛蒡子 薄荷 荆芥穗 苦桔梗 甘草 竹叶 鲜芦根

猪苓汤(《伤寒论》):猪苓 茯苓 泽泻 阿胶 滑石

麻子仁丸(《伤寒论》):麻子仁 芍药 炙枳实 大黄 炙厚朴 杏仁

麻杏石甘汤(《伤寒论》):麻黄 杏仁 石膏 炙甘草

麻黄汤(《伤寒论》):麻黄 桂枝 杏仁 炙甘草

麻黄连翘赤小豆汤(《伤寒论》):麻黄 杏仁 桑白皮 连翘 赤小豆 甘草 生姜 大枣

麻黄加术汤(《金匮要略》):麻黄 桂枝 杏仁 甘草 白术

麻黄根散(《圣惠方》):麻黄根 当归 黄芪

旋覆代赭汤(《伤寒论》):旋覆花 代赭石 人参 半夏 炙甘草 生姜 大枣

清骨散(《证治准绳》):银柴胡 胡黄连 秦艽 鳖甲 地骨皮 青蒿 知母 甘草

清带汤(《医学衷中参西录》):生山药 龙骨 牡蛎 海螵蛸 茜草

清热调经汤(《古今医鉴》):牡丹皮 黄连 生地 当归 白芍 川芎 红花 桃仁 莪术 香附 延胡索

清营汤(《温病条辨》):犀角 生地 元参 竹叶心 麦冬 丹参 黄连 银花 连翘

清经散(《傅青主女科》):丹皮 地骨皮 白芍 熟地 青蒿 黄柏 茯苓

清胃散(《兰室秘藏》):生地黄 当归 牡丹皮 黄连 升麻

清金化痰汤(《统旨方》):黄芩 山栀子 桔梗 麦冬 桑白皮 贝母 知母 瓜蒌皮 橘红 茯苓 甘草

清暑益气汤(《温热经纬》):西洋参 西瓜翠衣 黄连 荷叶 石斛 麦冬 竹叶 知母 甘草 莲梗

羚角钩藤汤(《通俗伤寒论》):羚羊角 桑叶 川贝 生地黄 钩藤 菊花 白芍 生甘草 鲜竹茹 茯神

十 二 画

葛根芩连汤(《伤寒论》):葛根 黄芩 黄连 炙甘草

葛根汤(《伤寒论》):葛根 麻黄 桂枝 甘草 白芍 生姜 大枣

越婢加术汤(《金匮要略》):麻黄 石膏 白术 大枣 生姜 甘草

越鞠丸(《丹溪心法》):苍术 香附 川芎 神曲 栀子

黑锡丹(《太平惠民和剂局方》):黑锡 附子 肉桂 硫黄 阳起石 破故纸 葫芦巴 金铃子 木香 肉豆蔻 沉香 茴香,酒糊为丸,姜盐汤或枣汤下,妇人艾醋汤下

程氏萆薢分清饮(《医学心悟》):川萆薢 车前子 黄柏 茯苓 白术 石菖蒲 丹参 莲子心

痛泻要方(《景岳全书》):白术 炒陈皮 炒白芍 防风

普济消毒饮(《东垣十书》):黄芩 黄连 甘草 玄参 连翘 板蓝根 马勃 牛蒡子 薄荷 僵蚕 升麻 柴胡 桔梗 陈皮

温胆汤(《备急千金要方》):半夏 陈皮 枳实 竹茹 生姜 甘草 茯苓 大枣

温经汤(《妇人大全良方》):人参 当归 川芎 白芍 肉桂 莪术 丹皮 甘草 牛膝

温脾汤(《备急千金要方》):大黄 附子 干姜 人参 甘草

犀角地黄汤(《千金要方》):犀角 地黄 丹皮 芍药

犀角散(《备急千金要方》):犀角 黄连 升麻 栀子 茵陈

犀黄丸(《外科全生集》):牛黄 麝香 没药 乳香 黄米饭为丸,陈酒送下

疏凿饮子(《世医得效方》):商陆 泽泻 赤小豆 椒目 木通 茯苓皮 大腹皮 槟榔 羌活 秦艽 生姜

十 三 画

蒲黄散(《太平惠民和剂局方》):生蒲黄 干地黄 干荷叶 牡丹皮 炙甘草 延胡索

新加香薷饮(《温病条辨》):香薷 鲜扁豆花 厚朴 金银花 连翘

十 四 画

酸枣仁汤(《金匮要略》):酸枣仁 知母 茯苓 川芎 甘草

槐花散(《本事方》):槐花 柏叶 荆芥穗 枳壳

膈下逐瘀汤(《医林改错》):五灵脂 当归 川芎 桃仁 丹皮 赤芍药 乌药 延胡索 甘草 香附 红花 枳壳

膏淋汤(《医学衷中参西录》):党参 淮山药 芡实 龙骨 牡蛎 生地黄 白芍

十 五 画

增液汤(《温病条辨》):玄参 生地 麦冬

镇肝息风汤(《医学衷中参西录》):淮牛膝 生龙骨 白芍 天冬 麦芽 代赭石 生牡蛎 玄参 川楝子 茵陈 甘草 生龟板

十 六 画

薏苡仁汤(《类证治裁》):薏苡仁 瓜蒌仁 川芎 当

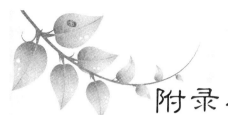

附录二 术语简释

本简释收录中医常用术语及用语,旨在帮助读者解决学习时的一些疑问。词条按首字笔画及首笔笔形(一丨丿、乙)顺序排列。中西医病名相同者,以＝表示;相当者以≈表示。

一 画

一息 息指鼻息,即呼吸。一呼一吸为一息。

乙癸同源 即肝肾同源,亦即精血同源,古人将脏腑与天干相配,肝为乙,肾为癸,故名。

二 画

二阴 前阴和后阴的总称。前阴指外生殖器及尿道;后阴指肛门。

十二经脉 经络的主要组成部分。每一经脉都与相应的脏腑相联系。十二经脉分别属于十二脏腑。

十二经之海 冲脉的别称。

十四经脉 即十二经脉和奇经八脉中的任脉、督脉的合称。因十四经脉在体表的循行部位上皆有其所连属的经穴,为针灸学所重视。

七窍 指头面部的七个孔窍,即眼二、耳二、鼻孔二、口一。七窍与五脏相通,通过七窍可了解五脏的病变。

七情 ①喜怒忧思悲恐惊七种情志变化。②中药配伍关系的七个方面。

七冲门 消化道的七个冲要之门,即飞门(唇)、户门(齿)、吸门(会厌)、贲门(胃上口)、幽门(胃下口)、阑门(大小肠交接处)、魄门(肛门)。

八法 前人将治法归纳为汗、吐、下、和、温、清、补、消八种治法。

八纲 最原则、最基本、最重要的一种辨证方法。阴、阳、表、里、寒、热、虚、实四对纲领可以概括疾病的基本性质。

人中 位于鼻唇沟上1/3与中1/3的交界点。

人迎 又称人迎脉,位于颈总动脉搏动处。

三 画

三焦 三焦是上焦、中焦、下焦的合称,为六腑之一。可以认为其是体内包罗诸脏腑之一大腔。上焦位于膈上,包括心肺在内,中焦位于膈下、脐上之间,包括脾胃在内,下焦位于脐以下,包括肝、肾、膀胱、小肠、大肠在内。三焦的生理功能:一是通行元气,二为水液运行的道路,三是气化进行的场所。

三焦辨证 温病辨证的方法之一,现较少使用。

三消 即上消、中消、下消,是消渴病的三种分型。上消的病机是肺热津伤,以烦渴多饮为主症;中焦的病机是胃热炽盛,以多食易饥为主症;下消的病机是肾阴亏虚,以尿频量多为主症。

下元 指肾阳,故肾阳虚,又称下元虚冷、下元虚惫、下元亏损。

下气 即降气,为气逆的治法,使上逆之气得以下行。

下乳 即催乳、通乳,为产后缺乳的治法。

下利 即腹泻。

下法 为八法之一,即通下或泻下的治法。

干呕 胃气上逆而出,有声无物。

寸口 即寸口脉,脉诊的部位,位于手腕桡动脉搏动处。

寸关尺 寸口脉由远侧端向近侧端分为三部分,依次名为寸、关、尺。

寸白虫 ＝绦虫。

寸白虫病 ＝绦虫病。

大头瘟 以颈项、颔下及面部肿大为主症,伴有高热、疼痛及吞咽困难的严重感染。≈颈、颔下及面部蜂窝织炎。

上气 表现为息粗气促,呼多吸少,为呼气性呼吸困难,见于气道不利之实喘,如哮喘。

口中和 口不干渴,食而知味,表示胃气正常,津液充足的口中正常感觉。

口气 即口臭。

口疮 ≈各种口腔炎,口腔溃疡,口角炎。

山岚瘴毒 指南方山林间湿热蒸郁而产生的一种病邪,类于自然疫源的性质,通常多指疟邪。

小腹 指下腹部中间的部位。

小肠气 又称小肠气痛,即疝气。＝疝。

小儿食指络脉 亦称小儿指纹。三岁以内小儿,望食指络脉以代替脉诊。

小儿暑温 ＝流行性乙型脑炎

小产 妊娠12～28周内,胎儿已形成而自然殒堕者为小产。＝晚期流产。

亡阳 脱证＋大寒证;≈血压降低,休克。

亡阴 脱证＋大热证;≈感染性休克。

卫气 是运行于体表之气,分布于皮肉之间。其作用为:①护卫肌表,防御外邪入侵;②温养脏腑、肌肉、皮毛;③调控腠理的开合及汗液的排泄。

卫分证 卫气营血辨证的第一阶段,见于温热病初起时。相当于八纲辨证的表热证。

子肠 ＝阴道。

子脏,子处 ＝子宫。

子门 又名子户,子宫颈口的部位。

四 画

元气 又名原气、真气,是人体最基本、最重要的气,是人体生命活动的原动力。

元神之府 指脑。

元阳 指命门火,即肾阳。

天柱骨 ＝颈椎。

天行 又称天行时疫,指大流行性的传染病。

天行赤眼 ＝流行性球结合膜炎。

天癸 指男女之肾精,是促进性腺发育成熟的物质。≈性激素。

天庭 位于额部的中央。

不振 虚弱之意,尤指阳虚。如脾阳不振、心阳不振。

不仁 麻木不仁,指肢体感觉减退或消失。

不用 肌力减退,肢体瘫痪,丧失活动能力。

不利 指功能活动减退或障碍,如关节屈伸不利,气机不利,气化不利。

不寐 即失眠。

不育 指男性不育。

不孕 指女性不育。

五更泻 病名。在黎明之前,阴寒较盛之时,腹部作痛,肠鸣即泻。因肾阳虚衰所致。

五轮 眼由外周向中心分为肉轮(眼睑,属脾)、血轮(内、外眦,属心)、气轮(白珠,属肺)、风轮(黑珠,属肝)、水轮(瞳人,属肾)。

五味 中药具有辛、酸、甘、苦、咸五种基本味,不同的味具有相应的药性。

五体 指分属于五脏的五种形体,即筋属肝、脉属心、肉属脾、皮毛属肺、骨属肾。

五官 指分属于五脏的五种头面部器官,即目属肝、舌属心、口属脾、鼻属肺、耳属肾。

五心烦热 病人感手心、足心及心口发热及虚烦,见于阴虚证。

五府 脑为元神之府,头为精明之府,腰为肾之府,膝为筋之府,脉为血之府,合称为五府。

五迟、五软 泛指小儿发育不全或发育迟缓。五迟指立迟、行迟、发迟、齿迟、语迟。五软指头软、项软、手脚软、口软。见于脑性发育不全、脑性瘫痪、佝偻病等。

无权 指脏腑功能减退,如肾虚摄纳无权而致虚喘。

太仓 胃之别称。

太息 即叹长气。深深地叹息,常见于心情郁闷不舒畅之时。肝气郁结者易频频叹长气,称善太息。

太冲脉 冲脉之别称。

太阳 即颞颥,位于眼眶的外后方,颧弓上方的部位。

太阳病(证) 为伤寒六经辨证的初起阶段,相当于八纲辨证的表寒证。

开胃 增进食欲之意。增加食欲的药叫开胃药。

开窍 又称开闭、宣窍、醒脑,用于治疗神昏窍闭之证。分为清热开窍(凉开)、逐寒开窍(温开)及化痰开窍。

历节 病名,又名历节风。痹证的一种,以关节红肿、剧痛、不能屈伸为特点。

牙痛 ≈牙周脓肿

牙宣 又名齿衄,即牙龈出血。

支饮 饮证的一种,又称寒饮伏肺或寒饮停肺。见于慢性支气管炎、支气管哮喘、支气管扩张等病。

少气 指呼吸微弱,言语无力的症状。见于气虚证。

少火 即生理之火,指温煦全身,推动脏腑生理活动的阳气。

少腹 位于脐下腹部两侧。

少腹拘急 下腹部有拘挛急迫(痉挛收缩)的感觉,或有疼痛,并可见小便频数短涩,排出不畅。

少腹急结 指下腹部胀满、板硬,为下焦蓄血的主要症状之一。

少阳病(证) 为六经辨证之证名。患伤寒,病邪已离太阳之表,而未入阳明之里,正在表里之间的病证,主要表现为寒热往来、胸胁苦满、心烦喜呕等。

少阴病(证) 为六经辨证之证名。伤寒历三阳证不愈,进入到三阴证,由太阴进而至少阴,表现为心肾机能衰减之全身虚寒,亦可为全身虚热。

见 意为呈现,表现,出现。如"胆气上溢则见口苦",又如"肝血虚或见肢体麻木"。

中风 ＝脑血管意外。

中气 指中焦脾胃之气。

中气不足 指脾胃气虚。

中气下陷 即脾气下陷,亦称气虚下陷。

中阳不振 即脾胃虚寒

内伤病 又称杂病,或内伤杂病。由内因——阴阳失调,气血紊乱导致的一类慢性疾病。

内火 或称内热,为内生五邪之一。内火有虚实之分。阴虚火旺为虚火;阳气过盛,邪郁、五志过极化火为实火。

内陷 疮疡毒邪恶化,正不胜邪,内陷入里,客于营血,内传脏腑称为内陷。

内障 凡眼球内部的疾病统称为内障。＝内眼病。

气机 通常泛指气的功能活动,亦指脏腑之气运行的通路及方向,以概括脏腑的功能,如肺主肃降,脾主升清,腑气以通降为顺。

气化 气的运动变化及其所产生的能量转化过程称为气化,即水谷津液在体内的代谢过程:将饮食物转化成水谷之精气,然后再化成气血津液,输布全身,产生能量,并排出代谢糟粕。

气分证 卫气营血辨证的第二阶段。温热病邪由表入里,正盛邪实,正邪剧争,阳热亢盛的里热证。

气门 即汗孔。

气海 宗气在胸中积聚之处称气海,又称膻中。

气随血脱 血脱后气亦随之而脱,即大失血后气血皆脱。

反胃 宿食不化,停留胃中,胃脘痞胀,朝食暮吐,暮食朝吐。

反治 是顺从疾病假象而治的一种治法,又称从治。实际上还是针对疾病的本质进行治疗。如用清法治疗真热假寒证,表面看是用清法治寒证,而实质上仍是用清法治热证。

从治 即反治。

化湿 祛湿邪的一种治法,又称芳香化湿。

风热喉痹 ＝急性咽喉炎。

风疹 ＝风疹。

风瘙痒 ＝皮肤瘙痒症。

风火眼痛 又名风热眼、火眼。＝急性结膜炎。

月水 即月经。

月经先期 又称经期超前。月经周期提前1～2周。

月经后期 又称经期错后。月经周期延后1周以上。

月经愆期 又称经行先后无定期,经乱。月经不按正常周期来潮,或提前,或延后,或经期不定。＝月经周期不规则。

丹痧 又名烂喉丹痧,喉痧。＝猩红热

文火、武火 指煎药的火力。火力小而缓为文火,火力大而猛为武火。

火 火附图1的种类列举如下,意义见各词条。

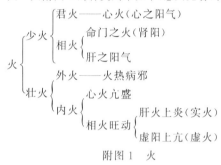

附图1 火

火丹 又称流火。＝丹毒

火毒 又称热毒,指火热病邪郁结成毒,在身体的局部形成疮疡痈疽等化脓性感染。

心肾不交 心肾两脏失去协调,出现肾水虚于下及心火旺于上的证候。

心脉瘀阻 又称心血瘀阻,为瘀血阻于心的证候。＝冠心病

心系 指直接与心脏连接的大血管。

心阳不振 即心阳虚。

水蛊病 ＝肝硬化腹水。

水气 即水肿之古称。

水痘 又称水疮。＝水痘。

水火既济 又称心肾相交。正常情况下,心火与肾水互相协调,互相制约,使水火二脏保持动态平衡。

五 画

玉门 又名胞门。妇女外生殖器的阴道口及处女膜的部位。

正治 是逆其证候而治的常规治法,又称逆治,如用温法治寒证,用补法治虚证。

正骨科 又称伤科,骨伤科,为治疗跌打损伤的专科。

本节 指手的掌指关节及足的跖趾关节。

平补阴阳 指能兼补阴阳的药性,如山茱萸既滋阴又补阳,为平补阴阳药。

石淋 ＝泌尿道结石。

石瘕 ＝子宫肌瘤。

东医 朝鲜、越南对中医的称谓。

长夏 农历六月称为长夏。

归经 对中药功效的一种归纳方法,归经即归该经所连系的脏腑,表示对该脏腑疾病有治疗作用。

目眵 俗称眼矢,即附着在内眦及睑缘的黄色分泌物。

目系 眼球内连于脑的神经。＝视神经。

目窠 又称胞睑、目胞、眼胞,俗称眼皮。即上、下眼睑。

目窠肿 ＝眼睑水肿。

四末 指四肢的末端,即手和足。

四气 中药的寒、热、温、凉四种药性,称为四气。

四海 指髓海(脑),气海(膻中),血海(冲脉),水谷之海(胃)。

矢 通"屎",如蚕矢。

矢气 指肛门排出之臭气。俗称屁。

失音 即声音嘶哑。

失司 司意为主管、掌管。失司意指某脏腑之功能减退,如脾之运化失司,肾之封藏失司。

用 功用、功能、作用之意,如六腑以通为用,肝脏体阴用阳。

白睛 指眼球的白色部分,相当于巩膜部分。

白喉 ＝白喉。

白秃疮 ＝发癣中的白癣。

白疕 ＝银屑病。

白浊 尿道流出白色如米泔、如膏脂样的秽浊似脓样的分泌物,为一种淋病。

白屑风 ＝皮脂溢出症,皮脂溢性皮炎。

白驳风 白癜风。

外感病 感受外邪所致的疾病,分为伤寒和温病两大类。明代以前外感病按《伤寒论》六经辨证论治;明代以后温病学派兴起,外感病多按温病卫气营血辨证,于是外感病有伤寒派与温病派之分。

外火 指六淫之邪中的火邪。

外证 见于皮肤、肌肉等浅表部位的病变,包括各种皮肤病及热毒所致的疮疡痈肿皆为外证,属中医外科的范畴。

外障 凡眼球外部的病称外障。＝外眼疾病。

皮痹 ＝硬皮病。

印堂 鼻根部两眉之间的部位。

玄府 即汗孔。

主 主宰、主持之意,如心主血脉。

闪挫 闪伤和挫伤合称闪挫。躯干突然用力旋转或屈伸,使筋膜、韧带、肌腱等受急骤的牵拉而引起的损伤称闪伤,属于扭伤的范围。体表受钝器猛烈撞击而致肌肉等软组织损伤称挫伤。

头风 慢性发作性头痛,如血管神经性头痛。

头重 头部的重坠、沉重、闷胀感。由外感湿邪或痰湿内阻所致。

壮热 即高热。

汉医 又称汉方医学,为日本对中医的称谓。

半身不遂 为中风后遗症状。＝偏瘫。

发 发相当于西医的痈,或痈并发蜂窝织炎。痈之大者名发。

发表 即解表。

发颐 =化脓性腮腺炎。

发际 头发的边缘部位。在额上方者为前发际,在枕部者为后发际。

六 画

百骸 泛指人体所有的大小骨骼。

百合病 ≈癔病,神经官能症。

平脉 正常人的脉象。

托毒透脓 运用补气血药,扶助正气,托毒外出,以免毒邪内陷的治法。用于疮疡中期毒邪盛,而正气未衰,疮疡痈肿尚能溃破者。

达邪 即透邪外出。

早产 =早产。

早泄 行性生活时排精过早的病状,因肾虚或相火过盛所致。

吐血 =呕血。

吐酸 见吞酸。

吸门 =会厌。

虫积 =肠寄生虫病。

血不归经 又称血不循经,即血不循血脉运行逸出于外而导致出血。

血分证 温病发展的最深重阶段,也是卫气营血辨证的最后阶段。在营分证的基础上,更有血热妄行和/或肝热风动的表现。

血脏 指子宫。

血脱 =失血性休克。

血证 出血病证的总称。

血室 ①指子宫;②指冲脉;③有时亦指肝脏。

血海 指冲脉。

伤食 由于暴饮暴食所致的急性消化不良或急性胃肠炎。

伤筋 又称软组织损伤。

伤寒 ①广义的伤寒是外感病的一大类;②狭义的伤寒是伤寒太阳病证的一种证型;③动宾词组,意为伤于寒邪。

伏气 感觉温热病邪,潜伏体内,经过一段时间才发病。此种病邪称伏气,此种温病称伏气温病。

华盖 指肺。因肺的位置最高,喻为华盖,遮盖着其他脏腑。

自汗 不因劳累、炎热、服发汗药而自行出汗为自汗,见于气虚卫表不固,感受外邪营卫不和,以及里热炽盛之时。

舌本 即舌根。有足太阴脾经连于舌本,散于舌下。

舌菌 ≈舌癌。

肌肤 又称肌表、肌腠,泛指体表。

肌肤甲错 皮肤干燥、粗糙、角化、脱屑如鳞甲状,且有瘙痒及抓痕。

肌衄 又称紫斑,指皮下出血。=紫癜。

杂病 指外感病以外的内科病证,病因为内因,多为慢性疾病。

狐惑病 ≈白塞病。

多寐 =嗜睡。

交骨 耻骨联合处。

安神 =镇静、催眠。

闭证 神昏之浅者为闭证,兼有热象者为阳闭,兼有寒象者为阴闭。

羊痫风 =癫痫大发作。

冲脉 奇经八脉之一。能调节十二经气血,故有"十二经脉之海"之称。其与妇女月经有密切关系,故又称"血海"

冲任不固 "冲为血海、任主胞胎",冲任二脉与妇女的月经、妊娠有密切关系。冲任不固是冲脉、任脉不能固摄之意,易发生崩漏、流产等病证。

汗法 八法之一,即解表法。

壮火 指致病之邪火。

壮阳 用温补药以强壮阳气叫壮阳。壮阳主要指壮肾阳,比补阳的范围稍窄些。

阳事 指男子性生活或性功能。

阳明病(证) 伤寒六经辨证的病证之一,病邪入里化热为阳明病,又分阳明经证和阳明腑证两种证型。相当于八纲辨证的里实热证。

阳脉之海 督脉的别称。

阳盛格阴 邪热内盛,深伏于里,格阴于外,表现为四肢厥冷,脉象沉伏,身大寒反不欲近衣被,以及心腹烦热,扪诊腹部灼热之真热假寒之象。

阳痿 又称阳事不举,指性交时阴茎不能坚硬勃起的病证。

阴挺 =子宫脱垂,阴道前后壁膨出。

阴器 指男女生殖器。

阴脉之海 任脉的别称。

阴盛格阳 阴寒内盛,逼微弱之阳气浮于外,表现为内真寒外假热的证候。

阴痒 妇女外阴或阴道内瘙痒,甚则疼痛,常有渗出物。≈阴道炎,外阴瘙痒。

阴冷 男子阴冷指阴茎或阴囊冷而不温。女子阴冷指阴户有寒冷感,甚至下腹也觉冷。

阴户 指女子阴蒂、大小阴唇、阴唇系带及阴道前庭的部位。

阴阳格拒 是阴阳失调中比较特殊的一类病机,包括阴盛格阳和阳盛格阴两种。由于阴或阳的一方偏盛至极,因而壅遏于内,将另一方排斥格拒于外,迫使阴阳之间不相维系,从而出现真寒假热或真热假寒之证。

出血性中风 =脑出血。

七 画

赤游丹 =丹毒。

运脾 是治疗湿邪困脾的方法。湿浊内阻中焦,致使脾不耐重负,用祛湿之剂以解脾之围,俾其运化功能得以恢复。

走黄 是由疗毒入血,内攻脏腑而引起的全身性感染,一般以颜面部疗疮并发走黄者最为多见。＝败血症,脓毒血症。

杨梅疮 ＝梅毒。

抑木扶土 又称疏肝与脾健药同用的治法,用于治肝旺乘脾之证。

更衣 解大便之婉称。

医案 即病案。

尪痹 又称顽痹,指久治不愈,关节肿胀、变形、致残的痹证。

芳香化浊 是使用藿香、佩兰、砂仁、蔻仁之类具芳香气味,能化除湿浊之邪的药物以治疗上、中焦湿证的治法。

劳淋 遇劳累辄发作的慢性淋证。＝慢性肾盂肾炎。

坚阴 是平相火、固肾精的治法,用于相火妄动,肾气不固,梦中遗精之证。

呃逆 ＝膈肌痉挛。

助阳 即补阳,是用于阳虚证的治法。

时行 指流行性疾病。

时行感冒 ＝流行性感冒。

时方 指汉代张仲景所著《伤寒杂病论》以后,历代医家所制订的方剂。时方在经方的基础上有了很大的发展,但时方之药味往往多而杂。

肝痈 ＝肝脓肿。

肠覃 ＝卵巢囊肿。

肠痈 ＝阑尾周围脓肿。

肠澼 痢疾之古称。

体气 ＝狐臭。

佐金平木 又称泻肝清肺,是清肃肺气以抑制肝木的治法,用于肝火旺盛,影响肺气清肃之证。

利湿 又称渗湿,或渗湿利尿,是通利小便,使湿邪从下焦渗利而出的治法。

吞酸 酸水由胃中上逆至咽又随即咽下者称为吞酸;不咽下而吐出者则称吐酸。

针眼 ＝麦粒肿。

身热不扬 热受湿阻遏的一种热象,其特点是体表初扪之不觉很热,但扪之稍久则觉灼手。

身瞤动 肌肉掣动或跳动,程度较筋惕肉瞤为轻。

疗疮 泛指一切体表疮疡发病迅速而危险性较大者。相当于西医的疖、脓疱、蜂窝织炎、甲沟炎等体表化脓性感染。

泛恶 即恶心。

泄泻 ＝腹泻。

完骨 ＝颞骨之乳突部分。

证 又称证候,亦称证型,是中医辨证的结果,诊断疾病的单位,其对论治具有指导意义。

补火生土 又称温补脾肾,是温补命门以恢复脾的运化功能的治法,用于脾肾阳虚之五更泻。

纳呆 胃的受纳功能呆滞,表现为食欲不振,不思饮食。

君火 指心火。

附骨疽 无头疽的一种,附着于骨的感染,多为慢性,好发于四肢长骨,溃后难愈,可成窦道。≈慢性骨髓炎,骨结核。

延孔 指女子的尿道口。

八 画

表证 外感病的初期阶段。八纲辨证证型之一,其对立面为里证。

表里双解 表证、里证同时存在时,必须表里同治,解表与通里清热之剂同用,此称表里双解。

青盲 ＝视神经萎缩。

直中 病邪(主要是寒邪),不经三阳经传变而直接侵入三阴经为直中。如直中太阴,直中少阴。

拘急 四肢拘挛难以屈伸,但较强直轻。

郁证 由于情志不舒,气机郁滞所引起的一类病证,以肝气郁结为其代表。＝抑郁症。

郁热 为火热内生之实热,体内阳气过盛、病邪郁滞及五志过极皆能产生郁热,如肝郁发热、瘀血发热。

奇恒之府 脑、髓、骨、脉、胆、子宫六个脏器称为奇恒之府。奇恒有异乎寻常之意。它们似脏非脏,似腑非腑,但贮藏精气,与肾、心、肝三脏关系密切。

奇经八脉 指十二经脉以外的另一些重要经脉,包括任脉、督脉、冲脉、带脉、阴跷脉、阳跷脉、阴维脉、阳维脉。它们与脏腑没有直接的络属关系,但有联络和调节十二经脉的作用。

转筋 多指腓肠肌痉挛。

苗窍 通过五官的孔窍以审视病变的苗头。鼻为肺之窍,目为肝之窍,口为脾之窍,舌为心之窍,耳为肾之窍。审察这些苗窍可知内脏的变化。

齿龃 睡眠中上下牙齿自相磨切,嘎嘎作响的症状。

齿衄 即牙龈出血,又称牙宣。

肾囊风 又称绣球风。＝阴囊湿疹。

性冷 ＝性欲低下,性厌恶。

岩 发于体表的坚硬如石形状不规则的肿物。岩与癌通。

股白肿 一侧下肢突然明显肿胀,皮色不变。＝下肢深部静脉血栓形成,或血栓性静脉炎。

肥疮 ＝发癣中的黄癣。

乳核 乳房中结块形如弹丸,边界清楚,推之活动,轻度胀痛或无痛,与月经周期无关。＝乳腺纤维腺瘤。

乳岩 ＝乳腺癌。

乳疽 指乳房深部脓肿。

乳痈 ＝急性乳腺炎。

乳癖 双侧乳房发生多个大小不等、边界不清的小结节,胀痛,经期前加重。＝乳腺(囊性)增生病。

乳泣 妊娠期乳汁自出。＝溢乳症。

乳蛾 ＝扁桃体炎。

乖戾 指一类具有强烈传染性的致病因素。

和 原意为和谐,调和,引申为适合,适中,和顺、平和、正常,如胃以降为和,口中和。

和法 八法之一,即和解法,实际上为其他七法所不能解决的一种调和法。其用于和解病邪在表里之间的少阳病证,用于调和肝强乘脾的肝脾不和证,也用于调和寒热互结心下之痞证。

命门 有生命之门的含义,为肾阳所在之处。

命门之火 简称命火,为肾火、肾阳的同义词。

命火不足 即肾阳虚。

命门火衰 指肾阳虚之甚者,又称肾阳衰微。

金水相生 又称补肺滋肾,是肺肾同治,滋养肺肾阴虚的治法,用于肺肾阴虚证。

炙 将药材与液体辅料共炒,使辅料渗入药材之内的炮制法。如炙甘草即是将甘草与蜜拌匀后加热同炒制成。

疠风 ＝麻风。

宗气 为积于胸中之气,由肺从自然界吸入的清气和由脾转输来的水谷精气在胸中结合而成。

宗筋 三阴、三阳的经筋会合于前阴部位称宗筋。宗筋又指男子的生殖器。

泻南补北 又称泻火补水法,即泻心火与滋肾水同用之滋阴降火法,用于肾阴不足、心火偏旺之心肾不交证。

泻肝 即清泻肝火的治法。

油风 ＝斑秃。

郑声 神识不清时,低声地、断续地重复说一些话语叫郑声,属心气大伤、精神散乱之虚证。

经脉 为经络系统的主要组成部分,包括十二经脉,奇经八脉及十二经别。经脉是经气运行的主要通道。

经气 泛指在经脉中运行的气。

经乱 即经行先后无定期,又称月经愆期。

经外奇穴 指十四经以外的穴位。

经方 主要指汉代张仲景在《伤寒论》、《金匮要略》中制定的方剂,经方的特点是药味少而精,组方严谨。

经闭 即闭经。

经穴 十四经脉(十二正经、任脉、督脉)所属的腧穴称经穴,分布于经脉在体表循行的路线上,供针灸用。

经行吐衄 又称倒经、逆经。每在经前或经期有规律性的出现吐血或衄血。＝代偿性月经、子宫内膜异位症。

孤腑 指三焦。

九 画

标本 辨证论治中经常使用的一对概念。其含义是多方面的。本:指根本、本质、病因、整体、正气、原发病、主要矛盾等;标:指枝节、现象、症状、局部、病邪、继发病、次要矛盾等。

封藏失司 肾有贮藏精气,主二便的功能,如肾气不固,出现遗精、滑精、早泄、小便失禁、夜尿频多、五更泄泻等症状,称之为封藏失司。

相须 性能功效相类似的药物配合应用,能增强疗效的叫相须,如银花与连翘,麻黄与桂枝。

相使 性能功效有某种共性的药物配合应用,辅药能提高主药的疗效叫相使,如清热泻火的黄芩配以攻下泻火的大黄,辅药大黄能提高主药黄芩的清热泻火作用。

相畏、相杀 实际上是一种配伍关系的两种提法。两药配伍,一药能减轻或消除另一药的毒性或副作用,如生半夏配生姜,生姜能减少生夏的毒性,这种关系叫生半夏畏生姜,或叫生姜杀生半夏。

相恶 两药配合应用,有拮抗作用而致减效或失效叫相恶,如人参恶莱菔子,莱菔子能削弱人参的补气作用。

相反 两药配合应用,能产生毒副作用叫相反,此属配伍禁忌。

相乘 在五行生克关系中,相克太过叫相乘,如肝木乘脾土。

相侮 在五行生克关系中,出现反向的相克,叫相侮,又叫反侮或反克,如正常为金克木,但当木旺时反过来克金,比如木侮金或木火刑金。

相火 指正常的肾阳、肝阳。

相火妄动 相火因失却肾阴、肝阴的滋养而妄动,表现为肝阳上亢(眩晕头痛,急躁易怒)而虚火内灼(五心烦热,遗精早泄),称为相火妄动。

面游风 ＝脂溢性皮炎。

咳血 ＝咯血。

喑 同瘖,即失音。

骨痨 ＝骨结核。

带下 指生理的白带,有时亦指病理的白带过多,即带下病。

带下病 病理的白带过多,或色质的改变。＝阴道炎,宫颈炎。

胞衣 ＝胎盘。

胞脉 ＝子宫内膜。

胞室 ＝子宫。

胞宫 ＝子宫。

胎动不安 妊娠期出现腰酸、腹痛、胎动、下坠感,甚至阴道少量出血。又称胎气不安。＝先兆早产。

胎漏 亦称胞漏或漏胎。妊娠期阴道少量出血,时下时止,或淋漓不断,而无腰酸腹痛者。＝先兆流产。

胎黄 ＝新生儿黄疸。

肺系 指肺的附属器官,如气管、喉、鼻道等上呼吸道的统称。

肺胀 ＝(慢性阻塞性)肺气肿。

肺痿 ＝肺纤维化,肺硬变,矽肺,肺不张。

肺痨 ＝晚期肺结核。

胸痹 即心脉痹阻,或心血瘀阻。＝冠心病。

脉 指脉管,即血管,包括动脉、静脉及毛细血管。

脉象 脉诊所得脉搏的形象,包括频率、节律、充盈度、强度、幅度、动势诸方面的综合。

脉结代 泛指脉律不齐。

脉象冲和 指有胃(徐和之象),有神(柔和有力)之脉。冲和之脉见于平脉,亦见于病脉,如孕妇脉来滑数冲和,又如脉虽细弱,仍有徐和之象,不是完全无力,仍属冲和之象。

顺 通顺,和顺之意,引申为功能正常,如六腑以降为顺。

顺气 即降逆下气的治法,用于气逆证。

顺证 病情由重转轻,向好的方向发展叫顺证。

重听 即听力减退。

食积 又称积滞。表现为纳呆、恶食、恶心、脘腹痞闷、嗳腐吞酸,大便稀溏,舌苔厚腻。≈慢性消化不良。

急下存阴 当热病耗伤津液之际,急用通下药以泻实热,以免津液进一步耗损,叫急下存阴。

类中风 由内风所致之中风叫类中风。即通常所称之中风,又称卒中。轻者表现为中经络,重者表现为中脏腑。

祛湿 祛湿的治法包括芳香化湿、苦温燥湿及淡渗利湿。

神阙 =脐。

神明 =神志,神识。

神昏 =昏迷。

神乱 =精神错乱。

语言不利 指语言障碍,发音困难或吐词不清。

语言謇塞 由于中风所致舌强不能言,发音困难或模糊不清。

语音重浊 简称声重。由于鼻塞,气道不畅通而发音低沉重浊(鼻音),为肺气不宣的症状。

室女 未结婚的女性,即处女。

客 用作动词,寄居他乡,停留异地之意,借指病邪侵犯身体某部位,如寒邪客肺。

疮疡 泛指体表部位的各种感染性疾病,包括疔疮、疖肿、痈疽、流痰、流注等。

烂喉丹痧 又称丹痧。=猩红热。

逆传心包 温病不按卫气营血次序传变,由卫分(肺)突然陷入营分(心包)为逆传心包。

逆证 病情突然恶化由轻转重,向坏的方向发展叫逆证。

逆治 即正治,见正治。

柔肝 治法用语,用滋养肝阴之药,以收敛过旺的肝气,功与滋阴潜阳近似,如白芍功效为柔肝止痛,平抑肝阳。

结核 泛指一切皮肉之间的圆形肿块。包括皮下囊肿、皮下结节、肿大的淋巴结以及肿瘤。

结喉 男子颈前方突起处,即甲状软骨。

结胸 热与水或热与痰结于胸腹,表现为心下胃脘或至少腹的硬满疼痛。

结代脉 为节律不齐脉的总称,包括结脉、代脉及促脉三种。

络脉 为经脉的分枝,纵横交错网络全身,把人体所有的器官组织联结成一个统一的有机整体。

绝汗 又称脱汗,见于亡阴、亡阳之际。

十 画

顽疾 又称顽症,指难治或久治不愈的病症。

顽痰 指顽固难愈的痰证。顽痰多胶结胸膈发为痰饮、哮喘,或结为气痰、瘀痰、滞留多处形成痰核、瘰疬、肢体顽麻等病。

顽痹 又称尪痹,见尪痹。

恶阻 =妊娠呕吐。

恶(wù)寒发热 恶寒与发热同存,为外感病表证的热型。

真心痛 =心绞痛。

真中风 由外风侵袭而引发之中风称真中风。此种

风仅表现为中经络。

热因热用 反治法之一。热因热用意为以热治热,即用热性方药治疗热证(其实是真寒假热证)。

热入心包 即温热病的营分证,表现为高热、神昏、谵语。

热入血室 经期、行经前后、或产后恶露未尽之时,出现下腹部或胸胁下硬满疼痛及发热(寒热往来无定时)。≈急性盆腔炎。

热毒 即火毒。见火毒。

热(气)疮 =单纯疱疹;发热时出现的一种急性疱疹性皮肤病,多发生在唇缘、口角、鼻孔附近。

热痹 痹证的一种,即风湿热痹,表现为关节红肿热痛。

热淋 淋证属膀胱湿热证,其中热象明显称热淋。

破气 行气作用之峻烈者叫破气,具有散结导滞的作用。

破伤风 =破伤风。

破血 活血祛瘀作用之峻烈者叫破血。

逐水 用猛烈泻下药,引起剧烈腹泻,使体内水液排出的治法叫逐水。

顿咳 =百日咳。

峻下 即逐水。见逐水。

脐风 =新生儿破伤风。

脐突 =脐疝。

脑鸣 即耳鸣。

脑漏 病名,鼻渊的俗称。

胸痞 指胸中满塞不痛。若胸中满塞兼痛者则为结胸。

胸痹 =冠心病。

胸胁停饮 =胸水。

胸阳不振 即心阳虚。

脏躁 =癔病。

积聚 又称癥瘕,见癥瘕。

缺盆 =锁骨上窝。

缺血性中风 =缺血性脑血管病。

鬼胎 =葡萄胎。

息微 呼吸浅表,气息微弱。见于虚证。

息粗 呼吸气息粗糙、急迫。见于实证。

透邪 又称达邪,即用辛凉解表法治风热表证,使病邪往外透达。

透疹 麻疹、风疹之类病,在皮疹透发不畅或应出未出之时,采用辛凉解表一类的治法,使其顺利出疹,不致发生变证,叫透疹。

透表 即透邪、透疹一类的治法。

倒经 又叫逆经,经行吐衄。在月经周期中或行经前后出现周期性吐血或衄血的病证。

釜底抽薪 用抽去灶中的柴火以降低釜中温度,来比喻通大便以泻去实热证的治法。

症 =症状。

病 又称病名。中医的病名和西医的病概念完全不

同。中医的病名不具有独立的诊断价值,只是几个有关联症的组合。例如痢疾是下利赤白粘冻、里急后重症状的组合,各种类型的痢疾皆包括在内。

痈 中西医痈的概念不同,中医的痈相当于西医的脓疱或脓肿。发生在体表皮肉部位的急性化脓性感染称外痈,相当于西医的脓疱;发生在内脏的化脓性感染称内痈,相当于西医的脓肿,如肺痈即肺脓肿。

疽 分有头疽与无头疽两种。有头疽是发于肌肤间的阳性疮疡,相当于西医所称之痈及蜂窝组织炎。无头疽的发病部位深在筋骨,初起漫肿无头,多为阴性,相当于西医的慢性骨髓炎、骨关节结核等深部慢性感染。

疳 又称疳病或疳证,泛指小儿营养不良及其合并症。表现为营养不良、面黄肌瘦、消化不良、腹部膨胀、慢性腹泻等。轻度者称疳气,中度者称疳积,重度者称干积。

痄腮 ＝流行性腮腺炎。

疰夏 ＝小儿夏季热。

废用 即瘫痪。

病机 病因启动后,引发疾病的病理过程称病机,病因、病机常连用称病因病机。

病进 指病情恶化或加重。

病退 指病情好转或向愈。

高骨 手腕近拇指一侧有显著隆起的部分称高骨,即桡骨茎突处。

家 指患者,如称失血患者为亡血家。

流痰 好发于骨关节间,起病缓慢,化脓亦迟,溃后流脓清稀,或夹有干酪样物质,不易愈合而形成瘘管。≈骨关节结核、慢性骨髓炎。

流火 ＝小腿部位的丹毒。

消瘅 ＝消渴之古名。

消渴 ≈糖尿病、尿崩症。

浸淫疮 ＝急性湿疹。

流注 是由它处病灶的毒邪,转移扩散到深部肌肉,停留住了而发生的脓肿,具有初起微肿,结块不甚明显,皮色如常,发生无固定部位的特点。≈寒性脓肿。

涤痰 用峻烈祛痰药荡涤顽痰的治法。

浮火 为阳虚至极,欲亡之象,见于阴盛格阳于外,真阳外逸将亡之际。

消法 八法之一。有消散、消导之意。使积聚之实邪渐消缓散的治法。适于气滞、血瘀、肿瘤、结石、食滞、水肿诸证。

消导 即消食化滞,是消除食滞以恢复脾胃运化功能的治法。

润燥 是使用滋润药以治疗燥证的治法。

粉刺 又名酒刺。＝寻常痤疮。

益火补土 是温肾阳而补脾阳的一种治法,又称温肾健脾或温补脾肾法。适用于肾阳式微而致脾阳不振之证。

调和营卫 是解除风邪以纠正营卫不和的治法,代表方为桂枝汤。

调气 即理气,包括行气、降气,以治气滞、气逆证。

通因通用 反治法之一,是以通治通的治法,即用通利方法以治疗表象通泄,实际上是因阻滞而欠通畅的病证。适用于湿热痢、湿热淋、瘀血性崩漏、热结旁流等真寒假通之证。

通阳 阳气被寒邪或湿邪阻碍时,使用祛寒方药或祛湿方药使阻碍的阳气得以宣通的治法。

绣球风 ＝阴囊湿疹。

十 一 画

黄胖病 ≈钩虫病。

黄水疮 ＝脓疱疮。

萎黄 由虫积、食滞所致慢性营养不良,表现为面黄肌瘦,皮肤干燥不润泽,倦怠乏力,纳呆便溏等。

营气 是与血共行于脉中之气,营与血的关系极为密切,可分而不可离,故常“营血”并称。

营分证 温病卫气营血辨证的第三阶段,由气分证传变而来,是温热病邪内陷的深重阶段。表现为高热、神昏、谵语、斑疹隐现、舌质红绛、脉象细数。

营卫不和 营是汗液的物质基础,卫指卫于体表的阳气。营卫不和是指太阳中风(表虚)证的自汗而言。

培土抑木 即健脾疏肝法,用于治肝脾不和证。

培土生金 即补脾益肺法,用于治脾虚进而脾肺两虚之证。

理气 又称调气。又分行气及降气,前者用于气滞证,后者用于气逆证。

虚里 即心尖搏动处。

蛊病 又称蛊胀。＝血吸虫病肝硬化。

蛇串疮 ＝带状疱疹。

蛇皮癣 ＝鱼鳞病。

趺阳脉 又名冲阳脉,位于足背动脉搏动处。

悬饮 ＝渗出性胸膜炎,多为结核性胸膜炎。

雀目 ＝夜盲症。

崩漏 在非经期,阴道大量出血称崩中,出血淋漓不断称漏下,合称崩漏。若经期延长,达三周以上,称经崩或经漏,亦属崩漏范畴。

脚气 ≈维生素 B_1 缺乏性脚气病,或营养不良性水肿。

脚湿气 ≈足癣。

脱肛 ＝直肠脱垂。

脱骱 ＝关节脱臼。

脱气 ＝虚脱。

脱(骨)疽 ＝血栓闭塞性脉管炎。

脱汗 又称绝汗,见于亡阴、亡阳之时。

脱证 ①虚证为慢性消耗不足之证,分气虚、血虚、阴虚、阳虚四种;而脱证为急性亡失之证,分气脱、血脱、亡阴、亡阳四种。久虚虽可致脱,亦可无久虚而突发暴脱。总之脱证是病情急骤的危重阶段。＝虚脱、休克。②中风,有神志障碍者称中脏腑,又有闭证与脱证之分。其中重度神昏者为脱证。＝深昏迷。

秽浊 ①指秽浊之气,为一种中伤人体的污秽混浊之气,以及“山岚瘴气”之类的病邪。②指体内排出的污秽混浊之物。

敛阴 即收敛阴气的治法,用于阴津耗散而病邪已衰退的病证。

麻疹 ＝麻疹。

麻风 ＝麻风。

宿疾 指旧有的疾病,与新病相对而言。

惊风 ＝小儿惊厥。

盗汗 ＝睡时出汗,醒后汗止的异常出汗症状,见于阴虚证。

清气 指水谷精气中的轻清部分。

清窍 ①指上窍;②指脑。

清法 八法之一。即治疗实热证的清热法。

淋证 表现为小便频数短涩,滴沥刺痛,欲出未尽,小腹拘急或痛引腰腹的病证。

淋浊 淋证之有小便混浊者称淋浊。

绿风内障 ＝青光眼。

胬肉攀睛 ＝翼状胬肉。

堕胎 凡妊娠12周内,胚胎自然殒堕者称堕胎。＝早期流产。

隐疹 ＝荨麻疹。

十 二 画

厥阴病(证) 伤寒六经辨证,三阴病发展的最后阶段。在此阶段正气和病邪相争于内,表现极为错综复杂,厥热胜复,寒热交错为其特点。

厥证 突然昏倒,神志不清,或有四肢逆冷,短时间内可以苏醒。＝昏厥,晕厥。

喑 又称瘖,即失音。

紫斑 ＝紫癜。

喉风 指发病急速,病势严重,咽喉肿痛剧烈,痰涎壅盛,呼吸困难的病证。又分急喉风、烂喉风、缠喉风及锁喉风四证。

喉痹 即咽喉肿痛＝咽喉炎。

喉痧 又称烂喉丹痧或丹痧。＝猩红热。

蛔厥 ＝胆道蛔虫症。

遗溺 ＝遗尿。

黑睛 即眼睛的黑色部分,相当于角膜部分。

短气 呼吸困难,气不接续,短而促,浅而快。见于虚喘。

鹅口疮 又称雪口。＝口腔白色念珠菌病。

鹅掌风 ＝手癣。

舒肝 即疏肝。

(腓腨)转筋 ＝腓肠肌痉挛。

筋 指附着于骨关节处的肌腱。

筋惕肉𥆧 即肌肉抽掣跳动,其病机与"身𥆧动"基本相同,不过津液损伤的程度更甚。

痞块 上腹之硬块,属症积范畴。＝肝脾肿大。

痞满 自觉脘腹痞塞不通,满闷不舒,但检查腹部未能触得肿块。

痢疾 ＝痢疾。

痧 痧的概念含混不清,其临床表现多样,实际上是一类病症的概称,有热痧、暑痧、瘟痧、绞肠痧等诸种痧之分。

简言之,痧是感受秽浊之邪,不正之气,多发于夏秋的一类时病。表现有发热、闷乱、腹痛、吐泻或出疹等多种症状。实际上一些温病、中暑、瘟疫、干霍乱等也包括在其中。

滞下 痢疾之古称。

滞颐 小儿常流口涎而渍于颐下,故名。

湿土 指脾。

湿毒 ＝慢性湿疹。

湿疮 ＝湿疹。

湿浊 指湿邪。湿邪为患,表现为口中发黏,舌苔垢腻,胃纳呆滞,脘腹闷胀,大便溏泻故称湿浊。

湿温 温病病种之一。≈伤寒、副伤寒。

湿热痢 ＝急性菌痢。

滑胎 凡堕胎、小产连续发生三次以上者称滑胎。＝习惯性流产。

温病 是感受四时不同的温邪所引起的多种急性热性病的总称。伤寒与温病是外感病的组成部分。温病学虽后起于伤寒论,但由于切合临床实际,应用更为广泛。

温法 八法之一。即温里法,用温热方药以祛除寒邪的治法。

滋水涵木 即滋养肝肾法,是滋养肾阴以养肝阴的治法。用于肝肾阴虚而肝阳偏亢之证。

善 ①长于。如肉桂善通血脉。②易于。如"肝郁患者善太息","中消患者消谷善饥"。

寒因寒用 反治法之一。是以寒治寒,即用寒性方药治疗真热假寒证。

疏表 即疏解表邪。使用发表作用较弱的解表药,不一定引起出汗即能解除表证的治法。

疏风 使用善于祛风的药物以疏散外感风邪的治法。

强中 即阴茎异常勃起。

十 三 画

鼓胀 ＝腹水。

暗产 ＝自然流产。

腠理 概括皮肤的孔隙,皮下的空隙及肌肉的间隙。

脾约 古病名,指脾虚津少,肠液干燥而致大便坚硬难出的病证。≈习惯性便秘。

腧穴 即穴位。

解颅 头颅骨缝分裂,前囟扩大而不闭合,见于重症佝偻病及脑积水。

解痉 即镇痉,又称息风。

解肌 外感表证有汗的治法,如桂枝汤为辛温解肌方,柴葛解肌汤为辛凉解肌方。

微热 即低热。

错经 即经行便血,每在行经时出现大便下血,而经血量减少。

痹 闭塞不通之意。如胸痹、脉痹、痹证。

痹证 风、寒、湿、热、痰、瘀等邪闭阻经路,致气血运行不畅,发为关节、肌肉疼痛,或有肿胀变形。＝风湿病。

痼疾 久治不愈的顽固性疾病。

痿证 是肢体痿弱废用,筋弛不收的一类病证,多见于下肢。≈脊髓病变导致的截瘫或轻瘫。

痰核 为皮下肿起如核的结块,结块多少不一,不红不肿,一般不化脓溃破,多为淋巴结核。

痰浊 指广义的痰证。痰浊上干清窍则头目眩晕,滞于胸中则胸闷咳喘,阻于胃则恶心呕吐,流窜经络则结为痰核瘰疬等。

廉 侧或面之意。如上廉即肢的上侧或上面,内廉即肢的内侧或内面。

新感 温病中感受病邪立即发病者称新感温病。

溏 大便稀薄为溏。如便溏、溏泄。

塞因塞用 反治法之一,意为以塞治塞,实为以补开塞,即用补益方药治疗因虚而闭塞的真虚假实证或本虚标实证。如用补脾法治脾虚腹胀。

缠腰火丹 又名缠腰蛇丹。＝(腰腹部或胸胁部的)带状疱疹。

十 四 画

截疟 在疟疾发作前进行治疗以制止再次发作称截疟。

嘈杂 胃脘似饥非饥,似辣非辣,似痛非痛的一种莫可名状的症状。

鼻鼽 以阵发性发作鼻痒、喷嚏、流清涕为主要特点的慢性鼻病。≈过敏性鼻炎。

鼻衄 ＝鼻出血。

鼻痔 ＝鼻息肉。

鼻渊 ＝副鼻窦炎。

膏粱厚味 膏为肥肉,粱为细粮。膏粱厚味泛指油脂浓厚的荤腥美味。

瘖 同喑,即失音。

精微 饮食经过消化吸收的精微部分,通称水谷精微。

漏肩风 ＝肩关节周围炎。

息风 平息内风的治法。

十 五 画

横痃 各种性病所致的腹股沟淋巴结肿大称横痃。

聤耳 又称脓耳。＝化脓性中耳炎。

噎膈 ≈食管癌、贲门癌、食管贲门失弛缓症。

嘶嗄 又称音哑,即声音嘶哑。

镇痉 又称解痉,即息风。

瘛疭 即俗称之抽风。＝抽搐。

癃闭 癃指小便不利,量少,点滴而出;闭指小便不通。癃闭概指排尿困难。≈尿潴留、无尿症。

潮热 发热如潮水定时而至,多在每日午后出现。多见于内伤,如阴虚潮热,骨蒸潮热。亦见于外感病,如湿温潮热,阳明日晡潮热。

潜阳 治阴虚而肝阳上亢的治法,又分重镇潜阳及滋阴潜阳,二者常结合运用。

谵语 高热神志不清时的胡言乱语,属实证。

十 六 画

醒脾 脾为湿邪所困之际,运用祛湿药使脾的运化功能得以复苏叫醒脾,意同运脾。

霍乱 古人把上吐下泻并作的病都叫霍乱。≈霍乱、急性肠胃炎。

噫气 又称嗳气。

瘰疬 ＝颈部结核性淋巴结炎。

隐疹 俗称风疹块。＝荨麻疹。

瘿病 ＝甲状腺肿大诸病。

十 七 画

戴眼 俗称翻白眼,目睛上视不能转动的危重症状。

戴阳 因下焦虚寒而阳气浮越于上,为下真寒上假热的证候,属阴盛格阳所致真寒假热的一种表现。

瞳神 又称瞳仁。＝瞳孔。

膻中 位前胸正中,两乳的正中间部位。

臁疮 发生在小腿部位的慢性溃疡。

謇 转动艰难之意。如舌謇则语言不利,称语言謇涩。

豁痰 意同涤痰、逐痰,即豁痰醒脑,此法用于治疗痰涎壅盛而有神志障碍之痰证。

燥湿 祛除中焦湿邪的治法,又分苦温燥湿及苦寒燥湿。

十 八 画以上

髀骨 ＝股骨。

巅 头顶部。

蟹足肿 ＝瘢痕疙瘩。

癥瘕 又称积聚。腹内有块,可触及,坚硬不移,痛有定处为癥,又称积;腹内有不定形之物,但聚散无常,推之游移不定,痛无定处为瘕,又称聚。

癫狂 ＝精神病。

髓 包括骨髓、脊髓及脑髓三种,均属于肾,为肾中精气所化生。

蠲 祛除之意。如蠲痹、蠲毒。